Psychiatrie der Gegenwart 2

4. Auflage

Herausgeber:
H. Helmchen
F. Henn
H. Lauter
N. Sartorius

Springer
Berlin
Heidelberg
New York
Barcelona
Hongkong
London
Mailand
Paris
Singapur
Tokio

Allgemeine Psychiatrie

H. HELMCHEN · F. HENN   HERAUSGEBER
H. LAUTER · N. SARTORIUS

G. ANDREWS · J. ARBOLEDA-FLÓREZ · G. E. BERRIOS   MITARBEITER
A. BERTELSEN · W. BÖKER · M. BULLINGER-NABER · S. CURRAN
A. DIEFENBACHER · H. DILLING · J. J. VAN DRIMMELEN-KRABBE
L. EISENBERG · R. R. ENGEL · W. GAEBEL · H. HELMCHEN
H. HOLZHAUER · R. JENKINS · R. KESSLER · H.-L. KRÖBER · PH. LEAF
M. LINDEN · H.-J. MÖLLER · D. NABER · CH. PULL · H. SASS · J. SCOTT
A. SIMS · J. VOLLMANN · H. J. WALTON · J. WOJNAR

Mit 8 Abbildungen
und 13 Tabellen

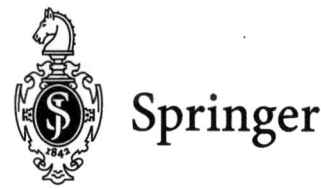

Springer

Prof. Dr.
HANFRIED HELMCHEN
Freie Universität Berlin
Psychiatrische Klinik
Eschenallee 3
D-14050 Berlin

Prof. Dr.
HANS LAUTER
Stievestraße 5
D-80369 München

Prof. Dr. Dr.
FRITZ HENN
Zentralinstitut für Seelische Gesundheit
Postfach 12 21 20
D-68072 Mannheim

Prof. Dr. Dr.
NORMAN SARTORIUS
DÉPARTEMENT DE PSYCHIATRIE
Hôpitaux Universitaires de Genève
Boulevard St.-Georges 16–18
CH-1205 Genève

ISBN-13: 978-3-642-64178-7   e-ISBN-13: 978-3-642-59910-1
DOI: 10.1007/978-3-642-59910-1

Die Deutsche Bibliothek – CIP-Einheitsaufnahme
Psychiatrie der Gegenwart/Hrsg.: Hanfried Helmchen ... – Berlin; Heidelberg; New York; Barcelona;
Hongkong; London; Mailand; Paris; Singapur; Tokio: Springer
  Bd. 2. Allgemeine Psychiatrie. – 4. Aufl. – 1999

© Springer-Verlag Berlin Heidelberg 1999
Softcover reprint of the hardcover 4nd edition 1999

Umschlaggestaltung: e STUDIO CALAMAR, Pau/Girona
Layout: e STUDIO CALAMAR, Pau/Girona
Satz: K + V Fotosatz GmbH, Beerfelden

SPIN: 10462948   26/3134 - 5 4 3 2 1 0 - Gedruckt auf säurefreiem Papier

Vorwort zur 4. Auflage

Fünfzehn Jahre nach dem Ende des zweiten Weltkrieges wurde mit der ersten Auflage von *Psychiatrie der Gegenwart* der Versuch unternommen, den damaligen Stand der Psychiatrie zusammenfassend darzustellen und damit auch die weitgehend zerstörten Verbindungen der deutschen Psychiatrie zum internationalen Kenntnisstand wieder zu eröffnen. Sozialpsychiatrische Ansätze, aber auch zunehmend empirische Forschungsergebnisse bestimmten die rund 10 Jahre später erschienene zweite Auflage. Die verstärkte Beachtung wissenschaftlich kontrollierter Empirie charakterisierte die in den 80er Jahren publizierte dritte Auflage ebenso wie auch die Bedeutung der Psychotherapie in der Psychiatrie. Ihr war ein eigener Band gewidmet, während in der nun vorliegenden vierten Auflage die inzwischen erfolgte Integration der Psychotherapie in die Psychiatrie darin ihren Ausdruck findet, daß die verschiedenen psychotherapeutischen Verfahren vermehrt störungsspezifisch dargestellt werden. Die vierte Auflage enthält am Ende der „Dekade des Gehirns" das aktuelle Wissen der biologischen Basis der Psychiatrie. Sie lenkt aber auch den Blick auf die vielschichtigen psychiatrisch relevanten soziokulturellen Probleme unserer heutigen Welt und auf die Internationalisierung unseres Fachgebietes.

Die vierte Auflage der *Psychiatrie der Gegenwart* vermittelt den aktuellen Stand des wissenschaftlich kontrollierten psychiatrischen Wissens ebenso wie auch den der erfahrungsbegründeten ärztlich-psychiatrischen Kunst. Sie stellt die gegenwärtige Forschung in ihren Brennpunkten, Konzepten, Kontroversen und methodischen Innovationen sowie Entwicklungstrends und Perspektiven für die Zukunft psychiatrischen Handelns und Forschens dar. Sie zielt darauf, die Vielfalt aller Gebiete psychiatrischer Tätigkeit darzustellen, allerdings nicht umfassend, sondern paradigmatisch: es geht um konzeptuelle Klärung und Öffnung von Perspektiven. Dabei kommen bewährte Konzepte ebenso wie neue theoretische Entwicklungen, natur- ebenso wie kulturwissenschaftliche Methoden und Ansätze, die subjektive Wirklichkeit der erlebten Innenwelt ebenso wie die objektive Realität der physischen (einschließlich der eigenen körperlichen) und sozialen Umwelt zur Geltung, sofern sie für das psychiatrische Handeln Bedeutung gewonnen oder begründete Aussicht haben, psychiatrisches Handeln zu beeinflussen. Die *Psychiatrie der Gegenwart* liefert somit das aktuelle Wissen um die biologischen, psychologischen und sozialen Grundlagen der psychischen Störungen und versucht, deren Interaktion als relevante Wissensgrundlage der Psychiatrie darzustellen. Sie legt dabei besonderes Gewicht auf zukunftsträchtige Entwicklungen durch neue Erkenntnisse der Molekularbiologie und Genetik, durch neue Methoden im Bereich der bildgebenden Hirndiagnostik, durch Einbeziehung neuester neuropsychologischer Forschungsergebnisse. Damit will die *Psychiatrie der Gegenwart* dem angehenden wie dem erfahrenen, dem praktisch tätigen wie dem forschenden Psychiater das Instrumentarium an die Hand geben, der Vielfalt und Häufigkeit psychischer Störsyndrome mit Kompetenz zu begegnen und dem psychisch Kranken ein sorgfältiger und verläßlicher Partner zu sein.

Die *Psychiatrie der Gegenwart* kommt zwar aus der Tradition der deutschsprachigen Psychiatrie, spiegelt aber mit dieser vierten Auflage die internationale Entwicklung mit Autoren aus vielen Regionen der Welt wider. Deshalb erscheint sie auch erstmalig zweisprachig: als *Psychiatrie der Gegenwart* und als *Contemporary Psychiatry*. Reizvoll ist dabei der Vergleich dieser unterschiedlichen Traditionen, der eher deskriptiv-pragmatischen englischsprachigen Welt mit der eher analytisch-geistes-geschichtlichen Sichtweise deutschsprachiger Autoren.

Diese vierte Auflage der *Psychiatrie der Gegenwart* folgt einem neuen Konzept insofern, als viele Themen aus unterschiedlichen Perspektiven behandelt werden: aus der Perspektive verschiedener Disziplinen (Bände 1 und 2), im Rahmen besonderer Situationen und Lebensabschnitte (Band 3) und unter dem Aspekt spezifischer psychiatrischer Krankheiten und Störungen (Band 4–6).

Obwohl die Bände in einem inneren Zusammenhang stehen, hat doch jeder Band eine erhebliche Selbständigkeit. So werden in Band 1 (‚Grundlagen der Psychiatrie‘) die wissenschaftlichen Grundlagen- und Nachbardisziplinen der Psychiatrie – Kultur- und Sozialwissenschaften, Neurowissenschaften, Psychopathologie, Epidemiologie und Genetik – behandelt. In Band 2 (‚Allgemeine Psychiatrie‘) werden die Klassifikation und Diagnostik, Vorbeugung und Behandlung psychischer Krankheiten, psychiatrische Versorgungssysteme, rechtliche und ethische Fragen in der Psychiatrie, und die Qualifizierung des Psychiaters und des psychiatrischen Handelns dargestellt.

Da in der sich regional rasch wandelnden, multikulturell differenzierenden und gleichzeitig zunehmend global interagierenden Welt eine Fülle spezieller psychiatrischer Probleme an Bedeutung gewonnen hat und auch neuartige Problemfelder mit psychiatrischer Relevanz aufgetreten sind (demographischer Wandel, Verfolgung, Folter und Gewalt), beschäftigt sich der gesamte Band 3 (‚Psychiatrie spezieller Lebenssituationen‘) mit der Psychiatrie verschiedener Lebensabschnitte, insbesondere der Entwicklung in Kindheit und Jugend einerseits und dem Altern und Alter andererseits, weiter mit der Psychiatrie in speziellen Situationen (z. B. Lagerhaft, Katastrophen, besondere Umweltbedingungen), und nicht zuletzt mit kulturspezifischen und geschlechtsabhängigen psychischen Störungen sowie mit der Komorbidität psychischer Störungen und mit der geistigen Behinderung.

Die spezielle Psychiatrie wird in weiteren 3 Bänden dargestellt, in Band 4 ('Psychische Störungen bei somatischen Krankheiten') die Demenzen, Delirien, organischen Wesensänderungen sowie die psychischen Störungen bei körperlichen Erkrankungen, auch bei neuartigen Krankheiten und Situationen (wie bei AIDS oder in der Transplantationsmedizin), in Band 5 ('Schizophrene und affektive Störungen') Klinik, Verlauf, Epidemiologie, Pathogenese und Behandlung schizophrener, schizoaffektiver, schizophrenieähnlicher sowie manischer und depressiver Störungen einschließlich der Rehabilitation und Versorgung der an diesen Krankheiten Leidenden, und in Band 6 ('Erlebens- und Verhaltensstörungen, Abhängigkeit und Suizid') Angst- und Zwangsstörungen, somatoforme und neurasthenische Störungen, Suizid und Parasuizid, Anpassungsstörungen, Störungen des Eß-, Schlaf- und Sexualverhaltens, Persönlichkeitsstörungen und Verhaltensstörungen sowie Mißbrauch und Abhängigkeit von Alkohol, Tabak und anderen psychotropen Substanzen.

Die *Psychiatrie der Gegenwart* ist keine Enzyklopädie. Sie behandelt weder alle Gebiete psychiatrischer Tätigkeit in eigenen Beiträgen, noch sind die Kapitel selbst in jedem Falle umfassend. Vielmehr wollen sie Anregungen und Hilfen zum eigenen Weiterstudium wesentlicher Literatur geben. Denn umfassende Literaturübersichten können heute nicht mehr aktuell sein und sind in Zeiten des schnellen Zugriffs zu Literatur-Datenbanken auch weniger wichtig als konzeptuelle Ordnung: es geht um Kristallisationskerne für das heute unverzichtbar gewordene lebenslange eigenständige Lernen in einer kontinuierlichen medizinischen Fortbildung, die der Reflektion der eigenen Erfahrung und der kritischen Aneignung wissenschaftlich kontrollierten Wissens ('evidenced-based medicine') dient.

Die *Psychiatrie der Gegenwart* geht davon aus, daß Diagnosen hilfreich sind, indem sie die klinische Arbeit erleichtern und Vergleiche der Befunde verschiedener Untersucher erlauben, ohne daß sie notwendigerweise eine ätiologische Bestimmung enthalten. Deshalb haben die Herausgeber darauf geachtet, der Internationalen Klassifikation der Krankheiten (ICD-10) ebenso wie wichtigen nationalen Klassifikationen psychischer Störungen, insbesondere dem DSM-IV der amerikanischen psychiatrischen Fachgesellschaft (APA), zu folgen. Da manche Autoren die eine, andere Autoren die andere Klassifikation bevorzugen, wurde für die Vergleichbarkeit beider Diagnostiksysteme durch Vergleichstabellen zwischen ICD-10 und DSM-IV Sorge getragen. Darüber hinaus haben die Herausgeber sich bemüht, wo immer möglich auch andere klinische Terminologien in der Überzeugung zu berücksichtigen, daß Klassifikationen psychischer Störungen nur Konventionen, also Ausdruck des Wissens und der Überzeugungen einer Gruppe von Psychiatern zu einem bestimmten Zeitpunkt sind und sich schnell wandeln können. Sie sollten deshalb als nichts anderes angesehen werden denn als Hilfen für die psychiatrische Entscheidungsfindung und die Kommunikation zwischen all denen, die in der Psychiatrie tätig sind. Diese Kommunikation gewinnt an Bedeutung angesichts der immer notwendiger werdenden Kontakte zwischen Psychiatern aus unterschiedlichen Kulturen. Dabei werden nicht nur kulturell bedingte Verschiedenheiten, sondern auch die teilweise bedrückend extremen Unterschiede in der Verteilung von

Ressourcen deutlich, und zwar nicht nur zwischen Ländern sehr unterschiedlichen Entwicklungsstandes, sondern auch innerhalb von Industrienationen. Diese Kenntnisse relativieren manchen eigenen Standpunkt und warnen vor unzulässigen Verallgemeinerungen.

Abschließend seien noch einige technische Hinweise gegeben: Leseempfehlungen (*) verweisen auf besonders empfehlenswerte Übersichtsartikel und herausragende Originalarbeiten; Marginalien sollen jeweils die Kernprobleme einer Seite markieren und damit dem Leser einen Sofortüberblick ermöglichen; Querverweise auf andere Kapitel bilden auch die erforderliche Vernetzung der zahlreichen partikularen Wissensgebiete der Psychiatrie ab; schließlich sollte bei aller Bemühung um eine einheitliche Makrostruktur des Werkes in Gliederung und Layout doch die Individualität der Autoren erkennbar bleiben, um auch darin die Vielfalt der Psychiatrie in ihren Erscheinungsformen und Zugangsweisen deutlich zu machen.

Die Herausgeber fühlen sich der langjährigen Tradition der *Psychiatrie der Gegenwart* verpflichtet und gedenken vor allem ihrer inzwischen verstorbenen Vorgänger Erik Strömgren, Karl Peter Kisker und Joachim Ernst Meyer, welche die letzten beiden Auflagen maßgeblich geprägt haben.

Am Ende einer sich über 5 Jahre hinziehenden intensiven und vielfältigen Arbeit gilt der Dank der Herausgeber den Autoren ebenso wie den Mitarbeitern des Springer-Verlages. Viele Autoren haben sowohl die Änderungswünsche der Herausgeber sehr konstruktiv aufgegriffen; einige, erfreulicherweise sehr pünktliche Autoren haben dankenswerterweise große Geduld gegenüber den gelegentlich längeren Bearbeitungszeiten und erneute Bemühungen um eine Aktualisierung mancher Manuskripte aufgebracht. Das Werk selbst wäre nicht zustande gekommen ohne die Initiative von Dr. Thomas Thiekötter, das Engagement von Dr. Heike Berger sowie den in der Schlußphase unermüdlichen Einsatz von Renate Scheddin und den zahlreichen Mitarbeitern des Verlages, von denen insbesondere Meike Seeker, Miriam Feldhaus, Stefanie Zöller und Gisela Zech dankbar genannt sein sollen.

Heidelberg, im Mai 1999

HANFRIED HELMCHEN
FRITZ HENN
HANS LAUTER
NORMAN SARTORIUS

Inhaltsverzeichnis

Recht und Psychiatrie

Grundsatzfragen in Forschung und Lehre

Mitarbeiterverzeichnis

ANDREWS, G., Prof., Clinical Research Unit for Anxiety Disorders, 299 Forbes Street, Darlinghurst, NSW 2010, Australia

ARBOLEDA-FLÓREZ, J., Prof. Dr., Queens University, Faculty of Medicine, Department of Psychiatry, Kingston, Ontario K7L 3L6, Canada

BERRIOS, G. E., Prof., University of Cambridge Clinical School, Addenbrooke's Hospital, Cambridge CB2 2QQ, United Kingdom

BERTELSEN, A., Dr., Aarhus Psychiatric Hospital, Department of Psychiatric Demography, DK-8240 Risskov, Denmark

BÖKER, W., Prof. Dr., Psychiatrische Universitätsklinik der Universität Bern, Bollingenstraße 111, CH-3072 Bern, Schweiz

BULLINGER-NABER, M., Prof. Dr., Universität Hamburg, Medizinische Klinik, Universitätskrankenhaus Eppendorf, Abteilung Medizinische Psychologie, Kollaustraße 67-69/B, D-22529 Hamburg

CURRAN, S., Dr., St. James Hospital, Division of Psychiatry and Behavioral Science, Beckett Street, Leeds LS9 7TS, United Kingdom

DIEFENBACHER, A., Dr., Evangelisches Krankenhaus Königin Elisabeth Herzberge, Abteilung für Psychiatrie und Psychotherapie, Herzbergerstraße 79, D-10362 Berlin

DILLING, H., Prof. Dr., Medizinische Universitätsklinik zu Lübeck, Klinik für Psychiatrie, Ratzeburger Allee 160, D-23562 Lübeck

DRIMMELEN-KRABBE, JENNY J. VAN, Dr., Av. E. van Becelaere 96, B-1170 Brussels, Belgium

EISENBERG, L., Prof. Dr., Harvard Medical School, Department of Social Medicine, 641 Huntington Ave., Boston, MA 02115, USA

ENGEL, R.R., Prof. Dr., Ludwig-Maximilians-Universität München, Psychiatrische Klinik und Poliklinik, Klinikum Innenstadt, Nußbaumstraße 7, D-80336 München

GAEBEL, W., Prof. Dr., Psychiatrische Klinik der Heinrich Heine Universität, Rheinische Landes- und Hochschulklinik, Bergische Landstraße 2, D-40629 Düsseldorf

HELMCHEN, H., Prof. Dr., Freie Universität Berlin, Psychiatrische Klinik, Eschenallee 3, D-14050 Berlin

HOLZHAUER, H., Prof. Dr., Westfälische Wilhelms-Universität Münster, Institut für Europäische und Deutsche Rechtsgeschichte, Universitätsstraße 14–16, D-48143 Münster

JENKINS, R., Prof., WHO Collaborating Centre, Institute of Psychiatry, De Crespigny Park, Denmark Hill, London SE5 8AF, United Kingdom

KESSLER, R., Prof., Harvard Medical School, Department of Health Care Policy, 25 Shattuck Street, Boston, MA 02115, USA

KRÖBER, H.-L., Prof. Dr., Freie Universität Berlin, UKBF, Institut für Forensische Psychiatrie, Limonenstraße 27, D-12203 Berlin

LEAF, PH., Dr., John Hopkins University School of Hygiene and Public Health, Department of Mental Hygiene, 624 North Broadway, Hampton House, Baltimore, MD 21205, USA

LINDEN, M., Prof. Dr., Freie Universität Berlin, Psychiatrische Klinik, Eschenallee 3, D-14050 Berlin

MÖLLER, H.-J., Prof. Dr., Ludwig-Maximilians-Universität München, Psychiatrische Klinik und Poliklinik, Klinikum Innenstadt, Nußbaumstraße 7, D-80336 München

NABER, D., Prof. Dr., Universität Hamburg, Psychiatrische Klinik, Universitätskrankenhaus Eppendorf, Martinistraße 52, D-20251 Hamburg

PULL, CH., Dr., Centre Hospitalier de Luxembourg, Service de Psychiatrie, 4 rue Barblé, Luxembourg

SASS, H., Prof. Dr., Medizinische Fakultät der RWTH Aachen, Klinik für Psychiatrie und Psychotherapie, Pauwelsstraße 30, D-52074 Aachen

SCOTT, J., Prof., Gartnavel Royal Hospital, Department of Psychiatry, 1055 Great Western Road, Glasgow G12 OXH, United Kingdom

SIMS, A., Prof., St. James Hospital, Division of Psychiatry and Behavioral Science, Beckett Street, Leeds LS9 7TS, United Kingdom

VOLLMANN, J., Prof. Dr. Dr., Freie Universität Berlin, Institut für Geschichte der Medizin, Klingsorstraße 119, D-12203 Berlin

WALTON, H. J., Prof., 38 Blacket Place, Edinburgh EH9 1RL, United Kingdom

WOJNAR, J., Dr., Pflegen & Wohnen, Landesbetrieb der Freien und Hansestadt Hamburg, Averhoffstraße 7, D-22085 Hamburg

Psychiatrische Konzepte und Ordnungssysteme

KAPITEL 1

Geschichte psychiatrischer Begriffe

G. E. BERRIOS

Übersetzung: P. Hoff

1 Einführung

Wie jede Disziplin mit sowohl theoretischen als auch praktischen Antei-
len, ja wie jede Institution oder wissenschaftliche Kultur schlechthin, bedarf die Psychiatrie einer stabilen begrifflichen Binnenstruktur. Eine solche Struktur ist nur mühevoll zu identifizieren, dem normalen „Anwender" bleibt sie zunächst weitgehend verborgen. Dieser sieht nämlich
nur vermeintliche „empirische Fakten" und das, was in jüngster Zeit mit
großer Geste „evidenzbasierte" Richtlinien für sein diagnostisches und
therapeutisches Handeln genannt wird. Jenseits dieses Bereiches wurden
die Entscheidungen, welche begriffliche Struktur denn nun zu akzeptieren sei und nach welchen „Fakten" und „Regeln" man sich zu richten
habe, seit dem 19. Jh. von kleinen, sich in ihrer Zusammensetzung oft
verändernden Gruppen getroffen. Sie lagen damit weit außerhalb der
Einflußmöglichkeiten des praktisch Tätigen. Diese „Vatikanisierung" der
Psychiatrie begann in Kontinentaleuropa und hat sich seither auf die andere Seite des Kanals bewegt.

Notwendigkeit der Begriffsbildung

Auch die Psychiatriegeschichte selbst entstand unter vergleichbaren gesellschaftlichen Voraussetzungen, etwa wenn psychiatrische „Herrscher"
am Kaminfeuer ihres Wochenenddomizils von Zeit zu Zeit das Bedürfnis
verspürten, die Vergangenheit ihres Faches zu besingen. In dem sicheren
Bewußtsein, das Richtige zu tun, pflegte ein gefühlvoller Dichter bei solcher Gelegenheit ein glorreiches erzählerisches Netz zu spinnen. Freilich
ließ er dabei vieles unerwähnt, v.a. das von selbsternannten „Herr-
schern" beanspruchte Recht, darüber zu entscheiden, welches psychiatrische Begriffssystem denn anzuwenden sei.[1] Glücklicherweise haben sich
die Dinge seither geändert, und der heutige Psychiatriehistoriker wartet
nicht mehr auf einen „Herrscher". Er möchte Bescheid wissen über die
konzeptionelle und moralische Berechtigung der die Macht ausübenden
Personen, und er verlangt die Offenlegung der vorhandenen Geldquellen
und der wahren Absichten, die hinter den lammfrommen Lobesliedern
auf deren Tugenden stehen.

Begriffssysteme als Herrschaft

Diese Neubesinnung begann in den 60er Jahren des 20. Jh., als Foucault
(1972a) und seine Epigonen erstmals die Idee vertraten, der Historiker
solle die kritische Geißel der Psychiatrie sein. Ihre Übertreibungen und
pseudohistorischen Argumente hatten allerdings zeitweise eine Entfrem-
dung zwischen den verschiedenen psychiatrischen Bereichen zur Folge.
Jüngst haben sich die Verhältnisse aber wieder gebessert: Der klinisch
orientierte Psychiatriehistoriker nimmt wieder an der „Hohen Tafel der
Wissenschaft" Platz und darf dort seine Botschaft verkünden. Durch all
dies hat unser Berufsstand erkannt, daß an den tragenden Begriffen der
Psychiatrie bei so mancher Gelegenheit aus ganz anderen Gründen als
dem Wohl der Patienten manipulative Eingriffe vorgenommen werden.
Weit davon entfernt, vollkommen zu sein, ist der genannte neuartige
historische Zugangsweg doch von der Grundüberzeugung getragen, daß
die geschichtliche Dimension notwendigerweise ihren Beitrag zur Entwicklung der klinischen Psychiatrie zu leisten hat.

Historische Begriffskritik

---

[1] Beispiele für derartige Versuche finden sich in Berrios (1994a).

2 Über „Begriffsgeschichte"[2]

*Themen
der Begriffsgeschichte*

Von allen historiographischen Ansätzen ist der „begriffsgeschichtliche" der geeignetste, um den theoretischen Hintergründen und anderen in diesem Kapitel erörterten komplexen Fragen gerecht zu werden. Eine solche Methode muß sich auf 4 untereinander vernetzte Themenkreise konzentrieren: deskriptive Psychopathologie, ätiologische Theorie, Pathogenese und Taxonomie. Deskriptive Psychopathologie meint die sprachliche Dimension des Beschreibens psychopathologischer Sachverhalte, Ätiologie die Ursachen von Erkrankungen (Berrios 1984a), Pathogenese den Weg, auf dem gestörte Hirnfunktionen seelische Symptome hervorrufen, und Taxonomie die Regeln zur Klassifikation von Krankheiten. Ideologische Kräfte innerhalb und außerhalb der Psychiatrie beeinflußten die Entwicklung und Aufrechterhaltung dieser konzeptionellen Rahmenbedingungen.

Beispiele

Einige Beispiele: Die deskriptive Psychopathologie, also die psychiatrische „Semiologie", verdankt einige ihrer Strukturen der Linguistik und Zeichentheorie des 18. Jh. (Landre-Beauvais 1813; Lanteri Laura 1966; Juliard 1970; Barthes 1972). Ätiologische und pathogenetische Theorien fußen auf Entwicklungen der allgemeinen Medizin, der Mikroskopie und der psychologischen Theorien des 19. Jh. (Canguilhem 1966; Lain Entralgo 1978; Albarracin Teulón 1983; Berrios u. Porter 1995). Die Taxonomie schließlich basiert teilweise auf den metaphorischen Ordnungsbegriffen des 17. und 18. Jh. (Whewell 1857; Boyer 1873; Delasiauve 1861; Larson 1971; Georgin 1980; Slaughter 1982). Auf die zuletzt genannte Thematik wird in diesem Beitrag allerdings kaum noch eingegangen werden, da sie in diesem Band in Kap. 2 behandelt wird.

Selbstredend gibt sich die volle Bedeutung dieser vernetzten Problemfelder nur dann zu erkennen, wenn man sie auf dem Hintergrund der psychiatrischen Praxis des 19. Jh. betrachtet. Forschungsaktivitäten, die sich ein solches Ziel gesetzt hatten, brachten eine ganze Reihe von Erklärungsversuchen hervor, von den evolutionstheoretisch fundierten und biologischen bis zu den sozialpolitischen – wie es die Sozialhistoriker ja zu Recht gefordert haben (etwa Foucault 1972a,b; Dörner 1969; Blasius 1980; Scull 1979; Donelly 1983). Die Vertreter des begriffsgeschichtlichen *Psychiatrische Phänomene zwischen Biologie und Sozialpolitik* Ansatzes gehen nun von der Annahme aus, daß der Inhalt des Begriffes „seelische Störung" vom Wissen um seine biologischen Wurzeln, d. h. um die Entstehung des gestörten biologischen Signals, ebenso abhängig ist wie vom Wissen um seine psychosoziale Einbettung. Mit anderen Worten: Die meisten „psychiatrischen" Phänomene sind am Ende eines komplexen Entstehungsprozesses auftretende Manifestationen biologischer Signale, die im Laufe eben dieses Prozesses von personalen und kulturellen Faktoren moduliert wurden (Marx 1970; Berrios 1984a).

Stabilität und Veränderung von Kategorien

Daraus folgt, daß die Stabilität der deskriptiven Psychopathologie und der die psychiatrische Theorielandschaft bevölkernden Kategorien seeli-

---

[2] Anmerkung des Übersetzers: Der englische Terminus „conceptual history" wird hier mit „Begriffsgeschichte" übersetzt, was den gemeinten Sachverhalt eher trifft als die beiden Alternativen „Konzeptgeschichte" und „Ideengeschichte".

scher Gestörtheit als Funktion des Ausmaßes an Veränderung aufgefaßt werden kann, die zum einen die biologischen Grundlagen und zum anderen die Sprache der Psychiatrie betrifft (Daumezón 1957; Berrios 1994a). Psychopathologische Beschreibungen und Diagnosen werden demnach ebensosehr von Symbolen, Mythen und anderen Konstrukten in einem stabilen Zustand gehalten (Devereux 1980) wie von tatsächlichen biologischen Invarianzen (Berrios 1994a). Allerdings haben die Psychiater bislang noch keine exakte Methode entwickelt, den jeweiligen Umfang dieser Einflußgrößen festzustellen: Während etwa „manipulatives Verhalten" (Mackenzie et al. 1978) vollständig das Resultat menschlicher Interaktion und insoweit „sozialen" Ursprungs sein kann, können „Grand-Mal-Anfälle" (Berrios 1984b), das „Delir" (Berrios 1981a) und die „Halluzination" (Berrios 1982b) als im Grundsatz „biologische" Phänomene betrachtet werden.

Die vor dem 19. Jh. erschienene Literatur ist reich an Schilderungen des Wahnsinns (Postel 1984; Porter 1987; MacDonald 1981). Man weiß jedoch nur wenig über die konzeptionellen Rahmenbedingungen, auf die sie sich hätten berufen können. Über das 19. Jh. ist zwar mehr bekannt, aber die 3 großen, die Psychiatrie grundlegend verändernden Umwälzungen sind nach wie vor nur z. T. verstanden (Berrios u. Porter 1995). Diese Umwälzungen sind:

Grundlegende Konzept-
veränderungen im 19. Jh.

1. die Transformation der verschiedenen Unterformen des „Wahnsinns" in die „Psychosen"[3],
2. die Einengung, möglicherweise gar das Verschwinden der „Neurosen" als allgemeine Kategorie (López Piñero 1983) und
3. die Fragmentierung der althergebrachten, gleichsam monolithischen Beschreibungen „der Geisteskrankheit" in, wie es heute genannt wird, psychopathologische „Symptome" (Berrios 1996).

Der vorliegende Beitrag greift einige dieser Themen auf und erörtert das Zusammenwirken von theoretischen Vorannahmen, empirischen Beobachtungen und biologischen Phänomenen im Kontext seelischer Krankheit. Um Unklarheiten zu vermeiden, werden die historischen Hintergründe einzelner Begriffe, des Konstrukts „Verhalten" und der theoretischen Konzepte getrennt voneinander dargestellt. Als schlechthin unbestreitbares Faktum wird ferner vorausgesetzt, daß die Protagonisten der ganzen „Handlung" Menschen mit Familien waren, mit politischen Interessen, mit Ängsten und Ambitionen, und daß viele ihrer Entscheidungen von „nichtkognitiven" Faktoren herbeigeführt wurden. Es wird aber ebenso angenommen, daß sie auch ethisch handelnde Personen waren, die in ihrem Umgang mit realen Patienten Objektivität und ein gewisses Maß an Freiheit in der Art der Beschreibung zur Geltung kommen ließen. Freilich wollen auch die heutigen Psychiater diese Einstellung gerne als die von ihnen vertretene und praktizierte verstanden wissen. Aus all diesen Gründen können die Werke der angesprochenen Protagonisten als wissenschaftliche Dokumente betrachtet werden.

Darstellungsprinzipien
des Beitrags

---

[3] Siehe dazu das Sonderheft „Psychosen" von *History of Psychiatry* (März 1996).

3 Entwicklung der deskriptiven Psychopathologie

3.1 Definitionen

Deskriptive Psychopathologie als syntaktisches und kognitives System

Deskriptive Psychopathologie wird hier als „Sprache" verstanden, die eine Syntax, ein Lexikon und Anwendungsregeln umfaßt (Berrios 1996). Weil die deskriptive Psychopathologie Ordnung in einen Kosmos komplexer Verhaltensformen bringt, stellt sie auch ein „kognitives System" dar. Man erwartet von ihr, daß sie für jeden Terminus, der sich angeblich auf genau einen abgegrenzten Ausschnitt menschlichen Verhaltens, auf genau ein „Symptom", bezieht, Regeln vorgibt. Diese müssen die Entscheidung ermöglichen, ob ein bestimmter Sachverhalt nun vorliegt, ein bestimmtes „Symptom" vorhanden ist, oder nicht (Berrios u. Chen 1993). Symptome, verstanden als Hinweise oder charakteristische Merkmale, werden durch vorgegebene Entscheidungsfindungsprozesse definiert, die wiederum durch die Signalerkennungstheorie (Macmillan u. Creelman 1991) in fruchtbarer Weise zu analysieren sind. Grundlegend ist hier die Annahme, Symptome entstünden gewissermaßen durch das „Aufbrechen" der Gesamtheit verrückten Verhaltens in einzelne Fragmente. Freilich mögen die Dinge sehr wohl wesentlich komplexer sein. [4]

Konsensorientierte Symptombestimmung

In der Konsequenz unterscheiden sich die Beobachter in der Art und Weise, in der sie die genannte Aufgabe in Angriff nehmen: Tatsächlich benutzten, bevor die Bestimmung der Interraterreliabilität, also des κ-Wertes (Shrout et al. 1987), möglich war, die Psychiater des 19. Jh. bloßem Konsens entsprungene, also qualitative Regeln, um über das Vorhandensein eines Symptoms zu entscheiden. Beispiele sind das Berufen auf die höhere Instanz des „gesunden Menschenverstandes", auf die „offensichtliche" Natur bestimmter auffälliger Verhaltensweisen und gelegentlich auch auf die Intuition und den „klinischen Blick". Wenn Hilfsmittel dieser Art versagten, was etwa vor Gericht, v. a. im Zusammenhang mit der Vorhersagbarkeit zielgerichteten Verhaltens, nicht allzuselten geschah (Smith 1979), konnte bei den wissenschaftlichen Bemühungen zur Symptomerkennung durchaus ein toter Punkt erreicht werden (Helmchen 1985).

3.2 Problemlage

Entstehungszeitraum psychopathologischer Klassifikationssysteme

Das Fehlen einer klar deskriptiv orientierten Psychopathologie ist ein charakteristisches Merkmal des psychiatrischen Diskurses vor dem 19. Jh. Bei aller literarischer Ausgestaltung im Detail wurden die früheren Anschauungen über den Wahnsinn oder über vergleichbare Begriffe wie etwa Demenz mittels „holistischer" Kategorien ausgedrückt (Berrios 1987a,b). Eine Erklärung dafür mag sein, daß genaue psychopathologische Beschreibungen als unnötig oder gar störend empfunden wurden, da der Begriff „Wahnsinn" damals eine andere soziale und rechtliche Funktion hatte (Beaugrand 1865). So wäre die Annahme einer Kontinuität zwischen verrücktem und normalem Verhalten, die von der deskriptiven

---

[4] Über die Formation von Symptomen orientieren Berrios et al. (1995).

Psychopathologie häufig gemacht wird, ein Angriff auf das „Alles-oder-Nichts-Konzept" der „vollständigen Verrücktheit" gewesen, das vor dem 19. Jh. eine so große Bedeutung erlangt hatte. Außerdem gründeten psychiatrische Kategorien seit der griechischen Antike auf einer in Gegensatzpaaren organisierten Beschreibung des „offenen", also unmittelbar beobachtbaren Verhaltens (Berrios 1987b) und der sozialen Kompetenz (Platt u. Diamond 1965). Dies wiederum ließ wenig Raum für Nuancierungen und Übergangsbereiche.

Die Entstehungsgeschichte der deskriptiven Psychopathologie umfaßt einen Zeitraum von etwa 100 Jahren. Dieser Prozeß begann in der 2. Dekade des 19. Jh. und endete kurz vor dem Ersten Weltkrieg. Seither hat sich die deskriptive Psychopathologie nur wenig verändert. Damit aber hängt der Erfolg aktueller klinischer und wissenschaftlicher Vorhaben – und zwar in nicht geringem Umfang – von der Qualität eines Begriffsapparates ab, der im 19. Jh. konstruiert wurde (Berrios 1983, 1985; Berrios et al. 1995). Nun wurde der psychiatrische Diskurs im 20. Jh. ohne Frage durch die Einführung von statistischen Techniken zur Absicherung der Entscheidungsfindung verfeinert. Es stellt sich jedoch nach wie vor die auf die historische Dimension angewiesene Frage, wie es die Nervenärzte des 19. Jh. bewerkstelligten, aus den Langzeitbeobachtungen zumeist institutionalisierter Patientenkohorten stabile Beschreibungen und Klassifikationen zu extrahieren? In diesem Kontext sollen nun 5 Themenkreise erörtert werden:

Rahmenbedingungen der
Klassifikationsgenese

1. auf die deskriptive Dokumentation bezogene und medizinrechtliche Verpflichtungen, denen ärztliche Amtspersonen in den psychiatrischen Anstalten des 19. Jh. zunehmend unterworfen wurden;
2. die Verfügbarkeit psychologischer Theorien;
3. die sich ändernde Bedeutung der Begriffe Zeichen und Symptom[5] in der Medizin;
4. die Einführung einer auf das subjektive Moment gerichteten Symptomenlehre;
5. die Einführung der Zeitdimension in die Beschreibung abnormen Verhaltens.

3.3 Entstehung des Bedarfs an deskriptiver Psychopathologie

Im frühen 19. Jh. wurde es gleichzeitig in verschiedenen europäischen Ländern als notwendig empfunden, Anstalten für psychisch Kranke zu errichten (Walk 1964). Nachdem sie einmal gebaut waren, zeitigten diese Institutionen ganz eigene soziale und wissenschaftliche Folgen. Zunächst einmal führten sie zur Ansammlung psychisch Kranker in beengten räumlichen Verhältnissen. Überbelegung und mangelhafte medizinische Versorgung verursachten die Dezimierung der Population durch interkurrente Infekte und unterstrichen die Unverzichtbarkeit dauerhafter ärztlicher Präsenz. In Großbritannien wurde dies durch das Asylgesetz von 1828 sichergestellt (Jones 1972). Die Integration der praktischen

Auswirkungen der
Anstaltspsychiatrie

---

[5] Anmerkung des Übersetzers: englisch „sign and symptom".

Ärzte in die psychiatrischen Anstalten löste weitere Veränderungen aus, war es doch für sie bereits übliche Praxis – und im übrigen auch rechtliche Verpflichtung –, den klinischen Verlauf sorgfältig zu beobachten und zu dokumentieren. Solange sich dies ausschließlich auf den körperlichen Zustand der Patienten bezog, gab es keine besonderen Schwierigkeiten. Im frühen 19. Jh. existierten nämlich schon anerkannte Methoden medizinischer Anamnese- und Befunderhebung (vgl. Lain Entralgo 1961).

Ganz anders sah es im Hinblick auf den psychopathologischen Befund aus. Die sorgfältige Durchsicht von Krankengeschichten über stationäre Behandlungen aus der Zeit vor 1840 zeigt eine Armut an Beschreibungen sowie ein völliges Fehlen von „Symptomlisten". Die frühen Anstaltsärzte waren daher gezwungen zu improvisieren und Anleihen bei anderen Fächern zu tätigen. Ihre Tätigkeit gewann so wesentlichen Einfluß bei der Schaffung einer „Semiologie" psychischer Störungen. Nach 1850 kam es aber zu einer Veränderung in der Qualität der deskriptiven Psychopathologie.

Terminologievereinheit-lichung und Symptomdifferenzierung

Hier ist folgendes zu betonen: Obwohl man auch schon vor dem 19. Jh. gelegentlich Darstellungen von Geisteskrankheit findet, die durchaus gewandte Schilderungen des psychopathologischen Befundes beinhalten (etwa Battie 1758; Burton 1883; Diethelm u. Heffernan 1965; Hunter u. Macalpine 1963; MacDonald 1981), ist aus ihnen nie eine gemeinsame deskriptive Terminologie hervorgegangen, die von allen Ärzten angewandt worden wäre – und sie waren darauf auch gar nicht angelegt. Das Ergebnis der deskriptiven Bemühungen im 19. Jh. war ein vollständig anderes, nämlich eine allgemeine Sprachkonvention, deren wissenschaftstheoretische Grundlagen sowohl streng empirisch-analytische[6] Elemente als auch metaphorische Ausgestaltungen enthielt. Symptome wurden nun zu voneinander unabhängigen Einheiten, wobei dasselbe Symptom bei verschiedenen Formen der Geisteskrankheit beobachtet werden konnte.

Die Schaffung einer solchen deskriptiven psychopathologischen Sprachkonvention hatte eine Veränderung in der Wahrnehmung von Geisteskrankheit zur Folge. Hier könnte man freilich einwenden, es sei genau umgekehrt gewesen (vgl. Foucault 1972b): Veränderungen in der Wahrnehmung von Geisteskrankheiten, etwa deren Medikalisierung, hätten zur Folge gehabt, sie als bloße Gehirnkrankheiten zu sehen, die sich in Gestalt bestimmter Zeichen und Symptome äußerten. Ganz allgemein mag dies tatsächlich so gewesen sein. Aber der hier entscheidende Gesichtspunkt ist, daß sich, sobald die alten monolithischen Konzepte von Verrücktheit einmal aufgebrochen worden waren, die semantische Interpretation auf einzelne Symptome und deren gruppenweises Auftreten konzentrierte. Damit verlor die allgemeine Semantik des „Wahnsinns" ihre wissenschaftliche Bedeutung. Nun waren Veränderungen der medizinischen „Semiologie" für diesen Prozeß zweifellos von Wichtigkeit, die

Theorieangewiesenheit

---

[6] Anmerkung des Übersetzers: Der englische Begriff „analytical" wird in diesem Beitrag in seiner wissenschaftstheoretischen Bedeutung benutzt. Er zielt auf ein empirisch orientiertes, messendes, zergliederndes Vorgehen ab und darf, was im Deutschen eher möglich ist als im Englischen, nicht mit „psychoanalytisch" verwechselt werden. Ist hingegen „psychoanalytisch" gemeint, so wird im Original und in der Übersetzung auch nur dieser Begriff benutzt.

Conditio sine qua non war aber die Verfügbarkeit psychologischer Theorien, deren Begriffe zur Erfassung charakteristischer Verhaltensmerkmale tauglich waren.

3.4 Psychologische Theorien

Die deskriptive Psychopathologie begann sich in der 2. Dekade des 19. Jh. in Frankreich zu entwickeln. Die entsprechend spezialisierten Lehrbücher gingen dazu über, anschauliche Fallgeschichten darzustellen und nahmen Kapitel über „Elementarsymptome" auf. Das ist der Hauptunterschied zwischen den früheren Werken von Pargeter, Arnold, Crichton, Haslam, Rush, Heinroth oder Pinel, die vorwiegend einer ganzheitlichen oder taxonomischen Sichtweise verpflichtet waren, und solchen, die nach 1830 etwa von Prichard (1835), von Feuchtersleben (1847), Bucknill u. Tuke (1858), Falret (1864), Griesinger (1867), Krafft-Ebing (1893), Séglas (1895) oder Chaslin (1912) veröffentlicht wurden.

Fallbeschreibungen

Melancholie, Manie, Phrenesie, Delir, Paranoia, Lethargie, Carus und Demenz waren wesentliche, auf das 19. Jh. übergegangene diagnostische Kategorien. Bis zur Mitte des 19. Jh. wurden diese klinisch relevanten Begriffe aber aufgebrochen (Ey 1952; Berrios 1977). Die Rekombination ihrer Fragmente, also der neu entstandenen psychopathologischen Symptome, schuf ebenfalls neue klinische Einheiten, von denen viele bis zum heutigen Tag erhalten geblieben sind. Das Delir war eine der wenigen alten Kategorien, die diesen Prozeß unbeschadet überstanden. Carus, Phrenesie und Katalepsie hatten kein so glückliches Schicksal und verschwanden völlig. Viele alte Begriffe überlebten zwar, wurden aber ihrer früheren Inhalte beraubt und mit ganz neuen versehen, etwa Melancholie und Manie (Berrios 1988a,b). Die Fraktionierung überkommener klinischer Kategorien von Geisteskrankheit spielte sich entlang der Spaltlinien ab, die sich im Gefolge der Vermögenspsychologie und, weniger offenkundig, der Assoziationslehre mit ihrer Schablonierung des Seelischen gebildet hatten.

Rekombination fragmentierter traditioneller Kategorien

3.4.1 Vermögenspsychologie

Die Vermögenspsychologie, eine sehr traditionsreiche und in Abständen immer wieder neu interpretierte Art, die Struktur seelischer Vorgänge zu betrachten (Blakey 1850), erlebte gegen Ende des 18. Jh. eine weitere Blütezeit. Tatsächlich wird die frühe Entwicklungsphase der deskriptiven Psychopathologie in Frankreich zumindest teilweise dadurch nachvollziehbar, daß sich die dortigen Psychiater, die eine Antwort auf die Assoziationslehre finden mußten, für eine Variante der Vermögenspsychologie entschieden (z.B. Damiron 1828; Dwelshauvers 1920; Ravaisson 1885). Beeinflußt von der schottischen Philosophie des „Common Sense" (Boutroux 1908; Grave 1960), akzeptierten führende philosophische Kreise in Frankreich, v.a. Maine de Biran (Drevet 1968; Moore 1970), Royer-Collard (Swain 1978), Cousin, Jouffrey und Garnier, eine „funktionalistische" Betrachtung des Seelischen. Dies förderte eine Umorientierung weg von dem bis dahin vorherrschenden Sensualismus Condillacs hin zu

Funktionalistische Betrachtung des Seelischen

einer neuen essentialistischen Position, die stark an die von Biran beschriebene „innere Erfahrung" erinnerte (Royer-Collard 1843; Losserand 1967).

Vermögenspsychologische Ursprünge der Phrenologie

Einer der theoretischen Entwürfe des 19. Jh., die von der Vermögenspsychologie angeregt worden waren, war die Phrenologie (Lanteri Laura 1970). Oft wird verkannt, daß die konzeptionelle Grundlage der von Spurzheim später als „Phrenologie" bezeichneten „Kraneologie" geradezu eine ins Anatomische gewendete Form der Vermögenspsychologie war. Durch die Einführung überdauernder psychologischer Merkmalsprofile ermöglichte der phrenologische Ansatz eine typologische Charaktertheorie – später sprach man von „Persönlichkeit" (Spoerl 1936). Diese Profile waren aber de facto nichts anderes als die Ansammlung verschiedener „Seelenvermögen". So blieb die Vermögenspsychologie, lange nachdem die Phrenologie verlassen worden war, eine konzeptionelle Matrix für die im 19. und 20. Jh. vertretenen Auffassungen zur psychiatrischen Taxonomie und Lokalisation (Young 1970; Clarke u. Jacyna 1987; Radden 1997).

3.4.2 Kants Fassung der Vermögenspsychologie und das 19. Jh.

Kants dreiarmige Theorie des Geistes entstand nahezu gleichzeitig mit derjenigen der schottischen Philosophen (Hilgard 1980; Radden 1996). Beeinflußt war er von Wolff, dessen Lehre ihm von Knutzen, seinem Königsberger Lehrer, nahegebracht worden war, und von Tetens, dessen Variante des trichotomen Ansatzes er folgen sollte (Windelband 1948). Kant wandte sich scharf gegen den „dogmatischen Rationalismus" seiner Lehrer (Brett 1953). In Übereinstimmung mit der Position Baumgartens (Buchner 1987) stellte für Kant der Affekt – und dessen ganzes semantische Umfeld – ein unabhängiges Seelenvermögen dar. In der *Kritik der Urteilskraft* (1790) vertrat Kant nämlich den Standpunkt, daß die „drei Seelenvermögen irreduzibel sind und nicht aus einer gemeinsamen Wurzel abgeleitet werden können". Und er ging davon aus, daß die Affekte bei der Entstehung von Seelenkrankheiten eine wesentliche Rolle spielten (Krankheiten des Gemüts) (Kant 1798). Wie Mora (1975) bemerkte, „gelangte Kant gegen Ende des 18. Jh. zu der Überzeugung, seelische Krankheit sei Ausdruck einer Form von Schwäche der Seelenvermögen, was seiner zustimmenden Haltung zur Vermögenspsychologie voll entsprach."

Affekt- und Gemütskrankheiten

Unterschiedliche Arten von Wahnvorstellungen

Außer in seiner „Anthropologie" kommen in einem weiteren, auf das Jahr 1764 zurückgehenden Frühwerk Kants einige seiner Vorstellungen von seelischer Krankheit zum Ausdruck (vgl. Jalley et al. 1977). Unter dem Einfluß von Locke unterschied Kant in dieser Arbeit zwischen solchen Wahnvorstellungen, die aus einer gestörten Wahrnehmung, und solchen, die aus gestörtem Denken resultierten, und postulierte eine Trennung von Wahrnehmungs- und Denkfunktionen. Beeinträchtigungen der ersteren nannte er „Halluzination", der letzteren „Wahnvorstellung": „Insoweit [bei den Halluzinationen] ist das Denkvermögen nicht beteiligt, zumindest nicht notwendigerweise, und der Fehler liegt auf der empirischen Ebene ... Im Gegensatz dazu sind bei gestörtem Denken die aus der Sinneswahrnehmung gezogenen Schlüsse falsch; die erste Stufe dieser Art von Störung wird ‚Wahnvorstellung' genannt" (Jalley et al. 1977, S. 225). Sauri (1969) bemerkte, daß es das „idealtypische Schema" der verschiedenen Seelenvermögen war, welches es Kant erlaubte, wahnhaftes Denken nicht länger nach seinen jeweiligen Inhalten zu klassifizieren, sondern es als Ausdruck gestörter intellektueller Funktionen aufzufassen.

Über den Einfluß Kants auf das psychiatrische Denken ist wenig geschrieben worden (Leary 1982). Leibbrand u. Wettley (1961) hoben den Umstand hervor, daß Kants Beitrag ein theoretischer war und sich überdies auf keinerlei unmittelbare Kenntnis klinischer Erscheinungsbilder stützen konnte. Nichtsdestotrotz gibt es aber Belege für einen anhaltenden Einfluß Kantischer Positionen auf die Psychiatrie des 19. Jh.: Magnan u. Serieux (1911) beriefen sich auf ihn als „Vorläufer" ihres Begriffes „délire chronique a evolution systematique" (ebd., S. 607). Auch Jaspers war von Kant beeinflußt (Kauffmann 1957; Stierlin 1974; Walker 1988; Berrios 1992a): „Kant wurde für mich und blieb für mich der Philosoph schlechthin" (Kauffmann 1957, S. 407). Andererseits räumte Jaspers (1957) in seiner Autobiographie ein, daß er während der Universitätsausbildung den deutschen Philosophen „schwer verständlich" fand. In diese Richtung weist auch der Umstand, daß Kant in der *Allgemeinen Psychopathologie* nur einmal Erwähnung findet, nämlich bei der Erörterung der Funktion, die dem Psychiater bei der Beurteilung der Schuldfähigkeit von Straftätern zukommt. Die Kantische Sicht ist nicht ohne Kritiker geblieben. So etwa äußerte sich Merani (1976) aus marxistischer Perspektive zu dessen Überbetonung des Deskriptiven und Ablehnung experimenteller Methoden.

Kants Wirkungsgeschichte

3.5 Assoziationslehre

3.5.1 Assoziationslehre vor dem 19. Jh.

Das atomistische Modell der Assoziationslehre war die erkenntnistheoretische Grundlage der wissenschaftlichen Entwicklung im 17. und 18. Jh. (Schofield 1970; Hoeldtke 1967). Der Begriff der „einfachen Vorstellung", psychologisches Gegenstück des Newtonschen „Atoms", wurde von Locke (1959) als „analytische Einheit"[7] verwendet. Sie bildete die Basis der „Assoziationsgesetze", ein algebraähnliches Regelwerk, mit dessen Mitteln, so der Kerngedanke, der Geist aus einfachen Sinneswahrnehmungen die Welt rekonstruiert. Dieser Ansatz fand natürlich in der seelischen Funktion der Wahrnehmung sein ideales Modell. Später kam es zu einer Bevorzugung ganz bestimmter Funktionen, etwa des Denkens, zuungunsten anderer, etwa der Gefühle (Berrios 1985c; Gardiner et al. 1937).

Assoziationsgesetze

Diese Einengung auf das kognitive Moment wurde im frühen 19. Jh. zunehmend kritisiert. Ein Beispiel: Bei der Beschreibung von Krankheits-

Kritik der kognitiven Einengung

---

[7] Anmerkung des Übersetzers: Zum Gebrauch des Begriffs „analytisch" vgl. Fußnote 6, S. 10.

fällen, deren „Symptome einer gestörten Willensfunktion unter Zugrundelegung der Maniedefinitionen von Locke und Condillac rätselhaft erschienen" (ebd., S. 102), sah sich Pinel (1809) zu der Bemerkung veranlaßt, man könne „durchaus die Schriften Lockes bewundern und sich zugleich darauf verständigen, daß seine Auffassungen über die Manie insoweit unvollständig sind, als für ihn dieses Krankheitsbild stets mit einer Wahnvorstellung einhergehen mußte. ... Ich hatte genauso gedacht, bis ich meine Untersuchungen in Bicêtre begann. Und ich war nicht wenig überrascht, viele Maniker vorzufinden, die zu keinem Zeitpunkt ihrer Erkrankung irgendeine Beeinträchtigung ihres Denkvermögens aufwiesen, wohl aber unter der Kontrolle einer gleichsam instinktartigen Erregung standen, als wären alleine die affektiven Seelenvermögen gestört" (Pinel 1809, S. 156).

3.5.2 Assoziationslehre im 19. Jh.

Bei all ihrem Einfluß war die Assoziationslehre vor dem 19. Jh. doch mehr erkenntnistheoretisch denn psychologisch ausgerichtet. Demgegenüber markierten die Bücher von Brown (1828) und Mill (1829) Wendepunkte in der inhaltlichen Schwerpunktsetzung: Trotz einer weiterhin unverkennbaren Neigung zu philosophischen Argumentationen stellten diese Werke auch Versuche dar, konkretes Verhalten zu erklären. John Stuart Mill (Warren 1921) und Alexander Bain (1859) (Greenway 1973) setzten diese Entwicklung fort.

Psychologisierung der Assoziationslehre in Frankreich

Eine ähnliche Situation herrschte in Frankreich vor, wo sich die Assoziationslehre im frühen 19. Jh. der Vermögenspsychologie und den aus Schottland übernommenen antianalytischen Ansätzen gegenübersah. Die Assoziationslehre Condillacs und Bonnets war schwerpunktmäßig erkenntnistheoretisch ausgerichtet. Die Weiterentwicklung ihrer psychologischen Anteile mußte bis zu den Schriften Destutt de Tracys und der „Ideologen" warten (Destutt de Tracy 1818; Mora 1981). Nachdem sie aber auf diese Weise „psychologisiert" worden war, geriet die Assoziationslehre in Konflikt mit der Vermögenspsychologie, deren unmittelbarer psychologischer Nutzen, etwa im Bereich der Phrenologie und der Klassifikation von Geisteskrankheiten, von Anfang an auf der Hand gelegen hatte. Ein Beispiel stellt Esquirols Werk von 1838 dar, das von seinem Lehrer Laromiguière (1820) angeregt worden war.

Zergliedernd-analytische Tradition in Deutschland

Gleiches geschah in Deutschland (Ribot 1885). An Herbarts Werk (1884) wird dies besonders deutlich, hob es doch erzieherische und psychologische Momente hervor (Boring 1950; Watson 1963; Fritzsch 1932). Seine Ansichten wiederum beeinflußten Griesinger (Ackerknecht 1985; Wahrig-Schmidt 1985; Verwey 1985), und durch dessen Vermittlung wurde die zergliedernd-analytische Tradition an Krafft-Ebing, Meynert und Wernicke weitergegeben. So etwa kam sie in Wernickes „konnektionistischer" Aphasielehre zum Ausdruck. Die deutschen Psychiater hatten sich sowohl mit Fechners Theorie der Korrelation zwischen Stimulus und Wahrnehmungsintensität auseinanderzusetzen als auch mit den zugrundeliegenden metaphysischen Aspekten der Leib-Seele-Frage (Marshall 1982). Sie versuchten in der 2. Hälfte des 19. Jh., objektive und experimentell abgesicherte Beschreibungen zumindest einiger Symptome von Geisteskrankheit zu etablieren. Kraepelin (1896, 1983), ein Schüler Wundts und Anhänger von dessen besonderer Lesart der Assoziationslehre, leitete diese Tradition in das 20. Jh. über.

Die meisten Psychiater akzeptierten den auf analytische Zergliederung ausgerichteten wissenschaftstheoretischen Tenor der Assoziationslehre. Sie waren bereit, die tragende Idee getrennt zu untersuchender Grundeinheiten auf die Erforschung von Verhalten und Erfahrung anzuwenden. Symptome wie etwa Zwänge, Wahnvorstellungen und Halluzinationen wurden so zu den nicht weiter teilbaren Grundelementen der Geisteskrankheit (Berrios 1996). Diese Tendenz festigte sich im Werk Chaslins (1912, 1914) und Jaspers' (1913). Die Taxonomie hingegen ruhte immer noch auf vermögenspsychologischer Grundlage, was zu Spannungen in der weiteren Entwicklung der deskriptiven Psychopathologie führen sollte.

Assoziationslehre vs. Taxonomie

3.6 Äußerliche Krankheitsmerkmale

Es wurde bereits darauf hingewiesen, daß die psychiatrische Semiologie aus Beobachtungen an psychiatrischen Anstaltspatienten erwuchs, die allesamt unter schweren funktionellen oder organisch begründbaren Psychosen litten. Im 19. Jh. lagen ja die „Neurosen" noch nicht im Zuständigkeitsbereich der Psychiater (López Piñero 1983; Drinka 1984). Daher trugen ihre „Symptome" und sonstigen klinischen Charakteristika wenig zur psychiatrischen Semiologie bei. Auch gibt es Belege dafür, daß die Erfassung psychotischer Symptomatik am Vorbild des Delirs ausgerichtet wurde (Calmette 1874; Roubinovitch 1896; Berrios 1981a).

Anschauungsbereiche psychiatrischer Semiologie

Der Begriff „Zeichen"[8] ist nicht frei von Doppeldeutigkeit (Martinet 1973; Land 1974; Malberg 1977; Manetti 1993), v.a. in der Medizin (King 1968; Barthes 1972) und der Psychopathologie. Er verweist manchmal sehr direkt auf eine zugrundeliegende Funktionsstörung, genauso wie Rauch auf Feuer verweist (Beispiel: Orientierungsstörung) (Berrios 1982a) – dies ist analog dem Pierceschen Begriff „Index". In anderen Fällen wiederum „bezeichnet" er eine Verhaltensweise (Beispiel: manipulatives Verhalten) – Pierce sprach hier von „Symbolen". Es ist plausibel, daß „Indizes" mit höherer Wahrscheinlichkeit Ausdruck einer spezifischen neurobiologischen Funktionsstörung sind als „Symbole".

Begriff „Zeichen"

3.6.1 Vorannahmen und Begriffe

Da sich die deskriptive Psychopathologie seit dem 19. Jh. wenig verändert hat, sollte eine historische Analyse ihrer begrifflichen Grundlagen verstehen helfen, warum einige der von ihr hervorgebrachten Symptombeschreibungen (etwa Wahnvorstellungen, Halluzinationen etc.) so aus-

Begriffsanalyse

---

[8] Anmerkung des Übersetzers: englisch „sign".

geprägt und dauerhaft wirksam geblieben sind. In diesem Abschnitt werden folgende Themenkreise angesprochen:

- „Form und Inhalt" von Symptomen,
- quantifizierende Beschreibung und ihre Bedeutung,
- ikonographische Repräsentationen seelischer Störungen,
- die Beziehung zwischen seelischer Erkrankung und „Zeit" und
- die Einbettung subjektiver Informationsquellen in den Prozeß der wissenschaftlichen Erfassung einer seelischen Störung.

3.6.2 Form und Inhalt

Trennung von Form und Inhalt

Die Unterscheidung zwischen „Form" und „Inhalt" eines Symptoms ist einer der Beiträge der deskriptiven Psychopathologie des 19. Jh., die bis heute Bestand haben. Der aristotelische „Eidos" meint das Wesen oder den allgemeinen Charakter von Gegenständen und stellt einen Ursprung des heutigen Formbegriffes dar (Emerton 1984; Ferrater Mora 1958). Mit einigen Änderungen hielt sich der aristotelische Begriff der Form bis weit in das 17. Jh. hinein, als Bacon die Auffassung vertrat, „Form" könne einfach als Synonym für „Figur" betrachtet werden (vgl. Bacon 1858, Buch II, § 17, S. 474). Im Gegenzug dazu vertrat Kant die Position, daß die Sinnesmodalität, in der die jeweilige Wahrnehmung stattfindet, als ihre „Form" bezeichnet werden sollte, und zwar unter Einbeziehung des umgebenden kognitiven Netzwerkes (Abbagnano 1961).

Die deskriptiven Psychopathologen des 19. Jh. und auch noch Jaspers zu Beginn des 20. Jh. folgten der Kantischen Definition: „[Die] Form ist zu unterscheiden von dem jeweils wechselnden Inhalt, z. B. der Tatbestand der Trugwahrnehmung von dem, ob ihr Inhalt ein Mensch, ein Baum, bedrohende Gestalten oder ruhige Landschaften sind. Wahrnehmungen, Vorstellungen, Urteilsakte, Gefühle, Triebe, Ichbewußtsein sind Formen seelischer Phänomene; sie bezeichnen die Daseinsweise, in der uns Inhalte gegenwärtig sind. Bei der Beschreibung des konkreten seelischen Lebens zwar ist uns die Erfassung der bestimmten Inhalte, die einzelne Menschen haben, unerläßlich, phänomenologisch aber interessieren uns Formen" (Jaspers 1946, S. 50). Eine ausgezeichnete Diskussion des Themas „Form und Inhalt" bei Jaspers hat Walker (1993) veröffentlicht.

Form als konstante Struktur

Bis heute meint der Begriff „Form" Strukturen, die als Garanten der Symptomstabilität fungieren. Er zielt also auf „Konstanzelemente" ab, die es ermöglichen, seelische Symptome zeitlich und räumlich erkennbar zu machen. Der Begriff der „Form" ist in der somatischen Medizin leichter zu verstehen. Farbe, Klang, Oberfläche, Festigkeit, Geruch und Temperatur sind die natürlichen Medien, über die sich die „Form" ausdrücken und als stabil erweisen kann (Lain Entralgo 1982). Angeregt durch die konzeptionellen Gegebenheiten in der somatischen Medizin haben auch die Psychiater erwartet, Zeichen von geistiger Krankheit identifizieren zu können, die stabil, öffentlich zugänglich und beobachtbar sind. Auf dem Wege dorthin verschrieben sie sich der wissenschaftstheoretischen Konzeption „natürlicher Arten" (Mill 1898; Markman 1994): Nach dieser Auffassung liegt die Trennungslinie zwischen dem einen und dem anderen Symptom, seien sie nun seelischer Natur oder nicht, in der Sache selbst. Die Folge war ein rückläufiges Interesse an den „Inhalten": Symptome wurden zu bloßen Signalen einer Hirnkrankheit. Die Vernachlässigung der semantischen Aspekte von Symptomen behinderte die Entwicklung umfassender Modellvorstellungen. Am Ende dieses Prozesses sollte gegen Ende des Jahrhunderts eine Theorie entstehen, die sich ausschließlich und mit aller Macht um die „Inhalte" kümmerte (Ellenberger 1970).

Vernachlässigung des Inhalts

In der klinischen Praxis hingegen hat man die „Inhalte" der Symptome nie derartig stark unterbewertet. Die Psychiater bedienten sich ihrer sehr wohl, etwa um zwischen der seelischen Erkrankung einer Person und deren Vorgeschichte ätiologische Verknüpfungen herzustellen. Denn schon in der 2. Hälfte des Jahrhunderts, noch bevor sich Janet oder Freud mit ihren wissenschaftlichen Überzeugungen zu Wort gemeldet hatten, war die Verbindung zwischen dem Inhalt von Symptomen und der Vorgeschichte des Patienten im Sinne einer Ursache-Wirkung-Beziehung verstanden worden. So etwa ging man davon aus, daß der Inhalt eines Wahns oder einer Halluzination oder auch die Form einer hysterischen Konversion etwas aussagen können über die Umstände, in denen das Symptom erstmalig auftrat (z.B. seelisches Trauma, finanzieller Verlust, Infektion) (Bucknill u. Tuke 1858).

Symptominhalt und Ätiologie

Diese vermeintlichen Ursache-Wirkung-Beziehungen fungierten als anerkannte „psychologische" Erklärungen 2. Ordnung (Billod 1986; Dagonet 1881; Despine 1876). Ihre Allgegenwärtigkeit in der psychiatrischen Praxis des 19. Jh. relativiert auch die Auffassung, zu dieser Zeit hätten die Psychiater ausschließlich „somatische" Ätiologien in Betracht gezogen (vgl. Jacyna 1982). Es überrascht nicht, daß die genannten psychologischen Annahmen recht gut zu populärwissenschaftlichen Meinungen paßten. Als die Neurosen, insbesondere die Hysterie, in den Zuständigkeitsbereich des Psychiaters gelangten, was erst gegen Ende des Jahrhunderts geschah, stellte man fest, daß der Inhalt eines Krankheitsmerkmals eine ganze Menge über die Umstände seiner Entstehung mitzuteilen imstande war, etwa im Sinne von Charcots „Idee", die sich selbst im Symptom ausdrückt (Charcot 1971; Owen 1971; Bannour 1992).

Psychologische Erklärungen 2. Ordnung

Die Betonung der „Form" änderte auch die Art wissenschaftlicher Erklärungen: z.B. steigerte die „Form" einer Halluzination den Informationswert der Sinnesmodalität, in der sie auftrat, und dies wiederum erlaubte den Rückschluß auf eine bestimmte Hirnlokalisation (Tamburini 1981).

3.7 Numerische Repräsentation und Messung

Die systematische mathematische Erfassung der Natur begann im Europa des 17. Jh. (Dijksterhuis 1961). Das „Newtonsche Paradigma" beeinflußte das psychologische Denken dieser Zeit allerdings nur wenig, was etwa daran abzulesen ist, daß sowohl die Cartesianische als auch die Lockesche Psychologie übereinstimmend die Auffassung vertraten, numerische Beschreibungen seien auf menschliches Verhalten nicht anzuwenden (Moravia 1983).

Psychometrie als Postulat

Christian von Wolff verhalf dem wissenschaftlichen Standpunkt zur Anerkennung, „Psychometrie", also die Messung seelischer Vorgänge, sei durchführbar und wünschenswert. Bei der Erläuterung der Möglichkeiten, die Stärke von Lust- und Unlustgefühlen festzustellen, hielt er in einer Fußnote fest: „Diese Theoreme gehören zur ‚Psychometrie', die mathematisches Wissen über das menschliche Seelenleben vermittelt und weiterhin ein Forschungsdesiderat darstellt" (Ramul 1960). Zu den Autoren des 18. Jh., die das konzeptionelle Terrain für den Gedanken der psychologischen Messung vorbereitet haben, werden Ramsay, Baumgarten, Crusius, de Maupertius, Buck, Mendelssohn, Ploucquet und andere gerechnet. Niemand von ihnen scheint jedoch tatsächlich experimentelle Studien durchgeführt zu haben.

Numerische Deskription

Der Weg in Richtung numerische Deskription, ursprünglich von Wolff initiiert – und von Kant und Comte bekämpft –, wurde von Herbart weiter beschritten. Er regte die Entwicklung einer „Statistik der Seele" an (Ribot 1985). Dieser konzeptionelle Wandel wirkte bahnend für das wissenschaftliche Werk Müllers und DuBois Reymonds (Rothschuh 1973). Die Instrumente wiederum, die sie entwickelten (Sokal et al. 1976), waren wegbereitend für die Ideen Webers und Fechners.

Statistik in der allgemeinen Medizin

Die Einführung des Quantifizierungsparadigmas in die allgemeine Medizin geschah auf anderen Wegen (Underwood 1951; Shryock 1961; Murphy 1981; Matthews 1995). Das Umgehen mit numerischen Datensätzen war Epidemiologen und Verwaltungsbeamten bereits vor dem 19. Jh. geläufig, etwa im Sinne der Todesursachenstatistik. Hingegen waren inferenzstatistische Interpretationen selten (Perrot u. Woolff 1984). Im Verlaufe des 19. Jh. wurde die statistische Datenanalyse, basierend auf der Wahrscheinlichkeitstheorie (Hilts 1981; Porter 1986; Pearson 1978), ernsthaft in Angriff genommen (Esquirol 1838). Ganz deutlich ist dies in den Arbeiten von Gavaret (Wulff et al. 1986), Louis (Ackerknecht 1967), Radicke (1861), Renaudin (1856)[9] und Esquirol (1838), der auch inferenzstatistische Angaben benutzte.

Verzögerte Quantifizierung in der Psychopathologie

Um die Mitte des Jahrhunderts breitete sich das Modell quantifizierender Beschreibung langsam auf andere Gebiete der Psychopathologie aus (Parchappe 1856). Es gibt kaum historische Belege für die Annahme, daß vor 1850 ernstzunehmende Anstrengungen zur Messung von Persönlichkeitszügen unternommen wurden (Boring 1961; Zupan 1976; Bondy 1974).[10] Dieser Sachverhalt ist insoweit überraschend, als die Ideen Galls und Spurzheims der Psychologie ja eine Konzeption zur Verfügung gestellt hatten, die individuelle Unterschiede als der Quantifizierung zugänglich betrachtete, und darüber hinaus die Phrenologie sich bemüht hatte, Korrelationen herzustellen zwischen anatomischen und psychologischen Befunden (Lanteri Laura 1970). Nach 1840 erstarkte in Europa die Opposition gegen die Phrenologie (Cantor 1975; Couter 1976). Dies

---

[9] In dieser Veröffentlichung berichtete Renaudin über die positive Einschätzung der Rolle der Statistik, wie sie auf dem Statistik-Symposium in Paris 1856 zum Ausdruck gekommen war.

[10] Ein klassisches Beispiel der Anwendung mathematischer und statistischer Argumente in der Gedächtnisforschung stellt die Veröffentlichung von Ebbinghaus (1885) dar.

könnte Psychiater, zumindest in der Öffentlichkeit, davon abgehalten haben, Galls durchaus interessante „modulare" Theorie des Geistes zu unterstützen (Fodor 1983; Shallice 1988).

3.8 Psychopathologische Erfassung nonverbalen Verhaltens

Die großen diagnostischen Kategorien der Vergangenheit – Manie, Melancholie, Phrenesie, Lethargie, Katalepsie – fußten auf der Beobachtung dessen, was das Individuum tat, wie es aussah und was es dachte, aber nicht so sehr darauf, was es „fühlte". Dies verhält sich insbesondere so im Hinblick auf die Manie und die Melancholie (Berrios 1988a,b). Die Vorstellung, bei diesen beiden Begriffen handele es sich um Vorläufer der jetzt in Gebrauch befindlichen klinischen Kategorien gleichen Namens, ist falsch. Für die Zeit vor dem 19. Jh. gibt es kaum historische Hinweise dafür, daß „gehobene Stimmung" oder „Traurigkeit", also eine krankhafte Auslenkung des Affektes, die zentralen „Kriterien" für die medizinische Definition von Manie und Melancholie darstellten (Couchoud 1913; Heiberg 1927; Drabkin 1955; Flashar 1966; Siegel 1973; Simon 1978).[11] Aus dem Umstand, daß der Begriff „Melancholie" in der schöngeistigen Literatur zumeist mit der Konnotation „schlechte Stimmungslage" (Babb 1951) verbunden ist, folgt keineswegs, daß auch seine medizinische Bedeutung gleich geblieben ist.

Verhalten als Primärobjekt psychopathologischer Deskription

Es waren vermutlich die Griechen, die erstmals unmittelbar beobachtbares Verhalten zum Gegenstand psychopathologischer Deskription machten (Simon 1978; Roccatagliata 1973). Die Gliederung der Symptome war dabei von ihrer Vorstellung davon beeinflußt, wie denn harmonisches Verhalten aussähe. Die so geschaffenen Kategorien wurden zu den archetypischen Formen von Geisteskrankheit, die ohne große Veränderung bis weit in das 18. Jh. hinein ihre Bedeutung behielten. In diesem Zeitraum erneuerte sich das Interesse an der Beschreibung beobachtbaren Verhaltens (Bühler 1968), insbesondere in bezug auf die Untersuchung der Mimik beim Gesunden. Die Rede ist von derjenigen wissenschaftlichen Disziplin, die als Physiognomie bekannt wurde (Lavater 1891; Mantegazza 1878; Caro Baroja 1988). Im späten 18. Jh. versuchte Parsons (1747), Korrelationen zwischen Emotionen und Ausdrucksbewegungen festzuschreiben. Die Anwendung dieser Techniken auf krankhafte Zustände führte später gleichsam zu einer Ikonographie der Geisteskrankheit. Dies wiederum beeinflußte die Art, wie der seelisch Kranke wahrgenommen wurde (Gilman 1982). So etwa hielt man eine übertriebene oder verzerrte Mimik für einen Indikator der Intensität der darunter liegenden Störung.

Historische Entwicklung

Physiognomie

Im Verlauf des 19. Jh. trat ein Wandel in der Beschreibung psychotisch erkrankter Personen ein. Die althergebrachten Stereotypien von Hogart und Tardieu wichen einem „realistischeren" Ansatz, was v. a. nach 1839 durch die Erfindung der Daguerreotypie ermöglicht wurde. Verzerrungen ergaben sich dabei allerdings hinsichtlich der fotografischen Mate-

Daguerreotypie und Beschreibungswandel

---

[11] Zur Erläuterung des Standpunktes, der Begriff „Melancholie" habe seit der Antike seine Bedeutung mehr oder weniger beibehalten, vgl. Jackson (1986).

rialien, die für die Nachwelt aufbewahrt wurden, insoweit, als die erforderlichen langen Belichtungszeiten zum Einsatz dieser Technik vorwiegend bei „statischen" Zuständen führten, im psychiatrischen Zusammenhang also etwa beim Stupor.

Trennung von innerem Zustand und Ausdrucksbewegung

Auch stieß die Auffassung, es gäbe eine 1:1-Korrelation zwischen inneren Zuständen und Ausdrucksbewegungen, auf immer weniger Akzeptanz. Vielmehr hielt man beide Faktoren für trennbar und gelangte folgerichtig zu der Überzeugung, Geisteskrankheit könne verborgen oder simuliert werden. Morison, Laurent und der große Pierret entwickelten in der 2. Hälfte des Jahrhunderts eine komplexe Theorie der „Mimie" und der „Paramimie" (Regis 1906). Darwins (1904) diesbezügliches Interesse ist ebenfalls gut bekannt (Browne 1985).

3.9 Krankheit und Zeitdimension

Bis zum frühen 19. Jh. waren Beschreibungen des Wahnsinns im wörtlichen Sinne zeitlos gewesen. Die Identifizierung von Symptomen in der Querschnittsbetrachtung reichte für die Diagnosestellung aus (Arnold 1806).

Statische Betrachtung

Dies war Folge der auf ontologischen Vorannahmen fußenden Überzeugung, Geisteskrankheit sei ein irreversibler Prozeß. Ein solcher Standpunkt war der Reflex einer vergleichbaren Begrifflichkeit auf dem Gebiet körperlicher Krankheit. In bezug auf diese Periode schrieb Charcot (1881): „Krankheit betrachtete man früher als vom Organismus unabhängig, als eine Art Parasit, der sich dem Körper anschließt" (ebd., S. 4). „Krankheit" unterlag daher aus dieser Sicht nicht der zeitlichen und räumlichen Begrenztheit des Körpers.[12] Die Tatsache, daß seelisch kranke Personen gelegentlich „normales Verhalten" zeigten, welches dann als „luzides Intervall" bezeichnet wurde, verstand man nicht als der Theorie zuwiderlaufende Erfahrung, da ja die Patienten „ihre Störung unterdrücken" konnten (Haslam 1809).

Langzeitbeobachtung und Verzeitlichung

Die Anstaltspsychiatrie ermöglichte erstmals die Langzeitbeobachtung von Patientengruppen, brachte aber auch veränderte konzeptionelle Rahmenbedingungen mit sich. Ein wesentliches Resultat war dabei die schrittweise Einführung der Zeitdimension, ein Vorgang, der sich in den 50er Jahren des 19. Jh. abspielte (Lanteri Laura 1972, 1986; Del Pistoia 1971). Aber auch die Längsschnittbetrachtung selbst regte bedeutende Modifikationen der Vorstellungen von Geisteskrankheit an. Die mit dieser Methode gewonnenen Informationen konnten zur Richtigstellung oder zumindest zur Anpassung einer früher gestellten Diagnose beitragen. Kahlbaum (1863) baute dieses Konzept mit Erfolg in sein Verständnis von Geisteskrankheit ein.

Unterscheidung von akuten und chronischen Erkrankungen

Erstmalig wurde jetzt zwischen akuter und chronischer seelischer Erkrankung unterschieden (Berrios 1987b; Beer 1996a, b). Das Kriterium

---

[12] Eine Diskussion dieses Problems findet sich bei King (1982, S. 131–183) und bei Haas (1864).

„Erkrankungsdauer" war gegen Ende des Jahrhunderts zur zentralen Kategorie der wissenschaftlichen Analyse von „Krankheiten" geworden. So waren für Kraepelin die Entstehungsbedingungen und der Verlauf eines Zustandsbildes für die Diagnosestellung entscheidend (Hoff 1985; Berrios u. Hauser 1988). Man hat sogar behauptet, Kraepelin sei ganz gezielt deswegen nach Dorpat gegangen, um Erfahrung mit dauerhospitalisierten Patienten sammeln zu können (Marx 1980). Die Unkenntnis der deutschen Sprache bei den Dorpater Patienten – Kraepelin seinerseits sprach kein Russisch – habe ihn, so eine Vermutung, gezwungen, sich an möglichst „objektive" Zeichen zu halten, um die „Dementia praecox" begrifflich fassen zu können (Berrios u. Hauser 1988).

3.10 Subjektivität als Quelle wissenschaftlicher Erkenntnis

Hier liegt der wohl bedeutendste Einzelbeitrag des 19. Jh. zur deskriptiven Psychopathologie. Wie bereits erwähnt, stützten sich die vor dem 19. Jh. entstandenen Beschreibungen von Geisteskrankheit sehr stark auf die Beobachtung des unmittelbar beobachtbaren Verhaltens, der psychosozialen Kompetenz und der kognitiven Fähigkeiten. Im frühen 19. Jh. wurden, nachdem sich v.a. in Frankreich die psychologischen Denkmodelle geändert hatten, die Bewußtseinsinhalte als legitimes wissenschaftliches Betätigungsfeld anerkannt (Dwelshauvers 1920; Royer-Collard 1843). Die Möglichkeiten, die sich nunmehr boten, griffen die zeitgenössischen Psychiater sehr gerne auf, waren sie doch auf der Suche nach zusätzlichen Erkenntnisquellen für die klinische Forschung. Man bemühte sich um die Entwicklung von Methoden zur Datenerhebung und -dokumentation (Lain-Entralgo 1961; Helmchen 1985). Die Erhebung des psychopathologischen Befundes in dialogischer Form kam in dieser Zeitperiode auf.

Subjektive Bewußtseinsinhalte als wissenschaftliches Betätigungsfeld

Als einer der Protagonisten dieser Entwicklung kann Moreau de Tours angesehen werden (Bollote 1973; Ey u. Mignot 1947). In seiner *Psychologie Morbide* machte Moreau (1859) den Versuch, subjektive Informationen wissenschaftlich zu legitimieren (Pigeaud 1986). Zur selben Zeit, als die französische Psychiatrie den seelischen Inhalten große Aufmerksamkeit zukommen ließ, machten sich britische Psychiater Gedanken über „krankhafte Introspektion" als mögliche Ursache seelischer Störung (Clark 1988). Neben der Analyse bildhafter halluzinatorischer Erlebnisse und wahnhafter Denkinhalte stellte die neue Quelle von Symptomen eine reichhaltige Palette von Erfahrungen zur Verfügung, die die Bereiche des Gefühls, der Affektivität ganz allgemein und der Willensbildung betrafen (Lanteri Laura 1984).

In den frühen Phasen dieses Prozesses hob man die Bedeutung der „Form" der neu entdeckten Symptome stark hervor. So etwa wurden Anstrengungen unternommen, halluzinierte Stimmen als von beiden oder nur von einer Seite kommend, als erkennbar, als Einzelstimme oder Stimmen mehrerer Personen usw. zu klassifizieren (Parish 1897; Gurney 1885). In der 2. Hälfte des Jahrhunderts richtete sich die Aufmerksamkeit unter dem Einfluß Brentanos (Fancher 1977) wieder mehr auf den „Inhalt" des Symptoms. Man kann die psychodynamischen Lehrmeinun-

„Form" und „Inhalt" von Symptomen

gen als Extrembeispiele dieses Trends ansehen (Bercherie 1983, 1988).
Nun ist hier nicht der Raum für eine detaillierte Analyse der Frage, welche psychologiehistorischen Veränderungen es denn gerechtfertigt erscheinen ließen, die neuen Erfahrungsquellen zu nutzen (Berrios 1987c).
Der Hinweis soll genügen, daß sie zum Umfeld des ebenfalls neu in Erscheinung getretenen psychologischen Bewußtseinsbegriffes gehörten
(Burt 1962; Bastian 1970; Viziolo u. Bietti 1966; Ey 1966) und ihre Wert-
schätzung etwas mit der jetzt anerkannten wissenschaftlichen Dignität
der Introspektion zu tun hatte (Boring 1953; Danziger 1980).

Folgen für die
Begriffsbildung

Die Akzeptanz der These, „rein subjektiven Erfahrungen" könne der Status psychopathologischer Symptome zuerkannt werden, regte die begriffliche Neufassung einiger seelischer Erkrankungen an. So etwa ermöglichten aus unmittelbarer Erfahrung stammende Informationen über
Stimmungslagen und Gefühle den erneuerten Melancholie- und Maniebegriff (Berrios 1988a,b). In gleicher Weise sollte der Paranoiabegriff in
den 60er Jahren des 19. Jh. wieder auftauchen, diesmal aber unter dem
Vorbehalt, daß wahnhafte Erlebnisweisen vorliegen müssen (Lewis
1970a). Die bis zu diesem Zeitpunkt zusammengewürfelten verschiedenen Stuporformen wurden in Klassen unterteilt, je nachdem, ob für die
jeweilige Episode eine Amnesie berichtet wurde oder nicht (Berrios
1981b). Auch zur Abgrenzung bestimmter „Subtypen" des Wahnsinns
griff man auf subjektive Angaben zurück. „Symptomatische Klassifikationen" nahmen auf diese Weise stark zu, was durch die Begriffe der religiösen und metaphysischen Manie sowie der Erotomanie anschaulich
illustriert wird (Berrios 1994b).

4 Die Entwicklung des Begriffs „Geisteskrankheit"

Vom „Wahnsinn"
zur „Psychose"

Zwei bedeutende Veränderungen des klinischen Denkens im 19. Jh. sind
es, die den Psychiatriehistoriker besonders beeindrucken: Die eine bezieht sich auf die Verwandlung der verschiedenen Formen des Wahnsinns in die Psychosen, die andere auf den gleichsam über Kreuz voll-
zogenen Austausch von Wortbedeutungen und ätiologischen Vorannahmen, der zwischen den Begriffen Psychose und Neurose stattfand (Beer
1996b). Aus Platzgründen kann hier nur der erstgenannte Aspekt dargestellt werden. Den Umschwung vom Begriff „Wahnsinn" zum Begriff
„Psychose" ermöglichten die Entstehung eines neuen Krankheitskonzep-
tes in der allgemeinen Medizin (Ackerknecht 1967), die Verfügbarkeit
neuartiger Methoden der Verhaltensbeschreibung (Berrios 1987b) und
schließlich das Aufkommen neuer taxonomischer Prinzipien bei der
Klassifikation biologischer Einheiten (Georgin 1980; Berrios 1987b).

4.1 Klinisch-anatomische Perspektive

Von der anatomischen
zur psychologischen
Läsion

Während diese wissenschaftliche Sichtweise in gleichsam embryonaler
Form schon im Werk Sydenhams vorhanden gewesen war (Lain-Entralgo
1978), erreichte sie ihren vollen Entwicklungsstand erst im frühen 19. Jh.
Bis zu diesem Zeitpunkt hatte sich die Auffassung, Symptome seien An-

zeichen einer zugrundeliegenden anatomischen Läsion, vollständig durchgesetzt (López Piñero 1983; Ackerknecht 1967). Im weiteren Verlauf des Jahrhunderts wurde das Läsionskonzept erfolgreich dahingehend modifiziert, daß es sowohl Organe, bestimmte Gewebe und schließlich auch Einzelzellen als Ort der Läsion meinen konnte (Abacin 1983; Canguilhem 1966; Foucault 1972b). Nun führten aber die bei vielen Erkrankungen fehlgeschlagenen Versuche, anatomische Läsionen zu identifizieren, in der 2. Hälfte des 19. Jh. dazu, „Läsion" als physiologischen Begriff zu betrachten. Dies trug wesentlich zur Formulierung von Konzepten wie derjenigen der „Irritation" und „Inhibition" bei (López Piñero 1983; Smith 1992). So entstand auch der Begriff der „funktionellen" Läsion. Eine logische Fortentwicklung war das Aufkommen des Begriffs „psychologische" Läsion in den 90er Jahren des letzten Jahrhunderts. Janet und Freud verdankt dieser Gesichtspunkt seine Integration in das psychiatrische Denken (López Piñero u. Morales Meseguer 1970).

4.2 Psychologische Verhaltensbegriffe

Assoziationslehre und Vermögenspsychologie halfen dem Psychiater, Verhalten systematisch zu ordnen, neue Entstehungsmöglichkeiten von Symptomen zu suchen – etwa die subjektive Erfahrung – und neue Klassifikationen zu entwickeln. Sie bereiteten auch das Feld für solche Methoden vor, mit denen Verhalten in seine Bestandteile aufgetrennt werden konnte. Das Bewußtsein beschrieb man in metaphorischer Weise als „Theater", dessen „Inhalte" durch die Methode der Introspektion erfaßt würden. Das sich schließlich durchsetzende Verständnis der Psyche als ein Bündel funktionell autonomer Module brachte einen gleichsam natürlichen klassifikatorischen Rahmen mit sich.

Entwicklung neuer Klassifikationen

So etwa verließen Pinel (1809) und Prichard (1835), worauf bereits hingewiesen wurde, Lockes „intellektualistische Sicht" der Geisteskrankheit, eine Sicht, die noch in Arnolds (1806) Unterscheidung zwischen primärem und abgeleitetem Wahnsinn vorhanden ist, und wandten sich der Vermögenspsychologie zu. Gegen Ende des Jahrhunderts betrachtete man Symptome entweder als übersteigertes normales Verhalten (Kontinuitätsthese) oder als neue Verhaltensformen (Diskontinuitätsthese) (Dumas 1908; Deshais 1967; Griesinger 1865; Delasiauve 1861).

Symptome als übersteigerte normale oder neue Verhaltensform

4.3 Taxonomischer Wandel

Auch die erkenntnistheoretischen Grundlagen medizinischer Taxonomie veränderten sich im frühen 19. Jh. Die ursprünglich botanischen Grundelemente, die von Linné, Sauvage, Cullen und anderen (Bowman 1975; Temkin 1965; Faber 1923) eingebracht worden waren, wurden durch einen empirischen Ansatz ersetzt, der auf folgenden Grundlagen beruhte:

1. Häufigkeitsanalyse der Symptome (Griesinger 1865),
2. ätiologische Spekulation (Morel 1860) und
3. Wissen um den natürlichen Verlauf der Erkrankung – dies aber erst im späteren Verlauf des Jahrhunderts (Remond u. Lagriffe 1902; Bail-

Grundlagen der Empirisierung der Taxonomie

large 1853; Foville 1872; Vi 1940; Desruelles et al. 1934; Menninger 1964; Boor 1954; Goldstein 1988).

Kognitive, affektive und volitionale Störungen als Taxonomieprinzip

Der im frühen 19. Jh. vertretene Standpunkt, kognitive, affektive und volitionale Funktionen könnten unabhängig voneinander durch seelische Krankheit beeinträchtigt werden, bot sich zugleich als festes taxonomisches Prinzip an. Auf diese Weise wurden die vorwiegend den kognitiven Bereich betreffenden Formen von Geisteskrankheit der Kern, um den herum sich die späteren Begriffe der Schizophrenie und der Paranoia herauskristallisierten. Die schwerpunktmäßig affektiven Formen hatten dieselbe Funktion hinsichtlich der Manie und der Depression (Berrios 1988a) und die vorwiegend auf die Volition abzielenden in bezug auf die Persönlichkeitsstörungen (Verlinder 1978; Ey 1978; Berrios 1993).

War die Betrachtungsweise geistiger Störungen im 18. Jh. noch auf den Querschnittsbefund und dabei auf spezifische Lebensereignisse bezogen (Postel 1984), so verschob sich die Perspektive im 19. Jh. in Richtung auf die Langzeitbeobachtung, insbesondere im Gefolge der Arbeiten Kahlbaums, Wernickes und Kraepelins. Die beiden letztgenannten Autoren sollten schließlich sogar konkurrierende Klassifikationssysteme entwickeln (Donalies 1971). Hätte Wernicke länger gelebt, wäre die Klassifikation der funktionalen Psychosen heutzutage wohl ganz anders, u. a. weil sein Modell auf anerkannten pathophysiologischen und psychopathologischen Grundlagen beruhte. Schließlich blieb aber Kraepelin Sieger. In seiner begrifflichen Systematik reduzierte sich die Anzahl der Formen von Geisteskrankheit drastisch auf 2 Psychosen, die durch stabile und überlappende Symptomcluster charakterisiert waren (Hoff 1994). Die organische Ätiologie sowie die wissenschaftlich erkennbare natürliche Verlaufseigenart und Prognose erlangten dabei den Status entscheidender diagnostischer Kriterien (Berrios u. Hauser 1988). Von Beginn an stellte die Tatsache, daß es untypische klinische Bilder, also „Zwischen-Fälle", gab, eine Herausforderung für die Kraepelinsche Dichotomie dar, und Kraepelin sollte diese in späteren Jahren auch verlassen (Kraepelin 1920). .

Kraepelins Begriffssystematik

4.4 Kontroverse um „kombinierte Psychosen"

Komorbidität

Die heute anzutreffende intensive wissenschaftliche Beschäftigung mit dem Begriff der Komorbidität, die sich den Besonderheiten des diagnostischen Prozesses nach DSM-IV verdankt (vgl. Wittchen 1996), ist keine neue Erscheinung. Eine ganz ähnliche Debatte fand nämlich im frühen 20. Jh. statt, als die Frage aufgeworfen wurde, ob denn 2 voneinander unabhängige Psychosen gleichzeitig dasselbe Individuum befallen könnten. Jaspers (1946) hat sich hierzu klar geäußert: „Die Idee der Krankheitseinheit führt zur Erwartung, daß man beim einzelnen Menschen nicht mehr als eine Krankheit diagnostizieren kann. ... Zur Zeit stellen wir uns vor, daß, im Falle ein schizophrener Prozeß vorliegt, dieser für alle Symptome verantwortlich zu machen sei, doch ist das eine Voraussetzung" (ebd., S. 513).

Wenn aber die 2 Psychosen tatsächlich voneinander unabhängig sind, warum sollten sie dann nicht gleichzeitig auftreten? Man ist versucht, obwohl es historisch ungenau wäre, hier das psychodynamische „Tabu der Inkompatibilität" anzuschuldigen, und zwar trotz des Umstandes, daß es nach dieser Auffassung ja gerade keinen Sinn macht, 2 derartigen „Erkrankungen" denselben „psychologischen Raum" zuzuweisen. Genau dieser Punkt war Gegenstand einer kontroversen Debatte unter dem Schlagwort „kombinierte Psychosen" (Meeus 1908). Eine Einigung wurde aber nicht erzielt, und tatsächlich scheint auch in der heutigen Psychiatrie noch keine Antwort auf diese Frage bereit zu liegen.

Kombinierte Psychosen

4.5 Erblichkeit seelischer Erkrankungen

Die Auffassung, seelische Erkrankungen würden von Generation zu Generation weitergegeben, wurde im 19. Jh. auf breiter Basis akzeptiert. Morel, Magnan und andere formulierten diese Überzeugung mit den Begriffen der sog. „Degenerations- oder Entartungslehre" um. Diese Doktrin wiederum führte zu einer ganzen Reihe klassifikatorischer Sackgassen sowie zu der Suche nach somatischen Stigmata und anderen genetischen Markern (Morel 1957; Sauri 1986; Walter 1956; Friedlander 1973; Danion et al. 1985; Dowbiggin 1985; Pick 1989).

Degenerationslehre

5 Der Wandel vom „Wahnsinn" zu den „Psychosen" im 19. Jh.

5.1 Einführung des Begriffs „Psychose"

Ursprünglich war der Psychosebegriff in der 1. Hälfte des 19. Jh. dazu benutzt worden, die subjektiven Zustände zu beschreiben, die als Begleiterscheinungen des Wahnsinns auftraten (Jastrow u. Baldwin 1901). Von Feuchtersleben (1847) verwandte „Psychose" und „Neurose" noch in dem Sinn, der im späten 18. Jh. üblich gewesen war. Er vertrat die Auffassung, daß der Begriff Psychose, „wenn er in Bezug auf normale seelische Vorgänge benutzt wird, gleichbedeutend ist mit dem mentalen oder seelischen Element in einem psychophysischen Vorgang, genauso wie Neurose sich auf denjenigen Aspekt des Prozesses bezieht, der zum Nervensystem gehört" (ebd., S. 392). In den meisten Fällen gehörten derartige Erfahrungen jedoch zu „Zustandsbildern, die wir üblicherweise als Geistesgestörtheit im engeren Wortsinne bezeichnen" (ebd., S. 241). „Eine jede Psychose [muß] gleichzeitig eine Neurose sein, denn ohne Vermittlung von Nervenaktionen kann auf der seelischen Seite keinerlei Veränderung auftreten. Doch ist nicht jede Neurose eine Psychose: Dafür stellen Krampfanfälle ein hinreichendes Beispiel dar" (ebd., S. 246). Einen ganz ähnlichen Standpunkt nahm ein weiterer wissenschaftlicher Autor ein: Er hob den neuronalen Vorgang hervor, „der mit den seelischen Phänomenen korrespondiert" (Warner 1892, S. 1025).

„Normale" und „pathologische" Psychose

Diese 2 Bedeutungen von „Psychose", die „normale" und die „pathologische", wurden in die deutschsprachige Psychiatrie als akzeptierte wissenschaftliche Notionen gleichsam mit einem Kunstgriff eingeführt, in-

Begriffsklärung

dem nämlich die Singularform den normalpsychologischen und die Pluralform den pathologischen Sachverhalt benannte (Tuke 1892a). Adolf Meyer (1901) unternahm den Versuch einer weiteren Begriffsklärung: „Im Sinne der Bezeichnung von etwas Krankhaftem (und eben dieses Verständnis gewinnt sowohl in der ausländischen als auch in der englischen Literatur rasch an Bedeutung) meint der Begriff eine abnorme seelische Verfassung, insbesondere insoweit sie mit einem spezifischen Krankheitsprozeß korreliert ist, mit einer, wenn ich so sagen darf, Krankheitseinheit mit charakteristischen Entstehungsbedingungen, Verlaufsmerkmalen und Symptomen. Die typischen Erscheinungsformen des Wahnsinns, die wissenschaftlich voneinander unterschieden werden können, wären in diesem Sinne als Psychosen einzustufen." Maudsley (1885) verwandte den Begriff in seiner „pathologischen" Bedeutung: „Es ist kein Wunder, daß die Kriminalpsychose, also die seelische Seite der Neurose, zumeist eine unheilbare Krankheit ist" (ebd., S. 33).

Popularität des Begriffs

Nach dem Ersten Weltkrieg erlangte der Begriff „Psychose" große Popularität und ersetzte bald denjenigen des „Wahnsinns". So war Sir George Savage einer der letzten, die von „Wahnsinn" sprachen, und zwar im Titel eines Lehrbuches (Savage 1898). Die Eigenschaft des Psychosebegriffs, ursprünglich stark auf die Wahrnehmungsaspekte des Verhaltens abgezielt zu haben, paßte sich sehr gut in den immer stärker werdenden Trend ein, subjektive Symptome in die Deskription seelischer Erkrankungen aufzunehmen. Die Bezeichnung „Wahnsinn" ihrerseits war viel zu sehr mit Konnotationen aus der Zeit vor dem 19. Jh. behaftet, um weiter akzeptabel zu sein. Sie überlebte nur in der juristischen Diktion. Ein zusätzlicher Grund für die Akzeptanz des Begriffes Psychose könnte gewesen sein, daß er sich recht einfach für die Bildung adjektivischer Formen, z.B. „psychotisch", anbot (Sauri 1972).

5.2 Dichotome Begriffspaare als entscheidende definitorische Elemente

Im späten 19. Jh. wurden die „Psychosen" in bezug auf 5 begriffliche Dichotomien definiert: Psychose versus Neurose, funktionell versus organisch begründet, exogen versus endogen, vollständig versus partiell und Einheitspsychose versus multiple Psychosen.

5.2.1 Psychose versus Neurose

Begriffsdefinition

Wie bereits erwähnt, meinte man in der 1. Hälfte des 19. Jh. mit dem Begriff „Psychose" subjektive seelische Zustände und mit demjenigen der „Neurose" die zugrundeliegenden neurologischen Prozesse. Etwa um 1900 hatten sich die jeweiligen Bedeutungen gegenseitig ausgetauscht: „Psychose" war nun die offizielle Bezeichnung für alle im weiteren Sinne „organischen Zustandsbilder", seien sie exogener oder endogener Natur, und die Neurosen waren „psychologisiert" worden (López Piñero u. Morales Meseguer 1970).

Integration der Neurose in die Psychiatrie

Vor dieser Integration der Neurosen in die Psychiatrie war die psychiatrische Praxis ganz anders gewesen. Die Anstaltspsychiater beschäftigten sich damals ausschließlich mit schweren funktionellen oder organisch begründbaren Psychosen. Sie mußten sich (glücklicherweise) keine Gedanken machen über die verschiedenen Formen devianten Verhaltens und psychologischer Inkompetenz, die in der Folgezeit in ihren Zuständigkeitsbereich gerieten. Daher war es der Begriff des Wahnsinns, der die deskriptiven, taxonomischen und ätiologischen Raster hervorbrachte, auf denen alle weiteren Konzepte seelischer Erkrankung aufbauen sollten.

Eine solche Sichtweise forderte stets dazu auf, eine „Läsion" aufzusuchen. Die vergeblichen Versuche, diese im Falle der Neurosen zu identifizieren, hatten nun eine allmähliche Verwässerung des Läsionskonzeptes zur Folge. Die Grundlagen neurotischer Symptome wurde im Laufe der Zeit zunächst anatomisch (Störung von Sensorik und Motorik), dann physiologisch (Irritabilität und Inhibition) und schließlich psychologisch (Kompromiß zwischen Instinkt und Anforderungen der Außenwelt) verstanden. Diesen begrifflichen Wandel unterstützte die allmähliche Ausgrenzung derjenigen Fälle von Neurosen, die als tatsächlich „organische" Zustandsbilder anzusehen waren. Zuletzt wurden die vasomotorischen Störungen auf diese Weise aus dem Neurosenkonzept ausgegrenzt, v. a. also das Raynaud-Syndrom. Ganz ähnliche Mechanismen begleiteten die Entwicklung der Neurologie: Sie berücksichtigte nach den 60er Jahren des 19. Jh. nur solche motorischen und sensorischen Defizite, die lokalisierbaren Gehirn- und Rückenmarksläsionen zugeordnet werden konnten.

Psychologisierung des Läsionskonzeptes

Allerdings stellte sich dieser Mechanismus als nicht sehr wirksam heraus: Eine ganze Reihe von klinischen Bildern wie das katatone Syndrom, motorische Stereotypien, Schlafstörungen, Halluzinationen und Einschränkungen höherer kortikaler Funktionen verblieben nämlich im Grenzgebiet zwischen Neurologie und Psychiatrie. Im späten 19. Jh. führte die vorübergehende Popularität der Hypnose und vermeintlicher „funktionaler Mechanismen" (Barrucand 1967; Bercherie 1980) zusammen mit der Psychoanalyse zu der Einstufung vieler dieser Zustandsbilder als „psychogen". Bald aber kam es durch die Epidemien der Encephalitis lethargica zu einer Schwerpunktverlagerung in die entgegengesetzte Richtung (vgl. Rogers 1988; Berrios u. Dening 1990).

Grenzgebiet zwischen Neurologie und Psychiatrie

5.2.2 Funktionell versus organisch begründbar

Zu Beginn des 20. Jh. wurde die Unterscheidung zwischen funktionellen und organisch begründbaren Psychosen zu einem fundamentalen klassifikatorischen Kriterium. Die Gruppe der funktionellen Störungen beinhaltete die Dementia praecox, das „manisch-depressive Irresein", die Paraphrenie, paranoide Zustandsbilder und die Paranoia. Die organisch begründbaren Psychosen bestanden aus dem Delirium, der Demenz und einer Corona verschiedenster „symptomatischer Psychosen". Da man aber von allen „Psychosen" annahm, daß sie, auf welcher Ebene auch immer, eine „organische" Grundlage hatten, ist auf den ersten Blick nicht klar, warum diese Dichotomie überhaupt erforderlich war.

Funktionelle und organische Psychosen

Mendels Definition

Die Arbeiten Mendels (1907) enthalten eine der frühesten Verweisungen auf „funktionale" Psychosen. Er schlug allerdings eine negative Definition vor: „Auf der anderen Seite gibt es große Meinungsverschiedenheiten in der wissenschaftlichen Literatur, wie denn diejenigen seelischen Erkrankungen einzuteilen seien, bei denen sich bislang keine anatomischen Veränderungen haben finden lassen und die nicht zu irgendeiner der bereits genannten Krankheitsformen gehören. Man nennt sie funktionale Psychosen, was nicht heißen soll, daß keine anatomischen Veränderungen existieren, sondern lediglich, daß wir bislang nicht in der Lage waren, sie festzustellen. ... In dieser Hinsicht [Abwesenheit einer erkennbaren Läsion] erinnern sie an funktionelle periphere Neurosen" (ebd., S. 160).

Funktionelle Psychosen nach Mendel

Die folgenden Erkrankungen betrachtete Mendel als funktionelle Psychosen: Delirium hallucinatoricum, Manie, Melancholie, zirkuläre Psychose, Paranoia und akute Demenz (ebd., S. 175–213). Die erste und letzte Kategorie umfaßten klinische Zustandsbilder, die heute als Schizophrenie diagnostiziert würden. Mendel beschrieb auch eine getrennte Gruppe von „organischen Psychosen". Sie beinhaltete die progressive Paralyse, die senile Demenz sowie arteriosklerotische und syphilitische Psychosen. Darüber hinaus unterschied er zwischen „Psychosen, die durch fokale Hirnerkrankungen hervorgerufen werden", etwa bei apoplektischen Insulten, Hirntumoren, Traumata usw., und „Psychosen, die aus zentralen Neurosen hervorgehen", etwa epileptische, hysterische und choreatische Psychosen.

Funktionale Psychosen nach Jaspers

Bis zum Ende des Ersten Weltkrieges hatte die Trennung in funktionelle versus organisch begründbare Störungen in ihrer Schärfe noch zugenommen. So etwa führte Jaspers (1946) 3 funktionale Psychosen auf: die genuine Epilepsie, die Schizophrenie und die manisch-depressive Erkrankung: „Das Gemeinsame dieser drei Kreise ist erstens: bei ihrer Auffassung ist die Idee der Krankheitseinheit entstanden, ... zweitens: die zu ihnen gehörenden Fälle lassen sich nicht unter die Krankheiten der ersten und nicht unter die Typen der dritten Gruppe[13] subsumieren. Es ist allerdings anzunehmen, daß viele dieser Psychosen eine organische Grundlage haben, ... drittens: sie sind nicht exogene, sondern endogene Psychosen. Erblichkeit ist eine wesentliche Ursache ihrer Entstehung, ... viertens: ein anatomischer Hirnbefund, der das Wesen der Krankheit zeigen würde, fehlt" (ebd., S. 508 f.; vgl. Beer 1996a).

5.2.3 Exogen versus endogen

Die fast wie ein Heiligtum behandelte Unterscheidung zwischen exogen und endogen spiegelt die neurobiologischen Vorstellungen des 19. Jh. von der Verursachung seelischer Erkrankungen wider. Schon zum Zeitpunkt ihrer Erfindung kontrovers diskutiert und in ihrer Bedeutung un-

---

[13] Anmerkung des Übersetzers: Mit „erster Gruppe" meint Jaspers die organisch begründbaren seelischen Störungen und mit „dritter Gruppe" die Neurosen und Persönlichkeitsstörungen. Die hier angesprochene „zweite Gruppe" beinhaltet die, aus Jaspers' Sicht, drei Formenkreise endogener Psychosen.

klar, ist sie heute nichts als eine zwar ehrwürdige, aber veraltete Begrifflichkeit, die aber dessen unbeschadet diejenigen überlebt hat, die ihr ein
baldiges Ende prophezeit hatten (Lewis 1971; Heron 1965; Gaston u. Tatarelli 1984).

Zunächst einmal ist festzuhalten, daß der von Candolle 1813 geprägte
Begriff „endogen" (Berrios 1987b) niemals eine „genetische" Verursachung im heutigen Sinne hatte bezeichnen sollen und sein Gegenstück
„exogen" ebensowenig eine umweltbedingte. Nach Kraepelin (1924) war
es der deutsche Neurologe Möbius, der 1893 diese Bezeichnungen in die
Medizin einführte. In seinem kurzen Lehrbuch der Neurologie beschrieb
Möbius endogene Krankheiten als solche, bei denen „die wesentliche
Vorbedingung im Individuum liegen muß, in dessen Anlage, wohingegen andere Faktoren lediglich zufällig und hinsichtlich des Schweregrades eine Rolle spielen". Beispiele waren Neurasthenie, Hysterie, Epilepsie, Migräne, Huntington-Chorea und Friedreich-Krankheit. Im Unterschied dazu galten als „exogene" Erkrankungen etwa toxische und infek-
tiöse Zustände, von denen man annahm, daß sie „von außerhalb hervorgerufen" wurden, wie die Trigeminusneuralgie, Schilddrüsenerkrankungen, multiple Sklerose und die Parkinson-Krankheit (Schiller 1982).

Definition nach Möbius

Wert und Bedeutung dieser Dichotomie hingen von der Möglichkeit ab,
eine operational definierte Grenze zu ziehen zwischen „innen" und „außen". Zwar legte Möbius seine Kriterien nicht explizit dar, doch scheint
es so zu sein, daß er nicht die Körperoberfläche als die natürliche Grenze ansah, weswegen „exogen" für ihn auch nicht notwendigerweise
„umweltbedingt" hieß. Ebensowenig hatte er das Foramen magnum im
Auge: Er identifizierte also „exogen" auch nicht notwendigerweise mit
„nicht gehirnbedingt". Der Begriff endogen bezieht sich bei Möbius vielmehr auf die Anlage, auf einen intrinsisch vorgegebenen Kern. Es handelt sich somit nicht um einen „räumlichen", sondern vielmehr um einen metaphysischen Begriff.

Definitionskriterien

Der Ursprung dieser metaphysischen Position liegt in der Degenerationslehre des 19.Jh., einer Doktrin, die, wie schon angedeutet, das
psychiatrische und sozialpolitische Denken im Europa der 2. Hälfte des
19. Jh. beherrschte (Mechler 1963). Die Degenerationslehre beanspruchte
die Erklärung von Phänomenen, die zunächst wenig miteinander zu tun
hatten, wie etwa die Lamarcksche Hypothese der Vererbbarkeit erwor-
ner Eigenschaften, die körperlichen Stigmata und die Tatsache, daß eine
Krankheit sehr wohl nach einer Generation plötzlich verschwinden
konnte (Huertas 1987; Ribot 1871; Talbot 1898; Mairet u. Ardin-Delteil
1907; Genil-Perrin 1913; Apert 1919; Salas 1920; Wettley 1959; Peset 1983;
Hermle 1986). Die von Morel vertretene, allzu religiös geprägte und fata-
listische Vorstellung von Degeneration wurde in den 90er Jahren des
19. Jh. durch Magnan flexibel umgestaltet (Genil-Perrin 1913). Nach 1910
verschmolz sie allmählich mit den neuen Erkenntnissen zur Genetik seelischer Erkrankungen (Saury 1886; Huertas 1985).

Degenerationslehre

Freilich war das Endogenitätskonzept noch in der letzten Dekade des
19. Jh. eine Art Kürzel für die Degenerationslehre schlechthin, beinhaltete es doch das Postulat, daß die eigentliche Ursache seelischer Erkran-

Endogenitätskonzept

kung in metaphysischer Tiefe verborgen liege (Mechler 1963). „Endogenität" meinte also nicht etwa nur „unter genetischer Kontrolle stehend"
oder die Verschränkung mit Persönlichkeit oder Konstitution. Aus genau
diesem Grund schätzte Kraepelin das Konzept. Die Begriffe endogen
und exogen, die in der Neurologie, wo sie ihren Ursprung haben, nicht
mehr verwandt werden, wären vielleicht auch in der Psychiatrie in Ver-
gessenheit geraten, hätte nicht Kraepelin sie in die 1896 erschienene 5.
Auflage seines Lehrbuches übernommen.

Die Dichotomien funktionell/organisch und endogen/exogen sind somit
von unterschiedlicher historischer Provenienz und überlappen sich nur
teilweise. Für den Psychiater des ausgehenden 19. Jh. bedeutete exogen
nicht notwendigerweise organisch begründet und funktionell nicht notwendigerweise endogen. Weitere Unklarheiten erwuchsen im 20. Jh. aus
dem Umstand, daß es nahezu unmöglich ist, diese Begriffe in die Sprache der modernen biologischen Psychiatrie zu übersetzen.

5.2.4 Vollständige versus partielle Geistesstörung

Vor dem 19. Jh. beruhten die klinisch-psychiatrischen Krankheitsbegriffe
auf der Annahme, alle Seelenvermögen seien an der betreffenden Geistesstörung beteiligt, insbesondere natürlich die intellektuellen Funktionen, etwa im Sinne von Wahnvorstellungen (Postel 1984). Darüber hinaus hielt man Geisteskrankheit für einen irreversiblen Zustand (Foucault
1972a; Quetel u. Morel 1979). So umgriff die Bezeichnung „Manie" sowohl Aspekte des Verhaltens als auch des körperlichen Zustandes und
der metaphysischen Vorannahmen (Middleton et al. 1780; Calmeil 1839).
Geisteskrankheit wurde i. allg. als Gattungsbegriff verstanden, der verschiedene Arten umschloß, die ihrerseits durch charakteristische Verhaltensmerkmale ausgezeichnet waren (Arnold 1806). Die kategoriale Natur
dieser „vollständigen Verrücktheit" wird durch die Art ihrer Verwendung in der Rechtssprache noch deutlicher. So etwa definierte Bracton
die Manie als „vollständiges Fehlen der Urteilskraft"; 400 Jahre später
sprachen Coke und Hale immer noch von „absoluter Verrücktheit"
(Walker 1968).

Geisteskrankheit als „vollständige Verrücktheit"

Der Begriff „partielle Geistesstörung", die Auffassung also, Geisteskrankheit müsse nicht den gesamten seelischen Bereich umfassen, entstand
zumindest in Teilaspekten an der Schnittstelle von Medizin und Recht,
und zwar anhand von Fällen, denen das „Alles-oder-Nichts-Konzept"
nicht gerecht zu werden schien (Eigen 1995). Hale legte 1736 die folgende
Definition vor: „Es gibt eine partielle Geistesstörung ...; manche Personen, die ihren Verstand im Hinblick auf die einen Sachverhalte angemessen einsetzen, unterliegen bei anderen dennoch einer ganz bestimmten
Demenz ...; außerdem kann die Geistesstörung bezüglich des Schweregrades partiell sein" (Walker 1968). Im frühen 19. Jh. hatte der Begriff
partielle Geistesstörung jedoch mehrere klinische Bedeutungen (Berrios
1991b):

Partialisierung von Geistesstörungen

1. Die Beteiligung genau eines Seelenvermögens (der Blickwinkel der
   Vermögenspsychologie),

Dimensionen partieller Störungen

2. intermittierende Geistesstörung mit „luziden Intervallen" (Haslam 1809) (der Blickwinkel der Längsschnittbetrachtung),
3. eine leichte oder mäßiggradige Störung (der Blickwinkel des Schweregrades) und schließlich
4. das Vorliegen eines „partiellen" Wahnsystems (der Blickwinkel der Ausgedehntheit von Wahnvorstellungen).

Die nach 1850 aus dem wissenschaftlichen Sprachgebrauch verschwundene Monomanienlehre (Report 1854) hatte sich in den 20er Jahren des 19. Jh. im Umfeld der soeben genannten Definitionen 1 und 4 herausgebildet (Kageyama 1984). Die einfachste Klassifikation schlug Chamberyon (1827) in seiner Einführung in die von ihm übersetzte Abhandlung Hoffbauers vor: „Die Geisteskrankheit ist zu unterteilen in Manie und Demenz, je nachdem ob die Seelenvermögen überaktiv oder geschwächt sind; die Manie wiederum besteht aus der Polymanie, also der vollständigen, und der Monomanie, also der partiellen Geisteskrankheit" (ebd., S. 10 f.). Die Dreiteilung in Denken, Fühlen und Wollen setzte sich schließlich durch. Dies führte in Verbindung mit dem allmählichen Vordringen eines naturwissenschaftlichen Krankheitsverständnisses nach 1860 zumindest im medizinischen Bereich in aller Stille zum Untergang des Begriffes „vollständige Geisteskrankheit". In der Rechtssprache hingegen ist er nie völlig verschwunden, sondern erlebte vielmehr eine weitere Blütezeit nach der Verabschiedung des McNaughton-Gesetzes in Großbritannien im Jahre 1843 (West u. Walk 1977), da es nämlich die sehr engen Kriterien schwer machten, überhaupt noch einen Fall von „partieller Geistesstörung" zu finden.

Klassifikationen

5.2.5 Einheitspsychose versus zahlreiche Psychosen

Ein interessantes Ergebnis der im 19. Jh. ausgetragenen taxonomischen Kontroverse war die Entwicklung der beiden Hypothesen, es gäbe nur eine einzige, nämlich die Einheitspsychose, oder eben viele unterschiedliche Psychosen. Als Reaktion auf die sehr zahlreichen Klassifikationsversuche stellten sich manche Psychiater, überzeugt vom Prinzip der Unteilbarkeit der Seele, auf den Standpunkt der Existenz nur einer Geisteskrankheit, die allerdings in unterschiedlichen Formen auftreten könne. Deren verschiedene klinische Manifestationen betrachteten sie als Epiphänomene, d. h. als Folgen des Einflusses pathoplastischer Faktoren (Llopis 1954; Menninger et al. 1958; Rennert 1968; Vliegen 1980; Janzarik 1969; Berrios u. Beer 1994). Dazu zählte man idiosynkratische Reaktionsmuster im Sinne des je individuellen Umgehens mit den verheerenden Auswirkungen der psychotischen Erkrankung, eine Reihe von näher und ferner liegenden ätiologischen Faktoren, etwa affektive Erschütterungen, den Schweregrad, verstanden als Über- oder Unterfunktion der Seelenvermögen, und schließlich die Dauer des Zustandsbildes. Manie, Melancholie, wahnbildende Psychose und vollständige Demenz seien – ein Kerngedanke dieses Ansatzes – aufeinander folgende Stadien derselben Erkrankung.

Prinzip der Unteilbarkeit der Seele

Dieser wichtige Punkt sollte im Bewußtsein bleiben, wenn man sich etwa mit der Geschichte des „zirkulären Irreseins" (bipolare Störung) be-

Einheitspsychose und bipolare Störung

schäftigt (Sedler u. Dessain 1983; Pichot 1995). Es wäre nämlich irrig anzunehmen, daß Baillargers und Falrets Auffassung (Pichot 1995), Manie
und Melancholie wiesen einen inneren Zusammenhang auf, ausschließlich auf eigener klinischer Anschauung beruhte. Denn schließlich war
die Beobachtung, daß manche Patienten in bestimmten zeitlichen Abständen an beiden Zustandsbildern leiden können, zuvor schon oft gemacht worden. Auch diese beiden großen Nervenärzte waren vom Konzept der „Einheitspsychose" beeinflußt (Berrios u. Beer 1984). Zu den
bereits erwähnten Faktoren kam nach 1857 ein weiterer hinzu, die Degenerationslehre (Morel 1857). Aus deren Perspektive wird die degenerative
Anlage von den Eltern auf die Kinder weitergegeben und führt dabei
wiederholt zur Entstehung noch gravierenderer Formen geistiger Erkrankung bis hin zum Auftreten einer Demenz.

5.3 Die 3 Module des Geistes und die ihnen zuzuordnenden Krankheiten

Auftrennung der Seele in funktionale Module

Bis in den Anfang des 19. Jh. hinein herrschte unangefochten die intellektualistische Betrachtungsweise geistiger Erkrankungen vor (Berrios
1985c). Das Aufkommen der Vermögenspsychologie führte zur Auftrennung der Seele in funktionale Module (Fodor 1983) und stellte sowohl
der Phrenologie als auch den späteren Untersuchungen über die Hirnlokalisation (Bentley 1916) ein neues theoretisches Modell zur Verfügung.
Wie von Kant (Hilgard 1980) und den schottischen Philosophen (Seth
1890; Albrecht 1970; Brooks 1976) vorgeschlagen, unterschied man 3 Module: das intellektuelle, das affektive und das volitionale. Die althergebrachten Kategorien von Geisteskrankheit wurden auf diese Weise umdefiniert zu den vorwiegend die intellektuellen Funktionen betreffenden
Formen, was sowohl die vollständigen wie die partiellen Varianten einschloß.

Kognitive, affektive und volitionale Krankheitsbilder

Diese Veränderung der ursprünglichen Bedeutung des Begriffs „Geisteskrankheit", der bis dahin v.a. Formen umfaßt hatte, die den kognitiven Bereich beeinträchtigen, machte aus klinischer Sicht nunmehr den
Weg frei für rein „affektive" und „volitionale" Krankheitsbilder. Auch
befreite sie die Manie und die Melancholie aus ihrer jahrhundertelangen
Rolle als Formen einer wahnbildenden Erkrankung (Lieners 1871). Die
affektiven Geistesstörungen sollten sich in Richtung auf die modernen
Begriffe der Melancholie, der Manie und der zirkulären Psychosen hin
weiterentwickeln (Berrios 1988a; Pichot 1995). Die „volitionalen" Störungen hingegen spielten eine wesentliche Rolle für das wissenschaftliche
Verständnis von Psychopathie (Werlinder 1978) und Abulie (Ribot 1904;
Lapie 1902; Berrios u. Gili 1995).

Das Problem des Willens

Die um die Jahrhundertwende zu beobachtende Popularitätsabnahme
der Begriffe „Wille" und „Willensbildung" konterkarierte diesen übersichtlichen Lösungsansatz (Herzen 1880; Paulhan 1903; Daston 1982; Keller 1954; O'Shaughnessy 1980). Wenn man nämlich dem „Willen" keine
wissenschaftliche Erklärungskraft mehr zubilligte, dann machte es auch
wenig Sinn, sich über die Zustände seiner Gestörtheit Gedanken zu machen. Jedoch ließ diese Argumentation nach wie vor die Frage offen, ob

und, wenn ja, welche psychologischen Funktionen denn bei der Psychopathie und der Abulie gestört seien. In gleicher Weise kam es in den 50er Jahren des 19. Jh. zu einer Bedeutungsverschiebung im Bereich der Geisteskrankheiten mit vorwiegend affektiven Merkmalen. Die klarste Äußerung hierzu ist diejenige von Bucknill u. Tuke (1858): Die Manie, „die vielleicht interessanteste und bestbeschriebene Form geistiger Erkrankung, wurde üblicherweise als eine Störung betrachtet, die im wesentlichen das Denkvermögen beeinträchtigte. Dr. Prichard ordnete sie als den Intellekt betreffende Geisteskrankheit ein. Wir hingegen sind geneigt, sie als in erster Linie zur affektiven Gruppe gehörig zu betrachten" (ebd., S. 221).

5.4 Abtrennung der organisch begründbaren Krankheitsbilder

Die Symptomatik des Deliriums (Phrenesie) beinhaltete seit den Zeiten der antiken griechischen Medizin Fieber, flüchtige Halluzinationen, Wahnvorstellungen und Verhaltensstörungen (Berrios u. Freeman 1991a). Damals wurden hingegen andere „organisch begründbare" psychiatrische Erkrankungen, wie etwa die Demenz, nicht von den restlichen Formen der Geistesstörung abgegrenzt. Die Analyse von Fallberichten, die vor dem 19. Jh. veröffentlicht worden waren, bestätigt die Auffassung, daß während dieser langen Zeitspanne die Manie und die Melancholie „organisch begründbare" Zustandsbilder bei Enzephalitis, Intoxikationen und Gehirntumoren eingeschlossen hatten – aber sicherlich auch die Schizophrenie.

Historische Annahmen

Das moderne Konzept der „organisch begründbaren seelischen Störung" kam erst nach 1822 auf, nachdem Bayle die chronische Arachnoiditis bei Patienten mit solchen psychiatrischen Störungsbildern beschrieben hatte, die später als „progressive Paralyse" bezeichnet werden sollten (Bulbena u. Berrios 1986). Battie (1758) hatte zwar schon zwischen „originärer" und „konsequentieller" Geisteskrankheit unterschieden, doch kann die letztgenannte Kategorie nicht für sich in Anspruch nehmen, auf „organisch begründbare seelische Störungen" im modernen Sinne abzuzielen. Es war Willis, der mit seiner Fassung des Demenzbegriffes einer Trennung von Demenz und Geisteskrankheit näher kam als jeder andere Autor vor dem 19. Jh. (Berrios 1987a).

Modernes Konzept organischer Störungen

Das Interessante an Bayles Werk (1826) besteht nun nicht so sehr darin, daß er identifizierbare anatomische Läsionen mit einer gegebenen Verhaltensauffälligkeit in Beziehung setzte, sondern darin, daß er der Auffassung zu wissenschaftlicher Akzeptanz verhalf, wonach eine geradezu kaleidoskopartige Psychopathologie – von der typischen Manie über die Melancholie und halluzinatorische Zustandsbilder bis hin zur Demenz – mit derselben Hirnläsion in Verbindung zu bringen war (Bercherie 1980). Dies galt auch umgekehrt in dem Sinne, daß dasselbe klinische Syndrom von vielen unterschiedlichen Läsionsarten hervorgerufen werden konnte. In seiner von großer Weitsicht geprägten Vorlesung anläßlich der Eröffnung der Psychiatrischen Klinik in Zürich stellte Griesinger (1865) fest: „Für das Entstehen der Melancholie können acht oder zehn verschiedene Gehirnkrankheiten verantwortlich sein, für das Entstehen der Demenz zwanzig" (ebd., S. 11).

Bayles Auffächerung der Läsions-Syndrom-Beziehung

Es bedurfte des gesamten restlichen Jahrhunderts, bis die „organisch begründbaren seelischen Störungen" in einer in sich geschlossenen Gruppe zusammengefaßt wurden. Wie nicht anders zu erwarten, waren manche dieser klinischen Zustandsbilder jahrhundertelang Bestandteile des alten Maniebegriffes gewesen, so daß ihre allmähliche Herauslösung eine Einengung des letzteren zur Folge hatte (Couchoud 1913).

5.5 Einengung des Maniebegriffes

Grundlegender Bedeutungswandel

Zwischen 1800 und 1900 kam es zu einer grundsätzlichen Veränderung des Maniebegriffes. War er gegen Ende des 18. Jh. noch gleichbedeutend gewesen mit „Geisteskrankheit" (Linas 1871) oder „Verrücktheit" (Middleton et al. 1780; Chiarugi 1793), so benutzte man ihn am Ende des 19. Jh. ausschließlich, um „gehobene Stimmung mit Antriebssteigerung" zu kennzeichnen, sei diese nun von psychotischen Symptomen begleitet oder nicht (etwa bei Mendel 1907).

Manie als Synonym von Geistesgestörtheit

Nach Gauchet und Swain (1980) spielte sich die Neufassung des Begriffes „Geistesgestörtheit" im frühen 19. Jh. auf dem Hintergrund immer wieder aufs neue angestellter Überlegungen zum Maniebegriff ab. Diese Autoren zeigten außerdem, daß Esquirol selbst „Manie" synonym mit „Geistesgestörtheit" benutzte (ebd., S. VIII). Desgleichen beschrieb Erasmus Darwin (1796), Charles Darwins Großvater, in seinem Werk *Zoonomia* 3 Manieformen, deren eine Zustände von Ekstase, Verzweiflung und Melancholie einschloß. Arnold (1806) formulierte es so: „Die ‚maniakalische Geistesstörung' wird zurecht als Gattungsbegriff angesehen, ist sie doch von allen Formen der Geistesstörung wahrscheinlich die umfassendste; ihr Gebiet erstreckt sich über die gesamte innere Vorstellungswelt und beinhaltet jede nur mögliche Verbindung bewußter Wahrnehmungsbilder, die ein krankes Gehirn beeinflussen und in den Wahnsinn treiben können. All seine Erscheinungsformen aufzuzählen, wäre nicht nur schwierig, es ist unmöglich."

Veränderung des Begriffs bei Pinel

Die Veränderung des Begriffs begann im Werk Pinels (1809), der die Bezeichnung Manie – in ihrer sehr weiten Bedeutung – bezeichnenderweise aus dem Untertitel der 2. Auflage seines *Traité* strich. Er klassifizierte sie in seiner Nosographie als eine Unterform der Vesania (Geisteskrankheit), die gekennzeichnet sei durch „die Störung eines oder mehrerer Seelenvermögen, verbunden mit traurigem, fröhlichem, extravagantem oder gereiztem Affekt, und die zwar mitunter keine formalen Denkstörungen aufweist, stets jedoch eine ungerichtete Aggressivität". Er beschrieb auch wahnhafte und nicht-wahnhafte Formen der Manie (Pinel 1818, S. 592). Zu Recht stellte Couchoud (1913) fest, daß es die große Gruppe der Manien gewesen ist, aus der schließlich die Melancholie, die Demenz und der Schwachsinn ausgegliedert wurden.

Manie bei Heinroth

Eine ähnliche Situation lag in der deutschen Psychiatrie vor. In dem historischen Einführungskapitel seines Buches schrieb Heinroth (1818), daß „die Manie eine Form von allgemeiner Geistesstörung ist, die von Raserei und dreister Ausführung von Willensimpulsen begleitet wird" (ebd., S. 65). Er beschrieb 4 Formen der „Raserei" (Manie): Mania simplex (reine Raserei), Mania exstatica (Verrücktheit), Mania ecnoa (von Wahnvorstellungen begleitete Raserei) und Mania catholica (gewöhnliche Raserei). Außerdem untergliederte er die Manie in die folgenden Störungsbilder: Dämonomanie, Erotomanie, Melancholie mit Raserei, Lycanthropie, Mania cum tristitia (Manie mit Traurigkeit), Mania continua acuta, Mania chronica, Mania periodica, Mania satyriasis und Melancholia saltans (Neigung zu völlig ungebremsten Impulsen zu springen).

Mendel (1907), der wohl bedeutendste Manieforscher im späten 19. Jh. – sein Werk über die Manie erschien 1881 –, definierte diese Erkrankung als „eine funktionelle Psychose, die bestimmt wird von a) einer krankhaften Beschleunigung des Ideenflusses, b) motorischer Unruhe und c) dem Fehlen von Symptomen, die eine organische Hirnerkrankung belegen". Zu ihren typischen Symptomen zählten nach Mendel Halluzinationen, formale Denkstörungen, Wahnvorstellungen, Verwirrtheit, Hypermnesie, gesteigerte Motorik und Gewichtsverlust. Er beschrieb 4 Stadien der Manie, das Initialstadium, das Stadium der Exaltation, der Raserei und das ausklingende Stadium, sowie 4 Untertypen, nämlich Hypomanie, rezidivierende Manie, schwere und periodische Manie. Das Manieverständnis Mendels beeinflußte dasjenige Kraepelins (1921).

Manie bei Mendel

Zwischen den Eckpfeilern Pinel und Mendel war der Maniebegriff nicht nur enger, sondern auch mehr syndromorientiert geworden. Dabei bezog er sich nunmehr nahezu ausschließlich auf die affektive Symptomatik. Wie war eine derartige Veränderung möglich geworden? Unwahrscheinlich ist, daß sie einfach das Resultat einer allmählichen Aufweichung des alten Maniebegriffes war. Die historische Betrachtung zeigt, daß das Wort „Manie" um die 30er Jahre des 19. Jh. herum so gut wie völlig außer Gebrauch geriet, als nämlich manche seiner klinischen Funktionen von der Monomanienlehre übernommen wurden (Kageyama 1984; Calmeil 1939; Goldstein 1988). Aber auch die „Monomanien" ihrerseits verloren bald an Popularität (Falret 1864), und ihr Niedergang wiederum führte zu einer Rückkehr des Terminus „Manie", der bei dieser Gelegenheit allerdings mit einer neuen Bedeutung ausgestattet wurde.

Verengung und affektive Syndromorientierung des Begriffs

Ich möchte hier 6 Faktoren zur Diskussion stellen, die – neben anderen – zu der Verwandlung des alten in den neuen Begriff beigetragen haben:

Gründe für den Begriffswandel

1. „Manie" war eine viel zu allgemeine Kategorie, um für das analytisch-zergliedernde Herangehen an das Phänomen seelische Störung akzeptabel zu sein, das im 19. Jh. vorherrschte (Lanteri Laura 1982, 1983).
2. Der Begriff der „vollständigen Geistesstörung", auf dem auch der Maniebegriff gefußt hatte, war durch den der „partiellen Geistesstörung" ersetzt worden (Kageyama 1984).
3. Die Vermögenspsychologie führte zur Anerkennung von affektiven Geistesstörungen als eigene Krankheitsgruppe (Berrios 1987c).
4. Organisch begründbare Störungen wie die „progressive Paralyse", zuvor regelmäßig Ausgangspunkt der Diagnose „manischer Zustand", waren mittlerweile recht gut beschrieben und damit diagnostisch abgegrenzt worden (Berrios 1985a).

5. Die Begrifflichkeit der deskriptiven Psychopathologie wurde insoweit straffer, als die Nervenärzte tragfähige Definitionen der „Elementarsymptome" schufen (Griesinger 1867).
6. Es wurde auch eine nur subjektiv zugängliche Symptomatik in die Definition von Geistesstörungen aufgenommen, wodurch „gehobene Stimmung" zu einem zentralen Symptom avancierte.

6 Das 20. Jahrhundert

Entstehung von Vorstellungen über seelische Erkrankungen

Den formalen Abschnitten der Zeitrechnung kommt historisch nur geringe Bedeutung zu. So etwa geschah im Jahre 1900 – dasselbe wird für das Jahr 2000 gelten – nichts derart Wesentliches, daß sich die Bedeutung psychiatrischer Begriffe plötzlich grundlegend geändert oder deren seit dem 19. Jh. stattfindende kontinuierliche Entwicklung eine ganz andere Richtung genommen hätte. Unsere Vorstellungen über psychopathologische Symptome und seelische Erkrankungen sind Ergebnisse eines nur historisch zu verstehenden Vorganges, den man als „Konvergenzbewegung" bezeichnen kann. Diese läuft etwa so ab: Ein einzelner Beobachter berichtet über ein einzelnes klinisches Phänomen, das unterscheidbar und stabil genug erscheint, um ein psychopathologisches Symptom, Syndrom oder eine seelische Erkrankung darzustellen. Das betreffende Verhalten wird beschrieben, und normalerweise werden weitere Beispielfälle (Kasuistiken) berichtet. Oft gibt bereits der Erstbeschreiber dem Phänomen einen Namen, sei es einen neu geschaffenen oder einen mit neuer Bedeutung ausgestatteten alten Begriff. Wenn möglich, schlägt er auch ein Erklärungsmodell vor, ein Krankheitskonzept, das sich der herrschenden medizinischen Lehrmeinung bedient.

Konvergenzbewegungen

Es konvergieren im Werk eines Autors somit ein Verhalten, ein Begriff und ein Konzept. Stellen sie sich als zeitlich überdauernd heraus, werden solche Konvergenzbewegungen als erfolgreich oder die Sache treffend bezeichnet. Die genauen Gründe dafür sind nicht klar. Unzureichend ist auf jeden Fall die Annahme, ein solcher Erfolg hänge v. a. davon ab, ob ein tatsächlicher biologischer Sachverhalt erfaßt werde, denn schließlich gibt es viele derartige Konvergenzbewegungen, die durch soziale und politische Faktoren unterhalten worden sind.

Dauerhaftigkeit von Konvergenzbildungen

Dauerhafte Konvergenzbildungen können zur Entstehung kollektiver Trugbilder beitragen, die ihrerseits wieder eine Versteinerung der Konvergenzbildungen zur Folge haben. Die Psychiater *müssen* dann die Dinge einfach in dieser speziellen Perspektive betrachten – oder sie wagen eben keine andere! Auch soziale und finanzielle Verflechtungen üben einen starken Einfluß auf das langfristige Überleben solcher Konvergenzbegriffe aus. Wenn sich nämlich einmal die pharmazeutische Industrie und die Reputation von Gelehrten eng mit der „Wahrheit" eines bestimmten Konvergenzbegriffes verknüpft haben, dann wird es für Normalsterbliche sehr schwer, diesen in Frage zu stellen. Erfolg und Stabilität von ICD-10 und DSM-IV beruhen in bestimmter Hinsicht auf diesem sozialen Mechanismus.

Man kann dies nun für einen triumphalen Erfolg der Psychiatrie halten, ebenso aber auch für ihre Tragödie. Ersteres deswegen, weil Forscher jetzt auf die wissenschaftliche Kontinuität ihrer Tätigkeit verweisen können, darauf also, daß sie sozusagen nicht auf den Schultern von Riesen stehen. Aber eine solche Entwicklung kann für die Psychiatrie eben auch zur Tragödie werden, wenn nämlich die so emsig verteidigten Konvergenzbegriffe sich als vollständig falsch herausstellen sollten. Was etwa wäre, wenn das gegenwärtige kognitive Modell der Demenz sich als der Sache nicht angemessen erwiese – was wäre dann mit den enormen finanziellen Investitionen in vermeintliche Wundermittel? Oder wenn, was wahrscheinlich ist, die Ansicht, Wahn und Sinnestäuschungen seien entscheidende „positive" Symptome der Schizophrenie, unzutreffend wäre? Was wird mit denen sein, deren Reputation darauf beruht, die gedanklichen Grundlagen von „positiven Symptomen", Skalen, Neuroimagingtechniken und spezifisch neuroleptisch wirksamen Substanzen zu verbreiten?

Glanz und Elend der Psychiatrie

Aus all diesen Gründen muß die Psychiatrie einen breiten konzeptionellen Rahmen behalten. Die sie verkörpernden meinungsbildenden Wissenschaftler, insbesondere diejenigen, die eng mit der angelsächsischen Tradition verbunden sind, müssen über die engen Grenzen ihrer eigenen Sprache hinausblicken, um die Stimmen der französischen, polnischen, russischen, deutschen oder chinesischen Psychiatrie zu hören. Auch würde es die Zukunft der Psychiatrie schwerwiegend beschädigen, grenzte man Psychopathologen und Phänomenologen als altmodischversponnene Gruppe aus, deren Mitglieder eben noch nichts von Neuroimaging gehört haben.

Psychopathologie als Fundament der Psychiatrie

Die zentrale Botschaft der Psychiatriegeschichte, auf die in diesem Kapitel wiederholt hingewiesen wurde, ist, daß die Psychopathologie, unterstützt von den Nachbarwissenschaften, das eigentliche Fundament der Psychiatrie bleiben wird. Ohne ihre Hilfe wäre es nämlich gar nicht möglich, die beschreibende psychopathologische Ebene auf säkulare genetische Veränderungen der klinischen Ausgestaltung seelischer Störungen, auf eine veränderte Lage hinsichtlich sozialrechtlicher Ansprüche und auf neu entwickelte Forschungstechniken hin auszurichten. Es ist von größter Bedeutung zu verstehen, daß es ein vollständig stabiles Raster psychopathologischer Beschreibungen und Begriffe niemals geben wird. Immer wieder werden Anpassungen erforderlich sein, um in angemessener Weise mit unseren Patienten umgehen zu können.

Anpassungsnotwendigkeit psychopathologischer Begriffe

Es ist hier nicht der Raum, das Schicksal der bislang erörterten Ideen und Begriffe im weiteren Verlauf des 20. Jh. im Detail nachzuzeichnen. Auf manche Aspekte muß aber eingegangen werden, v.a. um jüngeren Kollegen ein Gespür für die Kontinuität der Entwicklung zu vermitteln. Da der vorliegende Band vorwiegend deutschsprachigen Psychiatern zugänglich sein wird, liegt die Betonung in den nun folgenden Abschnitten auf der französischen und britischen Psychiatrie.[14]

---

[14] Anmerkung der Herausgeber: Zur Entwicklung der deutschsprachigen Psychiatrie im 20. Jh. vgl. auch Ackerknecht (1985), Finzen (1996), Hoff (1994), Kolle (1956–1963), Kreuter (1996), Schliack u. Hippius (1998).

6.1 Frankreich

*Inhaltlicher Reichtum der
französischen Psychiatrie*

Über die Geschichte der französischen Psychiatrie im 20. Jh. zu schreiben, ist eine schwierige Aufgabe. Dies liegt nicht etwa daran, daß die französische Psychiatrie von ihrer begrifflichen Entwicklung her allgemein so schwierig wäre – obwohl sie es in mancherlei Hinsicht durchaus sein kann –, sondern vielmehr in der Tatsache, daß es einfach zu viel über dieses Thema zu sagen gäbe. Der inhaltliche Reichtum bringt uns in die Verlegenheit, eine Auswahl treffen zu müssen. Das wiederum birgt das Risiko einer verzerrten Darstellung.

*Interaktion von Theorie
und Praxis*

Seit dem 19. Jh. wird die französische Psychiatrie charakterisiert durch die fruchtbare Interaktion zwischen theoretischen Konzepten und klinischer Praxis, durch ein großes Interesse an der Entwicklung einer „Sprache 2. Ordnung" und schließlich – dies gilt für die Zeit nach 1860 – durch eine starke methodische Strömung, die eine historisierend-longitudinale (diachronische) Perspektive vertrat. Sowohl die Psychoanalyse (Mordier 1981) als auch der Erste Weltkrieg hatten einen negativen Einfluß auf den epistemologischen Stand der Dinge, und dies trotz der Bemühungen von Autoren wie Semelaigne (1932), der in seinem Werk versuchte, die Zwischenkriegsgeneration mit ihrer bedeutenden psychiatrischen Vergangenheit in Einklang zu bringen.

L'Evolution Psychiatrique

In den 30er Jahren unseres Jahrhunderts entstand auch eine wissenschaftliche Gesellschaft, die als L'Evolution Psychiatrique bekannt wurde und die bald damit begann, eine Vierteljahresschrift gleichen Namens herauszugeben. Eines ihrer Mitglieder war Henri Ey, bereits damals, in seinen frühen Dreißigern, ein sehr produktiver Denker. Diese Vereinigung hatte einerseits ein waches Gespür für historische Zusammenhänge, andererseits aber eine Einstellung zur eigenen, nämlich der psychiatrischen Wissenschaft, die man nur als ambivalent beschreiben kann, enthielt sie doch sowohl Elemente des Stolzes als auch der Ablehnung. So kam es, daß diese Autoren zwar die großen, im 19. Jh. stattgehabten Debatten der Société Médico-Psychologique als wesentliche Wurzeln zahlreicher späterer Begriffe ansahen, doch kritisierten sie, beeinflußt von der Psychoanalyse und einer modifizierten Jacksonschen Modellvorstellung, die französische Psychiatrie als übertrieben deskriptiv orientiert. Die Publikationen aus diesem Kreis umfassen klassische Arbeiten etwa über Halluzinationen und Zwangsvorstellungen.

*Auswirkungen des
Zweiten Weltkrieges*

Die erheblichen Auswirkungen des Zweiten Weltkrieges auf das intellektuelle Leben Frankreichs betrafen natürlich auch die akademische Psychiatrie. Bedeutende Autoren wie Dide (Mangin-Lazarus 1994) und Halbwachs (Coser 1992) wurden umgebracht, Veröffentlichungen zu wissenschaftlichen Spezialthemen kamen ins Stocken oder unterblieben völlig. Diese düstere Stimmung spricht beispielsweise aus der Jubiläumsausgabe der *Annales Médico-Psychologiques* (1943) anläßlich des 100jährigen Bestehens der Zeitschrift: Alle Übersichtsartikel sind offenkundig in Eile und ohne Zuhilfenahme von Bibliotheken, die entweder geschlossen oder versteckt waren, geschrieben worden. Bemerkenswert unter diesen Arbeiten ist allerdings eine Studie von Guiraud über die Geschichte der

Demenz. Ihr Autor war damals eine der zentralen Figuren der französischen Psychiatrie.

Ab 1950 begannen sich die Dinge zu verbessern, als nämlich der 1. Weltkongreß für Psychiatrie in Paris veranstaltet wurde, den Henri Ey präsidierte. Die Gegenwart führender Fachvertreter aus der ganzen Welt wurde als starke Unterstützung erlebt und gab der französischen Psychiatrie wesentlichen Auftrieb. Eys Erklärungsansätze sowohl der Entstehung seelischer Krankheiten als auch der Entwicklung psychiatrischen Denkens beruhten auf einer longitudinalen, diachronischen Perspektive. Unter dem Einfluß Hughlings Jacksons betrachtete Ey Krankheit und historische Entwicklung auf dieselbe Art und Weise, nämlich als Ergebnis eines sowohl Auflösungsvorgänge als auch Kreisbewegungen beinhaltenden Geschehens (Berrios 1977).

Henri Ey

Ein weiteres aussagekräftiges Beispiel für einen Psychiater, der einen Zeitraum von 3 Generationen überbrückte, ist Henri Baruk: Er begann seine Laufbahn 1926 mit einem herausragenden Buch über psychiatrische Aspekte bei Patienten mit Hirntumoren. 1965 veranstaltete Professor Coury, der damalige Leiter des Instituts für Geschichte der Medizin an der Universität von Paris, ein Seminar, in dessen Verlauf Baruk 5 Vorlesungen über die Geschichte der Psychiatrie im 19. und 20. Jh. hielt. Die daraus entstandene Veröffentlichung mit dem Titel „Die französische Psychiatrie von Pinel bis zur Gegenwart" (Baruk 1967) stellte eine sehr sinnvolle zeitliche Einteilung der französischen Psychiatrie zur Diskussion: Baruk unterschied hier die philanthropische, die klinische, die anatomisch-klinische, die psychopathologische und schließlich die rechtsmedizinisch geprägte Periode.

Henri Baruk

Dieser kurze historische Überblick stützt die Annahme, daß die französische Psychiatrie im 20. Jh. versuchte, die von zuvor tätigen Nervenärzten gebahnten Wege weiter zu verfolgen. Insoweit stand sie neuen Konzepten mitunter abweisend gegenüber. Ein gutes Beispiel dafür ist die zu Beginn unseres Jahrhunderts geführte Debatte über die klinische Validität des Kraepelinschen Dementia-praecox-Konzeptes. Bei anderer Gelegenheit wurde die zurückhaltende Einstellung geradezu xenophobisch, etwa im Falle der antideutschen Studie Chaslins (1914). Ein größeres Maß an Durchlässigkeit legte man anderen Entwürfen gegenüber an den Tag, etwa im Hinblick auf die Psychoanalyse, der seit den frühen Schriften Angelo Hesnards (1971) in manch einem französischen Krankenhaus eine Sonderstellung zugesprochen worden war.

Partielle Innovationsabwehr

Jedoch wurden auch einige zentrale Leitgedanken des 19. Jh. weiterentwickelt. De Clérambault modifizierte den früheren Begriff der „automatisme psychologique" und machte ihn zum eigentlichen Kern seiner ideenreichen, wenn auch sehr eigenwilligen Psychopathologielehre (Marchais 1995). Inspiriert von Bergson und Dürkheim, verfaßte Charles Blondel eines der originellsten Bücher über psychopathologische Symptome und krankhafte Veränderungen des Bewußtseinszustandes, die je geschrieben wurden (Fuentenebro u. Berrios 1997). Henri Ey versuchte, die Psychoanalyse, Jacksonsche Vorstellungen und die althergebrachte deskriptive französische Tradition miteinander in Einklang zu bringen

Weiterentwicklungen von Leitgedanken des 19. Jh.

(Berrios 1977). Guiraud entwickelte in den 30er Jahren ein feinsinniges neurobiologisches Modell seelischer Erkrankung, Mourgue trug wesentlich zur Ausarbeitung eines faszinierenden diachronischen Modells bei (Monakow u. Morgue 1928), Lacan (1977) ließ in seiner einflußreichen Dissertation über die Paranoia bereits Entwicklungen ahnen, die erst viel später zum Tragen kommen sollten, und Ajuriaguerra schließlich übernahm nach seiner in Paris absolvierten Ausbildung den Genfer Lehrstuhl, um dort seine später weithin bekannte neuropsychiatrische Forschungsarbeit zu verwirklichen (Berrios 1992b).

Seelische Erkrankung als komplexes und dynamisches Phänomen

All diese sehr französischen Ansätze hatten die Überzeugung gemeinsam, psychopathologische Symptome seien eben nicht einfach kleinste Analyseeinheiten, die bei klarem Bewußtsein auftreten und sich zu Gruppen zusammenfassen lassen. Vielmehr seien sie Ausdruck grundlegender struktureller Veränderungen der Psyche im Sinne von Dissolution und Regression, die ihrerseits umfassende Veränderungen der Rahmenbedingungen bewußten Erlebens verursachen. Dadurch wurde aber auch die seelische Erkrankung selbst zu einem komplexen und dynamischen Phänomen – ein Standpunkt im übrigen, der in mancherlei Hinsicht dem ideenreichen Konzept Janzariks (1959) ähnelt.

Versorgungsorientierte Grundeinstellung

Für den Psychiatriehistoriker immer noch spürbar ist die außerordentliche Anstrengung, die die französische Psychiatrie nach dem Zweiten Weltkrieg unternommen hat, um ihrer Nosologie und ihrer versorgungsorientierten Grundeinstellung treu zu bleiben. In den 50er und 60er Jahren führte der Einfluß linksgerichteter politischer Kräfte, aber auch die theoretische und praktische Arbeit begabter eingewanderter Autoren (Fanon, Tosquelles) zur Entwicklung einer neuartigen Sozialpsychiatrie sowie zu einem Bedeutungszuwachs der sektorisierten Psychiatrie und der Kontinuität psychiatrischer Versorgung (Raynier u. Beaudouin 1961; Fourquet u. Murard 1980). Man ließ Psychoanalyse, Neurobiologie, deskriptive Psychopathologie und Phänomenologie sich parallel nebeneinander entwickeln und machte sich kaum die Mühe, nach Gemeinsamkeiten zu suchen. Die entscheidenden wissenschaftlichen Fachzeitschriften veröffentlichten ihre Beiträge weiterhin in französischer Sprache, und man setzte, abgesehen von wenigen Ausnahmen wie Pierre Pichot, nicht viel daran, der Außenwelt die Vorstellungen der französischen Psychiatrie nahezubringen.

Gegenwärtige Tendenzen

Dieses Szenario hat sich in jüngster Zeit allerdings verändert. Die deskriptive Psychopathologie und die klinische Tradition im Sinne von Séglas, Chaslin, De Clérambault, Guiraud oder Ey sehen sich der Gefahr ausgesetzt, von dem zunehmend akzeptierten DSM-IV in den Schatten gestellt zu werden. Bedeutende Fachzeitschriften wie etwa L'Encéphale haben sich auf die englische Sprache umgestellt, und die Ergebnisse in Frankreich durchgeführter wissenschaftlicher Untersuchungen erscheinen mehr und mehr in angelsächsischen Veröffentlichungen. Zum Wohle der Menschheit bleibt zu hoffen, daß inmitten all dieser Veränderungen das persönliche wie wissenschaftliche Interesse an denjenigen Ideen, die die französischsprachige Psychiatrie seit dem 19. Jh. geprägt haben, nicht verlorengeht.

6.2 Großbritannien

Das starke Interesse für Fragen des praktischen Umgangs mit psychotischen Menschen hat die britische Psychiatrie des 20. Jh. aus früheren Zeiten übernommen[15]. Natürlich ist darüber hinaus auch über den begriffsgeschichtlichen Aspekt zu reden, der in ganz beständiger Weise Veränderungen der theoretischen Rahmenbedingungen in der deutschen und französischen Psychiatrie widergespiegelt hat.

Praxisorientierung

So etwa hat das englische Wort „psychopathology" seit den 50er Jahren des 19. Jh. seine Bedeutung mindestens 3mal geändert. Seine Existenz begann 1847 als wörtliche Übersetzung des von von Feuchtersleben (1845) gebrauchten deutschen Wortes „Psychopathologie". Zu dieser Zeit war allerdings der deutsche Sprachgebrauch bezüglich dieses Begriffes eher explikativ als deskriptiv: „Die Psychopathologie ist hinsichtlich dieser kritischen Prozesse noch nicht genügend klar erarbeitet worden" (von Feuchtersleben 1847, S. 70). Eine solche Sicht der Dinge erlangte allerdings in England keinen Einfluß, Winslow (1848) etwa vernachlässigte sie vollständig. Gegen Ende des 19. Jh. kam der Begriff mit forensischer Bedeutung wieder auf, nämlich als „diejenige Wissenschaft, die sich mit den rechtlichen Aspekten der Geisteskrankheit befaßt, also mit den Rechten und Pflichten von Geisteskranken" (Tuke 1892b, S. 1014).

Bedeutungswandel von „psychopathology"

Eine Erklärung für die mangelnde Durchsetzungsfähigkeit des Begriffes „psychopathology" in Großbritannien dürfte in der Existenz bereits eingeführter Konkurrenzbegriffe zu sehen sein, etwa „psychological medicine", „mental science", „mental pathology" und „mental physiology". Zu Beginn des 20. Jh. verlor auch der genannte forensische Gebrauch des Terminus stetig an Bedeutung. Der Begriff füllte sich nunmehr zusehends mit den in der kontinentalen Psychiatrie erörterten Inhalten. 1903 gründeten Pierre Janet und Georges Dumas das *Journal de Psychologie Normale et Pathologique*, und 5 Jahre später veröffentlichte Dumas (1908) sein Werk *Quest-ce que la psychologie pathologique?*, in dem er dafür plädierte, die Pathologie des Seelenlebens der wissenschaftlichen Disziplin der Normalpsychologie zuzuweisen. 1889 hat Binet die Situation sehr exakt beschrieben: „Mit wenigen Ausnahmen haben die Psychologen meines Landes den Deutschen die psychophysiologische Forschung überlassen und den Engländern die vergleichende Psychologie, um sich selbst vollständig der pathologischen Psychologie widmen zu können" (Beauchesne 1986, S. 67).

Eingeführte Konkurrenzbegriffe

Die französische Debatte, ob es einen kontinuierlichen Übergang von normalem zu abnormalem Verhalten gäbe, wurde im frühen 20. Jh. in Großbritannien wiederholt. Man suchte sehr angestrengt nach einem Begriff für denjenigen Zweig der Psychologie, der sich vorwiegend der psychologischen – und eben nicht der somatischen – Erklärung geistiger Störung widmete. Zum damaligen Zeitpunkt waren aus der Sicht der Psychologen Ausdrücke wie „mental science", „psychiatry" und „psychological medicine" allesamt durch ihren regelhaften Gebrauch durch

---

[15] Diese Entwicklung findet sich in ihrer vollständigen historischen Dimension dargestellt in Berrios u. Freeman (1991) sowie Freeman u. Berrios (1996).

*Bedeutungserweiterung
von „psychopathology"*

Nervenärzte gleichsam kompromittiert und für sie daher ebensowenig akzeptabel wie für Ärzte psychodynamischer Provenienz. So wurde dem Begriff „psychopathology" durch Jastrow (1902) seine weiteste Definition zuteil: „Die allgemeine wissenschaftliche Beschäftigung mit krankhaften seelischen Zuständen; ein Synonym für Psychiatrie und Psychologie des Abnormen, jedoch eigentlich noch umfassender als diese beiden, da es der Psychopathologie v. a. um die ganz allgemeine wissenschaftliche Erforschung aller Formen seelischer Störung geht" (ebd., S. 391). Diese Definition sollte weite Verbreitung finden, insbesondere in den USA, wo der Begriff Psychopathologie eine Zeitlang sogar als Synonym für Psychiatrie benutzt wurde (Berrios 1991b). Bald darauf wurde allerdings auch die britische Psychiatrie durch das Aufkommen der Psychoanalyse beeinflußt.

6.2.1 Psychodynamische Periode

*Anerkennung psycho-
dynamischer Positionen*

Die frühen Einflüsse psychodynamischer Vorstellungen Janets und Freuds auf das psychiatrische Denken in Großbritannien sind noch nicht umfassend untersucht worden (Hinshelwood 1991). Sie werden i. allg. aber für eher gering gehalten, da die britische Psychiatrie durch ihre empiristische Grundeinstellung gleichsam geschützt war und sie ihre zentrale klinische Aufgabe in der Organisation der Versorgung psychotischer Menschen sah. Während des Ersten Weltkrieges und danach sollte sich dies aber ändern: Die Versuche, das Phänomen der „Kriegsneurosen" („shell-shock"; Merskey 1991) zu erklären, führten nämlich zu einer allmählichen Anerkennung psychodynamischer Positionen. Diese scheinen bei genauer Betrachtung damals veröffentlichter wissenschaftlicher Arbeiten um einiges einflußreicher gewesen zu sein, als man bisher angenommen hat (vgl. Hart 1927).

*Britische Assimilation
der Psychoanalyse*

Mit Beginn des Ersten Weltkrieges hatte der Begriff „Psychopathologie" auch in Großbritannien seine umfassendste Bedeutung gewonnen. In den Goulstonian Lectures von 1926 stellte Bernhard Hart, ein bedeutender zeitgenössischer Nervenarzt, fest: „Psychopathologie meint nicht nur die bloße Beschreibung von seelischen Symptomen, sondern eine wissenschaftliche Unternehmung mit dem Ziel, Krankheit allgemein oder ganz bestimmte Krankheiten unter Bezugnahme auf psychologische Vorgänge zu erklären" (Hart 1927, S. 2). Diesen Typus der Erklärung unterschied er von „somatischen Erklärungen", wie sie „in der Psychiatrie" Anwendung fänden.

Harts Werk stellt ein illustratives Beispiel für die Art dar, in der die Psychoanalyse den wissenschaftstheoretischen Grundlagen der britischen Psychiatrie assimiliert wurde (Pines 1991). Während er einerseits eine ganze Reihe klassischer Freudscher Kategorien benutzte, empfand Hart auf der anderen Seite ständig das Bedürfnis, sich als Vertreter eines „wissenschaftlichen" und „empiristischen" Ansatzes – jeweils im spezifisch britischen Sinne dieser Begriffe – zu präsentieren. Diese spannungsreiche Haltung findet ihren geradezu schmerzvollen Ausdruck in der Hartnäckigkeit, mit der er an der Definition von Wissenschaft festhielt, die Pearson (1892) formuliert hatte und die mit derjenigen Freuds gänzlich unvereinbar war.

In dieser Hinsicht war Hart aber nicht alleine. C.S. Myers und W.H.R. Rivers, beide von der Universität Cambridge, waren ebenso von psychoanalytischen Konzepten beeinflußt und planten, eine „wissenschaftliche Psychopathologie" zu entwickeln (Crampton 1978). Diesbezüglich hatten sie insoweit Erfolg, als an der Universität Cambridge eine Hochschuldozentur für Psychopathologie eingerichtet wurde. Der erste Inhaber dieser Position, J.T. McCurdy, ein kanadischer Psychiater und Psychologe, stimmte mit Rivers und Myers darin überein, daß sowohl die Beschreibung als auch die psychologische – also nicht-somatische – Erklärung seelischer Symptome Gegenstand der Psychopathologie seien (Banister u. Zangwill 1949). Diese wissenschaftliche Sichtweise spiegelte den Zeitgeist wider. Unter McCurdys Anleitung entwickelte R.D. Gillespie (1929) die Begriffe „reaktive" und „neurotische" Depression.

Pläne für eine wissenschaftliche Psychopathologie

Eine weitere bemerkenswerte Gestalt in diesem Zusammenhang ist William McDougall, der ebenfalls psychopathologische Forschung in Cambridge betrieb. Seine frühe Konzeption einer „klinischen Psychologie" beinhaltete die Erforschung seelischer Störungen, wie er in überzeugender Weise bei seiner Ansprache als Präsident der medizinisch-psychologischen Vereinigung Großbritanniens und Irlands zum Ausdruck brachte (McDougall 1919). In seinem „Umriß der Psychologie des Abnormen" gebrauchte McDougall (1926) den Ausdruck „Psychologie des Abnormen" gleichbedeutend mit Psychopathologie und zitierte zustimmend die Feststellung Eugen Bleulers, wonach „einer der wichtigsten, wenn nicht überhaupt der wichtigste aller Wege zum Wissen über die menschliche Seele der psychopathologische Weg" ist (McDougall 1929, S. VII).

McDougalls Modell einer „klinischen Psychologie"

Später stellte McDougall ein eigenwilliges wissenschaftliches Modell vor, in dessen Zentrum ein „energetisierendes Prinzip" oder „Horme" stand, das sich deutlich an Freuds Libidobegriff, Bergsons Konzept des „élan vital" und Oskar Vogts Bezeichnung Neurokyme anlehnte. In seiner Autobiographie schrieb McDougall (1930): „In die Grundlagen meiner Psychologie des Abnormen nahm ich die mir am solidesten erscheinenden Teile der Lehren von Freud, Jung und Morton Prince auf, v.a. die Grundgedanken des Konfliktes, der Verdrängung und Abspaltung sowie den ganzen Komplex unterbewußt wirksamer Kräfte" (ebd., S. 215f.). Der Einfluß, den McDougall auf die britische Psychiatrie ausgeübt hat, ist bis heute noch nicht vollständig untersucht worden.

6.2.2 Deskriptive und „phänomenologische" Periode

In den 30er Jahren wurde Großbritannien das große Glück zuteil, zur Zufluchtstätte für eine ganze Reihe bedeutender Vertreter der kontinentaleuropäischen Psychiatrie zu werden, etwa für Willy Mayer-Gross, Eric Guttmann, Alfred Meyer, Stephan Krauss und für den Österreicher Erwin Stengel.[16] Mayer-Gross kam 1933 nach Großbritannien und hinterließ nach seinem Tod ein bedeutendes intellektuelles Erbe. Slater u. Roth (1969) sollten es einige Jahre später so formulieren: „Mayer-Gross war im Denken der deutschen psychiatrischen Schule ausgebildet worden.

„Verjüngung" der Psychiatrie durch Emigranten

---

[16] Eine historische Analyse der Ereignisse findet sich in Peters (1996).

Seine Beiträge waren, wie auch diejenigen anderer bedeutender Autoren wie Beringer, Gruhle und Jaspers, von entscheidendem Einfluß auf das bemerkenswerte Aufblühen der klinischen Psychiatrie im Kontext der „Phänomenologie", also der exakten Untersuchung und präzisen Beschreibung seelischer Ereignisse, die eine wesentliche Voraussetzung für deren Verständnis darstellen" (ebd., S. XIII). Dieselben Autoren vertraten auch die Auffassung, Mayer-Gross habe zur „Verjüngung" der britischen Psychiatrie beigetragen, die „sich bis dahin in den unproduktiven Verallgemeinerungen der meyerianischen Psychobiologie festgefahren hatte" (ebd., S. XIII). Diese Feststellung ist historisch zutreffend. Bis in die 30er Jahre hinein bewegte sich die britische Psychiatrie in einer meyerianischen und psychodynamischen Sackgasse, abgeschottet von allen anderen gedanklichen Entwicklungen.

Desinteresse an der Phänomenologie

So etwa zeitigten die 4 Vorlesungen über die „Phänomenologische Methode", die Husserl 1922 an der Universität von London gehalten hatte, keinerlei Folgen (Spiegelberg 1982). Gilbert Ryle soll zu Beginn seiner wissenschaftlichen Laufbahn von seinem akademischen Lehrer aufgefordert worden sein, Deutsch zu lernen, um Husserls „Logische Untersuchungen" im Original lesen zu können. Mit dieser Fähigkeit ausgestattet, verfaßte er später (1929) einen Kommentar zu Heideggers „Sein und Zeit". In seiner Autobiographie erinnerte Ryle (1970) an das mangelnde Interesse an der Phänomenologie im Oxford der 20er Jahre und stellte fest: „Es wird manchmal behauptet, daß ich in meiner mehr oder weniger sinnvoll verbrachten Jugend eine Zeitlang Anhänger der Husserlschen Phänomenologie gewesen sei. Daran ist nicht viel Wahres" (ebd., S. 9).

Verzögerung der Einflüsse Jaspers'

Mayer-Gross forderte die präzise Beschreibung seelischer Ereignisse und bemühte sich sehr um die Entwicklung strukturierter Erhebungsinstrumente für die systematische Erfassung klinischer Informationen (Lewis 1970 b). Seinen Schülern impfte er eine Grundhaltung ein, die geprägt war von einer ausgewogenen Verbindung deskriptiv-psychopathologischen und neurobiologischen Denkens. Vielen soll er das Werk Jaspers' nahegebracht haben. Dabei ist aber von einigem historischen Interesse, daß der Psychiatriehistoriker trotz dieser Lehrtätigkeit keinerlei greifbaren Beleg eines Jaspersschen Einflusses zu finden vermag. Erst in den 50er Jahren begann eine Gruppe von Psychiatern in Manchester unter der Leitung von Professor E. W. Anderson mit der Übersetzung einiger klassischer deutscher Texte einschließlich der 1946 erschienenen Ausgabe von Jaspers' *Allgemeiner Psychopathologie*. Erstaunlicherweise erschien diese erste englische Übersetzung aber nicht vor dem Jahre 1963.

Rückständigkeit psychopathologischer Erklärungsansätze

Einen weiteren Beleg für das bemerkenswerte Fehlen Jaspersschen Einflusses stellt Ernest Nicoles Buch dar. Als Vorsitzender der Arbeitsgruppe Psychopathologie der Royal Medico-Psychological Association verfaßte Nicole 1930 ein in der Folgezeit sehr populär gewordenes Buch, das 6 Auflagen erlebte. Die 1946 erschienene 4. Auflage enthielt etwa 1400 Literaturangaben, das mit Abstand umfassendste Literaturverzeichnis, das jemals in einem Buch über Psychopathologie zu finden war! Um so überraschender ist natürlich das Fehlen jeglichen Verweises auf Jaspers oder Mayer-Gross. Daher war noch 1946 Nicoles mehr oder weniger offizielle Psychopathologielehre einer geistigen Haltung aus der Zeit vor 1930 verpflichtet. Sie stellte im Ergebnis nicht mehr dar als eine Aufzählung von Erklärungsversuchen aller seelischen Erkrankungen, wobei manche somatischen Theorien einbezogen wurden.

Auch die folgende drastische Äußerung von Anderson (1963) verdeutlicht, daß der Japerssche Einfluß auf die britische Psychiatrie viel verzögerter zum Tragen kam, als es rückblickend eingeräumt wird: „Die Auffassung, daß diese Schule [die Phänomenologie] in England nur unzureichend rezipiert wurde, ist eigentlich kaum überraschend. Es lassen sich nämlich viele Gründe dafür finden, an erster und wichtigster Stelle die Sprachbarriere. Zum zweiten sind Jaspers' Gedankenwelt und literarischer Stil auch für diejenigen schwer verständlich, die mit der deutschen Sprache vertraut sind, was zweifellos mit seiner philosophischen Ausbildung zusammenhängt. Schließlich ist es nicht leicht möglich, wenn denn überhaupt, eine angemessene Übersetzung für solche von ihm oft verwandten Begriffe zu finden, die er selbst speziell zur Bezeichnung bestimmter Bedeutungsnuancen geschaffen hatte. Auf die Engländer mit ihrem eingefleischten Empirismus kann ein solcher Ansatz leicht abstoßend wirken ... Freilich ist dies eine oberflächliche Bewertung." Mit Blick auf die Art von Psychopathologie, die damals im Vereinigten Königreich weit verbreitet war, fügte Anderson hinzu: „Im Sinne einer bemerkenswerten Paradoxie haben übrigens unsere vermeintlich empirisch orientierten Landsleute ziemlich bereitwillig und, im ganzen betrachtet, mit einem erstaunlichen Mangel an Selbstkritik die unbewiesenen und unbeweisbaren Behauptungen der sog. psychodynamischen Schulen akzeptiert" (Anderson 1963, S. Vf.).

Rezeptionsbarrieren

Auch andere wichtige lehrbuchartige Darstellungen der Psychopathologie, die in diesem Zeitraum veröffentlicht wurden, lassen wenig Begeisterung für Jaspers erkennen. So etwa konstatierte Taylor (1966) in der Erstauflage seines Werks *Psychopathology*: „Psychopathologie ist ein Begriff mit vielen Bedeutungen. In der Geschichte des modernen psychiatrischen Denkens war seine Entwicklung eine sehr wechselvolle, nahm er doch mit dem Aufkommen jeder neuen Modellvorstellung über seelische Erkrankungen neue Bedeutungen und Konnotationen auf" (ebd., S. IX). Und trotz seiner offenkundig positiven Einstellung zur Phänomenologie stellte sich Taylor die Psychopathologie immer noch als eine Form der „Physiologie des Geistes" (ebd., S. 10) vor.

Kritische Distanz zu deutschen Auffassungen

Im selben Jahr wurde Frank Fish, ein Psychiater deutscher Herkunft, darum gebeten, an der Universität von Manitoba ein Seminar zum Thema Symptome auszurichten. Er hat dies in der Folge als „Klinische Psychopathologie" veröffentlicht. Obwohl sein Schwerpunkt damals auf dem deskriptiven Ansatz lag, sah sich Fish (1967) zu einer einschränkenden Feststellung genötigt: „Dieses Buch wurde von einem deskriptiven Standpunkt aus geschrieben und überbetont daher ganz bestimmte Aspekte der Psychiatrie. Dies bedeutet nicht, daß nach der Überzeugung des Autors eine mehr interpretative Psychologie, wie etwa die Freudsche Psychopathologie und die experimentelle Psychologie, nichts zu unserem Verständnis psychiatrischer Zeichen und Symptome beizutragen hätten."

Deskriptionsdefizite

Der ebenfalls aus Deutschland stammende Max Hamilton (1974) brachte das Buch nach Fishs frühem Tod auf den neuesten Stand. Er schrieb, daß „jeder, der mit der angloamerikanischen psychiatrischen Literatur vertraut ist, wissen wird, daß die sorgfältige Beschreibung psychiatrischer Symptome in der englischen Sprache durch Abwesenheit glänzt" (ebd., S. 1). Und mit Blick auf Jaspers' *Allgemeine Psychopathologie* hält er fest: „Unglücklicherweise stellt dieses Werk die einzige auf englisch zugängliche Darstellung deutscher Auffassungen über die Symptomatologie dar. Das Buch ist nämlich mit Philosophie überladen, es ist schon ziemlich veraltet und gibt Ansichten, die von Jaspers selbst nicht akzeptiert werden, zu wenig Raum" (ebd., S. 1). Ein offeneres und prägnanteres Urteil dürfte kaum vorstellbar sein.

1960 gab Hans Eysenck, ein weiterer deutschsprachiger Autor, seine epochemachende *Psychologie des Abnormen* heraus und widmete sie Kraepelin. Dieses Werk sollte unter Psychologen sehr einflußreich werden, stammten doch die in ihm gesammelten Beiträge von den besten forschungsorientierten Psychologen der späten 50er Jahre. Eysenck (1960) zielte ab auf die „Integration durch Theorie, ein Versuch, die Psychologie des Abnormen als Bestandteil der allgemeinen experimentellen Psychologie zu betrachten" (ebd., S. VIII). Seiner Auffassung nach handelte es sich bei den Symptomen um dimensional angeordnete Phänomene, die sich auf einem Kontinuum zwischen gestörter und ungestörter seelischer Funktion befinden. Daher wies er der Psychopathologie die Aufgabe zu, „die Einzelerscheinungen abnormen Verhaltens aus allgemeinen Gesetzmäßigkeiten" abzuleiten.

Zusammenfassend ist festzuhalten, daß die erste in Großbritannien etablierte psychopathologische Tradition eine verwässerte Variante des Freudschen Ansatzes war. Ihre Exponenten kämpften für die Entwicklung einer Wissenschaft vom gestörten Seelenleben, die einen Satz von Beschreibungen und psychologischen Erklärungen seelischer Symptome zur Verfügung stellen konnte. Diese Tradition herrschte bis in die 30er Jahre vor, als die deutschsprachigen Psychiater Auffassungen mit nach Großbritannien brachten, in denen sich die deskriptiv orientierte Psychopathologie Jaspersscher Prägung mit der ausdrücklich gutgeheißenen Suche nach organischen ätiologischen Faktoren verband.

6.2.3 Gegenwart

Wie versteht nun der britische Psychiater von heute die Begriffe „Psychiatrie" und „Psychopathologie", und wie setzt er sie in der täglichen klinischen Arbeit um? Nach wie vor lehrt man, daß sich die „deskriptive Psychopathologie" - ihrerseits unterteilt in eine „phänomenologische" oder deskriptive und eine experimentelle Variante - mit der „Form" beschäftige, wohingegen sich die „psychodynamische Psychopathologie" den „Inhalten" der Symptome zuwende. Nun gibt es aber keinerlei Regeln, die Querverweise von einer Variante auf die andere ermöglichen würden, so daß diese Unterteilung nur wenig mehr darstellt als einen Kompromiß zwischen zwei einander im Grunde nicht berührenden psychopathologischen Ansätzen.

Die aktuelle britische Psychiatrie präsentiert dem Psychiatriehistoriker einen „kombinierten" oder „eklektischen" Ansatz, der geradezu zu ihrem Markenzeichen geworden ist. Die unter dieser Flagge segelnden Forscher legen zwar einerseits ständig Lippenbekenntnisse ab zur Objektivität der „atheoretisch" beschreibenden Psychopathologie, machen aber auf der anderen Seite sehr wohl Annahmen über das Wesen des Geistes und die Verursachung seelischer Erkrankungen durch gestörte Hirnfunktionen. Sie haben einem absolut gesetzten Bedürfnis nach „Reliabilität" nachgegeben und verlassen sich daher mehr und mehr auf nach außen hin abgeschottete psychopathologische Glossare, etwa das DSM-IV. Die meisten von ihnen halten eine wissenschaftliche Psychopathologie gar nicht mehr für nötig, da die Beschreibung von Symptomen nunmehr ja vollständig sei. Sehr vielsagend in diesem Zusammenhang ist die Tatsache, daß es im gegenwärtigen Royal College of Psychiatrists keine Entsprechung gibt für die Arbeitsgruppe Psychopathologie der alten Royal Medico-Psychological Association.

Desinteresse an wissenschaftlicher Psychopathologie

7 Zusammenfassung und Schlußfolgerungen

Dieser Beitrag hat versucht, an ausgewählten Beispielen darzustellen, wie die wesentlichen Begriffe, die die moderne Psychiatrie dominieren und ihr verborgenes gedankliches Gerüst darstellen, entstanden sind. Psychiatrie wird dabei als komplexer medizinisch-sozialer Prozeß verstanden. Sein Erfolg hängt aus historischer Perspektive von der fortschreitend zu verbessernden Paßgenauigkeit ab zwischen den von Wissenschaftlern konstruierten Deskriptionen einerseits und den seelischen Symptomen, also Verhaltensmerkmalen, die (vorwiegend) Folgen neurobiologischer Läsionen sind, andererseits. In jedem Fall jedoch kommt sozialen Faktoren eine entscheidende modulierende Rolle zu. In praxi werden nämlich die mehr oder weniger unstrukturierten „reinen Wahrnehmungen" stets durch individuelle, soziale und kulturelle Bedeutungszuschreibungen prägend modifiziert.

Psychiatrie als medizinisch-sozialer Prozeß

Auf der Verhaltensebene angesiedelte Signale und die ihnen zugrundeliegenden biologischen Mechanismen setzen Verstehensversuchen in aller Regel großen Widerstand entgegen, sind sie doch gleichsam Urformen des Verhaltens, die, um überhaupt verständlich werden zu können, ausgeprägter soziokultureller „Formatierung" bedürfen. Die Beschreibung und wissenschaftliche Systematisierung seelischer Störungen sind demnach sprachabhängige Prozesse. Diese Tatsache hat manche zu dem – falschen – Schluß verleitet, seelische Störungen könnten zur Gänze auf linguistische Vorgänge reduziert werden. Zwar handelt es sich bei seelischen Störungen offenkundig um semantische und soziale Konstrukte, doch ist ebenso unbestreitbar, daß sie Äußerungsformen gestörter neurobiologischer Abläufe darstellen. Beide Komponenten sind bei allen Versuchen, seelisches Kranksein zu erklären und zu verstehen, unabdingbar.

Komponenten seelischer Erkrankungen

Die Sprache der deskriptiven Psychopathologie hat somit eine gedankliche, technische und soziale Seite. Wie jedes andere System beinhaltet sie Begriffe, Vorannahmen und Anwendungsregeln und läßt sich sowohl im

Psychiatriegeschichte als Aufdeckung verdeckter Implikate der Theoriebildung

Querschnitt (synchron) als auch im Längsschnitt (diachron oder historisch) untersuchen. Während der erstgenannte Weg in den Bereich philosophischer Grundlagen der Psychiatrie gehört, erschließt letzterer das eigentliche Quellgebiet der Psychiatriegeschichte. Diese Disziplin muß, will sie wirklich von Nutzen sein, mehr tun, als bloß in oberflächlicher Weise stattgehabte Ereignisse aufzuzählen. Sie hat darüber hinaus nämlich die je besonderen Strukturen der aufeinanderfolgenden psychiatrischen Theoriedebatten aufzudecken, deren versteckte Aufbauelemente also, die so oft von den psychiatrischen Eliten in manipulativer Weise verändert worden sind.

Entwicklung eines deskriptiv orientierten psychopathologischen Systems

So entstand die aktuelle deskriptive Psychopathologie als Kompromiß zwischen der Notwendigkeit, die invarianten Merkmale seelischer Störungen, nämlich die biologischen Signale, zu erfassen, und dem Bedürfnis, die öffentliche Ordnung aufrechtzuerhalten und zu einer gut funktionierenden Gesellschaft beizutragen. Ersteres war Ausdruck des Wissenschaftsverständnisses des 19. Jh., letzteres entsprang sozialpolitischen Forderungen. Diese Lage der Dinge bewog die Psychiater dazu, ein deskriptiv orientiertes psychopathologisches System zu entwickeln, das sowohl einem wissenschaftlichen Realitätsverständnis verpflichtet war als auch seiner sozialpolitischen Dimension.

Stabilisierung des Begriffssystems

Nun mußte aber ein solches deskriptives System stabil genug sein, um der unvermeidlichen Variation der von ihm erfaßten Signale standzuhalten, und mit genügend Redundanz versehen sein, um mit unprofessionellem Gebrauch und nur oberflächlicher Vertrautheit seitens der Benutzer fertig werden zu können. Die stabilisierenden begrifflichen Elemente, die von den großen Nervenärzten des 19. Jh. in die Sprache der deskriptiven Psychopathologie implementiert worden waren, hatten sich für die genannten Aufgaben als durchaus ausreichend erwiesen.

Abschottung psycho-pathologischer Glossare

Unglücklicherweise wurde jedoch die so erreichte Stabilität von einigen unvorsichtigen Psychiatern des 20. Jh. dahingehend interpretiert, daß die deskriptive Psychopathologie bis in jede Einzelheit zutreffend, erschöpfend und gedanklich völlig klar sei. Genau dies hat der voreiligen Abschottung der psychopathologischen Glossare Vorschub geleistet. Diese Abschottung hat zwar zweifellos die Reliabilität, Stabilität und Kommunizierbarkeit psychopathologischer Sachverhalte gefördert, die klinische Validität hingegen könnte sie sehr wohl ebenso beeinträchtigt haben wie das Recht der psychiatrischen Autoren, ganz neue seelische Symptome zu beschreiben.

Aufgaben des Psychiatriehistorikers

Die Analyse dieses historischen Vorganges ist nur möglich, weil die Sprache der deskriptiven Psychopathologie gut dokumentiert ist und nachgewiesen werden kann, daß sie sich über die Zeit hinweg verändert hat. Der klinisch orientierte Psychiatriehistoriker kennt und untersucht die Verhaltensmerkmale der zahllosen Patienten im Beobachtungshorizont seiner Vorgänger, an denen die Sprache der deskriptiven Psychopathologie ja erstmalig geeicht worden war, nicht aus erster Hand. Er muß sich vielmehr auf Dokumente verlassen, die in jeweils bestimmten Teilaspekten verdeutlichen, wie sich diese Merkmale dargestellt hatten. Der mit einer solchen deskriptiven Vielfalt konfrontierte Psychiatriehistoriker muß diese Begriffssysteme ihrerseits wissenschaftlich strukturieren – ein Vorgang, vergleichbar mit dem „Auslegen" eines trigonometrischen Netzes –, und er muß den jeweiligen Beitrag von biologischem Signal und sozialer Prägung einschätzen, der in die Begriffe eingeflossen ist.

Die Modalitäten der Beschreibung seelischen Krankseins verändern sich im Laufe der Zeit, wie derartige Analysen belegen. Prinzipiell können diese Veränderungen entweder aus Bedeutungsverschiebungen in der Sprache der deskriptiven Psychopathologie selbst resultieren oder aus Mutationen desjenigen genetischen Systems, das das biologische Signal kontrolliert. In dieser Hinsicht hat der klinisch orientierte Psychiatriehistoriker den Vorteil, zu seinem verinnerlichten, am Krankenbett gewonnenen Erfahrungsschatz Zuflucht nehmen zu können, also zum „Wissen durch Vertrautheit" im Sinne Gilbert Ryles, zur „Kennerschaft".

Veränderung der Beschreibungsmodalitäten

Die Entwicklung psychiatrischer Begriffe im Verlauf des 19. Jh. wurde in diesem Beitrag mit Blick auf folgende Faktoren erörtert:

Determinanten der Begriffsentwicklung im 19. Jh.

1. Die Verfügbarkeit neuer semiologischer und psychologischer Theorien, die eine Aufteilung des Verhaltens in Untereinheiten und schließlich auch dessen Quantifizierung ermöglichten.
2. Veränderungen in der Konzeptualisierung körperlicher Krankheit: In deren Gefolge forderte man zum einen die Übereinstimmung zwischen der Läsion und dem Symptom, das sie nach außen signalisierte; zum anderen erlaubten es diese Veränderungen, die „Krankheit" mit Bestimmtheit der inneren Struktur des Leibes zuzuordnen.
3. Die Existenz umfangreicher Patientengruppen, die auf die neu entstandenen psychiatrischen Großkliniken zurückzuführen war, eine wirkliche Längsschnittbeobachtung ermöglichte und dadurch die Zeitdimension in das Verständnis der Symptomatik einbrachte.
4. Die Anerkennung subjektiver Erfahrung als legitime Quelle seelischer Symptome.

Die zukünftige Forschungsarbeit wird zweifellos weitere Faktoren freilegen.

Haben die sprachlichen Strukturen der deskriptiven Psychopathologie erst einmal einen ausbalancierten Zustand erreicht, dann bleiben sie erstaunlich stabil und erscheinen den Anwendern gedanklich völlig klar. Seelisch kranke Patienten werden von den meisten Psychiatern auf der ganzen Welt recht ähnlich wahrgenommen. Doch sollten Stabilität und Uniformität nicht etwa als intrinsische Charakteristika des deskriptiven Systems selbst verstanden werden – und auch nicht als notwendigerweise vorteilhaft. Ein wesentliches Teilmoment bei der Ermittlung ihres wissenschaftlichen Wertes besteht in der Klärung ihres Ursprunges. Obwohl eine adäquate Theorie sprachlicher Stabilität und Veränderung für die gegenwärtige klinische Praxis außerordentlich hilfreich wäre, haben die klinisch orientierten Psychiatriehistoriker noch nicht einmal damit begonnen, sich diesem Thema vertieft zuzuwenden. Erklärungsversuche für das Phänomen der Stabilität sprachlicher Strukturen können sich auf Annahmen über neurobiologische Invarianzen stützen oder auf das ef-

Erkenntniswert der Analyse von Konstanz und Wandel deskriptiver Systeme

fektive, den Entwicklungsprozeß stabilisierende Wirken umfassender sozialer Konstrukte.

Forschungsdesiderate

Die historischen und den Begriffen gewidmeten Thesen, die dieser Beitrag umrissen hat, haben bereits einen umfangreichen Forschungsraum für jüngere Wissenschaftler eröffnet. Ein dringendes Desiderat ist nun die Untersuchung der Frage, ob die in Rede stehenden Modelle sich auf die Geschichte jedes einzelnen Symptoms und jeder einzelnen Erkrankung anwenden lassen. Die Geschichte der deskriptiven Psychopathologie wird ihren vollen Nutzen erst dann erweisen können, wenn diese wissenschaftliche Analyse sorgfältig und vollständig durchgeführt sein wird. Darüber hinaus wird die detaillierte historische Untersuchung von Begriffen, Dokumenten, Biographien, sozialpolitischen Zusammenhängen und Patientenkohorten zu gegebener Zeit Licht in die Mechanismen und Regeln bringen, aufgrund derer kleine Forschergruppen sich der ehrenvollen und mitunter geradezu furchteinflößenden Aufgabe unterziehen, die psychiatrische Nosologie immer wieder aufs neue zu überarbeiten – zum Nutzen aller Patienten der Welt und der praktisch tätigen Psychiater, denen diese anvertraut sind.

8 Literatur

Abbagnano N (1961) Dizionario di filosofia. Unione Tipografico Torinese, Turino

Ackerknecht E (1967) Medicine at the Paris Hospital 1794–1848. Johns Hopkins, Baltimore

Ackerknecht E (1985, ¹1957) Kurze Geschichte der Psychiatrie, 3. verbesserte Aufl. Enke, Stuttgart

Albarracín Teulón A (1983) La teoria celular. Historia de un paradigma. Alianza, Madrid

Albrecht FM (1970) A reappraisal of faculty psychology. J Hist Behav Sci 6:36–40

Anderson EW (1963) Foreword. In: Jaspers K (1963) General Psychopathology. Manchester Univ Press, Manchester

Apert J (1919) L'hérédité morbide. Flammarion, Paris

Arnold T (1806) Observations on the nature, kinds, causes, and prevention of insanity, 2 vols, 2nd edn. Phillips, London

Babb L (1951) The Elizabethan malady. Michigan State College Press, East Lansing

Bacon F (1858, ¹1620) The novum organum. In: The physical and metaphysical works of Lord Bacon. Bohn, London

Baillarger JGF (1853) Essai sur une classification des différents genres de folie. Ann Med Psychol (Paris) 5:545–566

Bain A (1859) The emotions and the will. Parker, London, pp 599–646

Banister H, Zangwill OL (1949) John Thomson McCurdy, 1886–1947. Br J Psychol 40:1–4

Bannour W (1992) Jean Martin Charcot et l'hysterie. Métailié, Paris

Barrucand D (1967) Histoire de l'hypnose en France. Presses Universitaires de France, Paris

Barthes R (1972) Sémiologie et médecine. Dans: Bastide R (ed) Les sciences de la folie. Mouton, Paris, pp 34–46

Baruk H (1967) La psychiatrie française de Pinelà nos jours. Presses Universitaires de France, Paris

Bastian HC (1870) Consciousness. J Ment Sci 15:501–523

Battie W (1758) A treatise on madness. Whiston & White, London

Bayle ALJ (1826) Traité des maladies du cerveau. Gabon, Paris

Beauchesne H (1986) Histoire de la psychopathologie. Presses Universitaires de France, Paris

Beaugrand E (1865) Alienation. In: Dechambre A (ed) Dictionnaire encyclopédique des sciences médicales, vol 3. Asselin, Paris, pp 11–50

Beer D (1996a) The endogenous psychoses: a conceptual history. Hist Psychiatry 7:1–29

Beer D (1996b) The dichotomies: psychoses/neuroses and functional/organic: a historical perspective. Hist Psychiatry 7:231–255

Bentley M (1916) The psychological antecedents of phrenology. Psychol Rev Monogr 21:102–115

Bercherie P (1980) Les fondements de la clinique. La Bibliothèque d'Ornicar, Paris

Bercherie P (1983) Genèse des concepts freudians. Navarin, Paris

Bercherie P (1988) Géographie du champ psychanalytique. Navarin, Paris

Berrios GE (1977) Henri Ey, Jackson et les idées obsédantes. Evol Psychiatr 62:685–699

Berrios GE (1981a) Delirium and confusion in the 19thC: a conceptual history. Br J Psychiatry 139:439–449

Berrios GE (1981b) Stupor: a conceptual history. Psychol Med 11:677–688

Berrios GE (1981c) The two manias. Br J Psychiatry 139:258–259

Berrios GE (1982a) Disorientation states and psychiatry. Compr Psychiatry 23:479–490

Berrios GE (1982b) Tactile hallucinations: conceptual and historical aspects. J Neurol Neurosurg Psychiatry 45:285–293

Berrios GE (1983) Investigación biológica y psicopatología descriptiva. Rev Psicol (Lima) 1:39–52

Berrios GE (1984a) Descriptive psychopathology: conceptual and historical aspects. Psychol Med 14:303–313

Berrios GE (1984b) Epilepsy and insanity during the early 19th century. Arch Neurol 41:978–981

Berrios GE (1985a) 'Depressive pseudodementia' or 'melancholic dementia'. A nineteenth century view. J Neurol Neurosurg Psychiatry 48:393–400

Berrios GE (1985b) Obsessional disorders during the 19thC: terminological and classificatory issues. In: Bynum WF, Porter R, Shepherd M (eds) People and ideas. Tavistock, London, pp 166–187 (The anatomy of madness, vol 1)

Berrios GE (1985c) The psychopathology of affectivity: conceptual and historical aspects. Psychol Med 15:745–758

Berrios GE (1987a) Dementia during the 17th and 18th centuries. Psychol Med 17:829–837

Berrios GE (1987b) Historical aspects of the psychoses: 19th century issues. Br Med Bull 43:484–498

Berrios GE (1987c) The historical development of abnormal psychology. In: Miller E, Cooper P (eds) Historical background to abnormal psychology. Churchill Livingstone, Edinburgh, pp 26–51

Berrios GE (1988a) Depressive and manic states during the 19th century. In: Gorgotas A, Cancro R (eds) Depression and mania. Elsevier, New York, pp 13–25

Berrios GE (1988b) Melancholia and depression during the 19th century. Br J Psychiatry 153:298–394

Berrios GE (1991a) British psychopathology since the early 20th century. In: Berrios GE, Freeman H (eds) 150 years of British psychiatry 1841–1991. Gaskell, London, pp 232–244

Berrios GE (1991b) Delusions as wrong beliefs: a conceptual history. Br J Psychiatry 159 (Suppl 14): 6–13

*Berrios GE (1992a) Phenomenology, psychopathology and Jaspers: a conceptual history. Hist Psychiatry 3:303–327

Berrios GE (1992b) Ajuriaguerra, Francia e Inglaterra. En: Aguirre JM, Guimón J (eds) Vida y obra de Julián de Ajuriaguerra. Aran, Madrid, pp 83–89

Berrios GE (1993) European views on personality disorders: a conceptual history. Compr Psychiatry 34:14–30

Berrios GE (1994a) Historiography of mental symptoms and diseases. Hist Psychiatry 5:175–190

Berrios GE (1994b) Hallucinations: selected historical and clinical aspects. In: Critchley EMR (ed) The neurological boundaries of reality. Farrand, London, pp 229–250

Berrios GE (1994c) Delusions: selected historical and clinical aspects. In: Critchley EMR (ed) The neurological boundaries of reality. Farrand, London, pp 251–267

Berrios GE (1995) Conceptual problems in diagnosing schizophrenic disorders. In: Den Boer JA, Westenberg HGM, Van Praag HM (eds) Advances in the neurobiology of schizophrenia. Wiley, Chichester, pp 7–25

**Berrios GE (1996) The history of mental symptoms. Descriptive psychopathology since the 19th century. Cambridge Univ Press, Cambridge

Berrios GE, Beer D (1994) The notion of unitary psychosis: a conceptual history. Hist Psychiatry 5:13–36

Berrios GE, Chen E (1993) Symptom-recognition and neural-networks. Br J Psychiatry 163:308–314

Berrios GE, Dening T (1990) Biological and quantitative issues in neuropsychiatry. Behav Neurol 3:247–259

Berrios GE, Freeman H (eds) (1991a) Alzheimer and the dementias. Royal Society of Medicine, London

Berrios GE, Freeman H (eds) (1991b) 150 years of British psychiatry 1841–1991. Gaskell, London

Berrios GE, Gili M (1995) Will and its disorders. A conceptual history. Hist Psychiatry 6:87–104

Berrios GE, Hauser R (1988) The early development of Kraepelin's ideas on classification. A conceptual history. Psychol Med 18:813–821

**Berrios GE, Porter R (eds) (1995) The history of clinical psychiatry. Athlone, London

Berrios GE, Marková IS, Olivares JM (1995) Hacia una teoría de la formación del síntoma. Psiquiatr Biol 2:13–24

Billod T (1861) De la lésion de l'association des idées. Ann Med Psychol (Paris) 18:540–552

Blakey R (1850) History of the philosophy of the human mind. Longman, Brown, Green & Longmans, London

Blasius D (1980) Der verwaltete Wahnsinn. Fischer, Frankfurt/Main

Bollote G (1973) Moreau de Tours 1804–1884. Confront Psychiatr 11:9–26

Bondy M (1974) Psychiatric antecedents of psychological testing (before Binet). J Hist Behav Sci 10:180–194

*Boor W de (1954) Psychiatrische Systematik. Springer, Berlin Göttingen Heidelberg

Boring EG (1950) A history of experimental psychology. Appleton-Century-Crofts, New York, pp 250–261

Boring EG (1953) A history of introspection. Psychol Bull 50:169–189

Boring EG (1961) The beginning and growth of measurement in psychology. Isis 52:238–257

Boutroux E (1908) Etudes d'histoire de la philosophie. Alcan, Paris, pp 413–443

Bowman IA (1975) William Cullen (1710–1790) and the primacy of the nervous system. PhD thesis, Indiana University

Boyer L (1873) Histoire de la médicine. Dans: Dechambre A (ed) Dictionnaire encyclopédique des sciences médicales, vol 6. Asselin & Masson, Paris, pp 1–209

Brett GS (1953) History of psychology. Allen & Unwin, London

Brooks GP (1976) The faculty psychology of Thomas Reid. J Hist Behav Sci 12:65–77

Brown T (1828, ¹1820) Lectures on the philosophy of the human mind. Tait, Edinburgh

Browne J (1985) Darwin and the face of madness. In: Bynum WF, Porter R, Shepherd M (eds) The anatomy of madness, vol 1. Tavistock, London, pp 151–165

Buchner EF (1897) A study of Kant psychology. Psychol Rev (Monogr Suppl):1–87

Bucknill JC, Tuke DH (1858) A manual of psychological medicine. Churchill, London

Bühler K (1968) Ausdruckstheorie. Das System an der Geschichte aufgezeigt. Fischer, Stuttgart

Bulbena A, Berrios GE (1986) Pseudodementia: facts and figures. Br J Psychiatry 148:87–94

Burt C (1962) The concept of consciousness. Br J Psychol 53:229–242

Burton R (1883, ¹1621) The anatomy of melancholy. Chatto & Windus, London

Calmeil LF (1839) Manie. Dans: Dictionnaire de médecine, vol 19. Béchet, Paris

Calmette E (1874) Considérations sur la valeur des symptoms en pathologie mentale. Parent, Paris

Canguilhem G (1966) Le normal et le pathologique. Presses Universitaires de France, Paris

Cantor GN (1975) The Edinburgh phrenology debate: 1803–1828. Ann Sci 32:195–218

Caro Baroja J (1988) Historia de la fisionomietwa. ISTMO, Madrid

Chambeyron AM (1827) Translators's introduction. In: Hoffbauer JC (ed) Médecine légale. Baillière, Paris

Charcot JM (1881) Clinical lectures on senile and chronic diseases. New Sydenham Society, London, p 4

Charcot JM (1971, ¹1887) L'hystérie. Textes choisis et présentés par E. Trillat. Privat, Paris

Chaslin Ph (1912) Eléments de sémiologie et clinique mentales. Asselin & Houzeau, Paris

Chaslin Ph (1914) La 'psychiatrie' est-elle une langue bien faite? Rev Neurol (Paris) 26:16–23

Chiarugi V (1793) Della pazzia in genere, e in specie. Tratatto medico-analitico con una centuria di osservazioni. Carlieri, Firenze [Engl.: Mora G (1987) On insanity and its classification. Science History Publications, Canton/MA]

Clark MJ (1988) 'Morbid introspection' unsoundness of mind, and British psychological medicine, 1830–1900. In: Bynum WF, Porter R, Shepherd M (eds) The anatomy of madness, vol 3. Tavistock, London, pp 71–101

**Clarke E, Jacyna LS (1987) Nineteenth century origins of neuroscientific concepts. Univ of California Press, Berkeley, pp 220–241

Cooter RJ (1976) Phrenology and British alienists, 1825–1845. Med Hist 20:1–21; 135–151

Coser LA (1992) Introduction. In: Halbwachs M (1992) On collective memory. Univ of Chicago Press, Chicago

Couchoud PL (1913) Histoire de la manie jusqu'à Kraepelin. Rev Sci Psychol 1:149–173

Crampton C (1978) The Cambridge School: The life, work and influence of J. Ward, W.H.R. Rivers, C.S. Myers and Sir F. Bartlett. PhD dissertation, University of Edinburgh

Dagonet H (1881) Conscience et aliénation mentale. Ann Med Psychol (Paris) 5:368–397; 6:19–32

Damiron Ph (1828) Essai sur l'histoire de la philosophie en France, 2 vols. Schubart & Heideloff, Paris

Danion JM, Keppi J, Singer L (1985) Une approche historique de la doctrine des dégénérescences et des constitutions psychopathiques. Ann Med Psychol (Paris) 146:271–280

*Danziger K (1980) The history of introspection reconsidered. J Hist Behav Sci 16:241–262

Darwin C (1904, ¹1872) The expression of the emotions in man and animals. Murray, London

Darwin E (1796) Zoonomia or The laws of organic life, 2 vols. Johnson, London

Daston LJ (1982) The theories of the will versus the science of mind. In: Woodward WR, Ash MG (eds) The problematic science. Psychology in 19thC thought. Praeger, New York, pp 88–115

Daumezon G (1957) Reflexions sur la sémiologie psychiatrique. Evol Psychiatr 22:207–237

Del Pistoia L (1971) Le problème de la temporalité dans la psychiatrie française classique. Evol Psychiatr 36:445–474

Delasiauve M (1861) Des diverses formes mentales. J Med Ment 1:4–14

Deshaies G (1967) Psychopathologie générale. Presses Universitaires de France, Paris

Despine P (1876) Du role de la psychologie dans la question de la folie. Ann Med Psychol (Paris) 34:161-175

Desruelles M, Léculier P, Gradien MP (1934) Contribution à l'histoire des classifications psychiatriques. Ann Med Psychol (Paris) 92:637-675

Destutt de Tracy ALC Comte (1818, ¹1801) Elements d'idéologie. Courcier, Paris

Devereux G (1980) Normal and abnormal. In: Basic problems of ethnopsychiatry. Univ of Chicago Press, Chicago, pp 3-71

Diethelm O, Heffernan TF (1965) Felix Platter and psychiatry. J Hist Behav Sci 1:10-23

Dijksterhuis EJ (1961) The mechanization of the world picture. Oxford Univ Press, Oxford

Donalies Ch (1971) Zur Systematik in der Psychiatrie vor Wernicke, Kraepelin und Bonhoeffer. Psychiatr Neurol Med Psychol 23:411-419

Donelly M (1983) Managing the mind. A study of medical psychology in early 19thC Britain. Tavistock, London

Dörner K (1969) Bürger und Irre. Europäische Verlagsanstalt, Frankfurt/Main

Dowbiggin I (1985) Degeneration and hereditarianism in French mental medicine 1840-90: psychiatric theory as ideological adaptation. In: Bynum WF, Porter R, Shepherd M (eds) People and ideas. Tavistock, London, pp 189-232 (The anatomy of madness, vol 1)

Drabkin IE (1955) Remarks on ancient psychopathology. Isis 46:223-234

Drevet A (1968) Maine de Biran. Presses Universitaires de France, Paris

*Drinka GF (1984) The birth of neurosis. Myth, malady, and the Victorians. Simon & Schuster, New York

Dumas G (1908) Qu'est-ce que la psychologie pathologique? J Psychol Norm Pathol 5:10-22

Dwelshauvers G (1920) La psychologie française contemporaine. Alcan, Paris

Ebbinghaus H (1885) Über das Gedächtnis. Untersuchungen zur experimentellen Psychologie. Duncker & Humblot, Leipzig [Engl.: Ebbinghaus H (1964) Memory. A contribution to experimental psychology. Dover, New York, pp 6-21]

Eigen JP (1995) Witnessing insanity. Yale Univ Press, New Haven

**Ellenberger HF (1970) The discovery of the unconscious. The history and evolution of dynamic psychiatry. Lane, London

Emerton NE (1984) The scientific reinterpretation of form. Cornell Univ Press, Ithaca

Esquirol E (1838) Des maladies mentales. Baillière, Paris

Ey H (1952) Le développement 'mechaniciste' de la psychiatrie. Dans: Ey H (ed) Etudes psychiatriques. Desclée de Brouwer, Paris

Ey H (1966) La conscience. Presses Universitaires de France, Paris

Ey H (1978) La notion de 'maladie morale' et le 'traitement moral' dans la psychiatrie française et allemande du début du XIXe siècle. Perspect Psychiatr 65:12-35

Ey H, Mignot H (1947) La psychologie de J. Moreau de Tours. Ann Med Psychol (Paris) 2:225-241

Eysenck HJ (ed) (1960) Handbook of abnormal psychology. Pitman, London

Faber K (1923) Nosography in modern internal medicine. Oxford Univ Press, London

Falret JP (1864) Des maladies mentales et des asiles d'aliénés. Ballière, Paris

Fancher RE (1977) Brentano's psychology from an empirical standpoint and Freud's early metapsychology. J Hist Behav Sci 13:207-227

Ferrater-Mora J (1958) Diccionario de filosofía. Sudamericana, Buenos Aires

Feuchtersleben E von (1845) Lehrbuch der ärztlichen Seelenkunde. Gerold, Wien

Feuchtersleben E von (1847) The principles of medical psychology. Sydenham Society, London

Finzen A (1996) Massenmord ohne Schuldgefühl. Die Tötung psychisch Kranker und geistig Behinderter auf dem Dienstweg. Psychiatrie-Verlag, Bonn

Fish F (1967) Clinical psychopathology. Wright, Bristol

Flashar H (1966) Melancholie und Melancholiker in den medizinischen Theorien der Antike. de Gruyter, Berlin

Fodor J (1983) The modularity of mind. MIT Press, Cambridge/MA

Foucault M (1972a, ¹1961) Histoire de la folie à l'ôge classique. Gallimard, Paris

Foucault M (1972b, ¹1963) Naissance de la clinique. Presses Universitaires de France, Paris

Fourquet F, Murard L (1980) Histoire de la psychiatrie de secteur, 2ᵉ éd. Recherches, Paris

Foville A fils (1872) Nomenclature et classification des maladies mentales. Ann Med Psychol (Paris) 30:5-35

Freeman H, Berrios GE (eds) (1996) 150 years of British psychiatry, vol 2: The aftermath. Athlone, London

Friedlander R (1973) Benedict Augustin Morel and the development of the theory of degenerescence. PhD dissertation, University of California at San Diego

Fritzsch T (1932) Juan Federico Herbart. Labor, Barcelona

Fuentenebro F, Berrios GE (1997) Charles Blondel and La Conscience Morbide. Hist Psychiatry 8:277-295

Gardiner HM, Metcalf RC, Beebe-Center JG (1937) Feeling and emotion. A history of theories. American Book, New York

Gaston A, Tatarelli M (1984) Analyse critique de l'évolution du concept d'endogène. Evol Psychiatr 2:569-575

Gauchet M, Swain G (1980) Du traitement de la manie aux passions: la folie et l'union de l'ame et du corps. Dans: Esquirol E (ed) Des passions. Deux Mondes, Paris

*Genil Perrin GPH (1913) Histoire des origines et de l'évolution de l'idée de dégénérescence en médecine mentale. Leclerc, Paris

Georgin B (1980) Remarques sur le discours nosologique en psychiatrie. Evol Psychiatr 45:5-17

Gillespie RD (1929) The clinical differentiation of types of depression. Guys Hosp Rep 79:306-344

Gilman SL (1982) Seeing the insane. Wiley, New York

Goldstein J (1988) Console and classify. Cambridge Univ Press, Cambridge

Grave SA (1960) The Scottish philosophy of common sense. Clarendon, Oxford

Greenway AP (1973) The incorporation of action into associationism. The psychology of Alexander Bain. J Hist Behav Sci 9:42-52

Griesinger W (1865) La pathologie mentale au point de vue de l'école somatique allemande. Ann Med Psychol (Paris) 23:1-31

Griesinger W (1867) Mental pathology and therapeutics. New Sydenham Society, London

Gurney E (1885) Hallucinations. Mind 10:161-199

Haas FJ (1864) Essai sur les avantages cliniques de la doctrine de Montpellier. Baillière, Paris, pp 115-154

Hamilton M (1974) Fish's clinical psychopathology. Wright, Bristol

Hart B (1927) Psychopathology. Its development and its place in medicine. Cambridge Univ Press, Cambridge

Haslam J (1809) Observations on madness. Callow, London

Heiberg JL (1927) Geisteskrankheiten im klassischen Altertum. Z Psychiatr 86:1–44

Heinroth JC (1818) Lehrbuch der Störungen des Seelenlebens. Vogel, Leipzig [Engl.: Heinroth JC (1975) Textbook of disturbances of mental life, 2 vols. Johns Hopkins, Baltimore]

*Helmchen H (1985) Verbal and non-verbal psychopathology as a necessary element of classification. In: Mental disorders, alcohol- and drug-related problems. International perspectives on their diagnosis and classification. Excerpta Medica, Amsterdam, pp 177–181

Herbart J (1884, ¹1806) Johann Friedrich Herbart's Kurze Encyklopädie der Philosophie. Voss, Hamburg

Hermle L (1986) Die Degenerationslehre in der Psychiatrie. Fortschr Neurol Psychiatr 54:69–79

Heron MJ (1965) A note on the concept endogenous-exogenous. Br J Med Psychol 38:241–245

Herzen A (1880) Fisiología de la voluntad. Iravedra, Madrid

Hesnard A (1971) De Freud à Lacan. ESF, Paris

Hilgard ER (1980) The trilogy of mind: cognition, affection and conation. J Hist Behav Sci 16:107–117

Hilts VL (1981) Statist and statistician. Arno, New York

Hinshelwood RD (1991) Psychodynamic psychiatry before World War I. In: Berrios GE, Freeman H (eds) 150 years of British psychiatry 1841–1991. Gaskell, London, pp 197–205

**History of Psychiatry (1996) The psychoses. Hist Psychiatry 7:1–192

Hoeldtke R (1967) The history of associationism and British medical psychology. Med Hist 11:46–64

Hoff P (1985) Zum Krankheitsbegriff bei Emil Kraepelin. Nervenarzt 56:510–513

Hoff P (1994) Emil Kraepelin und die Psychiatrie als klinische Wissenschaft. Ein Beitrag zum Selbstverständnis psychiatrischer Forschung. Springer, Berlin Heidelberg New York Tokio

Huertas R (1985) Valentín Magnan y la teoría de la degeneración. Rev Asoc Esp Neuropsiquiatr 5:361–367

Huertas R (1987) Locura y degeneración. CSIC, Madrid

Hunter R, Macalpine I (1963) Three hundred years of psychiatry 1535–1860. Oxford Univ Press, New York

*Jackson SW (1986) Melancholia and depression. From Hippocratic to modern times. Yale Univ Press, New Haven

Jacyna LS (1982) Somatic theories of mind and the interests of medicine in Britain. Med Hist 26:233–258

Jalley M, Lefebvre JP, Feline A et al. (1977) Essai sur les maladies de la tête par I Kant. Evol Psychiatr 42:203–230

Janzarik W (1959) Dynamische Grundkonstellationen in endogenen Psychosen. Springer, Berlin Göttingen Heidelberg

*Janzarik W (1969) Nosographie und Einheitspsychose. In: Huber G (Hrsg) Schizophrenie und Zyklothymie. Ergebnisse und Probleme. Thieme, Stuttgart

Jaspers K (1946, ¹1913) Allgemeine Psychopathologie, 4. völlig neu bearb Aufl. Springer, Berlin Göttingen Heidelberg

Jaspers K (1957) Philosophical autobiography. In: Schilpp A (ed) The philosophy of Karl Jaspers. Open Court, Illinois, pp 5–94

Jaspers K (1963) General psychopathology. Manchester Univ Press, Manchester

Jastrow J (1902) Psychopathology. In: Baldwin JM (ed) Dictionary of philosophy and psychology, 2 vols. Macmillan, London

Jastrow J, Baldwin JM (1901) Psychosis. In: Baldwin JM (ed) Dictionary of philosophy and psychology, vol 2. Macmillan, London, p 392

Jones K (1972) A history of the mental health services. Routledge & Kegan Paul, London

Juliard P (1970) Philosophies of language in eighteenth-century France. Mouton, The Hague

Kageyama J (1984) Sur l'histoire de la monomanie. Evol Psychiatr 49:155–162

Kahlbaum K (1863) Die Gruppierung der psychischen Krankheiten. Kafemann, Danzig [Engl.: Berrios GE (1996) Hist Psychiatry 7:167–181]

Kant I (1790) Kritik der Urteilskraft. Lagarde & Friederich, Berlin Libau [Engl.: Kant I (1914) Critique of judgement. Longmans, London]

Kant I (1798) Anthropologie in pragmatischer Hinsicht. Nicolovius, Königsberg [Engl.: Kant I (1974) Anthropology from a pragmatic point of view. Nijhoff, The Hague, pp 73–89]

Kauffmann F (1957) Karl Jaspers and a philosophy of communication. In: Schilpp A (ed) The philosophy of Karl Jaspers. Open Court, Illinois, pp 210–295

Keller W (1954) Psychologie und Philosophie des Wollens. Reinhardt, München

King LS (1968) Signs and symptoms. JAMA 206:1063–1065

King LS (1982) Medical thinking. Princeton Univ Press, Princeton, pp 131–183

Kolle K (1956–1963) Große Nervenärzte. Thieme, Stuttgart (Bd 1: 1956, Bd 2: 1959, Bd 3: 1963)

Kraepelin E (1896) Der psychologische Versuch in der Psychiatrie. Psychol Arb 1:1–91

Kraepelin E (1920) Die Erscheinungsformen des Irreseins. Z Gesamte Neurol Psychiatr 22:1–29

Kraepelin E (1921) Manic-depressive insanity and paranoia. Livingstone, Edinburgh

Kraepelin E (1924) Paul Julius Möbius (1853–1907). In: Kirchhoff T (Hrsg) Deutsche Irrenärzte, Bd 2. Springer, Berlin, S 274–279

Kraepelin E (1983) Lebenserinnerungen. Springer, Berlin Heidelberg New York Tokio

Krafft-Ebing R (1893) Lehrbuch der Psychiatrie. Enke, Stuttgart

Kreuter A (1996) Deutschsprachige Neurologen und Psychiater. Ein biographisch-bibliographisches Lexikon von den Vorläufern bis zur Mitte des 20. Jahrhunderts, 3 Bde. Saur, München New Providence London Paris

Lacan J (1977, ¹1932) De la psychose paranoïque dans ses rapports avec la personnalité suivie de premiers écrits sur la paranoïa. Editions du Seuil, Paris

Laín Entralgo P (1961) La historia clínietwa. Salvat, Barcelona

Laín Entralgo P (1978) Historia de la Medicina. Salvat, Barcelona

Laín Entralgo P (1982) El diagnóstico médico. Salvat, Barcelona

Land SK (1974) From signs to propositions. The concept of form in 18th century semantic theory. Longman, London

Landre-Beauvais AJ (1813) Séméiotique ou Traité des signes des maladies, 2ᵉ éd. Brosson, Paris

Lanteri Laura G (1966) Les apports de la linguistique à la psychiatrie contemporaine. Masson, Paris

Lanteri Laura G (1968) Psychologie pathologique. In: Encyclopédie médico-chirurgicale, vol 1. Paris, p 37032 c10

**Lanteri Laura G (1970) Histoire de la phrénologie. Presses Universitaires de France, Paris

Lanteri Laura G (1972) La chronicité dans la psychiatrie moderne française. Annales 3:548–568

Lanteri Laura G (1982) La connaissance clinique: histoire et structure en médecine et en psychiatrie. Evol Psychiatr 47:423–469

Lanteri Laura G (1983) La sémiologie psychiatrique: son évolution et son état en 1982. Evol Psychiatr 48:327–363

*Lanteri Laura G (1984) La sémiologie de J.P. Falret. Perspect Psychiatr 22:104–110

Lanteri Laura G (1986) Acuité et pathologie mentale. Evol Psychiatr 51:403–418

Lapie P (1902) Logique de la volonté. Alcan, Paris

Laromiguière P (1820) Leçons de philosophie ou essai sur les facultés de l'âme. Brunot-Labbe, Paris

Larson JL (1971) Reason and experience. The representation of natural order in the work of Carl von Linné. Univ of California Press, Berkeley

Lavater JC (1891, ¹1772) Essays on physiognomy. Ward, Lock & Co, London

Leary DE (1982) Immanuel Kant and the development of modern psychology. In: Woodward WR, Ash M (eds) The problematic science: psychology in 19thC thought. Praeger, New York, pp 17–42

**Leibbrand W, Wettley A (1961) Der Wahnsinn. Geschichte der abendländischen Psychopathologie. Alber, Freiburg

Lesky E (1970) Structure and function in Gall. Bull Hist Med 44:297–314

Lewis A (1970a) Paranoia and paranoid: a historical perspective. Psychol Med 1:2–12

Lewis A (1970b) William Mayer-Gross: an appreciation. Psychol Med 7:11–18

Lewis A (1971) 'Endogenous' and 'exogenous': a useful dichotomy. Psychol Med 1:191–196

Linas A (1871) Manie. In: Dechambre T (ed) Dictionnaire encyclopédique de sciences médicales, vol 4, 2ᵉ serie. Asselin, Paris, pp 507–560

Llópis B (1954) La psicósis únietwa. Arch Neurobiol (Madr) 17:3–39

Locke J (1959, ¹1690) An essay concerning human understanding, 2 vols. Dover, New York

*López Piñero JM (1983) Historical origins of the concept of neuroses. Cambridge Univ Press, Cambridge

López Piñero JM, Morales Meseguer JM (1970) Neurosis y psicoterapia. Espasa Calpe, Madrid

Losserand J (1967) Les rapports du physique et du moral de l'homme de Cabanis à Auguste Comte. Evol Psychiatr 32:573–601

MacDonald M (1981) Mystical Bedlam. Cambridge Univ Press, Cambridge

Mackenzie TB, Rosemberg SD, Bergen BJ, Tucker GJ (1978) The manipulative patient: an interactional approach. Psychiatry 41:264–271

Macmillan NA, Creelman CD (1991) Detection theory. Cambridge Univ Press, Cambridge

Magnan V, Sérieux P (1911) Délire chronique. In: Marie A (ed) Traité international de psychologie pathologique, vol 2. Alcan, Paris, pp 605–639

Mairet A, Ardin-Delteil P (1907) Hérédité et prédisposition. Coulet, Montpellier

Malberg B (1977) Teoría de los signos. Siglo Veintiuno, México City

Manetti G (1993) Theories of the sign in classical antiquity. Indiana Univ Press, Bloomington

Mangin-Lazarus C (1994) Maurice Dide: Paris 1873 Buchenwald 1944. Erès, Paris

Mantegazza P (1878) Physiognomy and expression. Scott, London

Marchais P (1995) 'L'automatisme mental' de Clérambault et ses liens avec la pensée psychiatrique française. In: Un Siglo de Psiquiatria en España. Coleccion Salud Mental: pensamiento y practietwa. Extra, Madrid, pp 285–301

Markman E (1994) Natural kinds. In: Kornblith H (ed) Naturalizing epistemology, 2nd edn. MIT Press, Cambridge/MA, pp 77–104

Marshall ME (1982) Physics, metaphysics and Fechner's psychophysics. In: Woodward WR, Ash M (eds) The problematic science: psychology in 19thC thought. Praeger, New York, pp 65–87

Martinet J (1973) Clefs pour la sémiologie. Seghers, Paris

*Marx OM (1970) What is the history of psychiatry? J Orthopsychiatry 40:593–605

Marx OM (1980) The case of the chronic patient seen in a historical perspective. In: Wallace ER, Pressley LC (eds) Essays in the history of psychiatry. WMS Hall Psychiatric Institute, Columbia, pp 22–27

Matthews JR (1995) Quantification and the quest for medical certainty. Princeton Univ Press, Princeton

Maudsley H (1885) Responsability in mental illness. Kegan Paul & Trench, London

Mayer-Gross W, Guttmann E (1937) Schema for the examination of organic states. J Ment Sci 83:440–448

McDougall W (1919) The present position in clinical psychology. J Ment Sci 45:141–152

McDougall W (1926) An outline of abnormal psychology. Methuen, London

McDougall W (1930) William McDougall. In: Murchison C (ed) A history of psychology in autobiography, vol 1. Clark Univ Press, New York, pp 191–223

Mechler A (1963) Degeneration und Endogenität. Nervenarzt 5:219–226

Meeus F (1908) Epilepsie et délire chronique. Contribution à l'étude des psychoses combinées. Ann Med Psychol (Paris) 7:353–382

Mendel E (1907, ¹1901) Textbook of psychiatry. A psychological study of insanity. Davis, Philadelphia

Menninger K (1964) Attest and exhibits. In: The vital balance. Viking, New York, pp 419–509

Menninger K, Ellenberger H, Pruyser P, Mayman M (1958) The unitary concept of mental illness. Bull Menninger Clin 22:4–12

Merani AL (1976) Historia crítica de la psicología. Grijalbo, Barcelona

Merskey H (1991) Shell-shock. In: Berrios GE, Freeman H (eds) 150 years of British psychiatry 1841–1991. Gaskell, London, pp 245–267

Meyer A (1901) Psychosis. In: Baldwin JM (ed) Dictionary of philosophy and psychology, vol 2. Macmillan, London, pp 392–394

Middleton E, Turnbull W, Ellis T, Davison J (1780) The new complete dictionary of arts and sciences. Hogg, London

Mill JS (1829) Analysis of the phenomena of the human mind. Longmans & Dyer, London

Mill JS (1898, ¹1843) A system of logic. Longmans, Green & Co, London, pp 76–86

Monakow C, Mourgue R (1928) Introduction biologique à l'étude de la neurologie et de la psychopathologie. Alcan, Paris

Moore FCT (1970) The psychology of Maine de Biran. Clarendon, Oxford

Mora G (1975) Heinroth's contribution to psychiatry. In: Heinroth JC, Textbook of disturbances of mental life, 2 vols. Johns Hopkins, Baltimore, pp ix–lxxv

Mora G (1981) Cabanis, neurology and psychiatry. In: Mora G (ed) On the relations between the physical and moral aspects of man by P.J.G. Cabanis, vol 1. Johns Hopkins, Baltimore, pp 45–90

Moravia S (1983) The capture of the invisible for a (pre)history of psychology in eighteenth century France. J Hist Behav Sci 19:370–378

Mordier JP (1981) Les débuts de la psychanalyse en France 1895–1926. Maspero, Paris

Moreau J (1859) La psychologie morbide dans ses rapports avec la philosophie de l'histoire ou de l'influence des neuropathies sur le dynamisme intellectuel. Masson, Paris, pp 193–243

Morel BA (1857) Traité des dégénérescences physiques, intellectuelles et morales de l'espèce humaine et des causes qui produisent ces variétés maladives. Baillière, Paris

Morel BA (1860) Traité de maladies mentales. Baillière, Paris

Murphy TD (1981) Medical knowledge and statistical methods in early nineteenth-century France. Med Hist 25:301–319

Nicole JE (1946) Psychopathology, 4th edn. Baillière, London

O'Shaughnessy B (1980) The will, 2 vols. Cambridge Univ Press, Cambridge

Owen ARG (1971) Hysteria, hypnosis and healing. The work of J.M. Charcot. Dobson, London

Parchappe MJB (1856) Rapport sur la statistique de l'aliénation mentale. Ann Med Psychol (Paris) 2:1–6

Parish E (1897) Hallucinations and illusions. Walter Scott, London

Parsons J (1747) Human physiognomy explain'd. Cronian Lectures on muscular motion for the year 1746. Transactions Royal Society, London, pp 60–62

Paulhan F (1903) La volonté. Doin, Paris

Pearson ES (ed) (1978) The history of statistics in the 17th and 18th centuries. Griffin, London

Pearson K (1892) The grammar of science. Scott, London

Perrot JC, Woolf SJ (1984) State and statistics in France 1789–1815. Harwood, London

Peset JL (1983) Ciencia y marginación. Sobre negros, locos y criminales. Crítica, Barcelona

*Peters UH (1996) The emigration of German psychiatrists to Britain. In: Freeman H, Berrios GE (eds) 150 years of British psychiatry, vol 2: The aftermath. Athlone, London, pp 565–580

*Pichot P (1995) The birth of the bipolar disorder. Eur Psychiatry 10:1–10

Pick D (1989) Faces of degeneration. Cambridge Univ Press, Cambridge

Pierce CS (1931–1935) Collected papers, vol 2. Harvard Univ Press, Cambridge/MA

Pigeaud J (1986) La génie et la folie: Etude sur la psychologie morbide de J. Moreau de Tours. Evol Psychiatr 51:193–255, 587–608

Pinel P (1809) Traité médico-philosophique sur l'aliénation mentale, 2e éd. Brosson, Paris

Pinel P (1818) Nosographie philosophique ou la méthode de l'analyse appliquée à la médecine, 6e éd, 2 vols. Brosson, Paris

Pines M (1991) The development of the psychodynamic movement. In: Berrios GE, Freeman H (eds) 150 years of British psychiatry 1841–1991. Gaskell, London, pp 206–231

Platt AM, Diamond BL (1965) The origins and development of the 'wild beast' concept of mental illness and its relation to theories of criminal responsability. J Hist Behav Sci 1:355–367

*Porter R (1987) Mind-forg'd manacles. A history of madness in England from the Restoration to the Regency. Athlone, London

Porter TM (1986) The rise of statistical thinking. Princeton Univ Press, Princeton

*Postel J (1984) Images de la folie au XVIIIe siècle: quelques differénces de sa représentation dans les littératures française et britannique au Siècle des Lumières. Evol Psychiatr 49:707–718

Prichard JC (1835) A treatise on insanity and other disorders affecting the mind. Sherwood, Gilbert & Piper, London

Quetel C, Morel P (1979) Les fous et leurs médecines. De la Renaissance au XXe siècle. Hachette, Paris

Radden J (1996) Lumps and bumps: Kantian faculty psychology. Philos Psychiatry Psychol 3:1–14

Radicke (1861) On the application of statistics to medical enquiries. New Sydenham Society, London. [Dt.: ders. (1858) Wunderlich Arch Physiol Heilkd 2:185–275]

Ramul K (1960) The problem of measurement in the psychology of the eighteenth century. Am Psychol 15:256–265

Ravaisson F (1885) La philosophie en France au XIXe siècle, 2e éd. Hachette, Paris

Raynier J, Beaudouin H (1961) L'assistance psychiatrique française, 3e éd. Librarie Le François, Paris

Régis E (1906) Précis de psychiatrie. Doin, Paris, pp 116–118

Remond MM, Lagriffe L (1902) Essai sur la classification en psychiatrie. Gaz Hop Civils Milit 75:973–976, 983–987

Renaudin E (1856) Observations sur les recherches statistiques relatives à l'aliénation mentale. Ann Med Psychol (Paris) 2:339–360

Rennert H (1968) Wilhelm Griesinger und die Einheitpsychose. Wiss Z Humboldt Univ 17:15–16

Report (1854) Discussion sur la monomanie. Minutes of meetings of Société Médico-Psychologique. Ann Med Psychol (Paris) 6:99–644

Ribot T (1871) L'hérédité psychologique. Alcan, Paris

Ribot T (1885) La psychologie allemande contemporaine, 2e éd. Alcan, Paris

Ribot T (1904) Les maladies de la volonté. Alcan, Paris

Roccatagliata G (1973) Storia della Psichiatria Antica. Hoepli, Milano

Rogers D (1988) Psychiatry and the Necker cube. Neurological and psychological conceptions of psychiatric disorder. Behav Neurol 1:3–10

Rothschuh KE (1973) History of physiology. Krieger, New York

Roubinovitch J (1896) Des variétés cliniques de la folie en France et en Allemagne. Doin, Paris

Royer-Collard AA (1843) Examen de la doctrine de Maine de Biran. Ann Med Psychol (Paris) 2:1–45

Ryle G (1929) Critical notice of Martin Heidegger's 'Sein und Zeit'. Mind 38:355–370

Ryle G (1970) Autobiographical. In: Wood O, Pitcher G (eds) Ryle. Macmillan, London, pp 1–15

Salas J (1920) Los degenerados en sociedad. Moya, Madrid

Sauri JJ (1969) Historia de las ideas psiquiátricas. Lohla, Bueños Aires

Sauri JJ (1972) Las significaciones del vocablo psicósis. Acta Psiquiatr Psicolog Am Lat 18:219–226

Saury H (1886) Etude clinique sur la folie héréditaire. Delahaye & Lecrosnier, Paris

Savage GH (1898) Insanity and allied neuroses. Practical and clinical. Cassell, London

Schiller F (1982) A Möbius strip. Fin-de-siècle neuropsychiatry and Paul Möbius. Univ of California Press, Berkeley

Schliack H, Hippius H (Hrsg) (1998) Nervenärzte. Biographien. Thieme, Stuttgart New York

Schofield RE (1970) Mechanism and materialism. British natural philosophy in an age of reason. Princeton Univ Press, Princeton

Scull A (1979) Museums of madness. Penguin, London

Sedler MJ, Dessain EC (1983) Falret's discovery: the origins of the concept of bipolar affective illness. Am J Psychiatry 140:1127–1133

Séglas J (1895) Leçons cliniques sur les maladies mentales. Asselin, Paris

Semelaigne R (1932) Les pionniers de la psychiatrie française (après Pinel), vol 2. Baillière, Paris

Seth A (1890) Scottish philosophy. Blackwood, Edinburgh

*Shallice T (1988) From neuropsychology to mental structure. Cambridge Univ Press, Cambridge, pp 18–34, 269–404

Shrout PE, Spitzer RL, Fleiss J (1987) Quantification of agreement in psychiatric diagnosis revisited. Arch Gen Psychiatry 44:172–177

Shryock RH (1961) The history of quantification in medical science. Isis 52:215–237

Siegel RE (1973) Galen on psychology, psychopathology, and function and diseases of the nervous system. Karger, Basel, pp 272–274

Simon B (1978) Mind and madness in ancient Greece. Cornell Univ Press, Ithaca

Slater E, Roth M (1969) Clinical psychiatry, 3rd edn. Baillière, London

Slaughter MM (1982) Universal languages and scientific taxonomy in the seventeenth century. Cambridge Univ Press, Cambridge

Smith R (1979) Mental disorder, criminal responsibility, and the social history of theories of volition. Psychol Med 9:13–19

Smith R (1992) Inhibition. History and meaning in the sciences of mind and brain. Free Association, London

Sokal MM, Davis AB, Merzbach UC (1976) Laboratory instruments in the history of psychology. J Hist Behav Sci 12:59–64

Spiegelberg H (1982) The phenomenological movement, 3rd edn. Nijhoff, The Hague

Spoerl HD (1936) Faculties versus traits: Gall's solution. Character Pers 4:216–231

Stierlin H (1974) Karl Jaspers' psychiatry in the light of his basic philosophical position. J Hist Behav Sci 10:213–226

Swain G (1978) L'aliéné entre le médecin et le philosophe. Perspect Psychiatr 65:90–99

Talbot ES (1898) Degeneracy. Scott, London

Tamburini N (1881) Le théorie des hallucinations. Rev Sci Fr Etranger 27:138–142

Taylor FK (1966) Psychopathology. Butterworths, London

Temkin O (1965) The history of classification in the medical sciences. In: Katz MM, Cole JO, Barton WE (eds) The role and methodology of classification in psychiatry and psychopathology. US Department of Health, Washington, pp 11–20

Tuke DH (ed) (1892a) Dictionary of psychological medicine, 2 vols. Churchill, London

Tuke DH (1892b) Psychosis. In: Tuke DH (ed) A dictionary of psychological medicine, vol 2. Churchill, London, p 1025

Underwood EA (1951) The history of the quantitative approach in medicine. Br Med Bull 7:265–274

Verwey G (1985) Psychiatry in an anthropological and biomedical context. Philosophical presuppositions and implications of German psychiatry, 1820–1870. Reidel, Dordrecht

Vié MJ (1940) Sur l'existence d'entités morbides en psychiatrie, l'utilité et l'orientation de l'effort nosologique. Ann Med Psychol (Paris) 98:347–358

Viziolo R, Bietti C (1966) Il problema della coscienza in neuropsichiatria. Omnia Medica, Pisa

*Vliegen J (1980) Die Einheitspsychose. Enke, Stuttgart

Wahrig-Smith B (1985) Der junge Wilhelm Griesinger. Narr, Tübingen

Walk A (1964) Mental hospitals. In: Pointer FNL (ed) The evolution of hospitals in Britain. Pitman, London, pp 123–146

Walker C (1988) Philosophical concepts and practice: the legacy of Karl Jaspers' psychopathology. Curr Opin Psychiatry 1:624–629

Walker C (1993) Karl Jaspers as a Kantian psychopathologist. I. The philosophical origins of the concept of form and content. Hist Psychiatry 4:209–238

Walker N (1968) The historical perspective. Edinburgh Univ Press, Edinburgh (Crime and insanity in England, vol 1)

Walter RD (1956) What became of the degenerate? J Hist Med 11:422–429

Warner F (1892) Psychosis. In: Tuke DH (ed) A dictionary of psychological medicine, vol 2. Churchill, London, pp 1025–1034

Warren HC (1921) History of the Association Psychology. Scribners, New York

Watson RI (1963) The great psychologists. Lippincott, New York, pp 233–237

*Werlinder H (1978) Psychopathy: a history of the concepts. Borgstrom, Motala

West DJ, Walk A (eds) (1977) Daniel McNaughton. Gaskell, London

Wettley A (1959) Zur Problemgeschichte der 'dégénérescences'. Sudhoffs Arch 43:193–212

Whewell W (1857) History of the inductive sciences. Parker, London

Windelband W (1948) Historia de la filosofía moderna, 3 vols. Nova, Buenos Aires

Winslow F (1848) Review of 'The principles of medical psychology'. J Psychol Med Ment Pathol 1:247–263; 499–512

Wittchen HU (ed) (1996) Comorbidity of mood disorders. Br J Psychiatry 168 Suppl 30

Wulff HR, Pedersen SA, Rosenberg R (1986) Philosophy of medicine. Blackwell, Oxford

Young RM (1970) Mind, brain and adaptation in the nineteenth century. Clarendon, Oxford

Zupan ML (1976) The conceptual development of quantification in experimental psychology. J Hist Behav Sci 12:145–158

KAPITEL 2

Psychiatrische Klassifikation

H. DILLING

Nomina si nescis, pereat et cognitio rerum.
CARL VON LINNÉ

1 Diagnostik und Klassifikation

Definition

Diagnose in der Medizin bedeutet unterscheidende Erkennung, Beurteilung und Benennung von Krankheitsbildern. Sie kann einerseits als Kurzformel der Beschreibung eines Krankheitsbildes verstanden werden, andererseits auch als der Prozeß des Diagnostizierens, der Diagnosenstellung. Unter Klassifikation versteht man die Einteilung einer Anzahl von unterschiedlichen, in bestimmter Weise charakterisierten Begriffen oder Fällen in ein nach Klassen gegliedertes System, aber auch den Prozeß der Zuordnung einzelner Fälle bzw. Diagnosen zu den Klassen dieses Systems (Mombour 1975). Diagnose und Klassifikation stehen in einem engen Zusammenhang: Diagnosen bedürfen einer Ordnung, Klassifikation bedarf des Inhalts.

Funktion

Diagnose dient zahlreichen Zwecken: der unterscheidenden Deskription, der Fallidentifikation, der Therapieindikation, der Prognosestellung, der wissenschaftlichen Zuordnung, schließlich der Dokumentation zu Verwaltungs-, Abrechnungs- und Planungszwecken im Gesundheitswesen (Dilling u. Dittmann 1990). Diese vielfältigen Anforderungen an ein diagnostisches Klassifikationssystem weisen darauf, daß möglicherweise mehrere Systeme oder Versionen zur Erreichung dieser Ziele erforderlich sind. Vor dem Hintergrund eindrucksvoller Fortschritte der naturwissenschaftlichen Medizin mit größtem Einfluß auch auf die sog. biologische Psychiatrie hat die Klinik mit Diagnose und klassifikatorischer Zuordnung beträchtlichen Nachholbedarf (Jablensky 1988).

2 Geschichte psychiatrischer Klassifikation

18. Jh.

– Linné

– Cullen

Ausgangspunkt für eine zusammenhängende diagnostische Systematik war die Entwicklung der ordnenden, deskriptiven Naturwissenschaft im 18. Jh. So publizierte Carl von Linné nach seinem künstlichen System der Pflanzen die „Genera morborum", eine Systematik der Krankheiten, in der im 5. Kapitel die psychischen Störungen zentriert sind (Linné 1742). Bald darauf erschien von William Cullen die „Synopsis nosologiae methodicae" (1772), die eine Systematik der Geisteskrankheiten enthielt. Nach diesen ersten großen Übersichten als Ausgangspunkt hat die eigentliche Diagnostikklassifikation und Diagnostik psychischer Störungen in den letzten 200 Jahren eine eindrucksvolle Entwicklung erlebt.

19. Jh.

– Kant

– Heinroth

In Deutschland entwarf Immanuel Kant 1768 eine „kleine Onomastik der Gebrechen des Kopfes" von der „Dummköpfigkeit" bis zur „Narrheit" und von der „Blödsinnigkeit" bis zur „Tollheit" mit einer geradezu klassischen Schilderung des Wahns. Ein sehr ausführliches System psychischer Krankheiten veröffentlichte 1818 Heinroth, der als erster deutscher psychiatrischer Ordinarius in Leipzig lehrte. Sein System untergliederte er nach dem Vorbild Linnés in Klassen, Ordnungen, Gattungen, Arten und Varietäten, ohne daß er freilich eindeutige psychische Merkmale zuordnen konnte, im Gegensatz zu Linné, der sich in seinem System der Pflanzen auf Klassifikationsmerkmale wie Blütenkelche und Staubbeutel stützen konnte. Es erfolgte zwar eine diagnostische Bezeichnung der Störungen, aber keine ausreichend identifizierbare und reproduzierbare Beschreibung.

In der praktischen Arbeit war demgegenüber die einfache Einteilung psychischer Störungen von Pinel (1809) vorzuziehen, der sich auf wenige Diagnosen, wie Manie, Melancholie, Demenz und Idiotismus beschränkte. Pinel und sein Schüler Esquirol (1838) übten um die Mitte des vergangenen Jahrhunderts weitreichenden Einfluß aus; die Diagnostik richtete sich vielerorts, so auch in Deutschland (Eschenburg 1855), nach ihrem Vorbild. 1845 publizierte Griesinger die erste Auflage seines Lehrbuches, in dem er wie sein Lehrer Zeller das Konzept der Einheitspsychose vertrat. Die unterschiedlichen Erscheinungsbilder, wie Depression, Exaltation und Demenz verstand er als Stadien desselben Prozesses im Sinne von verschiedenen syndromatischen Ausprägungen. Der Übergang zu nosologischen Anschauungen bei Griesinger könnte darin zum Ausdruck kommen, daß er Snells (1865) Konzept unterschiedlicher Krankheitsentitäten noch in seinen letzten Lebensjahren übernahm.

– Pinel

2.1 Entwicklung einer nosologischen Betrachtungsweise

Lassen sich die Krankheitsbeschreibungen von Morel mit der Démence précoce (1853), von Kahlbaum mit der Dementia praecox (1863) und von dessen Schüler Hecker (1871) mit der Hebephrenie noch eher syndromatologisch interpretieren, so war Emil Kraepelin eindeutiger Nosologe. Die Zusammenschau von Symptomen und Verlauf zu einer Krankheit und sodann die Aufstellung zweier großer Krankheitsentitäten, nämlich der Dementia praecox und des manisch-depressiven Irreseins (Kraepelin 1896) machten ihn um die Jahrhundertwende zur prägenden Gestalt. Seine Darstellung wurde weltweit rezipiert, blieb aber nicht unangefochten. So propagierte Hoche (1912) demgegenüber ein System von Syndromen und sprach von der trüben Flüssigkeit, die man zu klären versuche, indem man sie „emsig von dem einen Gefäß in das andere" umgieße. Kraepelin beschrieb darüber hinaus das triadische System der psychischen Störungen, das uns bis heute geläufig ist mit den körperlich begründbaren psychischen Störungen, den endogenen Psychosen und den psychogenen Störungen.

Kraepelin

Triadisches System der psychischen Störungen

Eine Position zwischen Kraepelin und Hoche nahm Eugen Bleuler ein, der einerseits auf Kraepelins Beschreibung der Dementia praecox aufbaute, andererseits aber vor der düsteren Prognose dieser Krankheit zurückschreckte und statt dessen mit der Schizophrenie eine Krankheit beschrieb, die einen unterschiedlichen Verlauf nehmen kann. Daß er sich nicht auf ein Krankheitsbild Schizophrenie festlegen wollte, zeigte der Titel seines berühmten Werkes (1911), in welchem er von der „Gruppe der Schizophrenien" sprach.

Die Erkenntnisse der nosologisch bestimmten Autoren sind in das Würzburger Diagnosenschema (Wilmanns 1930) eingegangen, das im deutschsprachigen Raum bis in die 60er Jahre allgemein verbreitet war. Diese einheitliche neurologisch-psychiatrische Klassifikation differen-

Würzburger Diagnosenschema

zierte in vielen Bereichen jedoch nicht ausreichend, so insbesondere nicht bei den psychogenen Störungen.

2.2 Nationale Diagnosenklassifikationen

Zahlreiche nationale Klassifikationen psychischer Störungen

Hatten sich im 19. Jahrhundert Klassifikationen zunächst aus psychiatrischen Schulen heraus entwickelt, so bildeten sich im 20. Jahrhundert international viele nationale Klassifikationen, die aber weitgehend die in Zentraleuropa entstandenen Diagnosen verwendeten. Zahlreiche zu Beginn der 60er Jahre gebräuchliche diagnostische Klassifikationen wurden 1961 von J.E. Meyer in *Psychiatrie der Gegenwart* beschrieben. Bis Mitte dieses Jahrhunderts waren weltweit etwa hundert Klassifikationen psychischer Störungen verbreitet (Wittchen 1994). Immer wieder wurden Versuche unternommen, den unbefriedigenden Zustand der Klassifikationen durch neue Vorschläge zu verbessern (Helmchen et al. 1966).

Da es unmöglich ist, die Fülle der historisch gewachsenen und gegenwärtig noch verwendeten Klassifikationen darzustellen, sollen hier nur einige Beispiele gegeben werden, welche die Vielfalt der Diagnostik beleuchten.

Frankreich

In der französischen Psychiatrie entwickelten parallel zu Kraepelin Magnan u. Serieux (1893) eine Klassifikation, die aber im Unterschied zu der von Kraepelin nicht allgemein akzeptiert wurde (Pull et al. 1988) und auf den französischen Sprachraum beschränkt blieb. So wurden einige Störungsbilder wie akute wahnhafte Zustände, die „bouffées délirantes", wie auch die chronischen Wahnstörungen, die „délires chroniques", mit ihren Unterformen gebräuchlich. Dabei handelt es sich um Diagnosen, die aber eigentlich nur in Frankreich verstanden wurden. Die Schizophrenie wurde zwar, wenn auch gegen Widerstände, zur Kenntnis genommen, hatte aber eine vergleichsweise geringe Bedeutung. Das Konzept der manisch-depressiven Psychose dagegen konnte leichter in Frankreich akzeptiert werden, wohl wegen der früher schon verbreiteten ähnlichen Beschreibungen von Falret (1854) und Baillarger (1854).

England
Skandinavien

Während man in England keine spezielle eigene Diagnostik entwickelte (Kendell 1990), ist der skandinavischen Psychiatrie insbesondere das Konzept der psychogenen Psychosen (Wimmer 1916) zu verdanken, aber auch frühe Ansätze zur mehrdimensionalen Diagnostik (Sjöbring 1919). Für die internationale Verwendung des Begriffs der psychogenen Psychosen hat sich Strömgren (1988) immer wieder eingesetzt.

Deutschland

Als ein spezielles, mancherorts in Deutschland verwendetes System für Psychosen muß die von Kleist und seinem Schüler Leonhard (1986) verwendete Klassifikation betrachtet werden, die ausgehend von der Phänomenologie eindeutige Verlaufsprognosen postuliert.

China

Als Beispiel für eine an nationale Bedürfnisse adaptierte Klassifikation sei die chinesische Klassifikation psychischer Störungen (CCMD) (Yucun u. Changhui 1988) erwähnt. Man hat versucht, moderne Aspekte der Diagnostik einzuführen und gleichwohl nicht auf spezielle traditionelle

Eigenheiten zu verzichten. Das System wird nosologisch aufgefaßt, und wenn möglich werden ätiologische Faktoren zugrunde gelegt. Als Beispiel für eine traditionell verwendete Untergruppe sei Neurasthenie erwähnt, eine Kategorie, die sich im DSM-IV nicht findet, wohl aber in der ICD-10, sicherlich auch mit Rücksicht auf die Verwendung in China.

Japan

Die japanische Psychiatrie trennte sich nach der Meiji-Reformation 1868 von traditionellen Diagnoseverfahren und schloß sich europäischen Entwicklungen an. Die Universität in Tokio als die führende des Landes legte Kraepelins Systematik zugrunde, woran man im wesentlichen festhielt, bis nach dem Zweiten Weltkrieg zunächst die ICD-8 und 9, später aber mit dem DSM-III v. a. die operationalisierte Diagnostik an Einfluß gewann. Gegenwärtig genießt die übersetzte ICD-10 auch nach der Teilnahme an den internationalen Studien der WHO weite Verbreitung (Fujinawa 1994).

Verbunden mit der Übernahme der ICD-10 in Japan wurde aufbauend auf einer großen nationalen Studie 1989 eine japanische klinische Modifikation (ICD-10 JCM) vorgeschlagen (Hanada 1994).

Dritte Welt

Von Vertretern der sog. dritten Welt wurde in Diskussionen zum Aufbau internationaler Klassifikationen betont, daß zahlreiche in Europa und Nordamerika übliche Störungen, wie Anorexie, Angststörungen, sexuelle Deviationen und Borderlinepersönlichkeitsstörungen, dort kaum eine Rolle spielen. Dagegen stehen akute psychotische Episoden, hysterische Erscheinungsbilder, Besessenheit und unterschiedliche Somatisierungsstörungen im Vordergrund (Wig 1990). Demgegenüber spielen spezielle transkulturelle Syndrome wie Koro, Latah und Dhat eine untergeordnete Rolle, sollten jedoch in die internationalen Klassifikationen an entsprechender Stelle integriert werden. Der in der westlichen Psychiatrie bisher gängige Dualismus, besonders der von Leib und Seele, findet sich in vielen traditionellen Denkformen nicht. So muß der Übergang beispielsweise von ayurwedischer Medizin oder von der Medizin traditioneller Heiler in Afrika zur modernen westlichen Medizin als Bruch angesehen werden, der nur schwer zu überwinden ist. Immerhin sind in der ICD-10 zahlreiche diagnostische Bedürfnisse der Psychiatrie in der dritten Welt erfüllt worden (Wig 1990).

3 Grundlagen heutiger Diagnosenklassifikation

Notwendigkeit verbindlicher Diagnose und Klassifikation

Die 60er und 70er Jahre waren zum einen gekennzeichnet durch Angriffe auf die Diagnostik von seiten der Psychoanalyse und v. a. der Antipsychiatrie, zum anderen durch die zunehmende Erkenntnis der Notwendigkeit verbindlicher Diagnose und Klassifikation, besonders auch im Zusammenhang mit der immer wichtiger werdenden psychopharmakologischen Forschung (Kendell 1978; Saß 1987).

Neokraepelinianismus in den USA

In den USA erfolgte als Reaktion auf die dominierende psychoanalytische Strömung der 50er und 60er Jahre die Rückbesinnung auf das diagnostische Gedankengut Kraepelins, der sog. Neokraepelinianismus

(Klerman 1990). Für wissenschaftliche Zwecke wurden die *Feighner-Criteria* (Feighner et al. 1972) und später die *Research Diagnostic Criteria* (RDC; Spitzer et al. 1975) entwickelt, die Vorläufer der umfassenderen modernen Klassifikationen, von denen das DSM-III das erste umfassende System darstellt.

Internationaler Konsens

Die Entwicklung der psychiatrischen Klassifikation von den Diagnosenschemata einzelner bedeutender Psychiater zu einem Konsensus vieler Experten auf nationaler und internationaler Ebene (Kendler 1990) kennzeichnet den Weg zu den gegenwärtigen Systemen der Weltgesundheitsorganisation (WHO), der *International Classification of Diseases* (ICD-10), und der amerikanischen nationalen psychiatrischen Klassifikation, des *Diagnostic and Statistical Manual* der American Psychiatric Association (DSM-IV). Damit zeichnet sich auch eine Entwicklung zu gegenwärtig nur noch wenigen relevanten Diagnosensystemen ab. Dennoch werden bestimmte diagnostische und klassifikatorische Tendenzen oder auch das gehäufte Vorkommen bestimmter Krankheits- und Störungsformen in unterschiedlichen geografischen Regionen oder ethnischen Gruppen auch in Zukunft sichtbar sein (Sartorius et al. 1990).

3.1 Internationale Todesursachen- und Krankheitsstatistik

Internationale Nomenklatur der Todesursachen

Lange vor den Bemühungen der WHO um eine einheitliche internationale Diagnostik gab es Bestrebungen zu internationalen Absprachen, die sich allerdings zunächst nicht auf die psychiatrische Diagnostik, sondern auf allgemeinmedizinische Diagnosen bezogen. So forderten William Farr und Marc D'Espine auf dem 1. internationalen statistischen Kongreß 1853 in Brüssel eine allgemeine internationale Nomenklatur der Todesursachen (Kramer 1988). Die bereits 1855 vorgelegte Klassifikation, die auf 5 Gruppen basierte, wurde noch im Laufe des 19. Jahrhunderts 3mal revidiert. Eine grundsätzliche Neufassung wurde 1893 von Jaques Bertillon, dem Leiter des Statistischen Amts der Stadt Paris, eingeführt (Kendell 1978). In dieser Klassifikation unterschied man zwischen generalisierten und speziell lokalisierten Krankheiten. Diese Liste wurde in den folgenden Jahrzehnten alle 10 Jahre revidiert, die Kommission setzte sich aus Vertretern des Internationalen Statistischen Instituts und der Gesundheitsorganisation des Völkerbundes zusammen.

Krankheitsverzeichnis

Erst 1938 wurde neben der Liste der Todesursachen auch ein Krankheitsverzeichnis für nötig gehalten, das nationale und internationale Listen zusammenbrachte. Die bisherigen internationalen Listen wurden nach dem Zweiten Weltkrieg dann von der WHO adaptiert und gingen in die sog. 6. Auflage der *Internationalen Statistischen Klassifikation der Krankheiten, Verletzungen und Todesursachen* (WHO 1948) ein. Im psychiatrischen Bereich wurde diese Klassifikation nur von wenigen Ländern akzeptiert, wenngleich ein zunehmendes Bedürfnis nach internationaler Verständigung spürbar wurde, einhergehend mit den gegenüber früher häufigeren Kontakten von Psychiatern unterschiedlicher Länder.

3.2 ICD-8 und -9 und die Entwicklung des DSM-III und -IV

Einen Fortschritt hinsichtlich exakterer Beschreibung der Krankheitsbilder brachte die 8. Fassung der ICD, die seit 1969 in zahlreichen Ländern, so auch in der BRD, in Gebrauch kam und die erstmalig ein Glossar, d.h. Kurzbeschreibungen der Erkrankungen, beinhaltete (WHO 1967; Degkwitz et al. 1971). Zunächst die 8. und dann die noch gegenwärtig gültige 9. Revision (WHO 1978; Degkwitz et al. 1980) wurden von der Bundesregierung als offizielle Klassifikationen anerkannt, was bundeseinheitliche Statistiken ermöglichte, und von der Bundesarbeitsgemeinschaft der Träger psychiatrischer Krankenhäuser eingeführt. Für viele nationale und internationale Vergleiche war damit eine Verständigungsbasis geschaffen.

Fortschritt hinsichtlich exakterer Beschreibung von Krankheitsbildern

Offensichtliche Schwächen der ICD-9, wie fehlende Multiaxialität, uneinheitliche Klassifikation bei Depressionen und Probleme bei der Diagnostik sexueller Störungen, v.a. aber die unzureichende Beschreibung der Störungen im gesamten System, veranlaßten amerikanische Psychiater, nachdem zwischen ICD-8 und DSM-II (APA 1968), der offiziellen US-amerikanischen Diagnosenklassifikation, noch weitgehende Übereinstimmung bestanden hatte, in ihrer 3. Auflage des *Diagnostic and Statistical Manual of Mental Disorders* sowie dessen Revision (APA 1980; APA 1987) andere Wege als die Experten und Berater der WHO zu gehen. Wichtigster Unterschied zu der nur mit einem Kurzglossar versehenen ICD-9 war die sog. Operationalisierung der Diagnostik mit Hilfe von klar definierten Kriterien. Im praktischen Gebrauch, v.a. aber in der Forschung, fand das DSM-III innerhalb weniger Jahre eine große Akzeptanz.

Unterschiede von ICD und DSM

Viele wissenschaftliche Publikationsorgane fordern inzwischen die Beschreibung der Patientenpopulationen nach DSM-III, DSM-III-R bzw. gegenwärtig DSM-IV (APA 1994). Diese Entwicklung brachte die WHO in einen beträchtlichen Zugzwang. Sie war einerseits gezwungen, vielerlei internationalen Verpflichtungen folgend, ein eigenständiges Klassifikationssystem aufzubauen bzw. weiterzuführen (Strömgren 1994), ohne sich andererseits aber von dem bereits erfolgreich eingeführten DSM-III allzuweit zu entfernen.

Notwendigkeit eines eigenständigen Klassifikationssystems der WHO

3.3 Operationale Diagnostik

In der operationalen Diagnostik versucht man, unabhängig von der Ätiologie einer Störung, phänomenologisch-deskriptiv vorzugehen. Es werden diagnostisch relevante typische Kriterien aufgeführt, einschließlich Intensität und exakter Dauer der Symptome. Aufgrund eines diagnostischen Algorithmus werden bestimmte Kriterien, etwa psychopathologische Auffälligkeiten, obligat, andere fakultativ gefordert, um eine Diagnose zu konstituieren. Zusätzlich müssen auch Ein- und Ausschlußbedingungen beachtet werden.

Phänomenologisch-deskriptives Vorgehen

Dem entgegenstellen kann man die typologische Diagnostik (Dilling 1994), die sich zwar auch auf charakteristische Querschnitts- und Ver-

Typologische Diagnostik

laufssymptome stützt, v. a. aber auf typische Falldarstellungen. Die Diagnosenstellung erfolgt nach maximaler Ähnlichkeit mit einem typischen Fall, dem Prototyp bzw. dem Prägnanztyp. So ist hier ein beträchtlicher Spielraum gegeben, welche vergleichbaren Fälle der betreffende Diagnostiker derselben Diagnose, dem von ihm verinnerlichten typischen Fall, zuordnen will.

Operationale vs. typologische Diagnostik

Typologische und operationale Diagnostik unterscheiden sich also in bezug auf den diagnostischen Weg: Auch bei der operationalen Diagnostik gibt es Prototypen, die den Idealtypen entsprechen und die dementsprechend sämtliche geforderten Kriterien erfüllen. Die Anzahl der erfüllten Kriterien kann somit als Indikator für die Prototypizität einer Symptomenkonstellation angesehen werden (Maier u. Philipp 1988). Die operationale Diagnostik nimmt aber zunächst keine Rücksicht auf die Ätiologie der beschriebenen Störung, gehorcht also nicht den klassischen Prinzipien der Nosologie, bei der Ätiologie und Symptomatik eine Krankheitseinheit konstituieren. Da in der operationalen Diagnostik zunächst – zumindest weitgehend – von der Ätiologie abgesehen wird, spricht man in der ICD-10 auch nicht von Krankheiten, sondern zunächst nur von Störungen.

3.4 Vorbereitungen der WHO zur Einführung der ICD-10

Konferenz zu Diagnose und Klassifikation psychischer Störungen

Gemeinsam von der WHO und von der US-amerikanischen Alcohol- and Drug-Abuse and Mental Health Administration (ADAMHA) wurde 1982 in Kopenhagen eine Konferenz zu Diagnose und Klassifikation psychischer Störungen sowie zu Alkohol- und Drogenproblemen veranstaltet, basierend auf ausgedehnten Vorbereitungsarbeiten (WHO 1981; Research Report 1983) (Tabelle 1). 1984 organisierte die WHO Expertentreffen in Djakarta und in Genf. Diese Beratungen führten zu einem vorläufigen Klassifikationsschema des psychiatrischen Kapitels der ICD-10. Die einzelnen Abschnitte wurden dann von verschiedenen, meist englischsprachigen Fachleuten bearbeitet und mit klinischen Beschreibungen und diagnostischen Leitlinien versehen. Eine erste englischsprachige Fassung wurde dem Weltverband Psychiatrie (WPA) (Mezzich u. von Cranach 1988) und den nationalen Fachgesellschaften sowie einzelnen interessierten Wissenschaftlern zur Kommentierung und kritischen Durchsicht übermittelt (Dilling u. Dittmann 1990).

Veröffentlichung der Clinical Descriptions and Diagnostic Guidelines

Zahlreiche Änderungs- und Verbesserungsvorschläge gingen bei der WHO ein und wurden zum Teil in die weiteren Entwürfe eingearbeitet. Nach einer Reihe von Arbeitsfassungen des sog. „blue book" erfolgte 1992 die Veröffentlichung der *Clinical Descriptions and Diagnostic Guidelines*. Parallel zur Arbeit der WHO erfolgten Übersetzungen in verschiedene Sprachen wie Spanisch, Französisch, Arabisch, Deutsch, Chinesisch und viele andere, bis 1997 in 22 Sprachen sowie 9 in Vorbereitung. Die deutsche Ausgabe war bereits 1991 erschienen (Dilling et al. 1991). Weltweit entstanden 10 sog. WHO Reference and Training Centres in Classification, Diagnosis and Assessment of Mental and Behavioural Disorders, die die Entwicklung des psychiatrischen Teils der ICD-10 durch Übersetzungen sowie durch gemeinsame, von der WHO initiierte

Tabelle 1.
Zeittafel zur
Entwicklung der
psychiatrischen
Diagnostik von ICD-8
bis ICD-10

1967	ICD-8	
1977	ICD-9	
1980	DSM-III	
1982		WHO/ADAMHA-Konferenz, Kopenhagen
1984	ICD-10 Kapitel V (F): Erster Klassifikationsentwurf	WHO-Konferenzen in Jakarta und Genf
1986	ICD-10 Kapitel V (F): Draft (o)	WPA-Konsultation
1987	ICD-10 Kapitel V (F): Draft I	Feldstudie zu den „klinischen Beschreibungen und diagnostischen Leitlinien"
	DSM-III-R	
1988	ICD-10 Kapitel V (F): Draft II	
1989	ICD-10 Kapitel V (F): Draft III	Beginn der Studie zu den „Forschungskriterien" Revisionskonferenz, Genf
1990	ICD-10 Kapitel V (F): Draft IV	
1991/92	Publikation der ICD-10 Leitlinien	
1993	Publikation der ICD-10 Forschungskriterien	ICD-10 offizielle WHO-Klassifikation
1994	DSM-IV	
1996	DSM-IV (Deutsche Bearbeitung)	
etwa 2000		Allgemeine Einführung der ICD-10 in der Bundesrepublik Deutschland

Feldstudien, aber auch durch eigene Untersuchungen unterstützten (Sartorius 1995). Das für den deutschsprachigen Raum zuständige Zentrum befindet sich in der Klinik für Psychiatrie der Medizinischen Universität zu Lübeck (Dilling et al. 1994b).

4 Internationale Klassifikation der Krankheiten (ICD-10)

4.1 Struktur

Die psychiatrische Klassifikation ist ein Teil der allgemeinen Klassifikation (WHO 1992a; DIMDI 1995/96). Um den Bedürfnissen nach differen-

Erweiterung der Diagnosemöglichkeiten

zierter Diagnostik in vielen Fachgebieten Rechnung zu tragen, hat man die Anzahl der möglichen Diagnosen gegenüber der ICD-9 beträchtlich erweitert. Dies wurde durch ein offenes, alphanumerisches System ermöglicht, in dem ein großer lateinischer Buchstabe unterschiedliche Bereiche in insgesamt 21 Kapiteln bezeichnet. Die psychiatrischen Erkrankungen sind durch den Buchstaben F (Kapitel V) gekennzeichnet, dem hierarchisch eine arabische Ziffer für die größeren und eine weitere für diesen untergeordnete kleinere Diagnosengruppen folgen. Neben der 3stelligen ist auch eine 4stellige Klassifikation möglich. Verwendet man diese durch einen Punkt abgetrennte Kodierungsmöglichkeit, so bieten sich für psychische Störungen 1000 Diagnosenmöglichkeiten (F00.0–F99.9), von denen bisher etwa ein Drittel besetzt ist. Dieses System ermöglicht somit die zukünftige Hinzufügung neuer Diagnosen, ohne jeweils große Teile der Klassifikation ändern zu müssen. Die Anzahl der Diagnosenmöglichkeiten für psychische Störungen betrug dagegen in der ICD-8 und ICD-9 nur jeweils 300.

Differenzierte Dokumentationsmöglichkeiten

Will man darüber hinaus den Verlauf oder andere Charakteristika genauer dokumentieren, so können auch 5. oder 6. Stellen verwendet werden. Zusätzlich muß beachtet werden, daß bestimmte unspezifische Symptome oder besondere Umstände der Erkrankung, wie Suizid oder Selbstverletzung, aber auch bestimmte psychosoziale Umstände in anderen Kapiteln zu kodieren sind, so in den Kapiteln X, Y und Z. Daneben muß die somatische Komorbidität in den entsprechenden Kapiteln kodiert werden, so z.B. die Krankheiten des respiratorischen Systems im Kapitel J (X). Die psychischen Störungen nehmen eine Sonderstellung ein, denn nur sie sind in der offiziellen Klassifikation mit Definitionen sowie Ein- und Ausschlußkriterien versehen; in allen anderen Bereichen sind nur die Diagnosen ohne weitere erklärende Zusätze genannt.

4.2 Gliederung von Kapitel V (F)

Nach Absicht der WHO stellt das Kapitel F der ICD-10 nicht nur ein Klassifikationsschema für statistische Zwecke dar, sondern es ist auch ein klinisches Manual, ein diagnostisches Lehrbuch und ein Forschungsinstrument für unterschiedliche Anwender. So entstand eine Gruppe von Texten für unterschiedlichen Gebrauch („family of documents") (Übersicht 1).

Kurzfassung der ICD-10, Kapitel V (F)

Die Kurzfassung der ICD-10, Kapitel V (F) ist Teil des Gesamtwerks der ICD-10-Diagnosen und im Band Systematik (WHO 1992a; DIMDI 1995/ 96) enthalten. Das beigefügte Glossar gibt mit seinen kurzen Beschreibungen z.B. Statistikern, aber auch Beschäftigten von Verwaltungen und Krankenkassen eine kurze Erklärung der jeweiligen Störung, so daß der Umgang mit den Begriffen psychischer Störungen, die für viele im Bereich des Gesundheitswesens Tätige fremd sind, erleichtert wird (Übersicht 1).

Klinisch-diagnostische Leitlinien

Als zentraler und zuerst entwickelter Teil des Werkes sind die klinisch-diagnostischen Leitlinien *(Clinical Descriptions and Diagnostic Guidelines)* zu betrachten (das „blaue Buch"), welche auf etwa 350 Seiten die

- Verschiedene Versionen der Klassifikation
  - Kurzglossar
  - Klinisch-diagnostische Leitlinien
  - Forschungskriterien
  - Multiaxiales System
  - Klassifikation psychischer Störungen in der Primärversorgung (PHC)
    - in der Kinder- und Jugendpsychiatrie
    - in der Erwachsenenpsychiatrie
  - Faszikel für Spezialbereiche (z. B. für Intelligenzminderung, z. B. für Neurosen und Persönlichkeitsstörungen)
- Referenztabellen
- Lehr- und Lernmaterial
  (Lexika, mehrsprachige Wörterbücher der ICD-10-Terminologie, Fachbücher, didaktische Folien, Adaptationen, Computerversionen)
- Diagnostische Erhebungsinstrumente
  (SCAN, CIDI, IPDE, DAS, ISCL, IDCL)

ausführliche Beschreibung und klinische Operationalisierung der Diagnosen enthalten (WHO 1992 b; Dilling et al. 1991, 1993).

Wenngleich unter „klinischer Beschreibung" die Definition mit Angabe wichtiger Charakteristika und unter „diagnostischen Leitlinien" die Aufzählung der Merkmale in Verbindung mit Zeitkriterien sowie Ein- und Ausschlußregeln verstanden werden, so findet sich doch eine unvermeidbare Überschneidung beider Bereiche. Diese Version des Kapitels F (V) ist in erster Linie für den psychiatrischen Kliniker und den ambulant tätigen Psychiater gedacht.

Diagnostische Forschungskriterien

Für wissenschaftliche Zwecke wurden die diagnostischen Forschungskriterien (*Diagnostic Criteria for Research*; DCR) entwickelt (das „grüne Buch"), die in Studien mit der Forderung nach größerer diagnostischer Stringenz anstelle der diagnostischen Leitlinien Verwendung finden sollen (WHO 1993a; Dilling et al. 1994a). Die Forschungskriterien sind schärfer gefaßt als die Leitlinien, unter Hinnahme des Verlusts einer größeren Gruppe nicht sicher zu diagnostizierender Fälle. Neben strengeren Ein- und Ausschlußkriterien finden sich genauer definierte Zeitgrenzen und damit eine weitergehende diagnostische Operationalisierung. Dieses Buch von etwa 150 Seiten, das keine allgemeinen definitorischen Beschreibungen der jeweiligen Störungen enthält, ist nicht nur für wissenschaftlich Tätige geeignet, sondern wegen seiner Übersichtlichkeit auch für praktisch klinisch und ambulant tätige Diagnostiker.

Klassifikation psychischer Störungen in der Primärversorgung (PHC)

Für die Primärversorgung im Gesundheitssystem wurde im Hinblick auf die große Bedeutung psychischer Störungen in der Allgemeinbevölkerung, beispielsweise die hohe Prävalenz von Depressionen und Abhängigkeitserkrankungen, eine gesonderte Version erstellt, die *Primary Health Care Version* (PHC), die Fassung für die primären Gesundheitsdienste (WHO 1996; Müßigbrodt et al. 1996). In der englischsprachigen Fassung hat man 24 Syndrome ausgewählt. Diese werden nach wichtigsten Beschwerden, diagnostischen Kriterien, Differentialdiagnose, aber auch bezüglich Behandlung und Umgang mit dem Patienten und seiner Familie sowie nach Kriterien für die Überweisung zum Spezialisten beschrieben.

Die deutsche Fassung stellt eine Bearbeitung dar, die besonders für Allgemeinärzte gedacht ist (Müßigbrodt et al. 1996). Sie geht über den Anspruch der WHO in der Primärversorgung, beispielsweise auch in der dritten Welt, deutlich hinaus. Hier werden auch Hilfen bei der 3- und 4stelligen Diagnosenverschlüsselung angeboten, da diese im deutschen Krankenkassensystem zukünftig gefordert wird.

4.3 Multiaxiales System (MAS)

Bereits in der ersten Hälfte des Jahrhunderts hat es Bestrebungen gegeben, die oft einseitige diagnostische Sicht durch zusätzliche Aspekte zu

Übersicht 2

Achse I: Klinische Diagnosen

Ia: psychische Störungen nach Kapitel V (F)
Ib: zugrundeliegende oder zusätzliche körperliche Erkrankungen
     entsprechend den somatischen Kapiteln der ICD-10

Achse II: Beurteilung der sozialen Funktionseinschränkung,
die auf psychische oder somatische Störungen zurückzuführen ist
(Kodierung auf einer 5-Punkte-Skala)
Spezifische Funktionsbereiche:

IIa: Selbstfürsorge und Alltagsbewältigung (Körperhygiene, Kleidung,
     Ernährung etc.)
IIb: berufliche Funktionsfähigkeit (bezahlte Arbeit, Studium, Hausarbeit usw.)
IIc: Familie und Haushalt (Interaktion mit Ehe-/Partner, Eltern, Kindern und anderen Verwandten)
IId: Funktionsfähigkeit in anderen sozialen Rollen und Aktivitäten
     (Beziehung zu Gemeindemitgliedern, Teilnahme an Freizeit- und
     sozialen Aktivitäten)
IIe: globale Funktionseinschränkung (Gesamtbeeinträchtigung)

Achse III: Umgebungsfaktoren (ausgewählte Z-Kodierungen)

1. negative Lebensereignisse in der Kindheit
2. Erziehung und Bildung
3. primäre Bezugsgruppe einschließlich Familie
4. soziale Umgebung
5. Wohnbedingungen und finanzielle Verhältnisse
6. Berufstätigkeit und Arbeitslosigkeit
7. Umweltbelastungen
8. psychosoziale oder juristische Probleme
9. Krankheiten oder Behinderungen in der Familie
10. Lebensführung, Lebensbewältigung

erweitern, so in der mehrdimensionalen Diagnostik von Kretschmer (1919), später im multiaxialen System von Essen-Möller (1973). Seit vielen Jahren ist in der Kinder- und Jugendpsychiatrie die multiaxiale Diagnostik nach Rutter et al. (1975) eingeführt mit klinischem Syndrom, Angaben zur Entwicklungsverzögerung, zum Intelligenzniveau, zu somatischen Erkrankungen und zu psychosozialen Belastungen (Remschmidt u. Schmidt 1996). Im Bereich der Erwachsenenpsychiatrie wurden zahlreiche Vorschläge gemacht, unterschiedliche Aspekte in die Diagnostik einzubringen (Mezzich 1988). Von diesen wurden einige ausgewählt und im multiaxialen System der ICD-10 vereinigt (Übersicht 2).

Multiaxiale Diagnostik

Leider hat sich die Entwicklung der MAS gegenüber der Fertigstellung des Kapitels V (F) sehr verzögert, so daß die zusätzlichen diagnostischen Achsen bisher kaum verwendet werden. Dieses Schicksal teilt die ICD-10 mit dem DSM-III/-IV. Zwar findet im DSM die sehr brauchbare Achse V der globalen Erfassung des Funktionsniveaus (GAF) häufiger Verwendung, nicht jedoch die Achse IV, der psychosozialen und umgebungsbedingten Probleme, die der Achse III der ICD-10 entspricht. Die DSM-IV-Achsen II und III sind als Komorbidität in der Achse I der ICD-10 enthalten. Persönlichkeitsstörungen und somatische Erkrankungen werden also nicht gesonderten Achsen zugeordnet.

Seltene Verwendung der zusätzlichen Achsen

Um die Einschätzung der Achse II (Behinderung) zu vereinfachen, wurde von der WHO ein kurzes Instrument, die Kurzfassung der Behinderungsskala *(Short Disability Assessment Schedule; WHO DAS-S)*, entwickelt, mit deren Hilfe die Folgen der Achse-I-Störungen bestimmt werden können (Janca et al. 1996).

Achse II

Im Zusammenhang mit der Achse der sozialen Funktionseinschränkung ist die ICIDH *(International Classification of Impairments, Disabilities and Handicaps)* zu erwähnen, die Internationale Klassifikation der Schädigungen, Fähigkeitsstörungen und Beeinträchtigungen (WHO 1980; Matthesius 1995). Diese Klassifikation wurde für den Gesamtbereich der rehabilitativen Medizin, also weit über die Psychiatrie hinausreichend, von der WHO vor fast 20 Jahren geschaffen. Gegenwärtig wird diese Klassifikation von der WHO unter Beteiligung vieler Zentren überarbeitet und neu strukturiert (Dilling u. Siebel 1995).

4.4 Weitere Texte zu Kapitel V (F)

Neben diesen Varianten und Zusätzen der ICD-10 gibt es einige diagnostische Hilfen, aber auch einige speziell bearbeitete Bereiche, die zu erwähnen sind.

Die Aufeinanderfolge von ICD-8, ICD-9 und ICD-10 erfordert für viele Zwecke die kontinuierliche Weiterführung diagnostischer Kategorien. Zwar besteht inhaltlich trotz ähnlicher Bezeichnungen mit dem Aufkommen operationaler Diagnostik eine grundsätzliche Veränderung zwischen den verschiedenen Systemen; trotzdem muß eine statistische Vergleichbarkeit hergestellt werden. Dieses ist eher einfach bei Störungen wie katatoner Schizophrenie oder Zwangsneurose, erscheint aber sehr

Referenztabellen („cross-walks")

schwierig beispielsweise bei der Weiterführung der neurotischen Depression in Dysthymia oder bei dem Vergleich älterer Diagnosen mit neu auftauchenden Störungen wie Panik- oder Somatisierungsstörung. Die von der WHO erstellten Referenz- bzw. Umsteigtabellen (Freyberger et al. 1993a,b) dürfen somit nicht als automatisierte Umsetzung verstanden werden, denn eine Umstellung der Diagnosen vom einen zum anderen System ist eigentlich nur individuell möglich; hierzu bieten diese Tabellen eine Handhabe (s. Kap. 3 und 4 in diesem Band).

Lexika

Die WHO hat außerdem mehrere Lexika produziert, so zu psychopathologischen und anderen Termini der ICD-9 (WHO 1985), zu Begriffen der ICD-10 (WHO 1994a) und schließlich auch zu Alkohol- und Drogenabhängigkeit (WHO 1994b). Ein weiteres Lexikon zu transkulturellen Begriffen wird noch bearbeitet (Sartorius 1995).

Fallbücher

Um den Anwendern Vergleichsmöglichkeiten zu geben, aber auch um für Einführungsseminare Fallmaterial zur Verfügung zu stellen, entstanden Fallbücher („casebooks") in englischer und deutscher Sprache. Im englischsprachigen Fallbuch sind die dargestellten 100 Fälle stark strukturiert und decken das gesamte Feld des Kapitels F systematisch ab (Üstün et al. 1996). Die Darstellung der etwa 50 Kasuistiken im deutschen Fallbuch (Freyberger u. Dilling 1993) folgt keinem vorgegebenen Gliederungsschema, so daß die auch namentlich genannten Autoren ganz individuelle Beiträge leisten konnten.

Trainingsmaterial

Für Einführungskurse und für diagnostische Fort- und Weiterbildungsseminare wurden von der WHO zahlreiche Folien erstellt, die vielerlei Aspekte der ICD-10 erhellen und die zum Teil auch in andere Sprachen übersetzt sind. Auch eine entsprechende Sammlung von Folienvorlagen auf Basis der Forschungskriterien in deutscher Sprache ist in Vorbereitung (Dilling et al. 1998).

Adaptationen

Als Hilfe bei der Kodierung können auch die psychiatrische und die neurologische Adaptation der ICD-10 angesehen werden. Die neurologische Adaptation der ICD-10 (Keßler u. Freyberger 1996) enthält alle für Neurologen wichtigen Kodes für die Diagnostik, also nicht nur neurologische Diagnosen, sondern ebenfalls einen Teil der psychiatrischen Diagnosen und Diagnosen einer Reihe von speziellen Bereichen. Die geplante psychiatrische Adaptation (ICD-10 PA) soll außer den psychiatrischen Kodenummern auch neurologische und internistische Diagnosen und Diagnosen aus den Kapiteln X, Y und Z enthalten.

ICD-10-Computerversionen

Die Parallelentwicklung von operationalen Diagnosensystemen und EDV ermöglichte Verbindungen zwischen beiden Bereichen (Andrews et al. 1994). Im deutschsprachigen Bereich liegt ein ICD-10-Tutorial als Hypertext vor, der vielfältig, insbesondere auch didaktisch, einzusetzen ist (Malchow et al. 1995). Weitere Texte und Verbindungen verschiedener Texte werden in Kürze erscheinen.

4.5 Operationalisierte psychodynamische Diagnostik (OPD)

In der BRD entwickelte eine Arbeitsgruppe von Psychosomatikern unter Mitwirkung einiger Psychiater (Arbeitskreis OPD 1996) die operationalisierte psychodynamische Diagnostik (OPD). Dieses multiaxiale System umfaßt 5 Achsen: neben der ICD-10-Diagnose werden Krankheitserleben und Behandlungsvoraussetzungen, Beziehung, Konflikt und Struktur berücksichtigt. Das System könnte bei der Indikation zur Psychotherapie wie auch bei der Bewertung des Verlaufs große Bedeutung gewinnen.

4.6 Diagnostische Instrumente

Zur Diagnostik psychischer Störungen wurden auf die operationale Diagnostik ausgerichtete Erhebungsinstrumente entwickelt, die Diagnosen nach ICD-10 wie auch nach DSM zulassen.

Unter Federführung von J.K. Wing entstand in Zusammenarbeit mit Vertretern aus 14 Ländern die *Schedule for Assessment in Neuropsychiatry (SCAN)*, ein strukturiertes Interview für Kliniker (WHO 1994c). *SCAN* ist gleichzusetzen mit der 10. Fassung der *Present State Examination (PSE)* (Wing et al. 1974). Es besteht aus einem halbstandardisierten Interview, einem Glossar mit Symptomdefinitionen, einer Merkmalsliste (Item Group Checklist) sowie einem Anamnesebogen. Die Anwendung dauert 60–90 min. Deutsches Zentrum für die Diagnostik nach *SCAN* ist das Zentralinstitut für Seelische Gesundheit in Mannheim. *SCAN*

Das *Composite International Diagnostic Interview* (CIDI) wurde auf der Basis eines früheren Interviews, der *Diagnostic Interview Schedule (DIS)* entwickelt und existiert inzwischen in einer Reihe von Sprachen (WHO 1993b; Wittchen u. Semler 1991). *CIDI* kann auch von Laieninterviewern nach einem verhältnismäßig kurzen Training von einigen Tagen verwendet werden. In diesem voll standardisierten Interview ist nicht wie bei *SCAN* das Urteil des Interviewers ausschlaggebend, sondern die Antworten, die der Interviewte gibt. Die Dauer des Interviews beträgt etwa 1 h. Deutsches Zentrum für die Diagnostik nach *CIDI* ist das Max-Planck-Institut für Psychiatrie in München. *CIDI*

Zur Diagnostik von Persönlichkeitsstörungen wurde von der WHO das *IPDE (International Personality Disorder Examination)* entwickelt (Loranger 1996; Loranger et al. 1994). Das *IPDE* soll vorwiegend von erfahrenen Klinikern verwendet werden. *IPDE*

Von der WHO wurde eine *Internationale Symptom-Checkliste (ISCL)* erarbeitet und erprobt (WHO 1994c; Janca et al. 1993), mit welcher der Schweregrad von Syndromen, deren Verlauf und Dauer erhoben werden können. *ICD-10-Merkmalslisten*

Als *ICD-10-Checklisten* erschien dieses Instrument auch in deutscher Sprache (Hiller et al. 1995). Die *Symptom-Checkliste (SCL)* ist ein Screeningverfahren, nach dessen Anwendung mit Hilfe von 32 *Internationalen Diagnosen-Checklisten (IDCL)* präzisere ICD-10-Diagnosen gestellt werden können. Speziell für Persönlichkeitsstörungen wurde eine weitere Checkliste, die *IDCL-P* (Bronisch et al. 1995), entwickelt.

Parallel dazu wurde von einer deutschsprachigen Arbeitsgruppe eine ICD-10-Merkmalsliste entsprechend den Leitlinien erarbeitet, die 750 Kriterien in 14 Merkmalsgruppen enthält. Sie wurde in 8 Zentren an 858 Patienten validiert. Dabei wurden Häufigkeit, Sensitivität, Spezifität und prädiktive Valenz von Merkmalen bei ICD-10-Störungen untersucht, wie auch die Paßgenauigkeit von Störungen (Dittmann et al. 1992).

Weitere Instrumente

Als weitere Instrumente seien nur noch das strukturierte Interview für die Diagnose einer Demenz vom Alzheimer-Typ, der Multiinfarkt – (oder vaskulären) Demenz und Demenzen anderer Ätiologie nach DSM-III-R, DSM-IV und ICD-10 (SIDAM) erwähnt (Zaudig u. Hiller 1996).

4.7 Inhaltlicher Aufbau und Unterabschnitte von Kapitel V (F)

Auf den ersten Blick folgt der Aufbau des Kapitels V der von ICD-8 und ICD-9 vertrauten Reihenfolge. Die Klassifikation beginnt mit den körperlich bedingten psychischen Störungen. Nach den Störungen aufgrund des Gebrauchs psychotroper Substanzen folgen die schizophrenen psychotischen Erkrankungen, sodann zunächst die affektiven, dann die psychogenen und die Persönlichkeitsstörungen. Den Abschluß bilden die Intelligenzminderungen und Störungen aus dem Bereich der Kinder- und Jugendpsychiatrie.

Psychosen und Neurosen

Bei genauerem Hinsehen fällt dann auf, daß entgegen der alten Tradition das Einteilungsprinzip in die großen diagnostischen Bereiche Psychosen (ICD-9: 290–299) und Neurosen (ICD-9: 300–310) aufgegeben ist. Die diagnostischen Begriffe werden jetzt überwiegend in einem phänomenologisch-deskriptiven Sinn verwendet. Die gleiche psychische Störung kann nach Auffassung der ICD-10-Autoren sowohl psychotische als auch nichtpsychotische Manifestationen aufweisen, wenn unter Psychose das Auftreten von produktiven Symptomen verstanden wird. Auf den Begriff der Neurose sollte in der ICD-10 ursprünglich verzichtet werden, da er in zu unterschiedlichem Kontext benutzt werde und auf Theorien intrapsychischer Verursachung beruhe, die nicht allgemein anerkannt seien. Die dann doch beschlossene Verwendung des Terminus neurotischer Störungen folgt in der ICD-10 nur dem traditionellen Sprachgebrauch, impliziert aber keine bestimmten ätiologischen Annahmen.

Hierarchische Gliederung

Die einzelnen Abschnitte des Kapitels sind hierarchisch gegliedert, d.h. die Beschreibungen übergeordneter diagnostischer Begriffe gelten auch für die nachfolgenden 3- und 4stelligen diagnostischen Kategorien.

Störung statt Krankheit

Wie im DSM wird, mit Ausnahme weniger Krankheiten in F0, durchgehend nicht mehr mehr von psychischer Krankheit, sondern von Störung gesprochen. Hier bietet sich allerdings das englische Wort „disorder" eher an als das deutsche Wort Störung, für das man im Englischen zusätzlich noch das Wort „disturbance" zur Verfügung hat.

4.8 Besonderheiten einzelner Abschnitte

Im Kapitel Fo sind alle Veränderungen mit nachweisbarer organischer Ätiologie zusammengefaßt, unabhängig davon, ob sie mit psychotischer oder mit nichtpsychotischer Symptomatik einhergehen. Der Demenzbegriff ist zwar dem amerikanischen Gebrauch des DSM folgend erheblich ausgeweitet worden, dennoch ist ein Mindestzeitkriterium von 6 Monaten vorgegeben. Auch die Diagnose Delir ist unspezifischer als früher, so sind Wahrnehmungsstörungen nicht mehr obligatorisch.

Fo – Organische, einschließlich symptomatischer Störungen

Als Fortschritt und Veränderung gegenüber der ICD-9 ist die Zusammenführung aller psychischen und Verhaltensstörungen aufgrund des Gebrauchs von psychotropen Substanzen im Abschnitt F1 zu betrachten. Hier kennzeichnet die 3. Stelle die verursachende Substanz oder Substanzklasse, die 4. und evtl. 5. Stelle die Art der Störung. Unterschieden wird zwischen akuter Intoxikation, schädlichem Gebrauch, Abhängigkeitssyndrom, Entzugssyndrom, psychotischen Zuständen, alkohol- und drogeninduzierten amnestischen Syndromen und drogen- oder alkoholinduzierten Residualzuständen. Es wird also das psychopathologische Syndrom mit der jeweiligen Substanzklasse kombiniert. Soll neben Abhängigkeit auch akute Intoxikation diagnostiziert werden, so muß eine zweite Diagnose gestellt werden.

F1 – Störungen durch psychotrope Substanzen

Im Kapitel F2 finden sich die Schizophrenien, akute psychotische Störungen, schizoaffektive, schizotype und wahnhafte Störungen. Neu eingeführt sind die undifferenzierte Schizophrenie, die postschizophrene Depression und die schizotype Störung. Voraussetzung für die Diagnose Schizophrenie ist das Vorhandensein typischer Symptome seit mindestens 1 Monat. Dieses ist ein Unterschied zum DSM-IV, in dem das Auftreten von Symptomen im Zeitraum von 6 Monaten vor der Diagnosestellung verlangt wird, davon allerdings nur mindestens 1 Monat mit florider psychotischer Symptomatik. Besonders ausführlich dargestellt sind schizoaffektive Störungen und kurzdauernde, innerhalb von 2 Wochen entstehende akute oder sogar abrupt in 2 Tagen auftretende Psychosen. Gewicht auf die Diagnostik der akuten Psychosen legten besonders Psychiater aus Ländern der dritten Welt, da dort kurzdauernde akute Psychosen mit guter Prognose sehr häufig sind.

F2 – Schizophrenie, schizotype und wahnhafte Störungen

Besonders große Veränderungen hat die Darstellung der affektiven Störungen erfahren, die im Abschnitt F3 zusammengefaßt sind. Hier finden sich sowohl die früheren endogenen wie auch die neurotischen Depressionen, deren Unterscheidung aufgegeben worden ist. Die früher sehr häufige Kategorie „neurotische Depressionen" (ICD-9: 300.4) taucht in der Klassifikation nicht mehr auf: dem entspricht am ehesten die Dysthymia, die allerdings seit mindestens 2 Jahren bestanden haben muß. Es fehlt die mehrphasische Manie, während einmalige manische Episoden zu verschlüsseln sind. Besonderes Gewicht wird in diesem Abschnitt auf die Bestimmung des Schweregrads der depressiven Störungen gelegt; so wird zwischen leichten, mittelgradigen und schweren depressiven Störungen unterschieden. Die Einteilung des Kapitels wie auch der Schweregrade entspricht der des DSM-IV, von Nuancen abgesehen, etwa dem

F3 – Affektive Störungen

Fehlen des Begriffs der majoren Depression (Major-Depression), welcher der mittelschweren bis schweren depressiven Episode entspricht.

F4 – Neurotische, Belastungs- und somatoforme Störungen

Der Abschnitt F4 ist mit „Neurotische, Belastungs- und somatoforme Störungen" überschrieben. Wie schon erwähnt, wird der Neurosenbegriff hier mehr formal als entsprechend seiner früheren inhaltlichen Bedeutung verwendet. Die einzelnen Störungen sind stark aufgefächert. So werden beispielsweise die dissoziativen Störungen in 7 diagnostische Subkategorien eingeteilt, z. T. mit seltenen Krankheitsbildern. Der Hysteriebegriff ist dafür endgültig aufgegeben worden. Neben den neurotischen Störungen erscheinen die Belastungsstörungen, die je nach Dauer und Schweregrad der Belastung als akute Belastungsreaktion, posttraumatische Belastungsstörung bzw. Anpassungsstörung bezeichnet werden. Neu in der Klassifikation sind die somatoformen Störungen mit Somatisierungsstörung, hypochondrischer und somatoformer autonomer Funktionsstörung, schließlich mit den somatoformen Schmerzstörungen. Unterschiedlich häufig verwendet wird die Diagnose der ebenfalls in Nähe der somatoformen Störungen anzusiedelnden Neurasthenie.

F5 – Verhaltensauffälligkeiten mit körperlichen Störungen

Einen breiten Raum mit ausführlichen detaillierten Beschreibungen nimmt unter der Überschrift „Verhaltensauffälligkeiten in Verbindung mit körperlichen Störungen" die Darstellung von Eß-, Schlaf- und sexuellen Funktionsstörungen ein. Die in der ICD-9 im Zusammenhang dargestellten Sexualstörungen sind in 2 Abschnitten zu finden: zum einen im Kapitel der physiologischen Funktionsstörungen (F52), zum anderen im Kapitel F6 unter der Überschrift Persönlichkeits- und Verhaltensstörungen, wo Störungen der Geschlechtsidentität (F64), der Sexualpräferenz (F65) sowie sexuelle Entwicklungs- und Orientierungsstörungen (F66) berücksichtigt sind. Diese einleuchtende Trennung integriert damit die Sexualstörung besser als in der ICD-9 in den Kontext des jeweiligen Störungsbereichs.

F6 – Persönlichkeits- und Verhaltensstörungen

Bei den Persönlichkeitsstörungen (F6) fällt das Fehlen der zyklothymen Persönlichkeit auf, die in das Kapitel affektive Störungen abgewandert ist und dort als Zyklothymia erscheint. Auch die schizotype Störung hätte wahlweise im Kapitel F6 erscheinen können. Wie im DSM-IV ist hier auch der emotional instabilen Persönlichkeit vom impulsiven und vom Borderlinetyp Raum gegeben worden, eine klinisch sehr (zu) häufig benutzte Diagnose. Als neue Störungsentität finden sich in diesem Abschnitt auch artifizielle Störungen als vom Patienten ohne erkennbaren Zweck erzeugte oder vorgetäuschte Störungen. Die Klassifikation akzentuierter Persönlichkeitszüge, die ursprünglich geplant war, wurde nicht realisiert. Von manchen wird das Fehlen der narzißtischen Persönlichkeitsstörung beklagt, die aber ebenso wie die passiv-aggressive Persönlichkeitsstörung im Anhang der Forschungskriterien zu finden ist.

Wichtig erscheint die in diesem Kapitel vorgenommene Einbeziehung der andauernden Persönlichkeitsveränderungen nach schwersten Belastungen wie KZ-Haft und Folter. Die Existenz dieser Kategorie ist in der deutschen Gutachtenpraxis in den Jahren und sogar ersten Jahrzehnten nach dem Zweiten Weltkrieg vielfach in Zweifel gezogen oder geleugnet worden.

Im Kapitel „Intelligenzminderung" (F7) wird zwischen leichter, mittelgradiger und schwerer sowie schwerster Intelligenzminderung unterschieden, eine Einteilung, die mit der in der ICD-9 übereinstimmt.

F7 – Intelligenz-minderung

Wesentlich ausführlicher als in der ICD-9 sind die Entwicklungsstörungen (F8) wie auch die Verhaltens- und emotionalen Störungen mit Beginn in der Kindheit und Jugend (F9) dargestellt. Als Gliederungsprinzip für die im Kinder- und Jugendalter auftretenden Störungen gilt der Grundsatz, daß alle Störungen des Kindes- und Jugendalters soweit als möglich in den vorhergehenden Abschnitten F0–F6 verschlüsselt werden, in den beiden letzten Abschnitten nur dann, wenn es sich um spezielle Störungen handelt, die in dieser Weise nicht bei Erwachsenen vorkommen, oder typischerweise solche, die in der Kindheit beginnen.

F8 – Entwicklungs-störungen
F9 – Verhaltens- und emotionale Störungen mit Beginn in der Kindheit und Jugend

5 Empirische Begleitforschung zur ICD-10

Die vorliegende Fassung der ICD-10, Kapitel V, basiert überwiegend auf Diagnosenkonzepten, die aus der praktischen klinischen Erfahrung gewonnen wurden und auf Paßgenauigkeit, Reliabilität und v.a. Validität erst noch zu überprüfen waren. Über diese überwiegend von der WHO initiierten wissenschaftlichen Untersuchungen der Diagnosen erschienen zahlreiche Publikationen.

Von der WHO wurde 1987 eine internationale Feldstudie auf der Ebene der diagnostischen Leitlinien initiiert, an der weltweit 112 Kliniken aus 39 Ländern teilnahmen (Sartorius et al. 1993). 711 Kliniker führten 15.302 Bewertungen durch. Im deutschsprachigen Raum waren 10 Institutionen für Erwachsenenpsychiatrie mit 134 Diagnostikern aus der BRD, aus Österreich und der Schweiz beteiligt. Ferner nahmen 2 kinder- und jugendpsychiatrische Kliniken mit 7 Diagnostikern teil (Dilling et al. 1990). Es wurden 2058 Beurteilungen gemeinsamer Fallkonferenzen und schriftlicher Fälle gegeben. Die Interraterreliabilität schwankte beträchtlich zwischen den Diagnosen und erreichte über alle Fälle einen Wert von $\kappa = 0{,}51$. Die Koordination für den deutschsprachigen Bereich erfolgte durch die Klinik für Psychiatrie der Medizinischen Universität zu Lübeck. Eine Reihe von Änderungsvorschlägen, die sich aus diesen Untersuchungen ergaben, wurden der WHO zur Kenntnis gegeben; ein Teil wurde bei der endgültigen Formulierung des Kapitels V (F) berücksichtigt.

Leitlinienstudie

In einer weiteren Studie, die von der WHO initiiert wurde, wurden die Forschungskriterien untersucht. International nahmen 151 Zentren aus 32 Ländern teil (Sartorius et al. 1995). 942 Interviewer führten 11.491 Bewertungen durch. Die Interraterreliabilität der Forschungskriterien war gegenüber den klinischen Leitlinien in den meisten Unterkapiteln signifikant erhöht. Sie lag, vom Kapitel der Persönlichkeitsstörungen F6 abgesehen, in allen Unterkapiteln zwischen $\kappa = 0{,}8$ und $1{,}0$.

Forschungskriterienstudie

Im deutschsprachigen Raum nahmen 34 Kliniken an dieser Studie teil mit 451 Ratern (Freyberger et al. 1996). Es wurden 2228 Bewertungen durchgeführt aufgrund von 39 Videofällen. Auch hier zeigte sich eine hohe Interraterreliabilität von im Durchschnitt $\kappa = 0{,}86$ für 3stellige Diagnosen; ein Wert, der gleichwohl niedriger als in den Ergebnissen der internationalen Studie lag. Dieses mag auf vielfältige Gründe zurückzuführen sein, beispielsweise auf die unterschiedliche Unabhängigkeit der Beurteiler, wenn eine Arbeitsgruppe gemeinsam einen Patienten oder ein Video beurteilt. Paßgenauigkeit und Schwierigkeit der Diagnosenstellung wurden von den Beurteilern als günstig dargestellt.

Merkmalslistenstudie

In einer multizentrischen Studie im deutschsprachigen Bereich wurden die Symptome und Kriterien der Merkmalsliste überprüft, die den Diagnosen nach ICD-10 zugrunde liegen (Dittmann et al. 1992). Hier wurden die Praktikabilität sowie die Qualität und Validität der klinisch-diagnostischen Leitlinien untersucht.

Multiaxialität

Eine weitere, von der WHO initiierte Untersuchung ist die Überprüfung der Multiaxialität. Hierzu wurden 10 Fälle von der WHO vorgegeben und von zahlreichen Zentren weltweit beurteilt. Hieran schlossen sich unterschiedliche Studien zur Interraterreliabilität und zur Validität an, so eine deutschsprachige Studie mit Beurteilung von typischen Videofilmen (Michels et al. 1996).

Weitere Studien

Weitere deutschsprachige Studien fanden am Zentralinstitut für seelische Gesundheit in Mannheim statt, wo in Verbindung mit der Münchner und Mainzer Psychiatrischen Universitätsklinik eine Reliabilitätsuntersuchung von ICD-10-Diagnosen mittels Videoaufzeichnungen durchgeführt wurde, ferner in der psychiatrischen Universitätsklinik Mainz ein Vergleich von psychotischen Störungen zwischen DSM-III und ICD-10 mit Verlaufskontrolle (Maier u. Philipp 1990).

In einer umfassenden internationalen Studie wird die PHC, also die Version für die primären Gesundheitsdienste, überprüft. In der korrespondierenden deutschsprachigen Studie wurden mit Allgemeinärzten, aber auch mit Sozialarbeitern, Krankenschwestern, Studenten etc. die vorgegebenen Diagnosen untersucht und deren Praktikabilität und Reliabilität verglichen (Kleinschmidt et al. 1995).

6 Diagnostisches und statistisches Manual psychischer Störungen (DSM-III und DSM-IV)

Der amerikanische Sonderweg der Entwicklung des diagnostischen und statistischen Manuals psychischer Störungen ergab sich dadurch, daß

Operationale Diagnostik

operationale Diagnostik, die zum damaligen Zeitpunkt noch nicht von der WHO angeboten wurde, für erforderlich gehalten wurde. So erschien 1980 das DSM-III (APA 1980), 1987 die Revision als DSM-III-R (APA 1987; Wittchen et al. 1989) und 1994 DSM-IV (APA 1994; Saß et al. 1996).

Multiaxiales Beschreibungssystem

Die Einführung des DSM-III brachte die Anwendung expliziter und operational definierter diagnostischer Kriterien, ein multiaxiales Beschreibungssystem und einen deskriptiven Ansatz mit dem Bemühen um weitgehende Neutralität hinsichtlich ätiologischer Vorannahmen. Die zwei Fassungen des DSM wurden in den 80er Jahren intensiv wissenschaftlich überprüft, es wurden zahlreiche Korrekturen vorgeschlagen und schließlich ein systematisches Revisionsverfahren unter Einbeziehung der Weltliteratur mit einem abschließenden Konsensusprozeß durchgeführt. In diesen Prozeß wurde auch die WHO einbezogen, vor Fertigstellung des DSM-IV fanden gemeinsame Sitzungen von Vertretern der APA und der WHO statt. In bestimmten Bereichen konnten Übereinstimmungen erreicht werden, in anderen blieben Unterschiede bestehen.

Deskriptiver Ansatz

7 Vergleich von ICD-10 und DSM-IV

Insgesamt ist festzustellen, daß der Unterschied zwischen ICD-10 und DSM-IV wesentlich geringer ist als zwischen ICD-9 und ICD-10. Bei der Entwicklung der ICD-10 waren amerikanische Diagnostiker besonders zu Anfang einbezogen und übten einen starken Einfluß auf die Gestaltung aus. Zwar kann man eine Konvergenz der zwei großen Systeme feststellen, eine vollständige Kongruenz wurde bisher aber nicht erreicht. Die Entwicklung des DSM-IV ist in vielen Einzelheiten in der Einleitung, aber auch im Anhang der deutschen Ausgabe des DSM-IV dargestellt. Die deutschen Herausgeber des DSM-IV stellen fest, daß die beiden Klassifikationen der ICD-10 und des DSM-IV unterschiedliche Dialekte der gleichen Sprache darstellen (Saß et al. 1996). Trotz der auch von ihnen nicht unterschlagenen Divergenzen konstatieren sie, indem sie Thangavelu u. Martin (1995) zitieren, daß der „Entwicklungsgang beider Systeme und die Konzentration in Forschung, Klinik und Praxis auf die Operationalisierung von Diagnosen die Psychiater der ganzen Welt näher zusammengeführt hat, als sie es je vorher waren".

Konvergenz beider Systeme

Der Aufbau des DSM-IV entspricht weitgehend der ICD-10, abgesehen davon, daß die Störungen im Kleinkindalter, in der Kindheit oder Adoleszenz vorangestellt sind, dann gefolgt von dem Kapitel der organischen psychischen Störungen, das mit „Delir, Demenz, amnestische und andere kognitive Störungen" überschrieben ist. Diese Kapitelumbenennung erfolgte, da man davon ausgeht, daß auch zahlreiche andere psychische Störungen eine körperliche Ursache haben, so daß die Einengung körperlich begründbarer Störungen auf dieses eine Kapitel nicht berechtigt erscheine.

Aufbau

Erwähnt wurde schon der Unterschied bei der Diagnose der Schizophrenie: Im DSM-IV müssen Symptome der Störung bereits seit mindestens 6 Monaten beobachtbar gewesen sein gegenüber nur 1 Monat in der ICD-10. In der ICD-10 sind in den dissoziativen Störungen auch die Konversionsstörungen enthalten, im DSM-IV ist hier eine Trennung erfolgt. Die Eßstörungen sind in beiden Klassifikationen unterschiedlich definiert. Von diesen kleineren Unterschieden abgesehen, die sich allerdings in epidemiologischen Untersuchungen beträchtlich auswirken können, können 3 weitere Unterschiede herausgestellt werden: im Unterschied zur ICD-10 liegt das DSM-IV nur in einer Version vor, was die

Diagnose der Schizophrenie

Anwendung eindeutiger macht, da beispielsweise keine diagnostischen Unterschiede zwischen Leitlinien und Forschungskriterien zutage treten können. In manchen Fällen, beispielsweise für Allgemeinärzte, ist die Anwendung aber durch diese fehlende Abstufung auch schwieriger.

Multiaxialität

Auf die Unterschiede in der Multiaxialität wurde bereits hingewiesen: In der ICD-10 sind alle medizinischen Diagnosen in einer Achse zusammengefaßt. Die multiaxiale Klassifikation des DSM-IV enthält 5 Achsen: neben den psychischen Störungen in Achse I auch die Achse II der Persönlichkeitsstörungen und der geistigen Behinderung, als Achse III medizinische Krankheitsfaktoren, d.h. somatische Diagnosen, in der Achse IV die psychosozialen und umgebungsbedingten Probleme und schließlich in Achse V die globale Beurteilung des Funktionsniveaus (GAS). Bei Zusammenfassung der beiden ersten Achsen kommt man allerdings auf eine weitgehende Übereinstimmung mit den Achsen der ICD-10.

Kodierung

Die internationale Ausgabe des DSM-IV wie auch die deutsche Übersetzung orientiert sich an den Kodierungsnummern nach ICD-10. In den USA kann die bisherige Kodierung bis um das Jahr 2000 aus technisch-organisatorischen Gründen noch nicht aufgegeben werden; erst dann kann die ICD-10 als Ganzes, d.h. für alle medizinischen Disziplinen eingeführt werden. Die Unterschiede beziehen sich somit nur auf das Kapitel V (F), das im DSM-IV wesentlich umfangreicher ist mit zugehörigen sonstigen Befunden einschließlich Laborbefunden, Angaben zur Prävalenz, zum Verlauf, zur familiären Belastung und zur Differentialdiagnose, so daß das DSM-IV weniger den Charakter eines diagnostischen Manuals als vielmehr fast den eines Lehrbuchs bietet, in dem allerdings auf therapeutische Hinweise verzichtet wird.

8 Schlußbetrachtungen

8.1 Vorteile der internationalen Klassifikation

Welches sind nun die Vorteile der international eingeführten Klassifikation für die Psychiatrie? Mit der einheitlichen Diagnostik läßt sich international eine standardisierte und einheitliche Therapie verbinden, wie in den vergangenen Jahren durch eine Reihe von weltweiten Studien bewiesen wurde. Es sollten aber nicht nur multizentrische psychopharmakologische Studien durchgeführt werden, sondern auch psychotherapeutische Evaluationsstudien und Untersuchungen, in denen die Effektivität von soziotherapeutischen Maßnahmen gemessen wird. Inzwischen hat sich die Verwendung von standardisierten und strukturierten Interviews, die erlauben, nach ICD-10 oder DSM-IV zu diagnostizieren, weitgehend etabliert. Künftig werden wissenschaftliche Untersuchungen diese Art der Diagnostik wohl obligatorisch verwenden müssen.

Standardisierte Therapie

Vergleichende Psychiatrie

Die vergleichende Psychiatrie in unterschiedlichen Kulturen wird durch eine einheitliche Klassifikation so gefördert, daß epidemiologische Studien in verschiedenen Ländern und Kulturen mit identischen Instrumenten durchgeführt werden können und so erstmals für diese Länder und

Kulturen aussagekräftige, klinische oder epidemiologische Vergleiche möglich werden. Dabei liegt ein Vorteil der ICD-10 gegenüber der regional entstandenen US-Klassifikation in der besseren Berücksichtigung auch europäischer Bedürfnisse, v. a. aber auch solcher der dritten Welt. Von großem Interesse wäre es auch, zwischen verschiedenen Ländern und Regionen diagnosenbezogene Verwaltungsdaten auszutauschen.

8.2 Risiken und Nachteile

Den überwiegenden und offenbaren Vorteilen der internationalen operationalen Diagnostik stehen auch Risiken und Nachteile gegenüber (Jablensky 1991). Daß die psychiatrischen Störungen, die in der ICD-10 beschrieben sind, Konventionen sind und nicht naturwissenschaftlich fundierte Krankheitsentitäten, muß immer wieder im Bewußtsein der Diagnostiker verankert werden. Es werden sich also in den kommenden Jahrzehnten weiterhin Änderungen einstellen, so daß eine Flexibilität in der Definition der Störungen zu fordern ist. Bei hoher Reliabilität ist die Validität der meisten in der ICD-10 definierten Störungen bisher noch nicht ausreichend untersucht, so daß möglicherweise in Zukunft manche Störungen durch andere Merkmale definiert werden als bisher.

Flexibilität der Definitionen

Um dem Bedürfnis syndromatologisch aufzufassender Störungsentitäten zu genügen, besteht in der operationalen Diagnostik ein starker Zwang, kategoriale Einheiten zu definieren und mit entsprechenden Kriterien abzusichern. Beide aktuellen Diagnosenklassifikationen sind somit kategorial und haben bestenfalls in einigen Randbereichen wie bei den Persönlichkeitsstörungen dimensionale Anklänge. Die medizinisch somatischen kategorialen Systeme gehen letztlich von der Ätiologie aus, die bei der Mehrzahl psychischer Störungen nicht klar beschreibbar ist, was uns zwingt, bei sehr vielen Störungen mit Konventionen zu arbeiten, also Konstrukten, deren Konstanz über längere Zeiträume nicht gesichert ist. So wird auch klar, daß die Reliabilität der Störungen verhältnismäßig gut darzustellen ist, die Validität aber eine viel breitere Basis erfordert.

Störungen als Konstrukte

Nicht erhalten bleibt in Zukunft sicherlich die klinische Vielfalt verschiedener Schulen und lokaler diagnostischer Gebräuche. Auch wenn die WHO dazu stimuliert, eigene Traditionen zu pflegen, wird dieses im Zuge der Vereinheitlichung einer weltweiten Diagnostik auf lange Sicht ebensowenig gelingen wie die Erhaltung lokaler, ethnographischer Traditionen oder bestimmter Dialekte. Dennoch bleibt zu hoffen, daß die Sensitivität und Aufgeschlossenheit für lokale Kulturen nicht vollständig verlorengeht, so daß im Rahmen der begrenzten Möglichkeiten solche Traditionen auch als Ansatz für neue kreative Impulse im Bewußtsein bleiben.

Verlust der traditionell bedingten Vielfalt

Auch an die „sprachregelnde Wirkung" der Diagnostik muß gedacht werden. Man hat gegenwärtig Formulierungen gesucht, die für die Betroffenen keine Kränkung oder Beleidigung mehr darstellen, wie einst beispielsweise „asozialer Psychopath", jetzt „dissoziale Persönlichkeitsstörung" oder statt „sexueller Perversion" gegenwärtig „Störung der sexuellen Präferenz". Bei bestimmten Diagnosen besteht auch die Gefahr,

Sprachregelungen und Festschreibungen

daß Tatbestände, wie etwa Brandstiftung oder Kleptomanie, durch ihr Vorhandensein in der ICD-10 ihre Träger global zu psychiatrischen Patienten machen. Dadurch würde das, was in der ICD-10 als Konstrukt zu finden ist und was sich nur auf bestimmte Menschen beziehen sollte, einer gefährlichen Reifizierung zugeführt werden. Andere Tatbestände erscheinen nicht mehr direkt, wie die frühere Diagnose der Homosexualität, aufgrund der Überlegung, daß Homosexualität gesellschaftlich gleichberechtigt neben Heterosexualität stehen sollte; eine gewisse „Political-correctness-Wirkung" der Diagnostik muß somit auch beachtet werden.

Forschungspolitische Festlegung

Eine Gefahr operationaler, festgelegter diagnostischer Ordnungen besteht darin, daß neue, vielleicht inhaltlich sogar überzeugendere Systeme sich nicht entwickeln können, da die wissenschaftliche Publizistik nur noch die anerkannten Systeme zuläßt. Das gleiche gilt für Forschungsförderung, Stipendien usw.

Gesundheitspolitische Kontrollmechanismen

Die größte Gefahr, die allerdings von jeder kodifizierten Klassifikation ausgeht, ist die unbegrenzte Verwendung in unserem Sozial- und Krankenkassensystem. Hier können Kontrollmechanismen zuungunsten der Patienten einsetzen, so daß es zur Pflicht der behandelnden Psychiater wird, Nachteile von den Patienten abzuwenden. Beispielsweise könnte aufgrund der gestellten Diagnose die Länge der stationären Behandlung von seiten der Kassen vorgegeben werden; gegen dieses Vorgehen, das individuelle Umstände des Patienten und den jeweiligen Krankheitsverlauf nicht berücksichtigt, muß der Behandler entschieden Stellung beziehen. Im ökonomischen Bereich des Gesundheitssystems wie auch im forensischen besteht somit die Gefahr, daß unsere diagnostischen Konventionen, die ja auch eine Fehleinschätzung darstellen könnten, wie naturwissenschaftliche Fakten behandelt werden, denen gegenüber jede Kritik zu schweigen hat.

Globalisierung der Diagnosen

Eine weitere Gefahr liegt in der vereinfachten Anwendung der Diagnostik, die sich möglicherweise wie bisher mit einer typologischen Etikettierung begnügt und nur scheinbar kriterienorientiert vorgeht (Arolt u. Dilling 1994). So könnte bei der großen Zahl der in der ICD-10 angebotenen Diagnosen – allein 50 Möglichkeiten, Depression zu verschlüsseln – die Gefahr bestehen, daß anstelle früherer globaler „Krankheitsbilder" jetzt ebenfalls recht globale „Störungen" diagnostiziert werden und bei diesen Störungen nicht merkmalsbezogen differenziert wird, wie von der ICD-10 gefordert. Die Gefahr einer reduktionistischen Deformierung der Diagnostik muß also gesehen werden. Auf die mangelnde Wahrnehmung und Anwendung des Differenzierungspotentials der neuen Klassifikation weisen auch erste Ergebnisse einer von uns mit Unterstützung der WHO durchgeführten Umfrage zur Diagnosenhäufigkeit an psychiatrischen Kliniken und Polikliniken hin. Hier zeigt sich, daß nur wenige Diagnosen besonders häufig verwendet werden: so beziehen sich in der BRD 40% der Erstdiagnosen auf nur 3 Kategorien: Alkoholismus, Depression und Anpassungsstörung (Dilling et al. 1997).

Während also wissenschaftliche Arbeiten, in denen keine operationalen Diagnosensysteme verwendet werden, Gefahr laufen, von namhaften

Zeitschriften abgelehnt zu werden, und die Vergabe von Drittmitteln zunehmend mit der Benutzung operationaler Systeme verknüpft wird, scheint die klinische Praxis oft anders auszusehen. Die neuen diagnostischen Begriffe führen zwar unter bestimmten Gesichtspunkten zu einer Deskription von Auffälligkeiten der Patienten, bei der Planung und Durchführung der Therapien werden aber häufig andere Konzepte herangezogen. Daher ergibt sich für spezielle Bereiche, z.B. bei den psychogenen Störungen, aber auch für besondere Arten der Anwendung, die Notwendigkeit weiter zu differenzieren und zusätzliche diagnostische Module aufzubauen.

Divergenzen zwischen Deskription und Therapie

So ist trotz internationaler Einführung der ICD-10 die operationale Diagnostik noch weit von einer allgemeinen Akzeptanz, insbesondere im ambulanten Bereich, entfernt. Es gibt mannigfache Schwierigkeiten, die z.T. im praktischen Bereich, wie der Einführung neuer Software, liegen, zum Teil aber auch in tieferliegenden Widerständen. Viele Nervenärzte und Psychiater erleben das Gefühl der Auflösung übernommener, tief verankerter diagnostischer Denkstrukturen wie das triadische System, zusätzlich einen eigenen Mangel an Detailwissen aktueller Diagnostik aber auch das Festgelegtwerden auf einen neuen, möglicherweise von außen kontrollierbaren Kode (Arolt 1994). Folgerung daraus müßte sein, daß nicht nur gelegentliche Einführungsvorträge in die neue Diagnostik erforderlich sind, sondern systematisches Training in Einführungs- und Fortgeschrittenenseminaren und gemeinsame Kasuistiken, um einen einheitlichen und hohen Standard der Diagnostik zu erreichen. Hier sollten alle modernen Methoden der Informationsübermittlung und der Medien einbezogen sein. Entscheidend für die Akzeptanz wird sein, ob operationale Diagnostik die Therapieindikationen und damit auch die Prognosen verbessert. Hiervon ist die ICD-10 in vielen Abschnitten, so z.B. bei den affektiven Störungen, noch ein gutes Stück entfernt.

Akzeptanz

8.3 Zukünftige Entwicklung

Im Bereich der internationalen Klassifikation der psychischen Störungen wie auch in der nordamerikanischen Entwicklung hat sich neben einer neuen globalen Sicht eine große Anzahl von speziellen Bereichen, von diagnostischen Instrumenten, wie auch von nationalen und internationalen Subklassifikationen und Versionen gebildet. Eine umfangreiche deskriptive Diagnostik hat sich etabliert, die traditionelle Modelle in Psychiatrie und Psychotherapie, wie z.B. Endogenität oder das Neurosenkonzept, nicht mehr berücksichtigt.

Die Erstellung der Achsen „Krankheitserleben und Behandlungsvoraussetzungen", „Beziehung", „Konflikt" und „Struktur" durch den Arbeitskreis operationalisierte psychodynamische Diagnostik (OPD) zeigt, daß der Einfluß operationaler Diagnostik der beiden großen Klassifikationssysteme, auch wenn inhaltlich nicht immer Übereinstimmung besteht, sich auch auf Bereiche ausweitet, die ursprünglich einer exakten Diagnostik fernstanden. Immerhin stellt Hoffmann fest: „Es ging um die Reduzierung psychoanalytischer Beliebigkeit in der Diagnostik und die Festlegung akzeptierter und kommunizierbarer Standards" (Arbeitskreis 1996).

Erweiterung auf neue Anwendungsbereiche

Das eben genannte Beispiel ist als ein Weg zu betrachten, wie sich in Anlehnung und Weiterführung der WHO-Klassifikation Zukunftsperspektiven öffnen können. Weitere Beispiele wären eine verhaltenstherapeutische Klassifikation neurotischer Störungen oder die gegenwärtig erfolgende Neuerarbeitung der ICIDH, der internationalen Klassifikation von Schädigungen, Fähigkeitsstörungen und Beeinträchtigungen.

So wird im Kontext des Kapitels V der ICD-10 eine Reihe von detaillierten speziellen Klassifikationen entstehen, in denen zum einen besondere Störungsbereiche genauer betrachtet werden, zum anderen die bisherige Multiaxialität weiter aufgefächert wird. Beispielsweise könnte anstelle der unbefriedigenden Achse III der ICD-10 eine umfassendere psychosoziale Diagnostik entworfen werden.

Zusammenführung von ICD-10 und DSM-IV

Zu wünschen ist, daß die beiden großen Klassifikationen, die gegenwärtig die wissenschaftliche Diagnostik in der Psychiatrie darstellen und von denen die ICD-10 zukünftig sicherlich die Routinestatistik beherrschen wird, eines Tages in eine gemeinsame Klassifikation mit einer Anzahl verschiedener Versionen übergehen. Eine Duplizität von Praxis in ICD-10 gegenüber Wissenschaft in DSM-IV wäre für beide Seiten nachteilig.

Eine besonders wichtige Version wird sich auf psychische Störungen in der Allgemeinpraxis beziehen, deren Diagnostik sich von der des Facharztes unterscheiden muß. Stand zunächst die schwere psychische Störung, die von Spezialisten zu versorgen war, im Mittelpunkt des Interesses, so hat sich die Notwendigkeit einer zureichenden Versorgung psychischer Störungen inzwischen bis weit in die nichtpsychiatrische Praxis ausgebreitet. Hier befriedigende diagnostische Hilfen anzubieten, sollte ein gemeinsames Anliegen beider Klassifikationen sein.

Bedeutung der Individualität des Patienten

Schließlich, trotz Beachtung aller Regeln wird es auch in Anwendung der operationalen Diagnostik Fälle geben, die nicht „aufgehen". Hier muß der Diagnostiker nach wie vor individuell beurteilen, trotz offizieller Diagnose!

Wenn sich somit Diagnostik auch weit entfernt hat von der intuitiven typologischen Sicht der Krankheit oder des Kranken, sollte trotzdem beim Arzt der Blick auf das Ganze des Krankseins und die Individualität des Patienten nicht verlorengehen. Da Ätiologie, Diagnose und Therapie in einem Bezug zueinander stehen sollten, wird trotz der gegenwärtigen Tendenz zur Deskription möglicherweise eines Tages die Nosologie wieder stärker in den Vordergrund treten.

Präzisierung kleinerer Krankheitsentitäten

Bei der Klärung ätiologischer Aspekte psychotischer Störungen könnten die künftigen Jahre Fortschritte bringen, besonders wenn man kleinere Krankheitsentitäten zu präzisieren versucht, die möglichst substratnahe anzusiedeln sind. Hierunter könnten bipolare affektive Störungen fallen, saisonale Depressionen, aber auch einzelne Typen schizophrener Erkrankungen, wie beispielsweise die periodische Katatonie nach Kleist und Leonhard mit hoher erblicher Belastung (Leonhard 1986). So sollte bei psychotischen und nichtpsychotischen Störungen die Weiterentwicklung

des Krankheitsbegriffes und die Überwindung der gegenwärtig propa-
gierten atheoretischen Diagnostik als Herausforderung der Zukunft angesehen werden.

Nach Norman Sartorius (1988) ist die Klassifikation ein Weg, eine Möglichkeit, die Welt zu sehen. Wir leben in einer sich immer schneller wandelnden Welt, was uns zu der Prognose verhilft, daß mit großer Wahrscheinlichkeit im kommenden Jahrhundert sich auch Diagnostik und
Klassifikation rascher wandeln werden als in den vergangenen 100 Jahren. Die Sicht der Welt und der Psychiatrie mit den Augen des Diagno-
stikers wird also eine Fülle von Überraschungen bringen.

9 Literatur

Andrews G, Dilling H, Üstün T, Briscoe M (1994) Computers in mental health, vol 1. WHO, Geneva; Churchill Livingstone, Edinburgh

APA (1968) Diagnostic and statistical manual of mental disorders, 2nd edn (DSM-II). APA, Washington DC

APA (1980) Diagnostic and statistical manual of mental disorders, 3rd edn (DSM-III). APA, Washington DC

APA (1987) Diagnostic and statistical manual of mental disorders, 3rd rev edn (DSM-III-R). APA, Washington DC

APA (1994) Diagnostic and statistical manual of mental disorders, 4th edn (DSM-IV). APA, Washington DC

Arbeitskreis OPD (Hrsg) (1996) Operationalisierte Psychodynamische Diagnostik - OPD. Huber, Bern Göttingen Toronto

Arolt V (1994) Die Einführung kriterienorientierter Klassifikationen: Probleme und Risiken in der Praxis. Krankenhauspsychiatrie 5:21–24

Arolt V, Dilling H (1994) Confounding diagnostic systems: a major risk in the use of criteria-based manuals. Psychopathology 27:58–63

Baillarger J (1854) De la folie à double forme. Ann Med Psychol 6:369–384

Bleuler E (1911) Dementia praecox oder Gruppe der Schizophrenien. Deuticke, Leipzig

Bronisch T, Hiller W, Mombour W, Zaudig M (1995) IDCL-P Internationale Diagnosen Checkliste für Persönlichkeitsstörungen nach ICD-10. Huber, Bern Göttingen Toronto

Cullen W (1772) Synopsis nosologiae methodicae, 2 Bde. Edinburgh

Degkwitz R, Helmchen H, Meyer JE, Mombour W (1971) Diagnosenschlüssel und Glossar psychiatrischer Krankheiten. Deutsche Übersetzung der ICD, 8. Revision. Springer, Berlin Heidelberg New York

Degkwitz R, Helmchen H, Kockott G, Mombour W (1980) Diagnosenschlüssel und Glossar psychiatrischer Krankheiten. Deutsche Übersetzung der ICD, 9. Revision. Springer, Berlin Heidelberg New York

Dilling H (1994) Diagnostische Modelle in der Psychiatrie. In: Janssen PL, Schneider W (Hrsg) Diagnostik in Psychotherapie und Psychosomatik. Fischer, Stuttgart Jena New York, S 7–15

Dilling H, Dittmann V (1990) Die psychiatrische Diagnostik nach der 10. Revision der Internationalen Klassifikation der Krankheiten (ICD-10). Nervenarzt 61:259–270

Dilling H, Siebel U (1995) Kommentierung der ICIDH aus psychiatrisch-rehabilitativer Sicht. In: Matthesius RG, Jochheim KA, Barolin GS, Heinz C (eds) International classification of impairments, disabilities and handicaps (ICIDH). Ullstein, Berlin Wiesbaden, pp 143–152

Dilling H, Dittmann V, Freyberger HJ (eds) (1990) ICD-10 Field trial in German-speaking countries. Pharmacopsychiatry 23(Suppl IV):135–216

Dilling H, Mombour W, Schmidt MH (Hrsg) (1991) Weltgesundheitsorganisation. Internationale Klassifikation psychischer Störungen. ICD-10, Kapitel V (F): Klinisch-diagnostische Leitlinien. Huber, Bern Göttingen Toronto

Dilling H, Mombour W, Schmidt MH (Hrsg) (1993) Weltgesundheitsorganisation. Internationale Klassifikation psychischer Störungen. ICD-10, Kapitel V (F): Klinisch-diagnostische Leitlinien, 2. Aufl. Huber, Bern Göttingen Toronto Seattle

Dilling H, Mombour W, Schmidt MH (Hrsg) (1994a) Weltgesundheitsorganisation. Internationale Klassifikation psychischer Störungen. ICD-10, Kapitel V (F): Forschungskriterien. Huber, Bern Göttingen Toronto Seattle

Dilling H, Schulte-Markwort E, Freyberger HJ (Hrsg) (1994b) Von der ICD-9 zur ICD-10. Huber, Bern Göttingen Toronto Seattle

Dilling H, Freyberger HJ, Kanitz RD, Mußgbrodt H (Hrsg) (1998) Weltgesundheitsorganisation. Internationale Klassifikation psychischer Störungen. ICD-10, Kapitel V (F): Didaktische Folien. Huber, Bern Göttingen Toronto Seattle

DIMDI (Deutsches Institut für medizinische Dokumentation und Information) (Hrsg) (1995/96) ICD-10 Internationale Klassifikation der Krankheiten und verwandter Gesundheitsprobleme, 10. Revision. Deutscher Ärzteverlag, Köln (Bd I: Systematisches Verzeichnis, Bd II: Regelwerk, Bd III: Alphabetisches Verzeichnis)

Dittmann V, Dilling H, Freyberger HJ (Hrsg) (1992) Psychiatrische Diagnostik nach ICD-10 – Klinische Erfahrungen bei der Anwendung. Ergebnisse der ICD-10-Merkmalslistenstudie. Huber, Bern Göttingen Toronto

Esquirol E (1838) Des maladies mentales considérées sous les rapports médical, hygiénique et médico-légal. Baillière, Paris

Eschenburg BG (1855) Die Irrenstatistik des lübeckischen Staates. Neue Lübeckische Blätter 21:329–331

Essen-Möller E (1973) Standard list for threefold classification of mental disorders. Acta Scand Psychiatr 49:198–212

Falret JP (1854) De la folie circulaire. Bull Acad Med 19:382–395

Feighner J, Robins E, Guze S et al. (1972) Diagnostic criteria for use in psychiatric research. Arch Gen Psychiatry 26:57

Freyberger HJ, Dilling H (Hrsg) (1993) Fallbuch Psychiatrie. Kasuistiken zum Kapitel V (F) der ICD-10. Huber, Bern Göttingen Toronto Seattle

Freyberger HJ, Schulte-Markwort E, Dilling H (1993a) Referenztabellen der WHO zum Kapitel V (F) der 10. Revision der Internationalen Klassifikation der Krankheiten (ICD-10): ICD-9 vs. ICD-10. Fortschr Neurol Psychiatr 61:109–127

Freyberger HJ, Schulte-Markwort E, Dilling H (1993b) Referenztabellen der WHO zum Kapitel V (F) der 10. Revision der Internationalen Klassifikation der Krankheiten (ICD-10): ICD-10 vs. ICD-9. Fortschr Neurol Psychiatr 61:128–143

Freyberger HJ, Dilling H, Stieglitz RD (1996) ICD-10 Field trial of the diagnostic criteria for research in German-speaking countries. Psychopathology 5:258–314

Fujinawa A (1994) Japanese experiences in psychiatric diagnosis. Overview of Japanese experience in diagnostic classification: past and present classification of mental disorders in Japan. In: Mezich JE, Honda Y, Kastrup MC (eds) Psychiatric diagnosis. Springer, Berlin Heidelberg New York Tokio, pp 81–83

Griesinger W (1845) Die Pathologie und Therapie der psychischen Krankheiten für Aerzte und Studirende. Verlag von Adolph Krabbe, Stuttgart

Hanada K (1994) Japanese experiences in psychiatric diagnosis. The new classification of mood disorders in Japan. In: Mezzich JE, Honda Y, Kastrup MC (eds) Psychiatric diagnosis. Springer, Berlin Heidelberg New York Tokio, pp 93–95

Hecker E (1871) Die Hebephrenie. Virchows Arch 52:394–429

Heinroth J (1818) Lehrbuch der Störungen des Seelenlebens. Vogel, Leipzig

Helmchen H, Hippius H, Meyer JE (1966) Ein neues psychiatrisches Diagnosenschema. Nervenarzt 37:115–118

Hiller W, Zaudig M, Mombour W, WHO (1995) ICD-10 Checklisten. Huber, Bern Göttingen Toronto Seattle

Hoche AE (1912) Die Bedeutung der Symptomkomplexe in der Psychiatrie. Z Ges Neurol Psychiatr 12:540–551

Jablensky A (1988) Methodological issues in psychiatric classification. Br J Psychiatry 152:15–20

Jablensky A (1991) Diagnostic criteria in psychiatry: a straitjacket or a prop? Eur Psychiatry 6:323–329

Janca A, Üstün T, Early T, Sartorius N (1993) The ICD-10 symptom checklist: a companion to the ICD-10 classification of mental and behavioural disorders. Soc Psychiatry 28:239–242

Janca A, Kastrup M, Katschnig H, López-Ibor JJ, Mezzich JE, Sartorius (1996) The World Health Organization Short Disability Assessment Schedule (WHO DAS-S): a tool for the assessment of difficulties in selected areas of functioning of patients with mental disorders. Soc Psychiatry 31:349–354

Kahlbaum K (1863) Die Gruppierung der psychischen Krankheiten. Kafemann, Danzig

Kant I (1983, [1]1768) Versuch über die Krankheiten des Kopfes. In: Vorkritische Schriften bis 1768. Zweiter Teil. Wissenschaftliche Buchgesellschaft, Darmstadt

Kendell RE (1978) Die Diagnose in der Psychiatrie. Enke, Stuttgart

Kendell RE (1990) A brief history of psychiatric classification in Britain. In: Sartorius N, Jablensky A, Regier DA, Burke JD, Hirschfeld RMA (eds) Sources and traditions of classification in psychiatry. Huber, Bern Göttingen Toronto, pp 129–151

Kendler KS (1990) Toward a scientific psychiatric nosology. Arch Gen Psychiatry 47:969–973

Kessler C, Freyberger HJ (Hrsg) (1996) Weltgesundheitsorganisation. Internationale Klassifikation neurologischer Erkrankungen. Huber, Bern Göttingen Toronto

Kleinschmidt S, Müßigbrodt H, Schürmann A, Freyberger HJ, Dilling H (1995) Psychiatrische Diagnostik in der Allgemeinpraxis. Fortschr Neurol Psychiat 63:227–231

Klerman GL (1990) The contemporary American scene: diagnosis and classification of mental disorders, alcoholism and drug abuse. In: Sartorius N, Jablensky A, Regier DA, Burke JD, Hirschfeld RMA (eds) Sources and traditions of classification in in psychiatry. Huber, Bern Göttingen Toronto, pp 93–138

Kraepelin E (1896) Lehrbuch der Psychiatrie, 5. Aufl. Barth, Leipzig

Kramer M (1988) Historical roots and structural basis of the International Classification of Diseases. In: Mezzich JE, Cranach M von (eds) International Classification in Psychiatry. Cambridge Univ Press, Cambridge, pp 3–29

Kretschmer E (1919) Gedanken über die Fortentwicklung der psychiatrischen Systematik. Z Neurol 48:370–377

Leonhard K (1986) Aufteilung der endogenen Psychosen und ihre differenzierte Ätiologie. Akademie-Verlag, Berlin

Linné C von (1742) Genera morborum in auditorium usum. Buchenroeder & Ritter, Hamburg Güstrow

Loranger AW (1996) Weltgesundheitsorganisation. International personality disorder examination. IPDE. ICD-10 Modul. Huber, Bern Göttingen Toronto Seattle

Loranger AW, Sartorius N, Andreoli A et al. (1994) The international personality disorder examination. Arch Gen Psychiatry 51:215–224

Magnan V, Serieux P (1893) Le délire chronique à évolution systématique. Gauthier Villars/Georges Masson, Paris

Maier W, Philipp M (1988) Die empirische Erforschung der Klassifikation psychischer Störungen. Nervenarzt 59:449–445

Maier W, Philipp M (1990) Die Mainzer Verlaufsstudie zur Validierung von ICD-10. In: Lungershausen E, Kaschka WP, Witkowski, RJ (Hrsg) Affektive Psychosen. Schattauer, Stuttgart New York, S 497–501

Malchow CP, Kanitz RD, Dilling H (Hrsg) (1995) ICD-10-Computer-Tutorial: Psychische Störungen. Huber, Bern Göttingen Toronto Seattle

Matthesius RG (1995) Internationale Klassifikation der Schädigungen, Fähigkeitsstörungen und Beeinträchtigungen (ICIDH). Ullstein, Berlin Wiesbaden

Meyer JE (1961) Diagnostische Einteilungen und Diagnosenschemata in der Psychiatrie. In: Psychiatrie der Gegenwart, Bd III. Springer, Berlin Heidelberg. S 131–180

Mezzich JE (1988) On developing a psychiatric multiaxial schema for ICD-10. Br J Psychiatry 152:38–43

Mezzich JE, Cranach M von (eds) (1988) International classification in psychiatry. Cambridge Univ Press, Cambridge New York New Rochelle Melbourne Sydney

Michels R, Siebel U, Freyberger HJ, Stieglitz RD, Schaub RT, Dilling H (1996) The multiaxial system of ICD-10: evaluation of a preliminary draft in a multicentric field trial. Psychopathology 29:347–356

Mombour W (1975) Klassifikation, Patientenstatistik, Register. Psychiatrie der Gegenwart, Bd III. Springer, Berlin Heidelberg New York

Morel BA (1853) Traité des maladies mentales. Masson, Paris

Müßigbrodt H, Kleinschmidt S, Schürmann A, Freyberger HJ, Dilling H (1996) Psychische Störungen in der Praxis. Huber, Bern Göttingen Toronto

Pinel P (1809) Traité médico-philosophique sur l'aliénation mentale. Brosson, Paris

Pull CB, Pull MC, Pichot P (1988) The French approach to psychiatric classification. In: Mezzich JE, Cranach M von (eds) International classification in psychiatry. Cambridge Univ Press, Cambridge, pp 37–47

Remschmidt H, Schmidt MH (Hrsg) (1996) Multiaxiales Klassifikationsschema für psychische Störungen des Kindes- und Jugendalters nach ICD-10 der WHO. Huber, Bern Göttingen Toronto Seattle

Research Report (1983) Diagnosis and classification of mental disorders and alcohol- and drug-related problems: a research agenda for the 1980s. Psychol Med 13:907–921

Rutter M, Shaffer D, Sturge C (1975) A multi-axial classification of child psychiatric disorders. WHO, Geneva

Sartorius N (1988) International Perspectives of Psychiatric Classification. Br J Psychiatry 152:9–14

Sartorius N (1995) Understanding the ICD-10 classification of mental disorders. Science Press, London

Sartorius N, Jablensky A, Regier DA, Burke JE, Hirschfeld RMA (eds) (1990) Sources and traditions of classification in psychiatry. Huber, Bern Göttingen Toronto

Sartorius N, Kaelber CT, Cooper JE et al. (1993) Progress toward achieving a common language in psychiatry. Results from the field trial of the clinical guidelines accompanying the WHO classification of mental and behavioural disorders in ICD-10. Arch Gen Psychiatry 50:115-124

Sartorius N, Üstün TB, Korten A, Cooper JE, Drimmelen J von (1995) Progress toward achieving a common language in psychiatry, II: results from the international field trials of the ICD-10 diagnostic criteria for research for mental and behavioural disorders. Am J Psychiatry 152:1427-1437

Saß H (1987) Die Krise der psychiatrischen Diagnostik. Fortschr Neurol Psychiatr 55:255-258

Saß H, Wittchen HU, Zaudig M (1996) Diagnostisches und Statistisches Manual Psychischer Störungen DSM-IV. Hogrefe, Bern Göttingen Toronto Seattle

Serieux P, Magnan V (1893) Le délire chronique à évolution systématique. Gauthier Villars/Georges Masson, Paris

Sjöbring H (1919) Mental constitution and mental illness. Svenska Läkare Sällskap 45:462-493

Snell L (1865) Über Monomanie als primäre Form der Seelenstörung. Allg Z Psychiatr 22:368-381

Spitzer RL, Endicott J, Robins E (1975) Research diagnostic criteria (RDC) for a selected group of functional disorders. New York State Department of Mental Hygiene, Biometrics Branch

Strömgren E (1988) Scandinavian approaches to psychiatric diagnosis. In: Mezzich JE, Cranach M von (eds) International classification in psychiatry. Cambridge Univ Press, Cambridge

Strömgren E (1989) Aktuelle Probleme der psychiatrischen Klassifikation. In: Kisker KP, Lauter H, Meyer JE, Müller C, Strömgren (Hrsg) Psychiatrie der Gegenwart, Bd 9. Springer, Berlin Heidelberg New York Tokio, S 47-84

Strömgren E (1994) Scandinavian contributions to psychiatric nosology. In: Mezzich JE, Honda Y, Kastrup MC (eds) Psychiatric

diagnosis. Springer, Berlin Heidelberg New York Tokio, pp 48-54

Thangavelu R, Martin RL (1995) ICD-10 and DSM IV: Depiction of the diagnostic elephant. World Psychiatry 3:3-11

Üstün TB, Bertelsen A, Dilling H, van Drimmelen J, Pull C, Okasha A, Sartorius N (1996) ICD-10 Casebook. The many faces of mental disorders. American Psychiatric Press, Washington DC

Weltgesundheitsorganisation (1994) SCAN - Schedules for clinical assessment in neuropsychiatry (deutsche Ausgabe). Huber, Bern Göttingen Toronto

Wig NN (1990) The Third-World perspective on psychiatric diagnosis and classification. In: Sartorius N, Jablensky A, Regier DA, Burke JD, Hirschfeld RMA (eds) Sources and traditions of classification in psychiatry. Huber, Bern Göttingen Toronto

Wilmanns K (1930) Entwurf einer für die Reichsstatistik bestimmten Diagnosentabelle für die Geisteskrankheiten. Allg Z Psychiat 93:223-234

Wimmer A (1916) Psykogene sindssygdomsformer. In: Sct. Hans Mental Hospital 1816-1916, Jubilee Publication. Gad, Copenhagen, pp 85-216

Wing JK, Cooper JE, Sartorius N (1974) Present state examination. Cambridge Univ Press, Cambridge

Wittchen HU (1994) Klassifikation. In: Stieglitz R, Baumann U (Hrsg) Psychodiagnostik psychischer Störungen. Enke, Stuttgart, S 47-60

Wittchen HU, Semler G (Hrsg) (1991) Composite International Diagnostic Interview. Beltz, Weinheim

Wittchen HU, Saß H, Zaudig M, Koehler K (1989) Diagnostisches und Statistisches Manual Psychischer Störungen DSM-III-R (deutsche Bearbeitung). Beltz, Weinheim Basel

WHO (1948) Manual of the international statistical classification of diseases, injuries and causes of death (ICD-6). Bulletin of the World Health Organisation. WHO, Geneva

WHO (1967) Glossary of mental disorders and guide to their classification, for use in conjunction with the International Classification of Diseases, 8th revision. WHO, Geneva

WHO (1978) Mental disorders: glossary and guide to their classification, for use in conjunction with

the Ninth Revision of the International Classification of Diseases. WHO, Geneva

WHO (1980) International classification of impairments, disabilities and handicaps. WHO, Geneva

WHO (1981) Current state of diagnosis and classification in the mental health field. WHO, Geneva

WHO (1985) Lexicon of psychiatric and mental health terms, vol 1. WHO, Geneva

WHO (1992a) International statistical classification of diseases and related health problems, 10th revision. WHO, Geneva

WHO (1992b) The ICD-10 classification of mental and behavioural disorders - Clinical descriptions and diagnostic guidelines. WHO, Geneva

WHO (1993a) The ICD-10 classification of mental and behavioural disorders - Diagnostic criteria for research. WHO, Geneva

WHO (1993b) Composite International Diagnostic Interview (CIDI). American Psychiatric Press, Washington DC

WHO (1994a) Lexicon of psychiatric and mental health terms, 2nd edn. WHO, Geneva

WHO (1994b) Lexicon of alcohol and drug terms. WHO, Geneva

WHO (1994c) Division of mental health. The ICD-10 symptom checklist. Version 2.0. WHO, Geneva (prepared by: Janca A, Üstün T, van Drimmelen-Krabbe J, Dittmann V, Isaac M)

WHO (1994d) Schedules for Clinical Assessment in Neuropsychiatry (SCAN) Version 2.0. American Psychiatric Press, Washington DC

WHO (1996) Diagnostic and management guidelines for mental disorders in primary care. ICD-10, chapter V, primary care version. Huber, Bern Göttingen Toronto Seattle

Yu-cun S, Changhui C (1988) Principles of the Chinese Classification of Mental Disorders (CCMD) In: Mezzich JE, Cranach M von (eds) International Classification in Psychiatry. Cambridge Univ Press, Cambridge

Zaudig M, Hiller W (1996) SIDAM. Strukturiertes Interview für die Diagnose einer Demenz vom Alzheimer-Typ, der Multiinfarkt- (oder vaskulären) Demenz und Demenzen anderer Ätiologie nach DSM-III-R, DSM-IV und ICD-10. Huber, Bern Göttingen Toronto

KAPITEL 3

Ähnlichkeiten und Unterschiede zwischen ICD-10 und DSM-IV

J. VAN DRIMMELEN-KRABBE, A. BERTELSEN und CH. PULL

... ein Diagnosenschema ... hat daher nur einen stets vorläufigen Ordnungswert. Sie [eine solche Einteilung] ist eine Fiktion, die ihre Aufgabe erfüllt, wenn sie die zur Zeit relativ richtigste ist.
JASPERS (1973, S. 507; [1]1913)

Übersetzung: H. Dilling, D. Folkerts und W. Lange

1 Hintergrund und Entwicklung

Notwendigkeit einer gemeinsamen Klassifikation

Nach dem Zweiten Weltkrieg wurde mit dem Wiederaufleben der internationalen Kommunikation in der psychiatrischen Forschung die Notwendigkeit einer gemeinsamen Klassifikation ersichtlich (Stengel 1959). Ein Ziel in der Abteilung für Seelische Gesundheit der Weltgesundheitsorganisation (WHO) war die Entwicklung einer solchen Klassifikation, und ein Expertenkomitee bereitete das Kapitel über die Psychiatrie für die 8. überarbeitete Auflage der ICD (WHO 1965) vor.

ICD-8

Glossar psychischer Störungen

Ein paar Jahre später erschien ein Glossar der psychischen Störungen und ein Leitfaden für deren Klassifikation (WHO 1974). Das Glossar enthielt die prototypischen Beschreibungen der diagnostischen Hauptkategorien und Krankheitsbezeichnungen, die einzuschließen waren. Die Kategorien wurden in einem kontinuierlichen numerischen System von 0–999 kodiert und aufgelistet, mit der Möglichkeit, eine 4. Stelle mit jeweils 10 Unterkategorien zu verwenden. Für die Hauptkategorien psychischer Störungen wurden die Nummern 290–315 zugeteilt. Die ICD-8 wurde in mehreren Ländern anstelle einer nationalen Klassifikation verwendet, die weltweite Anwendung hielt sich jedoch sehr in Grenzen.

ICD-9

Bereits 1975 erschien die nächste Überarbeitung, die ICD-9 (WHO 1975), gefolgt von einem Glossar, welches im Jahr 1978 erschien (WHO 1978). Das Kapitel Psychiatrie wurde innerhalb derselben Kodenummern 290–315 um einige Unterkategorien erweitert, hauptsächlich bezogen auf psychische Störungen im Kindesalter. Ansonsten waren die Veränderungen bei den Diagnosenkategorien und Beschreibungen im Glossar nur geringfügig (Kramer et al. 1979). Die ICD-9 erreichte eine weitere Verbreitung als die ICD-8, in einigen Ländern aber wurde die ICD-8 weiterhin gebraucht, da man die Kosten und Unannehmlichkeiten der Umstellung durch die kleinen Veränderungen für nicht zu rechtfertigen hielt.

Mangelnde internationale Vergleichbarkeit

Ende der 60er und Anfang der 70er Jahre wies die US-UK-Diagnosenstudie unter Verwendung des *Present State Examination (PSE)* mit vergleichbarer Aufzeichnung der Psychopathologie (Cooper et al. 1968) die mangelnde Vergleichbarkeit der Anwendung der psychiatrischen Klassifikation in den beiden Ländern auf. Daraufhin wurden präzisere und reliablere diagnostische Kriterien für Forschungszwecke entworfen. (Feighner 1972, Research Diagnostic Criteria 1975). Diese fanden internationale Anerkennung und führten in den USA zu einer größeren Revision der nationalen psychiatrischen Klassifikation, des „Diagnostischen und statistischen Manuals, III. Auflage" (DSM-III 1980).

DSM-III

Die Überarbeitung war radikal mit einem Wechsel von mehr oder weniger ätiologisch definierten breitgefaßten Kategorien (APA 1968) zu rein deskriptiven, nichtätiologischen, kriterienbasierten diagnostischen Kategorien aufgrund empirischer Beobachtungen, die in der Klinik und in der Forschung verwendet werden sollten. Trotz einiger Mängel, die z. T. in der Revision von 1987 korrigiert wurden (DSM-III-R 1987), wurde die DSM-III-Klassifikation zum großen Erfolg und fand auch außerhalb der Vereinigten Staaten hauptsächlich in der Forschung Verwendung. Sie wurde aber auch in einigen Ländern benutzt, um den Inhalt der ICD-9-

Kategorien zu definieren, die mit den DSM-III-Kategorien verbunden waren. Das DSM-III-System schien einen weltweiten Bedarf an vergleichbarer Diagnostik und gemeinsamer Klassifikation zu decken. So wurde sowohl die psychiatrische Forschung als auch die Praxis verbessert und auf diese Weise das Selbstverständnis und das Ansehen der Psychiatrie als medizinische Disziplin gestärkt.

2 Prinzipien der ICD-10-Revision der WHO

Das DSM-III hatte auch einen großen Einfluß auf den Revisionsprozeß der ICD-10, der Anfang der 80er Jahre begann. Dieser entstand unter Koordination der WHO in einer komplexen Zusammenarbeit von Experten, nationalen Fachgesellschaften für Psychiatrie und dem Weltverband für Psychiatrie (Sartorius 1991, 1993). Hauptziel war die Entwicklung einer größeren Revision und damit einer weltweit gemeinsamen Sprache im Bereich der psychiatrischen Klassifikation. Die Revision mußte deshalb nach gewissen Grundprinzipien erfolgen (Sartorius 1988, 1995; Jablensky 1988; Cooper 1988). Sie sollte umfassend sein und die meisten Kategorien aus den verschiedenen nationalen Klassifikationen beinhalten, besonders auch Kategorien aus den Entwicklungsländern, die in den vorherigen Klassifikationen nur schwer einzuordnen gewesen waren.

Entwicklung einer gemeinsamen Sprache bei der psychiatrischen Klassifikation

Der Titel wurde erweitert, so daß nicht nur psychische Störungen, sondern auch Verhaltensstörungen eingeschlossen waren. Die Anzahl der Kategorien und Unterkategorien wurde von etwa 300 auf über 1000 erhöht. Die Erweiterung wurde durch die Verwandlung des Kodes vom numerischen zum alphanumerischen System mit einem Buchstaben vor 2 Ziffern auf der 3stelligen Ebene (A00–Z99) erleichtert. Weitere Unterteilungen wurden durch ein numerisches dezimales Angebot auf der 4. und 5. Stelle ermöglicht (WHO 1992a). Das Kapitel V der ICD-10, gekennzeichnet mit dem Buchstaben F, enthält die „Psychischen und Verhaltensstörungen". Dem Buchstaben F folgen 2 Ziffern: F00–F99 für die Hauptkategorien auf der 3. Ebene mit weiteren Dezimalen für die Unterkategorien: Fxx.xx; insgesamt wären $10^4 = 10000$ Unterkategorien auf der 5. Ebene mittels 5 Stellen zu bezeichnen. Das System ermöglicht Veränderungen oder Erweiterungen im großen Rahmen durch zukünftige Revisionen mit lediglich minimalen Anpassungen der Computerprogramme.

Erweiterung der Kategorien

Der wertneutrale Begriff „Störung" wurde in der ganzen Klassifikation anstelle von Begriffen wie „Erkrankung", „Krankheit" oder „Abnormalität" verwendet, um die Probleme zu umgehen, die mit der Anwendung solcher Begriffe verbunden wären. Um als psychische Störung klassifiziert zu werden, muß eine Störung klinisch eindeutig hervortreten, sie muß durch erkennbare Symptome oder ein bestimmtes Verhaltensmuster definiert werden, die mit persönlichem Leiden oder Einschränkung von Alltagsfunktionen einhergehen, wobei aber ausdrücklich vermieden wird, soziale Faktoren oder Konflikte als Kriterien einzubeziehen.

Begriffsänderungen

In einer sinnvollen Klassifikation müssen diagnostische Kategorien sich ohne wesentliches Überlappen oder Uneindeutigkeit gegenseitig ausschließen. Folglich müssen die Kategorien durch operationalisierte Kriterien klar und präzise gegeneinander abgegrenzt werden. Diese Kriterien wurden von der WHO-Abteilung für Seelische Gesundheit in zwei wichtigen Veröffentlichungen dargestellt. In den „Klinischen Beschreibungen und diagnostischen Leitlinien" wurden die Kriterien als Richtlinien für die flexible Verwendung in der klinischen Praxis dargestellt (WHO 1992 b), während die „Diagnostischen Kriterien für die Forschung" ähnlich dem DSM-III System aufgebaut waren (WHO 1993). Die Leitlinien und die Forschungskriterien waren mit Ausnahme weniger Kategorien, bei denen die Kriterien zu Forschungszwecken präziser definiert werden mußten, fast identisch, so daß die Kategorien sich gegenseitig ausschließen. In der ICD-10 finden sich aus diesem Grunde auch weder Grenzgebiete noch grenzwertige Zustände. Die Grenzen sind klar definiert, und eine Störung wird entweder auf der einen oder auf der anderen Seite der Grenze eingestuft. Soweit möglich, wurden die Kriterien operational definiert und stützten sich zum großen Teil auf das Glossar der Symptome des *PSE*.

Ein drittes Prinzip der revidierten Klassifikation war die weltweite Akzeptanz des Systems. Dies verlangte ein deskriptives Vorgehen unter Vermeidung von Theorien und sozialen Kriterien. Die nationalen Klassifikationen stammten aus ätiologischen Annahmen anhand von verschiedenen Traditionen oder Schulen mit untereinander inkompatiblen Theorien der Ätiologie. Ein atheoretisches Vorgehen bedeutet eine nichtätiologische Klassifikation der meisten diagnostischen Kategorien mit Ausnahme derjenigen, deren Ätiologie bewiesen ist. Dazu gehören die sog. „organischen" Störungen aufgrund von Hirnverletzungen und Dysfunktionen, welche durch eine unabhängig diagnostizierbare zerebrale oder systemische körperliche Erkrankung oder Störung verursacht werden. Die Störungen, die durch Alkohol oder andere psychotrope Substanzen verursacht werden, gehören ebenfalls in diese Kategorie der „organischen" Störungen. Die Verwendung des Begriffs „organisch" bedeutet nicht, daß alle Störungen, die anderswo in der Klassifikation vorkommen, folglich „nichtorganischer" Natur seien, im Sinne des Fehlens eines zerebralen Substrats.

Die andere Gruppe von Störungen mit einer allgemein akzeptierten Ätiologie sind die Belastungsstörungen mit Hinweisen auf psychologische Verursachung entweder in Form von außergewöhnlicher psychischer Belastung, von gewöhnlicheren psychosozialen Belastungen oder von Lebensereignissen. Ansonsten wurde das nichtätiologische Vorgehen strikt befolgt, auch bei der Auswahl der Nomenklatur oder von Begriffen. Die früheren Konzepte von „Psychose" und „Neurose" wurden aufgegeben und die Begriffe wurden wegen deren ätiologischen Implikationen nicht mehr verwendet. Lediglich die Adjektive „psychotisch" und „neurotisch" wurden als nützliche Beschreibungen beibehalten. „Psychotisch" ist nun rein deskriptiv und bezeichnet das Vorkommen von „psychotischen" Symptomen wie Halluzinationen, Wahn oder eine Anzahl anderer schwerer Störungen wie schwere formale Denkstörungen, katatones Verhalten und extreme psychomotorische Unruhe oder Stupor, ohne aber Realitätsverlust oder mangelnde Einsicht zur Bedingung zu machen. „Neurotisch" wird im Sinne von „nichtpsychotisch" verwendet und beschreibt hauptsächlich Angstzustände, Zwangssymptome und dissoziative Symptome oder Störungen. Ein solches beschreibendes Vorgehen läßt sich gut mit der DSM-III-Klassifikation vereinbaren.

Soziale Kriterien wurden weitgehend vermieden, um die Gültigkeit und Akzeptanz der ICD-10 in diversen Kulturkreisen überall in der Welt zu gewährleisten. Hauptbereiche der sozialen Funktion wie das Arbeiten oder die zwischenmenschlichen Beziehungen unterscheiden sich maßgebend je nach kulturellem Hintergrund, und demzufolge wäre es unmöglich, allgemeingültige Kriterien in diesem Bereich herzustellen. Nur die grundlegenden persönlichen Alltagsfunktionen wie die Selbstpflege, die allen Kulturen gemeinsam ist, könnten verwendet werden, und diese ist schon in der Definition der „Störung" enthalten. Das Vermeiden sozialer Kriterien ist einer der wesentlichen Unterschiede zwischen der ICD-10 und dem DSM-III-System, in welchem durchgehend soziale Kriterien, einschließlich Beruf und persönliche Beziehungen, Verwendung finden. In der ICD-10 erscheinen soziale Kriterien nur ausnahmsweise in wenigen Kategorien wie bei der Schizophrenia simplex und unvermeidlich auch bei der dissozialen Persönlichkeitsstörung und der Verhaltensstörung des Kindesalters.

Vermeidung sozialer Kriterien

Die diagnostischen Kategorien der ICD-10 werden traditionsgemäß unterteilt in Störungen mit Beginn in der Kindheit und Jugend, die jedoch bis in das Erwachsenenalter bestehen können, und „erwachsenen" psychischen und Verhaltensstörungen, die nicht spezifisch in der Kindheit beginnen. Ein Auftreten dieser Störungen in der Kindheit ist möglich, sie beginnen jedoch öfter im Erwachsenenalter. Für die Störungen bei Erwachsenen folgt die Kategorisierung einem hierarchischen Prinzip. Die „organischen" Störungen einschließlich der Störungen durch psychotrope Substanzen stehen an der Spitze dieser Hierarchie, da sie sämtliche anderen Störungen imitieren können, die aus diesem Grunde Ausschlußkriterien für eine organische Ätiologie unterliegen. In der hierarchischen Reihenfolge folgen Schizophrenie und die der Schizophrenie deskriptiv zugeordneten Störungen, die wiederum Störungen auf einem niedrigeren Niveau der Hierarchie imitieren können und folglich für dieses Niveau ausgeschlossen werden müssen. Als nächstes folgen die affektiven Störungen, die in manchen Fällen mit der Schizophrenieebene hierarchisch konkurrieren. Dann folgen neurotische Störungen, Belastungs- und somatoforme Störungen, Verhaltensstörungen, verbunden mit körperlichen Beeinträchtigungen, und schließlich Störungen der erwachsenen Persönlichkeit und des Verhaltens. Dieses heißt, daß z.B. im Falle eines gleichzeitigen Verlaufes einer depressiven Episode und einer Angststörung die Diagnose der depressiven Episode vorrangig gestellt wird und die Angststörung als Teil der depressiven Episode diagnostiziert wird. Bei diesem Vorgehen wird in mancher Hinsicht die Komorbidität vernachlässigt. Hierin besteht ein weiterer grundsätzlicher Unterschied zum DSM-System, das Komorbiditätsdiagnosen stärker unterstützt.

Kategorisierungsprinzipien

Nicht zuletzt sollte das Kapitel V (F) der ICD-10 auf einer nachgewiesenen Reliabilität beruhen und im klinischen Alltag einfach zu handhaben sein. Hierzu koordinierte die WHO weltweite Feldversuche zu den vor-

Kapitel V (F)

läufigen Entwürfen der klinischen diagnostischen Leitlinien und der diagnostischen Forschungskriterien (Sartorius et al. 1993, 1995). Kategorien mit niedrigerer Zuverlässigkeit wurden herausgenommen (z. B. riskanter Alkoholgebrauch und akzentuierte Persönlichkeitszüge) oder neu definiert (z. B. spezifische Persönlichkeitsstörungen). Der endgültige Entwurf für die gesamte ICD-10 wurde in der WHO-Vollversammlung 1989 vorgestellt und gebilligt. Er trat am 1. Januar 1993 als offizielle WHO-Klassifikation in Kraft.

Die Zentren, welche die Feldstudien koordinierten, setzten ihre Arbeit bei der Einführung und dem Training im Gebrauch der ICD-10 fort und sind Mitglieder der beratenden WHO-Komitees für die ICD-10.

3 DSM-IV-Revision

Im Anschluß an ihre letzte Revision (DSM-III-R) begann die amerikanische psychiatrische Gesellschaft (APA) mit der Vorbereitung einer weiteren Revision, der DSM-IV. Eine Sonderkommission und ihre Arbeitsgruppen übernahmen einen empirischen Prozeß, der folgende 3 Schritte beinhaltete:

Empirischer Revisionsprozeß

1. umfassender und systematischer Überblick über die publizierte Literatur,
2. erneute Analyse der zuvor gesammelten Daten und
3. ausgedehnte Feldstudien zu besonderen Fragestellungen.

Die Revision folgte der Tradition des DSM-III und des DSM-III-R. Veränderungen wurden nur dann eingeführt, wenn sie auf wesentlichen Erkenntnissen aus dem Literaturüberblick, der Datenanalyse und den Ergebnissen der Feldstudien beruhten. Bemühungen, die Vereinbarkeit mit der ICD-10 sicherzustellen, schlossen Zusammenkünfte zwischen der amerikanischen Kommission und dem ICD-10-Komitee der WHO sowie zwischen Arbeitsgruppenmitgliedern beider Systeme ein. Bei einer Reihe von Kategorien führte dieses zu einer Annäherung von Definitionen und diagnostischen Kriterien. Einige der wesentlichen Prinzipien und Unterschiede blieben jedoch bestehen, so z. B. der Verzicht auf soziale Kriterien in der ICD-10 und die hierarchische Anordnung der Kategorien mit der eingeschränkten Verwendung von Komorbidität.

Annäherung von ICD und DSM

DSM-IV-R als nationale Klassifikation in den USA

Internationaler Konsens bzgl. ICD-10

Die DSM-IV-Revision sollte als eine nationale Klassifikation in den Vereinigten Staaten Anwendung finden. Dieses erlaubte eine stärker am empirischen Augenschein orientierte Herangehensweise und so auch die Verwendung von sozialen Kriterien, wohingegen die ICD-10-Klassifikation der WHO das Ergebnis eines universellen, weltweiten Konsenses darstellen mußte, so daß neben empirischen Erfahrungen auch diplomatische Rücksichten eine Rolle spielten. Das DSM-IV wurde 1994 abgeschlossen und eingeführt (APA 1994). Wegen Umstellungsschwierigkeiten bei der Registrierung und bei Versicherungssystemen folgen die Verschlüsselungsnummern noch weiterhin dem klinisch modifizierten ICD-9-System (ICD-9-CM); es ist jedoch ein Übergang zum alphanumerischen System der ICD-10 vorgesehen (APA 1995).

Die Ähnlichkeit zwischen den beiden Systemen ist beträchtlich. Für mittelgradige und schwere Fälle in den verschiedenen diagnostischen Kategorien besteht eine nahezu vollständige Übereinstimmung. Die Unterschiede treten überwiegend bei den leichten bis mittelgradigen Fällen zutage, denn verschiedene Störungskategorien werden unterschiedlich definiert, was zu unterschiedlichen diagnostischen Schwellen führt. Die Unterschiede aufgrund des Fehlens sozialer Kriterien und des eingeschränkten Gebrauchs von Komorbidität in der ICD-10 kommen in diesem Bereich ebenfalls stärker zum Tragen. Diese Definitionen sind besonders wichtig für die psychiatrische Forschung. Durch unterschiedliche diagnostische Schwellen können nämlich verschieden große Stichproben korrespondierender Kategorien entstehen, so daß in wissenschaftlichen Untersuchungen die Ergebnisse nicht vergleichbar sind.

Ähnlichkeiten zwischen ICD und DSM

4 Vergleich der ICD-10- und DSM-IV-Klassifikation

Die Gliederung der diagnostischen Kategorien folgt in beiden Systemen einer unterschiedlichen Ordnung. Störungen, die üblicherweise zuerst in der Kindheit oder Adoleszenz diagnostiziert werden, stehen im DSM-IV am Anfang, wohingegen sie sich in der ICD-10 im letzten Teil der Klassifikation in den Unterkapiteln F7–F9 finden. Organische Störungen und Störungen durch psychotrope Substanzen werden im DSM-IV im Gegensatz zum hierarchischen Prinzip der ICD-10 in einer neuen, unkonventionellen Art dargestellt. Als Hauptgruppen werden Delir, Demenz, amnestische und andere kognitive Störungen aufgeführt, ebenso wie Abhängigkeit, Mißbrauch, Intoxikation und Entzug im Abschnitt „Störungen im Zusammenhang mit psychotropen Substanzen". Andere organische psychische Störungen werden unter der Überschrift „Psychische Störungen aufgrund eines medizinischen Krankheitsfaktors" klassifiziert. Im übrigen entspricht die Gliederung des DSM-IV überwiegend derjenigen der ICD-10. Das DSM-IV beinhaltet eine zusätzliche Gruppe „Andere klinisch relevante Probleme", die eine Reihe von Störungen oder Faktoren beinhaltet, die außerhalb der Kategorien der ICD-10 Kapitel V (F) liegen.

Unterschiedliche Gliederung der diagnostischen Kategorien

4.1 Organische Störungen

Demenz (F00–F03), amnestisches Syndrom (F04) und Delir (F05) tendieren in der ICD-10 zu engeren Definitionen als im DSM-IV.

Für die Diagnose Delir (F05) fordert die ICD-10 eine spezifische Beeinträchtigung des Immediatgedächtnisses und des Kurzzeitgedächtnisses bei einem relativ intakten Langzeitgedächtnis, ferner psychomotorische Störungen und einen gestörten Schlaf. Die ICD-10 unterscheidet zwischen Delir ohne Demenz (F05.0) und Delir mit Demenz (F05.1) sowie sonstigem Delir (F05.8) mit Fällen gemischten Ursprungs. Das Delir kann weiterhin mit Intoxikation durch psychotrope Substanzen (F1x.03) oder Substanzentzug (F1x.4) assoziiert sein. Das DSM-IV unterscheidet zwischen einem Delir aufgrund eines medizinischen Krankheitsfaktors,

Delir

einem Substanzintoxikationsdelir, einem Substanzentzugsdelir und einem Delir aufgrund multipler Ätiologien.

Demenz

Für die Diagnose Demenz (F00–F03) fordert die ICD-10 eine minimale Dauer von 6 Monaten und eine zusätzliche Einbuße von emotionaler Kontrolle, Antrieb oder sozialem Verhalten. Beide Systeme fordern eine Abnahme des Gedächtnisses und anderer kognitiver Fähigkeiten. Diese sind im DSM-IV ausführlicher aufgeführt mit Einbeziehung von Aphasie, Apraxie und Agnosie. Beide Systeme differenzieren zwischen Alzheimer-Demenz (F00), vaskulärer Demenz (F01) und Demenz bei anderen neurologischen Krankheiten (F02), die zu einer Schädigung oder Funktionsstörung des Gehirns führen. Im DSM-IV werden zusätzlich die Demenz aufgrund eines medizinischen Krankheitsfaktors, persistierende substanzinduzierte Demenz und Demenz aufgrund multipler Ätiologien aufgeführt.

Organisch-amnestische Syndrome

Organisch-amnestische Syndrome (F04, F1x.6), im DSM-IV amnestische Störungen genannt, erfordern in der ICD-10 zusätzlich eine Störung des Kurzzeitgedächtnisses zusammen mit der verminderten Fähigkeit, zurückliegende Erlebnisse zu erinnern; gleichzeitig muß in der ICD-10 das Immediatgedächtnis erhalten sein, um eine klare Unterscheidung vom Delir zu treffen. Die ICD-10 unterscheidet zwischen einem nicht durch Alkohol oder sonstige psychotrope Substanzen bedingten organischen amnestischen Syndrom (F04) und einem amnestischen Syndrom aufgrund von Gebrauch psychotroper Substanzen (F1x.6). Das DSM-IV unterscheidet zwischen einer amnestischen Störung aufgrund eines medizinischen Krankheitsfaktors und einer persistierenden substanzinduzierten amnestischen Störung.

Sonstige psychische Störungen Persönlichkeits- und Verhaltensstörungen

Die folgenden zwei ICD-10-Untergruppen, F06, sonstige psychische Störungen aufgrund einer Schädigung oder Funktionsstörung des Gehirns oder einer körperlichen Krankheit, und F07, Persönlichkeits- und Verhaltensstörungen aufgrund einer Erkrankung, Schädigung und Funktionsstörung des Gehirns, sind im DSM-IV unter dem spezifischen Syndrom aufgrund eines medizinischen Krankheitsfaktors zu finden. Die ICD-10 beinhaltet eine neue Kategorie, F06.7, leichte kognitive Störung, die im DSM-IV zunächst keine Entsprechung findet, allerdings findet sie sich im Anhang B unter „Kriterienlisten und Achsen, die für weitere Forschung vorgesehen sind", unter der Bezeichnung leichte neurokognitive Störung. Das gleiche gilt für das organische Psychosyndrom nach Schädel-Hirn-Trauma (F07.2), wohingegen das postenzephalitische Syndrom im DSM-IV unter den anderen nicht näher bezeichneten kognitiven Störungen kodiert werden könnte.

Abhängigkeitssysndrom durch psychotrope Substanzen

Bezüglich des Abhängigkeitssyndroms durch psychotrope Substanzen (F1x.2) entsprechen sich die diagnostischen Kriterien der beiden Systeme im wesentlichen. Die ICD-10 erfordert ein starkes Verlangen oder eine Art Zwang, eine Substanz zu konsumieren („craving"), wohingegen DSM-IV dieses zwar implizit fordert, aber kein spezifisches Kriterium für Suchtdruck angibt. Bezüglich der Dauer erfordert die ICD-10 die Anwesenheit von gleichzeitig 3 Symptomen mindestens 1 Monat lang oder wiederholt innerhalb einer 12monatigen Periode, DSM-IV fordert eine eindeutige klinische Beeinträchtigung oder Leiden, ausgedrückt durch 3 oder mehr Symptome, die zu irgendeiner Zeit innerhalb einer 12monatigen Periode aufgetreten sind.

In bezug auf den schädlichen Gebrauch (F1x.1), im DSM-IV Substanzmißbrauch genannt, erscheinen die Unterschiede grundlegender. Die ICD-10 verlangt den Nachweis von körperlichen oder psychischen Schädigungen aufgrund eines Substanzgebrauchsmusters, das wenigstens seit 1 Monat bestand oder wiederholt in den letzten 12 Monaten aufgetreten ist. Substanzmißbrauch im DSM-IV erfordert eine klinisch eindeutige Beeinträchtigung oder ein manifestes Leiden durch eines oder mehrere der folgenden Symptome, die innerhalb einer 12monatigen Periode aufgetreten sind: 1. Versagen bei der Erfüllung von wesentlichen Aufgaben bei der Arbeit, in der Schule oder zu Hause, 2. wiederholter Substanzgebrauch in körperlich riskanten Situationen, 3. wiederholte, substanzbedingte rechtliche Probleme oder 4. fortgesetzer Substanzgebrauch trotz sozialer oder zwischenmenschlicher Probleme.

Schädlicher Gebrauch

Hier wird der prinzipielle Verzicht auf soziale Kriterien in der ICD-10 deutlich, was zunächst als Beispiel für Inkompatibilität der Kriterien beider Systeme gelten kann. Die ICD-10-Formulierung ist jedoch insoweit flexibel, daß die psychische Schädigung „eingeschränkte Urteilsfähigkeit oder gestörtes Verhalten" impliziert, das „zu Behinderung führen kann oder zu negativen Konsequenzen in den zwischenmenschlichen Beziehungen". Dieses bedeutet, daß die sozialen Kriterien nach DSM-IV als Ausdruck einer beeinträchtigten Urteilsfähigkeit oder von Fehlverhalten interpretiert werden können, so daß auf diese Weise die psychische Schädigung auch die DSM-IV-Kriterien erfüllt.

Beide Systeme geben detaillierte substanzspezifische Symptome für Intoxikation (F1x.0) und Entzug (F1x.3) an, die sich im wesentlichen entsprechen. Eine Ausnahme bildet in der ICD-10 der Einschluß von Phencyclidingebrauch unter F19.0, den akuten Intoxikationen bei multiplem Substanzgebrauch und bei Konsum sonstiger psychotroper Substanzen.

Intoxikation und Entzug

Die in der ICD-10 dargestellten psychotischen Störungen bei Gebrauch psychotroper Substanzen (F1x.5) sowie die Restzustände und verzögert auftretenden psychotischen Störungen (F1x.7) sind im DSM-IV im Abschnitt „Störungen im Zusammenhang mit psychotropen Substanzen" verteilt. Die psychotischen Störungen bei Substanzgebrauch in der ICD-10 (F1x.5) schließen Störungen mit vorwiegend depressiver oder manischer Symptomatik ein. Ihrer Definition nach müssen sie psychotische Störungen sein, d.h. sie müssen Wahnvorstellungen oder Halluzinationen beinhalten. Nichtpsychotische affektive Störungen durch Substanzgebrauch müssen als residualaffektive Zustandsbilder nach F1x.72 kategorisiert werden.

Psychotische Störungen bei Gebrauch psychotroper Substanzen Restzustände und verzögert auftretende psychotische Störungen

4.2 Schizophrenie und ähnliche psychotische Störungen

In der ICD-10 und im DSM-IV sind die Kriterien für Schizophrenie bezüglich der Dauer unterschiedlich, ähnlich jedoch bezüglich der charak-

Schizophrenie

- Dauer

teristischen Symptome. In der ICD-10 wird das Vorhandensein von Symptomen während 1 Monats unabhängig von einer Behandlung gefordert, wohingegen im DSM-IV 6 Monate Vorhandensein von Symptomen gefordert wird einschließlich einer einmonatigen aktiven Phase mit Vorhandensein charakteristischer Symptome oder im Falle einer erfolgreichen Behandlung weniger als 1 Monat. In diesem Sinne hat die DSM-IV-Schizophrenie einen eher chronischen Charakter, die ICD-10-Schizophrenie (F20) korrespondiert hingegen zunächst bei einer Dauer von weniger als 6 Monaten mit der DSM-IV-Diagnose der schizophreniformen Störung.

- charakteristische Symptome

Die Vorstellung der charakteristischen Symptome zeigt zwar subtile, aber wichtige Unterschiede. Die ICD-10 fordert entweder wenigstens 1 Symptom 1. Ranges (Schneider 1967) oder „bizarre" Wahnvorstellungen oder statt dessen eine Kombination von wenigstens 2 der folgenden 4 Kriterien: 1. Halluzinationen mit Wahngedanken ohne affektive Beteiligung, 2. formale Denkstörungen, 3. katatone Symptome, 4. negative Symptome. Die DSM-IV-Auffassung scheint sehr ähnlich, indem sie 2 oder mehr der folgenden 5 Kriterien fordert: 1. Wahn, 2. Halluzinationen, 3. desorganisierte Sprechweise, 4. grob desorganisiertes oder katatones Verhalten, 5. negative Symptome. In einer Fußnote ist hinzugefügt, daß nur ein Symptom gefordert ist, falls die Wahnwahrnehmungen bizarr sind oder falls die Halluzinationen aus kommentierenden oder dialogischen Stimmen bestehen.

Somit ist im DSM-IV die Kombination von Halluzinationen und Wahnvorstellungen mit oder ohne affektive Beteiligung – gewertet als 2 Symptome – ausreichend für die Diagnose, wogegen in der ICD-10 die Kombination von unspezifischen Halluzinationen mit Wahnvorstellungen ohne affektive Beteiligung nur als ein von zwei notwendigen Symptomen gilt. Lassen sich jedoch kommentierende oder dialogische Stimmen feststellen, so reicht dieses Kriterium aus. Ein Unterschied liegt also darin, daß die DSM-IV-Schizophrenie sich nicht allein aufgrund von 1. Gedankenlautwerden oder Ich-Störungen oder 2. bestimmten Wahnformen (bizarrer Wahn ausgenommen) diagnostizieren läßt.

Bizarre Wahnvorstellungen

Bezüglich der bizarren Wahnvorstellungen ist die Qualität des Bizarren in den beiden Systemen unterschiedlich definiert. In der ICD-10 werden sie nicht als bizarr bezeichnet, jedoch beschrieben als anhaltende Wahnvorstellungen, die kulturell unangemessen wie auch völlig unmöglich sind. Unter Berücksichtigung, daß Bizarres schwierig zu bewerten sei, insbesondere über verschiedene Kulturen hinweg, erwähnt das DSM-IV, daß „Wahnvorstellungen dann als bizarr zu bezeichnen sind, wenn sie offensichtlich unglaubwürdig und unverständlich sind und nicht den üblichen Lebenserfahrungen entsprechen". Dieses wird unter dem Vorbehalt gesehen, daß Bizarres schwierig zu bewerten sei, insbesondere über verschiedene Kulturen hinweg. Offensichtlich müssen nicht glaubhafte Wahnvorstellungen nicht zugleich vollständig unmöglich sein.

- Qualität des Bizarren

Überdies sollen im DSM-IV die bizarren Wahnvorstellungen auch die Symptome 1. Ranges nach Schneider bezüglich Gedankenentzug, Gedankenausbreitung sowie der Willensbeeinflussung beinhalten. Diese Kombinationen von subjektiven Erfahrungen und wahnhaften Erklärungen erscheinen in hohem Grade unglaubwürdig. Akustische Halluzinationen als Symptom 1. Ranges nach Schneider müssen in der ICD-10 als in der dritten Person auftretend verstanden werden, obwohl dieses weder in der ICD-10 noch im DSM-IV klar zum Ausdruck kommt. In der ICD-10 können Gedankenlautwerden und halluzinatorische Stimmen aus einem Teil des Körpers als einzelne Symptome für Schizophrenie charakteristisch sein.

Die ICD-10 enthält keine sozialen Kriterien bezüglich des Berufes und zwischenmenschlicher Beziehungen, wie üblich ist jedoch Leiden oder Auswirkung auf das Funktionieren im persönlichen Alltagsleben in der Definition einer ICD-10-Störung impliziert. Bei schweren oder chronischen Fällen sind diese Unterschiede ohne praktischen Wert, für Neuerkrankungen mit kürzlichem Beginn und mittelgradigen oder milden Symptomen sind diese Unterschiede jedoch von wesentlicher Bedeutung.

– soziale Kriterien

An Ausschlußkriterien führt die ICD-10 das vorbestehende oder gleichzeitige Vorliegen eines manischen oder depressiven Syndroms an. Beim Vorliegen einer solchen gleichzeitigen Störung wird die Diagnose schizoaffektive Störung kodiert, wobei das Vollbild einer Schizophrenie vor der Beeinträchtigung der Stimmung ausgebildet gewesen sein muß. Im DSM-IV wird eine gleichzeitige affektive Störung zunächst ausgeschlossen, falls eine solche jedoch während der Akutphase der Schizophrenie auftritt, muß die Dauer relativ kurz sein im Verhältnis zur Dauer der akuten psychotischen Phase und der residualen Symptome. Substanzgebrauch oder Vorliegen einer körperlichen Erkrankung als Ausschlußkriterium sind in beiden Systemen identisch. Abschließend fordert das DSM-IV im Vordergrund stehende Wahnvorstellungen oder Halluzinationen während mindestens 1 Monats, falls die Störung zusätzlich zu einer autistischen oder anderen tiefgreifenden Entwicklungsstörung auftritt.

– Ausschlußkriterien

Die verschiedenen Unterformen der Schizophrenie sind nicht ganz gleichbedeutend und werden etwas unterschiedlich definiert. Die paranoide Schizophrenie (F20.0) jedoch hat in beiden Klassifikationen dieselben Kriterien. Die hebephrene Schizophrenie der ICD-10 (F20.1) entspricht im DSM-IV der Schizophrenie vom desorganisierten Typus; hier stehen die Symptome von desorganisierter Sprechweise, desorganisiertem Verhalten und verflachtem, inadäquatem Affekt im Vordergrund, wohingegen die ICD-10 neben dem verflachten oder dem inadäquaten Affekt zielloses, unzusammenhängendes Verhalten oder eindeutige formale Denkstörungen fordert. Die katatone Schizophrenie der ICD-10 (F20.2) erfordert ein mindestens 2 Wochen andauerndes Vorliegen wenigstens eines von einer Reihe katatoner Symptome. Das DSM-IV demgegenüber erfordert ein klinisches Bild, welches von mindestens 2 typischen katatonen Symptomen dominiert wird.

Paranoide Schizophrenie

Hebephrene Schizophrenie

Katatone Schizophrenie

Die undifferenzierte Schizophrenie der DSM-IV erfüllt nicht das Kriterium für eine der zuvor erwähnten Untergruppen. Darüber hinaus sind in der ICD-10 auch schizophrene Störungen, die Merkmale von mehr als einer Unterform aufweisen, unter den undifferenzierten Schizophrenien zusammengefaßt. Im DSM-IV benötigt der residuale Typus der Schizophrenie Negativsymptome gleichzeitig mit 2 oder mehr charakteristi-

Undifferenzierte Schizophrenie

Residualer Typus der Schizophrenie

schen Symptomen in einer abgeschwächten Form, wogegen die ICD-10 negative Symptome für die Dauer von 12 Monaten bei Patienten fordert, die zuvor die Kriterien der Schizophrenie erfüllt hatten, jedoch nicht innerhalb der vergangenen letzten 12 Monate.

Postschizophrene Depression

Die ICD-10 hat eine Untergruppe einer postschizophrenen Depression (F20.4) mit einem depressiven Syndrom von wenigstens milder Ausprägung in Zusammenhang mit wenigstens einem schizophrenen Symptom. Dieses jedoch muß kein Symptom 1. Ranges nach Schneider oder ein bizarrer Wahn sein. Wenn auch gegenwärtig die Kriterien für Schizophrenie somit nicht erfüllt sind, sollten sie doch in den letzten 12 Monaten vorhanden gewesen sein. Für diese Untergruppe findet sich keine Entsprechung im DSM-IV, sie ist jedoch im Appendix B unter der Formulierung „Postpsychotische depressive Störung der Schizophrenie" zu finden.

Schizophrenia simplex

Als eine weitere Untergruppe schließt die ICD-10 die Schizophrenia simplex (F20.6) ein, definiert durch die schleichende Progredienz über einen Zeitraum von mindestens 1 Jahr mit eindeutiger Veränderung der Qualität des persönlichen Verhaltens, mit allmählichem und zunehmendem Auftreten von Negativsymptomen und einem bemerkbaren sozialen, schulischen oder beruflichen Abstieg (eine der Ausnahmen des Prinzips, auf soziale Kriterien in der ICD-10 zu verzichten). Gleichzeitig soll der Patient niemals psychotische Symptome geboten haben. Auch diese Untergruppe findet keine Entsprechung in der DSM-Klassifikation, sondern ist im Appendix B unter der Formulierung einfache deteriorative Störung aufgeführt.

Schizophreniforme Störung

Die schizophreniforme Störung des DSM-IV entspricht der Schizophrenie der ICD-10 (F20.0, F20.1, F20.2, F20.3, F20.8, F20.9), falls die produktiven Symptome wenigstens 1 Monat unabhängig von einer Behandlung persistieren und nicht länger als 6 Monate dauern. Bei einer Dauer von weniger als 1 Monat aufgrund erfolgreicher Behandlung wird im DSM-IV dennoch die Gesamtdauer von 1 Monat verlangt, einschließlich Prodromi oder Residualsymptome. Diese schizophreniforme Störung entspricht somit nicht derjenigen der ICD-10, F23.2, ebensowenig F23.1, der akuten polymorphen psychotischen Störung mit Symptomen einer Schizophrenie.

Unterschiede der Schizophreniekonzepte

Der Hauptunterschied zwischen den Schizophreniekonzepten beider Systeme liegt darin, daß die ICD-10-Definition der Schizophrenie rein deskriptiv und phänomenologisch ist, ohne den Verlauf oder soziale Kriterien zu berücksichtigen. Die Dauer von 1 Monat unabhängig von einer Behandlung wurde hauptsächlich gewählt, um die Schizophrenie von der akuten vorübergehenden schizophreniformen psychotischen Störung zu unterscheiden. Zudem sollte die schizophreniforme Störung durch Substanzmißbrauch abgegrenzt werden, die üblicherweise nach 1 Monat Abstinenz remittiert. Im DSM-IV wurde aus den gleichen Gründen die Dauer der aktiven Phase von 1 Woche auf 1 Monat verlängert. Zudem sollte bessere Übereinstimmung mit der ICD-10 erzielt werden. Das Kriterium des chronischen Verlaufs wurde im DSM-IV jedoch beibehalten und das soziale Kriterium hinzugefügt. Die ICD-10-Schizophrenie weist eine größere diagnostische Breite auf, trotz der größeren Betonung auf den Symptomen 1. Ranges nach Schneider und der engeren Definition des Bizarren. Das ICD-10-Konzept ist auch durch die zusätzlichen Unterformen, insbesondere der gesondert definierten Schizophrenia simplex, weiter gefaßt.

Die schizotype Störung (F21) wird in der ICD-10 zu den schizophrenienahen Störungen gerechnet, im DSM-IV erscheint sie als Persönlichkeitsstörung. Die diagnostischen Kriterien definieren im wesentlichen das gleiche Störungsbild.

Schizotype Störung

Für die anhaltenden wahnhaften Störungen (F22) fordert die ICD-10 eine Mindestdauer von 3 Monaten, die ähnlich definierte wahnhafte Störung der DSM-IV hingegen lediglich 1 Monat. Zudem können taktile oder olfaktorische Halluzinationen gleichzeitig auftreten, falls sie Beziehung zum Wahninhalt aufweisen. In der ICD-10 gibt es eine weitere Subgruppe anderer anhaltender wahnhafter Störungen (F22.8), in die Störungen einzugruppieren sind, bei denen Wahn oder Wahnsysteme von anhaltenden Stimmen oder von anderen schizophrenen Symptomen begleitet werden, die aber nicht ausreichen, um eine Schizophrenie zu diagnostizieren. Störungen von weniger als 3 Monaten Dauer werden unter akuten vorübergehenden psychotischen Störungen (F23) kodiert.

Anhaltende wahnhafte Störungen

Die ICD-10-Kategorie der akuten vorübergehenden psychotischen Störungen (F23) ist definiert durch einen akuten Beginn mit Vorhandensein typischer psychotischer Symptome innerhalb von 2 Wochen sowie Ausschluß eines Delirs, einer affektiven Störung und einer organischen Ursache. Die Kategorie ist unterteilt in akute polymorphe psychotische Störung mit oder ohne Symptome der Schizophrenie (F23.1, F23.0), akute schizophreniforme psychotische Störung (F23.2) sowie sonstige akute, vorwiegend wahnhafte oder psychotische Störung (F23.3, F23.8).

Akute vorübergehende psychotische Störungen

Akute polymorphe psychotische Störungen (F23.0) erfordern wenigstens 2 der folgenden 3 Kriterien: 1. emotionale Aufgewühltheit mit intensiven Glücksgefühlen, Ekstase, überwältigende Angst oder deutliche Reizbarkeit, 2. Ratlosigkeit oder Verkennung von Personen und Orten, 3. Antriebssteigerung oder Antriebsschwäche von deutlichem Ausmaß. Mit diesen Kriterien korrespondiert diese Störung mit den zykloiden Psychosen von Kleist und Leonhardt und mit dem „bouffée délirante" der traditionellen französischen Klassifikation (Berner et al. 1992; Sartorius et al. 1990). Eine 5. Stelle erlaubt die Untergliederung dieser Störungen in solche ohne und mit akuter Belastung. Die letztgenannte entspricht dem Konzept der reaktiven Psychosen. Die reaktive Verwirrtheit nach ICD-9 kann nun als akute polymorphe psychotische Störung (F23.0) klassifiziert werden oder als sonstige akute vorübergehende psychotische Störung (F23.8), wenn die Verwirrtheit nur vorübergehend besteht und die Kriterien für ein Delir nicht erfüllt sind. Einige Fälle von reaktiver Verwirrtheit jedoch werden eher dissoziativen Störungen entsprechen, so der dissoziativen Fugue (F44.1) oder den Trance- und Besessenheitszuständen (F44.3).

– Kriterien

Die Dauer von akuten polymorphen psychotischen Störungen mit Symptomen der Schizophrenie (F23.1) oder akuten schizophreniformen psy-

– Dauer

chotischen Störungen (F23.2) darf 1 Monat nicht überschreiten, um die zeitliche Grenze gegenüber der Schizophrenie einzuhalten. Die anderen akuten vorübergehenden psychotischen Störungen (F23.8) sind auf 3 Monate begrenzt, um sie von den anhaltenden wahnhaften Störungen (F22) abzugrenzen. Die kurzen psychotischen Störungen nach DSM-IV mit psychotischen Symptomen von weniger als 1 Monat Dauer können jeglicher akuten vorübergehenden psychotischen Störung unter 1 Monat Dauer entsprechen. Auch das DSM-IV erlaubt eine Unterteilung in Störungen mit und ohne akute Belastung.

Schizoaffektive Störungen

Schizoaffektive Störungen zeigen beträchtliche definitorische Unterschiede in den beiden Systemen. Nach ICD-10 ist während 2 Wochen ein voll ausgeprägtes mittelgradiges oder schweres affektives Syndrom erforderlich zusammen mit charakteristischen schizophrenen Symptomen einschließlich Erstrangsymptomen, bizarrem Wahn, formalen Denkstörungen oder katatonen Symptomen. Sowohl die affektiven wie auch die schizophrenen Symptome müssen markant sein und mindestens während eines Teils der Episode gemeinsam auftreten. Das DSM-IV erfordert darüber hinaus während mindestens 2 Wochen das Auftreten von Wahn und Halluzinationen, ohne daß auffallende affektive Symptome vorhanden sind.

Demzufolge diagnostiziert man entsprechend DSM-IV eine affektive Störung mit psychotischen Zügen, wenn die psychotischen Symptome nur zugleich mit einer affektiven Episode auftreten, ohne die Charakteristika der psychotischen Symptome zu berücksichtigen. Die schizoaffektive Störung nach ICD-10 (F25) vertritt somit ein viel breiteres Konzept und schließt viele Fälle von affektiven Störungen mit psychotischen Zügen nach DSM-IV ein. In den diagnostischen Leitlinien nach ICD-10 wird ausgeführt, daß die Beziehung der schizoaffektiven Störungen (F25) zu typischen affektiven Störungen (F3) und zu schizophrenen Störungen (F20) unklar ist, daß aber eine gesonderte Kategorie geschaffen wurde, weil diese Störungen zu weit verbreitet sind, um nicht zur Kenntnis genommen zu werden. Weiterhin wird ausgeführt, daß eine Querschnittsdiagnose von schizoaffektiver Störung (F25), die gelegentlich in einer Serie typischer affektiver Episoden erscheint, die Diagnose einer bipolaren (F31) oder einer rezidivierenden depressiven Störung (F33) nicht entkräften sollte.

4.3 Affektive Störungen

Beide Systeme, die ICD-10 und das DSM-IV, haben die Störungen mit affektiven Symptomen zusammen aufgeführt. Primär werden sie entsprechend dem Symptomcharakter in manische, depressive und gemischte Episoden unterteilt. Die Episoden werden weiterhin nach ihrer Schwere wie auch nach dem Vorhandensein psychotischer Symptome unterschieden.

Manische Episode

Eine manische Episode (F30) erfordert in beiden Systemen das Vorhandensein von expansiv gehobener oder gereizter Stimmung von mindestens 1 Woche Dauer und weniger, wenn die Störung schwer genug ist, um eine Krankenhausaufnahme erforderlich zu machen; 3 manische Symptome müssen vorhanden sein oder 4, falls die Stimmung gereizt ist. Die Symptomlisten beider Systeme sind fast identisch, nur leicht unterschiedlich gruppiert. Nach DSM-IV ist die soziale Funktionsfähigkeit stark beeinträchtigt, wogegen die ICD-10 die Beeinträchtigung im alltäglichen persönlichen Leben erwähnt.

Die Hypomanie ist im DSM-IV durch dieselben Symptome definiert mit Ausnahme, daß die minimale Dauer bei nur 4 Tagen liegt. Die Störung sollte klar beobachtbar durch andere sein, sollte aber keine schwerere soziale Beeinträchtigung mit sich bringen oder Hospitalisierung erfordern. Die Hypomanie nach ICD-10 (F30.0) erfordert gehobene oder gereizte Stimmung an 4 aufeinanderfolgenden Tagen und ist begleitet von einer Anzahl von hypomanischen oder manischen Symptomen, ohne daß überhöhte Selbsteinschätzung, Größenwahn oder Ideenflucht vorhanden sind. Die persönliche alltägliche Lebensführung sollte nur in bestimmten Grenzen beeinträchtigt sein. Die ICD-10 schließt Wahn und Halluzinationen ein, sofern diese nicht als typisch schizophren erscheinen, also Symptome 1. Ranges und bizarrer Wahn; das DSM-IV dagegen läßt sämtliche psychotischen Symptome zu, unabhängig von ihrer Art und Ausprägung, allerdings nur während der affektiven Episode. Hierdurch weitet sich das Konzept der Manie nach DSM-IV aus und beinhaltet auch eine Anzahl von schizoaffektiven Störungen nach ICD-10. Beide Systeme bieten eine weitere Unterteilung der psychotischen Symptome an, bezogen auf ihre Kongruenz mit dem affektiven Zustandsbild, also synthyme und parathyme psychotische Symptome (F30.20, F30.21).

Hypomanie

Die depressive Episode nach ICD-10 (F32) und die Major-Depression nach DSM-IV haben unterschiedliche diagnostische Schwellen. Die ICD-10 erwähnt 3 depressive Kernsymptome: 1. depressive Stimmung die meiste Zeit des Tages fast jeden Tag, mindestens 2 Wochen anhaltend, 2. Interessen- oder Freudeverlust, 3. verminderter Antrieb oder gesteigerte Ermüdbarkeit. Neben diesen Kernsymptomen sind 7 akzessorische oder zusätzliche depressive Symptome aufgeführt. Um eine depressive Episode (F32) zu diagnostizieren, müssen 4 oder mehr depressive Symptome vorliegen, einschließlich zweier Kernsymptome. Das DSM-IV hat einen unterschiedlichen Algorithmus für die Major-Depression und erfordert 5 oder mehr depressive Symptome einschließlich depressiver Stimmung oder Interessen- bzw. Freudeverlust.

Depressive Episode und Major-Depression

Die Schwere der Störung ist in der ICD-10 durch die Anzahl depressiver Symptome bestimmt, wogegen das DSM-IV auf dem klinischen Urteil basiert. Mittelgradige oder schwere Depressionen (F32.1, F32.2, F32.3) werden die Kriterien in beiden Systemen erfüllen, während leichte depressive Episoden (F32.0) in der ICD-10 eine niedrigere Schwelle aufweisen. Das sprachliche Problem mit der Verwendung des Wortes „major" mag zur höheren Schwelle beim DSM-IV beitragen. In nicht englischsprachigen Ländern wird das Wort „major" als „schwer" aufgefaßt, was die Verwendung dieser Diagnose in der klinischen Praxis einschränkt. Die Empfehlung für die antidepressive Behandlung ist häufig ebenfalls mit dem Begriff der Major-Depression verknüpft, entsprechend dem weitverbreiteten Gebrauch der DSM-Diagnostik in der psychopharmako-

– Bestimmung der Schwere der Störung

logischen Literatur. Hier werden dann auch leichte Fälle einbezogen, eine Empfehlung, welche auf der anderen Seite die pharmazeutischen Firmen befriedigt.

- psychotische Symptome

Bezogen auf die Gegenwart von psychotischen Symptomen gelten dieselben Unterschiede zwischen den beiden Systemen wie bei den manischen Episoden mit psychotischen Symptomen. Die leichten oder mittelgradigen depressiven Episoden nach ICD-10 (F32.0, F32.1) lassen sich weiter unterteilen je nach Vorhandensein eines somatischen Syndroms, welches mit der Zusatzkodierung „mit melancholischen Merkmalen" nach DSM-IV korrespondiert.

Gemischte affektive Episode

Eine gemischte affektive Episode nach ICD-10 (F38.00) ist entweder als Mischung oder rascher Wechsel von hypomanischen/manischen und depressiven Symptomen während einer Episode von wenigstens 2 Wochen zu beschreiben. Das DSM-IV definiert eine gemischte Episode dadurch, daß Symptome der Manie und der Major-Depression nahezu jeden Tag mindestens 1 Woche lang vorhanden sind, wodurch es zu beträchtlicher Beeinträchtigung der persönlichen Lebensführung kommt oder eine Krankenhausaufnahme erforderlich wird.

Die affektiven Störungen (F3) sind nach ICD-10 weiter unterteilt in einzelne hypomanische (F30.0), manische (F30.1, F30.2), depressive (F32), ferner gemischte Episoden (F38.00), rezidivierende Episoden in Form der bipolaren Störung (F31) oder rezidivierende Depression (F33).

Bipolare Störung

Eine bipolare Störung (F31) wird durch das Vorhandensein von wenigstens 2 Episoden definiert, von denen eine hypomanisch, manisch oder gemischt ist. Die Episoden müssen voneinander abgegrenzt sein, entweder durch einen Wechsel der Polarität oder durch eine Remission von wenigstens 2 Monaten ohne stärkere affektive Symptome. Das DSM-IV bezieht einzelne manische, hypomanische oder gemischte Episoden bereits in die bipolaren Störungen ein und besitzt somit eine einfachere Unterteilung zwischen bipolaren und depressiven Störungen. Es unterteilt nach Bipolar-I- und Bipolar-II-Störungen, die jeweils als unterschiedliche Kombinationen affektiver Syndrome der bipolaren Störung bei ICD-10 (F31) betrachtet werden können. Das DSM-IV ermöglicht darüber hinaus Spezifizierungen für katatone oder atypische Bilder, für den Beginn im Wochenbett, für den Längsschnittverlauf, für jahreszeitliche Besonderheiten und Kurzzykler („rapid cycling"). Diese Bilder werden im Rahmen der ICD-10 als Varianten im Verlauf und der Symptomatologie angesehen. Das Vorhandensein von atypischen katatonen Bildern, insbesondere wenn sie einen Zustand extremer katatoner Erregung erreichen, früher als Delirium acutum bei Psychosen beschrieben, kann in der ICD-10 unter F3x.8, sonstige affektive Störungen, verschlüsselt werden.

Zyklothymia und Dysthymia

Neben episodischen Störungen beschreiben beide Systeme anhaltende affektive Störungen (F34), Zyklothymia (F34.0) und Dysthymia (F34.1), die im DSM-IV mit bipolaren und depressiven Störungen zusammen dargestellt werden. Beide Systeme erfordern für die Zyklothymia (F34.0) zahlreiche Episoden mit hypomanischen oder leichten depressiven Symptomen. Nur bei der Dysthymia (F34.1) werden unterschwellige depressive Symptome beschrieben mit kurzdauernden, 2 Monate nicht überschreitenden Remissionen, bei einer Gesamtdauer von mindestens 2 Jahren ohne manische, gemischte oder depressive Episoden. Im DSM-IV können solche Episoden später zusätzlich bei einer anhaltenden affektiven Störung hinzukommen. In der ICD-10 wird eine Liste von hypomanischen oder leichten depressiven Symptomen angeboten, von denen neben der gehobenen oder depressiven Grundstimmung wenigstens 3 während einiger dieser depressiven oder hypomanischen Episoden vorhanden sein sollten. Es sollten aber nicht so viele Symptome nachweisbar sein, daß die Kriterien für eine manische oder depressive Episode erfüllt wären. Die Liste für dysthyme Störung nach DSM-IV beinhaltet 6 depressive Symptome, von denen zusammen mit der depressiven Grundstimmung 2 oder mehr vorhanden sein sollten.

Schließlich findet sich in der ICD-10 auch die rezidivierende kurze depressive Störung (F38.10) im Abschnitt der sonstigen rezidivierenden affektiven Störungen (F38.1). Hierzu bietet das DSM-IV zunächst kein Äquivalent. Im Appendix B findet sich die Störung allerdings mit den Kriterien und Achsen, die für weitere Untersuchungen nötig sind.

Rezidivierende kurze depressive Störung

Beide Systeme enthalten viele Subkategorien, besonders DSM-IV mit zahlreichen Subspezifikationen. Es könnten möglicherweise zu viele sein, weil die Verwendung einer hohen Anzahl von Subkategorien zu Problemen der diagnostischen Zuverlässigkeit führen kann, besonders in der Forschung.

4.4 Angststörungen

Angst ist nach ICD-10 immer mit vegetativen Symptomen verbunden, erfordert also immer mindestens ein Symptom von seiten des autonomen Nervensystems: Herzklopfen, Schwitzen, Zittern oder Mundtrockenheit. Im Unterschied dazu werden im DSM-IV nur Angst, Furcht oder Unbehagen ohne speziellere Beschreibungen erwähnt. Der Unterschied dürfte allerdings mehr theoretische als praktische Bedeutung haben, außer in leichten oder sehr leichten Fällen. Die ICD-10 unterteilt die Angststörungen in phobische Störungen (F40) einschließlich Agoraphobie, sozialer Phobie sowie spezifischen Phobien sowie in andere Angststörungen (F41) einschließlich Panikstörung und generalisierter Angststörung.

Angstsymptome

Agoraphobie (F40.0) tritt in Situationen oder an Orten auf, an denen ein Entkommen schwierig und Hilfe kaum erhältlich ist, wie in Menschenmengen, auf öffentlichen Plätzen, bei Reisen allein oder mit weiter Entfernung von zu Hause. Wenigstens 2 der beschriebenen Situationen sollen bei dieser Störung inbegriffen sein. Die soziale Phobie (F40.1) tritt in Gegenwart von Personen oder in bestimmten sozialen Situationen auf, in denen der Betreffende fürchtet, das Zentrum der Aufmerksamkeit darzustellen und sich peinlich oder erniedrigend zu verhalten. Spezifische Phobien (F40.2) treten in Gegenwart bestimmter Objekte oder in bestimmten, oben noch nicht erwähnten Situationen auf.

Agoraphobie

Soziale Phobie

Spezifische Phobien

Kennzeichen phobischer Störungen

Die phobischen Störungen (F40) sind gekennzeichnet durch Furcht oder Vermeidung von Situationen und Objekten und müssen wenigstens einmal mit wenigstens 2 Angstsymptomen aufgetreten sein, die aus einer Liste von insgesamt 14 Angstsymptomen entstammen und von denen eines vegetativ sein muß. Die soziale Phobie (F40.1) ist begleitet von Erröten oder Zittern, Angst vor Erbrechen sowie Miktions- oder Defäkationsdrang bzw. Angst davor. Der Betroffene muß verstehen, daß die Furcht und das Vermeidungsverhalten übertrieben oder unvernünftig sind. Ausschlußkriterien sind neben organischer Verursachung psychotische (F2) und affektive Störungen (F3). Bei gleichzeitigem Vorhandensein einer depressiven Episode ist also der Diagnose einer depressiven Störung Vorrang einzuräumen. Dieses steht wiederum im Gegensatz zur Komorbiditätsregel nach DSM-IV.

Panikstörung

Die Panikstörung nach ICD-10 (F41.0) wird durch das Auftreten von wenigstens 4 Panikattacken innerhalb von 4 Wochen definiert. Jede Attacke muß mindestens 4 Angstsymptome aufweisen, von den eines vegetativ ist. Nach DSM-IV sind ebenfalls 4 oder mehr Angstsymptome aus einer fast identischen Symptomenliste erforderlich, ohne daß allerdings ein vegetatives Symptom gefordert wird; um eine Panikstörung zu diagnostizieren, sollten nur mehrfache Attacken ohne eine genauer spezifizierte Mindestanzahl auftreten. Die Diagnosen der Panikstörung und der Agoraphobie sind im DSM-IV verbunden; dabei stellt die Panikstörung die primäre Störung dar, welche mit oder ohne Agoraphobie auftreten kann. Es ist allerdings auch möglich, daß die Agoraphobie allein auftritt und dann als Agoraphobie ohne Panikstörung in der Vorgeschichte bezeichnet wird. Im Gegensatz dazu wird in der ICD-10 von der Agoraphobie (F40.0) ausgegangen, die mit und ohne Panikstörung kodiert wird (F40.01, F40.00). Die Panikstörung nach ICD-10 (F41.0) kann in mittelgradige und schwere Panikstörung unterteilt werden. Zur Diagnose der schweren Panikstörung sind 4 Panikattacken wöchentlich während eines Zeitraumes von 4 Wochen gefordert.

Generalisierte Angststörung

Die generalisierte Angststörung (F41.1) ist in beiden Systemen für eine Mindestperiode von 6 Monaten beschrieben. Die vorherrschende Symptomatik besteht in Anspannung, Besorgnis und Befürchtungen in bezug auf alltägliche Ereignisse und Probleme. Zur ICD-10-Diagnose sind wenigstens 4 Angst- und Spannungssymptome erforderlich, darunter ein autonomes aus einer Gesamtliste von 22 Symptomen, die 14 Angstsymptome und zusätzlich 8-Spannungs- und unspezifische Symptome enthält. Dementsprechend sind im DSM-IV 6 Symptome erwähnt, von denen 3 aktuell erforderlich sind, während bei Kindern nur 1 Symptom notwendig ist. Die ICD-10 bietet für kindliche Angststörungen eine spezifische Kategorie, die generalisierte Angststörung des Kindesalters (F93.80).

Generalisierte Angststörung des Kindesalters

Mischform von leichter Angst und depressiver Störung

In ICD-10 findet sich ferner eine Kategorie für Angst und depressive Störung gemischt (F41.2), in der leichte unterschwellige Angst oder Depression ohne spezifische Kriterien vorhanden sein sollen. Die Aufnahme dieser Kategorie in die Klassifikation erfolgte auf dringenden Wunsch der Allgemeinärzte. Die Kategorie hat kein Äquivalent im DSM-IV, ist allerdings im Appendix B für weitere Studien aufgeführt.

4.5 Zwangsstörungen

Im DSM-IV ist die Zwangsstörung in der Gruppe der Angststörungen enthalten, während sie in der ICD-10 als unabhängige neurotische Störung erscheint (F42). Nach ICD-10 sind Zwangsgedanken oder Zwangshandlungen über einen Zeitraum von mindestens 2 Wochen gefordert; es wird zwischen vorwiegend Zwangsgedanken und Grübelzwang (F42.0), vorwiegend Zwangshandlungen (F42.1) und zwischen gemischten Untertypen (F42.2) differenziert. Im DSM-IV geht man etwa von denselben Symptomen und Charakteristika aus, betont aber die Beziehung zu Angst und Belastung, die durch die Symptome und vergeblichen Versuche der Betroffenen verursacht werden, die Zwangsgedanken oder -impulse zu ignorieren, zu unterdrücken oder zu neutralisieren oder durch andere Gedanken oder Handlungen zu ersetzen. Wenn diese Versuche nur in der Vorstellung stattfinden, dann spricht man im DSM-IV von kognitiven Zwängen, und diese sind den Zwangsgedanken und Grübelzwängen in der ICD-10 (F42.0) äquivalent.

Zwangsgedanken

Zwangshandlungen

4.6 Reaktionen auf schwere Belastung und Anpassungsstörung

Auch die akute Belastungsstörung und die posttraumatische Belastungsstörung werden im DSM-IV unter Angststörungen aufgeführt, wogegen die ICD-10 sie in den Unterabschnitt F43 plaziert (F43.0, F43.1).

Die Kriterien für die akute Belastungsreaktion (F43.0) unterscheiden sich beträchtlich zwischen den beiden Systemen. Die ICD-10 erfordert die Gegenwart von Angst und Spannungssymptomen. Dies ist für leichtere Fälle ausreichend, mittelgradige und schwere Fälle müssen dagegen wenigstens 2 bzw. 4 Symptome aus einer Liste von 7 Symptomen aufweisen: Rückzug von sozialen Interaktionen, Einengung der Aufmerksamkeit, offensichtliche Desorientierung, Ärger oder Aggression, Verzweiflung oder auch Hoffnungslosigkeit, unangemessene oder sinnlose Überaktivität, unkontrollierbare und außergewöhnliche Trauer. Bei schweren Fällen kann ein dissoziativer Stupor anstelle der 4 Symptome auftreten. Die Symptome müssen innerhalb 1 h unmittelbar nach dem Erleben einer außergewöhnlichen psychischen oder physischen Belastung auftreten und sollten nach spätestens 8 h beginnen abzuklingen oder bei anhaltender Belastung nach nicht mehr als 48 h. Das DSM-IV erfordert keinen zeitlichen Rahmen für Beginn oder Dauer, verlangt jedoch neben Symptomen von Angst und vegetativen Störungen 3 oder mehr von 5 dissoziativen Symptomen und Wiedererfahrung des traumatischen Ereignisses mit Vermeidung von Reizen, die das Trauma in der Vorstellung wieder aufleben lassen.

Akute Belastungsreaktion

Für die posttraumatische Belastungsstörung (F43.1) sind die Kriterien sehr ähnlich, jedoch unterschiedlich dargeboten: Der Hauptunterschied liegt darin, daß in der ICD-10 anhaltende Symptome mit Wiedererleben der Belastung ersetzt werden durch eine Unfähigkeit, wichtige Aspekte der Belastung zu erinnern; ferner wird keine Mindestdauer von 1 Monat wie im DSM-IV für erforderlich gehalten.

Posttraumatische Belastungsstörung

Anpassungsstörungen

Anpassungsstörungen stellen im DSM-IV eine eigenständige Gruppe kurz vor dem Abschnitt über Persönlichkeitsstörungen dar. In der ICD-10 wird gefordert, daß Anpassungstörungen (F43.2) innerhalb 1 Monats auftreten müssen, nachdem eine identifizierbare psychosoziale Belastung von nicht außergewöhnlichem oder katastrophalem Ausmaß aufgetreten ist. Im Gegensatz dazu erfordert das DSM-IV den Beginn der Symptome innerhalb von 3 Monaten nach der Belastung, sofern die Kriterien für akute Belastungsstörung oder posttraumatische Belastungsstörung nicht erfüllt werden. Beide Systeme erwähnen depressive Symptome, Angst- und Verhaltenssymptome, die differentialdiagnostisch von anderen Störungen unterschieden werden müssen. Die ICD-10 limitiert die Anpassungsstörung (F43.2) auf 6 Monate, abgesehen von der kurzen depressiven Reaktion (F43.20), die 1 Monat nicht überschreiten sollte, und der verlängerten depressiven Reaktion (F43.21), die bis zu 2 Jahre dauern kann. Das DSM-IV unterteilt in akute und chronische Anpassungsstörungen abhängig davon, ob die Belastung eine Dauer von weniger oder mehr als 6 Monaten hat.

4.7 Somatoforme Störungen

Somatoforme Störungen umfassen in beiden Systemen Somatisierungsstörung, undifferenzierte Somatisierungsstörungen, hypochondrische Störung und Schmerzstörung.

Somatisierungsstörung

Die ICD-10-Somatisierungsstörung (F45.0) zeichnet sich durch wenigstens 2 Jahre anhaltende Klagen über multiple und wechselnde körperliche Symptome aus, die durch keine diagnostizierbare körperliche Erkrankung erklärt werden können. Die ständige Sorge um die Symptome führt zu Leiden, sodann immer wieder zu ärztlichen Konsultationen oder zu Zusatzuntersuchungen, verbunden mit hartnäckiger Weigerung, die beruhigenden medizinischen Feststellungen zu akzeptieren. Mindestens 6 Symptome aus 2 Organgruppen aus einer Gesamtzahl von 14 gastrointestinalen, kardiovaskulären, urogenitalen, dermatologischen sowie Schmerzsymptomen sind erforderlich. Die ständige Sorge sollte sich auf die Symptome allein beziehen und nicht auf die Annahme einer ernsthaften somatischen Erkrankung wie bei der hypochondrischen Störung.

Das DSM-IV erfordert die Kombination von 4 Schmerzsymptomen, 2 gastrointestinalen, 1 Sexual- und 1 pseudoneurologischen Symptom über mehrere Jahre mit dem Beginn vor dem 30. Lebensjahr, die zum Aufsuchen einer Behandlung geführt hat oder zu Beeinträchtigungen im sozialen Funktionsbereich. Wie in der ICD-10 kann keines der Symptome und seiner Folgen durch einen bekannten medizinischen Krankheitsfaktor oder durch die direkte Wirkung einer Substanz oder Medikation erklärt werden. Nach DSM-IV dürfen die Symptome nicht absichtlich erzeugt oder vorgetäuscht sein.

Undifferenzierte Somatisierungsstörung

Die undifferenzierte Somatisierungsstörung (F45.1; undifferenzierte somatoforme Störung) weist in beiden Systemen fast identische Kriterien auf, hier allerdings reicht ein Zeitraum von wenigstens 6 Monaten und eine geringere Anzahl von somatoformen Symptomen.

Die hypochondrische Störung in der ICD-10 (F45.2) entspricht mit ähnlichen Kriterien der Hypochondrie und der körperdysmorphen Störung im DSM-IV.

Hypochondrische Störung

Die Schmerzstörung nach DSM-IV nennt sich in der ICD-10 anhaltende somatoforme Schmerzstörung (F45.4) und erfordert mindestens 6 Monate anhaltende schwere und belastende unerklärte Schmerzen, welche zum Hauptfokus der Aufmerksamkeit des Patienten geworden sind. Das DSM-IV erscheint bezüglich der Schmerzstörung umschriebener und erfordert, daß psychische Faktoren eine wichtige Rolle spielen und daß die Symptomatik nicht absichtlich erzeugt oder vorgetäuscht ist. Das DSM-IV beschreibt eine Unterklassifikation mit einer Schmerzstörung in Verbindung mit psychischen Faktoren, in Verbindung mit sowohl psychischen Faktoren wie einem medizinischen Krankheitsfaktor sowie eine Schmerzstörung in Verbindung mit einem medizinischen Krankheitsfaktor. Außerdem werden akute und chronische Schmerzstörungen durch ein Zeitkriterium von 6 Monaten voneinander unterschieden.

Anhaltende somatoforme Schmerzstörung

Die ICD-10 beschreibt eine somatoforme autonome Funktionsstörung (F45.3), in der sich somatoforme mit vegetativen Symptomen verbinden, die mindestens einem von fünf der folgenden Organsysteme zugeordnet werden müssen: Herz- und kardiovaskuläres System, oberer und unterer Gastrointestinaltrakt, respiratorisches System und Urogenitalsystem. Das DSM-IV hat kein spezifisches Äquivalent für diese Störung, die in einem solchem Fall unter den nicht näher bezeichneten somatoformen Störungen zu kodieren wäre.

Somatoforme autonome Funktionsstörung

Das DSM-IV beinhaltet unter den somatoformen Störungen auch die Konversionsstörung, die in der ICD-10 gemeinsam mit den dissoziativen Störungen (F44) erscheint und diesen entspricht. Hierzu gehören dissoziative Bewegungsstörungen (F44.4), dissoziative Krampfanfälle (F44.5), dissoziative Sensibilitäts- und Empfindungsstörungen (F44.6) und gemischte dissoziative Störungen (F44.7). Beide Klassifikationen ähneln sich weitgehend; für die Gruppe der dissoziativen Störungen nach ICD-10 (F44) besteht jedoch die Forderung, daß ein überzeugender zeitlicher Zusammenhang zwischen den dissoziativen Symptomen einerseits und belastenden Ereignissen, Problemen oder Bedürfnissen andererseits bestehen muß. Das DSM-IV betont differentialdiagnostisch, daß die Symptome keinesfalls absichtlich erzeugt oder vorgetäuscht sein dürfen. Unter den dissoziativen Störungen führt die ICD-10 des weiteren dissoziative Amnesie (F44.0), Fugue (F44.1), Trance und Besessenheit (F44.3) sowie andere dissoziative Störungen (F44.8), v.a. Ganser-Syndrom (F44.80) und multiple Persönlichkeitsstörung (F44.81), auf. Die Verbindung zu einer psychosozialen Belastung gilt für alle dissoziativen Störungen.

Dissoziative Störungen

Die Bezeichnung dissoziative Störung ist als ein teilweiser oder vollständiger Verlust des normalen Zusammenhanges zwischen den Erinnerungen an die Vergangenheit, des eigenen Identitätsbewußtseins und unmittelbaren Empfindungen sowie der Kontrolle von Körperbewegungen zu sehen. Dissoziative Störungen sind im DSM-IV definiert als Trennung der normalerweise integrativen Funktion des Bewußtseins, des Gedächt-

- Definition

nisses, der Identität und der Wahrnehmung der Umgebung. Sie schließen aber nicht die Kontrolle der Körperbewegungen mit ein. Dissoziative Störungen nach DSM-IV beinhalten die dissoziative Amnesie, dissoziative Fugue, dissoziative Identitätsstörung (früher multiple Persönlichkeitsstörungen) und Depersonalisationsstörung, die in der ICD-10 ein
Äquivalent im Depersonalisations-, Derealisationssyndrom (F48.1) hat.
Die Kriterien für die Subtypen sind in beiden Systemen sehr ähnlich.

Neurasthenie

Die ICD-10 beinhaltet eine weitere „neurotische" Störung, die in unterschiedlichen Teilen der Welt Verwendung findet: Die Neurasthenie
(F48.0) hat im DSM-IV kein Äquivalent; sie kann unter den nicht näher
bezeichneten somatoformen Störungen kodiert werden.

Artifizielle Störung

Mit Bezug zu den dissoziativen Störungen hat das DSM-IV einen Abschnitt über vorgetäuschte Störungen, die in der ICD-10 unter den Per-
sönlichkeits- und Verhaltensstörungen der Erwachsenen als artifizielle
Störung (F68.1) mit dem ausführlichen Titel „Absichtliches Erzeugen
oder Vortäuschen von körperlichen oder psychischen Symptomen oder
Behinderungen" aufgeführt werden. Beide Systeme benutzen fast identische Kriterien.

4.8 Eßstörungen

Die Eßstörungen finden sich in der ICD-10 im Abschnitt F5, Verhaltensauffälligkeiten in Verbindung mit körperlichen Störungen und Faktoren.
Die Eßstörungen (F50) sind unterteilt in Anorexia nervosa (F50.0), atypische Anorexia nervosa (F50.1), Bulimia nervosa (F50.2), atypische Bulimia nervosa (F50.3), Eßattacken sowie Erbrechen bei sonstigen psychischen Störungen (F50.4, F50.5). Das DSM-IV differenziert nur zwischen
3 Kategorien: Anorexia nervosa, Bulimia nervosa und nicht näher bezeichnete Eßstörung.

Anorexia nervosa

Bulimia nervosa

Für Anorexia nervosa (F50.0) sind die Hauptkriterien ähnlich. Die ICD-
10 erfordert jedoch spezifisch, daß der Gewichtsverlust selbst durch Vermeidung von „fettmachenden" Speisen herbeigeführt sein muß und
schließt bulimische Episoden im Unterschied zum DSM-IV aus, in welchem Anorexia nervosa Vorrang gegenüber Bulimia nervosa eingeräumt
wird und eine Unterteilung in den restriktiven Typus und den „Binch-
eating/purging-Typus" erfolgt. In bezug auf Bulimia nervosa (F50.2)
schließt die ICD-10 Anorexia nervosa (F50.0) aus, im übrigen entsprechen
sich die Kriterien aber fast vollständig. Kombinationen von Anorexie und
Bulimie werden in der ICD-10 unter atypischer Bulimie (F50.3) kodiert; die
atypische Anorexia nervosa (F50.1) entspricht der nicht näher bezeichneten Eßstörung im DSM-IV. Die Aufteilung der Eßstörungen in der ICD-10
ist allgemein mit großer Unzufriedenheit aufgenommen worden; so ziehen
Psychiater, die diese Störungen behandeln, das DSM-IV vor.

Schlafstörungen

Schlafstörungen (F51) sind im wesentlichen in beiden Systemen gleich
definiert; DSM-IV bezieht jedoch Narkolepsie und atmungsgebundene
Schlafstörungen mit ein, Störungen, die in der ICD-10 im Kapitel G, Störungen des Nervensystems, kodiert werden.

Sexuelle und Geschlechtsidentitätsstörungen sind im DSM-IV zusammen gruppiert, in der ICD-10 werden sie dagegen in nichtorganische sexuelle Funktionsstörungen (F52), Störungen der Geschlechtsidentität (F64) sowie Störungen der Sexualpräferenz (F65) unterteilt. Sexuelle Funktionsstörungen haben dieselben Unterkategorien und ähnliche diagnostische Kriterien wie im DSM-IV mit der Ausnahme, daß die ICD-10 wenigstens 6 Monate Dauer vorgibt und in den entsprechenden Fällen unterschiedliche Kriterien für Männer und Frauen anbietet. Das DSM-IV bietet Subspezifikationen bezogen auf den lebenslangen Typus, den erworbenen Typus, den generalisierten und den situativen Typus, ferner Subtypen aufgrund psychischer Faktoren und aufgrund kombinierter Faktoren.

Sexuelle und Geschlechtsidentitätsstörungen

Die sexuelle Funktionsstörung aufgrund eines medizinischen Faktors oder substanzinduzierte sexuelle Funktionsstörung nach DSM-IV finden sich bei ICD-10 unter F06.8, andere psychische oder Verhaltensstörungen aufgrund von Hirnschädigungen, einer Krankheit, Schädigung oder Funktionsschädigung des Gehirns, oder unter F1x.8, andere psychische oder Verhaltensstörungen durch psychotrope Substanzen, beide verbunden mit speziellen Syndromen des Kapitels XIV der ICD-10, Erkrankungen des urogenitalen Systems.

Sexuelle Funktionsstörung

Im Vergleich zu einer einzigen diagnostischen Einheit im DSM-IV, die eine Reihe von differenzierten Kriterien für diese Störung enthält, sind die Störungen der Geschlechtsidentität in der ICD-10 unterteilt in Transsexualismus (F64.0), Transvestitismus unter Beibehaltung beider Geschlechtsrollen (F64.1) und Störungen der Geschlechtsidentität im Kindesalter (F64.2). Störungen der Sexualpräferenz, im DSM-IV Paraphilien genannt, sind in beiden Systemen ähnlich definiert und gegliedert. Das DSM-IV schließt Frotteurismus ein und unterteilt Sadomasochismus in sexuellen Masochismus und sexuellen Sadismus.

Störungen der Geschlechtsidentität

Störungen der Sexualpräferenz

F66 der ICD-10, psychische und Verhaltensstörungen in Verbindung mit der sexuellen Entwicklung und Orientierung, schließt sexuelle Reifungskrise (F66.0), Ich-dystone Sexualorientierung (F66.1) sowie sexuelle Beziehungsstörung (F66.2) ein und hat keine speziellen Äquivalente im DSM-IV, welches sie unter nicht näher bezeichnete sexuelle Störung kodiert.

Psychische Verhaltensstörungen in Verbindung mit der sexuellen Entwicklung und Orientierung

4.9 Persönlichkeitsstörungen

Die allgemeinen diagnostischen Kriterien für Persönlichkeitsstörungen sind in beiden Systemen fast identisch. Sie fordern langdauernde, tief verwurzelte und starre innere Erfahrungs- und Verhaltensmuster in 2 oder mehr Bereichen der Kognition, der Affektivität, der Impulskontrolle oder der zwischenmenschlichen Beziehungen, die zu persönlichem Leidensdruck oder zu Beeinträchtigungen im sozialen Funktionsbereich führen, was bei der ICD-10 auch nachteiligen Einfluß auf die soziale Umwelt beinhaltet. Die Störungen dauern lebenslang mit Beginn in der späten Kindheit oder Adoleszenz. Aus diesem Grunde sind sie schwierig vor dem Alter von 18 Jahren zu diagnostizieren, mit Ausnahme der antisozialen Persönlichkeitsstörung, die häufig eine Fortsetzung der entsprechenden kindlichen Störung des Sozialverhaltens darstellt. Die Kriterien

Kriterien

sind restriktiv und anspruchsvoll, die Kategorie ist im klinischen Alltag nicht einfach zu verwenden.

Es findet sich eine Unterteilung in spezifische Persönlichkeitsstörungen, die zusätzlich eine Anzahl typischer Persönlichkeitszüge für jede Störung erfordern. Das DSM-IV präsentiert die spezifischen Störungen in 3 Gruppen:

Unterteilung spezifischer Persönlichkeitsstörungen

- Cluster-A-Persönlichkeitsstörungen mit der paranoiden, der schizoiden und der schizotypischen Persönlichkeitsstörung. Die zuletzt genannte ist als schizotype Störung (F21) dem Kapitel F2, Schizophrenie und verwandte Störungen, zugeordnet.
- Cluster B enthält die antisoziale, die histrionische, die Borderline- und die narzißtische Persönlichkeitsstörung. Diese entsprechen in der ICD-10 der dissozialen (F60.2), der histrionischen (F60.4) sowie der emotional-instabilen Persönlichkeitsstörung vom Borderlinetypus (60.31). Die ICD-10 hat keine der narzißtischen Persönlichkeitsstörung entsprechende Diagnose, diese ist jedoch im Anhang I der Forschungskriterien mit vorläufigen Kriterien nach DSM-IV enthalten.
- Cluster C enthält die vermeidend-selbstunsichere Persönlichkeitsstörung, ferner die dependente und die zwanghafte Persönlichkeitsstörung. In der ICD-10 wird darüber hinaus die emotional-instabile Persönlichkeitsstörung vom impulsiven Typus (F60.30) verwendet, die sich im DSM-IV nicht findet.

Die entsprechenden Persönlichkeitsstörungen haben in beiden Systemen unterschiedlich formulierte Kriterien, stellen aber im wesentlichen doch dieselben Störungsbilder dar.

Kombinierte Persönlichkeitsstörungen

Die ICD-10 bietet darüber hinaus Untereinheiten für kombinierte Persönlichkeitsstörungen (F61.0), die mit ihrer Mischung von Persönlichkeitszügen die Kriterien für eine der spezifischen Persönlichkeitsstörungen nicht erreichen. Störende Persönlichkeitsänderungen (F61.1) können als sekundär auf eine gleichzeitig bestehende affektive oder Angststörung angesehen werden; andauernde Persönlichkeitsänderungen nach Extrembelastung (F62.0) oder nach psychischer Erkrankung (F62.1) werden beschrieben entsprechend der Bedeutung der Katastrophenerfahrung oder der Erfahrung der psychiatrischen Erkrankung, nach der vollständige klinische Genesung ohne Residualsymptome eintrat. Das DSM-IV hat hierfür keine genaue Entsprechung; diese Fälle werden unter nicht näher bezeichnete Persönlichkeitsstörungen eingeordnet.

4.10 Andere Störungen

Das DSM-IV hat schließlich einen Abschnitt „Störungen der Impulskontrolle, nicht andernorts klassifiziert", der die intermittierende explosive Störung, die Kleptomanie, die Pyromanie, das pathologische Spielen und die Trichotillomanie beinhaltet. Die korrespondierenden ICD-10-Störungen, die unter F63 aufgeführten abnormen Gewohnheiten und Störungen der Impulskontrolle, sind pathologisches Glücksspiel (F63.0), pathologische Brandstiftung (F63.1), pathologisches Stehlen (F63.2) und Trichotillomanie (F63.3).

Abnorme Gewohnheiten und Störungen der Impulskontrolle

Pathologisches Glücksspiel (F63.0) ist in der ICD-10 unterschiedlich definiert und erfordert 2 oder mehr Episoden mit Glücksspiel innerhalb 1 Jahres, in denen die Betroffenen ständig mit Gedanken oder Vorstellungen vom Glücksspiel beschäftigt sind und in denen der intensive Drang zu spielen besteht, der nur schwer kontrolliert werden kann. Das Spielen bringt dem Betroffenen keinen Gewinn, wird aber trotz subjektivem Leidensdruck und Störung der sozialen und beruflichen Funktionsfähigkeit fortgesetzt. Das DSM-IV erfordert wenigstens 5 von 10 charakteristischen Kriterien, die im großen und ganzen dasselbe Störungsbild wie in der ICD-10 definieren.

Pathologisches Glücksspiel

Die übrigen Störungen der Impulskontrolle haben im wesentlichen dieselben Kriterien in beiden Systemen. Die intermittierende, explosive Störung hat keine spezifische Entsprechung in der ICD-10, sie kann dort unter sonstigen abnormen Gewohnheiten und Störungen der Impulskontrolle (F63.8) kodiert werden. Bei lebenslangem Andauern mag diese Störung der emotional instabilen Persönlichkeitsstörung vom impulsiven Typ (F60.30) entsprechen.

Intermittierende explosive Störung

Die ICD-10 beinhaltet schließlich einige Kategorien, die im DSM-IV keine genauere Entsprechung finden:

- F53, psychische oder Verhaltensstörungen im Wochenbett, nicht andernorts klassifizierbar;
- F54, psychische Faktoren oder Verhaltenseinflüsse bei andernorts klassifizierten Erkrankungen;
- F68.0, Entwicklung körperlicher Symptome aus psychischen Gründen.

4.11 Störungen der frühen Kindheit und des Jugendalters

Diese Störungen beinhalten in beiden Systemen Intelligenzminderung, Entwicklungsstörungen sowie Verhaltens- und emotionale Störungen mit Beginn in der Kindheit und Jugend. Entwicklungsstörungen nach ICD-10 (F8) beziehen sich auf umschriebene Störungen des Sprechens (F80), der motorischen Funktionen (F82) und der schulischen Fertigkeiten (F81), ferner tiefgreifende Entwicklungsstörungen (F84) wie frühkindlichen Autismus (F84.0), atypischen Autismus (F84.1), das Rett-Syndrom (F84.2) wie auch andere desintegrative Störungen des Kindesalters (F84.3). Die entsprechenden diagnostischen Kategorien beider Systeme stimmen miteinander überein.

Entwicklungsstörungen

Im Unterkapitel F9 der ICD-10 werden Verhaltens- und emotionale Störungen mit Beginn in der Kindheit und Jugend beschrieben, die hyperkinetische Störungen (F90), Störungen des Sozialverhaltens (F91), emotionale Störungen des Kindesalters sowie kombinierte Störungen (F92) umfassen. Im DSM-IV bezieht sich die Aufmerksamkeitsdefizit-/Hyperaktivitätsstörung auf einen größeren Bereich, so auch auf Fälle, in denen überwiegend ein Aufmerksamkeitsdefizit vorliegt.

Verhaltens- und emotionale Störungen mit Beginn in der Kindheit und Jugend

Die Störung des Sozialverhaltens fordert im DSM-IV im Vergleich zur ICD-10 fast identische Kriterien. Sie enthält zusätzlich eine Untergliede-

Störung des Sozialverhaltens

rung in den Typus mit Beginn in der Kindheit und den Typus mit Beginn in der Adoleszenz, wie auch unterschiedliche Schweregrade, wohingegen ICD-10 in Störungen des Sozialverhaltens untergliedert, die sich auf den familiären Rahmen beschränken (F91.0), bei fehlenden sozialen Bindungen (F91.1) und schließlich bei vorhandenen sozialen Bindungen (F91.2). Ferner wird hier auch die Störung des Sozialverhaltens mit oppositionellem, aufsässigem Verhalten aufgeführt (F91.3), die im DSM-IV getrennt beschrieben ist.

Emotionale Störungen

Unter den emotionalen Störungen des Kindesalters (F93) stellt die ICD-10 die emotionale Störung mit Trennungsangst des Kindesalters (F93.0) entsprechend der DSM-IV-Kategorie dar. Die ICD-10 bietet auch die Kategorien phobische Störung des Kindesalters (F93.1), Störung mit sozialer Ängstlichkeit des Kindesalters (F93.2) und emotionale Störung mit Geschwisterrivalität (F93.3) an.

Störungen sozialer Funktionen

Die Störungen sozialer Funktionen mit Beginn in der Kindheit und Jugend nach ICD-10 (F94) umschließen elektiven Mutismus (F94.0), reaktive Bindungsstörung des Kindesalters (F94.1), Bindungsstörung des Kindesalters mit Enthemmung (F94.2), was im DSM-IV dem selektiven Mutismus und der reaktiven Bindungsstörung im Säuglingsalter und in der frühen Kindheit entspricht. Ferner beinhalten beide Kategorien noch eine Anzahl von anderen psychiatrischen Störungen in der Kindheit wie Ticstörungen (F95), nichtorganische Enuresis (F98.0) und Enkopresis (F98.1) sowie Fütterungsstörungen im frühen Kindesalter (F98.2), schließlich auch Störungen des Sprechens wie Stottern (F98.5) und Poltern (F98.6).

Nicht näher bezeichnete psychische Störungen

Die ICD-10 gibt ganz zuletzt eine unspezifische Restkategorie F99 an, nicht näher bezeichnete psychische Störungen, für Störungen, die keine spezifischen Kriterien aufweisen und nicht unter die entsprechenden Unterkategorien für unspezifische Störungen der einzelnen Unterkapitel fallen. Das DSM-IV hat dafür kein Äquivalent, man kann aber unspezifische psychische Störungen (nichtpsychotisch) 300.9 verwenden.

Das DSM-IV hat andererseits einen Abschnitt für andere Störungsbilder, welche die klinische Aufmerksamkeit beanspruchen, einschließlich psychologischer Faktoren, die medizinische Krankheitsfaktoren beeinflussen, was in der ICD-10 F54 entspricht, psychische Faktoren oder Verhaltenseinflüsse bei andernorts klassifizierten Krankheiten. Im DSM-IV finden sich darüber hinaus medikamenteninduzierte Bewegungsstörungen oder andere medikamenteninduzierte Störungen, was den ICD-10-Störungen aus dem neurologischen Kapitel G entspricht. Ferner finden sich Probleme im Zusammenhang mit Mißbrauch oder Vernachlässigung oder weitere klinisch relevante Probleme, die in der ICD-10 besonderen T- oder Z-Kategorien entsprechen. Das DSM-IV bietet ebenfalls zusätzliche Kodes für zurückgestellte oder vorläufige Diagnosen an, die diagnostische Unsicherheit anzeigen.

5 Diagnostische Instrumente

Die WHO hat in Zusammenarbeit mit dem nationalen Gesundheitsinstitut der Vereinigten Staaten (NIH) Instrumente entwickelt, um Symptome erfassen zu können, die für die Diagnosenkriterien in der ICD-10 und DSM-IV erforderlich sind. Es handelt sich um die *Schedules for Clinical Assessment in Neuropsychiatry* (*SCAN*; WHO 1992c) und den *International Personality Disorder Examination* (*IPDE*; WHO 1992d), zwei Instrumente, welche die Mehrzahl der Störungen im Erwachsenenalter abdekken. Sie können besonders in der klinischen Forschung in Zusammenhang mit computerassistierter Diagnose verwendet werden. In epidemiologischen Studien wird das *Composite International Diagnostic Interview* (*CIDI*; WHO 1990, 1993b) als vollstrukturiertes Interview von Laieninterviewern für ICD-10- und DSM-Diagnosen benutzt. Die Instrumente sind aktualisiert worden, so daß auch DSM-IV-Diagnosen (WHO 1994, 1995, 1997) berücksichtigt sind.

SCAN
IPDE

CIDI

6 ICD-10 und DSM-IV: allgemeine Bemerkungen

Die Mehrzahl der psychischen und Verhaltensstörungen sind in beiden Klassifikationssystemen enthalten, wenn auch für einige Störungen an unterschiedlicher systematischer Stelle oder unter verschiedenen Überschriften. Einige Kategorien erscheinen nur in einer dieser Klassifikationen. So findet sich in der ICD-10 die leichte kognitive Störung, das organische Psychosyndrom nach Schädel-Hirn-Trauma, die Schizophrenia simplex, die postschizophrene Depression, die rezidivierende kurze depressive Störung, die somatoforme autonome Funktionsstörung, die Neurasthenie, die andauernden Persönlichkeitsänderungen nach Extrembelastung und psychischer Krankheit wie auch die generalisierte Angststörung des Kindesalters. Diese Störungen finden sich im DSM-IV nicht entsprechend beschrieben, es sind jedoch eine Reihe dieser Störungen im Appendix B aufgeführt mit entsprechenden Kriterien und Achsen und der Empfehlung für weitere Untersuchungen. Diese finden sich dort unter geringfügig veränderten Überschriften.

Weitgehende Übereinstimmung der Kategorien bei teilweise unterschiedlicher Systematik

– zusätzliche Kategorien der ICD-10

Das DSM-IV seinerseits beinhaltet eine Vielfalt von Verlaufs- und besonderen Unterteilungen bei den affektiven Störungen, der Narkolepsie, der atmungsgebundenen Schlafstörung, der intermittierenden explosiven Störung, der narzißtischen Persönlichkeitsstörung und einen besonderen Abschnitt für andere klinisch relevante Probleme einschließlich medikamenteninduzierte Bewegungsstörungen, zwischenmenschliche Probleme, Probleme im Zusammenhang mit Mißbrauch oder Vernachlässigung und weitere klinisch relevante Probleme wie Nichtbefolgen von Behandlungsanweisungen, Simulation, Grenzbereich der intellektuellen Leistungsfähigkeit, altersbedingter kognitiver Abbau, einfache Trauer, kulturelles Anpassungsproblem, Problem einer Lebensphase und religiöses oder spirituelles Problem, die nicht in der ICD-10, Kapitel V (F) zu finden sind, für die in der Regel aber gleichwertige Kodes in anderen ICD-10-Kapiteln bestehen.

– zusätzliche Kategorien des DSM-IV

*Weitgehende
Übereinstimmung der
diagnostischen Kriterien*

Ausnahmen

Die diagnostischen Kriterien für die Mehrzahl der Kategorien sind fast identisch oder sehr ähnlich, da sie ja im wesentlichen auch dieselben Störungen definieren. Bei einigen Störungen mag der Unterschied wesentlich sein, z.B. als Schwelle für den Einbezug in die betreffende diagnostische Kategorie. Dies trifft besonders für die Hauptkategorien Schizophrenie und depressive Episoden zu. Für mittelgradige und schwere Störungen, somit für die Mehrzahl der Patienten in der klinischen Psychiatrie, ist die Übereinstimmung fast vollständig. Bei Störungen von leichtem Ausprägungsgrad gerade oberhalb der Schwelle, welche die Feststellung diagnostischer Kategorien erlaubt, mögen die Unterschiede ins Gewicht fallen, was in erster Linie die epidemiologische Forschung, aber auch die primären Gesundheitsdienste betrifft. Die Verwendung der sozialen Kriterien im DSM-IV mag zu diesen Unterschieden beitragen.

Ausreichende Reliabilität

*Notwendigkeit weiterer
Validierungsstudien*

ICD-10 und DSM-IV zeigen beide ausreichende Reliabilität für die Haupt- und Unterkategorien. Eine weitere Validierung ist erforderlich, um zu erkennen, welche Kriterienkombinationen zur Abgrenzung und welche Schwellen für den Einbezug einer Störung sinnvoll sind. Das beratende Komitee der WHO für die ICD-10 hat ein Moratorium von mindestens 10 Jahren vor der nächsten Revision für erforderlich gehalten, um solche Validierungsstudien durchführen zu können. Klassifikatorische Bereiche mit besonderer Notwendigkeit, validiert zu werden, sind schizoaffektive Störungen im Vergleich zu Schizophrenie und zu affektiven Störungen, weiterhin spezifische ICD-10-Kategorien wie die milde kognitive Störung, die Schizophrenia simplex, die Neurasthenie und die spezifischen Persönlichkeitsstörungen. Das DSM-IV bietet für Validierungsstudien im Appendix B Kriterien und Achsen für weitere Studien an, einschließlich einiger ICD-10-spezifischer Kategorien. Die führenden psychiatrischen Zeitschriften sollten aufgefordert werden, Beiträge mit Verwendung einer der beiden oder beider Klassifikationen anzunehmen, um so die Publikation von Validierungsstudien zu unterstützen, die wichtig für zukünftige Revisionen beider Systeme sind.

*Ziel einer gemeinsamen
Klassifikation*

Die WHO hat bisher das erklärte Ziel einer gemeinsamen Sprache in der internationalen Psychiatrie nicht erreicht. Zukünftige Revisionen können vielleicht die Klassifikationen annähern mit dem schließlichen Ziel, eine gemeinsame Klassifikation zum Nutzen aller psychiatrischen Patienten auf der ganzen Welt zu erreichen.

7 Literatur

APA (1968) Diagnostic and statistical manual of mental disorders, 2nd edn. APA, Washington DC

APA (1980) Diagnostic and statistical manual of mental disorders, 3rd edn (DSM-III). APA, Washington DC

APA (1987) Diagnostic and statistical manual of mental disorders, 3rd revised edn (DSM-III-R). APA, Washington DC

APA (1994) Diagnostic and statistical manual of mental disorders, 4th edn (DSM-IV). APA, Washington DC

APA (1995) Diagnostic and statistical manual of mental disorders, 4th edn (DSM-IV). International version with ICD-10 codes. APA, Washington DC

Berner P, Gabriel E, Katschnig H et al. (1992). Diagnostic criteria for functional psychoses. Cambridge Univ Press, Cambridge

Cooper J, Kendell RE, Gurland BJ, Sharpe L, Copeland JRM, Simon R (1972) Psychiatric diagnosis in New York and London. Oxford Univ Press, New York, Toronto (Institute of Psychiatry, Maudsley Monographs no. 20)

Cooper J (1988) The structure and presentation of contemporary psychiatric classifications with special reference to ICD-9 and ICD-10. Br J Psychiatry 152(Suppl 1):21–28

Feighner JP, Robins E, Guze SB, Woodruff RA, Winokur G, Munoz R (1972) Diagnostic criteria for use in psychiatric research. Arch Gen Psychiatry 26:57–63

Jablensky A (1988) Methodological issues in psychiatric classification. Br J Psychiatry 152(Suppl 1):15–20

Jaspers K (1973, [1]1913) Allgemeine Psychopathologie, 9. unveränd Aufl. Springer, Berlin Heidelberg New York

Kramer M, Sartorius N, Jablensky A, Gulbinat W (1979) The ICD-9 classification of mental disorders: a review of its development and contents. Acta Psychiatr Scand 59:241–262

Loranger AW, Janca A, Sartorius N (1997) Assessment and diagnosis of personality disorders. Cambridge Univ Press, Cambridge

Sartorius N (1988) International perspectives of psychiatric classification. Br J Psychiatry 152(Suppl 1): 9–14

Sartorius N (1991) The classification of mental disorders in the tenth revision of the International Classification of Diseases. Eur Psychiatry 6:315–322

*Sartorius N (1993) WHO's work on epidemiology of mental disorders. Soc Psychiatry and Psychiatr Epidemiol 28:147–155

Sartorius N (1995) Understanding the ICD-10 classification of mental disorders. A pocket reference. Science, London

**Sartorius N, Jablensky A, Regier DA, Burke JP, Hirschfeld RMA (eds) (1990) Sources and traditions of classification in psychiatry. Hogrefe & Huber, Toronto Lewiston Bern Göttingen Stuttgart

*Sartorius N, Kaelbe CT, Cooper JE et al. (1993) Progress toward achieving a common language in psychiatry. Results from the field trials of the clinical guidelines accompanying the WHO classification of mental and behavioural disorders in ICD-10. Arch Gen Psychiatry 50:115–124

Sartorius N, Üstün TB, Korten A, Cooper J, Drimmelen J van (1995) Progress toward achieving a common language in psychiatry. II. Results from the international field trials of the ICD-10 diagnostic criteria for research for mental and behavioural disorders. Am J Psychiatry 152/10:1427–1437

Schneider K (1967) Klinische Psychopathologie. Thieme, Stuttgart

Spitzer RL, Endicott J, Robins E (1978) Research diagnostic criteria. Arch Gen Psychiatry 35:773–782

Stengel E (1959) Classification of mental disorders. Bull World Health Organ 21:601–663

WHO (1965) Manual of the international statistical classification of diseases, injuries and causes of death, 8th revision. WHO, Geneva

WHO (1974) Glossary of mental disorders and guide to their classification, for use in conjunction with the International Classification of Diseases, 8th revision. WHO, Geneva

WHO (1975) International Classification of Diseases, 9th revision. WHO, Geneva

WHO (1978) Mental disorders: glossary and guide to their classification in accordance with the ninth revision of the International Classification of Diseases. WHO, Geneva

WHO (1990) The Composite International Diagnostic Interview (CIDI), core version 1.0. WHO, Geneva

WHO (1992a) International statistical classification of diseases and related health problems, 10th revision, vol 1. WHO, Geneva

WHO (1992b) The ICD-10 classification of mental and behavioural disorders, clinical descriptions and diagnostic guidelines. WHO, Geneva

WHO (1992c) Schedules for Clinical Assessment in Neuropsychiatry (SCAN). WHO, Geneva

WHO (1992d) The International Personality Disorder Examination (IPDE). WHO, Geneva

WHO (1993a) The ICD-10 classification of mental and behavioural disorders, diagnostic criteria for research. WHO, Geneva

WHO (1993b) The Composite International Diagnostic Interview (CIDI), core version 1.1. American Psychiatric Press, Washington DC

WHO (1994) Schedules for Clinical Assessment in Neuropsychiatry (SCAN), version 2.0. Annual Psychiatric Press. Washington, DC

WHO (1995) The Composite International Diagnostic Interview (CIDI), core version 2.0. WHO, Geneva

WHO (1996) Multiaxial classification of child and adolescent psychiatric disorders. Cambridge Univ Press, Cambridge

WHO (1997) The multiaxial presentation of the ICD-10 for use in adult psychiatry. Cambridge Univ Press, Cambridge

KAPITEL 4

Gegenüberstellung von ICD-10 und DSM-IV

J. VAN DRIMMELEN-KRABBE, A. BERTELSEN und CH. PULL

Übersetzung: H. Dilling, D. Folkerts und W. Lange

1 Referenztabellen ICD-10 – DSM-IV (ICD-9-CM)

ICD-10	DSM-IV (ICD-9-CM)
F00–F99 Organische, einschließlich symptomatischer, psychischer Störungen	
Mit einer 5. Stelle kann die Demenz (F00–F03) wie folgt näher gekennzeichnet werden: 0 ohne zusätzliche Symptome 1 zusätzliche Symptome, vorwiegend wahnhaft 2 zusätzliche Symptome, vorwiegend halluzinatorisch 3 zusätzlich Symptome, vorwiegend depressiv 4 zusätzlich gemischte Symptome	
F00 Demenz bei Alzheimer-Krankheit F00.0 Demenz bei Alzheimer-Krankheit mit frühem Beginn (kodiere auch G30.0 Alzheimer-Krankheit mit frühem Beginn auf Achse III) F00.1 Demenz bei Alzheimer-Krankheit mit spätem Beginn (kodiere auch G30.1 Alzheimer-Krankheit mit spätem Beginn auf Achse III) F00.2 Demenz bei Alzheimer-Krankheit, atypische oder gemischte Form F00.9 Nicht näher bezeichnete Demenz bei Alzheimer-Krankheit	(Für alle Untergruppen kodiere auch 331.0 Alzheimer-Krankheit auf Achse III) 290.xx Demenz vom Alzheimer-Typ, mit frühem Beginn .10 unkompliziert .12 mit Wahn .13 mit depressiver Verstimmung 290.xx Demenz vom Alzheimer-Typ, mit spätem Beginn .0 unkompliziert .20 mit Wahn .21 mit depressiver Verstimmung }Kein Äquivalent

ICD-10	DSM-IV (ICD-9-CM)
F01 Vaskuläre Demenz F01.0 Vaskuläre Demenz mit akutem Beginn F01.1 Multiinfarktdemenz F01.2 Subkortikale vaskuläre Demenz F01.3 Gemischte (kortikale und subkortikale) vaskuläre Demenz F01.8 Sonstige vaskuläre Demenz F01.9 Nicht näher bezeichnete vaskuläre Demenz	290.xx Vaskuläre Demenz .40 unkompliziert .42 mit Wahn .43 mit depressiver Verstimmung (Kodiere auch vaskuläre Bedingung auf Achse III, keine Spezifikation für Subgruppen)
F02 Demenz bei sonstigen andernorts klassifizierten Krankheiten F02.0 Demenz bei Pick-Krankheit (kodiere auch G31.0 umschriebene Hirnatrophie einschließlich Pick-Krankheit auf Achse III) F02.1 Demenz bei Creutzfeldt-Jakob-Krankheit (kodiere auch A81.0 Creutzfeldt-Jakob-Krankheit auf Achse III) F02.2 Demenz bei Huntington-Krankheit (kodiere auch G10 Huntington-Krankheit auf Achse III) F02.3 Demenz bei Parkinson-Krankheit (kodiere auch G20 Parkinson-Krankheit auf Achse III) F02.4 Demenz bei Krankheit durch das humane Immundefizienzvirus (HIV) (kodiere auch B22.0 durch HIV-Krankheit ausgelöste Enzephalopathie einschließlich Demenz bei HIV-Krankheit auf Achse III) F02.8 Demenz bei sonstigen anderorts klassifizierten Krankheiten	294.10 Demenz aufgrund einer Pick-Krankheit (kodiere auch 331.1 Pick-Krankheit auf Achse III) 294.10 Demenz aufgrund einer Creutzfeldt-Jakob-Krankheit (kodiere auch 046.1 Creutzfeldt-Jakob-Krankheit auf Achse III) 294.1 Demenz aufgrund einer Huntington-Krankheit (kodiere auch 333.4 Huntington-Krankheit auf Achse III) 294.1 Demenz aufgrund einer Parkinson-Krankheit (kodiere auch 332.0 Parkinson-Krankheit auf Achse III) 294.9 Demenz aufgrund einer HIV-Krankheit (kodiere auch 043.1 HIV-Infektion mit Beteiligung des zentralen Nervensystems auf Achse III) 294.1 Demenz aufgrund anderer medizinischer Erkrankungen (kodiere auch den medizinischen Krankheitsfaktor auf Achse III)
F03 Nicht näher bezeichnete Demenz	294.8 Nicht näher bezeichnete Demenz
F04 Organisches amnestisches Syndrom, nicht durch Alkohol oder sonstige psychotrope Substanzen bedingt	294.0 Amnestische Störung aufgrund einer medizinischen Erkrankung

ICD-10	DSM-IV (ICD-9-CM)

F05 Delir, nicht durch Alkohol oder sonstige psychotrope Substanzen bedingt

F05.0	Delir ohne Demenz	293.0	Delir aufgrund einer medizinischen Erkrankung
F05.1	Delir bei Demenz	290.11	Demenz vom Alzheimer-Typ, mit frühem Beginn, mit Delir
		290.3	Demenz vom Alzheimer-Typ, mit spätem Beginn, mit Delir
		290.41	Vaskuläre Demenz, mit Delir
F05.8	Sonstiges Delir	--.-	Demenz aufgrund multipler Ätiologien
F05.9	Nicht näher bezeichnetes Delir	780.09	Nicht näher bezeichnetes Delir

F06 Sonstige psychische Störungen aufgrund einer Schädigung oder Funktionsstörung des Gehirns oder einer körperlichen Krankheit

F06.0	Organische Halluzinose	293.82	Psychische Störungen aufgrund eines medizinischen Krankheitsfaktors, mit Halluzinationen
F06.1	Organische katatone Störung	293.89	Katatone Störung aufgrund eines medizinischen Krankheitsfaktors
F06.2	Organische wahnhafte (schizophreniforme) Störungen	293.81	Psychische Störungen aufgrund eines medizinischen Krankheitsfaktors, mit Wahn
F06.3	Organische affektive Störungen .30 organische manische Störung .31 organische bipolare Störung .32 organische depressive Störung .33 organische gemischte affektive Störung	293.83	Affektive Störungen aufgrund eines medizinischen Krankheitsfaktors – mit manischen Merkmalen – mit depressiven Merkmalen – mit Major-Depression ähnlicher Episode – mit gemischten Merkmalen
F06.4	Organische Angststörung	293.89	Angststörung aufgrund eines medizinischen Krankheitsfaktors
F06.5	Organische dissoziative Störung	}	Kein Äquivalent, gebrauche 293.9 Nicht näher bezeichnete psychische Störung aufgrund eines medizinischen Krankheitsfaktors
F06.6	Organische emotional labile (asthenische) Störung		
F06.7	Leichte kognitive Störung	294.9	Nicht näher bezeichnete kognitive Störung (s. auch Anhang B: Leichte neurokognitive Störung)
F06.8	Sonstige näher bezeichnete organische psychische Störungen aufgrund einer Schädigung oder Funktionsstörung des Gehirns oder einer körperlichen Krankheit	-.-	Sexuelle Fehlfunktion aufgrund eines medizinischen Krankheitsfaktors
		780.5x	Schlafstörung aufgrund eines medizinischen Krankheitsfaktors
F06.9	Nicht näher bezeichnete psychische organische Störung aufgrund einer Schädigung oder Funktionsstörung des Gehirns oder einer körperlichen Krankheit	293.9	Nicht näher bezeichnete psychische Störung aufgrund eines medizinischen Krankheitsfaktors

ICD-10	DSM-IV (ICD-9-CM)

ICD-10	DSM-IV (ICD-9-CM)
F07 Persönlichkeits- und Verhaltensstörungen aufgrund einer Krankheit, Schädigung oder Funktionsstörung des Gehirns	
F07.0 Organische Persönlichkeitsstörung	310.1 Persönlichkeitsveränderung aufgrund eines medizinischen Krankheitsfaktors
F07.1 Postenzephalitisches Syndrom	Kein Äquivalent
F07.2 Organisches Psychosyndrom nach Schädel-Hirn-Trauma	294.4 Nicht näher bezeichnete kognitive Störung (s. auch Anhang B: Störung nach Schädel-Hirn-Trauma)
F07.8 Sonstige organische Persönlichkeits- und Verhaltensstörung aufgrund einer Schädigung oder Funktionsstörung des Gehirns oder einer körperlichen Krankheit	310.1 Persönlichkeitsveränderung aufgrund eines medizinischen Krankheitsfaktors, anderer Typ
F07.9 Nicht näher bezeichnete organische Persönlichkeits- und Verhaltensstörung aufgrund einer Schädigung oder Funktionsstörung des Gehirns oder einer körperlichen Krankheit	310.1 Persönlichkeitsveränderung aufgrund eines medizinischen Krankheitsfaktors, unspezifischer Typ
F09 Nicht näher bezeichnete organische oder symptomatische psychische Störung	293.9 Nicht näher bezeichnete psychische Störung aufgrund eines medizinischen Krankheitsfaktors

ICD-10	DSM-IV (ICD-9-CM)

F10–F19 Psychische und Verhaltensstörungen durch psychotrope Substanzen

ICD-10	DSM-IV (ICD-9-CM)
F10.- Störungen durch Alkohol	Störungen im Zusammenhang mit Alkohol
F11.- Störungen durch Opioide	Störungen im Zusammenhang mit Opiaten
F12.- Störungen durch Cannabinoide	Störungen im Zusammenhang mit Cannabis
F13.- Störungen durch Sedativa oder Hypnotika	Störungen im Zusammenhang mit Sedativa, Hypnotika oder anxiolytikaähnlichen Substanzen
F14.- Störungen durch Kokain	Störungen im Zusammenhang mit Kokain
F15.- Störungen durch sonstige Stimulanzien einschließlich Koffein	Störungen im Zusammenhang mit Amphetaminen (oder auch amphetaminähnlichen Substanzen) und Störungen im Zusammenhang mit Koffein
F16.- Störungen durch Halluzinogene	Störungen im Zusammenhang mit Halluzinogenen
F17.- Störungen durch Tabak	Störungen im Zusammenhang mit Nikotin
F18.- Störungen durch flüchtige Lösungsmittel	Störungen im Zusammenhang mit Inhalanzien
F19.- Störungen durch multiplen Substanzgebrauch und Konsum sonstiger psychotroper Substanzen	Störungen im Zusammenhang mit Phencyclidin (oder phencyclidinähnlichen Substanzen) Störungen im Zusammenhang mit multiplen Substanzen oder mit anderen (oder unbekannte) Substanzen
Mit der 4. und 5. Stelle können die klinischen Zustandsbilder näher bezeichnet werden: .0 Akute Intoxikation	303.00 Alkoholintoxikation 305.90 Koffeinintoxikation 292.89 Amphetamin-, Cannabis-, Kokain-, Halluzinogen-, Inhalanzien-, Opiat-, Phencyclidin-, Sedativa-, Hypnotika-, oder Anxiolytika-, andere (oder unbekannte) Substanzintoxikation
.00 ohne Komplikation .01 mit Verletzungen oder anderer körperlicher Schädigung .02 mit anderen medizinischen Komplikationen	} Keine Äquivalente 291.0 Alkoholintoxikationsdelir
.03 mit Delir	282.81 Amphetamin-, Cannabis-, Kokain-, Halluzinogen-, Inhalanzien-, Opiat-, Phencyclidin-, Sedativa-, Hypnotika-, oder Anxiolytika-, andere (oder unbekannte) Substanzintoxikationsdelir
.04 mit Wahrnehmungsstörung	292.89 Amphetamin-, Cannabis-, Kokain-, Opiat-, Phencyclidin-, andere (oder unbekannte) Substanzintoxikation mit Wahrnehmungsstörungen)
.05 mit Koma .06 mit Krampfanfällen .07 pathologischer Rausch	} Keine Äquivalente

ICD-10	DSM-IV (ICD-9-CM)
.1 Schädlicher Gebrauch	305.00 Alkoholmißbrauch 305.70 Amphetaminmißbrauch 305.20 Cannabismißbrauch 305.60 Kokainmißbrauch 305.30 Halluzinogenmißbrauch 305.50 Opiatmißbrauch 305.40 Sedativa-, Hypnotika-, oder Anxiolyti-kamißbrauch 305.90 Mißbrauch durch Inhalanzien, Phency-clidin und andere (oder unbekannte) Substanzen
.2 Abhängigkeitssyndrom .20 gegenwärtig abstinent .21 gegenwärtig abstinent, aber in be-schützender Umgebung .22 gegenwärtig Teilnahme an einem ärztlich überwachten Ersatzdrogenpro-gramm .23 gegenwärtig abstinent, aber in Be-handlung mit aversiven oder hemmen-den Medikamenten .24 gegenwärtiger Substanzgebrauch (aktive Abhängigkeit) .25 ständiger Substanzgebrauch .26 episodischer Substanzgebrauch (z. B. Dipsomanie)	303.90 Alkoholabhängigkeit 305.10 Nikotinabhängigkeit 304.40 Amphetaminabhängigkeit 304.30 Cannabisabhängigkeit 304.20 Kokainabhängigkeit 304.60 Abhängigkeit von Inhalanzien 304.20 Opiatabhängigkeit 304.50 Halluzinogenabhängigkeit 304.90 Phencyclidinabhängigkeit 304.10 Sedativa-, Hypnotika-, oder Anxiolyti-kaabhängigkeit 304.80 Polytoxikomanie 304.90 Abhängigkeit von anderer (oder unbe-kannter) Substanz Spezifikation: – mit körperlicher Abhängigkeit – ohne körperliche Abhängigkeit – früh vollremittiert – früh teilremittiert – anhaltend vollremittiert – anhaltend teilremittiert – bei agonistischer Therapie – in geschützter Umgebung
.3 Entzugssyndrom .30 unkompliziert .31 mit Krampfanfällen	291.8 Alkoholentzug 292.0 Kokain-, Amphetamin-, Nikotin-, Opi-at-, Sedativa-, Hypnotika-, oder Anxio-lytika-, anderer (oder unbekannter) Substanzentzug } Keine Äquivalente

ICD-10	DSM-IV (ICD-9-CM)
.4 Entzugssyndrom mit Delir	291.0 Alkoholintoxikationsdelir 292.81 Sedativa-, Hypnotika-, oder Anxiolytikaintoxikationsdelir 292.81 Durch andere (oder unbekannte) Substanz induziertes Delir
.40 ohne Krampfanfälle .41 mit Krampfanfällen	} Keine Äquivalente
.5 Psychotische Störung .50 schizophreniform .51 vorwiegend wahnhaft .52 vorwiegend halluzinatorisch (einschließlich Alkoholhalluzinose) .53 vorwiegend polymorph	291.x Alkoholinduzierte psychotische Störung .5 mit Wahn .3 mit Halluzination 292.xx Psychotische Störung induziert durch Amphetamine, Cannabis, Kokain, Halluzinogene, Inhalanzien, Opiate, Phencyclidin, Sedativa, Hypnotika, Anxiolytika, andere (oder unbekannte) Substanzen .11 mit Wahn .12 mit Halluzinationen
.54 vorwiegend depressive Symptome .55 vorwiegend manische Symptome .56 gemischt	} 291.8 Alkoholinduzierte affektive Störung 292.84 Affektive Störung durch Amphetamine, Cannabis, Kokain, Halluzinogene, Inhalanzien, Opiate, Phencyclidin, Sedativa, Hypnotika, Anxiolytika, andere (oder unbekannte) Substanzen – mit depressiven Merkmalen – mit manischen Merkmalen – mit gemischten Merkmalen
.6 Amnestisches Syndrom	291.1 Persistierende alkoholinduzierte amnestische Störung 292.82 Persistierend amnestische Störung induziert durch Sedativa, Hypnotika, Anxiolytika, andere (oder unbekannte) Substanzen

ICD-10	DSM-IV (ICD-9-CM)
.7 Restzustand und verzögert auftretende psychotische Störung .70 Nachhallzustände (Flashbacks)	292.89 Persistierende Wahrnehmungsstörung im Zusammenhang mit Halluzinogen (Flashbacks)
.71 Persönlichkeits- oder Verhaltensstörung	Kein Äquivalent
.72 affektiver Restzustand	292.84 Affektive Störungen induziert durch Amphetamine, Cannabis, Kokain, Halluzinogene, Inhalanzien, Opiate, Phencyclidin, Sedativa, Hypnotika, Anxiolytika, andere (oder unbekannte) Substanzen – mit depressiven Merkmalen – mit manischen Merkmalen – mit gemischten Merkmalen
.73 Demenz	291.2 Persistierende alkoholinduzierte Demenz 292.83 Persistierende amnestische Störungen induziert durch Sedativa, Hypnotika, Anxiolytika, andere (oder unbekannte) Substanzen
.74 andere anhaltende kognitive Beeinträchtigungen .75 verzögernd auftretende psychotische Störung	Keine Äquivalente
.8 Sonstige psychische oder Verhaltensstörungen	291.8 Alkoholinduzierte Angststörung, Schlafstörung, sexuelle Funktionsstörung 292.89 Angststörung induziert durch Amphetamine, Koffeine, Cannabis, Kokain, Halluzinogen, Inhalanzien, Phencyclidin, Sedativa, Hypnotika, Anxiolytika, andere (oder unbekannte) Substanzen 292.89 Sexuelle Funktionsstörungen induziert durch Amphetamine, Kokain, Opiate, Sedativa, Hypnotika, Anxiolytika, andere (oder unbekannte) Substanzen 292.89 Schlafstörungen induziert durch Amphetamine, Koffein, Kokain, Opiate, Sedativa, Hypnotika, Anxiolytika, andere (oder unbekannte) Substanzen
.9 Nicht näher bezeichnete psychische oder Verhaltensstörung	291.9 Nicht näher bezeichnete Störung im Zusammenhang mit Alkohol 292.9 Nicht näher bezeichnete Störungen induziert durch Amphetamine, Koffein, Cannabis, Kokain, Halluzinogen, Inhalantien, Phencyclidin, Sedativa, Hypnotika, Anxiolytika, andere (oder unbekannte) Substanzen

ICD-10	DSM-IV (ICD-9-CM)
F20–F29 Schizophrenie, schizotype und wahnhafte Störungen	
F20 Schizophrenie	295.xx Schizophrenie oder 295.40 Schizophreniforme Störung (siehe Fußnote unter F20!)
Mit der 5. Stelle kann der Verlauf kodiert werden: 0 kontinuierlich 1 episodisch, mit zunehmendem Residuum	– kontinuierlich – episodisch mit Residualsymptomen zwischen den Episoden
2 episodisch, mit stabilem Residuum 3 episodisch remittierend	– episodisch ohne Residualsymptome zwischen den Episoden
4 unvollständige Remission 5 vollständige Remission 8 sonstiger Verlauf	– einzelne Episode, teilremittiert oder vollremittiert
9 Verlauf unsicher, Beobachtungszeitraum weniger als 1 Jahr	– anderes oder unspezifisches Muster
F20.0 Paranoide Schizophrenie*	295.30 Schizophrenie, paranoider Typ
F20.1 Hebephrene Schizophrenie*	295.10 Schizophrenie, desorganisierter Typ
F20.2 Katatone Schizophrenie*	295.20 Schizophrenie, katatoner Typ
F20.3 Undifferenzierte Schizophrenie*	295.90 Schizophrenie, undifferenzierter Typ
F20.4 Postschizophrene Depression	Siehe Anhang B: Postpsychotische depressive Störungen der Schizophrenie
F20.5 Schizophrenes Residuum	295.60 Schizophrenie, residualer Typus
F20.6 Schizophrenia simplex	Siehe Anhang B: Einfach deteriorative Störung (Schizophrenia simplex)
F20.8 Sonstige Schizophrenie*	Kein Äquivalent
F20.9 Nicht näher bezeichnete Schizophrenie*	Kein Äquivalent
* Beachte: Die oben beschriebene Umwandlung für F20.0–F20.3, F20.8 und F20.9 ist anwendbar für eine Dauer von 6 Monaten oder länger. Für eine Dauer von kürzer als 6 Monaten, gebrauche:	295.40 Schizophreniforme Störung
F21 Schizotype Störung	301.22 Schizotypische Persönlichkeitsstörung
F22 Anhaltende wahnhafte Störungen F22.0 Wahnhafte Störung F22.8 Sonstige anhaltende wahnhafte Störungen	Für alle Subtypen: 297.1 Wahnhafte Störung
F22.9 Nicht näher bezeichnete anhaltende wahnhafte Störung	

ICD-10	DSM-IV (ICD-9-CM)

F23 Akute vorübergehende psychotische Störungen
 	
Mit der 5. Stelle kann das Vorliegen oder Fehlen von akuter Belastung kodiert werden:
    o ohne akute Belastung
    1 mit akuter Belastung
F23.0   Akute polymorphe psychotische Störung ohne Symptome einer Schizophrenie[*]
F23.1   Akute polymorphe psychotische Störung mit Symptomen einer Schizophrenie[*]
F23.2   Akute schizophreniforme psychotische Störung[*]
F23.3   Sonstige akute vorwiegend wahnhafte psychotische Störungen
F23.8   Sonstige akute vorübergehende psychotische Störungen[*]
F23.9   Nicht näher bezeichnete akute vorübergehende psychotische Störungen[*]
 	
[*] Beachte: Die oben beschriebene Umwandlung für F23.0–F23.2, F23.8 und F23.9 ist anwendbar für eine Dauer von kürzer als 1 Monat. Für eine Dauer von länger als 1 Monat, gebrauche:
	Für alle Subtypen:
	298.8 Kurze psychotische Störung (nur bei einer Dauer von weniger als 1 Monat; siehe Fußnote unter F23!)
	
	– ohne deutliche Belastungsfaktoren
	– mit deutlichen Belastungsfaktoren
	
	Für eine Dauer von länger als 1 Monat gebrauche:
	297.1 Wahnhafte Störung
	
	298.9 Nicht näher bezeichnete psychotische Störung

F24 Induzierte wahnhafte Störung	297.3 Gemeinsame psychotische Störung

F25 Schizoaffektive Störungen
F25.0   Schizomanische Störung
F25.1   Schizodepressive Störung
F25.2   Gemischte schizoaffektive Störung
F25.8   Sonstige schizoaffektive Störung
F25.9   Nicht näher bezeichnete schizoaffektive Störung
	Für alle Subtypen:
	295.70 Schizoaffektive Störung
	    – bipolarer Typ
	    – depressiver Typ
	    – bipolarer Typ

F28 Sonstige nichtorganische psychotische Störungen	Kein Äquivalent
F29 Nicht näher bezeichnete nichtorganische Psychose	298.9 Nicht näher bezeichnete psychotische Störung

F30–F39 Affektive Störungen

F30 Manische Episode	296.0x Bipolar-I-Störung, einzelne manische Episode
F30.0 Hypomanie	Kein Äquivalent
F30.1 Manie ohne psychotische Symptome	.01 leicht, .02 mittelschwer,
F30.2 Manie mit psychotischen Symptomen	.03 schwer ohne psychotische Merkmale,
F30.8 Sonstige manische Episoden	.04 schwer mit psychotischen Merkmalen
F30.9 Nicht näher bezeichnete manische Episode	– mit katatonen Merkmalen
	296.80 Nicht näher bezeichnete bipolare Störung
F31 Bipolare affektive Störung	296.xx Bipolar-I-Störung oder 296.89 Bipolar-II-Störung
F31.0 Bipolare affektive Störung, gegenwärtig hypomanische Episode	296.40 Bipolar-I-Störung oder 296.89 Bipolar-II-Störung, letzte Episode hypoman
F31.1 Bipolare affektive Störung, gegenwärtig manische Episode, ohne psychotische Symptome	296.4x Bipolar-I-Störung .41, .42, .43 letzte Episode manisch, leicht, mittelschwer, schwer ohne psychotische Merkmale
F31.2 Bipolare affektive Störung, gegenwärtig manische Episode, mit psychotischen Symptomen	296.44 Bipolar-I-Störung oder 296.89 Bipolar-II-Störung, letzte Episode manisch, schwer mit psychotischen Merkmalen
F31.3 Bipolare affektive Störung, gegenwärtig mittelgradige oder leichte depressive Episode .30 ohne somatisches Syndrom	296.51 Bipolar-I-Störung oder 296.89 Bipolar-II-Störung, letzte Episode depressiv, leicht
	296.52 Bipolar-I-Störung oder 296.89 Bipolar-II-Störung, letzte Episode depressiv, mittelschwer – mit melancholischen Merkmalen
.31 mit somatischem Syndrom	
F31.4 Bipolare affektive Störung, gegenwärtig schwere depressive Episode, ohne psychotische Symptome	296.53 Bipolar-I-Störung oder 296.89 Bipolar-II-Störung, letzte Episode depressiv, schwer ohne psychotische Symptome
F31.5 Bipolare affektive Störung, gegenwärtig schwere depressive Episode, mit psychotischen Symptomen	296.54 Bipolar-I-Störung oder 296.89 Bipolar-II-Störung, letzte Episode depressiv, schwer mit psychotischen Merkmalen
F31.6 Bipolare affektive Störung, gegenwärtig gemischte Episode	296.6x Bipolar-I-Störung, letzte Episode gemischt .61 leicht, .62 mittelschwer, .63 schwer ohne psychotische Merkmale, .64 schwer mit psychotischen Merkmalen

ICD-10	DSM-IV (ICD-9-CM)
F31.7 Bipolare affektive Störung, gegenwärtig remittiert	296.5 Bipolar-I-Störung oder 296.89 Bipolar-II-Störung, teilremittiert
F31.8 Sonstige bipolare affektive Störungen	296.6 Bipolar-I-Störung oder 296.89 Bipolar-II-Störung, vollremittiert
F31.9 Nicht näher bezeichnete bipolare affektive Störung	296.xx Bipolar-I-Störung oder 296.89 Bipolar-II-Störung, – mit katatonen Merkmalen – mit atypischen Merkmalen 296.7 Bipolar-I-Störung oder 296.89 Bipolar-II-Störung, letzte Episode unspezifisch 296.80 Nicht näher bezeichnete bipolare Störung
F32 Depressive Episode	296.2x Major Depression, einzelne Episode
F32.0 Leichte depressive Episode .00 ohne somatisches Syndrom .01 mit somatischem Syndrom	.21 leicht – mit melancholischen Merkmalen
F32.1 Mittelgradige depressive Episode .10 ohne somatisches Syndrom .11 mit somatischem Syndrom	.22 mittelschwer – mit melancholischen Merkmalen
F32.2 Schwere depressive Episode ohne psychotische Symptome	.23 schwer ohne psychotische Merkmale
F32.3 Schwere depressive Episode mit psychotischen Symptomen	.24 schwer mit psychotischen Merkmalen
F32.8 Sonstige depressive Episoden	– mit katatonen/atypischen Merkmalen
F32.9 Nicht näher bezeichnete depressive Episode	.20 unspezifisch
F33 Rezidivierende depressive Störungen	296.3x Major-Depression, rezidivierend
F33.0 Rezidivierende depressive Störung, gegenwärtig leichte Episode .00 ohne somatisches Syndrom .01 mit somatischem Syndrom	.31 leicht – mit melancholischen Merkmalen
F33.1 Rezidivierende depressive Störung, gegenwärtig mittelgradige Episode .10 ohne somatisches Syndrom .11 mit somatischem Syndrom	.32 mittelschwer – mit melancholischen Merkmalen
F33.2 Rezidivierende depressive Störung, gegenwärtig schwere Episode ohne psychotische Symptome	.33 schwer ohne psychotische Merkmale
F33.3 Rezidivierende depressive Störung, gegenwärtig schwere Episode mit psychotischen Symptomen	.34 schwer mit psychotischen Merkmalen
F33.4 Rezidivierende depressive Störung, gegenwärtig remittiert	.35 teilremittiert oder .36 vollremittiert
F33.8 Sonstige rezidivierende depressive Störung	– mit katatonen/atypischen Merkmalen
F33.9 Nicht näher bezeichnete depressive Störung	.30 unspezifisch

ICD-10	DSM-IV (ICD-9-CM)
F34 Anhaltende affektive Störungen	
F34.0 Zyklothymia	301.13 Zyklothyme Störung
F34.1 Dysthymia	300.4 Dysthyme Störung
F34.8 Sonstige anhaltende affektive Störungen	300.4 Dysthyme Störung mit atypischen Merkmalen
F34.9 Nicht näher bezeichnete anhaltende affektive Störungen	Kein Äquivalent
F38 Sonstige affektive Störungen	
F38.0 Sonstige einzelne affektive Störungen .00 Gemischte affektive Episode	296.0x Bipolar-I-Störung, einzelne gemischte Episode .01 leicht, .02 mittelschwer, .03 schwer ohne psychotische Merkmale, .04 schwer mit psychotischen Merkmalen
F38.1 Sonstige rezidivierende affektive Störungen .10 Rezidivierende kurze depressive Störung	Siehe Anhang B: Rezidivierende kurze depressive Störung
F38.8 Sonstige näher bezeichnete affektive Störungen	
F39 Nicht näher bezeichnete affektive Störungen	296.90 Nicht näher bezeichnete affektive Störung

ICD-10	DSM-IV (ICD-9-CM)

F40–F48 Neurotische, Belastungs- und somatoforme Störungen

ICD-10	DSM-IV (ICD-9-CM)
F40 Phobische Störung	
F40.0 Agoraphobie	
.00 ohne Panikstörung	300.22 Agoraphobie ohne Panikstörung in der Vorgeschichte
.01 mit Panikstörung	300.21 Panikstörung mit Agoraphobie
F40.1 Soziale Phobien	300.23 Soziale Phobie
F40.2 Spezifische (isolierte) Phobien	300.29 Spezifische Phobie
F40.8 Sonstige phobische Störungen	Kein Äquivalent
F40.9 Nicht näher bezeichnete phobische Störung	300.00 Nicht näher bezeichnete Angststörung
F41 Sonstige Angststörungen	
F41.0 Panikstörung (episodisch paroxysmale Angst)	300.01 Panikstörung ohne Agoraphobie
F41.1 Generalisierte Angststörung	300.02 Generalisierte Angststörung
F41.2 Angst und depressive Störung, gemischt	Siehe Anhang B: Gemischte Angst und depressive Störung
F41.3 Sonstige gemischte Angststörung	Kein Äquivalent
F41.8 Sonstige näher bezeichnete Angststörung	Kein Äquivalent
F41.9 Nicht näher bezeichnete Angststörung	300.00 Nicht näher bezeichnete Angststörung
F42 Zwangsstörung	Für alle Subtypen:
F42.0 Vorwiegend Zwangsgedanken oder Grübelzwang	300.3 Zwangsstörung
F42.1 Vorwiegend Zwangshandlungen (Zwangsrituale)	
F42.2 Zwangsgedanken und -handlungen, gemischt	
F42.8 Sonstige Zwangsstörungen	
F42.9 Nicht näher bezeichnete Zwangsstörung	

ICD-10	DSM-IV (ICD-9-CM)
F43 Reaktion auf schwere Belastungen und Anpassungsstörungen	
F43.0 Akute Belastungsreaktion	308.3 Akute Belastungsstörung
F43.1 Posttraumatische Belastungsstörung	309.81 Posttraumatische Belastungsstörung
F43.2 Anpassungsstörungen	308.xx Anpassungsstörung
.20 kurze depressive Reaktion	} .0 mit depressiver Stimmung
.21 verlängerte depressive Reaktion	(ausgeschlossen: schwerer Verlust)
.22 Angst und depressive Reaktion, gemischt	.28 mit Angst und depressiver Stimmung, gemischt
.23 mit vorwiegender Beeinträchtigung von anderen Gefühlen	.24 mit Angst
.24 mit vorwiegender Beeinträchtigung des Sozialverhaltens	.3 mit Störungen des Sozialverhaltens
.25 mit gemischter Beeinträchtigung von Gefühlen und Sozialverhalten	.4 mit emotionalen Störungen und Störungen des Sozialverhaltens, gemischt
.28 mit sonstigen vorwiegend genannten Symptomen	Kein Äquivalent
F43.8 Sonstige Reaktionen auf schwere Belastung	} Kein Äquivalent
F43.9 Nicht näher bezeichnete Reaktion auf schwere Belastung	
F44 Dissoziative Störungen (Konversionsstörungen)	
F44.0 Dissoziative Amnesie	300.12 Dissoziative Amnesie
F44.1 Dissoziative Fugue	300.13 Dissoziative Fugue
F44.2 Dissoziativer Stupor	300.15 Nicht näher bezeichnete dissoziative Störung
F44.3 Trance- und Besessenheitszustände	300.15 Nicht näher bezeichnete dissoziative Störung (s. auch Anhang B: Dissoziative Trancestörung)
F44.4 Dissoziative Bewegungsstörungen	300.11 Konversionsstörung
F44.5 Dissoziative Krampfanfälle	– mit motorischem Symptom oder Ausfällen
	– mit Anfällen oder Krämpfen
F44.6 Dissoziative Sensibilitäts- und Empfindungsstörung	– mit sensorischem Symptom oder Ausfällen
F44.7 Dissoziative Störungen (Konversionsstörungen), gemischt	– mit gemischtem Erscheinungsbild

ICD-10	DSM-IV (ICD-9-CM)

ICD-10	DSM-IV (ICD-9-CM)
F44.8 Sonstige dissoziative Störungen (Konversionsstörungen)	
.80 Ganser-Syndrom	300.15 Nicht näher bezeichnete dissoziative Störung
.81 Multiple Persönlichkeitsstörung	300.14 Dissoziative Identitätsstörung
.82 Vorübergehende dissoziative Störungen (Konversionsstörungen) der Kindheit und Jugend	300.15 Nicht näher bezeichnete dissoziative Störung
.88 Näher bezeichnete sonstige dissoziative Störungen (Konversionsstörungen)	300.15 Nicht näher bezeichnete dissoziative Störung
F44.9 Nicht näher bezeichnete dissoziative Störungen (Konversionsstörungen)	300.15 Nicht näher bezeichnete dissoziative Störung
F45 Somatoforme Störungen	
F45.0 Somatisierungsstörung	300.81 Nicht näher bezeichnete somatoforme Störung
F45.1 Undifferenzierte Somatisierungsstörung	300.81 Undifferenzierte somatoforme Störung
F45.2 Hypochondrische Störung	300.7 Hypochondrie oder 300.7 Körperdysmorphe Störung
F45.3 Somatoforme autonome Funktionsstörung	Kein Äquivalent, gebrauche 300.81 Undifferenzierte somatoforme Störung
.30 Herz und kardiovaskuläres System	
.31 oberer Gastrointestinaltrakt	
.32 unterer Gastrointestinaltrakt	
.33 respiratorisches System	
.34 urogenitales System	
.38 sonstige Organe oder Organsysteme	
F45.4 Anhaltende somatoforme Schmerzstörung	307.80 Schmerzstörung in Verbindung mit psychischen Faktoren
F45.8 Sonstige somatoforme Störungen	300.81 Nicht näher bezeichnete somatoforme Störung
F45.9 Nicht näher bezeichnete somatoforme Störung	
F48 Sonstige neurotische Störungen	
F48.0 Neurasthenie	Kein Äquivalent, gebrauche 300.81 Undifferenzierte somatoforme Störung
F48.1 Depersonalisations-/Derealisationssyndrom	300.6 Depersonalisationsstörung
F48.8 Sonstige näher bezeichnete neurotische Störungen	300.9 Unspezifische geistige Störung (nichtpsychotisch)
F48.9 Nicht näher bezeichnete neurotische Störung	

ICD-10	DSM-IV (ICD-9-CM)

F50–F59 Verhaltensauffälligkeiten mit körperlichen Störungen und Faktoren

F50 Eßstörungen			
F50.0	Anorexia nervosa	307.1	Anorexia nervosa
F50.1	Atypische Anorexia nervosa	307.50	Nicht näher bezeichnete Eßstörung
F50.2	Bulimia nervosa	307.51	Bulimia nervosa
F50.3	Atypische Bulimia nervosa	307.1	Anorexia nervosa, „Binge-eating-Typus"
F50.4	Eßattacken bei sonstigen psychischen Störungen		
F50.5	Erbrechen bei sonstigen psychischen Störungen		Keine Äquivalente
F50.8	Sonstige Eßstörungen		
F50.9	Nicht näher bezeichnete Eßstörung	307.50	Nicht näher bezeichnete Eßstörungen
F51 Nichtorganische Schlafstörungen			
F51.0	Nichtorganische Insomnie	307.42	Primäre Insomnie
F51.1	Nichtorganische Hypersomnie	307.44	Primäre Hypersomnie
F51.2	Nichtorganische Störung des Schlaf-Wach-Rhythmus	307.45	Schlafstörung mit Störung des zirkadianen Rhythmus
F51.3	Schlafwandeln (Somnambulismus)	307.46	Schlafstörung mit Schlafwandeln
F51.4	Pavor nocturnus	307.46	Pavor nocturnus
F51.5	Alpträume	307.47	Schlafstörung mit Alpträumen
F51.8	Sonstige nichtorganische Schlafstörungen	307.47	Nicht näher bezeichnete Dyssomnie oder 307.47 nicht näher bezeichnete Parasomnie
F51.9	Nicht näher bezeichnete nichtorganische Schlafstörung		
F52 Nichtorganische sexuelle Funktionsstörungen			
F52.0	Mangel oder Verlust von sexuellem Verlangen	302.71	Störung mit verminderter sexueller Appetenz
F52.1	Sexuelle Aversion und mangelnde sexuelle Befriedigung		
	.10 sexuelle Aversion	302.79	Störung mit sexueller Aversion
	.11 mangelnde sexuelle Befriedigung		Kein Äquivalent, gebrauche 302.70 Nicht näher bezeichnete sexuelle Funktionsstörung
F52.2	Versagen genitaler Reaktionen	302.72	Störung der sexuellen Erregung bei der Frau oder 302.72 Erektionsstörung beim Mann
F52.3	Orgasmusstörung	302.73	Weibliche Orgasmusstörung oder 302.74 Männliche Orgasmusstörung
F52.4	Ejaculatio praecox	302.75	Ejaculatio praecox
F52.5	Nichtorganischer Vaginismus	306.51	Vaginismus (nicht aufgrund eines medizinischen Krankheitsfaktors)
F52.6	Nichtorganische Dyspareunie	302.76	Dyspareunie (nicht aufgrund eines medizinischen Krankheitsfaktors)
F52.7	Gesteigertes sexuelles Verlangen		Kein Äquivalent, gebrauche 302.70 Nicht näher bezeichnete sexuelle Funktionsstörung

ICD-10	DSM-IV (ICD-9-CM)
F52.8 Sonstige nichtorganische sexuelle Funktionsstörung F52.9 Nicht näher bezeichnete, nichtorganische sexuelle Funktionsstörung	302.70 Nicht näher bezeichnete sexuelle Funktionsstörung
F53 Psychische und Verhaltensstörungen im Wochenbett, nicht andernorts klassifizierbar F53.0 Leichte psychische und Verhaltensstörungen F53.1 Schwere psychische und Verhaltensstörungen F53.8 Sonstige psychische und Verhaltensstörungen F53.9 Nicht näher bezeichnete psychische Störung im Wochenbett	Keine Äquivalente
F54 Psychische Faktoren und Verhaltenseinflüsse bei andernorts klassifizierten Krankheiten	316 Psychische Faktoren, die einen medizinischen Krankheitsfaktor beeinflussen
F55 Mißbrauch von nichtabhängigkeitserzeugenden Substanzen F55.0 Antidepressiva F55.1 Laxanzien F55.2 Analgetika F55.3 Antazida F55.4 Vitamine F55.5 Steroide oder Hormone F55.6 bestimmte pflanzliche oder Naturheilmittel F55.8 Sonstige nichtabhängigkeitserzeugende Substanzen F55.9 Nicht näher bezeichnet	Für alle Subtypen: 305.90 Mißbrauch von anderer (oder unbekannter) Substanz
F59 Nicht näher bezeichnete Verhaltensauffälligkeiten in Verbindung mit körperlichen Störungen und Faktoren	316 Andere oder unspezifische psychologische Faktoren, die einen medizinischen Krankheitsfaktor beeinflussen

ICD-10	DSM-IV (ICD-9-CM)

F60–F69 Persönlichkeits- und Verhaltensstörungen

ICD-10	DSM-IV (ICD-9-CM)
F60 Spezifische Persönlichkeitsstörungen	
F60.0 Paranoide Persönlichkeitsstörung	301.0 Paranoide Persönlichkeitsstörung
F60.1 Schizoide Persönlichkeitsstörung	301.20 Schizoide Persönlichkeitsstörung
F60.2 Dissoziale Persönlichkeitsstörung	301.7 Antisoziale Persönlichkeitsstörung
F60.3 Emotional instabile Persönlichkeitsstörung	
.30 impulsiver Typ	Kein Äquivalent
.31 Borderlinetyp	301.83 Borderlinepersönlichkeitsstörung
F60.4 Histrionische Persönlichkeitsstörung	301.50 Histrionische Persönlichkeitsstörung
F60.5 Anankastische Persönlichkeitsstörung	301.4 Zwanghafte Persönlichkeitsstörung
F60.6 Ängstliche (vermeidende) Persönlichkeitsstörung	301.82 Vermeidend selbstunsichere Persönlichkeitsstörung
F60.7 Abhängige Persönlichkeitsstörung	301.6 Dependente Persönlichkeitsstörung
F60.8 Sonstige spezifische Persönlichkeitsstörungen	301.81 Narzißtische Persönlichkeitsstörung oder
	301.9 Nicht näher bezeichnete Persönlichkeitsstörung (s. auch Anhang B: Passivaggressive Persönlichkeitsstörung)
F60.9 Nicht näher bezeichnete Persönlichkeitsstörung	301.9 Nicht näher bezeichnete Persönlichkeitsstörung
F61 Kombinierte und andere Persönlichkeitsstörungen	301.9 Nicht näher bezeichnete Persönlichkeitsstörungen
F61.0 Kombinierte Persönlichkeitsstörungen	
F61.1 Störende Persönlichkeitsveränderungen	
F62 Andauernde Persönlichkeitsveränderung, nicht Folge einer Schädigung oder Erkrankung des Gehirns	Keine Äquivalente, gebrauche 301.9 Nicht näher bezeichnete Persönlichkeitsstörung
F62.0 Andauernde Persönlichkeitsveränderung nach Extrembelastung	
F62.1 Andauernde Persönlichkeitsveränderung nach psychischer Erkrankung	
F62.8 Sonstige andauernde Persönlichkeitsveränderungen	
F62.9 Nicht näher bezeichnete andauernde Persönlichkeitsveränderung	
F63 Abnorme Gewohnheiten und Störungen der Impulskontrolle	
F63.0 Pathologisches Glücksspiel	312.31 Pathologisches Spielen
F63.1 Pathologische Brandstiftung (Pyromanie)	312.33 Pyromanie
F63.2 Pathologisches Stehlen (Kleptomanie)	312.32 Kleptomanie
F63.3 Trichotillomanie	312.39 Trichotillomanie
F63.8 Sonstige abnorme Gewohnheiten und Störungen der Impulskontrolle	312.30 Nicht näher bezeichnete Störung der Impulskontrolle
F63.9 Nicht näher bezeichnete abnorme Gewohnheit oder Störung der Impulskontrolle	312.30 Nicht näher bezeichnete Störung der Impulskontrolle

ICD-10	DSM-IV (ICD-9-CM)

F64 Störungen der Geschlechtsidentität

F64.0	Transsexualismus		
F64.1	Transvestitismus unter Beibehaltung beider Geschlechtsrollen	302.85	Geschlechtsidentitätsstörung bei Jugendlichen oder Erwachsenen
F64.2	Störung der Geschlechtsidentität des Kindesalters	302.6	Geschlechtsidentitätsstörung bei Kindern
F64.8	Sonstige Störungen der Geschlechtsidentität		
F64.9	Nicht näher bezeichnete Störung der Geschlechtsidentität	302.6	Nicht näher bezeichnete Störung der Geschlechtsidentität

F65 Störungen der Sexualpräferenz

F65.0	Fetischismus	302.81	Fetischismus
F65.1	Fetischistischer Transvestitismus	302.3	Transvestitischer Fetischismus
F65.2	Exhibitionismus	302.4	Exhibitionismus
F65.3	Voyeurismus	302.82	Voyeurismus
F65.4	Pädophilie	302.2	Pädophilie
F65.5	Sadomasochismus	302.83	Sexueller Masochismus oder 302.84 Sexueller Sadismus
F65.6	Multiple Störungen der Sexualpräferenz		
F65.8	Sonstige Störungen der Sexualpräferenz	302.9	Nicht näher bezeichnete Paraphilie
F65.9	Nicht näher bezeichnete Störung der Sexualpräferenz		

F66 Psychische und Verhaltensprobleme in Verbindung mit der sexuellen Entwicklung und Orientierung

Für alle Subtypen:
302.9 Nicht näher bezeichnete sexuelle Störung

F66.0	Sexuelle Reifungskrise
F66.1	Ich-dystone Sexualorientierung
F66.2	Sexuelle Beziehungsstörung
F66.8	Sonstige psychosexuelle Entwicklungsstörungen
F66.9	Nicht näher bezeichnete psychosexuelle Entwicklungsstörung

Mit der 5. Stelle kann folgendes näher gekennzeichnet werden:

.0 Heterosexualität

.1 Homosexualität

.2 Bisexualität

.3 sonstiges, einschließlich Vorpubertät

ICD-10	DSM-IV (ICD-9-CM)

F68 Sonstige Persönlichkeits- und Verhaltens-störungen

F68.0	Entwicklung körperlicher Symptome aus psychischen Gründen	Kein Äquivalent, gebrauche 300.81 Nicht näher bezeichnete somatoforme Störung
F68.1	Artifizielle Störung (absichtliches Erzeugen oder Vortäuschen von körperlichen oder psychischen Symptomen oder Behinderungen)	300.1 Vorgetäuschte Störungen .16 mit vorwiegend psychischen Zeichen und Symptomen .19 mit vorwiegend körperlichen Zeichen und Symptomen .19 mit sowohl psychischen wie körperlichen Zeichen und Symptomen .19 nicht näher bezeichnet
F68.8	Sonstige näher bezeichnete Persönlichkeits- und Verhaltensstörungen	301.9 Nicht näher bezeichnete Persönlichkeitsstörung

F69 Nicht näher bezeichnete Persönlichkeits- und Verhaltensstörung	301.9 Nicht näher bezeichnete Persönlichkeitsstörung

ICD-10	DSM-IV (ICD-9-CM)

F70–F79 Intelligenzminderung

F70	**Leichte Intelligenzminderung**	317	Leichte geistige Behinderung
F71	**Mittelgradige Intelligenzminderung**	318.0	Mittelschwere geistige Behinderung
F72	**Schwere Intelligenzminderung**	318.1	Schwere geistige Behinderung
F73	**Schwerste Intelligenzminderung**	318.2	Schwerste geistige Behinderung
F78	**Sonstige Intelligenzminderung**		
F79	**Nicht näher bezeichnete Intelligenz-** **minderung**	319	Geistige Behinderung mit unspezifischem Schweregrad

Mit der 4. Stelle kann das Ausmaß der begleitenden Verhaltensstörung näher gekennzeichnet werden:

(Keine Spezifikation für begleitende Verhaltensstörungen)

F7x.0 keine oder nur minimale Verhaltensauffälligkeit

F7x.1 deutliche Verhaltensauffälligkeit, die Beobachtung oder Behandlung erfordert

F7x.8 sonstige Verhaltensauffälligkeiten

F7x.9 Verhaltensauffälligkeit nicht erwähnt

ICD-10	DSM-IV (ICD-9-CM)

F80–F89 Entwicklungsstörungen

ICD-10	DSM-IV (ICD-9-CM)
F80 Umschriebene Entwicklungsstörungen des Sprechens und der Sprache	
F80.0 Artikulationsstörung	315.39 Phonologische Störung
F80.1 Expressive Sprachstörung	315.31 Expressive Sprachstörung
F80.2 Rezeptive Sprachstörung	315.31 Kombinierte rezeptiv-expressive Sprachstörung
F80.3 Erworbene Aphasie mit Epilepsie (Landau-Kleffner-Syndrom)	307.9 Nicht näher bezeichnete Kommunikationsstörung
F80.8 Sonstige Entwicklungsstörung des Sprechens und der Sprache	
F80.9 Nicht näher bezeichnete Entwicklungsstörung des Sprechens und der Sprache	307.9 Nicht näher bezeichnete Kommunikationsstörung
F81 Umschriebene Entwicklungsstörungen schulischer Fertigkeiten	
F81.0 Umschriebene Lesestörung	315.00 Lesestörung
F81.1 Isolierte Rechtschreibstörung	Kein Äquivalent, gebrauche 315.9 Nicht näher bezeichnete Lernstörung
F81.2 Rechenstörung	315.1 Rechenstörung
F81.3 Kombinierte Störung schulischer Fertigkeiten	
F81.8 Sonstige Entwicklungsstörungen schulischer Fertigkeiten	315.9 Nicht näher bezeichnete Lernstörung
F81.9 Nicht näher bezeichnete Entwicklungsstörung schulischer Fertigkeiten	
F82 Umschriebene Entwicklungsstörung der motorischen Funktionen	315.4 Entwicklungsbezogene Koordinationsstörung
F83 Kombinierte umschriebene Entwicklungsstörung	Kein Äquivalent
F84 Tiefgreifende Entwicklungsstörungen	
F84.0 Frühkindlicher Autismus	299.00 Autistische Störung
F84.1 Atypischer Autismus	299.80 Nicht näher bezeichnete tiefgreifende Entwicklungsstörung
F84.2 Rett-Syndrom	299.80 Rett-Störung
F84.3 Andere desintegrative Störung des Kindesalters	299.10 Desintegrative Störung im Kindesalter
F84.4 Überaktive Störung mit Intelligenzminderung und Bewegungsstereotypien	Kein Äquivalent, gebrauche 299.80 Nicht näher bezeichnete tiefgreifende Entwicklungsstörung
F84.5 Asperger-Syndrom	299.80 Asperger-Störung
F84.8 Sonstige tiefgreifende Entwicklungsstörungen	299.80 Nicht näher bezeichnete tiefgreifende Entwicklungsstörung
F84.9 Nicht näher bezeichnete tiefgreifende Entwicklungsstörung	

ICD-10	DSM-IV (ICD-9-CM)	
F88 Sonstige Entwicklungsstörungen	313.9	Nicht näher bezeichnete Störung im Kleinkindalter, in der Kindheit oder Adoleszenz
F89 Nicht näher bezeichnete Entwicklungs-störung	313.9	Nicht näher bezeichnete Störung im Kleinkindalter, in der Kindheit oder Adoleszenz

ICD-10	DSM-IV (ICD-9-CM)

F90–F98 Verhaltens- und emotionale Störungen mit Beginn in der Kindheit und Jugend

ICD-10	DSM-IV (ICD-9-CM)
F90 Hyperkinetische Störungen	
F90.0 Einfache Aktivitäts- und Aufmerksamkeitsstörung	314.0 Aufmerksamkeitsdefizit-/Hyperaktivitätsstörung
F90.1 Hyperkinetische Störung des Sozialverhaltens	Kein Äquivalent, gebrauche 314.0 und 312.8 Störung des Sozialverhaltens
F90.8 Sonstige hyperkinetische Störungen	
F90.9 Nicht näher bezeichnete hyperkinetische Störung	314.9 Nicht näher bezeichnete Aufmerksamkeitsdefizit-/Hyperaktivitätsstörung
F91 Störungen des Sozialverhaltens	
F91.0 Auf den familiären Rahmen beschränkte Störung des Sozialverhaltens	
F91.1 Störung des Sozialverhaltens bei fehlenden sozialen Bindungen	312.8 Störung des Sozialverhaltens
F91.2 Störung des Sozialverhaltens bei vorhandenen sozialen Bindungen	
F91.3 Störung des Sozialverhaltens mit oppositionellem, aufsässigem Verhalten	313.81 Störung mit oppositionellem Trotzverhalten
F91.8 Sonstige Störungen des Sozialverhaltens	
F91.9 Nicht näher bezeichnete Störung des Sozialverhaltens	312.9 Nicht näher bezeichnetes sozial störendes Verhalten
F92 Kombinierte Störungen des Sozialverhaltens und der Emotionen	Keine Äquivalente, gebrauche 312.8 Störung des Sozialverhaltens und eine andere zusätzliche Kategorie
F92.0 Störung des Sozialverhaltens mit depressiver Störung	
F92.8 Sonstige gemischte Störungen des Sozialverhaltens und der Emotionen	
F92.9 Nicht näher bezeichnete Störung des Sozialverhaltens und der Emotionen	
F93 Emotionale Störungen des Kindesalters	
F93.0 Emotionale Störung mit Trennungsangst des Kindesalters	309.21 Störung mit Trennungsangst
F93.1 Phobische Störung des Kindesalters	300.29 Spezifische Phobie oder 300.22 Agoraphobie ohne Panikstörung in der Vorgeschichte
F93.2 Störung mit sozialer Ängstlichkeit des Kindesalters	300.23 Soziale Phobie
F93.3 Emotionale Störung mit Geschwisterrivalität	V61.8 Geschwisterbezogene Probleme
F93.8 Sonstige emotionale Störungen des Kindesalters	
F93.9 Nicht näher bezeichnete emotionale Störung des Kindesalters	313.9 Nicht näher bezeichnete Störung im Kleinkindalter, in der Kindheit oder Adoleszenz

ICD-10	DSM-IV (ICD-9-CM)

F94 Störungen sozialer Funktionen mit Beginn in der Kindheit und Jugend

F94.0	Elektiver Mutismus	313.23	Selektiver Mutismus
F94.1	Reaktive Bindungsstörung des Kindesalters	313.89	Reaktive Bindungsstörung im Säuglingsalter oder in der frühen Kindheit – gehemmter Typ
F94.2	Bindungsstörung des Kindesalters mit Enthemmung	313.89	Reaktive Bindungsstörung im Säuglingsalter oder in der frühen Kindheit – ungehemmter Typ
F94.8	Sonstige Störungen der sozialen Funktionen des Kindesalters	313.9	Nicht näher bezeichnete Störung im Kleinkindalter, in der Kindheit oder Adoleszenz
F94.9	Nicht näher bezeichnete Störung sozialer Funktionen im Kindesalter		

F95 Ticstörungen

F95.0	Vorübergehende Ticstörung	307.21	Vorübergehende Ticstörung
F95.1	Chronische motorische oder vokale Ticstörung	307.22	Chronische motorische oder vokale Ticstörung
F95.2	Kombinierte vokale und multiple motorische Tics (Tourette-Syndrom)	307.23	Tourette-Störung
F95.8	Sonstige Ticstörungen	307.20	Nicht näher bezeichnete Ticstörung
F95.9	Nicht näher bezeichnete Ticstörung		

F98 Sonstige Verhaltens- oder emotionale Störungen mit Beginn in der Kindheit und Jugend

F98.0	Nichtorganische Enuresis	307.6	Enuresis (nicht aufgrund eines medizinischen Krankheitsfaktors)
F98.1	Nichtorganische Enkopresis	787.6	Enkopresis mit Verstopfung und Überlaufinkontinenz oder 307.7 Enkopresis ohne Verstopfung und Überlaufinkontinenz
F98.2	Fütterstörung im frühen Kindesalter	307.59	Fütterstörung im Säuglings- oder Kleinkindalter
F98.3	Pica im Kindesalter	307.52	Pica
F98.4	Stereotype Bewegungsstörungen	307.3	Stereotype Bewegungsstörung
F98.5	Stottern (Stammeln)	307.0	Stottern
F98.6	Poltern	307.9	Nicht näher bezeichnete Kommunikationsstörung
F98.8	Sonstige näher bezeichnete emotionale und Verhaltensstörung mit Beginn in der Kindheit und Jugend	313.9	Nicht näher bezeichnete Störung im Kleinkindalter, in der Kindheit oder Adoleszenz
F98.9	Nicht näher bezeichnete Verhaltens- und emotionale Störungen	313.9	Nicht näher bezeichnete Störung im Kleinkindalter, in der Kindheit oder Adoleszenz

F99 Nicht näher bezeichnete psychische Störung	Kein Äquivalent, gebrauche 300.9 Unspezifische geistige Störung (nicht psychotisch)

2 Referenztabellen DSM-IV (ICD-9-CM) – ICD-10

Anmerkung: Verschlüsselungen, die der DSM-IV-Kategorie vorangehen, sind ICD-9-CM-Kodes (Internationale Klassifikation von Erkrankungen, 9. Revision. Klinische Modifikation. 2. Ausgabe, 1980. US Government Printing Office, Washington DC). Es bestehen einige Unterschiede zwischen ICD-9 und ICD-9-CM, hauptsächlich auf dem Niveau des 4. Strahls. Eine Umwandlungstabelle zwischen ICD-9 und ICD-9-CM ist im Internet unter folgender Adresse zugänglich: www.who.ch: WHO Headquarters, Major Programmes; Division of Mental Health and Prevention of Substance Abuse; ICD-10 Conversion Tables.

DSM-IV (ICD-9-CM)	ICD-10
Wenn die Kriterien für eine Störung erfüllt sind, können zusätzlich folgende Schweregradsbezeichnungen vergeben werden: leicht, mittelschwer, schwer Wenn die Kriterien für eine Störung nicht vollständig erfüllt sind, kann eine Reihe von Zusatzbezeichnungen verwendet werden: teilremittiert, vollremittiert, in der Vorgeschichte	
Störungen, die gewöhnlich erst im Kleinkindalter, in der Kindheit oder Adoleszenz diagnostiziert werden	
Geistige Behinderung **Beachte:** Diese wird auf Achse II kodiert. 317 Leichte geistige Behinderung 318.0 Mittelschwere geistige Behinderung 318.1 Schwere geistige Behinderung 318.2 Schwerste geistige Behinderung 319 Geistige Behinderung mit unspezifischem Schweregrad	F70.9 Leichte Intelligenzminderung F71.9 Mittelgradige Intelligenzminderung F72.9 Schwere Intelligenzminderung F73.9 Schwerste Intelligenzminderung F79.9 Nicht näher bezeichnete Intelligenzminderung **Beachte:** Die 4. Ziffer 9, Verhaltensauffälligkeit nicht erwähnt, wird benutzt, da das DSM-IV keine Spezifikationen für zusätzliche Verhaltensauffälligkeiten aufführt.
Lernstörungen 315.00 Lesestörung 315.1 Rechenstörung 315.2 Störung des schriftlichen Ausdrucks 315.9 Nicht näher bezeichnete Lernstörung	F81.0 Lese- und Rechtschreibstörung F81.2 Rechenstörung F81.8 Sonstige Entwicklungsstörungen schulischer Fertigkeiten F81.9 Nicht näher bezeichnete Entwicklungsstörung schulischer Fertigkeiten

DSM-IV (ICD-9-CM)	ICD-10

Störung der motorischen Fertigkeiten

315.4	Entwicklungsbezogene Koordinationsstörung	F82	Umschriebene Entwicklungsstörung der motorischen Funktionen

Kommunikationsstörungen

315.31	Expressive Sprachstörung	F80.1	Expressive Sprachstörung
315.31	Kombinierte rezeptiv-expressive Sprachstörung	F80.2	Rezeptive Sprachstörung
315.39	Phonologische Störung	F80.0	Artikulationsstörung
307.0	Stottern	F98.5	Stottern (Stammeln)
307.9	Nicht näher bezeichnete Kommunikationsstörung	F80.9	Nicht näher bezeichnete Entwicklungsstörung des Sprechens und der Sprache

Tiefgreifende Entwicklungsstörungen

299.00	Autistische Störung	F84.0	Frühkindlicher Autismus
299.80	Rett-Störung	F84.2	Rett-Syndrom
299.10	Desintegrative Störung im Kindesalter	F84.3	Sonstige desintegrative Störung des Kindesalters
299.80	Asperger-Störung	F84.5	Asperger-Syndrom
299.80	Nicht näher bezeichnete tiefgreifende Entwicklungsstörung (einschließlich atypischer Autismus)	F84.9	Nicht näher bezeichnete tiefgreifende Entwicklungsstörung oder F84.1 Atypischer Autismus

Störungen der Aufmerksamkeit, der Aktivität und des Sozialverhaltens

314.xx	Aufmerksamkeitsdefizit-/Hyperaktivitätsstörung		
	.01 Mischtypus	F90.0	Einfache Aktivitäts- und Aufmerksamkeitsstörung
	.00 vorwiegend unaufmerksamer Typus	F98.8	Sonstige näher bezeichnete emotionale und Verhaltensstörung mit Beginn in der Kindheit und Jugend
	.01 vorwiegend hyperaktiv-impulsiver Typus	F90.0	Einfache Aktivitäts- und Aufmerksamkeitsstörung
314.9	Nicht näher bezeichnete Aufmerksamkeitsdefizit-/Hyperaktivitätsstörung	F90.9	Nicht näher bezeichnete hyperkinetische Störung
312.8	Störung des Sozialverhaltens Bestimme den Typ: Typ mit Beginn in der Kindheit/Typ mit Beginn in der Adoleszenz	F91.8	Sonstige Störungen des Sozialverhaltens
313.81	Störung mit oppositionellem Trotzverhalten	F91.3	Störung des Sozialverhaltens mit oppositionellem, aufsässigem Verhalten
312.9	Nicht näher bezeichnetes sozial störendes Verhalten	F91.9	Nicht näher bezeichnete Störung des Sozialverhaltens

Fütter- und Eßstörungen im Säuglings- oder Kleinkindalter

307.52	Pica	F98.3	Pica im Kindesalter
307.53	Ruminationsstörung	F98.2	Fütterstörung im frühen Kindesalter
307.59	Fütterstörung im Säuglings- oder Kleinkindalter	F98.2	Fütterstörung im frühen Kindesalter

147

ICD-10	DSM-IV (ICD-9-CM)
Ticstörungen	
307.23 Tourette-Störung	F95.2 Kombinierte vokale und multiple motorische Tics (Tourette-Syndrom)
307.22 Chronische motorische oder vokale Ticstörung	F95.1 Chronische motorische oder vokale Ticstörung
307.21 Vorübergehende Ticstörung Bestimme, ob Einzelepisode/rezidivierend	F95.0 Vorübergehende Ticstörung
307.20 Nicht näher bezeichnete Ticstörung	F95.9 Nicht näher bezeichnete Ticstörung
Störungen der Ausscheidung	
-.- Enkopresis	
787.6 mit Verstopfung und Überlaufinkontinenz	F98.1 Enkopresis .12 Obstipation mit Stuhlblockade und nachfolgendem Überlaufeinkoten flüssigen oder halbflüssigen Stuhls
307.7 ohne Verstopfung und Überlaufinkontinenz	F98.1 Enkopresis .11 Ablassen normalen Stuhls an unangebrachten Plätzen bei vorhandener Stuhlkontrolle .10 keine physiologische Stuhlkontrolle
307.6 Enuresis (nicht aufgrund eines medizinischen Krankheitsfaktors) Bestimme den Typ: Enuresis nocturna Enuresis diurna Enuresis nocturna und diurna	F98.0 Enuresis .00 nur Enuresis nocturna .01 nur Enuresis diurna .02 Enuresis nocturna und diurna
Andere Störung im Kleinkindalter, in der Kindheit oder Adoleszenz	
309.21 Störung mit Trennungsangst Bestimme, ob früher Beginn	F93.0 Emotionale Störung mit Trennungsangst des Kindesalters
313.23 Selektiver Mutismus	F94.0 Elektiver Mutismus
313.89 Reaktive Bindungsstörung im Säuglingsalter oder in der frühen Kindheit Bestimme den Typus: gehemmter Typ	F94.1 Reaktive Bindungsstörung des Kindesalters
ungehemmter Typ	F94.2 Bindungsstörung des Kindesalters mit Enthemmung
307.3 Stereotype Bewegungsstörung Bestimme, ob: mit selbstschädigendem Verhalten	F98.4 Stereotype Bewegungsstörung
313.9 Nicht näher bezeichnete Störung im Kleinkindalter, in der Kindheit oder Adoleszenz	F98.9 Nicht näher bezeichnete Verhaltens- und emotionale Störung mit Beginn in der Kindheit und Jugend

DSM-IV (ICD-9-CM)	ICD-10

Delir, Demenz, amnestische und andere kognitive Störungen

Delir

293.0	Delir aufgrund von ... (benenne den medizinischen Krankheitsfaktor)	F05.0	Delir ohne Demenz
	– Delir bei Demenz	F05.1	Delir bei Demenz
--.-	Substanzintoxikationsdelir (für substanzspezifische Kodierung s. Störungen im Zusammenhang mit psychotropen Substanzen)	F1x.03	Akute Intoxikation durch psychotrope Substanzen mit Delir
--.-	Substanzentzugsdelir (für substanzspezifische Kodierung s. Störungen im Zusammenhang mit psychotropen Substanzen)	F1x.4	Entzugssyndrom mit Delir
--.-	Delir aufgrund multipler Ätiologien (kodiere jede der spezifischen Ätiologien)	F05.8	Sonstiges Delir
780.09	Nicht näher bezeichnetes Delir	F05.9	Nicht näher bezeichnetes Delir

Demenz

290.xx	Demenz vom Alzheimer-Typ, mit frühem Beginn (kodiere auch 331.0 Alzheimer-Krankheit auf Achse III)	F00.0	Demenz bei Alzheimer-Krankheit mit frühem Beginn (kodiere auch G30.0 Alzheimer-Krankheit mit frühem Beginn auf Achse III)
	.10 unkompliziert		.00 ohne zusätzliche Symptome
	.11 mit Delir		F00.0 plus F05.1 Delir bei Demenz
	.12 mit Wahn		.01 mit anderen Symptomen, vorwiegend wahnhaft
	.13 mit depressiver Verstimmung		.03 mit anderen Symptomen, vorwiegend depressiv
	Bestimme, ob mit Verhaltensstörung		.04 mit anderen gemischten Symptomen
290.xx	Demenz vom Alzheimer-Typ, mit spätem Beginn (kodiere auch 331.0 Alzheimer-Krankheit auf Achse III)	F00.1	Demenz bei Alzheimer-Krankheit mit spätem Beginn (kodiere auch G30.1 Alzheimer-Krankheit mit spätem Beginn auf Achse III)
	.0 unkompliziert		.10 ohne zusätzliche Symptome
	.3 mit Delir		F00.1 plus F05.1 Delir bei Demenz
	.20 mit Wahn		.11 zusätzliche Symptome, vorwiegend wahnhaft
	.21 mit depressiver Verstimmung		.13 zusätzliche Symptome, vorwiegend depressiv

DSM-IV (ICD-9-CM)	ICD-10

Bestimme, ob mit Verhaltensstörung	.14 zusätzliche gemischte Symptome
290.xx Vaskuläre Demenz	F01.9 Nicht näher bezeichnete vaskuläre Demenz
.40 unkompliziert	.90 ohne zusätzliche Symptome
.41 mit Delir	F01.9 plus F05.1 Delir bei Demenz
.42 mit Wahn	.91 zusätzliche Symptome, vorwiegend wahnhaft
.43 mit depressiver Verstimmung	.93 zusätzliche Symptome, vorwiegend depressiv
Bestimme, ob mit Verhaltensstörung	.94 zusätzliche gemischte Symptome
294.9 Demenz aufgrund einer HIV-Krankheit (kodiere auch 043.1 HIV-Infektion des zentralen Nervensystems auf Achse III)	F02.4 Demenz bei Krankheit durch das humane Immundefizienzvirus (HIV) (kodiere auch B22.0 durch HIV-Krankheit ausgelöste Demenz bei HIV-Krankheit auf Achse III)
294.1 Demenz aufgrund eines Schädel-Hirn-Traumas (kodiere auch 854.00 Kopfverletzung auf Achse III)	F02.8 Demenz bei sonstigen andernorts klassifizierten Krankheiten (kodiere auch S06.9 unspezifische intrakranielle Verletzung auf Achse III)
294.1 Demenz aufgrund einer Parkinson-Krankheit (kodiere auch 332.0 Parkinson-Krankheit auf Achse III)	F02.3 Demenz bei Parkinson-Krankheit (kodiere auch G20 Parkinson-Krankheit auf Achse III)
294.1 Demenz aufgrund einer Huntington-Krankheit (kodiere auch 333.4 Huntington-Krankheit auf Achse III)	F02.2 Demenz bei Huntington-Krankheit (kodiere auch G10 Huntington-Krankheit auf Achse III)
294.10 Demenz aufgrund einer Pick-Krankheit (kodiere auch 331.1 Pick-Krankheit auf Achse III)	F02.0 Demenz bei Pick-Krankheit (kodiere auch G31.0 Pick-Krankheit auf Achse III)
294.10 Demenz aufgrund einer Creutzfeldt-Jakob-Krankheit (kodiere auch 046.1 Creutzfeldt-Jakob-Krankheit auf Achse III)	F02.1 Demenz bei Creutzfeldt-Jakob-Krankheit (kodiere auch A81.0 Creutzfeldt-Jakob-Krankheit auf Achse III)
294.1 Demenz aufgrund von ... (benenne den nicht oben aufgeführten medizinischen Krankheitsfaktor; kodiere den medizinischen Krankheitsfaktor auch auf Achse III)	F02.8 Demenz bei sonstigen andernorts klassifizierten Krankheiten
--.- Persistierende substanzinduzierte Demenz (für substanzspezifische Kodierung siehe Störungen im Zusammenhang mit psychotropen Substanzen)	F1x.73 Demenz durch Mißbrauch psychotroper Substanzen
--.- Demenz aufgrund multipler Ätiologien (kodiere jede der spezifischen Ätiologien)	F02.8 Demenz bei sonstigen andernorts klassifizierten Krankheiten
– gemischte Alzheimer- und vaskuläre Demenz	F00.2 Demenz bei Alzheimer-Krankheit, atypische oder gemischte Form
294.8 Nicht näher bezeichnete Demenz	F03 Nicht näher bezeichnete Demenz

DSM-IV (ICD-9-CM)	ICD-10

Amnestische Störungen

294.0	Amnestische Störung aufgrund von ... (benenne den medizinischen Krankheitsfaktor) Bestimme, ob vorübergehend/chronisch	F04	Organisches amnestisches Syndrom, nicht durch Alkohol oder sonstige psychotrope Substanzen bedingt
--.-	Persistierende substanzinduzierte amnestische Störung (für substanzspezifische Kodierung siehe Störungen im Zusammenhang mit psychotropen Substanzen)	F1x.6	Amnestisches Syndrom durch psychotrope Substanzen
294.8	Nicht näher bezeichnete amnestische Störung		Kein Äquivalent

Andere kognitive Störungen

294.9	Nicht näher bezeichnete kognitive Störung	F06.7	Leichte kognitive Störung

DSM-IV (ICD-9-CM)	ICD-10

Psychische Störungen aufgrund eines medizinischen Krankheitsfaktors, nicht andernorts klassifiziert

DSM-IV (ICD-9-CM)	ICD-10
293.89 Katatone Störung aufgrund von ... (benenne den medizinischen Krankheitsfaktor)	F06.1 Organische katatone Störung
310.1 Persönlichkeitsveränderung aufgrund von ... (benenne den medizinischen Krankheitsfaktor) Bestimme den Typus: labiler, enthemmter, aggressiver, apathischer, paranoider, anderer, kombinierter, unspezifischer Typus	F07.0 Organische Persönlichkeitsstörung
293.9 Nicht näher bezeichnete psychische Störung aufgrund von ... (benenne den medizinischen Krankheitsfaktor)	F09 Nicht näher bezeichnete organische oder symptomatische psychische Störung

Störungen im Zusammenhang mit psychotropen Substanzen

DSM-IV (ICD-9-CM)	ICD-10
[a] Die folgenden Zusatzkodierungen können bei Substanzabhängigkeit vergeben werden: mit körperlicher Abhängigkeit/ ohne körperliche Abhängigkeit	Gegenwärtiger Substanzgebrauch F1x.241 mit körperlichen Symptomen F1x.240 ohne körperliche Symptome
Kodiere den Verlauf der Abhängigkeit auf der 5. Stelle:	F1x.2 Abhängigkeitssyndrom
– früh vollremittiert/früh teilremittiert – anhaltend vollremittiert/anhaltend teilremittiert	.20 gegenwärtig abstinent
– in geschützter Umgebung	.21 gegenwärtig abstinent, aber in beschützender Umgebung
– bei agonistischer Therapie	.22 gegenwärtig Teilnahme an einem ärztlich überwachten Ersatzdrogenprogramm
– leicht/mittelschwer/schwer Die folgenden Zusatzkodierungen werden bei den Störungen im Zusammenhang mit psychotropen Substanzen, wo markiert, vergeben: [I] mit Beginn während der Intoxikation [E] mit Beginn während des Entzugs	.24 gegenwärtiger Substanzgebrauch (aktive Abhängigkeit) oder .25 ständiger Substanzgebrauch

DSM-IV (ICD-9-CM)	ICD-10

Störungen im Zusammenhang mit Alkohol

Störungen durch Alkoholkonsum

DSM-IV (ICD-9-CM)	ICD-10
303.90 Alkoholabhängigkeit[a]	.2 Abhängigkeitssyndrom
305.00 Alkoholmißbrauch	.1 Schädlicher Gebrauch

Alkoholinduzierte Störungen

300.00 Alkoholintoxikation	.0 Akute Intoxikation
291.8 Alkoholentzug Bestimme, ob mit Wahrnehmungsstörungen	.3 Entzugssyndrom
291.0 Alkoholintoxikationsdelir	.03 Akute Intoxikation mit Delir
291.0 Alkoholentzugsdelir	.4 Entzugssyndrom mit Delir
291.2 Persistierende alkoholinduzierte Demenz	.73 Demenz
291.1 Persistierende alkoholinduzierte amnestische Störung	.6 Amnestisches Syndrom
291.x Alkoholinduzierte psychotische Störung .5 mit Wahn[I,E] .3 mit Halluzinationen[I,E]	.5 Psychotische Störung .51 vorwiegend wahnhaft .52 vorwiegend halluzinatorisch
291.8 Alkoholinduzierte affektive Störung[I,E]	.5 Psychotische Störung .54 vorwiegend depressive psychotische Symptome .55 vorwiegend manische psychotische Symptome .56 gemischt .72 Affektiver Restzustand
291.8 Alkoholinduzierte Angststörung[I,E] 291.8 Alkoholinduzierte sexuelle Funktionsstörung[I] 291.8 Alkoholinduzierte Schlafstörung[I,E]	.8 Sonstige psychische oder Verhaltensstörungen
291.9 Nicht näher bezeichnete Störung im Zusammenhang mit Alkohol	.9 Nicht näher bezeichnete psychische oder Verhaltensstörung

Fio.- Psychische und Verhaltensstörungen durch den Gebrauch von Alkohol

DSM-IV (ICD-9-CM)	ICD-10
Störungen im Zusammenhang mit Amphetaminen (oder amphetaminähnlichen Substanzen)	F15.- Psychische und Verhaltensstörungen durch sonstige Stimulanzien einschließlich Koffein
Störungen durch Amphetaminkonsum	
304.40 Amphetaminabhängigkeit[a]	.2 Abhängigkeitssyndrom
305.70 Amphetaminmißbrauch	.1 Schädlicher Gebrauch
Amphetamininduzierte Störungen	
292.89 Amphetaminintoxikation Bestimme, ob mit Wahrnehmungsstörungen	.0 Akute Intoxikation .04 mit Wahrnehmungsstörungen
292.0 Amphetaminentzug	.3 Entzugssyndrom
292.81 Amphetaminintoxikationsdelir	.03 Akute Intoxikation mit Delir
292.xx Amphetamininduzierte psychotische Störung	.5 Psychotische Störung
.11 mit Wahn[I]	.51 vorwiegend wahnhaft
.12 mit Halluzinationen[I]	.52 vorwiegend halluzinatorisch
292.84 Amphetamininduzierte affektive Störung[I,E]	.5 Psychotische Störung .54 vorwiegend depressive psychotische Symptome .55 vorwiegend manische depressive Symptome .56 gemischt .72 Affektiver Restzustand
292.89 Amphetamininduzierte Angststörung[I]	
292.89 Amphetamininduzierte sexuelle Funktionsstörung[I]	.8 Sonstige psychische oder Verhaltensstörungen
292.89 Amphetamininduzierte Schlafstörung[I,E]	
292.9 Nicht näher bezeichnete Störung im Zusammenhang mit Amphetaminen	.9 Nicht näher bezeichnete psychische oder Verhaltensstörung
Störungen im Zusammenhang mit Koffein	F15.- Psychische und Verhaltensstörungen durch sonstige Stimulanzien einschließlich Koffein
Koffeininduzierte Störungen	
305.90 Koffeinintoxikation	.0 Akute Intoxikation
292.89 Koffeininduzierte Angststörung[I]	.8 Sonstige psychische oder Verhaltensstörungen
292.89 Koffeininduzierte Schlafstörung[I]	
292.9 Nicht näher bezeichnete Störung im Zusammenhang mit Koffein	.9 Nicht näher bezeichnete psychische oder Verhaltensstörung

DSM-IV (ICD-9-CM)	ICD-10

Störungen im Zusammenhang mit Cannabis

Störungen durch Cannabiskonsum
304.30 Cannabisabhängigkeit[a]
305.20 Cannabismißbrauch

Cannabisinduzierte Störungen
292.89 Cannabisintoxikation
        Bestimme, ob mit Wahrnehmungsstö-
        rungen
292.81 Cannabisintoxikationsdelir
292.xx Cannabisinduzierte psychotische Störung
        .11 mit Wahn[I]
        .12 mit Halluzination[I]
292.89 Cannabisinduzierte Angststörung[I]

292.9   Nicht näher bezeichnete Störung im Zu-
        sammenhang mit Cannabis

F12.-   Psychische und Verhaltensstörungen
        durch Cannabinoide

        .2 Abhängigkeitssyndrom
        .1 Schädlicher Gebrauch

        .0 Akute Intoxikation
            .04 mit Wahrnehmungsstörungen

            .03 mit Delir
        .5 Psychotische Störung
            .51 vorwiegend wahnhaft
            .52 vorwiegend halluzinatorisch
        .8 Sonstige psychische oder Verhaltens-
        störungen
        .9 Nicht näher bezeichnete psychische
        oder Verhaltensstörungen

Störungen im Zusammenhang mit Kokain

Störungen durch Kokainkonsum
304.20 Kokainabhängigkeit[a]
305.60 Kokainmißbrauch

Kokaininduzierte Störungen
292.89 Kokainintoxikation
        Bestimme, ob mit Wahrnehmungsstö-
        rungen
292.0   Kokainentzug
292.81 Kokainintoxikationsdelir
292.xx Kokaininduzierte psychotische Störung
        .11 mit Wahn[I]
        .12 mit Halluzination[I]
292.84 Kokaininduzierte affektive Störung[I,E]

292.89 Kokaininduzierte Angststörung[I,E]

292.89 Kokaininduzierte sexuelle Funktionsstö-
        rung[I]
292.89 Kokaininduzierte Schlafstörung[I,E]
292.9   Nicht näher bezeichnete Störung im Zu-
        sammenhang mit Kokain

F14.-   Psychische und Verhaltensstörungen
        durch Kokain

        .2 Abhängigkeitssyndrom
        .1 Schädlicher Gebrauch

        .0 Akute Intoxikation
            .04 mit Wahrnehmungsstörungen

        .3 Entzugssyndrom
        .03 Akute Intoxikation mit Delir
        .5 Psychotische Störung
            .51 vorwiegend wahnhaft
            .52 vorwiegend halluzinatorisch
        .5 Psychotische Störung
            .54 vorwiegend depressive psycho-
            tische Symptome
            .55 vorwiegend manische psychoti-
            sche Symptome
            .56 gemischt
        .72 Affektiver Restzustand

        .8 Sonstige psychische oder Verhaltens-
        störungen

        .9 Nicht näher bezeichnete psychische
        oder Verhaltensstörung

DSM-IV (ICD-9-CM)	ICD-10

Störungen im Zusammenhang mit Halluzinogenen

Störungen durch halluzinogenen Konsum
304.50 Halluzinogenabhängigkeit[a]
305.30 Halluzinogenmißbrauch

Halluzinogeninduzierte Störungen
292.89 Halluzinogenintoxikation
292.89 Persistierende Wahrnehmungsstörung im Zusammenhang mit Halluzinogenen (Flashbacks)
292.81 Halluzinogenintoxikationsdelir
292.xx Halluzinogeninduzierte psychotische Störung
    .11 mit Wahn[I]
    .12 mit Halluzination[I]
292.84 Halluzinogeninduzierte affektive Störung[I]

292.89 Halluzinogeninduzierte Angststörung[I]

292.9 Nicht näher bezeichnete Störung im Zusammenhang mit Halluzinogenen

F16.- Psychische und Verhaltensstörungen durch Halluzinogene

.2 Abhängigkeitssyndrom
.1 Schädlicher Gebrauch

.0 Akute Intoxikation
.70 Nachhallzustände (Flashbacks)

.03 Akute Intoxikation mit Delir

.5 Psychotische Störung
    .51 vorwiegend wahnhaft
    .52 vorwiegend halluzinatorisch
.5 Psychotische Störung
    .54 vorwiegend depressive psychotische Symptome
    .55 vorwiegend manische psychotische Symptome
    .56 gemischt
.72 Affektiver Restzustand
.8 Sonstige psychische oder Verhaltensstörungen
.9 Nicht näher bezeichnete psychische oder Verhaltensstörung

Störungen im Zusammenhang mit Inhalanzien

Störungen durch Inhalanzienkonsum
304.60 Inhalanzienabhängigkeit[a]
305.90 Inhalanzienmißbrauch

Inhalanzieninduzierte Störungen
292.89 Inhalanzienintoxikation
292.81 Inhalanzienintoxikationsdelir
292.82 Persistierende inhalanzieninduzierte Demenz
292.xx Inhalanzieninduzierte psychotische Störung
    .11 mit Wahn[I]
    .12 mit Halluzination[I]
292.84 Inhalanzieninduzierte affektive Störung[I]

F18.- Psychische und Verhaltensstörungen durch flüchtige Lösungsmittel

.2 Abhängigkeitssyndrom
.1 Schädlicher Gebrauch

.0 Akute Intoxikation
.03 Akute Intoxikation mit Delir
.73 Demenz

.5 Psychotische Störung

    .51 vorwiegend wahnhaft
    .52 vorwiegend halluzinatorisch
    .54 vorwiegend depressive psychotische Symptome
    .55 vorwiegend manische psychotische Symptome
    .56 gemischt
.72 Affektiver Restzustand

DSM-IV (ICD-9-CM)	ICD-10
292.89 Inhalanzieninduzierte Angststörung[I]	.8 Sonstige psychische oder Verhaltensstörungen
292.9 Nicht näher bezeichnete Störung im Zusammenhang mit Inhalanzien	.9 Nicht näher bezeichnete psychische oder Verhaltensstörung
Störungen im Zusammenhang mit Nikotin	F17.- Psychische und Verhaltensstörungen durch Tabak
Störungen durch Nikotinkonsum	
305.10 Nikotinabhängigkeit[a]	.2 Abhängigkeitssyndrom
Nikotininduzierte Störung	
292.0 Nikotinentzug	.3 Entzugssyndrom
292.9 Nicht näher bezeichnete Störung im Zusammenhang mit Nikotin	.9 Nicht näher bezeichnete psychische oder Verhaltensstörung
Störungen im Zusammenhang mit Opiaten	F11.- Psychische und Verhaltensstörungen durch Opioide
Störungen durch Opiatkonsum	
304.00 Opiatabhängigkeit[a]	.2 Abhängigkeitssyndrom
305.50 Opiatmißbrauch	.1 Schädlicher Gebrauch
Opiatinduzierte Störungen	
292.89 Opiatintoxikation	.0 Akute Intoxikation
Bestimme, ob mit Wahrnehmungsstörungen	.04 mit Wahrnehmungsstörungen
292.0 Opiatentzug	.3 Entzugssyndrom
292.81 Opiatintoxikationsdelir	.03 Akute Intoxikation mit Delir
292.xx Opiatinduzierte psychotische Störung	.5 Psychotische Störung
.11 mit Wahn[I]	.51 vorwiegend wahnhaft
.12 mit Halluzination[I]	.52 vorwiegend halluzinatorisch
292.84 Opiatinduzierte affektive Störung[I]	.5 Psychotische Störung
	.54 vorwiegend depressive psychotische Symptome
	.55 vorwiegend manische psychotische Symptome
	.56 gemischt
	.72 Affektiver Restzustand
292.89 Opiatinduzierte sexuelle Funktionsstörung[I]	.8 Sonstige psychische oder Verhaltensstörungen
292.89 Opiatinduzierte Schlafstörung[I,E]	
292.9 Nicht näher bezeichnete Störung im Zusammenhang mit Opiaten	.9 Nicht näher bezeichnete psychische oder Verhaltensstörung

157

DSM-IV (ICD-9-CM)	ICD-10

Störungen im Zusammenhang mit Phencyclidin (oder phencyclidinähnlichen Substanzen)

F19.- Psychische und Verhaltensstörungen durch multiplen Substanzgebrauch und Konsum sonstiger psychotroper Substanzen

Störungen durch Phencyclidinkonsum

304.90 Phencyclidinabhängigkeit[a]   .2 Abhängigkeitssyndrom

305.90 Phencyclidinmißbrauch   .1 Schädlicher Gebrauch

Phencyclidininduzierte Störungen

292.89 Phencyclidinintoxikation   .0 Akute Intoxikation
Bestimme, ob mit Wahrnehmungsstörungen   .04 mit Wahrnehmungsstörungen

292.81 Phencyclidinintoxikationsdelir   .03 mit Delir

292.xx Phencyclidininduzierte psychotische Störung   .5 Psychotische Störung
     .11 mit Wahn[I]   .51 vorwiegend wahnhaft
     .12 mit Halluzination[I]   .52 vorwiegend halluzinatorisch

292.84 Phencyclidininduzierte affektive Störung[I]   .5 Psychotische Störung
     .54 vorwiegend depressive psychotische Symptome
     .55 vorwiegend manische psychotische Symptome
     .56 gemischt
     .72 Affektiver Restzustand

292.89 Phencyclidininduzierte Angststörung[I]   .8 Sonstige psychische oder Verhaltensstörungen

292.9 Nicht näher bezeichnete Störung im Zusammenhang mit Phencyclidin   .9 Nicht näher bezeichnete psychische oder Verhaltensstörung

---

Störungen im Zusammenhang mit Sedativa-, Hypnotika- oder anxiolytikaähnlichen Substanzen

F13.- Psychische und Verhaltensstörungen durch Sedativa oder Hypnotika

Störungen durch Sedativa-, Hypnotika- oder Anxiolytikakonsum

304.10 Sedativa-, Hypnotika- oder Anxiolytikaabhängigkeit[a]   .2 Abhängigkeitssyndrom

305.40 Sedativa-, Hypnotika- oder Anxiolytikamißbrauch   .1 Schädlicher Gebrauch

Durch Sedativa, Hypnotika oder Anxiolytika induzierte Störungen

292.89 Sedativa-, Hypnotika- oder Anxiolytikaintoxikation   .0 Intoxikation

292.0 Sedativa-, Hypnotika- oder Anxiolytikaentzug   .3 Entzugssyndrom
Bestimme, ob mit Wahrnehmungsstörungen

292.81 Sedativa-, Hypnotika- oder Anxiolytikaintoxikationsdelir   .03 Akute Intoxikation mit Delir

DSM-IV (ICD-9-CM)	ICD-10
292.81 Sedativa-, Hypnotika- oder Anxiolytikaentzugsdelir	.4 Entzugssyndrom mit Delir
292.82 Persistierende sedativa-, hypnotika- oder anxiolytikainduzierte Demenz	.73 Demenz
292.83 Persistierende sedativa-, hypnotika- oder anxiolytikainduzierte amnestische Störung	.6 Amnestisches Syndrom

292.xx Sedativa-, hypnotika- oder anxiolytikainduzierte psychotische Störung
.11 mit Wahn[I]
.12 mit Halluzination[I]
	.5 Psychotische Störung
	   .51 vorwiegend wahnhaft
	   .52 vorwiegend halluzinatorisch
	.5 Psychotische Störung

292.84 Sedativa-, hypnotika- oder anxiolytikainduzierte affektive Störung[I,E]	.54 vorwiegend depressive psychotische Symptome
	   .55 vorwiegend manische psychotische Symptome
	   .56 gemischt
	.72 Affektiver Restzustand

292.89 Sedativa-, hypnotika- oder anxiolytikainduzierte Angststörung[E]	.8 Sonstige psychische oder Verhaltensstörungen
292.89 Sedativa-, hypnotika- oder anxiolytikainduzierte sexuelle Funktionsstörung[I]	
292.89 Sedativa-, hypnotika- oder anxiolytikainduzierte Schlafstörung[I,E]	
292.9 Nicht näher bezeichnete Störung im Zusammenhang mit Sedativa, Hypnotika oder Anxiolytika	.9 Nicht näher bezeichnete psychische oder Verhaltensstörung
Störung im Zusammenhang mit multiplen Substanzen	F19.- Psychische und Verhaltensstörungen durch multiplen Substanzgebrauch und Konsum sonstiger psychotroper Substanzen
304.80 Polytoxikomanie[a]	.2 Abhängigkeitssyndrom

DSM-IV (ICD-9-CM)	ICD-10

Störungen im Zusammenhang mit anderen (oder unbekannten) Substanzen

F19.- Psychische und Verhaltensstörungen durch multiplen Substanzgebrauch und Konsum sonstiger psychotroper Substanzen

Störungen durch Konsum von anderen (oder unbekannten) Substanzen

304.90 Abhängigkeit von anderer (oder unbekannter) Substanz[a]

.2 Abhängigkeitssyndrom

305.90 Mißbrauch von anderer (oder unbekannter) Substanz

.1 Schädlicher Gebrauch

Durch andere (oder unbekannte) Substanzen induzierte Störungen

292.89 Intoxikation mit anderer (oder unbekannter) Substanz
Bestimme, ob mit Wahrnehmungsstörungen

.0 Intoxikation

.04 mit Wahrnehmungsstörungen

292.0 Entzug von anderer (oder unbekannter) Substanz
Bestimme, ob mit Wahrnehmungsstörungen

.3 Entzugssyndrom

292.81 Durch andere (oder unbekannte) Substanz induziertes Delir

.03 Akute Intoxikation mit Delir oder
.4 Entzugssyndrom mit Delir

292.82 Durch andere (oder unbekannte) Substanz induzierte persistierende Demenz

.73 Demenz

292.83 Durch andere (oder unbekannte) Substanz induzierte persistierende amnestische Störung

.6 Amnestisches Syndrom

292.xx Durch andere (oder unbekannte) Substanz induzierte psychotische Störung
.11 mit Wahn[I,E]
.12 mit Halluzination[I,E]

.5 Psychotische Störung

.51 vorwiegend wahnhaft
.52 vorwiegend halluzinatorisch
.54 vorwiegend depressive psychotische Symptome
.55 vorwiegend manische psychotische Symptome
.56 gemischt

292.84 Durch andere (oder unbekannte) Substanz induzierte affektive Störung[I,E]

.72 Affektiver Restzustand

292.89 Durch andere (oder unbekannte) Substanz induzierte Angststörung[I,E]

292.89 Durch andere (oder unbekannte) Substanz induzierte sexuelle Funktionsstörung[I,E]

292.89 Durch andere (oder unbekannte) Substanz induzierte Schlafstörung[I,E]

.8 Sonstige psychische oder Verhaltensstörungen

292.9 Nicht näher bezeichnete Störung im Zusammenhang mit anderer (oder unbekannter) Substanz

.9 Nicht näher bezeichnete psychische oder Verhaltensstörung oder F55 Mißbrauch von nicht abhängigkeits-erzeugenden Substanzen

DSM-IV (ICD-9-CM)	ICD-10

Schizophrenie und andere psychotische Störungen

DSM-IV (ICD-9-CM)	ICD-10
295.xx Schizophrenie Die folgende Klassifikation des Langzeitverlaufes wird bei allen schizophrenen Subtypen vergeben:	**F20 Schizophrenie** Mit der 5. Stelle kann der Verlauf kodiert werden:
Episodisch mit Residualsymptomen zwischen den Episoden (bestimme, ob mit ausgeprägten negativen Symptomen)	.x1 episodisch mit zunehmendem Residuum .x2 episodisch mit stabilem Residuum
Episodisch ohne Residualsymptome zwischen den Episoden/kontinuierlich (bestimme, ob mit ausgeprägten negativen Symptomen)	.x3 episodisch remittierend .x0 kontinuierlich
Einzelne Episode teilremittiert (bestimme, ob mit ausgeprägten negativen Symptomen)	.x4 unvollständige Remission
Einzelne Episode vollremittiert Anderes oder unspezifisches Muster	.x5 vollständige Remission .x8 sonstig .x9 Verlauf unklar, Beobachtungszeitraum zu kurz
.30 paranoider Typus	F20.0 Paranoide Schizophrenie
.10 desorganisierter Typus	F20.1 Hebephrene Schizophrenie
.20 katatoner Typus	F20.2 Katatone Schizophrenie
.90 undifferenzierter Typus	F20.3 Undifferenzierte Schizophrenie
.60 residualer Typus	F20.5 Schizophrenes Residuum
295.40 Schizophreniforme Störung Bestimme, ob ohne günstige prognostische Merkmale/mit günstigen prognostischen Merkmalen	F20.x Schizophrenie, Dauer kürzer als 6 Monate
295.70 Schizoaffektive Störung Bestimme den Typus: bipolarer Typus depressiver Typus	**F25 Schizoaffektive Störungen** .0 Schizomanische Störung .1 Schizodepressive Störung
297.1 Wahnhafte Störung Bestimme den Typus: Typus mit Liebeswahn/mit Größenwahn/mit Eifersuchtswahn/mit Verfolgungswahn/mit körperbezogenem Wahn/mit gemischtem Wahn/unspezifischer Typus	F22.0 Wahnhafte Störung

DSM-IV (ICD-9-CM)	ICD-10

298.8 Kurze psychotische Störung
 	
Bestimme, ob
    mit deutlichen Belastungsfaktoren/
    ohne deutliche Belastungsfaktoren/
    mit postportalem Beginn
	F23.1 Akute polymorphe psychotische Störung mit Symptomen einer Schizophrenie oder F23.0, F23.2, F23.3, F23.8 und F23.9 mit einer Dauer kürzer als 6 Monate
	.x1 mit akuter Belastung
	.x0 ohne akute Belastung
	plus O99.3 Psychische Störungen und Krankheiten des Nervensystems, die Schwangerschaft, Entbindung und Wochenbett komplizieren

297.3 Gemeinsame psychotische Störung 293.xx Psychotische Störung aufgrund von ... (benenne den medizinischen Krankheitsfaktor)	F24 Induzierte wahnhafte Störung
.81 mit Wahn	F06.2 Organische wahnhafte (schizophreniforme) Störungen
.82 mit Halluzination	F06.0 Organische Halluzinose
–.– Substanzinduzierte psychotische Störung (für substanzspezifische Kodierung s. Störungen im Zusammenhang mit psychotropen Substanzen) Bestimme, ob mit Beginn während der Intoxikation/mit Beginn während des Entzugs	F1x.5 Psychotische Störung durch den Gebrauch psychotroper Substanzen
298.9 Nicht näher bezeichnete psychotische Störung	F29 Nicht näher bezeichnete nichtorganische Psychose

Affektive Störungen

Kodiere den gegenwärtigen Ausprägungsgrad der Major-Depression oder Bipolar-I-Störung auf der 5. Stelle:

    1 = leicht
    2 = mittelschwer
    3 = schwer, ohne psychotische Merkmale
    4 = schwer, mit psychotischen Merkmalen
    Bestimme, ob stimmungskongruente psychotische Merkmale/stimmungsinkongruente psychotische Merkmale
    5 = teilremittiert
    6 = vollremittiert
    0 = unspezifisch

Die folgenden Zusatzkodierungen werden (für die gegenwärtige oder letzte Episode), wo vermerkt, den affektiven Störungen hinzugefügt:
[a]Schweregrad/Remissionsgrad/[b]chronisch/[c]mit katatonen Merkmalen/[d]mit melancholischen Merkmalen/[e]mit atypischen Merkmalen/[f]mit postportalem Beginn

DSM-IV (ICD-9-CM)	ICD-10

Die folgenden Zusatzkodierungen werden, wo vermerkt, den affektiven Störungen hinzugefügt:
[g] mit/ohne Vollremission im Intervall/
[h] mit saisonalem Muster/
[i] mit „rapid cycling"

Depressive Störungen

296.xx Major-Depression

.2x einzelne Episode[a,b,c,d,e,f]

F32.x Depressive Episode
.0 leicht
.1 mittelgradig
.2 schwer ohne psychotische Symptome
.3 schwer mit psychotischen Symptomen
.4 gegenwärtig remittiert
.8 sonstige depressive Episoden (kataton oder atypisch)
.9 nicht näher bezeichnete depressive Episode

.3x rezidivierend[a,b,c,d,e,f,g,h]

F33.x Rezidivierende depressive Störung
.0 gegenwärtig leichte Episode
.1 gegenwärtig mittelgradige Episode
.2 gegenwärtig schwere Episode ohne psychotische Symptome
.3 gegenwärtig schwere Episode mit psychotischen Symptomen
.4 gegenwärtig remittiert
.8 sonstige rezidivierende depressive Störungen (kataton oder atypisch)
.9 nicht näher bezeichnete depressive Störung

300.4 Dysthyme Störung
Bestimme, ob früher Beginn/später Beginn
Bestimme, ob mit atypischen Merkmalen

F34.1 Dysthymia

311 Nicht näher bezeichnete depressive Störung

F32.9 Nicht näher bezeichnete depressive Episode

Bipolare Störungen

296.xx Bipolar-I-Störung

.0x einzelne manische Episode[a,c,f]

F30.x Manische Episode
.1 ohne psychotische Symptome
.2 mit psychotischen Symptomen

Bestimme, ob gemischt

F38.00 Gemischte affektive Episode

F31.x Bipolare affektive Störung, gegenwärtige Episode
.0 hypomanisch
.1 manisch ohne psychotische Symptome
.2 manisch mit psychotischen Symptomen
.6 gemischt

.40 letzte Episode hypoman[g,h,i]
.4x letzte Episode manisch[a,c,f,g,h,i]

.6x letzte Episode gemischt[a,c,f,g,h,i]

163

DSM-IV (ICD-9-CM)		ICD-10	
	.5x letzte Episode depressiv[a,b,c,d,e,f,g,h,i]		.3 leicht oder mittelgradig depressiv .4 schwer depressiv ohne psychotische Symptome .5 schwer depressiv mit psychotischen Symptomen
	.7 letzte Episode unspezifisch[g,h,i]		.7 in Remission oder F31.9 nicht näher bezeichnete bipolare affektive Störung
296.89	Bipolar-II-Störung[a,b,c,d,e,f,g,h,i] Bestimme (für die aktuelle oder letzte Episode), ob hypoman/depressiv	F31.x	Bipolare affektive Störung .0 gegenwärtig hypomanische Episode .3 gegenwärtig leichte oder mittelgradige depressive Episode .4 gegenwärtig schwere depressive Episode, ohne psychotische Symptome .5 gegenwärtig schwere depressive Episode, mit psychotischen Symptomen
	– katatone oder atypische Merkmale	F31.8	Sonstige bipolare affektive Störungen (kataton oder atypisch)
301.13	Zyklothyme Störung	F34.0	Zyklothymia
296.80	Nicht näher bezeichnete bipolare Störung	F31.9	Nicht näher bezeichnete bipolare affektive Störung
Andere affektive Störungen			
293.83	Affektive Störung aufgrund von ... (benenne den medizinischen Krankheitsfaktor)	F06.3	Organische affektive Störungen
	Bestimme, ob mit depressiven Merkmalen/mit Major-Depression ähnlicher Episode/		.32 organische depressive Störung
	mit manischen Merkmalen/		.30 organische manische Störung
	mit gemischten Merkmalen		.33 organische gemischte affektive Störung
–.–	Substanzinduzierte affektive Störung (für substanzspezifische Kodierung s. Störungen im Zusammenhang mit psychotropen Substanzen)	F1x.5x	Psychotische Störung durch psychotrope Substanzen
	Bestimme, ob mit depressiven Merkmalen/		.54 vorwiegend depressive psychotische Symptome
	mit manischen Merkmalen/		.55 vorwiegend manische psychotische Symptome
	mit gemischten Merkmalen		.56 gemischt
		F1x.72	Affektiver Restzustand
	Bestimme, ob mit Beginn während der Intoxikation/mit Beginn während des Entzugs		
296.90	Nicht näher bezeichnete affektive Störung	F39	Nicht näher bezeichnete affektive Störungen

DSM-IV (ICD-9-CM)	ICD-10

Angststörungen

300.01	Panikstörung ohne Agoraphobie	F41.0	Panikstörung
300.21	Panikstörung mit Agoraphobie	F40.01	Agoraphobie mit Panikstörung
300.22	Agoraphobie ohne Panikstörung in der Vorgeschichte	F40.00	Agoraphobie ohne Panikstörung
300.29	Spezifische Phobie Bestimme den Typus: Tiertypus/Umwelttypus/Blut-Spritzen-Verletzungstypus/ situativer Typus/anderer Typus	F40.2	Spezifische (isolierte) Phobien
300.23	Soziale Phobie Bestimme, ob generalisiert	F40.1	Soziale Phobien
300.3	Zwangsstörung Bestimme, ob mit wenig Einsicht	F42.x	Zwangsstörung .0 vorwiegend Zwangsgedanken oder Grübelzwang .1 vorwiegend Zwangshandlungen (Zwangsrituale) .2 Zwangsgedanken und -handlungen, gemischt .8 sonstige Zwangsstörungen .9 nicht näher bezeichnete Zwangsstörung
309.81	Posttraumatische Belastungsstörung Bestimme, ob akut/chronisch Bestimme, ob mit verzögertem Beginn	F43.1	Posttraumatische Belastungsstörung
308.3	Akute Belastungsstörung	F43.0	Akute Belastungsreaktion
300.02	Generalisierte Angststörung	F41.1	Generalisierte Angststörung
293.89	Angststörung aufgrund von ... (benenne den medizinischen Krankheitsfaktor) Bestimme, ob mit generalisierter Angst/ mit Panikattacken/mit Zwangssymptomen	F06.4	Organische Angststörung
-.-	Substanzinduzierte Angststörung (für substanzspezifische Kodierung s. Störungen im Zusammenhang mit psychotropen Substanzen) Bestimme, ob mit generalisierter Angst/ mit Panikattacken/mit Zwangssymptomen/mit phobischen Symptomen Bestimme, ob mit Beginn während der Intoxikation/mit Beginn während des Entzuges	F1x.8	Sonstige psychische oder Verhaltensstörungen durch psychotrope Substanzen
300.00	Nicht näher bezeichnete Angststörung	F41.9	Nicht näher bezeichnete Angststörung

DSM-IV (ICD-9-CM)	ICD-10

Somatoforme Störungen

300.81	Somatisierungsstörung	F45.0	Somatisierungsstörung
300.81	Undifferenzierte somatoforme Störung	F45.1	Undifferenzierte Somatisierungsstörung
300.11	Konversionsstörung	F44.x	Dissoziative Störungen (Konversionsstörungen)
	Bestimme, ob		
	mit motorischen Symptomen oder Ausfällen/		.4 Dissoziative Bewegungsstörungen
	mit sensorischen Symptomen oder Ausfällen/		.6 Dissoziative Sensibilitäts- und Empfindungsstörungen
	mit Anfällen oder Krämpfen/		.5 Dissoziative Krampfanfälle
	mit gemischtem Erscheinungsbild		.7 Dissoziative Störungen (Konversionsstörungen), gemischt
307.xx	Schmerzstörung	F45.4	Anhaltende somatoforme Schmerzstörung
	.80 in Verbindung mit psychischen Faktoren		
	.89 in Verbindung mit sowohl psychischen Faktoren wie einem medizinischen Krankheitsfaktor		
	Bestimme, ob akut/chronisch		
300.7	Hypochondrie	F45.2	Hypochondrische Störung
	Bestimme, ob mit wenig Einsicht		
300.7	Körperdysmorphe Störung	F45.2	Hypochondrische Störung
300.81	Nicht näher bezeichnete somatoforme Störung	F45.9	Nicht näher bezeichnete somatoforme Störung

Vorgetäuschte Störungen

300.xx	Vorgetäuschte Störung	F68.1	Artifizielle Störung (absichtliches Erzeugen oder Vortäuschen von körperlichen oder psychischen Symptomen oder Behinderungen)
	.16 mit vorwiegend psychischen Zeichen und Symptomen		
	.19 mit vorwiegend körperlichen Zeichen und Symptomen		
	.19 mit sowohl psychischen wie körperlichen Zeichen und Symptomen		
300.19	Nicht näher bezeichnete vorgetäuschte Störung		

Dissoziative Störungen

300.12	Dissoziative Amnesie	F44.0	Dissoziative Amnesie
300.13	Dissoziative Fugue	F44.1	Dissoziative Fugue
300.14	Dissoziative Identitätsstörung	F44.81	Multiple Persönlichkeitsstörung
300.6	Depersonalisationsstörung	F48.1	Depersonalisations- und Derealisationssyndrom
300.15	Nicht näher bezeichnete dissoziative Störung	F44.9	Nicht näher bezeichnete dissoziative Störung (Konversionsstörung)

DSM-IV (ICD-9-CM)	ICD-10

Sexuelle und Geschlechtsidentitätsstörungen

Sexuelle Dysfunktionen

DSM-IV (ICD-9-CM)		ICD-10	
Die folgenden Spezifikationen können zu allen primären sexuellen Dysfunktionen hinzugefügt werden:			
	lebenslanger Typus/erworbener Typus/ generalisierter Typus/situativer Typus/ aufgrund psychischer Faktoren/aufgrund kombinierter Faktoren		
Störungen der sexuellen Appetenz			
302.71	Störung mit verminderter sexueller Appetenz	F52.0	Mangel oder Verlust von sexuellem Verlangen
302.79	Störung mit sexueller Aversion	F52.10	Sexuelle Aversion
Störungen der sexuellen Erregung			
302.72	Störung der sexuellen Erregung bei der Frau	F52.2	Versagen genitaler Reaktionen
302.72	Erektionsstörung beim Mann	F52.2	Versagen genitaler Reaktionen
Orgasmusstörung			
302.73	Weibliche Orgasmusstörung	F52.3	Orgasmusstörung
302.74	Männliche Orgasmusstörung	F52.3	Orgasmusstörung
302.75	Ejaculatio praecox	F52.4	Ejaculatio praecox
Störungen mit sexuell bedingten Schmerzen			
302.76	Dyspareunie (nicht aufgrund eines medizinischen Krankheitsfaktors)	F52.6	Nichtorganische Dyspareunie
306.51	Vaginismus (nicht aufgrund eines medizinischen Krankheitsfaktors)	F52.5	Nichtorganischer Vaginismus
Sexuelle Funktionsstörung aufgrund eines medizinischen Krankheitsfaktors		F06.8	Sonstige näher bezeichnete psychische Störungen aufgrund einer Schädigung oder Funktionsstörung des Gehirns oder einer körperlichen Krankheit plus N94.8 Andere spezifische Bedingungen, verbunden mit weiblichen Genitalorganen und Menstruationszyklen
625.8	Störung mit verminderter sexueller Appetenz bei der Frau aufgrund von ... (benenne den medizinischen Krankheitsfaktor)		
608.89	Störung mit verminderter sexueller Appetenz beim Mann aufgrund von ... (benenne den medizinischen Krankheitsfaktor)		plus N50.8 Andere spezifische Störungen des männlichen Genitales
607.84	Erektionsstörung beim Mann aufgrund von ... (benenne den medizinischen Krankheitsfaktor)		plus N48.4 Impotenz organischen Ursprungs

DSM-IV (ICD-9-CM)	ICD-10
625.0 Dyspareunie bei der Frau aufgrund von ... (benenne den medizinischen Krankheitsfaktor)	plus N94.1 Dyspareunie
608.89 Dyspareunie beim Mann aufgrund von ... (benenne den medizinischen Krankheitsfaktor)	plus N50.8 Andere spezielle Störung des männlichen Genitales
625.8 Andere sexuelle Funktionsstörung bei der Frau aufgrund von ... (benenne den medizinischen Krankheitsfaktor	plus N94.8 Andere spezielle Bedingungen verbunden mit dem weiblichen Genitale und dem Menstruationszyklus
608.89 Andere sexuelle Funktionsstörung beim Mann aufgrund von ... (benenne den medizinischen Krankheitsfaktor)	plus N50.8 Andere spezielle Störungen des männlichen Genitales
302.70 Nicht näher bezeichnete sexuelle Funktionsstörung	F52.9 Nicht näher bezeichnete nichtorganische sexuelle Funktionsstörung

Paraphilien

302.4	Exhibitionismus	F65.2	Exhibitionismus
302.81	Fetischismus	F65.0	Fetischismus
302.89	Frotteurismus	F65.8	Sonstige Störungen der Sexualpräferenz
302.2	Pädophilie Bestimme, ob sexuell orientiert auf Jungen/sexuell orientiert auf Mädchen/ sexuell orientiert auf Jungen und Mädchen Bestimme, ob beschränkt auf Inzest Bestimme den Typus: ausschließlicher Typus/nicht ausschließlicher Typus	F65.4	Pädophilie
302.83	Sexueller Masochismus	F65.5	Sadomasochismus
302.84	Sexueller Sadismus	F65.5	Sadomasochismus
302.3	Transvestitischer Fetischismus Bestimme, ob mit Geschlechtsdysphorie	F65.1	Fetischistischer Transvestitismus
302.82	Voyeurismus	F65.3	Voyeurismus
302.9	Nicht näher bezeichnete Paraphilie	F65.9	Nicht näher bezeichnete Störung der Sexualpräferenz

Geschlechtsidentitätsstörungen

302.xx	Geschlechtsidentitätsstörung .6 bei Kindern	F64.2	Störung der Geschlechtsidentität des Kindesalters
	.85 bei Jugendlichen oder Erwachsenen Bestimme, ob: sexuell orientiert auf Männer/sexuell orientiert auf Frauen/ auf beide Geschlechter sexuell orientiert/ sexuell orientiert weder auf Männer noch auf Frauen	F64.0	Transsexualismus
302.6	Nicht näher bezeichnete Störung der Geschlechtsidentität	F64.9	Nicht näher bezeichnete Störung der Geschlechtsidentität
302.9	Nicht näher bestimmte sexuelle Störung	Kein Äquivalent	

DSM-IV (ICD-9-CM)	ICD-10

Eßstörungen

307.1	Anorexia nervosa Bestimme den Typus: restriktiver Typus, „Purging-Typus" „Binge-eating-Typus"	F50.0	Anorexia nervosa
		F50.3	Atypische Bulimia nervosa
307.51	Bulimia nervosa Bestimme den Typus: „Purging-Typus", „Nicht-Purging-Typus"	F50.2	Bulimia nervosa
307.50	Nicht näher bezeichnete Eßstörung	F50.9	Nicht näher bezeichnete Eßstörung

Schlafstörungen

Primäre Schlafstörungen Dyssomnien			
307.42	Primäre Insomnie	F51.0	Nichtorganische Insomnie
307.44	Primäre Hypersomnie Bestimme, ob rezidivierend	F51.1	Nichtorganische Hypersomnie
347	Narkolepsie	F51.8	Sonstige nichtorganische Schlafstörungen plus G47.4 Narkolepsie
780.59	Atmungsgebundene Schlafstörung	F51.8	plus G47.3 Schlafapnoe
307.45	Schlafstörung mit Störung des zirkadianen Rhythmus Bestimme den Typus: Typus mit verzögerter Schlafphase/Jetlagtypus/Schichtarbeitstypus/unspezifischer Typus	F51.2	Nichtorganische Störung des Schlaf-Wach-Rhythmus
307.47	Nicht näher bestimmte Dyssomnie	F51.9	Nicht näher bezeichnete nichtorganische Schlafstörung
Parasomnie			
307.47	Schlafstörung mit Alpträumen	F51.5	Alpträume
307.46	Pavor nocturnus	F51.4	Pavor nocturnus
307.46	Schlafstörung mit Schlafwandeln	F51.3	Schlafwandeln (Somnambulismus)
307.47	Nicht näher bezeichnete Parasomnie	F51.9	Nicht näher bezeichnete nichtorganische Schlafstörung

Schlafstörungen im Zusammenhang mit einer anderen psychischen Störung			
307.42	Insomnie im Zusammenhang mit ... (benenne die Achse-I- oder Achse-II-Störung)	F51.0	Nichtorganische Insomnie
307.44	Hypersomnie im Zusammenhang mit ... (benenne die Achse-I- oder Achse-II-Störung)	F51.1	Nichtorganische Hypersomnie

DSM-IV (ICD-9-CM)	ICD-10
Andere Schlafstörungen 780.xx Schlafstörungen aufgrund von ... (benenne medizinischen Krankheitsfaktor) .52 Insomnietypus .54 Hypersomnietypus .59 Parasomnietypus .59 Mischtypus -.- Substanzinduzierte Schlafstörung (für substanzspezifische Kodierung s. Störungen im Zusammenhang mit psychotropen Substanzen) Bestimme den Typus: Insomnietypus/ Hypersomnietypus/Parasomnietypus/ gemischter Typus Bestimme, ob mit Beginn während der Intoxikation/mit Beginn während des Entzugs	F06.8 Sonstige näher bezeichnete psychische Störung aufgrund einer Schädigung oder Funktionsstörung des Gehirns oder einer körperlichen Krankheit .0 Insomnie .1 Hypersomnie .8 andere Schlafstörungen .8 andere Schlafstörungen F1x.8 Sonstige psychische oder Verhaltensstörungen durch Gebrauch psychotroper Substanzen
Störungen der Impulskontrolle, nicht andernorts klassifiziert	
312.34 Intermittierende explosible Störung	F63.8 Sonstige abnorme Gewohnheiten und Störungen der Impulskontrolle
312.32 Kleptomanie	F63.2 Pathologisches Stehlen (Kleptomanie)
312.33 Pyromanie	F63.1 Pathologische Brandstiftung (Pyromanie)
312.31 Pathologisches Spielen	F63.0 Pathologisches Glücksspiel
312.39 Trichotillomanie	F63.3 Trichotillomanie
312.30 Nicht näher bezeichnete Störung der Impulskontrolle	F63.9 Nicht näher bezeichnete abnorme Gewohnheit oder Störung der Impulskontrolle
Anpassungsstörungen	
309.xx Anpassungsstörung .0 mit depressiver Stimmung .24 mit Angst .28 mit Angst und depressiver Stimmung, gemischt .3 mit Störung des Sozialverhaltens .4 mit emotionalen Störungen und Störungen des Sozialverhaltens, gemischt .9 unspezifisch Bestimme, ob akut/chronisch	F43.2 Anpassungsstörungen .20 kurze depressive Reaktion .21 verlängerte depressive Reaktion .23 mit vorherrschender Störung anderer Gefühle .22 Angst und depressive Reaktion, gemischt .24 mit vorherrschender Störung des Sozialverhaltens .25 mit gemischter Störung von Gefühlen und Sozialverhalten F43.2 Anpassungsstörungen

DSM-IV (ICD-9-CM)	ICD-10

Persönlichkeitsstörungen

	Beachte: Diese werden auf Achse II kodiert.		
301.0	Paranoide Persönlichkeitsstörung	F60.0	Paranoide Persönlichkeitsstörung
301.20	Schizoide Persönlichkeitsstörung	F60.1	Schizoide Persönlichkeitsstörung
301.22	Schizotypische Persönlichkeitsstörung	F21	Schizotype Störung
301.7	Antisoziale Persönlichkeitsstörung	F60.2	Dissoziale Persönlichkeitsstörung
301.83	Borderlinepersönlichkeitsstörung	F60.31	Emotional instabile Persönlichkeitsstörung, Borderlinetyp
301.50	Histrionische Persönlichkeitsstörung	F60.4	Histrionische Persönlichkeitsstörung
301.81	Narzißtische Persönlichkeitsstörung	F60.8	Sonstige näher bezeichnete Persönlichkeitsstörung
301.82	Vermeidend-selbstunsichere Persönlichkeitsstörung	F60.6	Ängstlich (vermeidende) Persönlichkeitsstörung
301.6	Dependente Persönlichkeitsstörung	F60.7	Abhängige Persönlichkeitsstörung
301.4	Zwanghafte Persönlichkeitsstörung	F60.5	Anankastische Persönlichkeitsstörung
301.9	Nicht näher bezeichnete Persönlichkeitsstörung	F60.9	Nicht näher bezeichnete Persönlichkeitsstörung

Andere klinisch relevante Probleme

Psychologische Faktoren, die den medizinischen Krankheitsfaktor beeinflussen		F54	Psychische Faktoren und Verhaltenseinflüsse bei andernorts klassifizierten Krankheiten
316	... (spezifischer psychologischer Faktor) der ... (benenne den medizinischen Krankheitsfaktor) beeinflußt Wähle den Namen je nach der Art des Faktors: – Psychische Störung, die einen medizinischen Krankheitsfaktor beeinflußt – Psychische Symptome, die einen medizinischen Krankheitsfaktor beeinflussen – Persönlichkeitsmerkmale oder Bewältigungsstile, die einen medizinischen Krankheitsfaktor beeinflussen – Gesundheitsgefährdendes Verhalten, das einen medizinischen Krankheitsfaktor beeinflußt – Körperliche Streßreaktion, die einen medizinischen Krankheitsfaktor beeinflußt – Andere oder unspezifische psychologische Faktoren, die einen medizinischen Krankheitsfaktor beeinflussen			

DSM-IV (ICD-9-CM)	ICD-10
Medikamenteninduzierte Bewegungsstörungen	
332.1 Neuroleptikainduzierter Parkinsonismus	G21.1 Sonstiger arzneimittelinduzierter sekundärer Parkinsonismus
33.92 Malignes neuroleptisches Syndrom	G21.0 Malignes neuroleptisches Syndrom
333.7 Neuroleptikainduzierte akute Dystonie	G24.0 Arzneimittelinduzierte Dystonie und Dyskinesie
333.99 Neuroleptikainduzierte akute Akathisie	G21.1 Sonstiger arzneimittelinduzierter sekundärer Parkinsonismus
333.82 Neuroleptikainduzierte tardive Dyskinesie	G24.0 Arzneimittelinduzierte Dystonie und Dyskinesie
333.1 Medikamenteninduzierter Haltetremor	G25.1 Arzneimittelinduzierter Tremor
333.90 Nicht näher bezeichnete medikamenteninduzierte Bewegungsstörung	G25.9 Nicht näher bezeichnete sonstige extrapyramidale und Bewegungsstörungen
Andere medikamenteninduzierte Störungen	
995.2 Nicht näher bezeichnete ungünstige Wirkungen einer Medikation	T88.7 Nicht näher bezeichnete ungünstige Wirkungen von Drogen oder Medikamenten
Zwischenmenschliche Probleme	
V61.9 Zwischenmenschliches Problem im Zusammenhang mit einer psychischen Störung oder einem medizinischen Krankheitsfaktor	Z63.7 Sonstige belastende Lebensumstände, die Familie und Haushalt negativ beeinflussen
V61.20 Eltern-Kind-Problem	Z63.8 Sonstige näher bezeichnete Probleme in der primären Bezugsgruppe
V61.1 Partnerschaftsproblem	Z63.0 Probleme in der Beziehung zum Ehepartner
V61.8 Problem zwischen Geschwistern	F93.3 Emotionale Störung mit Geschwisterrivalität
V62.81 Nicht näher bezeichnetes zwischenmenschliches Problem	Z63.9 Sonstige nicht näher bezeichnete Probleme in der primären Bezugsgruppe
Probleme im Zusammenhang mit Mißbrauch und Vernachlässigung	
V61.21 Körperliche Mißhandlung des Kindes (kodiere 995.5, wenn das Opfer im Mittelpunkt der klinischen Aufmerksamkeit steht)	T74.1 Körperlicher Mißbrauch
V61.21 Sexueller Mißbrauch des Kindes (kodiere 995.5, wenn das Opfer im Mittelpunkt der klinischen Aufmerksamkeit steht)	T74.2 Sexueller Mißbrauch
V61.21 Vernachlässigung des Kindes (kodiere 995.5, wenn das Opfer im Mittelpunkt der klinischen Aufmerksamkeit steht)	T74.0 Vernachlässigung oder Mißhandlung

DSM-IV (ICD-9-CM)		ICD-10	
V61.1	Körperliche Mißhandlung eines Erwachsenen (kodiere 995.5, wenn das Opfer im Mittelpunkt der klinischen Aufmerksamkeit steht)	T74.1	Körperlicher Mißbrauch
V61.1	Sexueller Mißbrauch eines Erwachsenen (kodiere 995.5, wenn das Opfer im Mittelpunkt der klinischen Aufmerksamkeit steht)	T74.2	Sexueller Mißbrauch

Weitere klinisch relevante Probleme

DSM-IV (ICD-9-CM)		ICD-10	
V15.81	Nichtbefolgen von Behandlungsanweisungen	Z91.1	Nichtbefolgen ärztlicher Anordnungen
V65.2	Simulation	Z76.5	Person, die Krankheit vortäuscht (Simulant)
V71.01	Antisoziales Verhalten im Erwachsenenalter	Z72.8	Sonstige näher bezeichnete Probleme bei der Lebensführung, einschließlich selbstschädigendes Verhalten
V71.02	Antisoziales Verhalten in der Kindheit oder Adoleszenz	Z72.8	Sonstige näher bezeichnete Probleme bei der Lebensführung, einschließlich selbstschädigendes Verhalten
V62.89	Grenzbereich der intellektuellen Leistungsfähigkeit	R41.8	Andere nicht näher bezeichnete Symptome und Merkmale betreffend kognitive Funktion und Aufmerksamkeit
780.9	Altersbedingter kognitiver Abbau	R41.8	Andere nicht näher bezeichnete Symptome und Merkmale betreffend kognitive Funktion und Aufmerksamkeit
V62.82	Einfache Trauer	Z63.4	Verschwinden oder Tod eines Familienangehörigen
V62.3	Schwierigkeiten in Schule oder Studium	Z55.8	Sonstige nicht näher bezeichnete Probleme in Verbindung mit Ausbildung und Bildung
V62.2	Berufsproblem	Z56.7	Andere nicht näher bezeichnete Probleme in Verbindung mit Berufstätigkeit und Arbeitslosigkeit
313.82	Identitätsproblem	F93.8	Sonstige emotionale Störungen des Kindesalters
V62.89	Religiöses oder spirituelles Problem	Z71.8	Näher bezeichnete Personen, die Gesundheitsdienste zum Zwecke sonstiger Beratung, medizinischer Konsultation in Anspruch nehmen, nicht andernorts klassifizierbar
V62.4	Kulturelles Anpassungsproblem	Z60.3	Schwierigkeiten bei der kulturellen Eingewöhnung
V62.89	Problem in der Lebensphase	Z60.0	Anpassungsprobleme bei Veränderungen der Lebensumstände

DSM-IV (ICD-9-CM)	ICD-10

Zusätzliche Kodierungen

300.9	Unspezifische psychische Störung (nichtpsychotisch)	F99	Nicht näher bezeichnete psychische Störung
V71.09	Keine Diagnose oder kein Zustand auf Achse I	Z03.2	Beobachtung bei Verdacht auf psychische Krankheit, Verhaltensstörung oder bestimmte Entwicklungsstörungen
799.9	Diagnose oder Zustand auf Achse I zurückgestellt		
V71.09	Keine Diagnose auf Achse II		
799.9	Diagnose auf Achse II zurückgestellt		

Multiaxiales System — Multiaxiale Beschreibung

Achse I:	Klinische Störungen Andere klinisch relevante Probleme		
Achse II:	Persönlichkeitsstörungen Geistige Behinderung	Achse I:	Klinische Diagnose
Achse III:	Medizinische Krankheitsfaktoren		
Achse IV:	Psychosoziale und umgebungsbedingte Probleme	Achse III:	Psychosoziale und Umweltfaktoren
Achse V:	Globale Beurteilung des Funktionsniveaus	Achse II:	Grad der sozialen Anpassung oder Behinderung

Untersuchung psychisch Kranker

KAPITEL 5
Untersuchung von psychiatrischen Patienten

A. SIMS und S. CURRAN

Übersetzung: K. Schlag

1 Untersuchungsprinzipien

Ziel

Eine psychiatrische Behandlung basiert, sofern sie nach einer anerkannte Methode vorgeht, auf der Kenntnis des aktuellen Befundes und der Vorgeschichte des jeweiligen Patienten. Sie wird als *psychiatrische Untersuchung* bezeichnet. Dieses Vorgehen hat 2 Bestandteile, auf die in diesem Kapitel näher einzugehen sein wird: die Erhebung der Anamnese und die Untersuchung des psychischen Zustands. Jede medizinische Untersuchung kann von dem betroffenen Patienten als unangenehm empfunden werden; die psychiatrische Untersuchung bildet dabei keine Ausnahme. Sie ist zudem zeitaufwendig, so daß bei der Durchführung im Einzelnen das jeweilige Ziel im Auge behalten werden sollte. Ebenso ist es wichtig, im voraus das Einverständnis des Patienten einzuholen und ihm das Vorgehen sowie die dahinterstehende Absicht zu erläutern. Die mehrfache Untersuchung eines Patienten durch verschiedene Mitarbeiter eines Teams sollte vermieden werden, da dies für den Patienten unangenehm ist und so den Wert der Vorgehensweise eher unterminiert.

Arzt-Patient-Beziehung

Eine wichtige Konsequenz der psychiatrischen Untersuchung, wenn auch nicht ihre primäre Rechtfertigung, ist die Herstellung einer therapeutischen Beziehung zwischen dem Patienten und dem Arzt. Dies erfolgt sowohl explizit als auch implizit innerhalb des Behandlungsvertrags, der während der Anamneseerhebung und der Untersuchung entsteht. So erfragt der Arzt explizit detaillierte Informationen; implizit wird dabei vorausgesetzt, daß der Arzt weiß, welche Fragen gestellt werden müssen, und daß er auf empathische Art und Weise Interesse für die Not des Patienten zeigt.

Die beschriebenen Eigenschaften des Arztes (Kompetenz, Kenntnis der Probleme des Patienten und Anteilnahme) tragen zur Begründung einer therapeutischen Beziehung bei und sind unabhängig von der Therapiewahl immer gleich wichtig. Patienten nehmen – insbesondere während der Erstuntersuchung – sehr feinsinnig vermeintliche Urteile durch den Arzt wahr.

Diagnosestellung

Die Diagnose besteht nicht aus einem einzelnen Begriff oder Ausdruck, in dem alles über den Patienten ausgesagt wäre, sondern aus einer diagnostischen Fallbeschreibung (s. Kap. 2 in diesem Band). Darin werden das Problem, die Differentialdiagnose, die Ätiologie, erforderliche weitere Untersuchungen, der Behandlungsplan und die Prognose beschrieben.

Um eine kompetente psychiatrische Diagnose stellen zu können, braucht der Untersucher theoretisches Wissen der Psychiatrie sowie die Fähigkeit, psychopathologische Phänomene genau zu erfragen. Eine Checkliste diagnostischer Kriterien alleine genügt nicht; „eine professionelle Verwendung dieser Kriterien erfordert eine spezialisierte klinische Ausbildung, die sowohl umfangreiche Kenntnisse wie auch klinische Fähigkeiten vermittelt" (APA 1994).

Therapieplanung

Bei der Diagnosestellung wird das Wesen des sich darstellenden Problems erfaßt und so kategorisiert, daß ihm eine Reihe therapeutischer Optionen zugeordnet werden kann. Zumeist sind pharmakologische, psychologische und soziale Behandlungsstrategien erforderlich anstelle einer einzelnen Therapieform.

Das Erfragen der erforderlichen Information kann für den Patienten bedrückend sein und ist für den Arzt zeitaufwendig. Daher sollte der Untersucher jede gestellte Frage begründen können. Außer der Diagnosestellung, der Herstellung einer Arzt-Patient-Beziehung und der Therapieplanung kann die Erstuntersuchung auch anderen Zwecken dienen.

Spezifische Untersuchungsziele

- *Verlaufskontrolle:* Zum Beispiel wird der Arzt regelmäßig den Gesundheitszustand der behandelten Patienten überwachen wollen, indem er sie aktuell zu ihrem Befinden befragt.
- *Gerichtsmedizinische Gutachten:* Die Untersuchung kann zur Erstellung eines gerichtsmedizinischen Gutachtens durchgeführt werden; obwohl in diesem Fall grundsätzlich dieselben Richtlinien gelten, müssen spezifische Punkte besonders berücksichtigt werden, auf die später einzugehen sein wird.
- *Forschung:* Eine Untersuchung kann auch zu Forschungszwecken durchgeführt werden, wobei die Datenerfassung umfassend sein sollte und zur besseren Vergleichbarkeit zwischen unterschiedlichen Personen den gleichen Ablauf haben sollte.

Aufbau der Untersuchung

Das Ziel der jeweiligen Untersuchung sowie die erforderlichen Informationen sollten schon vorab festgelegt und mit dem Patienten besprochen worden sein. Für die Anamneseerhebung und Untersuchung sollte ein System zugrunde gelegt werden, damit wichtige Bereiche bei der Datenerhebung nicht ausgelassen werden und die Patienten durch die Wiederholung von Fragen nicht irritiert werden (s. Übersicht 1, S. 183).

Systematische Anamneseerhebung und Untersuchung

Der Arzt folgt zwar dem zuvor festgelegten Plan, legt jedoch besonderen Wert auf die Teile der Anamnese und Untersuchung, die im jeweiligen Fall besonders relevant sind. Ärzte sollten Untersuchungssysteme entwickeln, die ihrer jeweiligen Vorgehensweise und ihrem jeweiligen Stil angepaßt sind; eine vorgedruckte Gliederung sollte als Richtlinie dienen, nicht als Vorschrift.

Vorgehen nach festgelegtem Plan

Um von Anfang an für den Patienten eine entspannte Atmosphäre zu schaffen, müssen die äußeren Umstände beachtet, die eigentliche Untersuchung sorgfältig vorbereitet und Vertrauen in die Durchführung der Untersuchung hergestellt werden. Der Patient ist zumeist ängstlich, und dies sollte vom Arzt berücksichtigt werden. Der Patient wird sich wohler fühlen, wenn ihm erklärt wird, wie lange die Untersuchung dauern wird und welche Bereiche abgedeckt werden.

Gesprächsführung und Kommunikation

Die Erhebung einer sinnvollen psychiatrischen Anamnese erfordert den gekonnten Einsatz von *offenen* Fragen, von *direkten* Fragen in wichtigen Bereichen sowie die Abklärung klinisch relevanter Themen, wobei gleichzeitig auf verbale und visuelle Hinweise geachtet werden sollte, die Rückschlüsse auf den emotionalen Zustand des Patienten erlauben. Der Untersucher sollte darauf vorbereitet sein, mit häufig vorkommenden Situationen umzugehen, z. B. weitschweifig redende Patienten oder Patienten, die während der Untersuchung die Kontrolle verlieren.

– Erfassung der subjektiven Erlebenswelt des Patienten

Die Untersuchung des psychischen Zustands erfordert, daß der Untersucher so genau wie möglich die subjektive Erlebenswelt des Patienten erfaßt. Die eigene Fähigkeit des Untersuchers, sich selbst zu erleben, hat einen großen Einfluß auf sein Verständnis für die Schilderungen des Patienten sowie auf seine Fähigkeit, diese dem Patienten auch zu zeigen, wodurch Empathie ausgedrückt wird (Sims 1995a).

– Berücksichtigung von Einstellungen und Erwartungen

Psychiater müssen sich mit ihren Patienten verständigen können. Dies ist nur dann möglich, wenn sie sowohl die üblichen Entwicklungsstufen einer Untersuchung als auch die jeweiligen Einstellungen und Erwartungen des Patienten kennen (anfängliche erwartungsvolle Zurückhaltung, zwischendurch weitschweifige Belanglosigkeit und zum Ende hin die Preisgabe wesentlicher Informationen). Der Arzt sollte sich dessen bewußt sein, daß seine eigenen Einstellungen, Vorurteile und Erwartungen einen Einfluß auf das haben können, was der Patient von sich mitteilt.

Gesprächstraining

Von Anfang an müssen Anfänger in der Psychiatrie die Möglichkeit haben, mit Patienten zu sprechen, sich Fertigkeiten in der Gesprächsführung aneignen und anhand guter Beispiele erfahrener Kliniker, die sie nachahmen können, lernen, wie ein Gespräch aufgebaut sein muß. Zum Beispiel kann ein erfahrener Psychiater zeigen, wie er Wahngedanken exploriert, oder ein erfahrener Sozialarbeiter, wie man eine ausführliche Familienanamnese erhebt.

Es ist hilfreich, wenn Anfänger die gelernten Gesprächstechniken üben und ohne belastende Umstände Rückmeldung erhalten, vorzugsweise indem Kollegen Videoaufzeichnungen einsetzen, um den Lernfortschritt auch im Verlauf zu dokumentieren. Dabei sollte auf die Formulierung der Fragen sowie auf das Vorgehen bei der Schaffung einer entspannten Atmosphäre und der Einhaltung der Zeit, sowohl im Hinblick auf die Gesamtuntersuchung als auch deren einzelne Abschnitte, geachtet werden. In einer Klinik, die mit der Ausbildung von Psychiatern befaßt ist, sollte ein erfahrener Arzt, der sich mit pädagogischen Methoden und mit Befragungstechniken gut auskennt, beauftragt sein, eine solche Ausbildung zu supervidieren.

Mögliche Fallstricke bei der Gesprächsführung

Manche in der normalen Unterhaltung verwandten Vorgehensweisen haben eine widersinnige Wirkung, wenn sie bei psychiatrischen Untersuchungen angewandt werden. Obwohl in der alltäglichen Unterhaltung eine ungewöhnliche Erwiderung meist übersehen wird und der Fragende auf ein anderes Thema überwechseln würde, könnte dies während der psychiatrischen Untersuchung dazu führen, daß wichtige psychopathologische Phänomene übersehen werden.

Des weiteren sollte der Patient nicht beschwichtigt werden, wenn er von seinen Nöten berichtet, da dies verhindern wird, daß er sich weiter öffnet. Es wirkt sich auch nachteilig aus, dem Patienten gut zuzureden, ehe er sein Problem vollständig erläutert hat, oder falschen Trost bei einer eigentlich schlechten Prognose zu geben. Außerdem bringt es einen Patienten davon ab, alles mitzuteilen, was ihm auf dem Herzen liegt, wenn man das Gesprächsthema zu früh wechselt. All diese Strategien können von einem unerfahrenen Untersucher verfolgt werden, um die Unterredung auf einer „sicheren" Ebene zu halten, wodurch sich der Untersucher vielleicht wohler fühlt, aber dem Patienten keinesfalls gedient ist.

Erleichterung der Untersuchung

Die Beachtung einiger scheinbarer Kleinigkeiten kann die Durchführung der Untersuchung für beide Beteiligten, den Patienten wie den Arzt, angenehm und relativ streßfrei gestalten; wenn man diese jedoch außer acht läßt, kann dies dazu führen, daß die Untersuchung ihre Ziele verfehlt.

Bezüglich der äußeren Umstände ist es wichtig, sowohl das Wohlbefinden des Patienten als auch die Erfordernisse der Untersuchung zu berücksichtigen. Das Zimmer sollte sauber, gemütlich und gut eingerichtet sein und keine unnötige Ablenkung beispielsweise durch äußere Geräusche bieten. Der Patient sollte sich an einer Seite des Raumes in ungefähr gleicher Sitzhöhe wie der Untersucher ohne Tisch oder Schreibtisch dazwischen bequem niederlassen können. *Äußere Umstände*

Die vom Arzt eingenommene Haltung vermittelt dem Patienten eine Botschaft. Sich beim Sitzen im Stuhl „hängen zu lassen" kann als respektlos gedeutet werden; andererseits kann es als angespannt oder aggressiv wahrgenommen werden, wenn sich der Arzt, auf den Ellbogen aufgestützt, weit nach vorne lehnt. Der Untersucher muß sich völlig auf den Patienten konzentrieren und sollte im Idealfall entspannt, frei von aktuellen ablenkenden Emotionen sein und nicht unter Zeitdruck stehen. *Verhalten des Untersuchers*

Die Untersuchung sollte pünktlich beginnen, zügig voranschreiten, die erforderlichen Punkte abdecken und zu der vereinbarten Zeit mit einem befriedigenden Ergebnis enden. Wenn zu vermuten ist, daß der Ablauf sich verzögern wird, z.B. bei einem stationär neu aufgenommenen Patienten, ist es sinnvoller, das Gespräch in Teile von ungefähr 1 h aufzuspalten, anstatt eine längere Sitzung abzuhalten, die für den Patienten sonst mühsam werden würde. *Dauer*

Die Reihenfolge der Fragen kann einen Einfluß auf die entsprechenden Antworten haben. Es ist empfehlenswert, die Untersuchung entsprechend einer anerkannten Gliederung durchzuführen und sich daran zu halten, wodurch aufeinanderfolgende Untersuchungen mit unterschiedlichen Patienten vergleichbar werden. *Reihenfolge der Fragen*

Am Anfang der Untersuchung bzw. wenn ein neues Thema angesprochen wird, ist es empfehlenswert, offene Fragen zu stellen. Auf diese sollten dann direkte Fragen folgen, die keine „Suggestivfragen" sein dürfen, d.h. Fragen dürfen nicht so gestellt werden, daß sie zu einer Beantwortung entsprechend den Erwartungen des Untersuchers führen würden. Die Kunst des Fragestellens besteht in der Verknüpfung offener Fragen, *Direkte Fragen* die auch unerwartete Bemerkungen zulassen, mit einer spezifischen Exploration der Informationen, die der Untersucher braucht.

2 Untersuchungsmethode

Im Folgenden sollen die einzelnen Schritte bei der Anamnese und Untersuchung des psychiatrischen Patienten detailliert dargestellt werden; ein entsprechender Gliederungsrahmen, der als Basis für die klinische Praxis dienen kann, findet sich in Übersicht 1.

2.1 Informationsquelle und Zuweisungsgrund

Die Ein- bzw. Überweisung kann durch den Patienten selbst (Selbsteinweisung), durch die Familie, einen Krankenhausarzt, Sozialarbeiter, Betreuer, Bewährungshelfer, Arbeitgeber oder eine andere Person erfolgen; dies wiederum hat einen Einfluß auf die Äußerungen und Erwartungen des Patienten. Der Ein- bzw. Überweisungsgrund (z.B. Hausarzt, der um einen Therapievorschlag bittet) sollte ausdrücklich genannt werden.

Fremdanamnesen

Es ist i. allg. sinnvoll, Auskünfte von einer dritten Person einzuholen, v. a. dann, wenn die Störung des Patienten keine adäquate Anamneseerhebung erlaubt oder wenn aufgrund des psychischen Zustands des Patienten die Tatsachen nicht sicher zu eruieren sind. Einzelheiten über die befragte dritte Person sowie über ihre Zuverlässigkeit und die des Patienten im Hinblick auf die Anamnese sollten vermerkt werden.

2.2 Psychiatrische Anamnese

Bei einer guten psychiatrischen Anamnese muß zwischen der Erhebung aller relevanten Informationen und dem gesunden Menschenverstand ein Kompromiß gefunden werden. Eine ausführlichere Exploration sollte nur in den Bereichen erfolgen, die dem Untersucher besonders relevant scheinen. Wörtliche Zitate der Aussagen des Patienten sind meist sinnvoller als die Verwendung psychiatrischer Terminologie.

Anamnese der aktuellen Hauptbeschwerde

Die Erhebung der aktuellen Erkrankung ist der Schlüssel, um zu verstehen, was dem Patienten eigentlich fehlt, und hilft so, die nachfolgende Behandlung zu planen; die Verständigung über diesen Punkt trägt auch zur Verfestigung der Arzt-Patient-Beziehung bei.

- Beschreibung der Beschwerden

Die Beschwerden des Patienten sollten in der Reihenfolge ihrer Bedeutung aufgelistet und genau beschrieben werden, vorzugsweise in den Worten des Patienten, da wörtliche Aussagen sowohl anschaulicher als auch überzeugender für die praktizierenden Ärzte sind, die die Aufzeichnungen zu einem späteren Zeitpunkt heranziehen. Es sollten Bemerkungen gemacht werden zum Schweregrad und Ausmaß des Leidens sowie zur sozialen Behinderung durch die jeweiligen Symptome.

Übersicht 1

Informationsquelle und Zuweisungsgrund

- Quellenangabe (Eigen- oder Fremdanamnese)
- Ein- oder Überweisungsmodus und -anlaß

Psychiatrische Anamnese

- Anamnese der aktuellen Hauptbeschwerden
  - Beschreibung der aktuellen Beschwerden
  - Zeitliche Abfolge
  - Verlauf
  - Auslösende und erleichternde Umstände
  - Bisher erhaltene Hilfe
  - Auswirkungen der Beschwerden
  - Vorhandensein von Unterstützung
  - Einstellung des Patienten zu seinen Beschwerden
- Spezielle Anamnese
- Weitere abklärende Fragen
- Familienanamnese
- Medizinische Anamnese
- Biographische Anamnese
  - Frühe Entwicklung
  - Schulausbildung
  - Verhaltensauffälligkeiten
  - Berufliche Laufbahn
  - Militärdienst oder Kriegserfahrung
  - Ehe- und andere Partnerbeziehungen
  - Menstruelle Vorgeschichte
  - Sexuelle Anamnese
  - Kinder
- Derzeitige soziale Situation

Prämorbide Persönlichkeit

Erhebung des psychopathologischen Befundes

- Äußeres Erscheinungsbild und Verhalten
- Sprache
- Stimmungslage
- Depersonalisation und Derealisation
- Zwangssymptome
- Wahngedanken
- Illusionen und Halluzinationen
- Orientierung
- Aufmerksamkeit und Konzentration
- Gedächtnis
- Krankheitseinsicht
- Reaktion auf den Patienten

Es ist wichtig, den zeitlichen Beginn der einzelnen Symptome, die Dauer der jeweiligen Episoden, den chronischen oder intermittierenden Verlaufscharakter der Symptome und ihre Auslöser zu eruieren. Die Reihenfolge des Auftretens läßt nicht unbedingt Rückschlüsse auf kausale Be-

– zeitliche Abfolge

ziehungen zu, aber zeitliche Zusammenhänge können zur Bestätigung der Diagnose beitragen.

- Verlauf

Symptome können sich über die Zeit hinweg bezüglich ihrer Ausprägung, ihres Vorherrschens, ihrer Bedeutung für den Patienten und ihrer Relevanz für das klinische Bild ändern. Derartige Veränderungen können von diagnostischer Bedeutung sein.

- auslösende und erleichternde Umstände

Die meisten Symptome werden bis zu einem gewissen Grad von äußeren Umständen beeinflußt, u. a. durch Ablenkung infolge anderer Wahrnehmungen, durch die Tageszeit oder durch eine interessierte Zuhörerschaft. Gewalttätiges Verhalten tritt mit einer größeren Wahrscheinlichkeit bei Angst, Unsicherheit oder unter Anwendung von Zwangsmaßnahmen auf. Manchmal kann die Begründung eines Patienten für die Änderung seines psychischen Zustands das Pathologische daran offensichtlich werden lassen, z.B. wenn ein Patient glaubt, daß sein Denken durch einen elektronischen Apparat durcheinandergebracht wird.

- bisher erhaltene Hilfe

Frühere Behandlungen, sowohl pharmakologischer als auch psychosozialer Natur, sollten einschließlich der Behandlungsdauer, der Dosierungen, eventueller Nebenwirkungen und ihrer relativen Wirksamkeit aufgezeichnet werden.

- Auswirkungen der Beschwerden

Die Auswirkungen der Beschwerden auf den Betroffenen werden an dem Einfluß der Krankheitssymptome auf die Arbeit, auf das Sozialverhalten einschließlich der zwischenmenschlichen Beziehungen und deren Zusammenhang mit den körperlichen Funktionen ersichtlich.

- Vorhandensein von Unterstützung

Ob der Patient zwischenmenschliche Unterstützung erfährt, sollte zum einen vom praktischen Standpunkt aus erfaßt werden, also ob Menschen da sind, die im Notfall helfen könnten; zum anderen ist die Frage in emotionaler Hinsicht zu stellen, also ob die unterstützenden Beziehungen bestärkend sind und die Teilnahme des Patienten an normalen Aktivitäten fördern oder ob sie den Patienten behindern, indem sie sich eher mit der Vorstellung seines Unvermögens heimlich einverstanden zeigen.

- Einstellung des Patienten zu seinen Beschwerden

Die Einstellung des Patienten zu seinen Beschwerden kann zwischen Nichtbeachtung bzw. Verleugnung derselben und übertriebener Besorgnis variieren; sie wird dem Psychiater anders mitgeteilt als Verwandten und Freunden. Die Bedeutung der Symptome für den Patienten sollte beispielsweise durch die Suche nach Vorstellungen über eigene Schuld, über Unheilbarkeit oder Vererbbarkeit eruiert werden. Derartige falsche Auffassungen müssen exploriert werden, damit sie richtig gestellt werden können.

Spezielle Anamnese

Durch die Befragung zu ähnlichen psychiatrischen Phänomenen können wertvolle Informationen zur Vorgeschichte und somit für die Diagnose der Krankheit gewonnen werden.

Manche Störungen kommen episodisch vor, sozusagen „anfallsartig" in einem sonst völlig normalen Kontext; andere wiederum treten zyklisch auf und können eine pathologische Antwort auf biologische Abläufe wie

Menstruation, Wochenbett, Tageszeit oder Jahreszeit sein. Psychiatrische Störungen können auch Reaktionen auf äußere soziale Umstände bzw. deren innere Wahrnehmung durch den Patienten darstellen.

Andere psychiatrische Störungen, an welchen der Patient gelitten hat, können Aufschluß geben über Art und Verlauf des aktuellen Zustandes. Es sollten alle Details der vorangegangenen Behandlung, in welcher Form und von wem sie durchgeführt wurde, festgehalten werden.

Durch die Exploration zur Familie erfährt der Arzt nicht nur von der erblichen Veranlagung des Patienten und möglichen Erbkrankheiten, sondern auch von der Umgebung und Atmosphäre, in der sich der Patient entwickelt hat und in der er nun lebt. Es erfolgt also sowohl eine Erhebung der Familienanamnese als auch eine Einschätzung der Familienbeziehungen. Es sollten die Krankheiten und Todesfälle bei nahen Verwandten einschließlich deren Ursachen dokumentiert werden. Es ist wichtig festzustellen, ob die Familienzugehörigkeit biologisch ist oder auf Adoption beruht. Die Familienanamnese bezüglich psychiatrischer Krankheiten, Persönlichkeitsstörungen, epileptischen und anderen neurologischen Krankheiten ist unmittelbar relevant. Die Beziehungen und Trennungen zwischen Eltern und Geschwistern sollten dokumentiert werden, und der Arzt sollte einschätzen, ob die Beziehungen eng sind und man sich auf emotionale Unterstützung verlassen kann.

Familienanamnese

Bei der medizinischen Anamnese sollten wichtige Krankheiten und Operationen sowie der Umgang des Patienten mit diesen vermerkt werden.

Medizinische Anamnese

Da die biographische Anamnese den Hintergrund beleuchtet, von dem der Patient kommt, und den Kontext bestimmt, in dem er jetzt lebt, ist sie offensichtlich entscheidend für ein Verständnis des Zustands des Patienten und seiner Reaktion auf Krankheiten.

Biographische Anamnese

Es sollten die wesentlichen Aspekte zur Schwangerschaft der Mutter, zur Geburt des Patienten, zur Anerziehung von Gewohnheiten und zur Erreichung der jeweiligen Entwicklungsschritte notiert werden. Aus der Kindheit sind etwaige soziale, physische oder verhaltensbezogene Abweichungen von der Norm, eine Trennung der Eltern, Ereignisse, die sich auf andere Geschwister beziehen, emotionale und verhaltensbezogene Probleme sowie bemerkenswerte Krankheiten des Patienten zu dokumentieren.

– frühe Entwicklung

– Probleme in der Kindheit

Der Untersucher sollte nach den Leistungen, der intellektuellen Leistungsfähigkeit sowie der Beziehungsfähigkeit mit Gleichaltrigen und Autoritätspersonen während der schulischen Ausbildung des Patienten fragen. Die verschiedenen Beschäftigungsverhältnisse des Patienten mit ihren entsprechenden Zeiten, Gründe für Stellenwechsel, die derzeitige finanzielle Situation und die Zufriedenheit mit der Arbeit sollten notiert werden. Die Dauer und der Einsatzort des Militärdienstes, die erreichte Stellung und eventuelle Probleme dort sollten dokumentiert werden.

– Schulausbildung

– berufliche Laufbahn

– Militärdienst

Bei der Befragung zur Ehe sowie zu anderen Partnerbeziehungen sollte das Heiratsalter des Patienten sowie das des Ehepartners, Wichtiges zur

– Ehe- und andere Partnerbeziehungen

- menstruelle
Vorgeschichte

- sexuelle Anamnese

vorhergehenden Beziehung miteinander und zu früheren Beziehungen sowie die Qualität der derzeitigen Beziehung notiert werden. Zur menstruellen Vorgeschichte einer Patientin gehören die Menarche, die Regelmäßigkeit der Monatsblutung, wesentliche Symptome im Zusammenhang mit der Menses und die Einstellung der Patientin zur Menstruationsblutung. Die sexuelle Anamnese umfaßt die Einstellung zur Sexualität, heterosexuelle und homosexuelle Erfahrungen, die Benutzung von Verhütungsmitteln sowie jedes Ereignis sexuellen Mißbrauchs in der Vorgeschichte.

- Kinder

Es sollten die Namen, das jeweilige Alter und Geschlecht, die Entwicklung, das Temperament und das Verhalten vorhandener Kinder mit einer Bemerkung zur Qualität der jeweiligen Eltern-Kind-Beziehungen sowie der Beziehungen der Geschwister untereinander festgehalten werden. Hinweise auf aktuelle Änderungen in der Beziehung zwischen dem Patienten und seinen Kindern sind von Bedeutung.

Aktuelle soziale Situation

Die Befragung zur aktuellen sozialen Situation bezieht sich auf die Finanzen, die rechtliche Lage und die Wohnsituation des Patienten und ist von Bedeutung für die Diagnosestellung und Therapieplanung. Der Untersucher muß sich entscheiden, wieviel er während der initialen psychiatrischen Untersuchung zu den jeweiligen Themen fragen will und was bis zu einem späteren Zeitpunkt aufgeschoben werden soll, wenn die Arzt-Patient-Beziehung sich fester etabliert hat. Das Bestreben, die nötigen Informationen zu bekommen, sollte gebremst werden von der Notwendigkeit, die Beziehung aufrechtzuerhalten.

2.3 Prämorbide Persönlichkeit

Anwendung eines
anerkannten
Klassifikationssystems

Die Einschätzung der Persönlichkeit stellt einen wichtigen Teil der psychiatrischen Untersuchung dar, da, wenn sie genau ausgeführt wird, dadurch Vorhersagen über zukünftiges Verhalten einschließlich der Reaktion auf psychische Krankheit getroffen werden können. Der Untersucher sollte ein anerkanntes Klassifikationssystem über abnorme Persönlichkeiten und Persönlichkeitsstörungen wie die ICD-10 (*International Classification of Diseases, 10th edition*; WHO 1992) anwenden. Die Beurteilung einer Persönlichkeit erfordert eine gekonnte Beobachtung des Patienten während der Untersuchung sowie die Befragung einer dritten Person.

Der Untersucher achtet dabei auf entscheidende Charaktereigenschaften, die Hinweise auf die Persönlichkeit und den Umgang im alltäglichen Leben geben, und bildet sich gleichzeitig ein Urteil darüber, ob diese Eigenschaften sich so weit entwickelt haben, daß sie noch als normal gelten können, oder ob sie schon über die Norm hinausgehen. Eine abnorme Persönlichkeit, die an und für sich keine Störung darstellt, liegt dann vor, wenn eine Persönlichkeitseigenschaft, die als klinisch relevant eingeschätzt wird, sich in einem Ausmaß entwickelt hat, daß es nicht mehr der Mehrheit entspricht. Eine Persönlichkeitsstörung liegt dann vor, wenn die Abnormität der jeweiligen Persönlichkeit dazu führt, daß entweder der Patient selbst oder andere Menschen deswegen leiden müssen.

Außerdem wird die Fähigkeit des Patienten beurteilt, sowohl intime als auch kameradschaftliche Beziehungen herzustellen und aufrechtzuerhalten. Dazu gehört die Beziehungsfähigkeit mit Personen des eigenen und des anderen Geschlechts sowie die Fähigkeit, mit Vorgesetzten, Gleichgestellten und Untergeordneten umzugehen.

Beziehungen

Freizeitaktivitäten werden im Hinblick darauf genauer analysiert, ob sie alleine oder in Gemeinschaft stattfinden, ob sie körperliche Bewegung beinhalten oder nicht und ob sie kreativer, intellektueller oder ästhetischer Natur sind. Man sollte die Hobbys, die bevorzugten Aktivitäten der betreffenden Person, ihre eventuelle Mitgliedschaft in Vereinen, Clubs und politischen oder religiösen Organisationen in Erfahrung bringen.

Freizeitgestaltung

Bei der Beurteilung der vorherrschenden Stimmungslage muß folgendes bedacht werden: Welche Merkmale charakterisieren die Stimmungslage des Patienten? Bestehen diese jeweils über einen längeren Zeitraum oder fluktuieren sie? Falls es Stimmungsschwankungen gibt: Wie oft kommen sie vor, und wodurch werden sie ausgelöst? Wie ist die vorherrschende Stimmungslage aus der Sicht des Patienten, und welchen Einfluß hat seine Stimmung auf andere? Ergeben sich Probleme aufgrund der Stimmung, in der er sich hauptsächlich befindet?

Vorherrschende Stimmungslage

Als Charakter eines Menschen wird der unabänderliche Aspekt der Persönlichkeit bezeichnet, der das übliche Verhalten bestimmt. Diesbezüglich gilt es festzustellen, ob die betreffende Person enge Beziehungen aufbauen und pflegen kann, ob sie ihre Gefühle von Liebe, Ärger, Frustration und Trauer zum Ausdruck bringen kann und ob sie zu Gefühlsausbrüchen neigt bzw. die Kontrolle über ihre Emotionen verliert.

Charakter

Die Einstellungen eines Menschen zu moralischen, religiösen und gesundheitlichen Themen sind von Bedeutung. Der moralische Maßstab eines Menschen bestimmt nicht nur sein Urteil darüber, was richtig und was falsch ist, sondern beeinflußt auch, inwieweit er sich selbst etwas zugesteht bzw. Schuldgefühle bei falschem Handeln bekommt. Dazu gehört auch, ob der an das eigene Verhalten angelegte Maßstab auch bei der Beurteilung anderer angelegt wird. Religiöse Wertvorstellungen sagen nicht nur etwas über die Religionszugehörigkeit eines Menschen aus, sie umfassen vielmehr die Überzeugungen eines Menschen und die Auswirkung, die diese Überzeugungen auf die Gefühle und das Verhalten einer Person haben (Sims 1994). Die Einstellungen des Patienten zu seiner eigenen Gesundheit, zu geringfügigen Symptomen und Körperwahrnehmungen sowie zu seinem Körper i. allg. sollten mit erfaßt werden.

Einstellungen und Wertmaßstäbe

Weiterhin werden die Gewohnheiten des Betroffenen bezüglich der Nahrungsaufnahme sowie sein Alkohol- und Tabak- und sonstiger Drogenkonsum erfaßt. Im Bedarfsfall sollte sich eine detailliertere Befragung anschließen.

Gewohnheiten

2.4 Erhebung des psychopathologischen Befundes

Bei der Erhebung des psychopathologischen Befundes wird nicht nur die subjektive Wahrnehmung des Patienten erfragt, sondern es werden auch die Gedankeninhalte erforscht, die als Krankheitssymptome Rückschlüsse auf die Diagnose der psychiatrischen Störung erlauben.

Anpassung des Untersuchungsschemas

Zur Erhebung des psychopathologischen Befundes erlernt der Untersucher zuerst ein umfassendes Schema, das er dann dem jeweiligen Patienten anpassen kann. Obwohl die Anamnese und die Erhebung des psychopathologischen Befundes sich bisweilen überschneiden, beispielsweise wenn sich Wahnvorstellungen in die Anamnese einschleichen, sollten sie von der Idee her sowie bei der Dokumentation getrennt gehalten werden. Die Erhebung des psychopathologischen Befundes sollte auch die Beobachtungen der Pflegekräfte bei einem stationären Patienten sowie die der Verwandten bei einem zu Hause wohnenden Patienten mit einbeziehen.

Dokumentation von Beispielen der psychopathologischen Symptome

Bei der Erstuntersuchung wird nicht jedes Krankheitsphänomen zu eruieren sein, manchmal erhält man wesentliche Informationen erst nach mehreren Gesprächen. Beispiele der psychopathologischen Symptome des Patienten sollten als wörtliche Zitate dokumentiert werden. Die Beurteilung des psychischen Befundes erfordert einen Vergleich der wahrgenommenen sprachlichen Äußerungen des Patienten mit dem, was normalerweise in der entsprechenden Situation zu erwarten wäre, und somit sowohl eine genaue Beobachtung als auch eine gute Einschätzung dessen, was als normal zu werten ist und was nicht.

Äußeres Erscheinungsbild und Verhalten

Bei der Beurteilung des äußeren Erscheinungsbildes sowie des Verhaltens eines Patienten sollte der Untersucher sich auf dessen allgemeine Erscheinung, das Gesicht, die Körperhaltung, die Bewegungsabläufe und das soziale Verhalten konzentrieren. Das allgemeine Erscheinungsbild umfaßt dabei zum einen, wie sich der Patient in Hinsicht auf Kleidung, persönliche Hygiene, Pflege und etwaige Eigenarten präsentiert, zum anderen beinhaltet es aber auch physische Merkmale wie Körperbau, Hinweise auf aktuelle Gewichtszunahme oder -abnahme und einen generellen Eindruck des Allgemeinzustands. Das Gesicht verrät meist die aktuelle Gemütsverfassung, beispielsweise Gereiztheit oder Verwirrtheit. Die Körperhaltung und die Bewegungsabläufe können Rückschlüsse auf die Stimmungslage oder das eventuelle Vorhandensein neuropsychiatrischer Störungen erlauben.

Sozialverhalten

Zur Einschätzung des sozialen Verhaltens ist der Patient in der jeweiligen Situation zu beurteilen, z.B. ist Scherzhaftigkeit während eines psychiatrischen Gesprächs unangebracht. Durch das unangemessene Verhalten eines Patienten mit Demenz kann dessen mangelnder Realitätsbezug offensichtlich werden.

Sprache

Die Sprache bildet den einzigen zuverlässigen Zugang zu den Gedankenabläufen des Patienten. Eine Analyse der Sprache, der verwendeten Wörter sowie ihrer Ungenauigkeiten und versteckten Andeutungen, ist besonders wertvoll bei der Exploration der psychopathologischen Symptomatik (s. Kap. 1, Bd. 1; Sims 1995b). Es sollte auf die Aussprache und den Sprachfluß geachtet werden. Das formale Denken wird beurteilt, indem man auf die Relevanz, die Genauigkeit und die Angemessenheit der gegebenen Antworten achtet. Von der Norm abweichende Sprachbildung sollte dokumentiert werden.

Der Untersucher macht sich durch Beobachtung des affektiven Zustands des Patienten ein differenziertes Bild von dessen Stimmungslage; er beschreibt dabei, ob die Stimmungslage der Situation angepaßt ist oder nicht, ob sie affektflach oder tiefgehend, stabil oder labil ist, usw. Erfragt werden auch die subjektiv wahrgenommene Stimmungslage, konstante Gefühlszustände und Stimmungsschwankungen abhängig von Zeit und äußeren Umständen. Unstimmigkeiten zwischen der Beschreibung durch den Patienten und der Beobachtung durch den Untersucher sollten notiert werden. Die Einschätzung der Kontaktfähigkeit hängt davon ab, wie gut der Patient seinen inneren Gemütszustand dem Untersucher mitteilen kann, wobei diese Fähigkeit mit einem angenommenen Normalfall verglichen wird.

Stimmungslage

Als Depersonalisation wird eine besondere Veränderung der Selbstwahrnehmung bezeichnet, bei der sich der Patient so fühlt, als sei er irreal (Sedman 1970). Das Phänomen der Depersonalisation kommt häufig vor, ist für den Patienten schwer zu beschreiben und geht häufig mit dem Symptom der Derealisation einher, womit eine ähnliche Wahrnehmungsveränderung der Umwelt bezeichnet wird. Diese Symptome werden von Patienten als äußerst unangenehm erlebt.

Depersonalisation und Derealisation

Nach Lewis (1936) haben Zwangsgedanken 3 wesentliche Merkmale: 1. einen subjektiv wahrgenommenen unwiderstehlichen Drang, 2. den Widerstand dagegen und 3. erhaltene Krankheitseinsicht. Es ist üblich geworden, zwischen Zwangsgedanken, -ideen, -vorstellungen, -grübeln und -handlungen zu unterscheiden.

Zwangssymptome

Ein Wahngedanke ist eine unerschütterliche, falsche Ansicht oder Überzeugung, die mit dem Bildungs-, kulturellen und sozialen Hintergrund des Patienten nicht übereinstimmt und an der mit außergewöhnlicher Überzeugtheit und subjektiver Gewißheit festgehalten wird. Die psychopathologische Exploration sollte Wahninhalte eruieren; diese können aber nicht direkt abgefragt werden, da der Patient zwischen wahnhaften und normalen Gedanken keinen Unterschied macht. Der jeweilige kulturelle Zusammenhang sowie die Begründung des Patienten für das Festhalten an einer Überzeugung sind zu erfassen.

Wahngedanken

Bei der Untersuchung des psychischen Zustandes können 3 Arten von falscher Wahrnehmung festgestellt werden: Illusionen, Halluzinationen und Pseudohalluzinationen. Es ist wichtig, sie sowohl zu suchen als auch zwischen ihnen zu unterscheiden, da die Feststellung von Halluzinationen meist auf die Diagnose hinweist und daher für die Behandlung von Bedeutung ist (s. Kap. 1, Bd. 1).

Illusionen und Halluzinationen

Bei der Beurteilung der Orientierung wird der Patient zu seiner Kenntnis von Zeit, Ort und Person befragt. Zeitliche Desorientierung kommt

Orientierung

bei leichteren Ausprägungen organischer Störungen vor, während die Orientierung zur Person erst in einem späten Stadium abhanden kommt. Es werden Standardfragen bezüglich der Orientierung zu Ort und Zeit gestellt; zudem wird der Patient beobachtet, z.B. ob er sich auf der Station zurechtfindet. Die Untersuchung der Orientierung zur Person beginnt mit Fragen zu anderen Personen und deren Rolle; wenn sich hierbei Beeinträchtigungen zeigen, wird der Patient zu seiner eigenen Identität befragt.

Aufmerksamkeit und Konzentration

Unter Aufmerksamkeit wird die aktive oder passive Lenkung des Bewußtseins auf ein Erlebnis verstanden. Mit Konzentration wird die Aufrechterhaltung dieser Fokussierung des Bewußtseins auf die gegebene Aufgabe bezeichnet. Zur formalen Überprüfung wird fast immer das fortgesetzte Abziehen von 7 von 100 verwendet. Wie sonst auch während der psychopathologischen Untersuchung wird das bei diesem Test ermittelte Ergebnis mit dem Erwartungswert bei einem Gesunden verglichen.

Gedächtnis

Bereits bei der Anamneseerhebung wird der Untersucher mehr über das Gedächtnis des Patienten in Erfahrung gebracht haben. Während der Untersuchung werden Tests zum Ultrakurzzeitgedächtnis („immediate memory"), zum Kurz- und Langzeitgedächtnis durchgeführt. Falls sich Hinweise für Störungen ergeben, wird eine genauere Untersuchung der kognitiven Funktionen erforderlich sein. Das Ultrakurzzeitgedächtnis

- Ultrakurzzeitgedächtnis

wird meist durch die Wiedergabe einer Reihe von Ziffern, vorwärts und rückwärts, geprüft, die genau vorgegeben werden sollten. Die Konzentrationsleistung wird bei diesem Test mit erfaßt, v.a. bei der Wiedergabe der Ziffern in umgekehrter Reihenfolge.

- Kurzzeitgedächtnis

Das Kurzzeitgedächtnis wird oft so untersucht, daß ein Name und eine Adresse unmittelbar nach der Vorgabe durch den Untersucher vom Patienten wiederholt werden und 5 min später geprüft wird, ob diese behalten wurden; der Großteil von Name und Adresse sollte erinnert werden. Bei einem anderen Test zu aktuellen Ereignissen kann der Patient zu Nachrichten auf Landesebene bzw. zu aktuellen Geschehnissen aus seinem eigenen Leben befragt werden. Das Langzeitgedächtnis wird ge-

- Langzeitgedächtnis

prüft, indem nach Ereignissen gefragt wird, die länger zurückliegen; Fragen nach Namen und Zeiten erweisen sich dabei als besonders nützlich. Der soziale und kulturelle Hintergrund des Patienten muß dabei berücksichtigt werden. Bei eventuellen Auffälligkeiten bei den Gedächtnistests sollte die Indikation zu weiteren standardisierten und strukturierten Untersuchungen des Gedächtnisses gestellt werden (s. Kap. 13, Bd. 1).

Krankheitseinsicht

Nach der Aussage von David (1990) ist Krankheitseinsicht „kein Phänomen, das dem Alles-oder-Nichts-Prinzip gehorchen würde, sie ist vielmehr ein Konstrukt aus drei unterschiedlichen, sich überlappenden Dimensionen, nämlich der Erkenntnis, daß man eine psychische Krankheit hat, der Compliance mit der Behandlung, und der Fähigkeit, ungewöhnliche psychische Erscheinungen (Wahn und Halluzinationen) als krankheitswertig neu zu begreifen". Der Arzt wird während der Anamneseerhebung und bisherigen Untersuchung eine Vorstellung von der Fähigkeit zur Krankheitseinsicht bekommen haben. Jede Erkrankung mittleren oder schwereren Ausmaßes ändert auf jeden Fall die Einstellungen des Patienten zu sich selbst und seiner Umwelt. Krankheitseinsicht beschreibt das Verständnis, das das Individuum von seinem Gesundheitszustand, seinem Vermögen und seinem Wert hat; sie setzt diese Selbsteinschätzung zu anderen Menschen und der Umwelt in Beziehung.

Es ist sinnvoll, den Eindruck, den der Patient auf den Besucher macht, mitzuerfassen. Nachträglich können solche Aufzeichnungen dazu herangezogen werden, eine Prognose mit einer Vorhersage zum zu erwartenden Therapieerfolg zu stellen; auch können so die Glaubwürdigkeit der Anamnese und der psychopathologischen Befunde mit beurteilt werden.

Reaktion auf den Patienten

2.5 Körperliche Untersuchung

Durch die körperliche Untersuchung erhält man Informationen über Begleiterkrankungen und Besonderheiten der Konstitution. Ein schlechter körperlicher Gesundheitszustand und psychiatrische Morbidität kommen häufig gemeinsam vor; mehr als 50% der psychiatrisch akut erkrankten Patienten haben mindestens eine körperliche Krankheit (Porter 1996). Die körperliche Untersuchung sollte nach der Anamneseerhebung und der Untersuchung des psychischen Zustandes erfolgen, dem Patienten sollte erklärt werden, was hierbei gemacht wird, und sein Einverständnis sollte eingeholt werden. Der Untersuchungsraum sollte ausreichend beleuchtet und nicht öffentlich zugänglich sein; für die Untersuchung sollten dafür vorgesehene, zuverlässige Instrumente verwendet werden. Darüber hinaus sollte, wenn ein männlicher Arzt eine weibliche Patientin untersucht, noch eine Begleitperson dabeisein.

Komorbidität psychiatrischer und körperlicher Erkrankungen

2.6 Fremdanamnesen

Es kann u. U. von grundlegender Bedeutung sein, weitere Informationen von einer dritten Person einzuholen (s. Abschn. 3); auf jeden Fall wird man dadurch eine zusätzliche Perspektive gewinnen. Nachdem die Anamnese erhoben wurde, weiß man zumeist, wer als wesentliche Bezugsperson Auskünfte über bestimmte Tatsachen sowie Aussagen zu eigenen Beobachtungen machen könnte. Wenn Informationen von Verwandten und Bekannten eingeholt werden, ist allerdings Vorsicht geboten; das Thema Vertraulichkeit ist hier von Bedeutung, und es kommt mitunter vor, daß ein Patient den Kontakt mit dritten Personen ausdrücklich verbietet. Die Bezugsperson, von der die Fremdanamnese erhoben wird, meistens ein Verwandter, sollte den Patienten bereits länger kennen. Es wird ein gesonderter Gesprächstermin vereinbart, vorzugsweise zu zweit, bei dem mehr über die Behinderung des Patienten durch die Krankheit und den Einfluß des Leidens auf den Kranken und andere in Erfahrung gebracht werden soll; Ziel ist auch, die Behandlungsstrategien zu besprechen.

Bedeutung der Informationen Dritter

Der Arzt sollte betonen, daß vertrauliche Angaben des Patienten an die Angehörigen nicht weitergegeben werden, und der Patient sollte sein Einverständnis zur Fremdanamnese gegeben haben. Zum anderen soll-

Vertraulichkeit

ten vertrauliche Auskünfte der Verwandten auch nicht an den Patienten weitergegeben werden. Auf diese Weise kann die Verläßlichkeit der Angaben sowohl des Patienten wie auch der Bezugsperson überprüft werden. Es kann so auch eine Einschätzung der Interaktion zwischen dem Patienten und der Bezugsperson vorgenommen werden, die diagnostische Bedeutung haben könnte.

2.7 Apparative und labortechnische Untersuchungen

Routinemäßige
Laboruntersuchungen

Zu den routinemäßigen Laboruntersuchungen gehören Blut- und Urinuntersuchungen. Die Patienten sollten, wie oben ausgeführt, einer gründlichen Untersuchung unterzogen werden; dann sollten abhängig von den Symptomen und der Differentialdiagnose einfache Untersuchungen ausgewählt werden. Es gibt keine Serie von Untersuchungen, die bei einem bestimmten Fall immer indiziert wäre, und es sollten nur die Untersuchungen vorgenommen werden, für die auch eine klinisch begründete Indikation besteht. Vor einer solchen Untersuchung sollte der Patient über das Vorgehen aufgeklärt werden, auch sollten die Ergebnisse mitgeteilt werden. Zu den Untersuchungen gehören ein vollständiges Blutbild (Hämoglobin, Leukozyten und Thrombozyten), Plasmaviskosität, Harnstoff und Elektrolyte, Schilddrüsenwerte, Leberwerte, Blutzucker und ein Suchtest für Syphilis. Mit kommerziell erhältlichen Teststreifen wird der Urin auf Eiweiß, Ketone und Glukose untersucht.

Bildgebende und EEG-
Verfahren

Zu den bildgebenden und EEG-Verfahren gehören sowohl anatomische Untersuchungsmethoden wie Röntgenaufnahmen des Schädels, Computertomographie (CT) und Magnetresonanztomographie (MRT) als auch funktionelle Verfahren wie Positronenemissionstomographie (PET), Single-Photon-Emissionstomographie (SPECT) (s. Kap. 11, Bd. 1), Elektroenzephalographie (EEG) und die evozierten Potentiale (EP) (s. Kap. 9, Bd. 1). Es ist dabei wichtig, sich klarzumachen, daß trotz der Nützlichkeit von Spezialuntersuchungen in 90% der Fälle die Diagnose aufgrund der Anamnese gestellt werden kann (Gawel 1992), und sogar in über 95% der Fälle, wenn eine körperliche Untersuchung einbezogen wird.

– EEG

Das über der Oberfläche des zerebralen Kortex abgeleitete EEG stellt den dreidimensionalen Mittelwert aller darunterliegenden elektrischen Felder der Dendriten der oberen Schicht des Kortex dar (Fenwick 1992); seit ihrer Einführung in den 20er Jahren dieses Jahrhunderts hat sich die Elektroenzephalographie in der Psychiatrie zu einer wichtigen Untersuchungsmethode entwickelt. Von evozierten Potentialen (EP) wurde erstmals in den 40er Jahren berichtet; sie haben sich für die Bewertung bestimmter klinischer Syndrome als nützlich erwiesen. Durch einen Lichtblitz oder einen akustischen Klicklaut wird eine elektrische Antwort in dem entsprechenden Kortexareal hervorgerufen, und diese Signale können dann aufgezeichnet werden (evozierte Potentiale); dabei zeigen sich Veränderungen bezüglich des Kurvenverlaufs beispielsweise bei Schizophrenie und Alzheimer-Krankheit (Fenwick 1992; s. Kap. 9, Bd. 1).

– EP

– Röntgenaufnahme des
Schädels

Durch die Röntgenaufnahme des Schädels können Schädelfrakturen, Verdickungen oder eine Sklerose an bestimmten Stellen sowie andere

Abnormitäten wie Kupferablagerungen, Gefäßzeichnungen, Tumorverkalkungen und eine eventuelle Erosion der Sella entdeckt werden. Die Computertomographie ist die primäre Untersuchungsmethode bei der Suche nach pathologischen Veränderungen auf zerebraler bzw. spinaler Ebene, allerdings wird die hintere Schädelgrube nur schlecht dargestellt, und manche Läsionen können isodens sein und somit übersehen werden. Die Magnetresonanztomographie bietet eine hervorragende Qualität in der anatomischen Darstellung. Voraussetzung ist jedoch, daß der Patient frei von Metallteilen ist, außerdem finden viele Patienten, v. a. Kinder und Ältere, die Untersuchung sehr beängstigend. Die Positronenemissionstomographie erlaubt Aussagen über das Zentralnervensystem (ZNS), insbesondere ist so eine Beurteilung der Hirndurchblutung und des regionalen Metabolismus möglich. Die Untersuchung mit Single-Photon-Emissionstomographie ergibt ähnliche Informationen wie die mit PET, jedoch mit einem geringeren Auflösungsvermögen.

– CT

– MRT

– PET

Die zerebrale Angiographie ist eine ehemals häufig angewandte Untersuchung, allerdings mit schwerwiegenden Komplikationen; daher wird sie seit der Einführung von überlegenen modernen bildgebenden Verfahren heutzutage seltener eingesetzt.

Zerebrale Angiographie

2.8 Psychologische Untersuchung

Eine „informelle" psychologische Untersuchung wird sowohl bei der Beurteilung der Persönlichkeit als auch bei der Untersuchung des psychischen Zustandes erfolgt sein. Sodann können zusätzliche einfache psychologische Beurteilungen vorgenommen werden, indem das Verhalten des Patienten in unterschiedlichen Situationen (alleine, bei Interaktionen mit den Betreuenden, mit anderen Patienten und mit Menschen auf der Straße), seine Fähigkeiten im alltäglichen Leben (Anziehen, persönliche Hygiene, Einkaufen), seine Compliance mit der medikamentösen Behandlung, die Auswirkungen von Psychopharmaka auf ihn und auf sein Schlaf- und Eßverhalten beobachtet. Durch diese einfachen, aber nicht standardisierten Beobachtungen erhält man wertvolle Informationen über den Patienten im Hinblick auf Diagnose und Therapie.

Einfache Untersuchung

Für spezielle Untersuchungen gibt es eine sehr große Zahl von *Beurteilungsskalen* (Royal College of Psychiatrists 1994); dazu gehören Fremdbeurteilungs- und Selbstbeurteilungsskalen. Sie können zur genaueren Einschätzung des Verhaltens, der Stimmungslage, des Sprechens und der Sprache, der Gedankenabläufe und der kognitiven Funktionen angewandt werden. Tests, die verwendet werden, sollten sowohl eine hohe Validität als auch eine hohe Reliabilität in bezug auf Testwiederholungen (Retestreliabilität) und bei Anwendung durch verschiedene Untersucher (Interraterreliabilität) besitzen. *Neuropsychologische Tests* werden gewöhnlich von einem klinischen Psychologen durchgeführt. Diese Instrumente leisten einen Beitrag zur Lokalisierung eines regional begrenzten Hirnschadens und messen die psychomotorische Leistung, das visuelle und auditive Gedächtnis, das Kurz- und Langzeitgedächtnis und den Sprachfluß (Lezak 1983). *Persönlichkeitsinventare* können in der klini-

Spezielle Untersuchungen

schen Forschung sinnvoll sein, in der klinischen Praxis haben sie sich jedoch nicht als besonders nützlich erwiesen (s. Kap. 6 in diesem Band).

2.9 Beurteilung der sozialen Situation

Menschen sind soziale Wesen, ihr Leben spielt sich meistens innerhalb einer Familie, einer Nachbarschaft oder/aber unter Mitarbeitern ab. Die Exploration der sozialen Situation ergibt wertvolle Informationen auf der Suche nach Ursachen und Behandlungsansätzen. Bei der Beurteilung der sozialen Situation wird der Beruf des Patienten, seine häusliche Situation, die soziale Schicht und seine Volks- und Religionszugehörigkeit erfaßt.

Beruf

Die berufliche Anamnese ergibt Hinweise auf die Intelligenz und Funktionsfähigkeit des Patienten vor der Erkrankung; jede Änderung der Beschäftigungssituation kann Licht auf den Einfluß der psychiatrischen Störung auf das Leben des Betroffenen werfen. Bestimmte Berufe sind bei manchen Krankheiten häufiger zu finden, z. B. haben Menschen, die mit dem Verkauf von Alkoholika zu tun haben, ein größeres Risiko, alkoholabhängig zu werden. Die Beurteilung der Arbeitsfähigkeit des Patienten kann ihm helfen, seine Arbeit so schnell wie möglich wiederaufzunehmen. Die beste Möglichkeit, die Untersuchung der Berufsfähigkeit durchzuführen, ist am Arbeitsplatz des Patienten, da in dieser Umgebung die größte Relevanz für den Betroffenen besteht. Viele Krankenhäuser haben auch Werkstätten, in denen der einzelne eingeschätzt werden kann, ehe er die Arbeit wiederaufnimmt; besonders wichtig ist eine solche Beurteilung, wenn der Gebrauch gefährlicher Geräte oder das Fahren von Lastkraftfahrzeugen zu den Arbeitsaufgaben gehört (Department of Health 1995).

Häusliche Umgebung

Obwohl jeder Patient davon profitieren kann, ist die Beurteilung der häuslichen Situation in der Alterspsychiatrie besonders wichtig. Man kann auf diese Weise wertvolle Hinweise auf den psychopathologischen Befund des Patienten (z. B. können Fenster abgedeckt sein, um „Röntgenstrahlen" abzuschirmen) und die Ätiologie erhalten (z. B. leere Spirituosenflaschen). Auch können für die psychische Gesundheit schädliche Faktoren wie mangelhafte Heizmöglichkeiten oder Ernährungsgewohnheiten entdeckt werden; zudem lernt man die Raumaufteilung kennen. Die Sicherheit des Patienten in seinem Haus kann beurteilt werden, z. B. ob Gasanschlüsse oder psychotrope Drogen oder Medikamente, die zu der psychischen Krankheit beitragen könnten, vorhanden sind. Die Sicherheit anderer Familienmitglieder, z. B. von Kindern, kann eingeschätzt werden in Hinsicht auf eventuelle Vernachlässigung oder Mißbrauch. Es kann effizienter sein, wenn ein anderer Mitarbeiter des multidisziplinären Teams den Hausbesuch durchführt.

Rechtsverstöße

Ob Vorstrafen bestehen, ist v. a. dann relevant, wenn der psychiatrisch zu Begutachtende ein schweres Verbrechen begangen hat. Manchmal müssen von anderen Institutionen offizielle Vorstrafenlisten angefordert werden. Gewalttätigkeit in der Vorgeschichte ist einer der besten Prädiktoren für weitere Gewalttätigkeit (Scott 1977), und wenn immer schwerwiegendere Straftaten begangen wurden, ist das ein äußerst wertvoller Hinweis.

Informationen über die Herkunft des Patienten können zum Verständnis seiner psychopathologischen Symptomatik beitragen. Auch kann man dadurch eine Verbindung zu ihm aufbauen und die therapeutische Beziehung aufrechterhalten. Manche Krankheiten kommen in bestimmten Volksgruppen häufiger vor, und relevante Informationen können bei der Diagnosestellung, Therapie und Prognose behilflich sein (Cox u. Jorsh 1992).

Volkszugehörigkeit

Die Exploration der Religionszugehörigkeit eines Patienten und seiner Überzeugungen steht oft im Zusammenhang mit seinem kulturellen und ethnischen Hintergrund und kann daher von Bedeutung sein, wenn es darum geht, die Symptome eines bestimmten Patienten zu bewerten und zu verstehen. Die religiösen Überzeugungen eines Patienten können seine Darstellung, die Prognose und den Therapieerfolg grundlegend beeinflussen.

Religionszugehörigkeit und Überzeugungen

3 Besondere Fragestellungen

Viele der besonderen Schwierigkeiten bei der psychiatrischen Untersuchung, die in diesem Abschnitt besprochen werden, sind durch Kommunikationsbarrieren verbaler, nonverbaler und emotionaler Natur verursacht. Probleme entstehen dann, wenn der Patient akut erregt ist oder Verständnisschwierigkeiten hat, z. B. weil er einer anderen Kultur angehört, blind oder taub ist, eine Lernbehinderung hat oder sich nicht ausdrücken kann, wie es bei manchen neurologischen Störungen der Fall ist, v. a. bei motorischer Dysphasie.

Kinder- und Jugendpsychiatrie

Die Untersuchung von Kindern und Jugendlichen gestaltet sich in verschiedener Hinsicht anders als die von Erwachsenen. Das Kind sucht selten von sich aus den Arzt auf, und das sich manifestierende Problem ist meistens eine Entwicklungs- oder Verhaltensstörung. Da man häufig auch Störungen bei anderen Familienangehörigen findet, umfaßt die Erhebung des psychiatrischen Befundes eine Untersuchung der ganzen Familie. Obwohl eine vollständige psychiatrische Anamnese erhoben werden sollte, liegt der Schwerpunkt hauptsächlich auf der Entwicklungs- und Familiengeschichte, und Kenntnisse bezüglich normaler Entwicklungsschritte sind vorauszusetzen.

Untersuchung von Kindern und Jugendlichen

Ein Kind verfügt in geringerem Umfang über sprachliche Möglichkeiten, so daß auf andere Untersuchungsmethoden zurückgegriffen werden sollte, z. B. die Beobachtung der sozialen Interaktionen mit anderen Kindern und beim Spielen. Zur Beurteilung von Kindern und Jugendlichen tragen viele unterschiedliche Personen bei, darunter die Eltern, der Hausarzt, Lehrer, Kinderärzte, Sozialarbeiter und Erziehungspsychologen, so daß die Herstellung eines Arbeitsbündnisses zur Beurteilung wesentlich beiträgt. Wenn man Jugendliche untersucht, darf man nicht vergessen, daß sie eine Zeit raschen Wandels in körperlicher, psychosexueller, sozialer und emotionaler Hinsicht durchmachen (Graham 1986; Steinberg 1982).

Untersuchung bei Lernbehinderung

Bei Kindern und Jugendlichen mit einer Lernbehinderung können medizinische, psychologische, soziale und entwicklungspsychologische Probleme zu einer komplexen Mischung zusammentreffen, die zu der intellektuellen Behinderung hinzukommt; weiterhin können - was häufig der Fall ist - Wahrnehmungsstörungen vorhanden sein, die die Untersuchung noch weiter komplizieren. Die Untersuchung sollte in Ruhe stattfinden, gründlich sein und die Beiträge anderer medizinisch Tätiger sowie anderer Institutionen mit einbeziehen, damit man sich ein möglichst breites Bild des klinischen Problems machen kann. Die Untersuchung zielt auch darauf ab, Ressourcen aufzudecken, durch die der Patient sein volles Potential ausschöpfen kann; es ist außerdem wichtig, die Familie mit einzubeziehen, die unter erheblichem Streß stehen dürfte (Clarke et al. 1985).

Akute psychiatrische Störungen

Akute psychiatrische Störungen können unerwartet auftreten, oft mit schwerwiegend inadäquatem Verhalten, und es ist häufig unmöglich, eine detaillierte Anamnese zu erheben. Hinzu kommt, daß die Untersuchung häufig in einer unbefriedigenden Situation vorgenommen werden muß, wie in einer Polizeizelle oder auf einer Unfallabteilung. Die Anamnese sollte so vollständig wie möglich von dem Patienten, der Familie, aus alten Akteneinträgen und von sonstigen Angaben Dritter, z.B. des Hausarztes oder der Polizei, erhoben werden; dazu sollten die aktuelle Symptomatik (Beginn, Verlauf und Schwere), die psychiatrische Vorgeschichte und die somatische Anamnese abgefragt werden (Macpherson et al. 1996). Eine Untersuchung des psychischen Zustandes wird immer vorgenommen, unabhängig davon, wie unkooperativ der Patient sein mag; es sollte dabei auf Feindseligkeit, Gereiztheit und Rückzug geachtet werden; soweit möglich, ist eine körperliche Untersuchung durchzuführen. Anschließend kann ein Behandlungsplan aufgestellt werden (McGrath u. Bowker 1987).

Bedeutung der Vollständigkeit der Anamnese

Gewalttätigkeit in Krankenhäusern

Gewalttätigkeit kommt in Krankenhäusern häufig vor und scheint im Zunehmen begriffen zu sein (Haller u. Deluty 1988). Die Untersuchung solcher Ereignisse erfolgt meist unter Notfallbedingungen und sinnvollerweise vor der Verabreichung von Psychopharmaka. Die Beobachtungen der Anwesenden sollten eruiert und eine Untersuchung des psychischen Zustandes durchgeführt werden. Weiteres Personal sollte für den Fall eventueller Gewalttätigkeit zur Verfügung stehen (aber außer Sichtweite), und die Untersuchung sollte in einer entspannten, nicht konfrontativen, beruhigenden Art und Weise durchgeführt werden, vorzugsweise durch eine Person, die das Vertrauen des Patienten hat. Die Umgebung ist ebenfalls von Bedeutung. Wenn möglich, sollten schwere Gegenstände, die von dem Patienten leicht zu werfen wären, entfernt werden, und der Psychiater sollte sich in der Nähe des Ausgangs befinden und Zugang zu einer Alarmvorrichtung haben.

Wichtig ist es bei der Beurteilung potentiell gewalttätiger, persönlichkeitsgestörter Patienten auch, auf eine verbindliche Beziehung zu dem Patienten zu achten (Norton 1996). Gegenseitiges Vertrauen und gegenseitiger Respekt sind unbedingt erforderlich, um eine solche Aufgabe professionell zu lösen.

Direkte Fragen zur Suizidalität erhöhen nicht das Suizidrisiko (Hawton 1987). Im Gegenteil, solche Fragen bilden einen notwendigen Bestandteil der Untersuchung (s. Kap. 9 und 10, Bd. 6). Auf Risikofaktoren sollte geachtet werden; dazu gehören männliches Geschlecht, höheres Lebensalter, Einsamkeit, chronische Schmerzsyndrome und direkte Äußerungen von Suizidabsichten und Hoffnungslosigkeit (Beck et al. 1985). Es ist auch wichtig, Faktoren zu eruieren, die ein geringeres Suizidrisiko ausmachen, wie die Sorge um eigene Kinder oder religiöse Überzeugungen.

Einschätzung des Suizidrisikos

Akute Belastungsreaktionen (WHO 1992) sind vorübergehende Störungen, die meist einige Stunden bis Tage andauern und eine Reaktion auf extrem belastende Ereignisse wie z.B. Naturkatastrophen oder Beziehungskrisen darstellen. Es ist nicht immer möglich, eine vollständige Schilderung von dem Betroffenen zu erhalten, es kann jedoch ausreichen, die Personenangaben aufzunehmen und anschließend in einer ruhigen und vertrauensgewinnenden Art und Weise ein Hilfsangebot zu machen.

Untersuchung von Opfern akuter psychologischer Belastung

Psychiatrie in der Neurologie

Die Neuropsychiatrie bildet eine Brücke zwischen Neurologie und Psychiatrie (Reynolds u. Trimble 1989). Es gibt Angaben, daß bei bis zu 49% aller neuropsychiatrisch untersuchten Patienten eindeutig eine organische Ätiologie vorliegt (Lishman 1992), und Psychiater haben häufig Patienten mit neurologischen Störungen zu untersuchen. Ein integratives Vorgehen ist sinnvoll und sollte am besten in einer Klinik erfolgen, in der auch eine gemeinsame Beurteilung und Behandlung stattfinden kann. Die Bandbreite psychiatrischer und neurologischer Störungen, die neuropsychiatrisch zu beurteilen sind, ist groß (Scheepers et al. 1995); es sind Kenntnisse der Neurologie und Psychiatrie erforderlich, um eine angemessene Beurteilung und Behandlung zu ermöglichen.

Integratives Vorgehen

Psychiatrie des Alters

Die Untersuchung des älteren Patienten unterscheidet sich in mancherlei Hinsicht von der in der allgemeinen Psychiatrie (s. Kap. 8, Bd. 3). Verschiedene Faktoren sind zu berücksichtigen: ein kognitiver und psychomotorischer Abbau, ein verschlechterter Gesundheitszustand, die Abnahme der psychosexuellen Funktionsfähigkeit, der Verlust von Kindern, Todesfälle, Berentung, Einkommensverlust und Rollenverlust. Es ist wichtig, zwischen normalen altersbedingten und pathologischen Verän-

Unterscheidung von altersbedingten und pathologischen Veränderungen

derungen zu unterscheiden. Dies kann schwierig sein, v.a. im Falle von Gedächtnisverlust, aber quantitative Unterschiede und die Schnelligkeit des Abbaus sind wertvolle Hinweise. Hausbesuche können auch sinnvoll sein, da sie unersetzliche Informationen liefern. Unterschiedlich stark ausgeprägte sensorische Störungen können die Untersuchung in die Länge ziehen. Unverzichtbar ist die Einbeziehung von wichtigen Familienmitgliedern und anderem medizinischen Personal (Jacoby u. Oppenheimer 1995).

Forensische Untersuchung

Einschätzung der Gefährlichkeit

Eine forensische Untersuchung erfordert sowohl psychiatrische Fertigkeiten als auch Kenntnisse der relevanten Gesetze (Faulk 1988). Die Einschätzung der jeweiligen Gefährlichkeit und die Erstellung gerichtsmedizinischer Gutachten stellen dabei zwei wichtige Aspekte dar. Obwohl die Angaben soweit wie möglich vertraulich behandelt werden sollten, werden manche Gutachten, z.B. für das Gericht, erstellt werden müssen, die ggf. in aller Öffentlichkeit besprochen werden. Für diesen Fall sollte der Patient unbedingt darüber unterrichtet werden, *bevor* die Untersuchung beginnt.

Tabelle 1.
Risikofaktoren für
Gewalttätigkeit

In bezug auf	Risikofaktor
Anamnese	Mindestens ein gewalttätiger Zwischenfall in der Vorgeschichte Wiederholtes impulsives Verhalten Hinweise für Schwierigkeiten bei der Bewältigung von Streß Mangelnde Bereitschaft zum Aufschub von Bedürfnisbefriedigung Sadistische oder paranoide Charakterzüge
Straftaten	Bizarre Gewalttätigkeit Fehlen von erkennbaren Auslösern Fehlende Reue Anhaltend ausgeprägte Verleugnung
Psychischen Zustand	Krankhafte Eifersucht Paranoide Vorstellungen, verbunden mit dem Wunsch, anderen Schaden zuzufügen Betrügerisches Verhalten Mangel an Selbstkontrolle Gewaltandrohungen Einstellung zur Behandlung
Umstände	Hohe Wahrscheinlichkeit eines Wiederauftretens der auslösenden Umstände Alkohol- oder Drogenmißbrauch Soziale Schwierigkeiten und Mangel an sozialer Unterstützung

Gewalttätigkeit in der Vorgeschichte ist der beste Prädiktor für die aktuelle Gewaltbereitschaft. Obwohl jedoch Gefährlichkeit nur schwer vorausgesagt werden kann, haben Gelder et al. (1996) Angaben zu Faktoren gemacht, die vermutlich damit in Zusammenhang stehen (Tabelle 1).

Mißbrauch von Suchtmitteln

Zur Untersuchung von Patienten, die aufgrund von Problemen mit Drogen in ärztliche Behandlung geschickt werden, ist eine vollständige psychiatrische Anamnese, eine Erhebung des psychopathologischen Befundes und eine körperliche Untersuchung erforderlich, wobei nach spezifischen Manifestationen gesucht werden sollte. Eine weitere Ausführung des Themas ist in Bd. 4 der *Psychiatrie der Gegenwart* zu finden (s. Kap. 16–21).

Rauchen

Alle Patienten sollten zu ihren Rauchgewohnheiten befragt werden, wobei häufig geringere Mengenangaben gemacht werden, als der Wirklichkeit entsprechen. Es ist wichtig, die Art des Tabaks (z. B. Zigaretten), die tägliche Menge, ob inhaliert wird oder nicht, und aktuelle Änderungen der Gewohnheiten zu vermerken; auf körperliche Hinweise wie z. B. verfärbte Finger sollte geachtet werden.

Alkohol

Die Anamnese des Alkoholkonsums schließt eine detaillierte soziale Anamnese, eine Befragung zur Entwicklung der Gewohnheit, zu Suchtdruck, Kontrollverlust und Abhängigkeit, nachteiligen körperlichen und psychosozialen Konsequenzen und eine Einschätzung der Menge in Maßeinheiten mit ein. Sowohl eine psychiatrische als auch eine körperliche Untersuchung sind erforderlich. Eine detaillierte soziale Beurteilung ist ebenfalls notwendig, da die betroffenen Familien häufig emotional, physisch und finanziell mitleiden (Edwards 1982).

Drogen

Was die Drogenanamnese anbetrifft, machen Patienten oft irreführende Angaben; es sollte daher eine Bestätigung durch Dritte bzw. durch eine körperliche Untersuchung angestrebt werden. Dokumentiert werden sollten die Entwicklung des gewohnheitsmäßigen Konsums illegaler Drogen, die Art der konsumierten Drogen, ihre Qualität und Hinweise auf Suchtdruck und Kontrollverlust. Zusätzlich sollten die Wendepunkte im Leben (sowohl soziale als auch psychologische) vermerkt werden. Eine Befragung und Untersuchung im Hinblick auf Drogen sollte in jeder psychiatrischen Untersuchung enthalten sein. Urin- und Haaranalysen können sich als sinnvoll erweisen.

Anamnese und Untersuchung vor Durchführung einer Psychotherapie

Bevor Patienten einer Psychotherapie unterzogen werden, sollten sie sorgfältig exploriert werden in Hinblick auf zwischenmenschliche Beziehungen, Persönlichkeitsstörungen, Behandlungsmotivation, psychologische Einsichtsfähigkeit und Intelligenz. Sie brauchen genug Ich-Stärke, um mit den belastenden Aspekten der Therapie fertigzuwerden, und sie dürfen keine psychotische Störung haben. Die hier aufgeführten Voraus-

Prüfung der Voraussetzungen für eine Psychotherapie

setzungen für eine Psychotherapie, v. a. was psychiatrische Störungen anbetrifft, gelten in erster Linie für die klassische psychoanalytische Therapie. Sie treffen weniger auf andere Therapieformen wie unterstützende und verhaltenstherapeutische Psychotherapie zu. Die psychiatrische Untersuchung sollte eine vollständige psychiatrische Anamnese beinhalten und sich hauptsächlich auf die oben beschriebenen Themen konzentrieren (Brown u. Pedder 1979; Bloch 1986).

Transkulturelle Probleme

Probleme der Übersetzung

Der kulturelle Hintergrund spielt immer eine große Rolle, hierbei sind Informationen über Gebräuche, Religion und Sprache einzuholen (s. Kap. 14, Bd. 3). Mit einem Übersetzer dauert ein Gespräch viel länger als gewöhnlich, und der Übersetzer wird kaum mit psychiatrischer Terminologie vertraut sein. Für den Fall, daß ein Familienmitglied als Übersetzer fungiert, muß bedacht werden, daß möglicherweise vertrauliche Themen angesprochen werden und der Patient vielleicht nur ungern persönliche Details durch ein Familienmitglied mitteilen wird (Cochrane 1977; Littlewood u. Lipsedge 1985).

Gemeindenahe Psychiatrie

Problem der Sicherheit des Arztes

Untersuchungen vor Ort bieten den Vorteil der Bequemlichkeit für den Patienten. Der Patient sollte es sich allerdings aussuchen dürfen, wo die Untersuchung stattfindet, vorausgesetzt die Umstände sind zufriedenstellend. Vertraulichkeit kann ein Entscheidungskriterium sein, da Verwandte oder Nachbarn nicht immer den nötigen Abstand bewahren. Die Frage nach der Sicherheit des Arztes, v. a. bei Untersuchungen in großen Städten, sollte Beachtung finden: Es sollte jemand über den Bestimmungsort des Arztes informiert werden; der Arzt darf keine Wertgegenstände mit sich führen; ein tragbares Telefon ist eine vernünftige Vorsichtsmaßnahme; und es sollte für den Fall vorgesorgt sein, daß die Rückkehr nicht zur vereinbarten Zeit erfolgt (Parkman u. Bixby 1996).

Liaisonpsychiatrie: die Untersuchung in der Krankenhaussituation

Problem der Vertraulichkeit

Besonderheiten der Untersuchung auf internistischen oder chirurgischen Stationen sind, daß der Patient vielleicht über die Natur des Konsils nicht informiert wurde (u. U. wurde nur mitgeteilt, daß ein „Spezialist" zur Untersuchung kommen wird); auf einer offen zugänglichen Station können Probleme der Diskretion auftreten, und die Bedingungen für die Untersuchung sind oft schwierig. Es kann daher schwer sein, das Vertrauen des Patienten zu gewinnen. Viele Patienten haben Bedenken, mit einem Psychiater zu sprechen, und diese müssen angesprochen werden. Die Aufzeichnungen zur Krankengeschichte sollten zu Rate gezogen und die Laboruntersuchungen durchgesehen werden, und es sollte eine Besprechung mit dem ärztlichen und pflegerischen Personal erfolgen. Da gewöhnlich nur *eine* Untersuchung erfolgt, muß diese so gründlich wie möglich durchgeführt werden (Lipowski 1985; s. Kap. 14 in diesem Band).

Untersuchung von ärztlichen Kollegen

Obwohl sich eine solche Untersuchung im Grunde genommen nicht von einer sonstigen psychiatrischen Untersuchung unterscheidet, ergeben sich besondere Probleme bei der Untersuchung ärztlicher Kollegen. Ein schriftliches Überweisungsschreiben vom Hausarzt des Kollegen trägt dazu bei, daß beide in einer Arzt-Patient-Beziehung bleiben. Psychiater sollten es vermeiden, Verwandte, Freunde und ihnen nahestehende Kollegen zu behandeln, da solche Beziehungen die erforderliche psychiatrische Objektivität einschränken. Die Vertraulichkeit muß gewährleistet sein, gleichzeitig besteht jedoch die Pflicht, die Fähigkeit des betroffenen Arztes einzuschätzen, weiter zu praktizieren, und das Wohl seiner Patienten sollte Vorrang haben. Zusammengefaßt legen diese Überlegungen nahe, daß eine solche Untersuchung vorzugsweise von einem erfahrenen Arzt durchgeführt werden sollte.

4 Verwendung der Untersuchungsergebnisse

Sobald eine vollständige psychiatrische Anamnese erhoben, eine Untersuchung des psychischen und körperlichen Zustandes durchgeführt und zusätzliche Informationen gesammelt worden sind, sollte eine Fallbeschreibung abgefaßt werden. Die entsprechende Information muß sorgfältig dokumentiert werden, und diesbezügliche Entscheidungen müssen dem Patienten, Verwandten und anderen medizinischen Mitarbeitern mitgeteilt werden.

Fallbeschreibung

Bei der Fallbeschreibung handelt es sich um eine prägnante Übersicht über den Fall; sie umfaßt eine kurze Zusammenfassung, die Arbeitsdiagnose sowie die Differentialdiagnosen mit ihren jeweiligen Pro- und Kontraargumenten. Danach folgt eine Zusammenstellung der ätiologischen Faktoren; die Behandlungsoptionen werden diskutiert, und die Prognose wird umrissen. Eine ausgewogene Bewertung der psychiatrischen Untersuchungsergebnisse, die jedoch fest auf den Tatsachen des Falls und nicht auf Spekulationen beruhen darf, zeichnet eine gute Fallbeschreibung aus. Sie faßt zudem die wesentlichen Punkte zusammen, wodurch die Kommunikation mit anderen Mitarbeitern des medizinischen Personals erleichtert wird (Tantan u. Greenberg 1987).

Bestandteile einer Fallbeschreibung

Dokumentation der Daten

Die Dokumentation der Informationen, die im Arztgespräch gewonnen wurden, ist aus verschiedenen Gründen sehr wichtig: Es ist schwierig, sich die Details zu jedem einzelnen Patienten, den man untersucht, zu merken; Aufzeichnungen zu einer Person können von jemand anderem eingesehen werden; die Dokumentation erlaubt eine Beurteilung im Längsschnitt. Außerdem stellen die Aufzeichnungen ein rechtliches Dokument dar; aufgrund des Behandlungsvertrags, in den der Psychiater eingewilligt hat, ist er dazu verpflichtet, diese aufzubewahren und, falls nötig, vorzuzeigen; insbesondere können diese von einem Gericht angefordert werden.

Krankengeschichte

Durch die Eintragungen in der Krankengeschichte können Informationen aus verschiedenen Quellen zusammengebracht werden (z.B. der Ärzte, des Pflegepersonals, der Psychologen, der Sozialarbeiter), um so ein einheitliches Dokument zum jeweiligen Patienten zu erstellen. Die Aufzeichnungen sollten sorgfältig, nach einem leicht zu durchblickenden System geordnet werden, um den Informationszugriff sowohl logisch als auch einfach zu gestalten. Die Einträge sollten den Ort der jeweiligen Untersuchung, z.B. Unfallstation, eine Kurzfassung, eine zweckdienliche Fallbeschreibung und biographische Tabellen enthalten. In zunehmendem Maße wird Patienten Einblick in ihre Akten gewährt, wodurch ihr Inhalt beeinflußt werden könnte (Kosky u. Burns 1995).

Vertraulichkeit

Um eine vertrauensvolle therapeutische Beziehung zu ermöglichen, muß die psychiatrische Untersuchung unbedingt vertraulich bleiben. Unter den Mitarbeitern eines therapeutischen Teams muß eine Besprechung der Patienten möglich sein, hierüber sollten die Patienten informiert sein. Unterredungen mit anderen Personen, einschließlich der Verwandten, sollten nur mit dem ausdrücklichen Einverständnis des Patienten erfolgen, es sei denn, daß die Vorenthaltung bestimmter Informationen eine tödliche oder sonst ernsthaft schädigende Gefahr für jemand anderen bedeuten würde. Für den Fall einer eventuellen Weitergabe der Patientenauskünfte sollte der Patient vor Beginn der Untersuchung darüber aufgeklärt werden, so daß er entscheiden kann, bestimmte Auskünfte nicht zu erteilen (O'Brien 1995; General Medical Council 1995).

Elektronische Datenerfassung

In zunehmendem Ausmaß werden Computer für die Speicherung von Patientendaten verwendet, was eine Reihe von Vorteilen bietet: Die Dokumente können leichter gelesen werden; die Aufbewahrung großer Mengen von Informationen nimmt relativ wenig Platz ein; die Informationen können meistens relativ schnell wieder abgerufen werden; der Zugang zu Patientenakten kann von verschiedenen Stellen aus erfolgen. Computer haben auch Nachteile: Die Information kann verlorengehen; die Dienste der Klinik könnten durch Computerkriminalität gestört werden; Vertraulichkeit ist ein problematischeres Thema, wenn Computer für die Aufbewahrung von Informationen verwendet werden.

Therapieplanung

Die Ergebnisse der psychiatrischen Untersuchung sind in erster Linie für die Therapieplanung verwendbar: kurzfristig (für die ersten Tage), mittelfristig (während der stationären Behandlung) und langfristig (für die Zeit nach Entlassung). Die Auswertung der Untersuchungsergebnisse ermöglicht Entscheidungen über körperliche und psychologische Behandlungsstrategien sowie über soziale Interventionen.

Nachdem die psychiatrische Untersuchung erfolgt ist und auch dokumentiert wurde, muß die Entscheidung getroffen werden, an wen und wie relevante Befunde weitergegeben werden sollen: mündlich oder in Briefform, kurz gefaßt oder detailliert, jedoch immer mit dem ausdrücklichen Einverständnis des Patienten.

Weitergabe der Befunde an andere

Informationen müssen aus verschiedenen Quellen zusammengetragen und Ideen ausgetauscht werden, damit das multidisziplinäre Team einen einheitlichen, alles umfassenden Behandlungsplan entwerfen kann.

Multidisziplinäre Zusammenarbeit

Patienten beklagen sich häufig, daß sie nur unzureichend über ihre Erkrankung aufgeklärt worden sind. Es sollte ihnen soviel Information wie möglich über die Diagnose, den Behandlungsplan und die Prognose vermittelt werden. Die Patienten in die Untersuchung und Therapieplanung mit einzubeziehen, versetzt sie in die Lage, ihre Angst zu reduzieren, und fördert die Arzt-Patient-Beziehung, wodurch wiederum ihre Compliance verbessert wird.

Aufklärung des Patienten

Es ist unverzichtbar, daß der Hausarzt des Patienten (und andere Ärzte, die den Patienten behandeln) ausführlich über alle Aspekte der Krankheit des Patienten informiert wird. Schriftliche Informationen sollten so genau und so rasch wie möglich weitergegeben werden.

Allgemeinärzte und andere Ärzte

Die Verwandten sollten in der Regel über die Fortschritte, die der Patient macht, informiert werden, da sie wahrscheinlich besorgt sind und ihr Umgang mit dem Patienten nach Entlassung für die Langzeitbehandlung von Bedeutung sein wird. Wenn der Patient jedoch darum bittet, daß die Verwandten nicht informiert werden, *muß* dies respektiert werden.

Verwandte

5 Literatur

APA (1994) Diagnostic and statistical manual of mental disorders, 4th edn. APA, Washington

Beck AT, Steer RA, Kovacs M, Garrison B (1985) Hopelessness and eventual suicide: a 10 year prospective study of patients hospitalised with suicidal ideation. Am J Psychiatry 145:559–563

Bloch S (1986) An introduction to the psychotherapies, 2nd edn. Oxford Univ Press, Oxford

Brown D, Pedder J (1979) Introduction to psychotherapy; an outline of psychodynamic principles and practice. Tavistock, London

Clarke AM, Clarke ADB, Berg JH (1985) Mental deficiency. The changing outlook, 4th edn. Methuen, London

Cochrane R (1977) Mental illness in immigrants to England and Wales. An analysis of mental hospital admissions 1971. Social Psychiatry 12:23

Cox JL, Jorsh MS (1992) Transcultural psychiatry. In: Weller M, Eysenck M (eds) The scientific basis of psychiatry, 2nd edn. Saunders, London, pp 469–490

David AS (1990) Insight and psychosis. Br J Psychiatry 156:789–808

Department of Health (1995) Chief Medical Officer's update, no. 5, 3 March 1995. Department of Health, London

Edwards G (1982) The treatment of drinking problems. McIntyre, London

Faulk M (1988) Basic forensic psychiatry. Blackwell, Oxford

Fenwick PBC (1992) Some aspects of the use of the EEG in psychiatry. In: Weller M, Eysenck M (eds) The scientific basis of psychiatry, 2nd edn. Saunders, London, pp 192–212

Gawel MJ (1992) Some issues in clinical neurology. In: Weller M, Eysenck M (eds) The scientific basis of psychiatry, 2nd edn. Saunders, London, pp 213–239

Gelder M, Gath D, Mayou R (1996) Oxford textbook of psychiatry, 3rd edn. Oxford Univ Press, Oxford

General Medical Council (1995) Confidentiality; guidance from the General Medical Council. GMC, London

Graham P (1986) Child psychiatry: a developmental approach. Oxford Univ Press, Oxford

Haller RM, Deluty RH (1988) Assaults on staff by psychiatric inpatients: a critical review. Br J Psychiatry 152:174–179

Hawton KE (1987) Assessment of suicide risk. Br J Psychiatry 150:145–153

Jacoby R, Oppenheimer C (1995) Psychiatry in the elderly. Oxford Univ Press, Oxford

Kosky N, Burns T (1995) Patient access to psychiatric records present in an in-patient unit. Psychiatr Bull 19:87–90

Lewis AJ (1936) Problems of obsessional illness. Proc R Soc Med 29:325–336

Lezak MD (1983) Neuropsychological assessment, 2nd edn. Oxford Univ Press, Oxford

Lipowski ZJ (1985) Psychosomatic medicine and liaison psychiatry. Plenum, New York

Lishman WA (1992) What is neuropsychiatry? J Neurol Neurosurg Psychiatry 55:983–985

Littlewood R, Lipsedge M (1985) Culture bound syndromes. In: Granville-Grossman KL (ed) Recent advances in clinical psychiatry. Churchill Livingstone, Edinburgh

Macpherson R, Anstee B, Dix R (1996) Guidelines for the management of acutely disturbed patients. Adv Psychiatr Treat 2:194–201

McGrath G, Bowker M (1987) Common psychiatric emergencies. Wright, Bristol

Norton K (1996) Management of difficult personality disorder patients. Adv Psychiatr Treat 2:202–210

O'brien J (1995) GMC's guidance on confidentiality. Psychiatr Bull 19/2:115

Parkman S, Bixby S (1996) Community interviewing: experiences and recommendations. Psychiatr Bull 20:72–74

Porter I (1996) Is routine physical examination of psychiatric in-patients really necessary? Psychiatr Bull 20:218–220

Reynolds EH, Trimble MR (1989) The bridge between neurology and psychiatry. Churchill Livingstone, Edinburgh

Royal College of Psychiatrists (1994) Psychiatric instruments and rating scales, 2nd edn (OP23). Royal College of Psychiatrists, London

Scheepers BDM, Bird JM, Rogers DG (1995) Neuropsychiatry: a different approach or a different clientele? Psychiatr Bull 19:77–81

Scott PD (1977) Assessing dangerousness in criminals. Br J Psychiatry 131:127–142

Sedman G (1970) Theories of depersonalisation: a reappraisal. Br J Psychiatry 117:1–14

Sims ACP (1994) 'Psyche' – spirit as well as mind? Br J Psychiatry 165:441–446

Sims ACP (1995a) Symptoms in the mind: an introduction to descriptive psychopathology, 2nd edn. Saunders, London

Sims ACP (1995b) Speech and language disorder in psychiatry. Gaskell, London

Steinberg D (1982) The clinical psychiatry of adolescence. Wiley, Chichester

Tantan D, Greenberg M (1987) The formulation. In: Rix KJB (ed) A handbook for trainee psychiatrists. Bailliere Tindall, London

WHO (1992) The ICD 10 classification of mental and behavioural disorders: clinical description and diagnostic guidelines. WHO, Geneva

Kapitel 6
Standardisierte psychiatrische Befunderhebung

H.-J. Möller und R. R. Engel

1 Zielsetzung und Verfahren der standardisierten Befunderhebung

Durch die Anwendung standardisierter Untersuchungsverfahren in der Psychiatrie sollen psychopathologische Phänomene oder sonstige klinisch relevante Aspekte objektiviert, ggf. auch quantifiziert werden, um sie damit besser kommunizierbar, nachprüfbar und statistisch auswertbar zu machen (Stieglitz u. Baumann 1994; Möller et al. 1996).

Zielsetzung standardisierter Verfahren

In der Psychiatrie werden standardisierte Verfahren v. a. mit folgenden Zielsetzungen angewandt (von Zerssen u. Möller 1980):
1. quantifizierte Deskription psychischer Normabweichungen im Querschnitt (Statusdiagnostik im Sinne von Merkmalsbeschreibung),
2. standardisierte Zuordnung von Einzelfällen zu diagnostischen Kategorien,
3. quantifizierte Erfassung von Veränderungen psychopathologischer Normabweichungen im Verlauf (mit oder ohne therapeutische Maßnahme).

Standardisierung und Individualität

Die aus der Sicht intuitiver phänomenologischer Verfahren geäußerte Sorge (Huber 1976), die Anwendung standardisierter Methoden könne der Individualität des Patienten nicht gerecht werden, scheint weitgehend unbegründet. Allerdings wird eine solche Standardisierung bestimmten individuellen Besonderheiten nicht in vollem Umfang gerecht, da die standardisierten Erhebungsinstrumente in der Regel nach dem Prinzip konstruiert sind, daß eine Symptomatik, die nicht wenigstens eine bestimmte Mindesthäufigkeit bei den zu untersuchenden Stichproben aufweist, auch nicht in das Erhebungsinstrument aufgenommen wird. Dieses Informationsdefizit kann aber, wenn erwünscht, durch zusätzliche, den individuellen Besonderheiten gerecht werdende Befragungen, kompensiert werden. Gerade die positiven Erfahrungen mit den speziell auf den Einzelfall bezogenen metrischen Verfahren (Frey et al. 1979) lassen sich als Gegenargument anführen.

Standardisierte Beurteilungsverfahren

Die standardisierten Erhebungsverfahren können nach ihrer Methode unterteilt werden in standardisierte Beurteilungsverfahren, systematische Verhaltensbeobachtung und objektive Tests im engeren Sinne des Wortes (von Zerssen u. Möller 1980). Unter standardisierten Beurteilungsverfahren, auch Schätzskalen genannt, versteht man durch Merkmalslisten und ggf. dazugehörige Merkmalsbeschreibung strukturierte Einschätzungen über gegenwärtiges und/oder vergangenes Verhalten und/oder Erleben. Der Grad der Standardisierung schwankt von der einfachen Symptomliste, die auf der Basis freier Exploration ausgefüllt wird, bis zum semi- oder vollstrukturierten Interviewleitfaden. Diese standardisierten Beurteilungsverfahren sind besonders geeignet für die Erfassung des Gesamtspektrums psychiatrischer Symptomatik und, da sie weniger restriktiv sind als die anderen Verfahren, besonders praktikabel. Eine Reihe von allgemein gebräuchlichen Untersuchungsinstrumenten steht zur Verfügung.

Systematische Verhaltensbeobachtung

Bei der systematischen Verhaltensbeobachtung werden nach einem festgelegten Kategoriensystem Anzahl und Art von Verhaltensweisen (Ausdruck, Handlung) während festgelegter Beobachtungsabschnitte (Zeit-stichprobenverfahren, Ereignisstichprobenverfahren) eingesetzt. Es zielt in der Regel auf manifestes Verhalten ab, wobei die Kategoriensysteme oft speziell für die jeweilige Fragestellung entwickelt werden. Dieses Verfahren wird insbesondere gern im Rahmen der Verhaltenstherapie und der Erforschung von Ausdrucks- und Interaktionsphänomenen angewendet.

Objektive Tests messen Reaktionen auf standardisiert vorgegebenes „Reizmaterial". Sie dienen der Analyse bestimmter psychischer Funktionen wie Wahrnehmung, Konzentration, Merkfähigkeit, Intelligenz etc., überwiegend unter dem Aspekt der Leistung. Dazu gehören z.B. Konzentrationsleistungstests, Vigilanztests, Intelligenztests, Bestimmung der Flimmerverschmelzungsfrequenz. Diese Tests heißen „objektiv", weil sie kaum durch den Untersucher oder Probanden verfälschbar sind und feste Auswertungs- und an Normen orientierte Beurteilungsmaßstäbe vorlegen.

Objektive Tests

Wegen ihrer hohen Praktikabilität wird für die Dokumentation der Untersuchungsergebnisse im Rahmen der qualifizierten Routineversorgung (s. Kap. 5 in diesem Band) sowie in der klinisch-psychiatrischen Forschung, z.B. bei der klinischen Prüfung von Psychopharmaka, bei Langzeitverlaufsanalysen, in der klinischen Routinedokumentation oder in epidemiologischen Untersuchungen (Cronholm u. Daly 1982; Möller et al. 1983; s. Kap. 2, Bd. 1), den standardisierten Beurteilungsverfahren in vielen Bereichen der Vorzug gegenüber den anderen genannten Methoden gegeben, obwohl die Beurteilungsverfahren den objektiven Tests und der systematischen Verhaltensbeobachtung hinsichtlich des Präzisionsniveaus methodisch unterlegen sind.

Breite Anwendung
standardisierter
Beurteilungsverfahren

Trotz dieser methodischen Überlegenheit der letztgenannten Verfahren werden diese in der klinisch-psychiatrischen Forschung, abgesehen von der Untersuchung bestimmter kognitiver Leistungen und von differentialdiagnostischen Fragestellungen, meist nur zur Ergänzung eingesetzt. Dies hängt nicht nur mit dem damit verbundenen hohen Aufwand zusammen, sondern insbesondere bei den objektiven Tests auch damit, daß die durch sie erfaßten Konstrukte insgesamt gesehen der psychiatrischen Betrachtungsweise ferner stehen als die mit den Beurteilungsverfahren abbildbaren komplexeren Sachverhalte.

Ergänzung durch
systematische
Verhaltensbeobachtung
und objektive Tests

Wegen der breiten Anwendung der standardisierten Beurteilungsverfahren in der psychiatrischen Praxis und Forschung (s. Kap. 14, Bd. 5) werden diese ins Zentrum der folgenden Darstellung gerückt.

2 Skalierung, Scorebildung und Gütekriterien standardisierter Untersuchungsverfahren

Standardisierte Untersuchungsverfahren erfassen, sofern sie quantifizierend vorgehen, die Ausprägung psychischer Normabweichungen in Zahlenwerten. Die möglichen Ausprägungsgrade sind auf Skalen des jeweili-

Skalierung

gen Meßinstrumentes vorgegeben. Im einfachsten Fall einer Skalierung (z. B. bei einer Symptomcheckliste) wird lediglich das Vorhandensein eines Symptoms oder eines Merkmalskomplexes durch die Zahlenwerte 1 bzw. 0 registriert. Eine differenziertere Beurteilung wird dadurch möglich, daß die Skalierung mehrere Abstufungen der Merkmalsausprägung umfaßt. Da die Gefahr besteht, daß verschiedene Beurteiler bei der Bewertung unterschiedliche Maßstäbe zugrunde legen, ist es sinnvoll, den Beurteilungsspielraum durch Angabe von Eichpunkten festzulegen, z. B. durch Angabe von Handlungsbeispielen, die für einen bestimmten Skalenpunkt charakteristisch sind. Eine zu weit gehende Differenzierung der Beurteilung im Sinne einer zu großen Skalenbreite ist nicht sinnvoll, da u. U. im Extrembereich durch höhere Skalenwerte keine echten Unterschiede der untersuchten Phänomene mehr erfaßt und somit nur noch Scheindifferenzierungen vorgenommen werden.

Skalenbreite

Es gibt auch standardisierte Untersuchungsverfahren, die kontinuierlich variierende Werte liefern und dadurch eine beliebig feine Skalierung ermöglichen: z. B. graphische Einstufungsmethoden zur Befindlichkeit (Luria 1975). Wegen der prinzipiellen Ungenauigkeit der Messung psychischer Phänomene ist allerdings zumeist eine grobe Skalierung ausreichend, insbesondere für interindividuelle Vergleiche. Eine Feinskalierung kann allenfalls für intraindividuelle Vergleiche von Vorteil sein. Eine Verbesserung der Meßgenauigkeit ist aber i. allg. nicht durch eine Verfeinerung der Skalierung zu erreichen, sondern nur durch eine Verbesserung der Meßinstrumente (von Zerssen 1977).

Scorebildung

Die Zahlenwerte für zusammengehörige Merkmale (z. B. die Einzelsymptome eines Syndroms) können zu einem Summenscore addiert werden. Die Zusammengehörigkeit von Merkmalen im Sinne eines Syndroms wird bei der Testkonstruktion (s. unten) durch Anwendung multivariater statistischer Verfahren (Faktoren- und Clusteranalyse) empirisch ermittelt. Eventuell wird bei bestimmten Items vor der Addition der Ausprägungsgrade der Einzelmerkmale zu einem Summenscore eine Multiplikation mit Gewichtszahlen vorgenommen, die die Bedeutung des jeweiligen Merkmals für den Merkmalskomplex repräsentiert.

Meßniveau

Mit standardisierten Untersuchungsverfahren gewonnene psychopathometrische Meßdaten haben meist nur das Meßniveau von Ordinalskalen, d. h. sie geben eine Rangordnung an und haben nicht das Meßniveau einer Intervallskala, bei der die Maßeinheiten äquidistante Intervalle angeben. Ein Grundproblem des Messens ist, daß Messungen mit höherem Skalenniveau und besserer Meßgenauigkeit auch größere Restriktionen gegenüber den zu messenden Sachverhalten mit sich bringen. Das bedeutet in der Regel, daß mit zunehmender Qualität des Messens eine zunehmende Abstraktion vom theoretischen oder konventionellen Vorverständnis dieses Merkmals verbunden ist (Reliabilitäts-Validitäts-Dilemma).

Testtheoretische Gütekriterien

Standardisierte Untersuchungsverfahren sollten soweit wie möglich den folgenden testtheoretischen Gütekriterien entsprechen (Lienert 1969; Fischer 1974; Sarris u. Rey 1981):
1. *Objektivität:* Unabhängigkeit der Ergebnisse vom Untersucher und Auswerter. Durchführung, Auswertung und Interpretation sollten so-

weit standardisiert sein, daß – von wem auch immer die Untersuchung durchgeführt, ausgewertet oder interpretiert wird – möglichst gleiche Ergebnisse resultieren.

2. *Reliabilität*: Zuverlässigkeit, mit der ein standardisiertes Untersuchungsverfahren ein Merkmal erfaßt. Bei Meßwiederholung sollte das gleiche Ergebnis resultieren.

3. *Validität*: Genauigkeit, mit der das erfaßt wird, was erfaßt werden soll. Der Zusammenhang des Meßresultats mit dem jeweiligen Außenkriterium für das zu Messende sollte möglichst eng sein.

4. *Normierung*: Vorliegen von Referenzwerten über verschiedenartig zusammengesetzte klinische Gruppen und verschiedene Gruppen normaler Probanden sowie ggf. einer repräsentativen Stichprobe der Durchschnittsbevölkerung.

5. *Praktikabilität*: Der zeitliche, personelle und materielle Aufwand für die Durchführung des standardisierten Untersuchungsverfahrens sollte möglichst gering sein.

Die genannten Kriterien müssen im Falle eines speziellen Tests nicht hoch miteinander korrelieren. Beispielsweise kann die Verwendung eines Konzentrationstests zwar zur reliablen, aber nicht zur validen Erfassung von individuellen Leistungsunterschieden führen, wenn z.B. ein an geistig Normalen konstruierter Test im subnormalen Bereich nicht mehr Konzentration, sondern ggf. Intelligenz erfaßt (Sarris u. Lienert 1974). Abgesehen davon besteht bezüglich Reliabilität und Validität eine partielle Inkompatibilität (Reliabilitäts-Validitäts-Dilemma): Die Verbesserung der Reliabilität geht oft einher mit einer Einschränkung der Validität und umgekehrt.

Reliabilitäts-Validitäts-Dilemma

Während die Angabe von Normwerten für Tests im engeren Sinne nahezu eine Selbstverständlichkeit geworden ist, wird bei den klinischen Beurteilungsverfahren hier meist großzügiger vorgegangen. So ist z.B. die *Inpatient Multidimensional Psychiatric Scale* (*IMPS*; Lorr 1974) die einzige Fremdbeurteilungsskala zur Psychopathologie, die Normwerte aus einer repräsentativen Stichprobe der Durchschnittsbevölkerung angibt (Hiller et al. 1986). Mehrere klinische Beurteilungsskalen geben Referenzwerte für bestimmte Diagnosegruppen an. Durch die Bezugnahme auf Normwerte bzw. Referenzwerte wird die Interpretation von Ergebnissen erheblich beeinflußt, z.B. haben mäßiggradige Werte im Bereich des paranoiden Syndroms eine ganz andere Bedeutung als mäßiggradige Werte im depressiven Syndrom, da in der Allgemeinbevölkerung Depressivität weit verbreitet ist, hingegen paranoide Symptomatik nicht.

Normwerte

Bei der Angabe von Normen für ein standardisiertes Untersuchungsverfahren wird bei den meisten Verfahren von der Normalverteilung der Meßwerte ausgegangen. Dies ist gleichzeitig die Voraussetzung für die Angabe von Vertrauensbereichen (s. unten) sowie die Anwendung bestimmter statistischer Verfahren (z.B. Produkt-Moment-Korrelation). Zur Beschreibung einer speziellen Normalverteilung müssen 2 Kennwerte angegeben sein: das arithmetische Mittel $\bar{x}$ aller Testwerte x_i und ein Maß für die Streuung der Werte um diesen Mittelwert, meist als Standardabweichung s angegeben. Die Gesetzmäßigkeiten der Gaußschen Kurve ermöglichen es, Angaben darüber zu machen, wie viele Patienten jeweils einen bestimmten Testwert haben. So haben z.B. 68% der Patien-

Normalverteilung

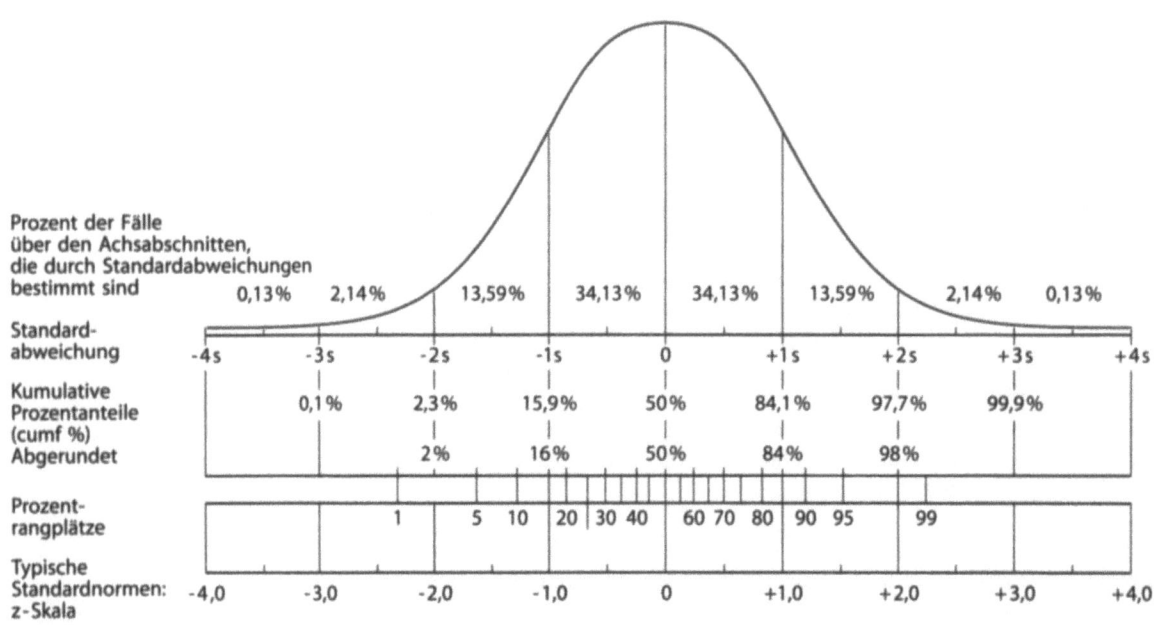

Prozent der Fälle
über den Achsabschnitten,
die durch Standardabweichungen
bestimmt sind
0,13%   2,14%   13,59%   34,13%   34,13%   13,59%   2,14%   0,13%

Standard-
abweichung
-4s   -3s   -2s   -1s   0   +1s   +2s   +3s   +4s

Kumulative
Prozentanteile
(cumf %)
0,1%   2,3%   15,9%   50%   84,1%   97,7%   99,9%

Abgerundet
2%   16%   50%   84%   98%

Prozent-
rangplätze
1   5   10   20 | 30 40   60 70 80   90 95   99

Typische
Standardnormen:
z-Skala
-4,0   -3,0   -2,0   -1,0   0   +1,0   +2,0   +3,0   +4,0

Abb. 6.1.
Die Beziehung einiger
gebräuchlicher Normskalen
zur Normverteilungskurve

ten einen Testwert von x̄=±1 s, etwa 95% einen Testwert von x̄=±2 s. Aufgrund der Normwerte kann angegeben werden, an welcher Stelle das Individuum A im Vergleich zu einer Referenzpopulation steht (Abb. 1).

Charkterisierung der Norm durch Mittelwert und Standardabweichung

Als einfaches Verfahren zur Charakterisierung der Norm können Mittelwert und Standardabweichung angegeben werden. Bereits daraus läßt sich eine Angabe über die Position des Probanden im Vergleich zu einer Referenzpopulation machen. Die Bezugnahme auf die Standardabweichung eines speziellen Tests hat aber den Nachteil, daß es schwerfällt, die Ergebnisse mehrerer Tests eines Probanden zu vergleichen. Um dies zu ermöglichen, kann man auf die z-Werte umrechnen, d.h. das Ergebnis eines jeden Tests wird in Einheiten der testspezifischen Standardabweichung ausgedrückt. Ähnlich lassen sich durch Angabe von Prozentrangplätzen die Ergebnisse eines Probanden in verschiedenen Tests vergleichen, indem eine Aussage darüber gemacht wird, wieviel Prozent der Referenzpopulation niedrigere oder höhere Werte haben.

Überprüfung der Reliabilität

Zur Prüfung, ob die oben genannten Testgütekriterien erfüllt sind, können verschiedene empirische Methoden angewandt werden. Zur Überprüfung der Reliabilität eines Tests eignen sich z.B. die Retestreliabilität, die Paralleltestreliabilität, die Testhalbierungsreliabilität und die interne Konsistenz. Bei der Bestimmung der Retestreliabilität wird der gleiche Test der gleichen Personengruppe zu 2 Zeitpunkten vorgegeben. Die Zeit, die zwischen den beiden Durchführungen liegt, bestimmt sich nach dem Intervall, für das dieser Test eine Aussage machen soll. Für Tests, die habituelle Persönlichkeitsmerkmale erfassen sollen, wird ein Zeitraum von 14 Tagen bis zu 1 Jahr empfohlen. Bei Tests, die kurzfristig schwankende Merkmale (etwa Stimmung bzw. Befindlichkeit) erfassen sollen, ist ein Zeitraum von Minuten bis einigen Stunden geeignet. Im Idealfall müßten identische Meßwerte resultieren, was natürlich in der Realität aufgrund von Meßfehlern (zu starke Einflüsse der Testsituation, Übungseffekte etc.) nicht der Fall ist. Die Korrelation der beiden Meßwerte ergibt den Retestreliabilitätskoeffizienten.

Die Entscheidung darüber, ob die Reliabilität eines Tests hoch genug ist, hängt stark von seinem Verwendungszweck ab (Hofstätter 1957; Meili 1961; Lienert 1969). In der Regel wird ein Reliabilitätskoeffizient von über 0,80 gefordert. Methoden, bei denen die Retestreliabilität unter 0,50 liegt, sind meist unbrauchbar. Die Meßgenauigkeit eines Tests kann bei verschiedenen Diagnosegruppen unterschiedlich hoch sein (differentielle Reliabilität). *Höhe des Reliabilitätskoeffizienten*

Auch zur Überprüfung der Validität eines Tests existieren verschiedene Verfahren, z.B. Bestimmung der Übereinstimmungsvalidität, Vorhersagevalidität, Konstruktvalidität, Inhaltsvalidität. Die Übereinstimmungsvalidität wird geprüft, indem man die gefundenen Testresultate einer Stichprobe von Probanden mit außerhalb des Tests erhobenen Vergleichsdaten (Außenkriterien), z.B. entsprechenden Werten aus einem anderen Test, hinsichtlich des gleichen psychischen Merkmals korreliert. Probanden mit hohen Testwerten sollten auch hohe Testwerte im Außenkriterium haben und umgekehrt. Während bei der Übereinstimmungsvalidität Testwerte und Außenkriterium etwa zum gleichen Zeitpunkt erfaßt werden, wird bei der Bestimmung der Vorhersagevalidität geprüft, ob die aufgrund der Testresultate prognostizierten Ereignisse tatsächlich eingetreten sind. Ein klassisches Beispiel ist die Korrelation von Testwerten aus einem Intelligenztest mit dem später beurteilten Kriterium des Schulerfolges. *Überprüfung der Validität*

Ausdrücklich betont sei, daß bei Übersetzung einer Skala von einer Sprache in die andere unbedingt erneute Validierungsuntersuchungen mit der übersetzten Version durchgeführt werden müssen. *Übersetzung einer Skala*

3 Standardisierte Beurteilungsverfahren zur Erfassung des psychopathologischen Befundes

Standardisierte Beurteilungsverfahren beziehen sich auf vergangenes oder gegenwärtiges Verhalten bzw. Erleben. Der Ausprägungsgrad psychischer Normabweichungen wird auf vorgegebenen Skalen geschätzt. Die Schätzskalen können sich auf einen Aspekt, z.B. Angst (eindimensionale Skalen), oder mehrere Aspekte (mehrdimensionale Skalen) der Psychopathologie beziehen. Die Beurteilung eines Aspektes kann jeweils global erfolgen oder sich auf einzelne Merkmale des zu beurteilenden Aspekts beziehen, z.B. auf die einzelnen Symptome des depressiven Syndroms. Im letzteren Fall wird der zugehörige Skalenwert erst im Anschluß an die Beurteilung durch Summation aus den Werten der einzelnen Merkmale errechnet. *Ein- vs. mehrdimensionale Skalen*

Die standardisierten Beurteilungsskalen, auch Schätzskalen genannt, stehen hinsichtlich Standardisierung in der Mitte zwischen freier klinischer

Ausmaß der
Standardisierung

Beurteilung und objektiven Tests. Die Standardisierung beschränkt sich bei einigen dieser Instrumente auf die Vorgabe der Items und der zugehörigen Beurteilungskategorien sowie auf den Auswertungsmodus (man errechnet gewöhnlich einen oder mehrere Summenscores). Bei anderen schließt sie den zu beurteilenden Zeitraum, bei weiteren auch die Beobachtungssituation selber ein. Im letzteren Fall spricht man von einem vollstrukturierten oder standardisierten Interview.

– Reliabilität

– Praktikabilität

Je weiter die Standardisierung fortgeführt wird, desto größer wird i. allg. die Reliabilität eines Schätzverfahrens. Zugleich büßt ein stärker standardisiertes Verfahren aber an Praktikabilität ein. Deshalb werden gerade im klinischen Alltag wie auch bei mit geringerem Aufwand durchgeführten Forschungsvorhaben die einfachen Schätzskalen den vollstrukturierten, z.B. dem *Present State Examination* (*PSE*; Wing et al. 1978), vorgezogen. Letztere setzen ein vollstrukturiertes Interview voraus, während die einfachen Schätzskalen nach einer üblichen psychiatrischen Exploration ausgefüllt werden können.

Training der Untersucher

Interbeobachter-
übereinstimmung

Die Interbeobachterübereinstimmung insbesondere der einfachen Schätzskalen kann bei Fremdbeurteilungsverfahren durch systematisches gemeinsames Training der Untersucher verbessert werden (Heimann et al. 1977). Die bei mit großem personellem Aufwand durchgeführten Untersuchungen einsetzbaren, vollstrukturierten Interviewmethoden garantieren prinzipiell eine bessere Interbeobachterübereinstimmung und sind deswegen insbesondere bei multizentrischen multinationalen Studien, in denen mit großen Diskrepanzen nicht nur hinsichtlich der Befundbeurteilung, sondern auch hinsichtlich der psychiatrischen Untersuchungstechnik zu rechnen ist, von Vorteil.

Fremdbeur-
teilungsverfahren

Die standardisierten Beurteilungsverfahren lassen sich nach dem Beurteiler in Fremd- und Selbstbeurteilungsverfahren unterteilen. Bei Fremdbeurteilungsverfahren wird die Beurteilung psychopathologischer Normabweichungen durch geschulte Beurteiler (Ärzte, Psychologen, Pflegepersonal, ad hoc geschulte Laien etc.) oder durch Bezugspersonen (Partner, Angehörige, Freunde etc.) durchgeführt. Die Beurteilung bezieht sich auf Verhalten und/oder Erleben des Patienten und stützt sich auf eigene Beobachtungen des Untersuchers und/oder die Angaben des Patienten. Fremdbeurteilungsskalen müssen so konstruiert sein, daß sie dem speziellen Ausbildungsniveau des jeweiligen Untersuchers angemessen sind.

– für verschiedene
Anwender

Dementsprechend gibt es Skalen für psychiatrisch geschulte Ärzte, z.B. das *AMDP-System* (Baumann u. Stieglitz 1983), für klinische Psychologen, z.B. das *Structured Clinical Interview* (*SCI*; Burdock u. Hardesty 1969), für psychiatrisch geschultes Pflegepersonal, z.B. die *Nurses' Observation Scale for Inpatient Evaluation* (*NOSIE*; Honigfeld u. Klett 1965), und Skalen für Angehörige des Patienten, z.B. die *Symptoms and Social Behavior Rating Scale for Relatives* (Katz u. Lyerly 1963).

– zum
psychopathologischen
Befund

Fremdbeurteilungsskalen beziehen sich zumeist auf den psychopathologischen Befund, entweder unter der globalen epidemiologischen Fragestellung „Fall oder Nichtfall" – z.B. das Interview von Goldberg und seinen Mitarbeitern (Goldberg 1972) – oder mit dem Ziel, Teilaspekte des

Verfahren	Abkürzung	Kennzeichen
1. Gesamtpsychopathologie		
Brief Psychiatric Rating Scale (Overall u. Gorham 1976)	BPRS	18 Symptomkomplexe, Gesamtwert und 5 Subskalen
Comprehensive Psychiatric Rating Scale (Asberg et al. 1978; Kuny et al. 1982)	CPRS	65 Items, 4 Subskalen, 2 übergeordnete Skalen
Befundbogen des AMDP-Systems (AMDP 1995)	AMDP	140 Items, 9 Subskalen, 3 übergeordnete Skalen
Inpatient Multidimensional Psychiatric Scale (Hiller et al. 1986)	IMPS	90 Items, Gesamtwert, 12 Subskalen
2. Depressivität		
Hamilton Depression Scale (Hamilton 1976 a)	HAMD	17–21 Items, 2–6 Subskalen
Montgomery-Asberg-Depression-Scale (Montgomery u. Asberg 1979)	MADRS	10 Items, Gesamtwert
3. Manie		
Bech-Rafaelsen Mania Scale (Bech et al. 1978, 1991)	BRMAS	11 Items, Gesamtwert
4. Schizophrenie		
Positive and Negative Syndrome Scale (Kay et al. 1988)	PANSS	30 Items, Gesamtwert, 3 Subskalen
5. Angststörungen		
Anxiety Status Inventory (Zung 1976 a)	ASI	20 Items, Gesamtwert
Hamilton Anxiety Scale (Hamilton 1976 b)	HAMA	14 Items, Gesamtwert
6. Zwangsstörungen		
Yale-Brown Obsessive Compulsive Scale (Goodman et al. 1989 a, b)	Y-BOCS	10–19 Items, 1 Gesamtwert, 2 Subskalen
7. Demenz		
Arbeitsgemeischaft für Gerontopsychiatrie (Gutzmann et al. 1989)	AGP-System	176 Items, 6 Subskalen
Alzheimer Dementia Assessment Scale (Ihl u. Weyer 1993)	ADAS	21 Items, 1 Gesamtwert, 2 Subscores

Tabelle 1.
Übersicht zu klinischen Fremdbeurteilungsverfahren (Beispiele)

psychopathologischen Befundes wie Depressivität oder Angst – z.B. mit der *Hamilton-Depressions-Skala* bzw. der *Hamilton-Angst-Skala* (Hamilton 1959, 1967) – bzw. die gesamte Bandbreite der Psychopathologie – z.B. mit dem *AMDP-Befundbogen* (AMDP 1995) – differenziert zu erfassen. Bei den die gesamte Psychopathologie erfassenden Skalen ist eine Akzentuierung üblich, insbesondere die Symptomatik funktioneller Psychosen betreffend, während organische Symptomatik wie auch neurotische Symptomatik meist nur in beschränktem Ausmaß berücksichtigt werden. Zur speziellen Erhebung dieser Bereiche empfehlen sich Skalen, die besonders auf diese Symptomatik abzielen (Tabelle 1).

– zu anderen Merkmalsbereichen

Außer dem psychopathologischen Befund können andere Merkmalsbereiche durch Fremdbeurteilungsskalen erfaßt werden, z.B. die soziale Adaptation (Weissman et al. 1981) oder die Lebensqualität. Exemplarisch seien das *Social Interview Schedule* (SIS; Faltermaier et al. 1987) und das *Disability Assessment Schedule* (Jablensky et al. 1980) erwähnt. Auch Persönlichkeitszüge (Möller u. von Zerssen 1987) und Persönlichkeitsstörungen lassen sich so abbilden, wie u.a. die diesbezügliche Neuentwicklung für die standardisierte Beurteilung der Achse II (Persönlichkeitsstörungen) des DSM-III zeigt (Pfohl et al. 1983; Saß 1986; Stangl et al. 1985). Auch besteht die Möglichkeit, Begleitwirkungen einer Psychopharmakotherapie mit standardisierten Beurteilungsverfahren darzustellen, so z.B. extrapyramidal-motorische Störungen mit der diesbezüglichen Skala von Simpson u. Angus (1970) oder das gesamte Spektrum von Nebenwirkungen mit der *UKU Side Effect Rating Scale* (Lingjaerde et al. 1987).

Multivariate statistische Auswertung

Durch multivariate statistische Auswertung (Faktoren- und Clusteranalyse) der Daten aus mittels Beurteilungsskalen erhobenen psychopathologischen Befunden ergeben sich Faktoren, die durch das gehäufte gemeinsame Auftreten von bestimmten Einzelsymptomen charakterisiert sind. Bedenkt man, daß man unter klinischen Syndromen die Kombination bestimmter, gehäuft zusammen auftretender Symptome versteht, so sind diese aus Befunden von Beurteilungsskalen abstrahierten Faktoren von ihrer Konzeption her identisch mit klinischen Syndromen.

– vorgefundene Symptomcluster

Die multivariate statistische Auswertung der Daten verschiedener mehrdimensionaler psychiatrischer Beurteilungsskalen von verschiedenen Patientenstichproben ergab insgesamt immer wieder ähnliche Faktoren oder Symptomcluster (Cairns et al. 1983a,b; Gebhardt et al. 1981; Lorr et al. 1962; Mombour 1974a,b): paranoid-halluzinatorisches Syndrom, manisches Syndrom, depressives Syndrom, apathisches Syndrom, hypochondrisches Syndrom, phobisch-anankastisches Syndrom, amnestisches Syndrom.

– Invarianz der Faktorenstruktur

Für einige gut entwickelte Fremdbeurteilungsskalen wurde gezeigt, daß die Faktorenstruktur auch in verschiedenen Untersuchungen relativ stabil ist, für einen Großteil der Faktoren sogar auch bei Meßwiederholungen im Therapieverlauf (Baumann u. Stieglitz 1983; Möller u. Hacker 1988; Steinmeyer u. Möller 1992). Diese Invarianz der Faktorenstruktur über verschiedene Stichproben und Zeitpunkte stellt einen wichtigen Validitätsaspekt (faktorielle Validität) einer Skala dar. Die verschiedenen psychiatrischen Diagnosegruppen werden auf Skalenebene durch jeweils charakteristische Syndromprofile gekennzeichnet (Möller u. von Zerssen 1980).

Man sollte berücksichtigen, daß Syndrome, die in den jeweiligen Skalen gleich benannt wurden, hinsichtlich der einbezogenen Items durchaus unterschiedlich sein können und daß die Korrelation zwischen den analogen Syndromscores nicht immer sehr eng ist. Je mehr Syndrome in einer Skala repräsentiert sind, desto größer ist ihr Anwendungsbereich. Trotzdem ist auch bei einer so breit angelegten mehrdimensionalen Beurteilungsskala manchmal unter bestimmten Fragestellungen die Kombination mit einer oder mehreren speziellen Fremdbeurteilungsskalen erforderlich, z. B. bei Schizophrenen die Kombination mit speziellen Skalen zur genauen Erfassung des Negativsyndroms (Andreasen 1982). Aus Ökonomiegründen ist es sinnvoll, bei umgrenzten Fragestellungen – z. B. die Depressivität betreffend – spezielle Skalen mit nur wenigen Faktoren einzusetzen. Da verschiedene Skalen zur Erfassung desselben Bereichs (z. B. Depressivität) ggf. unterschiedliche Teilaspekte erfassen (Mombour 1976), kann es sinnvoll sein, diese miteinander bei entsprechend spezifizierter Fragestellung zu kombinieren.

Syndromscores

Bei den Fremdbeurteilungsverfahren wird dem fachlich geschulten Untersucher i. allg. zugestanden, daß er bei der Einstufung die Aussagen des Patienten bewertet, z. B. eine im Gesamtverhalten beobachtbare Besserung auch dann angibt, wenn sie vom Patienten nicht so deutlich zum Ausdruck gebracht wird. Diese Beurteilung durch den Experten führt einerseits zu einer Verringerung von Fehleinschätzungen durch eine gestörte Selbstwahrnehmung des Patienten, andererseits bringt sie die Gefahr beurteilerbedingter Verzerrungen (Untersucher-Bias) mit sich.

Expertenbeurteilung

Eine systematische Verfälschung der Beobachtung seitens des Beurteilers (Hasemann 1971) beruht insbesondere auf folgenden Faktoren:
- *Rosenthal-Effekt*: Das Ergebnis einer Untersuchung wird durch die Erwartungshaltung des Untersuchers mitgeprägt.
- *Milde-Härte-Fehler*: Tendenz des Untersuchers zur Über- oder Unterbewertung von Störungsgraden.
- *Halo-Effekt*: Das Ergebnis der Untersuchung eines Merkmals wird durch Kenntnisse anderer Eigenschaften bzw. durch den Gesamteindruck des Probanden beeinflußt.
- *Logischer Fehler*: Das Ergebnis einer Untersuchung wird dadurch mitgeprägt, daß ein Untersucher nur solche Detailbeobachtungen heranzieht, die ihm im Rahmen seines vorgegebenen theoretischen und logischen Konzeptes sinnvoll erscheinen.

Untersucher-Biases

Diese Fehler können durch gleichzeitige Anwendung von Selbstbeurteilungsskalen z. T. kompensiert werden (von Zerssen 1979, 1982; von Zerssen u. Möller 1980). Bei den Selbstbeurteilungsverfahren kann der Patient selbst vergangenes oder gegenwärtiges Verhalten bzw. Erleben auf vorgegebenen Schätzskalen einstufen. Die Selbstbeurteilung hat zwar den Vorteil, daß sie für den Untersucher sehr ökonomisch ist und der Untersucher-Bias ausgeschaltet wird, gleichzeitig aber bringt sie den Nachteil mit sich, daß bewußte oder unbewußte Verfälschungstendenzen des Patienten (Aggravierungstendenz, Dissimulationstendenz, Antworttendenz

Selbstbeurteilungsskalen

– Verfälschungstendenzen

im Sinne des Ja-Sagens oder der sozialen Erwünschtheit etc.) stärker ins Gewicht fallen, die nur z.T. durch Kontrollskalen (sog. Lügenskalen etc.) aufgedeckt werden können.

– Einsatzmöglichkeiten

Selbstbeurteilungsverfahren werden insbesondere zur Erfassung von habituellen Persönlichkeitsdispositionen (s. unten) sowie von aktuellen psychischen Störungen, z.B. die *Klinischen Selbstbeurteilungs-Skalen* (*KSbS*; von Zerssen 1976, 1986) oder das *Self-Report Symptom Inventory* (*SCL-90*; Derogatis 1977), eingesetzt. Selbstbeurteilungsskalen in der Form visueller Analogskalen, sog. Barometerskalen, auf denen bestimmte Dimensionen des aktuellen Erlebens graphisch dargestellt werden, sind insbesondere für intraindividuelle Verlaufsstudien indiziert (Luria 1975). Ein Problem ist, daß die meisten klinisch gebrauchten Persönlichkeitsskalen, so z.B. das *Minnesota Multiphasic Personality Inventory* (*MMPI*; Dahlström et al. 1975; Hathaway u. McKinley 1963), entgegen ihrer Zielsetzung nicht genau zwischen habituellen Persönlichkeitsdispositionen und aktuell gestörtem Verhalten unterscheiden.

Wie mit den Fremdbeurteilungsskalen kann man auch mit den Selbstbeurteilungsskalen andere Bereiche als psychopathologische Auffälligkeiten erfassen, so z.B. die soziale Adaptation (Weissman u. Bothwell 1976), die Lebensqualität (Möller et al. 1996) oder Nebenwirkungen von Psychopharmaka (National Institute of Mental Health 1976).

– Erfassung spezieller Aspekte der Gestörtheit subjektiven Erlebens

Abgesehen von einigen wenigen Skalen über den aktuellen psychischen Zustand, die, wie z.B. das *Self-Report Symptom Inventory (SCL-90)*, ein sehr breites Spektrum psychopathologischer Symptome erfassen, konzentrieren sich die meisten Selbstbeurteilungsskalen auf spezielle Aspekte der Gestörtheit subjektiven Erlebens (Tabelle 2) wie z.B. sog. Beschwerdenlisten auf körperliche und allgemeine Beschwerden (Fahrenberg 1975; von Zerssen 1976, Teil d), Depressionsskalen auf depressive Symptomatik (Beck et al. 1961; Zung 1965; von Zerssen 1976, Teil b) oder

Tabelle 2.
Klinische Selbstbeurteilungsverfahren (Beispiele)

Bereiche	Verfahren	Abk.	Autor(en)
Gesamtpsycho-pathologie	Self-Report Symptom Inventory	SCL-90 SCL-90R	Derogatis et al. (1976), CIPS (1996)
Depression	Depressivitäts-Skala	DS	von Zerssen (1976, Teil b)
	Befindlichkeits-Skala	Bf-S	von Zerssen (1976, Teil c)
	Beck-Depressions-Inventar	BDI	Beck et al. (1986)
Angststörungen	Self-Rating Anxiety Scale	SAS	Zung (1976b); s.a. CIPS (1996)
	State-Trait Angst-Inventar	STAI	Laux et al. (1981)
Zwang	Hamburger Zwangsinventar	HZI	Zaworka et al. (1983), Klepsch (1989)
Alkoholismus	Münchner Alkoholismustest	MALT	Feuerlein et al. (1979)

Befindlichkeitsskalen auf Störungen der Befindlichkeit (Janke u. Debus 1977, von Zerssen 1976, Teil c). Dies bringt u. a. den Vorteil einer Verringerung der Itemmenge mit sich, was insbesondere bei schwer gestörten psychiatrischen Patienten von großem Vorteil ist.

Um in Querschnittsuntersuchungen ein ausreichend differenziertes Bild vom aktuellen Befund auf subjektiver Ebene zu gewinnen, sollte man anstelle einer isolierten Anwendung von Adjektivlisten zur allgemeinen Beurteilung von Befindlichkeitsstörungen auf jeden Fall eine Beschwerdenliste in Kombination mit anderen symptomorientierten Skalen, z. B. mit der Paranoid-Depressivitäts-Skala (von Zerssen 1976, Teil b), verwenden.

Insgesamt scheint aber eine zu weit getriebene Differenzierung verschiedener Bereiche des „subjektiven Befundes" nicht sinnvoll (von Zerssen 1979), im Gegensatz zur differenzierten Erfassung psychischer Störungen durch Fremdbeurteilung. Vergleiche zwischen klinischen Selbstbeurteilungsskalen und von Fachleuten angewendeten Fremdbeurteilungsskalen sprechen nämlich dafür, daß die in der Selbstbeurteilung erfaßten Dimensionen des „subjektiven Befundes" untereinander ähnlicher sind als die in der klinischen Fremdbeurteilung eruierbaren Aspekte der Psychopathologie, wie z. B. aus einer gemeinsamen Faktorenanalyse von Fremdbeurteilungsdaten und Selbstbeurteilungsdaten zum psychopathologischen Befund erkennbar ist (von Zerssen u. Cording 1978).

Ähnlichket der Dimensionen des „subjektiven Befundes"

Bei dieser Untersuchung, bei der auf der Fremdbeurteilungsebene die *Inpatient Multidimensional Psychiatric Scale (IMPS;* Lorr 1974) und auf der Selbstbeurteilungsebene die *Klinischen Selbstbeurteilungs-Skalen* (von Zerssen 1976) eingesetzt wurden, wurden die Selbstbeurteilungsdaten im wesentlichen in einem, dem ersten Faktor repräsentiert, während sich die Fremdbeurteilungsdaten auf die 5 weiteren Faktoren verteilten. Allerdings darf man aus dieser Sekundärfaktorenanalyse, in die also die primären Faktoren der Skalen als Merkmale eingingen, nicht schließen, daß die Selbstbeurteilung lediglich einen globalen Aspekt allgemeiner „Klagsamkeit" widerspiegelt und kein differenziertes Bild der subjektiven Beeinträchtigung zu geben vermag. Wie die Primärfaktorenanalyse über die Einzelitems der *Klinischen Selbstbeurteilungs-Skalen* und auch anderer Selbstbeurteilungsskalen zeigt, können auf der subjektiven Ebene sehr wohl verschiedene Dimensionen der Gestörtheit differenziert werden, so z. B. Depressivität, paranoide Tendenzen, körperliche Beschwerden, wobei allerdings der Faktor Depressivität mit den verschiedenen anderen Arten subjektiver Gestörtheit eng verknüpft ist.

Faktorenanalyse von Fremd- und Selbstbeurteilungsdaten

Die Übereinstimmung von Selbstbeurteilung und Fremdbeurteilung ist unterschiedlich und hängt u. a. von der Art der Störung und der Schwere der Symptomatik ab (Heimann u. Schmocker 1974; Prusoff et al. 1972 a, b; White et al. 1984). So ist z. B. die Übereinstimmung bei schwer ausgeprägter depressiver Symptomatik, z. B. bei Klinikaufnahme, wesentlich geringer als nach teilweiser Remission der Symptomatik bei Entlassung. Das hängt wahrscheinlich mit einer stärkeren Einschränkung der Selbstbeobachtungsfähigkeit des schwer Depressiven zusammen, wohl auch damit, daß die schwer ausgeprägte depressive Symptomatik stärker auf der nichtverbalen Ebene für den Untersucher erkennbar ist, die schwächere depressi-

Übereinstimmung von Selbstbeurteilung und Fremdbeurteilung

ve Symptomatik hingegen vorwiegend auf der verbalen Ebene. Patienten mit neurotischen Depressionen zeigen im Vergleich zu Patienten mit endogenen Depressionen eine Aggravationstendenz. Die Entsprechungen zwischen Selbst- und Fremdbeurteilung sind hinsichtlich der Veränderungswerte bei Verlaufsuntersuchungen, z. B. im Rahmen von Therapiestudien, wesentlich höher als bei Erfassung psychopathologischer Phänomene im zeitlichen Querschnitt (von Zerssen 1986; Möller u. von Zerssen 1995).

Kombinierte Anwendung von Selbst- und Fremdbeurteilungsskalen

Die kombinierte Anwendung von Selbst- und Fremdbeurteilungsskalen im Sinne einer multimethodalen Diagnostik (Möller et al. 1983; Seidenstücker u. Baumann 1978) bietet die beste Gewähr, daß subjektiver und objektiver psychopathologischer Befund ausreichend abgebildet werden, ein Aspekt, der in der Lebensqualitätsforschung, die sich vorwiegend auf Selbstbeurteilungsinstrumente stützt, derzeit kaum berücksichtigt wird (s. Kap. 7 in diesem Band). Bei einigen Untersuchungsinstrumenten ist eine solche Kombination fest vorgegeben, so z. B. beim *Münchner Alkoholismus-Test* (*MALT*; Feuerlein et al. 1979). Auch das *Nürnberger Altersinventar* sieht eine feste Kombination von Selbst- und Fremdbeurteilungsskalen vor, die noch durch Leistungstests ergänzt werden (Oswald 1979).

Befindlichkeitsskalen

Unter dem Aspekt der Therapieevaluation sind insbesondere die Befindlichkeitsskalen bzw. Barometerskalen, die aktuelle Befindlichkeitsstörungen messen und sich besonders gut zur seriellen Meßwiederholung anbieten, von Interesse. Auf diese Weise kann man ohne großen Untersucheraufwand sehr gut das Ansprechen auf eine therapeutische Intervention auf der Selbstbeurteilungsebene abbilden. Moderne statistische Analysemethoden, wie z. B. bestimmte Verfahren der Zeitreihenanalyse, machen eine adäquate Auswertung solcher Daten möglich (Möller et al. 1987, 1989).

Nosologische Zuordnungen

Die meisten Erhebungsinstrumente dienen der Zustandsbeschreibung (Statusdiagnostik) und können bei Meßwiederholung auch zur Verlaufsbeschreibung (Veränderungsdiagnostik) eingesetzt werden. Grundsätzlich kann bei jedem mehrdimensionalen Instrument zur psychopathologischen Befunderhebung versucht werden, über bestimmte Algorithmen, z. B. über Charakteristika der Syndromprofile, eine nosologische Zuordnung zu treffen. Allerdings sind Ergebnisse nosologischer Zuordnungen, die allein auf der Basis reiner Psychopathologieskalen getroffen wurden, erwartungsgemäß meist nicht sehr befriedigend (Möller u. von Zerssen 1980), da ja in eine nosologische Diagnose auch anamnestische Informationen und hypothetische Annahmen über die Ursache der Erkrankung eingehen. Das von Wing et al. (1974) entwickelte „CATEGO-System" zur computerisierten Diagnoseerstellung basiert auf dem *Present State Examination* und einer zusätzlichen anamnestischen Skala. Mit diesem System sind sehr befriedigende diagnostische Ergebnisse im Bereich der funktionellen Psychosen möglich. Das Verfahren wurde in mehreren großen nationalen und internationalen Forschungsprojekten eingesetzt (Wing et al. 1974).

Eher einfache Skalen, mit denen ohne aufwendige Algorithmisierung oder gar Computerisierung, sondern allein über die Berechnung eines bestimmten „Cut-off-Scores" eine differentialdiagnostische Zuordnung möglich ist, sind die *Newcastle-Scale* (Carney et al. 1965), die zur Differentialdiagnose zwischen endogener und neurotischer Depression dient, und die *Hachinski-Scale*, mit der eine differentialdiagnostische Zuordnung zwischen Multiinfarktdemenz und Demenz vom Alzheimer-Typ erreicht werden soll (Hachinski et al. 1975).

Im Zusammenhang mit der Entwicklung operationalisierter Diagnosesysteme, wie z.B. den Research Diagnostic Criteria (RDC) und dem Diagnostic and Statistical Manual III-R und IV (DSM-III-R, DSM-IV) wurden standardisierte Erhebungsinstrumente geschaffen, mit denen der anamnestische und psychopathologische Merkmalsbestand, der in die operationalisierten Diagnosekriterien eingeht, exploriert werden kann. Da die RDC nur den Bereich der endogenen Psychosen umfassen, können entsprechende Erhebungsinstrumente natürlich wesentlich kürzer sein als die für das aufwendige, alle Diagnosen abdeckende DSM-III-System.

Standardisierte Erhebungsinstrumente

Speziell für die RDC wurde die *Schedule of Affective Disorders and Schizophrenia* (*SADS*; Spitzer et al. 1975) entwickelt. Für das alle diagnostischen Kategorien berücksichtigende DSM-III wurde zunächst das *Diagnostic Interview Schedule* (*DIS*; Robins et al. 1982) erarbeitet, und zwar mit der Zielsetzung, daß es auch von Nichtpsychiatern, z.B. trainierten Sozialarbeitern in der epidemiologischen Feldforschung, angewandt werden kann, eine Konzeption, die aber nicht zu völlig befriedigenden Resultaten führte (Wittchen et al. 1985).

– *SADS*

– *DIS*

Im letzten Jahrzehnt wurde eine Reihe von vollstrukturierten Untersuchungsinstrumenten und Diagnoseinstrumenten entwickelt, die sich auf ICD-10- und DSM-III-R-Diagnosen bzw. auf beide Klassifikationen beziehen, das *Composite International Diagnostic Interview* (*CIDI*; Wittchen u. Semler 1991), das *Strukturierte Klinische Interview für DSM-III* (*SKID*; Wittchen et al. 1991) und die von den *PSE*-Klassen ausgehende *Schedules for Clinical Assessment in Neuropsychiatry* (*SCAN*; WHO 1991). Einen Überblick über die in Kooperation mit der WHO erstellten Instrumente geben Sartorius u. Janca (1996). Das *SKID* und das *SCAN* werden z.Z. teilweise an das DSM-IV angepaßt.

– *CIDI*
– *SKID*

– *SCAN*

Während die letztgenannten Instrumente von vornherein unter dem Aspekt einer sinnvollen Interviewführung mit voll ausformulierten Fragen konzipiert worden sind (s. Kap. 2, Bd. 1), wurden bei dem in Mainz entwickelten *Polydiagnostischen Interview* (*PODI*; Philipp u. Maier 1986) und dem in Wien entwickelten *Polydiagnostischen System* (Katschnig et al. 1987) lediglich die Kriterien der einzelnen Diagnosen von den einbezogenen Diagnosesystemen – nicht nur RDC und DSM, sondern auch eine Reihe anderer – in einen sinnvollen Zusammenhang gestellt. Insgesamt scheinen alle Instrumente erheblich zu einer Verbesserung der Interbeobachterreliabilität bei der Befundbeurteilung und diagnostischen Zuordnung zu führen.

– *PODI*

4 Standardisierte Verfahren zur Persönlichkeitsdiagnostik

Die meisten standardisierten Beurteilungsverfahren zur Persönlichkeitsdiagnostik sind Selbstbeurteilungsverfahren.

MMPI

Eines der ältesten Verfahren, das *Minnesota Multiphasic Personality Inventory* (*MMPI*; Hathaway u. McKinley 1943; deutsche Ausgabe *MMPI Saarbrücken* von Spreen 1963), ist zugleich auch immer noch das weltweit am häufigsten eingesetzte. Der *MMPI* enthält in seiner Langform 566 Items, die in der Standardauswertung Skalenwerte für 10 klinische und 3 Validitätsskalen liefern, daneben gibt es etliche Kurzformen, darunter eine deutsche von Gehring u. Blaser (1993). Seit 1989 liegt eine revidierte und neu standardisierte amerikanische Ausgabe vor (*MMPI-2*; Hathaway u. McKinley 1989), deren deutsche Version in Vorbereitung ist.

- Iteminhalte

- empirische
Skalenkonstruktion

Der Inhalt der *MMPI*-Items reicht von allgemeinen Feststellungen („Ich lese gerne technische Zeitschriften"), die Interessen und Charaktereigenschaften beschreiben, bis zu Aussagen über manifeste psychiatrische Symptome („Ich höre manchmal Stimmen, wenn andere Leute keine hören"). Daraus und aus der empirischen Skalenkonstruktion (Selektion der Items zu Skalen aufgrund der Trennschärfe zwischen einer klinischen Zielgruppe, z.B. depressive Patienten) und einer Referenzgruppe (im Beispiel: nichtdepressive psychiatrische Patienten) leitet sich die Vorrangstellung des *MMPI* in der psychiatrischen Persönlichkeitsdiagnostik ab. Ein weiterer Grund liegt in der Vielfältigkeit der Validitätsinformation, die es in der Praxis in den meisten Fällen möglich macht, absichtlich verfälschte Testbeantwortungen oder Zufallsbeantwortungen von psychischen Auffälligkeiten zu trennen.

Bedeutung des MMPI

In den über 50 Jahren seiner Existenz sind Tausende von Publikationen über den *MMPI* und mit dem *MMPI* erschienen (für eine vergleichende Übersicht s. Butcher u. Rouse 1996), weshalb für den Anwender weit mehr Informationen zur Verfügung stehen als das knappe Handbuch vermitteln kann. Viele der grundlegenden methodischen Arbeiten über Persönlichkeitsfragebögen sind anhand des *MMPI* durchgeführt worden (Übersichten in Meehl 1973; Wiggins 1973; s. auch Angleitner u. Wiggins 1986). Der *MMPI* wurde allerdings auch als „methodischer Alptraum" bezeichnet (Rodgers 1972), insbesondere wegen der Mehrfachverrechnung von Items in bis zu 6 Skalen und der schon alleine hierdurch aber auch durch inhaltliche Überschneidung unterschiedlicher Items bedingten hohen Interkorrelation zwischen einzelnen Skalen.

Faktorenanalytische
Fragebogenkonstruktion

Nicht zuletzt infolge dieser Kritik entstanden in den USA vermehrt Persönlichkeitsfragebögen, die nicht wie die *MMPI* primär auf der Basis klinischer Erfahrung und Konzeption entwickelt wurden, sondern auf der Grundlage einer faktorenanalytischen Methodik. Dahinter steht die Annahme, daß mit orthogonalen Skalen eine ökonomischere und stabilere Persönlichkeitsbeschreibung möglich ist. In der Praxis konnte sich diese theoretisch vermutete Überlegenheit nicht erweisen. Es gibt gute empirische Daten, die zeigen, daß die verschiedenen methodischen Ansätze zu qualitativ ähnlichen Resultaten führen (Burisch 1984).

- 16-PF

- EPI

Beispiele für faktorenanalytisch konstruierte Bögen sind der *16-PF* von Cattell (deutsche Version: Schneewind et al. 1994), die diversen Fragebögen von Eysenck (zuletzt *EPI*; Eysenck 1983) und aus den letzten Jahren v.a. die *Big-Five-Fragebögen* (s. unten) von Costa u. McCrae (1992), die in der Persönlichkeitspsychologie der letzten Jahre wichtige Akzente gesetzt haben. Der Anwendungsbereich dieser Verfahren liegt weniger in der Klinik und mehr in der Personalberatung oder in der Forschung.

Erst in den letzten Jahren lassen sich zwei Neuentwicklungen entdecken, die aufwendig und mit zeitgemäßen Techniken konstruiert sind und explizit den Bereich psychischer Störungen mitumfassen. Es sind dies das *Basic Personality Inventory (BPI)* von Jackson (1989), ein 240-Item-Fragebogen mit 12 klinischen Skalen, und das *Personality Assessment Inventory (PAI)* von Morey (1991), bei dem die Beantwortung von 344 Feststellungen auf einer 4-Punkte-Skala zu 22 nicht überlappenden Skalen führt, nämlich 4 Validitätsskalen, 11 klinischen Skalen, 5 Behandlungsskalen und 2 interpersonalen Skalen. Deutsche Versionen dieser Skalen gibt es noch nicht.

– BPI
– PAI

Im deutschen Sprachraum hat sich das *Freiburger Persönlichkeitsinventar (FPI)* sowohl in seiner alten Fassung von 1970 (Fahrenberg et al. 1970) als auch in der revidierten Version *FPI-R* von 1984 (Fahrenberg et al. 1994) zum meistgebrauchten Persönlichkeitstest entwickelt (Schorr 1995). Das *FPI-R* umfaßt inhaltlich neben Charaktereigenschaften im engeren Sinne (z.B. Gehemmtheit, Erregbarkeit, Aggressivität, Offenheit etc.) auch psychosomatische Konzepte wie körperliche Beschwerden, Lebenszufriedenheit und Gesundheitssorgen und reicht damit über den relativ engen Gültigkeitsbereich „normaler" Persönlichkeitsinventare wie dem *16-PF* (Schneewind et al. 1994), den *Big-Five-Fragebögen NEO-PI* und *NEO-FFI* (Costa u. McCrae 1992; deutsche Version des *NEO-FFI* von Borkenau u. Ostendorf 1993) oder dem primär auf der Basis klinisch-psychiatrischer Persönlichkeitskonzepte entwickelten *MPT* (von Zerssen et al. 1988) – um nur einige zu erwähnen – hinaus, ohne aber den Bereich psychischer Störungen komplett abzubilden.

FPI

Einen ähnlichen Anwendungsbereich deckt auch der *Gießen-Test (GT;* Beckmann et al. 1990) ab, wobei aber sozialpsychologische Konzepte (die Skalen lauten Dominanz, Durchlässigkeit, soziale Potenz, soziale Resonanz, Kontrolle und Grundstimmung) im Vordergrund stehen. Der Test wurde auf der Grundlage tiefenpsychologischer Theorien konstruiert.

GT

Im Zusammenhang mit der Einführung operationalisierter Definitionen von Persönlichkeitsstörungen im DSM-III (und seinen Nachfolgern) und in der ICD-10 wurde diskutiert, inwieweit Selbstbeurteilungsbögen oder spezielle Persönlichkeitsfragebögen eine Ergänzung oder sogar eine eigenständige ökonomische Screeningmethode zur Diagnostik von Persönlichkeitsstörungen bieten können. Auch wenn dies sowohl auf der Basis existierender Instrumente (z.B. *MMPI*; Morey et al. 1985; Colligan et al. 1994) als auch mit neuen, eigens dafür konstruierten Bögen (*MCMI*; zuletzt Millon et al. 1994) versucht wurde, verlangt man doch zuviel und wahrscheinlich auch das Falsche von Persönlichkeitsfragebögen, wenn man kategoriale Übereinstimmung mit Diagnosen anstelle von dimensionaler Übereinstimmung mit Syndromen erwartet (Engel 1981; Dittmann u. Stieglitz 1994).

Screeningmethode zur Diagnostik von Persönlichkeitsstörungen

Um dieses Dilemma zu vermeiden, wurden spezielle Beurteilungsinstrumente zur Erfassung von Persönlichkeitsstörungen entwickelt, die auf den DSM-III-, DSM-III-R-, DSM-IV- und ICD-10-Konzepten basieren. Im wesentlichen wurden dabei Fremdbeurteilungsansätze erprobt (Bronisch et al. 1995; Hyler et al. 1988; Loranger et al. 1994; Pfohl et al. 1989). Ein international schon recht weit verbreitetes Verfahren, das aus einer Kombination von kurzem Screeningfragebogen für den Patienten und nachfolgendem ausführlichem Interview durch einen erfahrenen Rater besteht, ist die *International Personality Disorder Examination* (*IPDE*; Loranger 1996).

IPDE

Primärpersönlichkeit

Ein wichtiges Thema der Psychopathologieforschung, das international noch wenig Resonanz gefunden hat, ist die Erfassung der Primärpersönlichkeit bei psychiatrischen Patienten und deren möglicher Einfluß auf Vulnerabilität und Verlauf. Hierzu hat insbesondere von Zerssen (zusammenfassend 1993, 1994) sowohl Konzepte als auch Instrumente (*MPT*; von Zerssen et al. 1988) beigetragen.

5 Systematische Verhaltensbeobachtung

Geringe Bedeutung im klinischen Alltag

Einen höheren Grad an Objektivität im Vergleich zu standardisierten Beurteilungsverfahren erreicht die systematische Verhaltensbeobachtung, bei der nur direkt beobachtbares Verhalten erfaßt wird, z. B. Auszählen bestimmter Verhaltensdetails oder Verhaltenskomplexe in definierten Beobachtungsabschnitten (von Cranach u. Frenz 1969; Fassnacht 1979; Goldfried 1976). Durch audiovisuelle Aufzeichnung des beobachteten Verhaltens stehen dieser Methode weitere Möglichkeiten offen (Helmchen u. Renfordt 1978). Wegen des großen Aufwandes hat aber die systematische Verhaltensbeobachtung, abgesehen von der Verhaltenstherapie, im klinischen Alltag keine Bedeutung erlangt, sondern ist nahezu ausschließlich Forschungszwecken vorbehalten geblieben und wird auch dort vorwiegend bei personell besonders gut ausgestatteten Projekten, z. B. mit psychotherapeutischer Fragestellung, eingesetzt.

Einsatz zu Forschungszwecken

Interaktionsanalyse

Besonders adäquat erscheint die systematische Verhaltensbeobachtung bei komplexen sozialen Phänomenen, z. B. zur Analyse der Arzt-Patient-Beziehung, zur Analyse von Interaktionen zwischen Partnern etc. (Scholz 1982), die durch einfache Schätzskalen nicht detailliert genug abbildbar sind. Es geht bei der *Interaktionsanalyse* darum, nicht nur einfachere – wie z. B. Augenkontakt (Wagner et al. 1983) – und komplexere Verhaltensweisen – z. B. Sprachinhalte (Winkler u. Ellgring 1981) – zu erfassen, sondern auch deren Abfolge und eventuelle Regelhaftigkeiten ihrer Sequenzen zu bestimmen (Hahlweg et al. 1984; Hirschbrunner et al. 1981).

Nonverbale Verhaltensaspekte

Zum Studium nonverbaler Verhaltensaspekte (Ellgring 1981) ist die systematische Verhaltensbeobachtung das am besten geeignete Forschungsmittel. Hier eröffnet sich ein breites Anwendungsfeld. Für den Kliniker erscheint die Methode besonders interessant im Rahmen von Diagnostik- und Therapiestudien, z. B. von depressiven Patienten (Ellgring u. Clarke 1978). Solche Verfahren können sich nur auf mimische Aspekte beziehen (Ekman u. Friesen 1978; Ellgring 1986; Ellgring u. Nagel 1986; Polzer et al. 1992) oder aber die Erfassung der gesamten Psychomotorik zum Ziel haben (Frey et al. 1979, 1981).

Aber nicht nur nonverbale, sondern auch verbale Kommunikationen sind selbstverständlich der systematischen Verhaltensbeobachtung zugänglich (Matarazzo u. Wiens 1977; Weintraub u. Aronson 1967; Winkler u. Ellgring 1981). Derartige Sprachanalysen können sich auf formale – z. B. Lautstärke, Stimmfrequenz, Wortfrequenz, Sprechdauer etc. – oder auf inhaltliche Aspekte beziehen. Bekannte Methoden sind u. a. die Inhaltsanalyse nach dem Gottschalk-Gleser-Verfahren (Gottschalk u. Gleser 1969) sowie die Ulmer Methode zur computerisierten Analyse formaler und inhaltlicher Aspekte der psychotherapeutischen Kommunikation (Kächele 1976; Mergenthaler 1985).

Verbale Kommunikation

6 Objektive Tests

Die Ergebnisse objektiver Tests im engeren Sinne des Wortes basieren nicht auf Aussagen des Untersuchten, sondern auf seinen Reaktionen gegenüber vorgegebenem „Reizmaterial". Sie dienen der Analyse bestimmter psychischer oder psychisch bedingter Funktionen wie Wahrnehmung, Konzentration, Merkfähigkeit, Motorik etc., überwiegend unter dem Aspekt der Leistung (Jäger u. Petermann 1992; Brickenkamp 1996). Die Messung von Gedächtnisleistungen und Leistungen „höherer" kognitiver Funktionen (wie Wortverständnis, Visomotorik usw.) dient v. a. der Objektivierung hirnorganisch bedingter psychischer Funktionsstörungen (Lezak 1983; von Cramon et al. 1993). Sie sind auch zur Messung von Pharmaka- oder Psychotherapieeffekten sinnvoll, z. B. zur Erfassung der verbesserten Konzentrationsleistung nach therapeutisch bedingter Angstreduktion.

Analyse psychischer Funktionen

Ein Problem der meisten psychologischen Leistungstests ist, daß keine Normwerte für die höheren Altersgruppen, mit denen die Gerontopsychiatrie zu tun hat, vorliegen. Die in das *Nürnberger Alters-Inventar* (Oswald u. Fleischmann 1995) einbezogenen Leistungstests stellen unter diesem Aspekt eine wichtige Weiterentwicklung dar.

Nach einer Befragung von Schorr (1995) bei einer repräsentativen Stichprobe von Mitgliedern des Berufsverbandes deutscher Psychologen entfallen von den in psychiatrischen Behandlungseinrichtungen durchgeführten Testverfahren rund 24% auf Intelligenztests, 6% auf allgemeine Leistungstests, 59% auf Persönlichkeitstests und 9% auf Persönlichkeitsentfaltungs- oder projektive Testverfahren. Bei den Intelligenztests belegen die Testverfahren von Wechsler (*HAWIE, HAWIK,* alle Versionen) mit weitem Vorsprung den ersten Rang (40% der Antwortenden benutzen den Test häufig). Bei den Persönlichkeitstests ist es das *Freiburger Persönlichkeitsinventar* (mit weitem Abstand, 37% der Antwortenden), gefolgt von *Gießen-Test* und *MMPI.* Von den projektiven Verfahren werden immer noch der *TAT,* der *Sceno-Test* und der *Rorschach-Test* von 13, 13 und 9% der Antwortenden eingesetzt. Aus diesen Zahlen läßt sich ein konservatives Festhalten an althergebrachten Testverfahren erkennen, auch wenn fast täglich neue Tests auf dem Markt erscheinen.

Einsatzhäufigkeit verschiedener Tests

Im klinischen Bereich am bekanntesten und international am weitesten verbreitet sind die Intelligenztests von Wechsler, deren aktuelle deutsche

Intelligenztests von Wechsler

223

- psychometrische Schwächen

Form der *Hamburg-Wechsler-Intelligenztest für Erwachsene – Revision (HAWIE-R)* ist (Tewes 1994). Es handelt sich dabei um die deutsche Überarbeitung der *Wechsler Adult Intelligence Scale – Revised* (*WAIS-R*; Wechsler 1981). Im Gegensatz zu faktorenanalytisch konstruierten modernen Intelligenztests weist der *HAWIE* über alle Revisionen hinweg psychometrische Schwächen wie z.B. relativ hohe Korrelationen zwischen einigen Untertests, mangelnde Auswertungsobjektivität bei offenen Testitems und geringere Standardisisiertheit der Durchführungsbedingungen auf (s. z.B. Weise 1975).

- Vorteile im klinischen Gebrauch

Im klinischen Gebrauch wird dieser Nachteil allerdings durch andere Faktoren – hohe Attraktivität des Testmaterials, Vielfältigkeit und klinische Relevanz der Testaufgaben (Klingler u. Saunders 1975), stetiger Kontakt mit Testleiter – mehr als aufgewogen, wobei gerade die geringere Standardisiertheit der Testsituation durch die Verwendung von offenen Fragen und von heterogenem Testmaterial sowie die interaktive Durchführung des Tests für einige der Schwächen wie Stärken gleichzeitig verantwortlich ist.

Die IQ-Werte des *HAWIE-R* liegen, v.a. im Handlungsteil und bei Personen mit niedriger Intelligenz, im Durchschnitt um bis zu 10 Punkte unter denen, die der alte *HAWIE* geliefert hat (Satzger et al. 1996a). Noch größere IQ-Verschiebungen in den Normierungsstudien wurden auch schon früher bei der Revision des *Hamburg-Wechsler-Intelligenztests für Kinder (HAWIK-R)* beobachtet (Schallberger 1987) und zeigen deutlich die Probleme beim Gebrauch veralteter Testnormen. Ein Wechsel von einem Test zum anderen führt bei Verlaufsmessungen ohne entsprechende Korrekturen zu erheblichen Fehlern.

- Problem der Vergleichbarkeit der Ergebnisse bei unterschiedlichen Testversionen

Zu ähnlichen Problemen mit der Vergleichbarkeit verschiedener Normen kann es kommen, wenn aus ökonomischen Gründen Kurzverfahren zur Abschätzung der allgemeinen Intelligenz wie z.B. der *Reduzierte Wechsler Intelligenztest für psychiatrisch Kranke* (*WIP*; Dahl 1968) oder Wortschatztests wie z.B. der *WST* (Schmidt u. Metzler 1992) oder der *MWT-B* (Lehrl 1989) eingesetzt werden. Bei der Untersuchung ein und derselben Stichprobe mit dem *WIP* und dem *HAWIE* traten Abweichungen in der Größenordnung von +9 IQ-Punkten auf (Orgass u. Hartje 1974), was zeigt, daß die WIP-Werte nicht als numerisch nahezu identisch mit den *HAWIE*-Werten angesehen werden dürfen. Hinsichtlich der Normenäquivalenz der häufiger benutzten Wortschatztests mit dem *HAWIE* gibt es unterschiedliche Zusammenhänge: Speziell der *MWT-B* überschätzt die mit dem *HAWIE-R* gemessenen Intelligenzquotienten erheblich, während der WST keine systematischen Normabweichungen vom *HAWIE-R* zeigte (Satzger et al. 1996b).

- Einsatz im klinisch-psychiatrischen Bereich

Im klinisch-psychiatrischen Bereich gibt es Bemühungen, den *Hamburg-Wechsler-Test* nicht nur zur Erfassung der globalen Intelligenz einzusetzen, sondern ihn auch für die Beschreibung von Leistungsschwerpunkten und für differentialdiagnostische Fragestellungen heranzuziehen. Mit Hilfe von Profilinterpretationen bzw. der Berechnung verschiedener Indizes – z.B. eines Abbauquotienten oder des Verhältnisses von Verbal- und Handlungs-IQ – versuchte man, charakteristische Strukturunterschiede der Intelligenz zwischen Neurotikern, Schizophrenen und hirnorganisch geschädigten Patienten zu beschreiben sowie sogar zwischen verschiedenen Hirnerkrankungen zu differenzieren (Hobi u. Klär 1972; Köhler 1974; Scheller 1973; Scheller u. Sittauer 1974; Wechsler 1956 und andere), eine Position, die aufgrund anderer Untersuchungen aber sehr skeptisch zu bewerten ist (Bäumler 1969; Dahl 1968; Hahlweg 1980; Hunger u. Kleim 1976; Mayer et al. 1969; Seydel 1972; Sturm et al. 1975). Die meisten dieser Indizes sind aufgrund theoretischer Überlegungen oder mehr oder weniger ad hoc bei kleinen Stichproben erdacht oder erfunden worden.

Auf empirischer Basis (anhand der Normierungsdaten des *HAWIE*) haben Baxa u. Pakesch (1972) ihren *Organikerindex* entwickelt, der die altersanfälligen Subtests „Zahlensymboltest" und „Mosaiktest" den relativ altersstabilen Untertests „Allgemeines Wissen" und „Allgemeines Verständnis" gegenüberstellt. Dieser Index steigt mit dem Alter stark an und erlaubt deshalb die klinisch oft bedeutsame Aussage einer „vorzeitigen kognitiven Alterung" (Engel u. Satzger 1988; s. auch Giambra et al. 1995; Rebok et al. 1990). In einer empirischen Untersuchung zur Gültigkeit verschiedener Indizes bei der Trennung von Patienten mit hirndiffusem Psychosyndrom von solchen mit verschiedenen neurotischen Störungen konnte sich dieser Index ebenfalls bewähren (Baud u. Rauchfleisch 1982).

Organikerindex

Ein gerne vorgebrachter Kritikpunkt gegen die Wechsler-Tests ist ihre hohe Sprachlastigkeit, die die Testresultate angeblich sehr anfällig macht für Einflüsse aus dem sozialen und schulischen Bereich. Als Gegenpol gibt es eine Reihe von sprachfreien Intelligenztests wie z.B. die Matrizentests von Raven (*Standard Progressive Matrices, Advanced Progressive Matrices*, deutsch zuletzt Raven 1996 a, b) oder die deutschen Adaptationen der *Culture Fair Intelligence Tests* von Cattell (z.B. *Grundintelligenztest Skala 2 CFT20*; Weiß 1987). Diese Tests sind in der Klinik oft von großem Wert, auch wenn sie ihren Anspruch auf größere Fairneß soziokulturellen Einflüssen gegenüber nicht immer erfüllen können.

Sprachfreie Intelligenztests

Oft werden in der klinisch-psychiatrischen Diagnostik auch allgemeine Leistungstests angewandt, z.B. der *Pauli-Test*, der *Konzentrationsleistungstest (KLT)* und der *d2 Aufmerksamkeits-Belastungs-Test*. Bei psychisch Kranken finden sich hier i. allg. gegenüber der Norm erniedrigte Werte (Brickenkamp 1994). Sie dienen der Abschätzung der Leistungsfähigkeit bei einfachen visomotorischen oder kognitiven Routinetätigkeiten. Die Wertigkeit dieser Konzentrationstests zur Differentialdiagnose zwischen organischen und nichtorganischen psychischen Störungen ist nicht belegt (Arnold 1975; Eich 1978; Hahlweg 1979) und da sie von Test zu Test unterschiedliche kognitive Fähigkeiten erfordern, kann ihre Interpretation gerade bei organisch beeinträchtigten Patienten sehr schwierig sein.

Allgemeine Leistungstests

Der differentialdiagnostischen Erfassung hirnorganischer Störungen kommt im klinisch-psychiatrischen Alltag von jeher eine ganz besondere Bedeutung zu. Früher waren oft Einzeltests wie der *Benton-Test* (Benton 1972) oder das *Diagnosticum für Cerebralschädigung* (*DCS*; Hillers 1993) zumeist im Zusammenhang mit einer allgemeinen Intelligenzbatterie wie dem *HAWIE* gebräuchlich. Dieser Ansatz zielte zu sehr auf die Erfassung relativ globaler psychischer Funktionen, die bekannterweise auch bei nichtorganischen psychischen Störungen erheblich beeinträchtigt sein

Erfassung hirnorganischer Störungen

können: Man denke z. B. an das Bild der depressiven Pseudodemenz oder an die kognitiven Störungen schizophrener Patienten (Chapman 1979; Fieguth u. Gonzalves 1977).

- Einfluß der Neuropsychologie

Inzwischen kann man eine starke Beeinflussung der herrschenden Testpraxis durch die Neuropsychologie feststellen, zu deren unbestreitbaren Anregungen es zählt, das Bewußtsein für die richtigen Fragestellungen geschärft zu haben. Immer öfter werden auch in psychiatrischen Kliniken differenzierte neuropsychologische Befunde erhoben, in denen einzelne kognitive Funktionsbereiche mit speziellen Verfahren erfaßt werden (Keefe 1995; Reischies 1987; Hartje 1981). Leider hat sich dabei noch kein Konsens hinsichtlich der zu verwendenden Verfahren ergeben.

- neuropsychologische Testbatterien

Umfassende neuropsychologische Testbatterien, von denen man sich in den 70er und frühen 80er Jahren viel erwartet hat (z. B. die *Tübinger Luria-Christensen Neuropsychologische Untersuchungsreihe* von Hamster et al. 1980 oder die *Luria-Nebraska Neuropsychologische Testbatterie* von Golden et al. 1980), werden einerseits *(TÜLUC)* wegen zu großer Komplexität bei Administration, Auswertung und Interpretation nur selten verwendet, andererseits *(LNNB)* wegen der Tendenz zur Vereinfachung, Vergröberung und Verkürzung heftig kritisiert (z. B. Adams 1980). Auch wenn der Gedanke einer einheitlichen „kognitiven Metrik", verkörpert in einer umfassenden neuropsychologischen Testbatterie, bestechend ist und viele Anhänger hat, v. a. in den USA (z. B. Russell 1994), so scheitert die praktische Anwendung doch meist schon am Umfang der entsprechenden Batterien.

- syndromanalytische Vorgehensweise

Mehr Erfolg verspricht der flexible Ansatz, bei dem je nach Fragestellung einzelne Funktionsbereiche genauer erfaßt werden (Bauer 1994; Benton 1994) und der in weiten Teilen auf den syndromanalytischen Ansatz von Luria (1970) zur Beschreibung der höheren kortikalen Funktionen zurückgeht, der von einer umfassenden und systematischen Zerlegung komplexer Verhaltensweisen in spezifische Einzelkomponenten ausgeht.

Erfassung kognitiver Einbußen

Die genaue Erfassung kognitiver Einbußen ist besonders wichtig bei dementen (Carlesimo u. Oscar-Berman 1992; Butters et al. 1995) und bei schizophrenen (Elliott u. Sahakian 1995; Frith 1992) Patienten, wobei zwei Funktionsbereiche eine besondere Rolle spielen, nämlich Aufmerksamkeits- und Gedächtnisleistungen einerseits und „exekutive Funktionen" (Planungs- und Urteilsfähigkeit, geistige Flexibilität, Entscheidungssicherheit) andererseits. Die kognitive Verarbeitungsgeschwindigkeit (zur Terminologie s. z. B. Schuri et al. 1994) wird durch Reaktionszeitmessungen oder Papier-Bleistift-Tests wie den *Zahlen-Verbindungs-Test* (Oswald u. Roth 1987) oder den *Trail-Making-Test (Pfadfindertest;* neuere Normen in Spreen u. Strauss 1991) erfaßt, die selektive Aufmerksamkeit durch den oben schon erwähnten Test *d2 Aufmerksamkeits-Belastungs-Test.* Für die Messung der Daueraufmerksamkeit hat sich - v. a. in der Schizophrenieforschung - die *Continuous Performance Task (CPT;* Cornblatt u. Keilp 1994; Kathmann et al. 1996) bewährt.

Gedächtnistests

Relativ häufig eingesetzte Gedächtnistests sind Wortlisten jeder Form, z. B. *Rey's Auditory Verbal Learning Test* (Beschreibung und Normen z. B.

in Lezak 1983 und Spreen u. Strauss 1991) oder entsprechende Untertests in der *Alzheimer's Disease Assessment Scale* (*ADAS*; Rosen et al. 1993) und im *Demenztest* (Kessler et al. 1988), Gedächtnisbatterien mit vielfältigen Aufgaben wie z.B. die revidierte Version von *Wechsler's Memory Scale* (*WMS-R*; Wechsler 1987) oder auch neuere computerisierte Testverfahren, die die oft allzu eintönige Arbeit der Testleiter(innen) gerade bei Gedächtnistests etwas erleichtern (Satzger u. Engel 1996).

Hierhin gehört auch der klassische *Benton-Test* (Benton 1996), der neben dem Gedächtnis allerdings auch noch Aufmerksamkeit, Gestalterfassung und motorische Fertigkeiten erfordert. Diese Fähigkeiten sind bei diffusen hirnorganischen Beeinträchtigungen oft gemeinsam gestört, woraus sich die relative Sensitivität des *Benton-Tests* für hirnorganische Beeinträchtigungen im Sinne eines „Omnibus-Tests" erklärt (Larrabee et al. 1985; von Kerekjarto 1961; Strunk u. Faust 1967). Eine differentialdiagnostische Validität des *Benton-Tests* im Vergleich zu anderen psychiatrischen Patientenstichproben konnte aber auch oft nicht gesehen werden (Hasse-Sander et al. 1996; Hahlweg 1979; Hegenscheidt u. Cohen 1972; Velkoborsky 1964).

– Benton-Test

Für die Erfassung der Planungsfähigkeit (exekutive Funktionen) werden häufig der *Wisconsin Card Sorting Test* (*WCST*; s. Nelson 1976) und die Buchform von *Halstead's Catagory Tests* (*HCT*; DeFillipis u. McCampbell 1979) eingesetzt. Zusammen mit dem *CPT* werden gerade die letztgenannten Tests auch gerne als Stimulationstests bei funktionalen Hirnuntersuchungen mit elektrophysiologischen oder radiologischen Methoden eingesetzt, bei denen es um die Beschreibung hirnlokaler Funktionen geht (z.B. Seidman et al. 1994; Catafau et al. 1994; s. auch Malloy u. Richardson 1994).

Erfassung der Planungsfähigkeit

Eine besondere Rolle erfüllen die Instrumente zur Erfassung kognitiver Defizite im Demenzbereich. Während die üblichen psychologischen Tests umschriebene Leistungsbereiche bei den unterschiedlichsten Probanden messen, zielen diese Verfahren auf die Messung vielfältiger, nicht eigens voneinander abgegrenzter kognitiver Fähigkeiten, aber eben eingeschränkt auf eine besondere Zielgruppe. Typischerweise sind sie auch nicht im eigentlichen Sinne normiert, statt dessen gibt es Referenzwerte für diagnostische Gruppen oder bestimmte Schweregrade.

Erfassung kognitiver Defizite im Demenzbereich

Ein sehr häufig gebrauchtes Verfahren ist der *Mini-Mental-State-Examination* (*MMSE*) von Folstein et al. (1975), der auch in mehreren Versionen auf deutsch vorliegt (z.B. Folstein et al. 1990). Der *MMSE* ist ein einfaches Screeninginstrument zur Erfassung schwerer kognitiver Störungen bei älteren Personen. Innerhalb von 5–10 min werden Fragen und Aufgaben in den Bereichen Orientierung, Aufmerksamkeit, Rechnen, Gedächtnis, Sprache und Ausführung einfacher Handlungen vorgegeben und zu einem Globalscore verrechnet. Der *MMSE* ist wohl das am häufigsten benutzte Verfahren zur Beschreibung des Schweregrades einer Stichprobe von dementen Patienten.

– MMSE

Während der *MMSE* problemlos von angelernten Personen vorgegeben werden kann (und in diesem Aspekt einem üblichen psychologischen

– SIDAM

Test entspricht), ist dies bei anderen Verfahren nicht mehr der Fall. Beim *Strukturierten Interview für die Diagnose der Demenz vom Alzheimer-Typ, der Multiinfarktdemenz und Demenzen anderer Ätiologie nach DSM-III-R und ICD-10 (SIDAM)* von Zaudig et al. (1990) werden zunächst ebenfalls einfache kognitive Aufgaben gestellt, die im Umfang etwas über den *MMSE* hinausgehen (der *MMSE*-Score kann aus dem *SIDAM* berechnet werden). Das *SIDAM* enthält aber auch klinische Ratings, die die weitergehende diagnostische Spezifizierung einer Demenz erlauben.

– *ADAS*

– *CAMDEX*

Ähnliche Kombinationen von Tests und Ratingverfahren stellen auch zwei weitere im Demenzbereich gebräuchliche Verfahren dar: Die *Alzheimer's Disease Assessment Scale (ADAS*; Rosen et al. 1993) ist eine erweiterte Form des *MMSE*, die Gedächtnisdefizite stärker gewichtet und v.a. in klinischen Prüfungen von Antidementika als Meßinstrument für Therapieeffekte eingesetzt wird, und die *Cambridge Mental Disorders of the Elderly Examination (CAMDEX*; Roth et al. 1988), ein aufwendigeres Verfahren, das neben 60 standardisiert dargebotenen kognitiven Items auch Interviews mit dem Patienten und einem pflegenden Angehörigen vorsieht.

7 Literatur

Adams KM (1980) In search of Luria's battery: a false start. J Consult Clin Psychol 48:511–516

Andreasen NC (1982) Negative symptoms in schizophrenia. Definition and measurement. Arch Gen Psychiatry 39:784–788

*Angleitner A, Wiggins JS (1986) Personality assessment via questionnaires. Current issues in theory and measurement. Springer, Berlin Heidelberg New York Tokio

AMDP (Arbeitsgemeinschaft für Methodik und Dokumentation in der Psychiatrie) (Hrsg) (1979) Das AMDP-System. Manual zur Dokumentation psychiatrischer Befunde. Springer, Berlin Heidelberg New York

*AMDP (Arbeitsgemeinschaft für Methodik und Dokumentation in der Psychiatrie) (Hrsg) (1995) Das AMDP-System. Manual zur Dokumentation psychiatrischer Befunde. Hogrefe, Göttingen Bern Toronto Seattle

Arnold W (1975) Der Pauli-Test. Springer, Berlin Heidelberg New York

Asberg M, Montgomery SA, Peris G, Schalling D, Sedvall G (1978) A comprehensive psychopathological scale. Acta Psychiatr Scand 271(Suppl):5–27

Baud U, Rauchfleisch U (1982) Zur Diagnostik hirnorganischer Störungen mit Hilfe des Hamburg-Wechsler-Intelligenztests für Erwachsene. Eine Untersuchung zur differentialdiagnostischen Validität des HAWIE. Diagnostica 28:248–262

Bauer RM (1994) The flexible battery approach to neuropsychological assessment. In: Vanderploeg RD (ed) Clinician's guide to neuropsychological assessment. Lawrence Erlbaum, Hillsdalle/NJ, pp 259–290

Baumann U, Stieglitz RD (1983) Testmanual zum AMDP-System. Empirische Studien zur Psychopathologie. Springer, Berlin Heidelberg New York

Bäumler G (1969) Zum altersbedingten psychischen Leistungsabbau mit Berücksichtigung der Stroop-Interferenzneigung. Psychol Beitr 11:34–68

Baxa W, Pakesch E (1972) Mitteilung über die Verwendung eines Index am HAWIE zur Bestimmung einer sekundären Intelligenzreduzierung. Wien Z Nervenheilkd 30:131–142

Bech P, Rafaelsen OJ, Kramp P, Bolwig TG (1978) The Mania Rating Scale: scale construction and inter-observer agreement. Neuropharmacology 17:430–431

Bech P, Kastrup M, Rafaelsen OJ (1991) Minikompendium psychiatrischer Ratingskalen. Springer, Berlin Heidelberg New York Tokio

Beck AT, Ward CH, Mendelson M, Mock J, Erbaugh J (1961) An inventory for measuring depression. Arch Gen Psychiatry 4:561–571

Beck AT, Rush AJ, Shaw BF, Emery G (1986) Kognitive Therapie der Depression, 2. Aufl. Psychologie Verlags Union, München

Beckmann D, Brähler E, Richter HE (1990) Gießen-Test (GT), 4. überarb Aufl. Huber, Bern

Benton AL (1972) Der Benton-Test. Handbuch. Huber, Stuttgart

Benton AL (1994) Neuropsychological assessment. Annu Rev Psychol 45:1–23

Benton AL (1996) Der Benton-Test, 7. Aufl. Hogrefe, Göttingen

Borkenau P, Ostendorf F (1993) NEO-Fünf-Faktoren-Inventar. Hogrefe, Göttingen

Brickenkamp R (1994) Test 'd 2 Aufmerksamkeits-Belastungs-Test, 8. Aufl. Hogrefe, Göttingen

Brickenkamp, R (1996) Handbuch psychologischer und pädagogischer Tests, 2. Aufl. Hogrefe, Göttingen

Bronisch T, Hiller W, Mombour W, Zaudig M (1995) IDCL-P: Internationale Diagnose Checkliste für Persönlichkeitsstörungen nach ICD-10 und DSM-IV, Manual. Huber, Bern Göttingen Toronto Seattle

Burdock EI, Hardesty AS (1969) Structured clinical interview. Springer, Berlin Heidelberg New York

Burisch M (1984) Approaches to personality inventory construction: a comparison of merits. Am Psychol 39:214–227

Butcher JN, Rouse SV (1996) Personality: individual differences and clinical assessment. Annu Rev Psychol 47:87–111

Butters N, Delis DC, Lucas JA (1995) Clinical assessment of memory disorders in amnesia and dementia. Annu Rev Psychol 46:493–523

Cairns V, Faltermaier T, Wittchen HU, Dilling H, Mombour W, Zerssen D von (1983a) Some pro-

blems concerning the reliability and structure of the scales in the Inpatient Multidimensional Psychiatric Scale. Arch Psychiatr Nervenkr 232:395–406

Cairns V, Zerssen D von, Stutte KH, Mombour W (1983b) The stability of the symptom grouping in the Inpatient Multidimensional Psychiatric Scale (IMPS). J Psychiatr Res 17:19–28

Carlesimo GA, Oscar-Berman M (1992) Memory deficits in Alzheimer's patients: a comprehensive review. Neuropsychol Rev 3:119–169

Carney MWP, Roth M, Garside RF (1965) The diagnosis of depressive syndromes and the prediction of ECT response. Br J Psychiatry 111:659–674

Catafau AM, Parellada E, Lomena FJ et al. (1994) Prefrontal and temporal blood flow in schizophrenia: resting and activation technetium-99m-HMPAO SPECT patterns in young neuroleptic-naive patients with acute disease. J Nucl Med 35:935–941

Chapman LJ (1979) Recent advances in the study of schizophrenic cognition. Schizophr Bull 5:568–580

*CIPS (1996) Internationale Skalen für Psychiatrie, 4. überarb Aufl. Beltz, Weiheim

Colligan RC, Morey LC, Offord KP (1994) The MMPI/MMPI-2 personality disorder scales: contemporary norms for adults and adolescents. J Clin Psychol 50:168–200

Cornblatt BA, Keilp JG (1994) Impaired attention, genetics, and the pathophysiology of schizophrenia. Schizophr Bull 20:31–46

Costa PT Jr, McCrae RR (1992) Manual for the Revised NEO Personality Inventory (NEO-PI-R) and NEO Five-Factor Inventory (NEO-FFI). Psychological Assessment Resources, Odessa/FL

*Cramon DY von, Mai N, Ziegler W (1993) Neuropsychologische Diagnostik. VCH Verlagsgesellschaft, Weinheim

Cranach M von, Frenz HG (1969) Systematische Beobachtung. In: Graumann CF (Hrsg) Handbuch der Psychologie in 12 Bänden, Bd 7. Hogrefe, Göttingen, S 269–331

Cronholm B, Daly RJ (1982) Evaluation of psychiatric treatment. In: Helgason T (ed) Methodology in evaluation of psychiatric treatment. Cambridge Univ Press, Cambridge, pp 183–204

Dahl G (1968) Übereinstimmungs-validität des HAWIE und Entwicklung einer reduzierten Testform. Hain, Meisenheim

Dahlström WG, Welsh GS, Dahlstrom LE (1975) An MMPI-handbook, vol II: Research applications. Univ of Minnesota Press, Minnesota

DeFilippis NA, McCampbell E (1979) The Booklet Category Test. Psychological Assessment Resources, Odessa/FL

Derogatis LR, Lipman RS, Covi L (1976) SCL-90. Self-Report Symptom Inventory. In: Guy W (ed) ECDEU assessment manual for psychopharmacology. National Institute of Mental Health, Rockville, pp 313–331

Derogatis CR (1977) SCL. Administration, scoring and procedures. Manual for the revised version and other instruments of the psychopathology rating scale series. Johns Hopkins University School of Medicine, Baltimore

Dittmann V, Stieglitz RD (1994) Diagnostik von Persönlichkeitsstörungen. In: Stieglitz RD, Baumann U (Hrsg) Psychodiagnostik psychischer Störungen. Enke, Stuttgart, S 230–244

Eich FX (1978) Verfahren zur Leistungsmessung. In: Schmidt LR (Hrsg) Lehrbuch der klinischen Psychologie. Enke, Stuttgart, S 325–351

Ekman P, Friesen WV (1978) Manual for the facial action code. Consulting Psychologists Press, Palo Alto

Ellgring H (1981) Nonverbal communication. A review of research in Germany. Ger J Psychol 5:59–84

Ellgring H (1986) Nonverbal expression of psychological states in psychiatric patients. Eur Arch Psychiatry Neurol Sci 236:31–34

Ellgring H, Clarke AH (1978) Verlaufsbeobachtungen anhand standardisierter Videoaufzeichnungen bei depressiven Patienten. In: Helmchen H, Renfordt E (Hrsg) Fernsehen in der Psychiatrie. Thieme, Stuttgart, S 68–78

Ellgring H, Nagel U (1986) Zur Funktion des mimischen Ausdrucks – Mimisches Verhalten bei Vorstellungen und Mitteilungen. In: Kolitzus H, Ellgring H (Hrsg) Video in Psychiatrie und Psychotherapie, Bd 7. Max-Planck-Institut für Psychiatrie, München, S 119–134

Elliott R, Sahakian BJ (1995) The neuropsychology of schizophrenia: relations with clinical and neurobiological dimensions. Psychol Med 25:581–594

Engel RR, Satzger W (1988) Kognitive Defizite im Alter und therapeutische Evaluation von enzephalotropen Substanzen. In: Kanowski S, Ladurner G (Hrsg) Dementielle Erkrankungen im Alter. Pathogenetische Modelle und therapeutische Wirklichkeit. Thieme, Stuttgart New York, S 81–85

Engel RR (1981) Psychodiagnostik zur Abgrenzung psychopathologischer Störungen. In: Rey ER (Hrsg) Klinische Psychologie. Fischer, Stuttgart, S 67–74

Eysenck HJ (1983) Eysenck-Persönlichkeits-Inventar (EPI), 2. überarb erg Aufl. Hogrefe, Göttingen

Fahrenberg J (1975) Die Freiburger Beschwerdenliste FBL. Z Klin Psychol 4:79–106

Fahrenberg J, Selg H, Hampel R (1970) Das Freiburger Persönlichkeitsinventar (FPI). Hogrefe, Göttingen

Fahrenberg J, Hampel R, Selg H (1994) Das Freiburger Persönlichkeitsinventar (FPI), 6. erg Aufl. Hogrefe, Göttingen

Faltermaier T, Hecht H, Wittchen HU (1987) Die Social Interview Schedule (deutschsprachige modifizierte Version). Roderer, Regensburg

Fassnacht J (1979) Systematische Verhaltensbeobachtung. Reinhardt, München Basel

Feuerlein W, Küfner H, Ringer C, Antons K (1979) Münchner Alkoholismus-Test (MALT). Manual. Beltz, Weinheim

Fieguth G, Gonzalves N (1977) Testleistung chronisch Schizophrener im HAWIE. Arch Psychiatr Nervenkr 223:139–149

Fischer G (1974) Einführung in die Theorie psychologischer Tests. Huber, Bern

Folstein MF, Folstein SE, McHoug PR (1975) „Mini-Mental State": a practical method for grading the cognitive state of patients for the clinician. J Psychiatr Res 12:189–198

Folstein MF, Folstein SE, McHoug PR (1990) Mini-Mental-Status-Test (MMST). Beltz, Weinheim (Dt.: Kessler J, Markowitsch HJ, Denzler PE)

Frey S, Zerssen D von, Hansen W, Harders S (1979) Probleme der Verhaltensmessung in Einzelfalluntersuchungen. In: Petermann F, Hehl FJ (Hrsg) Einzelfallanalyse. Urban & Schwarzenberg, München Wien Baltimore, S 159–182

Frey S, Hirsbrunner HP, Pool J, Daw W (1981) Das Berner System zur Untersuchung nonverbaler Interaktion. I. Die Erhebung des Roh-datenprotokolls. In: Winkler P (Hrsg) Methoden der Analyse von Face-to-Face-Situationen. Metzler, Stuttgart, S 203–236

*Frith CD (1992) The cognitive neuropsychology of schizophrenia. Lawrence Erlbaum, Hillsdale/NJ

Gebhardt R, Pietzcker A, Freudenthal K, Langer C (1981) Die Bildung von Syndromen im AMP-System. Arch Psychiatr Nervenkr 231:93–109

Gehring A, Blaser A (1993) MMPI. Deutsche Kurzform für Handauswertung, 2. Aufl. Huber, Bern

Giambra LM, Arenberg D, Kawas C, Zonderma AB, Costa PT (1995) Adult life span changes in immediate visual memory and verbal intelligence. Psychol Aging 10:123–139

Goldberg DP (1972) The detection of psychiatric illness by questionnaire. Oxford Univ Press, London New York Toronto

Golden CJ, Hammeke TA, Purish AD (1980) The Luria-Nebraska-Neuropsychological Battery. Western Psychological Services, Los Angeles

Goldfried MR (1976) Behavioral assessment. In: Weiner JB (ed) Clinical methods in psychology. Wiley, New York London Sydney, pp 281–330

Goodman WK, Price LH, Rasmussen SA, Mazure C, Fleischmann RL, Hill CL, Heninger GR, Charney DS (1989a) The Yale-Brown Obsessive Compulsive Scale. I. Development, use, and reliability. Arch Gen Psychiatry 46:1006–1011

Goodman WK, Price LH; Rasmussen SA, Mazure C, Delgado P, Heninger GR, Charney DS (1989b) The Yale-Brown Obsessive Compulsive Scale. II: Validity. Arch Gen Psychiatry 46:1012–1016

Gottschalk L, Gleser A (1969) The measurement of psychological states through the content analysis of verbal behavior. Univ of California Press, Berkeley Los Angeles

Gutzmann H, Kanowski S, Krüger H, Urban R, Ciompi L (1989) Das AGP-System. Manual zur Dokumentation gerontopsychiatrischer Befunde. Springer, Berlin Heidelberg New York Tokio

Hachinski VC, Iliff LD, Cihak E et al. (1975) Cerebral blood flow in dementia. Arch Neurol 32:632–637

Hahlweg K (1979) Validierung einer Testbatterie zur Erfassung hirnorganischer Schädigungen. Diagnostica 4:299–313

Hahlweg K (1980) Überprüfung der differentialdiagnostischen Validität des Hamburg-Wechsler-Intelligenztests für Erwachsene (HAWIE). Schweiz Z Psychol 39:51–62

Hahlweg K, Reisner L, Kohli G, Vollmer M, Schindler L, Revenstorf D (1984) Development and validity of a new system to analyse interpersonal communication (KPI: Kategoriensystem für partnerschaftliche Interaktion). In: Hahlweg K, Jacobson NS (eds) Marital interaction: Analysis and modification. Guilford, New York

Hamilton M (1959) The assessment of anxiety states by rating. Br Med Psychol 32:50–55

Hamilton M (1967) Development of a rating scale for primary depressive illness. Br J Soc Clin Psychol 6:278–296

Hamilton M (1976 a) HAMD. Hamilton Depression Scale. In: Guy W (ed) ECDEU assessment manual for psychopharmacology. National Institute of Mental Health, Rockville, pp 179–192

Hamilton M (1976 b) HAMA. Hamilton Anxiety Scale. In: Guy W (ed) ECDEU assessment manual for psychopharmacology. National Institute of Mental Health, Rockville, pp 193–198

Hamster W, Langner W, Mayer K (1980) Tübinger Luria-Christensen neuropsychologische Untersuchungsreihe (TÜLUC). Beltz, Weinheim

Hartje W (1981) Neuropsychologische Diagnose cerebraler Funktionsbeeinträchtigungen. Nervenarzt 52:649–654

Hasemann K (1971) Verhaltensbeobachtung. In: Heiss R (Hrsg) Handbuch der Psychologie, 3. Aufl, Bd 6. Hogrefe, Göttingen, S 807–836

Hasse-Sander I, Horn R, Müller H, Schröder MR, Möller HJ (1996) Zur Validität des Benton-Tests in der Diagnostik der Alzheimer-Demenz. Z Gerontopsychol Psychiatr 9:65–77

Hathaway SR, McKinley JC (1943) The Minnesota Multiphasic Personality Schedule. Univ of Minnesota Press, Minneapolis

Hathaway SR, McKinley JC (1963) MMPI Saarbrücken. Handbuch zur deutschen Ausgabe des MMPI. Huber, Bern Stuttgart Wien

Hathaway SR, McKinley JC (1989) MMPI-2. Minnesota Multiphasic Personality Inventory – 2. Univ of Minnesota Press, Minneapolis

Hegenscheidt M, Cohen R (1972) Zur Erfassung der Umstellungsfähigkeit bei hirnorganisch geschädig-

ten Personen. Z Klin Psychol 1:1–20

Heimann H, Schmocker A (1974) Zur Problematik der Beurteilung des Schweregrades psychiatrischer Zustandsbilder. Arzneimittelforsch 24:1004–1006

Heimann H, Obermair W, Boller W, Stoll KD (1977) Videotape training in psychiatric practice. Prog Neuropsychopharmacol Biol Psychiatry 1:141–145

Helmchen H, Renfordt E (1978) Fernsehen in der Psychiatrie. Thieme, Stuttgart

Hiller W, Zerssen D von, Mombour W, Wittchen HU (1986) Die IMPS. Beltz, Weinheim

Hillers F (1993) Diagnosticum für Cerebralschädigung (DCS), 3. Aufl. Hogrefe, Göttingen

Hirschbrunner HP, Florin A, Frey S (1981) Das Berner System zur Untersuchung nonverbaler Interaktion. II. Die Auswertung von Zeitreihen visuellaurativer Information. In: Winkler P (Hrsg) Methoden der Analyse von Face-to-Face-Situationen. Metzlersche Verlagsbuchhandlung, Stuttgart, S 237–268

Hobi V, Klär A (1972) Zur Frage der Struktur und des Altersabbaues der Intelligenz bei Toxikomanen. Diagnostica 18:159–179

Hofstätter PR (1957) Psychologie. Fischer, Frankfurt

Honigfeld G, Klett CJ (1965) The nurses' observation scale for inpatient evaluation. J Clin Psychol 21:65–71

Huber G (1976) Zur Problematik quantitativer Verlaufsbeobachtungen bei Schizophrenen. Psychopathometrie 2:61–66

Hunger I, Kleim I (1976) Zur diagnostischen Bedeutung des Abbauquotienten im Hamburg-Wechsler-Intelligenztest. Nervenarzt 47:198–200

Hyler SE, Rieder RO, Williams JB, Spitzer RL, Hendler J, Lyons M (1988) The personality diagnostic questionnaire: development and preliminary results. J Pers Disord 2:229–237

Ihl R, Weyer G (1993) Alzheimer's Disease Assessment Scale. Manual. Beltz, Weinheim

Jablensky A, Schwarz R, Tomow T (1980) WHO collaborative study on impairments and disabilities associated with schizophrenic disorders. A preliminary communication: objectives and methods. Acta Psychiatr Scand 62(Suppl 286):152–159

Jackson D (1989) Basic Personality Inventory Manual. Sigma Assessment System, Port Huron/MI

Jäger RS, Petermann F (Hrsg) (1992) Psychologische Diagnostik. Ein Lehrbuch, 2. veränd Aufl. Beltz, Weinheim

Janke W, Debus G (1977) Die Eigenschaftswörterliste EWLK. Ein Verfahren zur Messung der Befindlichkeit. Hogrefe, Göttingen

Kächele H (1976) Maschinelle Inhaltsanalyse in der psychoanalytischen Prozeßforschung. Habilitationsschrift, Universität Ulm

Kathmann N, Wagner M, Satzger W, Engel RR (1996) Vigilanzmessung auf Verhaltensebene: Der Continuous Performance Test – München (CPT-M). In: Möller HJ, Engel RR, Hoff P (Hrsg) Befunderhebung in der Psychiatrie: Lebensqualität, Negativsymptomatik und andere aktuelle Entwicklungen. Springer, Wien, S 331–338

Katschnig H, Lenz G, Musalek M, Nutzinger D, Schanda H, Simhandl Ch (1987) Das „Polydiagnostische System-2 (PS-2)". Wien Med Wochenschr (Sonderheft) 137:3–4

Katz MM, Lyerly SB (1963) Methods of measuring adjustment and social behavior in the community. Psychol Rep 13:503–535

Kay SR, Fiszbein A, Opler LA (1988) Positive and negative symptom scale (PANSS) for schizophrenia. Schizophr Bull 13/2:21–76

Keefe RS (1995) The contribution of neuropsychology to psychiatry. Am J Psychiatry 152:6–15

Kerekjarto M von (1961) Wahrnehmungstests zur Diagnose und Differentialdiagnose der multiplen Sklerose. Z Exp Angew Psychol 8:369–380

Kessler F, Denzler P, Markowitsch HJ (1988) Demenztest. Beltz, Weinheim

Klepsch R (1989) Entwicklung computerdialogfähiger Kurzformen des Hamburger Zwangsinventars. Deutscher Studienverlag, Weinheim

Klingler DE, Saunders DR (1975) A factor analysis of the items for nine subtests of the WAIS. Multivar Behav Res 10:131–154

Köhler W (1974) Kriterien verstandesmäßigen Leistungsverlusts chronisch Alkoholkranker im HAWIE. Z Exp Angew Psychol 21:103–115

Kuny S, Maurer M, Luckner Mv, Woggon B (1982) Deutschsprachige Version der Comprehensive Psychological Rating Scale (CPRS). Int Pharmacopsychiatry 17:314–337

Larrabee GJ, Kane RL, Schuck JR, Francis DJ (1985) Construct validity of various memory testing procedures. J Clin Exp Neuropsychol 7:239–250

Laux L, Glanzmann P, Schaffner P, Spielberger CD (1981) Das State-Trait-Angstinventar (STAI). Beltz, Weinheim

Lehrl S (1989) Mehrfachwahl-Wortschatz-Intelligenztest MWT-B. Manual, 2. Aufl. Perimed, Erlangen

*Lezak MD (1983) Neuropsychological Assessment. Oxford Univ Press, New York

Lienert GA (1969) Testaufbau und Testanalyse. Beltz, Weinheim

Lingjaerde O, Ahlfors UG, Bech P, Dencker SJ, Elgen K (1987) The UKU side effect rating scale. Acta Psychiatr Scand 76(Suppl):1–100

Loranger AW (1996) IPDE: International Personality Disorder Examination; ICD-10 Modul. Huber, Bern

Loranger AW, Sartorius N, Andreoli A et al. (1994) IPDE: The International Personality Disorder Examination. The WHO/ADAMHA international pilot study of personality disorders. Arch Gen Psychiatry 51:215–224

Lorr M (1974) Assessing psychotic behavior by the IMPS. In: Pichot P, OlivierMartin R (eds) Psychological measurements in psychopharmacology. Karger, Basel (Modern problems in pharmacopsychiatry, vol 7, pp 50–63)

Lorr M, McNair M, Klett CJ, Lasky JJ (1962) Evidence of ten psychotic syndromes. J Cons Psychol 26:185–189

Luria RE (1970) Die höheren kortikalen Funktionen des Menschen und ihre Störungen bei örtlichen Hirnschädigungen. Deutscher Verlag der Wissenschaften, Berlin

Luria RE (1975) The validity and reliability of the Visual Analogue Mood Scale. J Psychiatr Res 12:51–57

Malloy PF, Richardson ED (1994) Assessment of frontal lobe functions. J Neuropsychiatry Clin Neurosci 6:399–410

Matarazzo JD, Wiens AN (1977) Speech behavior as an objective correlate of empathy and outcome in interview and psychotherapy research. A review with implications for behavior modification. Behav Modif I:453–480

Mayer K, Mayer B, Hamster W (1969) Psychodiagnostische und faktorenanalytische Untersuchungen zur sog. traumatischen Hirnlei-

stungsschwäche. Dtsch Z Nervenheilkd 196:331–342

Meehl PE (1973) Psychodiagnosis: selected papers. Univ of Minnesota Press, Minneapolis

Meili R (1961) Lehrbuch der psychologischen Diagnostik. Huber, Bern

Mergenthaler E (1985) Textbank systems. Springer, Heidelberg New York Tokio

Millon T, Millon C, Davis R (1994) Manual for the Millon Clinical Multiaxial Inventory III (MCMI-III). National Computer Systems Assessment, Minneapolis

Möller HJ (1991) Outcome criteria in antidepressant drug trials: self-rating versus observer-rating scales. Pharmacopsychiatry 24:71–75

Möller HJ, Hacker H (1988) A study concerning the sample dependency and temporal variance of the factor structure in the Inpatient Multidimensional Psychiatric Scale. Psychopathology 21:281–290

Möller HJ, Zerssen D von (1980) Probleme und Verbesserungsmöglichkeiten der psychiatrischen Diagnostik. In: Biefang S (Hrsg) Evaluationsforschung in der Psychiatrie. Enke, Stuttgart, S 167–207

Möller HJ, Zerssen D von (1987) Prämorbide Persönlichkeit von Patienten mit affektiven Psychosen. In: Kisker KP, Lauter H, Meyer JE, Müller C, Strömgren E (Hrsg) Affektive Psychosen. Psychiatrie der Gegenwart, 3. Aufl, Bd 5. Springer, Berlin Heidelberg New York, S 165–179

Möller HJ, Zerssen D von (1995) Self-rating procedures in the evaluation of antidepressants. Review of the literature and results of our studies. Psychopathology 28:291–306

Möller HJ, Barthelmes H, Zerssen D von (1983) Forschungsmöglichkeiten auf der Grundlage einer routinemäßig durchgeführten Basis- und Befunddokumentation. Psychiatr Clin 16:45–61

Möller HJ, Leitner M, Dietzfelbinger T (1987) A linear mathematical model for computerized analyses of mood curves. An empirical investigation on mood courses in depressive and schizophrenic inpatients. Eur Arch Psychiatry Neurol Sci 236:260–268

Möller HJ, Blank R, Steinmeyer EM (1989) Single-case evaluation of sleep-deprivation effects by means of nonparametric time-series analysis (according to the

HTAKA model). Eur Arch Psychiatry Neurol Sci 239:133–139

Möller HJ, Engel RR, Hoff P (1996) Befunderhebung in der Psychiatrie: Lebensqualität, Negativsymptomatik und andere aktuelle Entwicklungen. Springer, Wien New York

Mombour W (1974a) Syndrome bei psychiatrischen Erkrankungen. Eine vergleichende Untersuchung mit Hilfe von zwei Schätzskalen für die psychopathologischen Befunde (IMPS und AMP). Arch Psychiatr Nervenkr 219:331–350

Mombour W (1974b) Symptomhäufigkeiten bei psychiatrischen Erkrankungen. Eine vergleichende Untersuchung mit zwei Schätzskalen für den psychopathologischen Befund (IMPS und AMP-Skala). Arch Psychiatr Nervenkr 219:133–152

Mombour W (1976) Systematik psychischer Störungen. In: Pongratz LJ (Hrsg) Handbuch der Psychologie, Bd 8/1. Hogrefe, Göttingen, S 116–153

Montgomery SA, Asberg M (1979) A new depression rating scale designed to be sensitive to change. Br J Psychiatry 134:382–389

Morey LC (1991) Personality Assessment Inventory: professional manual. Psychological Assessment Resources, Odessa/FL

Morey LC, Waugh MH, Blashfield RK (1985) MMPI scales for DSM-III personality disorders. J Pers Assess 49:245–251

National Institute of Mental Health (1976) Clinical global impressions. In: Guy W (ed) ECDEU assessment manual for psychopharmacology. National Institute of Mental Health, Rockville, pp 217–222

Nelson HE (1976) A modified card-sorting test sensitive to frontal lobe defects. Cortex 12:313–324

Orgass B, Hartje W (1974) Bewährung einer HAWIE-Kurzform (WIP nach Dahl) bei hirngeschädigten Patienten. II. Numerische Übereinstimmung zwischen WIP und HAWIE. Diagnostica 20:22–30

Oswald WD (1979) Psychopathometrische Verfahren und Fragebögen für gerontopsychologische Untersuchungen. Z Gerontol 12:341–350

Oswald WD, Fleischmann UM (1995) Nürnberger-Alters-Inventar (NAI), 3. Aufl. Hogrefe, Göttingen

Oswald WD, Roth E (1987) Der Zahlen-Verbindungs-Test, 2. Aufl. Hogrefe, Göttingen

Overall JE, Gorham DR (1976) BPRS. Brief Psychiatric Rating Scale. In:

Guy W (ed) ECDEU assessment manual for psychopharmacology. National Institute of Mental Health, Rockville, pp 157–169

Pfohl B, Stangl D, Zimmerman M (1983) SIDP, 2nd edn, Part I. Interview. Dept of Psychiatry, University of Iowa

Pfohl B, Blum N, Zimmermann M, Stangl D (1989) Structured Interview for DSM-III-R Personality (SIDP-R). Iowa City/IA, Department of Psychiatry, University of Iowa

Philipp M, Maier W (1986) The Polydiagnostic Interview: a structured interview for the polydiagnostic classification of psychiatric patients. Psychopathology 19:175–185

Polzer U, Juckel G, Gaebel W (1992) Emotional induzierte motorische Aktivität oro-fazialer mimischer Muskulatur bei schizophrenen Patienten: Erste Ergebnisse und ein neuro-biochemischer Ausblick. In: Baumann P (Hrsg) Biologische Psychiatrie der Gegenwart. 3. Drei-Länder-Symposium für Biologische Psychiatrie, Lausanne. Springer, Wien New York, S 89–91

Prusoff BA, Klerman GL, Paykel ES (1972a) Pitfalls in the self-report assessment of depression. Can Psychiatr Ass J 17:101–107

Prusoff BA, Klerman GL, Paykel ES (1972b) Concordance between clinical assessment and patient selfreport in depression. Arch Gen Psychiatry 26:546–552

Raven J (1996a) Advanced Progressive Matrices (APM), 2nd edn. Hogrefe, Göttingen

Raven J (1996b) Standard Progressive Matrices (SPM), 3rd edn. Hogrefe, Göttingen

Rebok G, Brandt J, Folstein M (1990) Longitudinal cognitive decline in patients with Alzheimer's disease. J Geriatr Psychiatry Neurol 3:91–97

Reischies FM (1987) Neuropsychologisches Defizit-Screening. Nervenarzt 58:219–226

Robins LN, Helzer JE, Ratcliff KS, Seyfried W (1982) Validity of the Diagnostic Interview Schedule. Version II: DSM-III diagnoses. Psychol Med 12:855–870

Rodgers DA (1972) Minnesota Multiphasic Personality Inventory. In: Buros OK (ed) The seventh mental measurements yearbook. Highland Park, Gryphon/NJ, pp 243–250

Rosen WG, Mohs RC, Davis KL (1993) Alzheimer's Disease Assessment Scale (ADAS). Beltz, Weinheim (Dt.: Ihl R, Weyer G)

Roth M, Huppert FA, Tym E, Mountjoy CQ (1988) CAMDEX: The Cambridge Examination for Mental Disorders of the Elderly. Cambridge Univ Press, Cambridge

Russell EW (1994) The cognitive-metric, fixed battery approach to neuropsychological assessment. In: Vanderploeg RD (ed) Clinician's guide to neuropsychological assessment. Lawrence Erlbaum, Hillsdalle/NJ, pp 211–258

Sarris V, Lienert GA (1974) Konstruktion und Bewährung von klinisch-psychologischen Testverfahren. In: Schraml WJ, Baumann U (Hrsg) Klinische Psychologie. II. Methoden, Ergebnisse und Probleme der Forschung. Huber, Bern, S 286–351

Sarris V, Rey ER (1981) Allgemeine Grundlagen von klinisch-psychologischen Testfaktoren. In: Rey ER (Hrsg) Klinische Psychologie. Fischer, Stuttgart New York, S 11–28

Sartorius N, Janca A (1996) Psychiatric assessment instruments developed by the World Health Organization. Soc Psychiatry Psychiatr Epidemiol 31:55–69

Saß H (1986) Zur Klassifikation der Persönlichkeitsstörungen. Nervenarzt 57:193–203

Satzger W, Engel RR (1996) Computerisierter Gedächtnis- und Aufmerksamkeitstest München (CGT-M), 2. Aufl. Beltz, Weinheim

Satzger W, Dragon E, Engel RR (1996a) Zur Normenäquivalenz von HAWIE-R und HAWIE. Diagnostica 43:119–138

Satzger W, Feßmann H, Dragon E, Engel RR (1996b) Ist IQ gleich IQ? Poster bei der Tagung der AMDP vom 28. bis 30. November 1996 in Berlin

Schallberger U (1987) HAWIK und HAWIK-R: Ein empirischer Vergleich. Diagnostica 33:1–13

Scheller R (1973) Zur Brauchbarkeit des Hamburg-Wechsler-Intelligenztests für Erwachsene (HAWIE) als differentialdiagnostisches Instrument. Psychol Praxis 17:68–80

Scheller R, Sittauer H (1974) Analytische Diskrimination dreier hirnorganischer Gruppen anhand von HAWIE-Daten. Psychol Praxis 18:78–86

Schmidt KH, Metzler P (1992) Wortschatztest (WST). Beltz, Weinheim

Schneewind KA, Schröder G, Cattell RB (1994) Der 16-Persönlichkeits-Faktoren-Test (16-PF), 3. korr Aufl. Huber, Bern

Scholz OB (1982) Interaktionsdiagnostik. In: Baumann U, Berbalk H, Seidenstücker G (Hrsg) Klinische Psychologie. Trends in Forschung und Praxis, Bd 5. Huber, Bern Stuttgart Wien, S 112–149

Schorr, A (1995) Stand und Perspektiven diagnostischer Verfahren in der Praxis. Ergebnisse einer repräsentativen Befragung westdeutscher Psychologen. Diagnostica 41:3–20

Schuri U, Keller I, Matthes-von Cramon G (1994) Leistungsdiagnostik aus neuropsychologischer Sicht. In: Stieglitz RD, Baumann U (Hrsg) Psychodiagnostik psychischer Störungen. Enke, Stuttgart, S 138–148

Seidenstücker G, Baumann U (1978) Multimethodale Diagnostik. In: Baumann U, Berbalk H, Seidenstücker G (Hrsg) Klinische Psychologie. Trends in Forschung und Praxis, Bd 1. Huber, Bern Stuttgart Wien, S 134–183

Seidman LJ, Yurgelun Todd D, Kremen WS, Woods BT, Goldstein JM, Faraone SV, Tsuang MT (1994) Relationship of prefrontal and temporal lobe MRI measures to neuropsychological performance in chronic schizophrenia. Biol Psychiatry 35:235–246

Seydel U (1972) HAWIE-Kurzformen und deren Kreuzvalidierung. Diagnostica 18:121–135

Simpson GM, Angus JWS (1970) A rating scale for extrapyramidal side effects. Acta Psychiatr Scand (Suppl) 212:11–19

Spitzer RL, Endicott J, Robins E (1975) Reliability of clinical criteria for psychiatric diagnosis. Am J Psychiatry 132:1187–1192

Spreen O (1963) MMPI Saarbrücken (Handbuch zur deutschen Ausgabe des MMPI: Hathaway SR, McKinley JC). Huber, Bern

*Spreen O, Strauss E (1991) A compendium of neuropsychological tests. Oxford Univ Press, New York

Stangl D, Pfohl B, Zimmerman M, Bowers W, Corenthal C (1985) A structured interview for the DSM-III personality disorders. Arch Gen Psychiatry 42:591–596

Steinmeyer EM, Möller HJ (1992) Facet theoretic analysis of the Hamilton-D scale. J Affect Disord 25:53–61

*Stieglitz RD, Baumann U (1994) Psychodiagnostik psychischer Störungen. Enke, Stuttgart

Strunk P, Faust VB (1967) Die Bewertung hirnorganischer Befunde bei Verhaltensstörungen im Kindesalter. Arch Psychiatr Z Neurol 210:152–160

Sturm W, Hartje W, Kiteringham J (1975) Zur diagnostischen Brauchbarkeit einiger neuer Abbau-Indices aus dem HAWIE. Nervenarzt 46:690–694

Tewes U (1994) Hamburg-Wechsler-Intelligenztest für Erwachsene Revision 1991 (HAWIE-R). Handbuch und Testanweisung, 2. korr Aufl. Huber, Bern Göttingen Toronto Seattle

Velkoborsky J (1964) Der Benton-Test in der klinischen Praxis. Diagnostica 10:91–101

Wagner H, Clarke AH, Ellgring JH (1983) Eye-contact and individual looking: the role of chance. Br J Psychol 22:61–62

Wechsler D (1956) Die Messung der Intelligenz Erwachsener. Huber, Bern

Wechsler D (1981) Manual for the Wechsler Adult Intelligence Scale – Revised. Psychological Corporation, New York

Wechsler D (1987) Wechsler Memory Scale – Revised. Psychological Corporation, New York

Weintraub W, Aronson H (1967) The application of verbal behavior analysis to the study of psychological defense mechanism. IV. Speech pattern associated with depressive behavior. J Nerv Ment Dis 144:22–28

Weise G (1975) Psychologische Leistungstests, Bd I. Hogrefe, Göttingen

Weiß RH (1987) Grundintelligenztest Skala 2 (CFT 20) mit Wortschatztest (WS) und Zahlenfolgetest (ZF), 3. Aufl. Hogrefe, Göttingen

Weissman MM, Bothwell S (1976) Assessment of social adjustment by patient selfreport. Arch Gen Psychiatry 33:1111–1115

Weissman MM, Sholomskas D, John K (1981) The assessment of social adjustment: an update. Arch Gen Psychiatry 38:1250–1258

White J, White K, Razani J (1984) Effects of endogenicity and severity on consistancy of standard depression rating scales. J Clin Psychiatry 45:260–261

*WHO (1991) Schedule for the clinical assessment in neuropsychiatry. WHO, Genf

*Wiggins JS (1973) Personality and prediction: principles of personality assessment. Addison-Wesley, Reading/MA

Wing JK, Cooper JE, Sartorius N (1974) Measurement and classification of psychiatric symptoms. Cambridge Univ Press, Cambridge

Wing JK, Cooper JE, Sartorins N (1978) Instruction manual for the Present State Exarnination and CATEGO. Institute of Psychiatry, London

Winkler B, Ellgring H (1981) Codierung und Analyse der Sprachinhalte klinischer Interviews. In: Lange-Seidl A (Hrsg) Zeichenkonstitution. (Akten des 2. Semiotischen Kolloquiums, Regensburg 1978, S 140–141)

Wittchen HU, Semler G (1991) Composite International Diagnostic Interview (CIDI, Version 1.0). Beltz, Weinheim

Wittchen HU, Semler G, Zerssen D von (1985) A comparison of two diagnostic methods. Clinical ICD diagnoses vs DSM-III and research diagnostic criteria using the Diagnostic Interview Schedule (Version 2). Arch Gen Psychiatry 42:677–684

Wittchen HU, Zaudig M, Spengler P et al. (1991) Wie zuverlässig ist operationalisierte Diagnostik? – Die Test-Retest Reliabilität des Strukturierten Interviews für DSM-III-R. Z Klin Psychol 20 (2):136–153

Zaudig M, Mittelhammer J, Hiller W (1990) SIDAM – Strukturiertes Interview für die Diagnose der Demenz vom Alzheimer-Typ, der Multiinfarkt-Demenz und Demenzen anderer Ätiologie nach DSM-III-R und ICD-10. Logomed, München

Zaworka W, Hand I, Jauernig G, Lünenschloss K (1983) Hamburger Zwangsinventar (HZI). Beltz, Weinheim

Zerssen D von (1976) Klinische Selbstbeurteilungs-Skalen (KSbS) aus dem Münchener Psychiatrischen Informationssystem (PSYCHIS München) (Manuale: a) allgemeiner Teil, b) Paranoid-Depressivitäts-Skala, c) Befindlichkeits-Skala, d) Beschwerden-Liste). Beltz, Weinheim

Zerssen D von (1977) Konstitutionstypologische Forschung. In: Strube G (Hrsg) Die Psychologie des 20. Jahrhunderts, Bd 5. Kindler, Zürich, S 545–616

Zerssen D von (1979) Klinisch-psychiatrische Selbstbeurteilungs-Fragebögen. In: Baumann U, Berbalk

H, Seidenstücker G (Hrsg) Klinische Psychologie. Trends in Forschung und Praxis, Bd 2. Huber, Bern Stuttgart Wien, S 130–159

Zerssen D von (1982) Personality and affective disorders. In: Paykel ES (ed) Handbook of affective disorders. Churchill Livingstone, Edinburgh London Melbourne New York, pp 212–228

Zerssen D von (1986) Clinical Self-Rating Scales (CSRS) of the Munich Psychiatric Information System (PSYCHIS München). In: Sartorius N, Ban TA (eds) Assessment of depression. Springer, Berlin Heidelberg New York Tokio, pp 270–303

Zerssen D von (1993) Normal and abnormal variants of premorbid personality in functional mental disorders. Conceptual and methodological issues. J Pers Disord 7:116–136

Zerssen D von (1994) Diagnostik der prämorbiden Persönlichkeit. In: Stieglitz RD, Baumann U (Hrsg) Psychodiagnostik psychischer Störungen. Enke, Stuttgart, S 216–229

Zerssen D von, Cording C (1978) The measurement of change in endogenous affective disorders. Arch Psychiatr Nervenkr 226:95–112

Zerssen D von, Möller HJ (1980) Psychopathometrische Verfahren in der psychiatrischen Therapieforschung. In: Biefang S (Hrsg) Evaluationsforschung in der Psychiatrie: Fragestellungen und Methoden. Enke, Stuttgart, S 129–166

Zerssen D von, Pfister H, Koeller DM (1988) The Munich Personality Test (MPT) – A short questionnaire for self-rating and relatives rating of personality traits: formal properties and clinical potential. Eur Arch Psychiatry Neurol Sci 238:73–93

Zung WWK (1965) A selfrating depression scale. Arch Gen Psychiatry 12:63–67

Zung WWK (1976a) ASI. Anxiety Status Inventory. In: Guy W (ed) ECDEU assessment manual for psychopharmacology. National Institute of Mental Health, Rockville, pp 199–204

Zung WWK (1976b) SAS. Self-rating Anxiety Scale. In: Guy W (ed) ECDEU assessment manual for psychopharmacology. National Institute of Mental Health, Rockville, pp 337–40

KAPITEL 7

Erfassung der Lebensqualität psychisch Kranker

M. BULLINGER-NABER und D. NABER

1 Gesundheitsbezogene Lebensqualität als Thema der Psychiatrie

Diskussionen über Ziel- und Bewertungskriterien medizinischen Handelns haben in den letzten Jahren zunehmend den Begriff der gesundheitsbezogenen Lebensqualität berücksichtigt (Najman u. Levine 1981; Spilker 1996). Ausgangspunkt für diese Entwicklung war die Frage, ob die klassischen Kriterien zur Bewertung des Therapieerfolges in der Medizin (Symptomatik, Überlebenszeit) eine ausreichende Grundlage für die Behandlung sein können. Vor dem Hintergrund der bereits 1947 von der Weltgesundheitsorganisation (WHO) vorgeschlagenen Definition von Gesundheit als körperlichem, mentalem und sozialem Wohlbefinden sowie einer humanistisch motivierten Sichtweise des Patienten als Subjekt reflektiert der Begriff der gesundheitsbezogenen Lebensqualität den aktuellen Zeitgeist (Schölmerich u. Thews 1992).

Definition „Gesundheit"

Unter gesundheitsbezogener Lebensqualität wird – und hier besteht internationaler Konsens – die vom Patienten selbstberichtete Befindlichkeit und Funktionsfähigkeit in körperlicher, psychischer (d.h. emotionaler, mentaler) und sozialer Hinsicht verstanden (Bullinger 1991). Die Arbeitsgruppe „Lebensqualität" der WHO definiert Lebensqualität als die subjektive Wahrnehmung einer Person über ihre Stellung im Leben in Relation zur Kultur und zu den Wertsystemen, in denen sie lebt, und in bezug auf ihre Ziele, Erwartungen, Standards und Anliegen. Es handelt sich um ein Arbeitskonzept, das in komplexer Weise beeinflußt wird durch die körperliche Gesundheit, den psychologischen Zustand, den Grad der Unabhängigkeit, die sozialen Beziehungen und die hervorstechenden Eigenschaften der Umwelt (WHOQOL-Gruppe 1995). Hierbei werden mehrere Domänen – körperlich, psychologisch, sozial, funktional, umweltbezogen und werthaltungsbezogen – und darin lokalisierte Facetten einbezogen.

Definition „Lebensqualität"

Neu am Konzept der Lebensqualität ist nicht die Orientierung an der Lebensqualität des Patienten als Ziel ärztlichen Handelns, sondern der Versuch, Wohlbefinden und Funktionsfähigkeit von Patienten aus ihrer eigenen Sicht meßbar und damit der wissenschaftlichen Untersuchung zugänglich zu machen. Dabei ist zu berücksichtigen, daß gesundheitsbezogene Lebensqualität als nicht direkt beobachtbare Größe ein psychologisches Konstrukt ist, zu dessen Erfassung die relevanten Dimensionen und Komponenten zu operationalisieren sind, wobei der Multidimensionalität des Konstrukts und seiner Repräsentation im Erleben der Patienten Rechnung getragen werden sollte (Bullinger 1996).

Multidimensionalität des Konstrukts

Während die Erfassung der Lebensqualität von Patienten in der somatischen Medizin inzwischen als etabliert gelten kann, wobei Vorreiter hier besonders die Onkologie, aber auch die Chirurgie und die kardiovaskuläre Medizin waren (vgl. Spilker 1996), ist das Thema Lebensqualität in der Psychiatrie vereinzelt erstmals Anfang der 80er Jahre aufgegriffen und erst in den letzten Jahren verstärkt bearbeitet worden (Lehman et al. 1982; Katschnig u. König 1995; Möller et al. 1996).

Lebensqualität als Thema der Psychiatrie

Die Gründe für diese relative Zurückhaltung der Psychiatrie im Vergleich zu anderen medizinischen Disziplinen sind vielfältig (Hogan u. Awad 1978; Helmchen 1990; Lehmann 1996).

Gründe für zurückhaltende Themenbearbeitung

Im Vordergrund scheint die Überzeugung zu stehen, daß in der Psychiatrie schon immer und essentiell die Befindlichkeit und Funktionsfähigkeit der Patienten von Interesse war, weil diese Bereiche die Symptome der psychiatrischen Erkrankung darstellen. Hingegen ist einzuwenden, daß die Erfassung der Symptome einer psychiatrischer Erkrankung nicht gleichzusetzen ist mit der von den Patienten erlebten Lebensqualität.

– Schwerpunkt Befindlichkeit

Ein zweiter Grund liegt in der Vermutung, daß – gerade aufgrund der psychischen Erkrankung – der Selbstbericht der Patienten Verzerrungen unterworfen und damit nicht zuverlässig ist. Dies betrifft insbesondere psychotische Schübe im Rahmen schizophrener Erkrankungen, aber auch affektive Störungen wie z. B. die Depression. Gerade hier sind Symptome und Lebensqualitätsdimensionen fast identisch. Fraglich ist, ob die Patienten ihre Befindlichkeit und Funktionsfähigkeit in jedem Fall adäquat beschreiben und beurteilen können (und diese Frage stellt sich bei gestörten Patienten) bzw. ob psychiatrische Patienten sich in ihrem Urteilsvermögen über ihr eigenes Erleben und Verhalten prinzipiell von Patienten mit anderen Erkrankungen unterscheiden.

– Verzerrung bei Selbstberichten

Ein dritter Grund betrifft die Skepsis gegenüber der Aussagekraft eines so komplexen Konstrukts, wie es die gesundheitsbezogene Lebensqualität darstellt. Es wird nicht nur das Fehlen von Theorien zur Lebensqualität von Patienten generell und psychiatrischen Patienten speziell bemängelt, sondern auch bezweifelt, ob prinzipiell eine personenübergreifende, d. h. nicht individualzentrierte Erfassung der Lebensqualität mit standardisierten Instrumentarien möglich, sinnvoll und wünschenswert ist. Hier stellt sich die Frage nach der theoretischen Fundierung und den Meßmodellen, die den Instrumenten zur Erfassung der Lebensqualität gerade im Hinblick auf deren Eignung für psychiatrische Patienten zugrunde liegen.

– Komplexität des Konstrukts

Ein vierter Grund liegt in ethischen Bedenken gegenüber der Lebensqualitätsforschung. Der Begriff der gesundheitsbezogenen Lebensqualität erscheint nicht wertfrei, sondern gebunden an implizite Normen, die Erleben und Verhalten betreffen. Sollte der Begriff Lebensqualität dazu benutzt werden, eine ideale Norm zu postulieren und Patienten an deren Erreichung zu messen, ist eine Diskussion über den Begriff des „lebenswerten Lebens" – unter Einbeziehung der in diesem Punkt belasteten Geschichte der deutschen Psychiatrie – nicht zu vermeiden. Hier stellt sich die Frage, inwieweit das Konzept „gesundheitsbezogene Lebensqualität" einen Fortschritt (in Richtung auf mehr Mitbestimmung und Optimierung der Behandlung für die Patienten) oder einen Rückschritt (in Richtung auf Etablierung überkommener Rollenkonzepte und entsprechende Klassifizierungen psychiatrischer Patienten) darstellt.

– ethische Bedenken

2 Konzepte zur Lebensqualität

Sozialwissenschaften

In der sozialwissenschaftlichen Literatur spielt der Begriff Lebensqualität bereits in den 40er und 50er Jahren eine Rolle. Vermehrt in den 60er Jahren wurden großangelegte Studien auch interkultureller Art zur Erforschung der Lebensqualität in verschiedenen Ländern durchgeführt, wobei hier Lebensqualität primär über sozioökonomische Ressourcen und Gesundheitsversorgung der Bevölkerung eines Staates definiert und z. B. über das Bruttosozialprodukt, die Neugeborenensterberate etc. erfaßt wurde. Einen eher individuumsbezogenen Ansatz zur Erforschung der Lebensqualität in Amerika verfolgte Campbell (1981) mit einer Studie zur „Quality of American Life", in der die Befragten ihre Lebenszufriedenheit angaben. Analog untersuchten Glatzer u. Zapf (1984) die Lebensqualität in der BRD. Auch in der Psychologie ist unter dem Begriff Wohlbefinden eine wesentliche Dimension der Lebensqualitätsdiskussion repräsentiert (Abele u. Becker 1991).

Medizin

In die Medizin ist der Begriff Lebensqualität relativ spät eingeführt worden. Einige Autoren sehen die Einführung im Zusammenhang mit einer frühen Arbeit aus dem Jahre 1967, andere datieren sie mit dem beginnenden Anstieg der Publikationen zum Thema (Spilker 1996). Relativ rasch hat sich hier der Terminus „gesundheitsbezogene Lebensqualität" eingebürgert, im Unterschied zu dem eher soziologisch definierten Lebensqualitätsbegriff, da ja in der Medizin speziell auf die Gesundheit bezogene Aspekte des menschlichen Erlebens und Verhaltens repräsentiert werden sollten (Patrick u. Erikson 1992). Hier ist v. a. Nordamerika, aber auch England, im Bereich der Lebensqualitätsforschung, die dort unter dem Begriff der „Health-outcome-Forschung" untersucht wird (Stewart u. Ware 1992), führend.

In Deutschland verlief die Rezeption des Begriffes Lebensqualität eher zögerlich; systematische und breitere Forschungsbemühungen finden sich erst Ende der 80er Jahre.

Im Gegensatz zur Literatur über Glück, Wohlbefinden und Zufriedenheit, die empirisch zumindest partiell fundiert ist, ist der Begriff der Lebensqualität in der Medizin (übrigens auch in der Soziologie) bisher erstaunlich theorielos rezipiert worden. Eine frühe Sammlung von Lebensqualitätsdimensionen (Calman 1987) sieht hier zwar verschiedene Ansätze, keiner jedoch kann im wissenschaftstheoretischen Sinn als Theorie bezeichnet werden, weil es sich eher um basale Definitionen bzw. einfache Modellvorstellungen handelt.

Modelle der Lebensqualität

Im Prinzip lassen sich 3 Typen von Modellen der Lebensqualität voneinander unterscheiden. Das erste ist individualzentriert und besagt, daß Lebensqualität eine prinzipiell nicht über verschiedene Personen hinweg erfaßbare Größe ist, weil sie per definitionem von Person zu Person in ihren Dimensionen variiert. Verfechter dieses Ansatzes gehen davon aus, daß Lebensqualität nur intraindividuell beschreibbar ist.

Eine zweite Kategorie von Definitionen geht davon aus, daß Lebensqualität über eine endliche Zahl von für verschiedene Personen relevanten Dimensionen erfaßbar ist. Diese Dimensionen scheinen in Übereinstimmung verschiedener Autoren die bereits von der WHO definierten Aspekte der Gesundheit zu sein, nämlich körperliches, psychisches und soziales Wohlbefinden. Entsprechende Meßansätze versuchen hier, diese Dimensionalität der Lebensqualität erfaßbar zu machen und Personen in Hinblick auf ihre Ausprägung auf der jeweiligen Dimension bzw. über das Muster verschiedener Dimensionen hinweg zu charakterisieren.

Eine dritte Gruppe von Definitionen besagt, daß Lebensqualität weder intraindividuell noch interindividuell mit Hilfe intersubjektiv als relevant erachteter Dimensionen meßbar sei, sondern daß Lebensqualität ein implizites Konstrukt ist. Hier wird davon ausgegangen, daß Lebensqualität sich nicht durch direktes Fragen erschließt, sondern implizit durch Patientenpräferenzen zu messen ist. Bei diesen sog. „gesundheitsökonomischen" bzw. „Cost-utility"-Ansätzen zur Erfassung der Lebensqualität wird entweder mit bestimmten Szenarien von Gesundheitszuständen oder mit Ansätzen aus der Spieltheorie das jeweilige gesundheitliche Ergebnis von den Betroffenen beurteilt.

Jeder dieser hier kurz vorgestellten konzeptuellen Ansätze hat zur Ausbildung einer bestimmten Methodologie geführt, die sich in der Entwicklung von Meßinstrumenten niedergeschlagen hat. Zur grundlegenden Frage der Definierbarkeit der Lebensqualität gibt es bisher dahingehend einen Konsens, daß eine nominale Definition nicht sinnvoll, eine operationale existent und eine im wissenschaftstheoretischen Sinne theoretische Fundierung derzeit noch nicht möglich ist (Bullinger 1991). Die operationale Definition wurde bevorzugt von Forschern verfolgt, die von einer interindividuellen Universalität der Lebensqualität ausgehen, wobei es sich im wesentlichen um die bereits genannten Dimensionen der körperlichen, psychischen, sozialen und funktionalen Gesundheit aus Sicht der Befragten handelt. Dabei wird angenommen, daß sich auf einem höheren Abstraktionsniveau die Menschen in ihrem Verständnis der Lebensqualität weniger als erwartet unterscheiden.

Operationale Definition

Zur theoretischen Auseinandersetzung mit dem Begriff Lebensqualität generell stehen auch aus der sozialpsychologischen Literatur Ansätze zur Verfügung, aus denen hervorgeht, daß Lebensqualitätsbewertungen abhängig sind von komplexen sozialen Vergleichsprozessen („social comparisons"; Glatzer u. Zapf 1984), vom individuellen Verhältnis zwischen Ansprüchen und aktuell Erreichtem („goal attainment"; Brunstein 1993) und von Anpassungsprozessen an äußere Situationen („adjustment level theory").

Theoretische Grundlagen

Angermeyer (1994) zieht für die psychiatrische Forschung etwas andere Modelle zur Erfassung der Lebensqualität psychisch Kranker heran. Ihnen liegt die Annahme zugrunde, daß das Lebensqualitätskonzept weit über die klassischen krankheitsbezogenen Maße, wie Symptome, Beeinträchtigungen und Behinderungen, hinausgeht und eben die subjektive Erfahrung der objektiven Lebenssituation durch den Patienten beinhaltet. Die Modelle beinhalten das Zufriedenheitsmodell, das Bedürfnismodell und das Modell der Rollenfunktion. Das Zufriedenheitsmodell postuliert, daß die Lebensqualität eines Patienten aus objektiven Lebensbe-

Zufriedenheitsmodell

dingungen in verschiedenen Lebensbereichen und der Zufriedenheit mit diesen Lebensbedingungen resultiert (Lehmann 1983). Die Einbeziehung der Wichtigkeitsdimension in das Zufriedenheitsmodell ist von Bedeutung, weil sich Personen in individuellen Werten und Präferenzen bezüglich objektiver Lebensbedingungen unterscheiden (Becker et al. 1993).

Bedürfnismodell

Im Unterschied zu den Zufriedenheits- und Wichtigkeitsmodellen beruht das Bedürfnismodell explizit auf der Hierarchie menschlicher Motive, wie sie von Maslow (1970) dargestellt wurde. Auch nach Bigelow et al. (1982) beruhen Glück und Zufriedenheit auf den sozialen und Umweltbedingungen, die eine Grundlage für die Erfüllung von Bedürfnissen darstellen. Allerdings weist Katschnig 1994 kritisch darauf hin, daß menschliche Bedürfnisse nicht nur hierarchisch, sondern v.a. auch mehrdimensional betrachtet werden müssen und daß die Lebensqualität von psychiatrischen Patienten mit der Verringerung von Behinderungen gleichzusetzen ist. Dieser Ansatz bewegt sich auf die Rollenfunktionsmo-

Rollenfunktionsmodell

delle zu, die der Erfüllung von sozialen Rollenanforderungen Gewicht beimessen, wie dies z. B. auch den Operationalisierungen des Lebensqualitätsmodells aus der Rehabilitationsforschung entspricht.

Subjektives Wohlbefinden

Bech (1996) postuliert, daß die gesundheitsbezogene Lebensqualität von Patienten mit der subjektiven Einschätzung ihres eigenen Gesundheitsprofils gleichzusetzen ist, und bezeichnet sie als subjektives Wohlbefinden. Er stellt einen Ansatz vor, in dem er zwischen verschiedenen Ebenen der Befunderhebung differenziert und bei der Erfassung der Lebensqualität einen häufigkeitsbezogenen (i.e. objektiven) und einen bewertungsbezogenen (i.e. subjektiven) Ansatz unterscheidet. Dabei differenziert er die Dimensionen der Lebensqualität nach physikalischen (P), kognitiven (C), affektiven (A), sozialen (S), ökonomischen (E) und Ich-

PCASEE-Modell

Stärke-Aspekten (E). Das resultierende PCASEE-Modell ist sowohl ein theoretisches Modell als auch eine Möglichkeit zur Erfassung der Lebensqualität, wobei sich die Dimension der Häufigkeit auf den Symptomschweregrad und die Dimension der Bewertung auf die Einschätzung des Effekts eines Symptoms auf die Befindlichkeit des Patienten bezieht.

Probleme der Festlegung von Lebensqualität über objektive Lebensbedingungen

Die Frage, ob Lebensqualität an den objektiven Lebensbedingungen oder subjektiven Empfindungen von Wohlbefinden und Funktionsfähigkeit festzumachen ist, bewegt die Psychiatrie deutlich stärker als andere medizinische Disziplinen. Unter objektiven Lebensbedingungen werden Wohnung, Arbeit, Freizeitmöglichkeiten etc. verstanden, wobei deren Verfügbarkeit als Indikator für hohe Lebensqualität angesehen wird. Allerdings drängen sich bei dieser Betrachtung verschiedene Probleme auf: Es ist unklar,

1. ob die objektiven Bedingungen inhärenter Bestandteil oder externe Determinanten der Lebensqualität sind,
2. ob die durch externe Beurteiler eingeschätzte Güte der objektiven Bedingungen sich mit den subjektiven Repräsentationen im Erleben der Patienten trifft,
3. ob nicht doch das subjektive Ausmaß der Befindlichkeit und Funktionsfähigkeit im Zentrum der Erfassung der Lebensqualität stehen sollte.

In einem Überblick über bisherige Ansätze zur Erfassung der Lebensqualität psychiatrischer Patienten stellt Kilian (1995) fest, daß zwischen objektiven Lebensbedingungen und subjektiver Zufriedenheit nur eine schwache bis keine Beziehung besteht und daß Behandlungseffekte auf die subjektive Lebenszufriedenheit nur kurzfristig auftreten und sich im Zeitverlauf der Behandlung wieder dem Ausgangsniveau angleichen.

Objektive Lebensbedingungen und subjektive Zufriedenheit

3 Methoden zur Erfassung der Lebensqualität

Die Hinwendung zum Thema Lebensqualität in der Medizin hat nicht nur zu einem deutlichen Anstieg der Anzahl einschlägiger Veröffentlichungen geführt, sondern auch zur Entwicklung einer Vielzahl von Meßinstrumenten zur Erfassung der Lebensqualität. Unter den derzeit über 20.000 Veröffentlichungen finden sich mehr als 800 Instrumente zur Erfassung der Lebensqualität. Dabei handelt es sich zumeist um Fragebögen, aber auch um Interviews, vorwiegend zum Selbstbericht der Patienten, aber auch zur Beurteilung durch andere Personen (Familie, Betreuungspersonal).

Bisher verfügbare Meßinstrumente lassen sich grob klassifizieren in solche, die die Lebensqualität der Befragten krankheitsübergreifend erfassen, d.h. unabhängig vom aktuellen Gesundheitszustand bei gesunden und kranken Personen einsetzbar sind, und solche, die die Lebensqualität spezifisch für eine bestimmte Erkrankung erfassen, sog. krankheitsspezifische Meßinstrumente. Hier lassen sich in der Psychiatrie nochmals Verfahren unterscheiden, die für die gesamte Gruppe der chronisch psychiatrisch Kranken („chronically mentally ill patients") zutreffen, und solche, die eigens für bestimmte Erkrankungsgruppen (z.B. Schizophrenie, Depression, Angststörung) entwickelt worden sind.

Klassifikation von Meßinstrumenten

3.1 Krankheitsübergreifende Verfahren

Bei den krankheitsübergreifenden Meßinstrumenten handelt es sich um besonders im amerikanischen Sprachraum etablierte Verfahren, die im Rahmen der Epidemiologie und Public-Health- bzw. der Gesundheitssystemforschung entwickelt worden waren (McDowell u. Newell 1987; Spilker 1996). Dazu gehören Instrumente wie das *Nottingham Health Profile* (*NHP*; Hunt et al. 1981), das *Sickness Impact Profile* (*SIP*; Bergner et al. 1981), der *SF-36Health Survey* (Ware u. Sherbourne 1992) und *General Health Rating Index* (*GHQ*; Goldberg u. Hillier 1979). Auch die *Symptom-Checklist-90 (SCL-90)* wird zunehmend als Lebensqualitätsmeßinstrument verwandt (Derogatis et al. 1973).

NHP
SIP
SF-36
GHQ
SCL-90

Diese Verfahren liegen in deutscher Sprache vor, können unabhängig vom aktuellen Gesundheitszustand der Patienten eingesetzt werden und betreffen den Selbstbericht zu den Dimensionen des psychischen, sozialen und körperlichen Wohlbefindens sowie des Verhaltens im Alltag. Darüber hinaus wurden im deutschen Sprachraum in letzter Zeit Verfahren entwickelt, die die Zufriedenheit mit und Wichtigkeit von bestimm-

MLDL

ten Lebensbereichen erfragen (z.B. Huber et al. 1988), so z.B. die *Münchner Lebensqualitäts-Dimensionenliste (MLDL*; Heinisch et al. 1991; Franz et al. 1996) oder die instrumentelle Komponente der Lebensqualität erfassen (*Fragebogen Alltagsleben*; Bullinger et al. 1993).

WHOQOL

Neu entwickelt und derzeit auch in der Psychiatrie in Testung befindlich ist der *Lebensqualitätsfragebogen* der WHO (WHOQOL Group 1993). Von besonderem Interesse ist diese Forschungsarbeit der WHO, weil im Rahmen der Entwicklung eines Lebensqualitätsfragebogens *(WHOQOL)* Repräsentanten aus verschiedenen Kulturen die wesentlichen Dimensionen der Lebensqualität identifizierten (Sartorius 1995). Aus der resultierenden Diskussion ergab sich eine Matrix relevanter Lebensqualitätsdimensionen, die dann im Rückgriff auf die jeweils eigene Kultur durch Fokusgruppen vor Ort mit Inhalten zu füllen war, d.h. die jeweiligen Kulturen hatten unterschiedliche Items zur Erfassung dieser Dimensionen zu formulieren.

Kulturübergreifende Studie

Matrix relevanter Lebensqualitätsdimensionen

Fünfzehn Nationen beteiligten sich an der Studie, der resultierende Itempool von über 3000 Fragen wurde ins Englische übersetzt und von einer Expertengruppe auf Redundanz geprüft. Parallel fand eine Gewichtung der Lebensqualitätsdimensionen über die verschiedenen Länder statt. Die resultierende Matrix von über 300 Fragen, die sowohl die Wahrnehmung als auch den aktuellen Status in bestimmten Lebensqualitätsdimensionen erfragte, wurde in einer weiteren Studie an jeweils 300 Personen in 15 Ländern, also an 4500 Personen, psychometrisch geprüft. Die Ergebnisse dieser psychometrischen Prüfung, u.a. mit strukturanalytischen Verfahren, legen nahe, daß kulturübergreifend wesentliche Dimensionen im psychologischen, körperlichen, sozialen, spirituellen, funktionalen und ökonomischen Bereich liegen, wenn auch mit leicht unterschiedlicher Wichtigkeit dieser Dimensionen in den jeweiligen Kulturen.

3.2 Krankheitsspezifische Verfahren

SSS

In den letzten Jahren ist besonders im angloamerikanischen Raum eine Reihe von Verfahren zur krankheitsspezifischen Erfassung der Lebensqualität psychisch Kranker entwickelt worden (vgl. Tabelle 1). Dazu gehört das *Standardized Social Schedule (SSS*; Clare u. Cairns 1978). Es wird in Interviewform durchgeführt, beinhaltet 48 Fragen und benötigt etwa 45 min zur Durchführung. Es ist psychometrisch getestet und auch in deutscher Sprache vorhanden. Darin werden 6 Lebensbereiche abgedeckt: Wohnen, Beruf, soziale Rolle, ökonomische Situation, Freizeit und soziale Aktivitäten und Familie.

CAF

QLC

SLDS

Ein halbstrukturiertes Interview stellt die *Community Adjustment Form* dar (*CAF*; Stein u. Test 1980). Hier wird die Lebensqualität mit 140 Fragen zu 12 Dimensionen in bezug auf Freizeit, Lebensbedingungen, beruflichen Hintergrund etc. erfaßt. Die *Quality of Life Checklist (QLC*; Malm et al. 1981) ist eine 93 Items umfassende Ratingskala zu 13 Lebensbereichen, die im Rahmen eines halbstrukturierten Interviews erhoben werden kann. Die *Satisfaction with Life Domain Scale (SLDS*; Baker u. Inta-

Tabelle 1. Meßinstrumente zur Erfassung der Lebensqualität psychiatrischer Patienten (*INT* Interview; *SB* Selbstbericht; *IU* Interviewerurteil; *SEMI* semistrukturiert; *FRABO* Fragebogen; *RIT* interne Konsistenz (Cronbach's Alpha); *RTT* Retestreliabilität; *IR* Interraterreliabilität)

Name	Abkürzung	Autoren	Jahr	Typ	Dauer (min)	Itemzahl	Dimensionen	Reliabilität	Validität	Sensibilität	Ziel	Originalpopulation
Standardized Social Schedule	SSS	Claire u. Cairns	1978	INT: SB IU	45	48	6	IR=0,76	?	?	Beschreibung	221 chronische Neurosen 109 Frauen PMS 48 gesunde
Community Adjust New Form	CAF	Stein u. Test	1980	SEMI-INT	45	140	12	?	?	?	Evaluation	130 Patienten in State Hospital 55% Schizophrenie
Quality of Life Checklist	QLC	Malm et al.	1981	INT: IU	60	93	13 (Einzelitems)	?	?	?	Prognose Beschreibung	40 ambulante Patienten
Satisfaction with Life Domains Scale	SLDS	Baker u. Intagliata	1982	FRABO SB	10	15	1	?	Konstrukt	?	Evaluation	118 chronische psychiatrische Patienten, 56% Schizophrene
Oregon Quality of Life Questionnaire	OQLQ	Bigelow et al.	1982	INT: SB SEMI: IU	45 30	263 146	14	RIT=0,84 0,05-0,98 RTT=0,5 0,37-0,64	Prädikativ	?	Evaluation	Verschiedenste Patientengruppen und Normalpopulation
Quality of Life Interview	QOLI	Lehmann et al.	1982	INT: SB	45	143 Subjektiv und objektiv	8	Subjektiv RIT=0,85 Objektiv RIT=0,86	Konstrukt Prädikativ	?	Deskription	Verschiedenste Patientengruppen und Normalpopulation

Tabelle 1 (Fortsetzung)

Name	Abkürzung	Autoren	Jahr	Typ	Dauer (min)	Itemzahl	Dimensionen	Reliabilität	Validität	Sensibilität	Ziel	Originalpopulation
Quality of Life Scales	QLS	Heinrichs et al.	1984	SEMI-INT: IU	45	21	4	IR= 0,84-0,97	Konfirmatorische Faktorenanalyse	?	Deskription	Verschiedene klinische Studien
Client Quality of Life Interview	CQLI	Mulkern et al.	1986	INT: SB + IU	45	46	?	?	?	?	Deskription	109 schwerkranke psychiatrische Patienten
California Well-Being Project Client Interview	CWBPCI	Campbell et al.	1989	INT: Patient Familie Ärzte	60 30 20	151 76 77	?	?	?	?	Deskription	331 psychiatrische Patienten
Lancaster Quality of Life Profile	LQOLP	Oliver	1992	INT: SB FRABO	60	100	9	RTT= 0,49-0,78 RIT= 0,84-0,86	?	?	Evaluation	Verschiedene psychiatrische Patienten
Wisconsin Quality of Life Index for Mental Health	QLI-MI	Becker et al.	1992	FRABO SB	60	103	9	RTT= 0,82-0,87	Interkorrelation	?	Evaluation	40 chronisch kranke Patienten
Semistructured Interview Questionnaire	QOLIS	Holcomb et al.	1993	SEMI-INT: IU	30	87	8	RIT= 0,72-0,93	Faktorenanalyse	?	Evaluation	201 chronisch kranke Patienten

Tabelle 1 (Fortsetzung)

Name	Abkürzung	Autoren	Jahr	Typ	Dauer (min)	Itemzahl	Dimensionen	Reliabilität	Validität	Sensibilität	Ziel	Originalpopulation
Quality of Life Enjoyment and Satisfaction Questionnaire	*Q-LES-Q*	Endicott et al.	1993	FRABO SB	50	93	8	RTT= 0,63–0,89	Konvergent CGI BDI	?	Evaluation	83 depressive Patienten
Drug Attitude Inventory	*DAI*	Hogan u. Awad	1992	FRABO SB	20	30	1	RIT=0,89	Konstrukt	x	Evaluation	Klinische Neuroleptikastudien
Smith-Kline-Beecham Quality of Life Scale	*SBQOL*	Stoker et al.	1992	FRABO SB	7	23	3	RTT= 0,66–0,83	Konstrukt SIP GHQ	x	Evaluation	129 depressive Patienten
Quality of Life in Depression	*QLDS*	Hunt et al.	1992	FRABO SB	20	24	1	RIT=0,93	Konvergent HAD	x	Evaluation	196 depressive Patienten
Subjective Wellbeing Neuroleptics	*SWN*	Naber	1995	FRABO SB	15–20	38	5 + total	RIT=0,95 0,73–0,88 RTT= 0,75–0,88	Diskrimination	x	Evaluation	280 schizophrene Patienten

gliata 1982) wird im Selbstbericht durch die Patienten per Fragebogen erhoben und erkundet in 15 Items die Zufriedenheit mit verschiedenen Lebensbereichen.

OQLQ

Der *Oregon Quality of Life Questionnaire* (*OQLQ*; Bigelow et al. 1982, 1990) existiert als strukturiertes Interview zur Erfassung des Selbstberichts der Patienten (263 Items) und als halbstrukturiertes Interview, das vom Interviewer bewertet wird (146 Items). Der *OQLQ* ergibt 14 Skalenscores und benötigt ca. 45 min. Die psychometrischen Eigenschaften des *OQLQ* wurden in verschiedensten Patientenpopulationen evaluiert.

QOLI

Dies gilt auch für das *Quality of Life Interview* (*QOLI*; Lehmann 1988; Lehman et al. 1986, 1993), das eine strukturierte Interviewversion für den Selbstbericht des Patienten darstellt. Es besteht aus 143 Items und benötigt 45 min zur Anwendung. Es liegt als *Berliner Lebensqualitätsinterview* auch in deutscher Sprache vor, erfaßt 8 Lebensdimensionen (Lebenssituation, tägliche Aktivitäten und Funktionen, Familienbeziehungen, soziale Beziehungen und Finanzen, Arbeit und Schule, rechtliche und Sicherheitsperspektiven sowie Gesundheit). Es wird sowohl die objektive Beschreibung der Lebensbedingungen als auch die subjektive Bewertung der Lebenszufriedenheit in einem bestimmten Bereich erfragt.

QLS

Die *Quality of Life Scale* (*QLS*) von Heinrichs et al. (1984) ist ein noch nicht psychometrisch geprüftes, halbstrukturiertes Interview, das durch trainierte Kliniker ausgefüllt wird. Es beinhaltet 21 Items, die das Interviewerurteil über die Funktionsfähigkeit des Patienten in jedem der 21 Bereiche reflektiert, und benötigt zur Durchführung 45 min. Die 21 Items können auf 4 Skalen reduziert werden, nämlich intrapsychische Grundlagen, interpersonelle Beziehungen, instrumentelle Rollenfunktionen und einen Gesamtwert.

CQLI

Das *Client Quality of Life Interview* (*CQLI*; Mulkern et al. 1986) ist ein strukturiertes Interview zum Selbstbericht, das durch trainierte Interviewer erhoben wird. Es besteht aus 46 Fragen, die die Patienten einschätzen, und aus 19 Interviewerratings mit ordinalen Skalen. In jedem Lebensbereich, z.B. notwendige Lebensgrundlagen, Ausbildung im Beruf, tägliche Aktivitäten, Privatheit etc., werden sowohl die Aktivitäten als auch die subjektiven Gefühle des Patienten erfragt.

CWBPCI

Das *California Well-Being Project Client Interview* (*CWBPCI*; Campbell et al. 1989) wurde für Patienten (151 Fragen), für Familienmitglieder (76 Fragen) und für Ärzte und Pflegepersonal (77 Items) entwickelt. Die Fragen werden in Interviewform gestellt, wobei allerdings auch ein Selbstausfüllen per Post oder eine Gruppenadministration mit Fragebogen möglich ist.

LQOLP

Das *Lancaster Quality of Life Profile* (*LQOLP*; Oliver 1992), basierend auf dem *QOLI* von Lehmann, ist ein strukturiertes Interview zum Selbstbericht von Patienten, wobei das Interview durch trainierte Betreuer durchgeführt wird (60 min Erhebungszeit). Mit 100 Items erfaßt es sowohl objektive als auch subjektive Aspekte der Lebensqualität in mehreren Domänen: Arbeit, Erziehung, Freizeit, Teilnahme an sozialen Aktivitäten, Religion, Finanzen, Lebenssituation, rechtliche und Sicherheitsaspekte, Familienbeziehungen, soziale Beziehungen und Gesundheit. Bei den psychometrischen Eigenschaften zeigen sich Reliabilitätskoeffizienten von $a=0,49$ bis $0,78$.

Der *Wisconsin Quality of Life Index for Mental Health* (*QLI-MI*; Becker et al. 1992) erfaßt im Patientenselbstbericht mit 103 Items 9 Dimensionen der Lebensqualität, die jeweils auch nach ihrer Wichtigkeit einzuschätzen sind; Teile des Instruments können auch vom Arzt oder der Familie beantwortet werden. Bisherige Tests des in der Entwicklung befindlichen Verfahrens an 40 chronisch psychisch kranken Patienten weisen auf eine gute Retestreliabilität hin.

QLI-MI

Die halbstrukturierte *Quality of Life Schedule* (*QOLIS*; Holcomb et al. 1993) besteht aus 87 Items, die in Interviewform über Expertenurteil 8 Dimensionen der Lebensqualität erkunden. Bisher wurde das Verfahren an 201 chronisch psychisch kranken Patienten eingesetzt und erfolgreich psychometrisch geprüft.

QOLIS

Ein neues Instrument ist der *Quality of Life Enjoyment and Satisfaction Questionnaire* (*Q-LES-Q*; Endicott et al. 1993), der aus 93 Items besteht, die in 8 Summenskalen überführt werden, und zwar u. a. körperliche Gesundheit, subjektive Gefühle, Freizeitaktivitäten, soziale Beziehungen und generelle Aktivitäten.

Q-LES-Q

3.3 Vergleich verschiedener Verfahren

Die ältere Literatur ist gekennzeichnet durch lang andauernde Verfahren, die in Interviewform und oft mit Beurteilung durch den Interviewer durchgeführt werden. Demgegenüber zeigen neuere Arbeiten eine Konzentration auf kürzere Skalen, die auch im Selbstbericht von den Patienten in Fragebogenform zu erheben sind. Während einige Verfahren auf die Gegenüberstellungen von objektiven Lebensbedingungen und subjektiven Beurteilungen eingehen, sind andere Verfahren eher auf den direkten Selbstbericht über Erleben und Verhalten der Patienten orientiert. Die angezielte Ökonomie der Verfahren und das zunehmende Vertrauen in den Selbstbericht der Patienten sind hier deutlich zu erkennen.

Einige Arbeiten vergleichen die Charakteristika von mehreren Instrumenten, wie z.B. dem *Quality of Life Interview (QLI)* von Lehmann et al. (1993) und der *Quality of Life Scale (QLS)* von Heinrichs et al. (1984). Hier zeigte sich bei 59 Patienten, denen beide Meßinstrumente in 2monatigem Abstand zusammen mit dem *SCL-90* und der *Brief Psychiatric Rating Scale (BPRS)* vorgegeben wurden, daß die Korrelationen zwischen beiden Meßinstrumenten bei entsprechenden Konstrukten signifikant und die Test-Retest-Korrelationen bei beiden Instrumenten gut waren.

QLI – QLS

In anderen Arbeiten wurden die Korrelationen zwischen dem Patientenurteil und dem Urteil von Betreuungspersonal bezüglich der Lebensqualität dieser Patienten untersucht. So wurde bei 31 chronisch psychiatrischen Patienten ein ad hoc konstruiertes Lebensqualitätsmeßinstrument

Urteilsvergleich Patient –
Betreuer

eingesetzt, das 9 Dimensionen der Lebensqualität erfaßt, die sowohl vom Patienten als auch von Betreuungspersonal beurteilt werden können. Es zeigte sich, daß die Patienten ihre jeweilige Lebensqualität konsistent beurteilen konnten und sie signifikant höher bewerteten als die Betreuungspersonen (Thapa u. Rowland 1989).

Eine neuere Arbeit verglich die Urteile 37 schizophrener Patienten und ihrer Ärzte u.a. mit Hilfe des *Wisconsin Quality of Life Index for Mental Health* (Sainfort et al. 1996). Hier ergab sich, daß die Urteile zwischen Patienten und Betreuern eher bei klinischen Aspekten, wie Symptomen und Funktionseinschränkungen, positiv und hoch korrelieren als bei sozialen oder beruflichen Aspekten. So war der Prozentsatz an Übereinstimmungen am niedrigsten bei sozialer Unterstützung (44%), am höchsten aber bei der Funktionsfähigkeit (66%).

Einsatz standardisierter Verfahren in der Psychiatrie

Im Unterschied zur Benutzung spezifischer Meßinstrumente zur Erfassung der Lebensqualität von Patienten hat sich auch der Einsatz bereits standardisierter Verfahren aus der allgemeinen Lebensqualitätsforschung in der Psychiatrie etabliert. Häufig werden verschiedene Subskalen aus existierenden Instrumenten zusammen eingesetzt. Ein Beispiel für ein solches Vorgehen ist eine Studie von Revicki et al. (1992), die bei 40 Patienten mit klinischer Depression sowohl klinische Instrumente als auch Subskalen aus dem *SF-36 Health Survey* und dem *Sickness Impact Profile (SIP)* sowie eine Skala zur Erfassung des sozialen Verhaltens einsetzten. Die Patienten benötigten 10 min zum Ausfüllen des gesamten Fragebogens, und die Reproduzierbarkeit war mit Intraklassenkoeffizienten um $r=0,77$ sehr gut. Die Korrelation zwischen den Lebensqualitätsmeßinstrumenten und den klinischen Symptomskalen (Montgomery-Asberg-Skala) war substantiell ($r=0,30$ bis $0,62$), Veränderungen in der Symptomatik standen im Zusammenhang mit Veränderungen in den Lebensqualitätsskalen. Reliabilität und Validität des neu zusammengestellten Instruments waren ebenfalls akzeptabel.

Lebensqualität – klinische Symptome

Neben der zur Verfügung stehenden Vielfalt von Skalen zur Erfassung der Lebensqualität psychiatrischer Patienten gibt es weitere Bereiche, die hier kurz zu erwähnen sind. Ein Bereich bezieht sich auf die Erfassung der Lebensqualität der betreuenden Personen, sowohl Familie als auch medizinisches Personal (Schene et al. 1996), der andere auf die Erfassung der Zufriedenheit mit der Behandlung durch den Patienten (Kelstrup et al. 1993; Leimkühler u. Müller 1996).

Lebensqualität der betreuenden Personen

Zufriedenheit mit der Behandlung

Im Gegensatz zu den international auch methodisch meist gut bearbeiteten krankheitsübergreifenden Meßinstrumenten (z.B. *SF-36*, *NHP*) sind die wenigsten der in englischer Sprache vorhandenen krankheitsspezifischen Meßinstrumente in der Originalsprache hinsichtlich psychometrischer Charakteristika wie Reliabilität, Validität und Sensitivität überprüft worden. Eine Ausnahme bilden hier das *WHO-Lebensqualitätsmeßinstrument* und das *Berliner Lebensqualitätsinventar*. Des weiteren fehlt für die ursprünglich aus dem englischen Sprachraum stammenden Instrumente eine adäquate Übersetzung sowie besonders eine psychometrische Prüfung entsprechend aktueller, international akzeptierter Kriterien und Vorgehensweisen (Sartorius u. Kuyken 1994).

4 Anwendungen von Lebensqualitätsskalen in der Psychiatrie

Lebensqualitätsskalen wurden in der Literatur zur Beschreibung der Lebensqualität von Patientenpopulationen bzw. der Determinanten der Lebensqualitätsbewertung und zur Evaluation des Effektes von Versorgungsstrategien im ambulanten Sektor bzw. in der Rehabilitation psychiatrischer Patienten herangezogen. Hier liegen einige Studien vor, die die Auswirkungen bestimmter Versorgungsmodalitäten (betreutes Wohnen, Hospitalisierung) auf die Lebensqualität der Patienten prüfen. Im Gegensatz dazu ist die Verwendung von Lebensqualitätsinstrumenten in klinisch-psychiatrischen Studien noch als rudimentär zu bezeichnen. Kaum Berücksichtigung gefunden hat die Frage, inwieweit Lebensqualitätsindikatoren in gesundheitsökonomische Analysen einbezogen werden können. Hierzu bestehen derzeit lediglich aus Überblicksarbeiten theoretische Erwägungen zum Einsatz dieser Instrumente (Gudex 1996).

Studien zur Auswirkung verschiedener Versorgungsmodalitäten

4.1 Charakteristika und Determinanten der Lebensqualität psychiatrischer Patienten

In Querschnittsstudien wurden Instrumente zur Erfassung der Lebensqualität eingesetzt, um die Patientengruppen hinsichtlich der Lebensqualität bezüglich verschiedener Referenzpopulationen zu charakterisieren. Die Indikatoren der Lebensqualität wiesen bei psychiatrischen Patienten im Vergleich zu somatischen Patienten und gesunden Kontrollpersonen auf eine deutliche Beeinträchtigung nicht nur im Bereich der Stimmung, sondern auch im Bereich der Rollenfunktion hin. So ergaben sich unter Verwendung einer Vorform des *SF-36 Health Survey* signifikant geringere Skalenwerte der psychiatrischen Patienten nicht nur in den Subskalen zum psychischen Wohlbefinden, sondern auch bezüglich der Vitalität, der emotionalen und körperlichen Rollenfunktionen und der sozialen Funktionen im Vergleich zu alters- und geschlechtsentsprechenden Normpopulationen (Spitzer et al. 1995). Ähnliches ergab sich auch in Untersuchungen zur Lebenszufriedenheit (Franz et al. 1996; Huber et al. 1988; Lehmann 1996)

Soziodemographische Befunde zur Lebensqualität sind heterogen. In einem Überblick über die Literatur zu geschlechtsspezifischen Unterschieden der Lebensqualität schizophrener Patienten zeigte sich, daß schizophrene Frauen höhere Zufriedenheitsratings als Männer angeben (Röder-Wanner 1995; Priebe et al. 1996). In einer anderen Studie wurden die Effekte von Geschlecht und Lebensalter auf die Lebensqualitätsbeurteilung untersucht (Lehmann et al. 1992). Hier ergab sich, daß die Korrelation von psychiatrischen Symptomen mit objektiven Indikatoren der Lebensqualität deutlich geringer war als mit subjektiven Indikatoren der Lebenszufriedenheit. Im mittleren Lebensalter allerdings unterscheiden sich chronisch psychisch kranke Männer von den Frauen dahingehend, daß die Männer signifikant zufriedener mit ihrem Leben sind, speziell bezüglich der Freizeit. Des weiteren wurden bei 110 Patienten mit schweren psychischen Erkrankungen signifikante Unterschiede in Richtung auf höhere Lebensqualität bei arbeitenden Patienten gefunden (Fabian 1992).

Soziodemographische Faktoren

Klinische Faktoren

Der Einfluß der klinischen Symptomatik auf die Lebensqualität wurde in einer jüngeren Studie an 49 chronisch psychiatrischen Patienten untersucht (Corrigan u. Buican 1995). Die Patienten beantworteten das *Quality of Life Interview* von Lehmann sowie Fragebögen zu sozialen Funktionen und sozialer Unterstützung; außerdem wurde die fremdbeurteilte Psychopathologie *(BPRS)* erhoben. Es zeigte sich, daß ein hoher Lebensqualitätsindex korreliert war mit ausgeprägter sozialer Kompetenz und mit einem Intelligenzmaß sowie negativ mit dem Depressionsscore im *BPRS*. In einer multiplen Regression erwiesen sich Depression, soziales Netzwerk, Intelligenz sowie interpersoneller Kontakt als Prädiktoren für die Lebensqualität mit einer erklärten Varianz von 55%, was auf einen Beitrag dieser Faktoren zum Lebensqualitätskonzept hinweist.

Psychosoziale Faktoren

Auf die Rolle von sozialer Unterstützung wurde auch in einer Untersuchung von 729 schwerkranken psychiatrischen Patienten hingewiesen, bei denen eine signifikante positive Korrelation zwischen Lebensqualität – gemessen mit der *Satisfaction with Life Domain Scale* – und sozialer Unterstützung bestand (Baker et al. 1992).

Des weiteren wurde bei 101 psychiatrischen Patienten gefunden, daß ein hoher Wert selbstberichteter Lebensqualität verbunden war mit weniger depressiven Symptomen, weniger unerwünschten Wirkungen von Medikamenten und besseren Familieninteraktionen (Sullivan et al. 1992).

Studie zu Krankheits-attribuierung und Lebensqualität

In einer Untersuchung an über 500 chronisch erkrankten Patienten konnten Mechanic et al. (1992) zeigen, daß die Krankheitsattribuierung einen wesentlichen Effekt auf die Lebensqualität hat. Patienten, die ihre Symptome einer körperlichen, biologischen oder medizinischen Ursache zuschreiben, im Gegensatz zu denen, die sich als „grundlos" geisteskrank bezeichnen, berichteten mehr positive soziale Beziehungen und eine höhere Lebensqualität. Den negativen Effekt der Attribution „Geisteskrankheit" auf die Lebensqualität erklären die Autoren aus dem wahrgenommenen Stigma, geringerem Selbstwertgefühl und einem höheren Maß an depressiver Symptomatik.

4.2 Schizophrenie

Subjektive Wahrnehmung von Neuroleptikaeffekten

– SWN

Im Vordergrund der Arbeiten zur Lebensqualität schizophrener Patienten steht die Frage, wie die neuroleptische Behandlung von den Patienten erlebt wird. Das *Instrument zur Erfassung subjektiver Befindlichkeit unter Neuroleptika* (*SWN*; Naber 1995) erfaßt mit 38 Fragen 5 Dimensionen der Befindlichkeit schizophrener Patienten, unter Berücksichtigung der subjektiven Wirkung von Neuroleptika (15–20 min Ausfüllzeit) und ist auf psychometrische Eigenschaften an 280 Patienten erfolgreich getestet worden.

– Bedeutung der subjektiven Befindlichkeit

In einer Untersuchung an 216 remittierten schizophrenen Patienten wurde gefunden, daß die Patienten, die später dem ärztlichen Rat folgen (Compliance), sich bereits bei der Entlassung von den non-complianten Patienten unterschieden. Dies weist darauf hin, daß die subjektive Befindlichkeit unter Neuroleptika ein wesentliches Kriterium zur Beurteilung der neuroleptischen Behandlung sein sollte (Naber et al. 1994). Darüber hinaus zeigt sich, daß die subjektive Befindlichkeit unter Neuroleptika (gemessen mit der *SWN*) relativ hoch mit der Lebensqualität insgesamt (gemessen mit *MLDL*) korreliert (r=0,6), wobei beide Dimensionen mit der objektiven Psychopathologie (gemessen mit *PANSS*) nur gering korrelieren (r = 0,3 bis 0,4).

Unter Anwendung des Q-Sort-Verfahrens, in dem Patienten ihre Zustimmung zu verschiedenen Aussagen über die neuroleptische Behandlung in eine Rangreihe ordneten, ergab sich aus einer jüngeren Studie eine Differenzierung der Patienten in 4 Gruppen, die sich entsprechend der Beurteilung der Medikamente als (a) wenig hinterfragend, (b) autonom-skeptisch, (c) balanciert-zustimmend oder (d) autonom-positiv charakterisieren lassen. Die Gruppen unterscheiden sich in ihrer Einschätzung der Auswirkung neuroleptischer Behandlung auf ihre Lebensqualität, wobei die erste Gruppe niedrigere Lebensqualitätswerte berichtete (Day et al. 1996).

– Q-Sort-Verfahren

In einer Gruppe von 53 chronisch schizophrenen Patienten unter Depotneuroleptika fanden Larsen u. Gerlach (1996) zwar, daß 60% der Patienten die Medikation insgesamt positiv sahen, die Nebenwirkungen aber trotz generell positiver Bewertung von der Mehrzahl als störend beurteilt wurden. Die Bewegungsstörungen wurden von den Patienten als am wenigsten und von den Ärzten als am meisten, die psychischen Nebeneffekte von den Ärzten als am wenigsten und von den Patienten als am meisten beeinträchtigend wahrgenommen. Es ergab sich keine Korrelation zwischen dem klinischen Schweregrad der Erkrankung und der eigenen Einschätzung des Schweregrades durch die Patienten.

– Bewertung von Medikation und Nebenwirkungen

Auch Awad (1992) weist darauf hin, daß zum Verständnis der Wirkungen der Medikamente auf die Lebensqualität schizophrener Patienten nicht nur die Kenntnis der unerwünschten Wirkungen, sondern auch die der subjektiven Wahrnehmung von Neuroleptikaeffekten erforderlich ist. Bisher wurden Lebensqualitätsskalen in klinischen Studien nur vereinzelt angewandt (Selai u. Trimble 1994).

4.3 Depression

Im Gegensatz zur Situation in der Schizophrenieforschung wurde in der Depressionsforschung schon seit längerem der Selbstbericht der Patienten als Bewertungskriterium des Behandlungsergebnisses mit einbezogen. Hier wurden krankheitsübergreifende Meßinstrumente wie die *Hospital Depression and Anxiety Scale*, die *Hopkins Symptom Checklist*, der *Psychological General Well Being Index* oder der *SF-36 Health Survey* eingesetzt (Bech 1995). Speziell zur Erfassung der Depressivität steht auch das *Smith-Kline-Beecham-Verfahren* (*SBQOL*; Stocker et al. 1992) zur Verfügung, das mit 23 Items in 3 Dimensionen die relative Distanz von aktuellen und Selbstidealbeurteilungen in verschiedenen Lebensbereichen erhebt. Eingesetzt bei 129 depressiven Patienten hat das Verfahren eine angemessene Validität und Retestreliabilität. Für depressive Patienten wurde auch die *Quality of Life in Depression Scale* (*QLDS*; Hunt

Selbstberichte der Patienten

– SBQOL

– QLDS

et al. 1981) entwickelt, die mit 29 Items lediglich eine Dimension, diese allerdings reliabel, erfaßt und die sich in einer Studie mit 196 Patienten als mit der *Hospital Depression Scale* korreliert erwies.

Studien zur Wirkung der Serotonin-Reuptake-Hemmer

Bisher liegen Studien zur Wirkung der Serotonin-Reuptake-Hemmer sowie der Monoaminoxydasehemmer in bezug auf die Lebensqualität vor. In einer Untersuchung wurde unter Benutzung eines Vorläufers des *SF-36 Health Survey* und einem dimensionalen Maß zur Erfassung der Lebensqualität krankheitsübergreifend im Vergleich von Fluoxetin mit Moclobemid bei 209 depressiven Patienten sowohl eine Reduktion der Symptomatik festgestellt als auch ein positiver Effekt beider Therapien auf die Lebensqualität, wobei allerdings kein signifikanter Unterschied zwischen den Behandlungsstrategien bestand (Lonnqvist et al. 1994). Unter Benutzung des *SF-36 Health Survey* sowie des *General Health Questionnaire* wurde bei 651 depressiven Patienten während der Behandlung mit Moclobemid eine signifikante Verbesserung der Lebensqualität im Vergleich zur Situation vor der Behandlung festgestellt (Walker et al. 1995).

– SF-36

Mit einer eindimensionalen „Thermometerskala" zur Messung der Lebensqualität zeigten sich in einer Studie mit 100 uni- bzw. bipolaren depressiven Patienten und 2 Kontrollgruppen von 50 gesunden Patienten und 50 Patienten mit Persönlichkeitsstörungen keine signifikanten Unterschiede zwischen lithiumbehandelten affektiv erkrankten Patienten und den Vergleichsgruppen in bezug auf die Lebensqualität (Lepkifer et al. 1988).

4.4 Angststörungen

Lebensqualität von Patienten mit Panikstörungen
– SF-36

Die Lebensqualität von Patienten mit Panikstörungen wurde in einer großen epidemiologischen Studie erfaßt, wobei hier eine frühe Version des *SF-36-Health-Survey*-Meßverfahrens aus der Medical-Outcome-Studie eingesetzt wurde. Insgesamt wurden über 18.000 Erwachsene im Alter von über 18 Jahren interviewt, von denen 5034 Personen eines bestimmten Gebietes ausgewählt wurden, wobei 250 Personen an Panikstörungen litten. Hier zeigte sich, daß die Panikstörungen mit deutlichen Einschränkungen im sozialen und körperlichen Bereich verbunden sind, vergleichbar mit der klinischer Depressionen. Hierzu gehören subjektive Gefühle schlechter körperlicher und psychischer Gesundheit, aber auch Alkohol- und Drogenmißbrauch, erhöhte Wahrscheinlichkeit von Suizidversuchen, beeinträchtigte soziale und partnerschaftliche Funktionen, finanzielle Abhängigkeit und erhöhter Gebrauch psychoaktiver Medikamente sowie ärztlicher Leistungen im Zusammenhang mit den emotionalen Problemen (Markowitz et al. 1989).

Unter Benutzung des *SF-36 Health Survey* fanden auch Massion et al. (1993) bei 357 Personen mit einer gegenwärtigen Episode einer Panikstörung und/oder generalisierter Angststörung signifikante Beeinträchtigungen der Lebensqualität, besonders auch im Bereich der Rollenfunktion, der sozialen Funktion und der Partnerbeziehungen.

Effekte der Behandlung auf die Lebensqualität

Die bisher einzige Studie zum Effekt von Behandlungen auf die Lebensqualität von Patienten liegt von Telch et al. (1995) vor, bei denen 156 Patienten mit Panikstörung und Agoraphobie randomisiert einer kognitiv-verhaltenstherapeutischen Behandlungsgruppe, bzw. einer Warte-Kontrollgruppe, zugewiesen wurden. Eingesetzt wurde die *Social Adjustment Scale (SAS)* und eine Funktionsstörungsskala *(SDS)*, beide im Selbstbericht. Zu Behandlungsbeginn zeigten die Patienten eine starke Einschränkung in der Lebensqualität, wobei durch die Behandlung im Vergleich zur Kontrollgruppe eine signifikante Verringerung dieser Einschränkungen zustande kam, die beim Follow-up erhalten blieben. Angst und phobische Vermeidung waren signifikant mit verringerter Lebensqualität verbunden, wohingegen die Häufigkeit von Panikattacken dies nicht war.

– SAS
– SDS

4.5 Lebensqualität von Patienten nach stationärer Versorgung

In einer kanadischen Studie wurde die Lebensqualität von 43 Patienten bis 3 Jahre nach der Entlassung aus einem psychiatrischen Rehabilitationsprogramm erfaßt. Die Patienten schätzten zu 86% die größere Unabhängigkeit und Privatheit des Lebens draußen, und 77% empfanden ihre Lebensqualität im Vergleich zur Hospitalisierung höher, was sich auch in höheren Werten in den Lebensqualitätsdimensionen soziale Fertigkeit, Freizeitaktivitäten und Lebenssituation äußerte (Gerber et al. 1994)

Lebensqualitätsbewertungen nach Entlassung aus einem Rahabilitationsprogramm

Auch zeigte sich in einer italienischen Beobachtungsstudie an 40 Patienten im Verlauf eines Jahres nach Entlassung, daß diejenigen, die an einem Berufswiedereinstiegsprogramm teilgenommen hatten, eine bessere Lebensqualität angaben (Pirfo et al. 1994).

In einer britischen Studie ergaben sich keine Unterschiede in der Lebensqualität zwischen 62 Patienten, die in Wohngemeinschaften, betreuten Wohngruppen oder privat untergebracht waren (Oliver u. Mohamed 1992).

Eine größere Stichprobe von 1527 Patienten wurde bezüglich ihrer – als generell hoch eingeschätzten – Lebensqualität befragt, wobei sich als wesentliche Prädiktoren der Lebensqualität das Einkommen und das Gefühl der Kontrolle über die eigenen Lebensumstände erwiesen (Rosenfeld 1992). Mit Hilfe des *Quality of Life Interview* von Lehman wurden 29 in der Gemeinde lebende britische Patienten befragt, wobei sich 1 Jahr nach Krankenhausentlassung signifikante Verbesserungen in Lebensbedingungen, Sozialkontakten und Freizeitaktivitäten ergaben (Barry u. Crosby 1996). Auch Mercier (1994) fand bei 152 Patienten mit Hilfe pfadanalytischer Methodik, daß größere Autonomie zu höherer Lebensqualität führt und diese wiederum die Einbindung in die Gemeinde fördert.

Prädiktoren der Lebensqualität
– Einkommen
– Kontrolle über eigene Lebensumstände

Der Lebensstandard nach Entlassung erwies sich auch in einer Studie an 61 ambulanten Patienten als wesentlich für die Lebensqualität, weniger aber die Zufriedenheit mit der eigenen Person (Skantze et al. 1992).

– Lebensstandard

Im Vergleich zwischen US-amerikanischen und britischen ambulanten Patienten zeigte sich trotz stärkeren Ausmaßes psychopathologischer Störungen in der amerikanischen Gruppe eine vergleichbare Lebensqualität, was nach Ansicht der Autoren auf die adäquatere Versorgung in den USA hinweist (Warner u. Huxley 1993). Auch Dencker u. Dencker (1995) betonen die Notwendigkeit der Qualitätssicherung in der Versorgung, um so die Basis für eine positive Lebensqualitätsentwicklung der Patienten zu gewährleisten.

- soziale Einbindung

In einer amerikanischen Studie wurden 53 Patienten 11 Jahre nach Entlassung zur Lebensqualität befragt (Okin u. Pearsall 1993). Hier zeigte sich, daß Patienten mit sozialer Einbindung die höchste Lebensqualitätsbewertung abgaben. Diese Ergebnisse weisen nicht nur auf die Rolle der Lebensbedingungen hin, sondern auch darauf, daß durch entsprechende Lern- und Trainingsprogramme die soziale Kompetenz und die Lebensqualität der Patienten gefördert werden kann (Mercier 1994; Englert et al. 1994). Atkinson et al. (1996) berichten von einer randomisierten Studie, in der eine diesbezügliche Trainingsgruppe im Vergleich zu einer Warte-Kontrollgruppe signifikant vom Training sozialer Funktionsfähigkeit profitierte. Insgesamt geht die psychiatrische Versorgungsforschung sowohl im Akutbereich als auch in der Rehabilitation bezüglich der Gemeindenähe der psychiatrischen Patienten stark auf das subjektive Erleben des Patienten ein, das zunehmend als wesentliches Kriterium zur Ergebnisbeurteilung gesehen wird (Sartorius 1995; Perschak et al. 1994; Simmons 1994; Corten et al. 1994).

5 Ausblick

Offene Fragen und Probleme der Lebensqualitätsforschung

Seit ihrem Bestehen hat sich die Lebensqualitätsforschung mit 3 wesentlichen Fragen auseinanderzusetzen gehabt, die in der Fremdwahrnehmung besonders durch die Medizin an sie herangetragen wurden: Die erste Frage berührt die grundsätzliche Skepsis gegenüber der Möglichkeit, Lebensqualität zu definieren und operational greifbar zu machen (Kilian 1995). Die zweite Frage betrifft die Konstruktion und die Qualität der Verfahren zur Erfassung der Lebensqualität, nicht selten mit dem Verdacht, diese würden „zu subjektiv", zu anfällig für Verzerrungen und deshalb wertlos sein (Guyatt et al. 1993). Der dritte Aspekt berührt den Nutzen einer Erfassung der Lebensqualität, d.h. die Frage, inwieweit die Forschungsergebnisse gesundheitspolitisch oder auch für das individuelle ärztliche Handeln relevant sind. Hier sind die Ziele der Lebensqualitätsforschung zu diskutieren.

- individuelle Repräsentation des Konzeptes

Offene Fragen der Lebensqualitätsforschung bestehen in der individuellen Repräsentation des Lebensqualitätskonzeptes bzw. in dem Problem der Berücksichtigung individueller Lebensqualitätsdimensionen durch standardisierte Instrumente, in der Frage nach der Übereinstimmung von Selbst- und Fremdbericht, der begrifflichen Übereinstimmung zwischen Wohlbefinden, Depression und Lebensqualität, der Gewichtung von Lebensqualitätsindikatoren, der klinischen Relevanz von Lebensqualitätserhebungen in der Praxis und in der Frage, was für den Patienten wichtiger ist: die objektiven Lebensbedingungen oder die subjektive Lebensqualität.

Obwohl inzwischen Konsens darüber herrscht, daß Lebensqualität ein mindestens dreidimensionales ist, das auch multidimensional erhoben werden und sich auf Patientenaussagen stützen sollte, wird immer wieder bezweifelt, ob dies der richtige Lösungsweg zur Operationalisierung eines komplexen Konstrukts ist. Zum Problem der Meßbarkeit ist zu sagen, daß die bisher existierenden krankheitsübergreifenden und krankheitsspezifischen Ansätze einen beschränkten, allerdings methodisch akzeptablen Zugang zur Erforschung der Lebensqualität darstellen. Die Frage, wie valide dieser Bericht ist und welche inhaltlichen Kriterien der individuellen Rekonstruktion des Begriffes Lebensqualität bei den einzelnen Patienten damit abgebildet werden, ist nach wie vor fraglich.

- Komplexität des Konstrukts

Eine kritische Reflexion des Wertes von Lebensqualität als Zielkriterium in der Medizin legt auch eine Skepsis gegenüber der Umsetzung der Forschungergebnisse nahe. Zwar sind in klinischen Studien Informationen über die positive Wirkung bestimmter Behandlungen auf die Lebensqualität zu finden. Allerdings ist gerade bei Divergenz von klinischen und Lebensqualitätsergebnissen fraglich, welchen Stellenwert die Lebensqualitätsveränderungen im Rahmen der aktuellen individualzentrierten Therapieplanung bzw. im weiteren gesundheitspolitisch definierten Handlungsrahmen haben können. Wenn die Verbesserung der Lebensqualität von Patienten tatsächlich primäres Ziel für medizinisches Handeln wird, so wird dies kostenintensiv, weil dies nicht nur allein mit klassischen medizinischen Maßnahmen realisierbar ist und somit Gegenstand intensiven gesellschaftlichen Diskurses sein wird.

- Umsetzung der Forschungsergebnisse

Die Einbeziehung des Begriffs Lebensqualität hat sich in der internationalen psychiatrischen Forschung im Vergleich zu anderen medizinischen Disziplinen zögerlich entwickelt (Lehmann et al. 1982); dieses gilt auch für den deutschsprachigen Raum (Möller et al. 1996). Speziell die Auseinandersetzung mit der Lebensqualität schizophrener Patienten steht hier im Vordergrund (Kaiser et al. 1996; Lauer 1994, 1996; Stieglitz 1996). In der kurzen Zeit der Auseinandersetzung mit dem Thema ist aber besonders im Bereich der theoretischen Grundlagen des Lebensqualitätsbegriffs in der Psychiatrie – besonders der europäischen – eine solide Basis für die Forschung entwickelt worden (Angermeyer u. Kilian 1996). Anders als in anderen Fächern hat sich die Psychiatrie substantiell mit dem Konstrukt Lebensqualität beschäftigt und einen konzeptuellen Beitrag zur Begriffsklärung geleistet.

- zögernde Verwendung des Begriffs Lebensqualität in der Psychiatrie

Demgegenüber steht die Entwicklung von krankheitsspezifischen Meßinstrumenten zur Erfassung der Lebensqualität psychisch kranker Menschen noch am Anfang. Für viele der im angloamerikanischen Sprachraum entwickelten krankheitsspezifischen Verfahren gilt, daß sie ursprünglich nicht gezielt als Operationalisierungen des Lebensqualitätskonstrukts gedacht waren, jetzt aber so verwendet werden. Zu klären ist also, inwiefern diese Instrumente den Gegenstandsbereich Lebensqualität (als mehrdimensionales Konstrukt mit den vom Patienten berichteten Inhalten psychischer, körperlicher, sozialer, mentaler und alltagsbezogener Befindlichkeit und Funktionsfähigkeit) adäquat repräsentieren.

- Bedarf an Meßinstrumenten

Fraglich ist auch, inwieweit zur Erfassung der Lebensqualität detaillierte Interviews notwendig sind oder ob kürzere und damit zeitökonomische sowie patientenfreundliche Skalen sinnvoll wären, zumindest in klinischen Studien. Andererseits bleibt weiterhin offen, wie die Lebensqualität psychiatrischer Patientengruppen qualitativ zu beschreiben ist bzw. inwiefern sich Erleben und Verhalten der Patienten mit den derzeit gebräuchlichen Lebensqualitätsdimensionen deckt. Für die vorliegenden internationalen Meßinstrumente stehen des weiteren auch grundlegende psychometrische Arbeiten aus, die nach einer adäquaten Übersetzung und dem Einsatz an deutschsprachigen Patienten die Berechnung testtheoretischer Kennwerte beinhaltet.

- beschränkter Einsatz von Meßinstrumenten

Der Einsatz von Meßinstrumenten hat sich bisher auf einige deskriptive Studien beschränkt sowie auf Fragen der Versorgung der Patienten nach Akutbehandlung, wobei die Studien meist geringe Fallzahlen aufweisen. Fast völlig fehlen epidemiologische und klinische Studien, die aber für die Ermittlung von Betreuungsbedarf und für die Abschätzung von Behandlungseffekten bezüglich des Kriteriums Lebensqualität notwendig wären. Die Frage, ob psychiatrische Patienten ihre Lebensqualität selbst beurteilen können, kann aus den vorliegenden Ergebnissen im Prinzip bejaht werden. Mit Ausnahme von schwerwiegenden klinischen Symptomen bzw. mentalen Beeinträchtigung sind die Patienten nach vorliegenden Studienergebnissen in der Lage, konsistent und adäquat über ihre Befindlichkeit und Funktionsfähigkeit Auskunft zu geben.

Selbstbericht des Patienten

Die Tatsache, daß ein Patient unter einer psychiatrischen Symptomatik leidet, bedeutet nicht, daß die subjektive Erfahrung seiner aktuellen Verfassung irrelevant sei, weil seine Befindlichkeit durch die Symptomatik verzerrt wäre. Mit Ausnahme einiger weniger psychiatrischer Zustände, wie z.B. der akuten Psychose oder der progredierten Demenz, sind Patienten willens und in der Lage, über ihr Erleben und „In-der-Welt-sein" Auskunft zu geben. Der Selbstbericht der Patienten ist besonders im Hinblick auf die Suche nach verträglichen, nebenwirkungsärmeren Medikamenten ernst zu nehmen.

Da sich das Intervieweurteil über die Lebensqualität (sog. Fremd- oder „Proxy"-Beurteilung) vom Selbstbericht der Patienten in den meisten Studien unterscheidet, sollten diese Daten auch getrennt behandelt werden: das Intervieweurteil also nicht als externes Validitätskriterium für das Erleben der Patienten verstanden werden, sondern als eigenständige Informationsquelle.

Lebensqualität als Beschreibungsgröße für die Verfassung von Patienten und als Zielkriterium therapeutischen Handelns

Angesichts des aktuellen Forschungsstandes sind im Bereich der Lebensqualitätserhebung in der Psychiatrie sowohl theoretisch als auch methodisch und praktisch noch einige Aktivitäten erforderlich. Sinnvoll sind diese Arbeiten dann, wenn der Begriff Lebensqualität patientenorientiert in seiner Multidimensionalität auch von Ärzten, Patienten und Angehörigen für relevant erachtet und akzeptiert wird, d.h. als Beschreibungsgröße für die Verfassung der Patienten und als Zielkriterium therapeutischen Handelns (Strauss 1996). Diese grundlegende Entscheidung für (oder gegen) eine an dem Begriff Lebensqualität orientierte psychiatrische Forschung ist wünschenswert und erfordert wiederum gesundheitspolitische Entscheidungen, die die Lebensqualitätsforschung nicht treffen kann, für die sie aber durch Erarbeitung von Konzepten, Methoden und Anwendungsmöglichkeiten eine solide Diskussionsbasis schaffen kann.

Generell gilt für das ganze Feld, daß Lebensqualität kein wertneutraler Begriff ist. Gerade die krankheitsübergreifenden Lebensqualitätsmeßinstrumente rekurrieren implizit auf eine Norm des körperlich leistungsfähigen, psychisch gesunden, sozial integrierten und funktionell kompetenten Menschen, der zumindest in unserer Kultur besonders hoch geschätzt wird. Wenn solche Lebensqualitätsbewertungen den Therapieentscheidungen zugrunde liegen, stellt sich bald die Frage, inwieweit hier nicht Patientengruppen systematisch diskriminiert werden (z.B. körperlich behinderte oder psychisch kranke Patienten).

*Lebensqualität als wert-
besetzter Begriff*

Ein Ausweg aus diesem Dilemma ist sicherlich nicht, das Thema Lebensqualität wieder aus der Psychiatrie zu verbannen, sondern sich der inhärenten ethischen Problematik in der Definition von Therapiezielen zu stellen, was prinzipiell auch für klinische Daten gilt. Die gesellschaftlich zu entscheidende Frage ist, welche Art von Therapien mit welchem finanziellen Nutzen zu welchen Ergebnissen führen, nicht nur hinsichtlich des bisher klassisch definierten Gesundheitszustandes (z.B. Messung von Laborwerten), sondern auch im subjektiven Erleben der Patienten (gesundheitsbezogene Lebensqualität). Weitere Forschungsaktivitäten sind nötig, um jenseits der bereits in Bearbeitung befindlichen methodischen und praktischen Aspekte der Lebensqualitätsforschung auch konzeptuelle und ethische Aspekte mit einzubeziehen.

*Bedeutung des
subjektiven Erlebens
des Patienten*

6 Literatur

Abele A, Becker P (1991) Wohlbefinden. Juventa, Weinheim

Angermeyer M (1994) Symptomfreiheit oder Lebensqualität: Ziele der Schizophreniebehandlung. In: Katschnig H, König P (Hrsg) Schizophrenie und Lebensqualität. Springer, Wien New York (Aktuelle Probleme der Schizophrenie, Bd 5, S 65–80)

**Angermeyer M, Kilian R (1996) Quality of life in mental illness. In: Katschnig H, Freeman H, Sartorius N (eds) Quality of life and mental disorders. Wiley, Chichester, pp 119–132

Atkinson JM, Coia DA, Harper Gilmour W, Harper JP (1996) The impact of education groups for people with schizophrenia on social functioning and quality of life. Br J Psychiatry 168:199–204

Awad A (1992) Quality of life of schizophrenic patients on medications and implications for new drug trials. Hosp Commun Psychiatry 43:262–265

Baker F, Intagliata J (1982) Quality of life in the evaluation of community support systems. Eval Program Plan 5:69–79

Baker F, Jodrey D, Intagliata J (1992) Social support and quality of life of community support clients. Commun Ment Health J 28:397–411

Barry MM, Crosby C (1996) Quality of life as an evaluative measure in assessing the impact of community care on people with long-term psychiatric disorders. Br J Psychiatry 168:210–216

**Bech P (1995) Rating scales for psychopathology, health status and quality of life. Springer, Berlin Heidelberg New York Tokio

Bech P (1996) Quality of life measurements in major depression. Eur Psychiatry 11:123–126

Becker M, Diamond R, Sainfort F (1992) A new patient focused index for measuring quality of life in persons with severe and persistent mental illness. Qual Life Res 2:239–251

Bergner M, Bobbit RA, Carter WB et al. (1981) The sickness impact profile: development and final revision of a health status measure. Med Care 19:787–805

Bigelow DA, Brodsky G, Steward L et al. (1982) The concept and measurement of quality of life as a dependent variable in evaluation of mental health services. In: Strahler GJ, Tash WR (eds) Innovative approaches to mental health evaluation. Academic Press, New York, pp 345–366

Bigelow DA, Gareau M, Young D (1990) A quality of life interview. Psychosoc Rehabil J 14:94–98

Brinstein JC (1993) Personal goals and subjective wellbeing – a longitudinal study. J Pers Soc Psychol 65:1061–1075

Bullinger M (1991) Quality of life – definition, conceptualization and implications – a methodologist's view. Theor Surg 6:143–149

Bullinger M (1996) Lebensqualität – ein Ziel- und Bewertungskriterium medizinischen Handelns. In: Möller HG, Engel R, Hoff P (Hrsg) Befunderhebung in der Psychiatrie: Lebensqualität, Negativsymptomatik und andere aktuelle Entwicklungen. Springer, Wien New York, S 14–29

Bullinger M, Kirchberger J, Steinbüchl N von (1993) Der Fragebogen Alltagsleben – ein Verfahren zur Erfassung der gesundheitsbezogenen Lebensqualität. Z Med Psychol 3:121–131

Calman KC (1987) Definition and dimensions of quality of life. In: Aaronson NK, Beckmann J, Bernheim J, Zittoun R (eds) The quality of life of cancer patients. Raven, New York, pp 88–102

Campbell J (ed) (1981) The quality of American life. Russel-Sage, New York

Campbell J, Schraiber R, Temkin T, Tuscher T (1989) The Well-Being Project: mental health clients speak for themselves. Report to the California Department of Mental Health

Clare A, Cairns V (1978) Design, development and use of a standardized interview to assess social maladjustment and dysfunction in community samples. Psychol Med 8:589–604

Corrigan P, Buican B (1995) The construct validity of subjective quality of life for the severely mentally ill. J Nerv Ment Dis 183:281–285

Corten P, Mercier C, Pelc I (1994) „Subjective quality of life": clinical model for assessment of rehabilitation treatment in psychiatry. Soc Psychiatry Psychiatric Epidemiol 29:178–183

Day J, Bentall R, Warner S (1996) Schizophrenic patients' experiences of neuroleptic medication: a Q-methodological investigation. Acta Psychiatr Scand 93:397–402

Dencker SJ, Dencker K (1995) The need for quality assurance for a better compliance and increased quality of life in chronic schizophrenic patients. Int Clin Psychopharmacol 9(Suppl 5):35–40

Derogatis LR, Lipman RS, Covi R (1973) SCL 90 – an outpatient psychiatric rating scale. Psychopharmacol Bull 19:13–27

Endicott J, Nee J, Harrison W, Blumenthal R (1993) Quality of life and enjoyment questionnaire – a new measure. Psychopharmacol Bull 29:321–326

Englert JS, Ahrens B, Gebhardt R, Kliefoth M, Saupe R, Stieglitz RD, Unnewehr S (1994) Implications of the concepts „coping" and „quality of life" for criteria of course and outcome. Pharmacopsychiatry 27:34–36

Fabian ES (1992) Supported employment and the quality of life: does a job make a difference? Rehabil Counsel Bull 36:84–97

Franz M, Plüddemann K, Gruppe H, Gallhofer B (1996) Modifikation und Anwendung der Münchner Lebensqualitäts-Dimensionen-Liste bei schizophrenen Patienten. In: Möller HG, Engel R, Hoff P (Hrsg) Befunderhebung in der Psychiatrie: Lebensqualität, Negativsymptomatik und andere aktuelle Entwicklungen. Springer, Wien New York, S 103–112

Gater RA, Kind P, Gudex C (1995) Quality of life in liaison psychiatry: a comparison of patient and clinician assessment. Br J Psychiatry 166:515–520

Gerber GJ, Coleman GE, Johnston L, Lafave HG (1994) Quality of life of people with psychiatric disabilities 1 and 3 years after discharge from hospital. J Qual Life Res 3:379–383

Glatzer W, Zapf W (1984) Lebensqualität in der Bundesrepublik Deutschland. Campus, Frankfurt

Goldberg DP, Hillier VF (1979) A scaled version of the general health questionnaire. Psychol Med 9:139–149

Grégoire J, de Leval N, Mesters P, Czarka M (1994) Validation of the quality of life in depression scale in a population of adult depressive patients aged 60 and above. Qual Life Res 3:13–19

Gudex C (1996) Measuring patient benefit in mental illness. Eur Psychiatry 11:155–158

Guyatt GH, Feeny DH, Patrick DL (1993) Measuring health-related quality of life. Ann Int Med 118:622–629

Heinisch M, Ludwig M, Bullinger M (1991) Psychometrische Testung der „Münchner Lebensqualitäts-Dimensionen-Liste (MLDL)". In: Bullinger M, Ludwig M, Steinbüchel N von (Hrsg) Lebensqualität bei kardiovaskulären Erkrankungen. Hogrefe, Göttingen, S 73–91

Heinrichs D, Hanlon T, Carpenter W (1984) The quality of life scale: an instrument for rating the schizophrenic deficit syndrome. Schizophr Bull 10:388–398

**Helmchen H (1990) „Lebensqualität" als Bewertungskriterium in der Psychiatrie. In: Schölmerich P, Thews G (Hrsg) „Lebensqualität" als Bewertungskriterium in der Medizin. Fischer, Stuttgart New York, S 93–115

Hogan TP, Awad AG (1992) Subjective response to neuroleptics and outcome in schizophrenia: a re-examination comparing two measures. Psychol Med 22:347–352

Holcomb W, Morgan P, Adams N, Ponder H, Farrel M (1993) Development of a structured interview scale for measuring quality of life of the severely mentally ill. J Clin Psychol 49:830–834

Huber D, Heinrich G, Herschbach P (1988) Measuring the quality of life: a comparison between chrinically ill patients and healthy persons. Pharmacopsychiatry 21:453–455

Hunt SM, McKenna SP, McEwen J, Williams J, Papp E (1981) The Nottingham Health Profile: subjective health status and medical consultations. Soc Sci Med 15A:221–229

*Kaiser W, Priebe S, Hoffmann K, Isermann M (1996) Subjektive Lebensqualität bei Patienten mit chronischer Schizophrenie. Nervenarzt 67:572–582

Katschnig H (1994) Wie läßt sich die Lebensqualität bei psychischen Krankheiten erfassen? In: Katschnig H, König P (Hrsg) Schizophrenie und Lebensqualität. Springer, Wien New York (Aktuelle Probleme der Schizophrenie, Bd 5, S 1–13)

Katschnig H, König P (Hrsg) Schizophrenie und Lebensqualität. Springer, Wien New York (Aktuelle Probleme der Schizophrenie, Bd 5)

Kelstrup A, Lund K, Lauritsen B, Bech P (1993) Satisfaction with care reported by psychiatric inpatients: Relationship to diagnosis and medical treatment. Acta Psychiatr Scand 87:374–379

Kilian R (1995) Ist Lebensqualität meßbar? Probleme der quantitativen und Möglichkeiten der qualitativen Erfassung von Lebensqualität in der Psychiatrie. Psychiatr Prax 22:97–101

Larsen E, Gerlach J (1996) Subjective experience of treatment, side-effects, mental state and quality of life in chronic schizophrenic outpatients treated with depot neuroleptics. Acta Psychiatr Scand 93:381–388

Lauer G (1994) Bereichsspezifische subjektive Lebensqualität und krankheitsbedingte Einschränkungen chronisch schizophrener Patienten. Psychiatr Prax 21:70–73

Lauer G (1996) Lebensqualität und Schizophrenie: Ein Überblick über empirische Ergebnisse. In: Möller HJ, Engel R, Hoff P (Hrsg) Befunderhebung in der Psychiatrie: Lebensqualität, Negativsymptomatik und andere aktuelle Entwicklungen. Springer, Wien New York, S 63–72

Lehmann A (1983) The well-being of chronic mental patients. Arch Gen Psychiatry 40:369–373

Lehmann A (1988) A quality of life interview for the chronically mentally ill. Eval Program Plan 11:51–62

**Lehmann A (1996) Measures of quality of life among persons with severe and persistent mental disorders. In: Katschnig H, Freeman H, Sartorius N (eds) Quality of life and mental disorders. Wiley, Chicester, pp 117–128

Lehmann A, Ward W, Linn L (1982) Chronic mental patients, the quality of life issue. Am J Psychiatry 139:1271–1276

Lehmann A, Possidente S, Hawker F (1986) The quality of life of chronic patients in state hospital and in community residences. Hosp Commun Psychiatry 37:901–907

Lehman AF, Slaughter JG, Myers CP (1992) Quality of life experiences of the chronically mentally ill: gender and stages of life effects. Eval Program Plan 15:7–12

Lehmann A, Postrado L, Rachuba L (1993) Convergent validation of quality of life assessment for persons with severe mental illnesses. Qual Life Res 2:327–333

Leimkühler A M, Müller U (1996) Patientenzufriedenheit – Artefakt oder soziale Tatsache? Nervenarzt 67:765–773

Lepkifker E, Horesu N, Floru S (1988) Life satisfaction and adjustment in lithium treated patients in remission. Acta Psychiatr Scand 78:391–438

Lonnqvist J, Sintonen H, Syvälahti E et al. (1994) Antidepressant efficacy and quality of life in depression: a double-blind study with moclobemide and fluoxetine. Acta Psychiatr Scand 89:363–369

Malm U, May P, Deneker SJ (1981) Evaluation of the quality of life of the schizophrenic outpatient: a checklist. Schizophr Bull 7:477–487

Maslow AH (1970) Motivation and personality. Harper & Row, New York

Massion A, Warshaw M, Keller B (1993) Quality of life and psychiatric morbidity in panic disorder and generalized anxiety disorder. Am J Psychiatry 150:600–607

Markowitz J, Weissmann M, Oulette R, Lish J, Klermann G (1989) Quality of life in panic disorder. Arch Gen Psychiatry 46:984–992

McDowell I, Newell C (1987) Measuring health: a guide to rating scales and questionnaires. Oxford University Press, New York

*Mechanic D, McAlpine D, Rosenfield S, Davis D (1992) Effects of illness attribution and depression on the quality of life among persons with serious mental illness. Br J Psychiatry 11:155–164

Mercier C (1994) Improving the quality of life of people with severe mental disorders. Soc Indicat Res 33:165–192

Möller HJ, Engel R, Hoff P (1996) Befunderbebung in der Psychiatrie: Lebensqualität, Negativsymptomatik und andere aktuelle Entwicklungen. Springer, Wien New York

Mulkern V, Agosta J, Ashbaugh J et al. (1986) Community support program client follow-up study. Report to NIMH Rockville, Maryland, USA

*Naber D (1995) A self-rating to measure subjective effects of neuroleptic drugs, relationship to objective psychopathology, quality of life, compliance and other clinical variables. Int Clin Psychopharmacol 10(Suppl 3):133–138

Naber D, Walther A, Kircher T, Hayek D, Holzbach R (1994) Subjective effects of neuroleptics predict compliance. In: Gaebel W, Awad A (eds) Prediction of neuroleptic treatment outcome in schizophrenia – concepts and methods. Springer, Wien New York, pp 85–98

Najman JM, Levine S (1981) Evaluating the impact of medical care and technology on the quality of life. A review and critique. Soc Sci Med 15F:107–115

Okin R, Pearsall D (1993) Patients' perceptions of their quality of life 11 years after discharge from a state hospital. Hosp Commun Psychiatry 3:236–240

Oliver J (1992) the social care directive: development of a quality of life profile for use in community services for the mentally ill. Soc Work Soc Sci Rev 3:5–45

Oliver J, Mohamad H (1992) The quality of life of the chronically mentally ill. Br J Soc Work 22:391–404

*Patrick DL, Erickson P (1992) Health status and health policy. Oxford University Press, New York

Perschak H, Suter PM, Vetter W (1994) Determinanten der Lebensqualität und des Gesundheitszustandes bei ambulanten Patienten. Schweiz Med Wochenschr 124:1945–1947

Pirfo E, Alberg C, Asizio I, Catapano S, Cortese M, Romano C (1994) Job preparation and improvement of the quality of life of schiziphrenic patients in today's Metropolis. Int J Mental Health 23:11–22

Priebe S, Kaiser W, Huxley P (1996) Lebensqualität als Planungs- und Evaluationskriterium psychiatrischer Versorgung. Gesundheitswesen 58(Sonderheft 1):86–90

Revicki D, Turner R, Brown R, Martindale J (1992) Reliability and validity of a health-related quality of life battery for evaluating outpatient andepressant treatment. Qual Life Res 1:257–266

Röder-Wanner U (1995) Schizophrenie und Lebensqualität – geschlechtsspezifische Aspekte. Fortschr Neurol Psychiatrie 63:393–401

Rosenfeld S (1992) Factors contributing to the quality of life of the chronically mentally ill. J Health Soc Behav 33:299–315

Sainfort F, Becker M, Diamond R (1996) Judgments of quality of life of individuals with severe mental disorders: patient self-report versus provider perspectives. Am J Psychiatry 153:497–502

Sartorius N (1995) Rehabilitation and Quality of Life. Int J Mental Health 24:7–13

*Sartorius N, Kuyken W (1994) Translation of Health Status Instruments. In: Orley J, Kuyken W (eds) Quality of life assessment: international perspectives. Springer, Berlin Heidelberg New York Tokio, pp 41–57

Schene A, Tessler R, Gamache G (1996) Instruments measuring family or caregiver burden in severe mental illness. In: Katschnig H, Freeman H, Sartorius N (eds) Quality of life and mental disorders. Wiley, Chicester

Schölmerich P, Thews G (1992) „Lebensqualität" als Bewertungskriterium in der Medizin. Symposium der Akademie der Wissenschaften und der Literatur. Fischer, Stuttgart

Selai C, Trimble M (1994) The Role of quality of life measures in psychopharmacology. Hum Psychopharmacol 9:211–214

Simmons S (1994) Quality of life in community mental health care – a review. Int J Nurs Stud 31:183–193

Skantze K, Malm U, Dencker SJ, May PRA, Corrigan P (1992) Comparison of quality of life with standard of living in schizophrenic out-patients. Br J Psychiatry 161:797–801

**Spilker B (1996) Quality of life assessment in clinical trails. Raven, New York

Spitzer RL, Kroenke K, Linzer M et al. (1995) Health-related quality of life in primary care patients with mental disorders: results from the PRIME-MD 1000 study. JAMA 274:1511–1517

Stein L, Test M (1980) Alternative to mental sopital treatment. I. Conceptual model, treatment program and clinical evaluation. Arch Gen Psychiatry 37:392–372

**Stewart AL, Ware J (1992) Measuring function and wellbeing. Duke Univ Press, Durham NC

Stieglitz R (1996) Erfassung von Lebensqualität bei schizophrenen Patienten. In: Möller HJ, Engel R, Hoff P (Hrsg) Befunderhebung in

der Psychiatrie: Lebensqualität, Negativsymptomatik und andere aktuelle Entwicklungen. Springer, Wien New York, S 73–82

Stoker M, Dunbar G, Beaumont G (1992) The Smith-Kline-Beecham „quality of life" scale: a validation and reliability study in patients with affective disorder. Qual Life Res 1:385–395

Strauss J (1996) Subjectivity. J Nerv Mental Dis 184:205–212

Sullivan G, Wells KB, Leake B (1992) Clinical factors associated with better quality of life in a seriously mentally ill population. Hosp Commun Psychiatry 43:794–798

Telch M, Schmidt N, Jaimez T, Jacquin K, Harrington P (1995) Impact of cognitive-behavioral treatment on quality of life in panic disorder patients. J Consult Clin Psychol 63:823–830

Thapa K, Rowland LA (1989) Quality of life perspectives in long-term care: staff and patients perceptions. Acta Psychiatr Scand 80:267–271

Walker V, Streiner D, Novosel S, Rocchi A, Levine M, Dean D (1995) Health-related quality of life in patients with major depression who are treated with moclobemide. J Clin Psychopharmacol 15(Suppl 2):60S–67S

Ware J, Sherbourne CD (1992) The MOS 36-items short form health survey (SF-36). Conceptual framework and item selection. Med Care 30:473–483

Warner R, Huxley P (1993) Psychopathology and quality of life among mentally ill patients in the community: British and US samples compared. Br J Psychiatry 163:505–509

*The WHOQOL Group (eds) (1993) The development of the WHO quality of life assessment instrument (The WHOQOL). In: Quality of life assessement: international perspectives. IPSEN Foundation, Paris, pp 98–105

*Wells K, Stewart H, Hay SR (1989) The functioning of wellbeing of depressed patients – Results from the medical outcome study. JAMA 202:914–919

Behandlung und Versorgung psychisch Kranker

KAPITEL 8

Prävention psychischer Erkrankungen

L. EISENBERG

Übersetzung: C. Henning-Schorpp

1 Begriffsbestimmungen

Der Ansatz des öffentlichen Gesundheitswesens unterscheidet 3 Stufen der Prävention von Krankheiten.

Primärprävention

Das Konzept der Primärprävention wurde entwickelt, um die Entstehung von Krankheiten bei der dafür empfänglichen Bevölkerung zu verhindern. Hierbei wird mit Gesundheitsförderungskonzepten wie der Vermittlung praktischer Hygiene und allgemeinbildenden Maßnahmen zur Unterstützung der kognitiven Entwicklung gearbeitet. Außerdem gehören hierzu eine optimale Nahrungsversorgung zur Steigerung der Widerstandskräfte, die soziale Unterstützung von Familien und die Entwicklung von Peerprogrammen an Schulen zur Verringerung des Einstiegs in gesundheitsschädigende Verhaltensweisen etc. Mit spezifischer Vorsorge sind Maßnahmen wie Impfungen, Jodierung von Kochsalz oder Eliminierung des Bleigehaltes im Benzin gemeint.

Sekundärprävention

Durch Sekundärprävention soll die Dauer einer bereits bestehenden Krankheit abgekürzt werden, die Ansteckungsgefahr herabgesetzt und das Auftreten von Folgekrankheiten durch frühe Diagnosestellung und sofortige Behandlung verhindert werden, so z.B. durch die Anwendung psychotroper Substanzen und psychosozialer Intervention zur Kupierung akuter psychotischer Zustände. Die Behandlung (Sekundärprävention) der ersten Erkrankung in einer Kausalreihe bedeutet Primärprävention derjenigen Zustände, die ohne therapeutische Intervention als Folge der Ersterkrankung auftreten würden. Beispiele hierfür sind die Kontrolle des Bluthochdrucks zur Verhütung zerebrovaskulärer Zwischenfälle oder die Behandlung der Hypothyreose zur Vermeidung des Myxödems.

Tertiärprävention

Die Tertiärprävention richtet sich an Menschen mit unheilbaren Krankheiten. Ihre Ziele sind: 1. die Begrenzung von Behinderungsfolgen, z.B. als Reform institutionaler Programme, um das chronische soziale Breakdown-Syndrom zu vermeiden, 2. Exazerbationen der zugrundeliegenden Erkrankung zu verhindern, etwa durch psychosoziale Begleitung der Familien schizophrener Patienten, und 3. die Förderung der Rehabilitation, z.B. in Form von Trainingsmaßnahmen zur sozialen Kompetenz, ehrenamtlicher Begleitung oder beschützenden Werkstätten für chronisch psychisch Kranke.

Ziel der Primärprävention ist es, die Entstehung von Krankheiten zu verhindern. Die Sekundärprävention soll die Dauer einer bereits eingetretenen Erkrankung abkürzen, und die Tertiärprävention dient dazu, Funktionen soweit wie möglich noch zu erhalten, wenn keine effektive Therapie der Krankheit selbst zur Verfügung steht. Der Schwerpunkt dieses Kapitels liegt auf der Primärprävention, doch auch die anderen beiden Ebenen werden kurz betrachtet.

2 Ist die Prävention psychischer Krankheiten möglich?

In der Psychiatrie wird dem Präventionskonzept gewöhnlich skeptisch begegnet. Da man so wenig über Ursachen und Therapien wisse, so wird argumentiert, bleibe der Präventionsgedanke bestenfalls ein frommer, unklarer und vielleicht sogar lästiger Wunsch. Eine solche Reaktion unterschätzt jedoch die Wirksamkeit der Methoden des öffentlichen Gesundheitswesens sowie die legitime Bandbreite der Psychiatrie. Zur Durchführung effektiver Präventionsmaßnahmen müssen keine genauen Erkenntnisse über die Ätiologie einer Erkrankung abgewartet werden. Programme zur Kontrolle von Krankheiten können anhand epidemiologischer Daten über Empfänglichkeit und Übertragung entwickelt werden. Ein klassisches Beispiel dazu lieferte Snow, dem es 1854 möglich war, aufgrund der Verteilung der einzelnen Krankheitsfälle in London eine Pumpe in der Broad Street als Infektionsquelle einer Choleraepidemie auszumachen, 30 Jahre bevor Koch den Erreger identifizieren und kultivieren konnte. Tatsächlich ist die effektive Prävention *einiger* psychiatrischer Erkrankungen nicht nur möglich, sondern für *bestimmte* Erkrankungen in *einigen* Ländern bereits vollständig gelungen. Eine Prävention *aller* psychischen Störungen dagegen ist weder jetzt möglich, noch wird sie es in der vorhersehbaren Zukunft sein.

Verwendung epidemiologischer Daten

Pellagra und die progressive Paralyse als Syphilisspätfolge sind gute Beispiele für primäre Prävention. In den ersten Jahrzehnten dieses Jahrhunderts waren Waisenhäuser und Heilanstalten der USA voller Patienten, die an Pellagra litten. Lange vor der Entdeckung des Niacinmangels als ihrer Ursache, doch nachdem sie als ernährungsbedingt erkannt worden war (Sydenstricker 1958), wurde die Pellagra in den USA durch eine Verbesserung der Ernährung, insbesondere durch die Reduzierung des Maismehls als Nahrungsgrundlage, eliminiert. Die Abteilungen der psychiatrischen Anstalten waren zu dieser Zeit auch voll mit Patienten, die an progressiver Paralyse litten. Heutzutage findet man in den industrialisierten Ländern kaum noch Paralytiker. Effektive Programme zur Syphilisbehandlung mit Penicillin haben das 3. Stadium der Spirochäteninfektion praktisch eliminiert. Keine dieser Präventivmaßnahmen ist „psychiatrisch". Was hierbei jedoch zählt, ist weder die Wirkungsweise des jeweiligen Mittels oder die Umgebung, in der es verabreicht wird, noch die Fachrichtung des Arztes, sondern die Wirksamkeit der Maßnahmen zur Verhütung von Krankheiten, die zu psychischen Störungen führen können (APA Task Force on Prevention Research 1990).

Primärprävention von Pellagra und progressiver Paralyse

Darüber hinaus hat die Sekundär- und Tertiärprävention (klinische Betreuung) sogar zu noch eindrucksvolleren Fortschritten bei remittierenden und chronischen psychischen Krankheiten geführt. Dies zeigt sich in der Abnahme des Bedarfs an psychiatrischen Betten in der 2. Hälfte dieses Jahrhunderts. Zwischen 1955 und 1995 hat die Anzahl der stationären psychiatrischen Krankenhausbetten (öffentlich und privat) in den USA um mehr als 50% abgenommen (öffentliche um mehr als 90%!), obwohl die Bevölkerung der USA in diesem Zeitraum um mehr als die Hälfte angewachsen ist. Die Abnahme des Hospitalisierungsbedarfs und der durchschnittlichen Verweildauer bei einem notwendigen stationären Aufenthalt sind Ergebnisse von Veränderungen in der sozialmedizini-

Erfolge bei remittierenden und chronischen psychischen Erkrankungen

schen Verwaltungspolitik („offenes Krankenhaus" und „Gemeindepsychiatrie") sowie der fortschreitenden Entwicklung wirksamerer Behandlungsmethoden (Psychopharmaka, neue Methoden der Psychotherapie,
psychopädagogische Familiengruppen, Training der sozialen Kompetenz,
partielle Hospitalisierung und Tageskliniken, beschützende Werkstätten,
gemeindenahe Wohngruppen etc.)

Der Schwerpunkt dieses Beitrags liegt auf der Darstellung validierter
Mittel und Wege zur Verhütung von psychischen Erkrankungen. Die
Maßnahmen werden anhand des Lebenszyklus vorgestellt, beginnend
noch vor der Empfängnis und bis ins hohe Alter hinein. Die Primärprävention ist vorrangig, sekundäre und tertiäre Maßnahmen, die im klinischen Setting angewendet werden können, werden kurz besprochen. Der
Beitrag schließt mit Überlegungen zur Gesundheitspolitik.

3 Maßnahmen der Primärprävention

3.1 Familienplanung und pränatale Betreuung

Kinderzahl

Je zahlreicher und zeitlich dichter aufeinanderfolgend die einzelnen
Schwangerschaften im reproduktiven Leben von Frauen sind, desto höher werden die Risiken für Mütter- und Kindersterblichkeit und um so
schlechter das Entwicklungsergebnis der Kinder (World Bank 1993). Studien in entwickelten Ländern haben gezeigt, daß die erreichten Ausbildungsziele um so niedriger lagen, je höher die Zahl der Kinder in einer
Familie war; andere Variablen wie der sozioökonomische Status wurden
dabei kontrolliert (Blake 1989). Ungeplante und unerwünschte Schwangerschaften im Teenageralter sind mit einem hohen Risiko für Mutter
und Kind assoziiert (Brown u. Eisenberg 1995). Zusammengenommen
zeigen diese Ergebnisse die Bedeutung von Familienplanungszentren bei
der Reduzierung der Kinderzahl und der Vergrößerung des zeitlichen

*Zeitabstand zwischen
Geburten*

Abstandes zwischen den einzelnen Geburten zur Optimierung der Fähigkeit der Eltern, für ihre Kinder zu sorgen. Gesundheitsrisiken durch moderne Verhütungsmittel sind weitaus geringer als die Risiken von
Schwangerschaft und Geburt (DaVanzo et al. 1990).

Familienplanung bietet die Gelegenheit, für Mutter und Kind das Ergebnis zu verbessern, indem mögliche Risiken bereits *vor* der Empfängnis
erkannt und behandelt werden. Üblicherweise beginnt die pränatale Vorsorge erst, wenn die Schwangerschaft schon seit Wochen oder gar Monaten besteht, sich der Fetus bereits im Uterus eingenistet und die Entwicklung des Nervensystems begonnen hat. Im Gegensatz dazu möchte
die präkonzeptionelle Planung erreichen, daß die Gesundheit der Mutter
optimiert wird und kontrollierbare Risiken schon vor Beginn der
Schwangerschaft ausgeschaltet werden. Zu den Themen, die gewöhnlich
bei der präkonzeptionellen Vorsorge angesprochen werden, gehören Ernährung und Gewicht, Bewegung, Rauchen, Alkohol- und Drogenmißbrauch, die Reduzierung umweltbedingter Risiken, Auffrischen von Impfungen, Therapie evtl. vorhandener Geschlechtskrankheiten wie auch die
bestmögliche Beherrschung chronischer Störungen wie Diabetes, Blut-

„Soziale" Risikofaktoren

hochdruck und kardiovaskulärer Erkrankungen. Da der mütterliche Diabetes mellitus mit Schwangerschaftskomplikationen assoziiert ist, kann eine strikte Überwachung der Stoffwechsellage vor und während der Schwangerschaft das Risiko für den sich entwickelnden Fetus senken (Fuhrman et al. 1984).

Toxische Einwirkungen auf die Spermatogenese werden ebenfalls durch Familienplanungsmaßnahmen wie Nahrungsverbesserung, Senkung des Alkohol- und Drogengebrauchs sowie der Chemikalienexposition vermindert (Cefalo u. Moos 1995). Die Disposition für genetisch bedingte Erkrankungen wird mittels Frühdiagnose erkannt. Die Identifizierung von Überträgern, gekoppelt mit pränatalen Tests, und dazu die Möglichkeit des Schwangerschaftsabbruchs ermöglichen es auch Familien mit hohem Risiko, gesunde Kinder zu bekommen, indem sie Feten mit Defekten abtreiben lassen können (Milunsky 1992; D'Alton u. DeCherney 1993). So kann die Inzidenz erblicher Krankheiten des zentralen Nervensystems stark gesenkt werden (jedoch ohne die Anzahl der Überträger zu beeinflussen).

Genetisch bedingte Erkrankungen

Als Beispiel sei hier die Tay-Sachs-Krankheit angeführt. Dabei handelt es sich um eine Gangliosidose infolge von Hexosaminidase-A-Mangel. Die Erkrankung manifestiert sich durch im 1. Lebenshalbjahr einsetzende motorische Schwäche, daraufhin erfolgt zunehmender motorischer und geistiger Abbau mit Entwicklung von Eßstörungen, Taubheit, Blindheit, Krämpfen und Spastizität. Die Patienten sterben gewöhnlich vor dem 4. Lebensjahr an Bronchopneumonie. Diese Krankheit tritt prinzipiell innerhalb einer definierten Bevölkerungsgruppe auf: bei ashkenasischen (aus Osteuropa stammenden) Juden und ihren Nachfahren. Die Überträgerrate in dieser Population liegt in den USA und in Kanada bei 1 zu 31, im Gegensatz zu einer Rate von ungefähr 1 zu 280 unter Nichtjuden. Durch freiwillige Teilnahme der amerikanischen und kanadischen Ashkenasi-Bevölkerung an Screeningprogrammen wurde es möglich, die Anzahl neu diagnostizierter Tay-Sachs-Fälle von durchschnittlich 60 pro Jahr in den 60er Jahren auf 13 jährlich bis 1980 und dann auf 3–5 pro Jahr im darauffolgenden Jahrzehnt zu reduzieren (Kaback et al. 1993).

Tay-Sachs-Krankheit

Umfassende Familienplanungsangebote sollten zu Kenntnissen über verschiedene Verhütungsmaßnahmen verhelfen und Zugang zu Verhütungsmitteln schaffen. Es müssen sichere Abtreibungsmethoden als Alternative zu mißglückten Verhütungsversuchen verfügbar sein. Jugendliche wenden empfängnisverhütende Mittel nur unzuverlässig an. Doch selbst bei vorschriftsmäßiger Anwendung gibt es für jede Verhütungsmaßnahme eine Versagerquote (die allerdings bei der Pille am niedrigsten ist). Schwere Erkrankungen und Todesfälle nach „Küchentischabtreibungen" sind nicht zu vermeiden, wenn legale und sichere Abbruchmethoden vorenthalten werden (Brown u. Eisenberg 1995).

Aufklärung zur Familienplanung

Unzureichende Ernährung, Zigarettenrauchen, Alkoholtrinken, Drogenmißbrauch und mangelnde pränatale Vorsorge während der Schwangerschaft sind alle mit erhöhter Gefahr für den Fetus assoziiert. Zusätzlich vergrößert sich die Zahl von Säuglingen mit niedrigem Geburtsgewicht. Das niedrige Gewicht bei der Geburt steht seinerseits in Zusammenhang

Riskofaktoren während der Schwangerschaft

mit höherer Neugeborenensterblichkeit und Entwicklungsstörungen bei den überlebenden Kindern.

Neugeborenensterblichkeit

Durch hochtechnisierte Intensivpflege für Neugeborene überlebt zwar ein höherer Anteil der Säuglinge mit sehr niedrigem Geburtsgewicht, jedoch unter sehr viel größerem finanziellen Aufwand und wesentlich weniger zufriedenstellenden Entwicklungsergebnissen als dies mit einer Verbesserung der physischen und sozialen Bedingungen der Mutter während der Schwangerschaft erreicht werden kann (Shiono u. Behrman 1995). Obwohl in amerikanischen Neugeborenenintensivstationen die Sterblichkeit infolge geringen Geburtsgewichts kleiner ist als in Schweden, liegt die Sterblichkeitsrate von Neugeborenen in Schweden insgesamt niedriger als in den USA, da der Anteil an Säuglingen mit geringem Geburtsgewicht in den USA um die Hälfte größer ist als in Schweden (Guyer et al. 1982). Die Grenzen der Technologie werden an den Ergebnissen der amerikanischen Neugeborenenintensivstationen deutlich. Durch die Therapie mit Lungensurfactant und Dexamethason hat sich die Überlebensrate für Kinder mit sehr niedrigem Geburtsgewicht (<750 g) verdoppelt, jedoch auf Kosten der Überlebenden, die mit subnormalen kognitiven Funktionen und neurosensorischen Funktionsstörungen, einschließlich zerebraler Lähmungen, Blindheit oder Taubheit zur Welt kommen (Hack et al. 1996).

Serum- und sonographische Analysen

Screening nach erhöhten α-Fetoprotein-Werten im Blut, nach Chromosomenanomalien mittels zytogenetischer Methoden und sonographisch nach morphologischen Fehlbildungen kann bei Risikomüttern eine Entdeckung von abnormen Feten und einen Schwangerschaftsabbruch ermöglichen. Spina bifida und Anenzephalie sind verwandte Neuralrohrdefekte, die als wesentliche Ursachen der Morbidität und Mortalität im Säuglings- und Kindesalter gelten. Screening in der Mitte des 1. Schwangerschaftstrimesters durch Bestimmung des mütterlichen α-Fetoproteins im Serum oder mittels sonographischer Untersuchungen ermöglicht es, mehr als vier Fünftel der betroffenen Schwangerschaften zu erkennen. Screening plus Schwangerschaftsabbruch, falls der Fetus erkrankt ist, haben zu einer starken Verminderung in der Prävalenz dieser Defekte geführt.

Bedeutung der Folsäure

Neuerdings gibt es deutliche Hinweise dafür, daß Neuralrohrdefekte durch unzureichende Folsäureaufnahme im perikonzeptionellen Zeitraum verursacht sind (Czeizel et al. 1994; Medical Research Council 1991). Nur wenn die Schwangerschaft geplant ist, können Frauen gezielt die Aufnahme von Folsäure vor der Konzeption erhöhen. Es ist auch vorgeschlagen worden, daß alle Frauen im gebärfähigen Alter bis zur Menopause zusätzlich Folsäure erhalten sollten oder daß Lebensmittel für die gesamte Bevölkerung mit Folsäure angereichert werden könnten. Ein grundsätzlicher Einwand gegen die Anreicherung besteht jedoch darin, daß Personen mit unbehandeltem Vitamin-B$_{12}$-Defizit (aber ohne klinisch manifeste Anämie) durch den Folsäurezusatz eine irreversible Neuropathie entwickeln könnten, falls die Diagnose verzögert wird (Bower u. Stanley 1996; Dickinson 1995).

3.2 Neugeborenenscreening

Eine Anzahl angeborener Stoffwechselstörungen kann durch routinemäßiges Screening von Neugeborenen entdeckt werden. Von den Zuständen, die therapeutisch zu beeinflussen sind, sollten die Phenylketonurie (PKU), Galaktosämie und angeborene Störungen der Schilddrüsenfunktion angeführt werden, die alle zu schweren Erkrankungen des ZNS führen, wenn nicht in den ersten Lebenswochen mit der Therapie begonnen und diese dann auch weiter fortgesetzt wird. Die klinischen Manifestationen können in den ersten beiden Fällen durch eine entsprechende Diät verhindert werden, im dritten durch extrinsisches Thyroxin.

Stoffwechselstörungen

Die Tatsache, daß ihre Inzidenz bei der kaukasischen (weißen) Bevölkerung niedrig ist [1 zu 3600–5000 für Schilddrüsenerkrankungen, 1 zu 10.000–25.000 für PKU und 1 zu 60.000–80.000 für Galaktosämie (American Academy of Pediatrics – Committee on Genetics 1989] läßt das Screening von Neugeborenen nur in Ländern mit einem hochentwickelten Gesundheitssystem als praktikable Maßnahme erscheinen. Die Kosten für die Entdeckung eines Falles sind aufgrund der geringen Inzidenzrate relativ hoch, doch ebenso hoch sind die Kosten, die eine lebenslange Betreuung schwerbehinderter Kinder für die Allgemeinheit verursacht. Screeningprogramme haben jedoch nur geringen oder gar keinen Wert, wenn ein umfassendes Follow-up-Programm fehlt, durch das den betroffenen Kindern optimale Betreuung zugesichert werden kann (Rowley u. Huntzinger 1985; Holtzman et al. 1986).

Geringe Inzidenzrate

3.3 Impfungen in der Kindheit

Nach Angaben der UNICEF (1996) sind seit 1980 20 Mio. Todesfälle bei Kindern unter 5 Jahren durch Immunisierung gegen Diphtherie, Keuchhusten, Masern, Polio und Tuberkulose verhindert worden. Es gibt aber noch immer 2–3 Mio. Todesfälle jährlich durch Krankheiten, gegen die eine Immunisierung zur Verfügung steht, da es nicht gelungen ist, die Impfprogramme auf alle Kinder auszudehnen. Zudem unterschätzen Mortalitätsstatistiken die Größe der Belastung für das öffentliche Gesundheitswesen, da in ihnen die Morbidität an Erkrankungen des ZNS sowie die psychologischen Konsequenzen chronischer Behinderung unter den Überlebenden nicht aufgeführt sind.

Ausweitung von Impfprogrammen

Eine vollständige Durchführung des erweiterten Immunisierungsprogrammes der WHO würde nicht nur zu enormen Fortschritten bei der weiteren Reduktion der Mortalität im Kindesalter führen (und so die Bereitschaft der Eltern erhöhen, auf eine große Familie zu verzichten), sondern es könnten auf diese Weise auch Beeinträchtigungen der Hirnfunktion und psychosoziale Behinderung unter den Überlebenden verhindert werden. Masernenzephalitis, subakut sklerosierende Panenzephalitis sowie geistige Retardierung infolge des kongenitalen Rötelnsyndroms oder der Haemophilus-B-Meningitis verschwinden rapide in jenen Ländern, in denen es Programme zur vollständigen Durchimpfung gibt (Gruenberg et al. 1986).

3.4 Verhindern von Mangelernährung

Defizite bei der Aufnahme bestimmter Spurenelemente sowie bei der Protein- und Kalorienaufnahme insgesamt können die Entwicklung des Gehirns hemmen und damit zu schwerwiegenden Folgen für kognitive und emotionale Funktionen führen.

Jodmangelerkrankungen

Die Jodmangelkrankheiten sind das beste Beispiel für eine Unterversorgung mit einem bestimmten Spurenelement, die zu Hirnfunktionsstörungen führt. Auf der ganzen Welt sind zwischen 600 Mio. und 1 Mrd. Menschen von Jodmangelerkrankungen betroffen (Dunn u. Haar 1990). Zu den klinischen Zeichen gehören Tot- und Fehlgeburten und angeborene Anomalien wie auch endemischer Kretinismus, der durch Schwachsinn, Taubstummheit, spastische Diplegie und andere neurologische Defekte gekennzeichnet ist. Außerdem gehören beeinträchtigte geistige Funktionen und Strumabildung zum Krankheitsbild. Eine Jodmangelerkrankung kann bei dazu veranlagten Menschen für 3–5 Jahre durch eine einzige Injektion von 2–4 ml jodiertem Mohnsamenöl verhindert werden. Diese Behandlung kann auch von medizinischen Hilfskräften durchgeführt werden.

Zur Vermeidung der fetalen Jodmangelkrankheiten muß das jodierte Öl vor der Empfängnis gespritzt werden (ein weiterer Vorteil von geplanten Schwangerschaften), da diese Therapie ihre volle Wirksamkeit bereits nicht mehr entfaltet, wenn sie erst im Laufe des 1. Schwangerschaftstrimesters erfolgt. Ölinjektionen sind als Sofortmaßnahme zur Beherrschung endemischer Jodmangelkrankheiten praktisch und einfach durchzuführen.

Bedeutung öffentlicher Aufklärungsmaßnahmen

Aus Kosten- und Bequemlichkeitsgründen sollte das Ziel auf lange Sicht die Versorgung der gesamten Bevölkerung mit jodiertem Speisesalz sein. Der Erfolg solcher Programme ist abhängig von öffentlicher Aufklärungsarbeit, damit die gesamte Bevölkerung mit einbezogen werden kann (Hetzel 1986; Dunn u. Haar 1990).

Wurmerkrankungen

Wurmerkrankungen führen bei Kindern zur Reduzierung ihrer körperlichen Entwicklung und kognitiven Fähigkeiten. Heutzutage ist es möglich, 19 der 23 wichtigsten Helmintheninfektionen bei Menschen mit einem der 3 oral einzunehmenden Wirkstoffe Albendazol, Praziquantel oder Ivermectin sehr erfolgreich zu behandeln. Prinzipiell sollte es heute möglich sein, Jodmangel, Vitamin-A-Mangel und Wurmerkrankungen durch oral eingenommene Medikamente, die an Schulen verteilt werden, zu therapieren. Solche Programme werden jetzt im Feldversuch erprobt (Warren 1991).

Protein- und Kalorienmangel

Ernährungsformen mit einem hochgradigen Defizit an Protein und Kalorien, die an sich schon lebensbedrohend sind, erhöhen die Wahrscheinlichkeit, daß Kontakte mit Infektionserregern zu klinischen Erkrankungen führen, da die körpereigene Abwehr durch die Mangelernährung geschwächt ist. Zudem weisen mangelernährte Personen in erhöhtem Maße systemische Manifestationen von Krankheiten auf, die bei Besserernährten beschränkt bleiben. Gastrointestinale Erkrankungen, deren Vorkommen bei Mangelernährung wahrscheinlicher wird, erhöhen die ernährungsbedingte Belastung der Menschen, indem sie den Kalorienbedarf steigern, während gleichzeitig Nahrungsaufnahme und Absorption gestört sind. Traditionelle „Kuren" bei Durchfall, bei denen die Nahrungs- und Flüssigkeitsaufnahme eingeschränkt wird, verschlimmern den Zustand. Das Kinderhilfswerk UNICEF hat mit der Propagierung der oralen Rehydratation mittels einer einfach zubereiteten Lösung eine Führungsrolle bei der Begrenzung der durch Durchfallerkrankungen bei Kindern angerichteten Schäden eingenommen.

Das Zusammentreffen von chronischer Mangelernährung mit ungünstigen familiären Bedingungen führt zu retardierter kognitiver und sozialer Entwicklung. Studien bei mangelernährten Kindern haben ergeben, daß es die interaktiven und multiplikativen Effekte simultaner biologischer und sozialer Deprivation sind, die zur Schädigung führen (Dobbing 1987). Grantham-McGregor et al. (1978, 1991) haben gezeigt, daß ausreichende Ernährung plus soziale Stimulation, die auch nach der Entlassung von den zu Hause unterwiesenen Eltern weitergeführt wurden, bei hospitalisierten Kindern zu größeren Entwicklungsfortschritten führten als Nahrungsoptimierung allein. Wirksame Gesundungsmaßnahmen müssen auf den gesamten Komplex sozialer und ernährungsmäßiger Vernachlässigung gerichtet sein.

Chronische Mangelernährung und ungünstige soziale Situation

Das Protokollieren des Wachstums kleiner Kinder ist eine einfache Maßnahme, die überall durchgeführt werden kann, die aber eine frühzeitige Entdeckung von Entwicklungsverzögerungen ermöglicht. Als eine von 4 Komponenten gehört sie zur „GOBI-Initiative" der UNICEF: Wachstumsprotokoll, orale Rehydratation, Stillen und Impfungen („Growth monitoring, Oral rehydration, Breast-feeding, Immunization"; Grant 1995).

„GOBI-Initiative" der UNICEF

Der gemeinsame Nenner aller Maßnahmen zur Verbesserung der Gesundheit von Kindern ist die Sicherung der allgemeinen Ausbildung für Frauen. Die nationale Säuglingssterblichkeit nimmt um so stärker ab, je länger die Ausbildungsdauer der Frauen ist. Diese negative Korrelation ist sogar noch ausgeprägter als zwischen Säuglingssterblichkeit und Bruttosozialprodukt (Caldwell 1986)! Zu den maßgeblichen geänderten Verhaltensmechanismen gehören u. a. späteres Heiratsalter, weniger Kinder in größeren Abständen und die Anwendung hygienischer, gesundheitsdienlicher Praktiken unter den gebildeten Frauen.

Bedeutung des Bildungsniveaus der Mutter

3.5 Unfallverhütung

Verkehrsunfälle sind eine wesentliche Ursache von Verletzungen im Kopf- und Wirbelsäulenbereich. Diese Verletzungen sind jedoch vermeidbar, wenn Geschwindigkeitsbeschränkungen energisch durchgesetzt (Wagenaar et al. 1990), Autobahnen vernünftig geplant und die Verkehrsvorschriften verbessert werden und wenn außerdem das Fahren unter Alkoholeinfluß streng geahndet wird. Automatische Sicherheitsgurte, Kindersitze und Airbags tragen ebenfalls zur Verringerung der Verletzungszahlen bei. Für einen großen Teil der Krankenhauseinweisungen wegen Kopfverletzungen sind Fahrradunfälle verantwortlich. In neuen

Verkehrsunfälle

Studien (Thompson et al. 1989, 1996) konnte nachgewiesen werden, daß das Risiko von Gehirnverletzungen nach Unfällen mit anderen Fahrzeugen für Radfahrer mit Helm nur 0,35% des entsprechenden Risikos von Radfahrern ohne Helm ausmachte.

Vergiftungen

Die Vergiftungsgefahr für Kinder kann durch Gesetze, die kindersichere Verschlüsse auf Medikamentenflaschen und toxischen Haushaltschemikalien vorschreiben, reduziert werden (Walton 1982). Der Bleigehalt im Blut von Kindern kann durch effektive staatliche Regulierung des Bleianteils im Benzin gesenkt werden (Centers for Disease Control 1982a).

3.6 Hausbesuche und erweiterte Tagesbetreuung

Verhütung von Mißhandlung und Vernachlässigung

David Olds und seine Kollegen (Olds et al. 1986; Olds u. Kitzman 1990) haben nachgewiesen, daß Maßnahmen wie prä- und postnatale Hausbesuche, Beförderung zu Gesundheitseinrichtungen und Screening der kindlichen Sensorik und Entwicklung bei der Verhütung von Mißhandlung und Vernachlässigung von Kindern sozial benachteiligter Erstgebärender wirksam waren. Die Frauen, die von Krankenschwestern zu Hause besucht wurden, machten besseren Gebrauch von Gemeindeeinrichtungen, erfuhren mehr soziale Unterstützung, verbesserten ihre Ernährungsweise und reduzierten das Rauchen. Gestationsdauer und Neugeborenengewicht erhöhten sich, und es gab weniger verifizierte Fälle von Mißhandlungen durch sozial schlecht gestellte unverheiratete Mütter im Teenageralter.

Langfristige Erfolge bezüglich Verhalten und kognitiver Entwicklung

Studien in entwickelten und unterentwickelten Ländern zeigten, daß Kinder, die unter deprivierten Umständen aufwuchsen, Defizite in ihrer kognitiven Entwicklung aufwiesen, niedrigere Schulabschlüsse erreichten und in erhöhtem Maße zu Verhaltensstörungen und antisozialem Verhalten neigten (Eisenberg u. Earls 1975). Diese katastrophalen Ergebnisse können durch erweiterte Tagesbetreuungsprogramme mit aktiver Einbeziehung der Eltern abgemildert werden. In mehreren Langzeitstudien wurde gezeigt, daß Kinder aus Tagesbetreuungsstätten eine bessere berufliche Laufbahn einschlagen, seltener unehelich schwanger werden und der Anteil von Schulversagen und Verhaltensauffälligkeiten geringer ist (Berrueta-Clement et al. 1984; Jordan et al. 1985; Lazar et al. 1982).

In Tagesbetreuungsprogrammen kann zudem eine weiteres Ziel erreicht werden: die Vermittlung von elterlichen Fähigkeiten an Heranwachsende, indem man sie unter Aufsicht an der Versorgung von Kleinkindern teilnehmen läßt. Die Wirksamkeit dieser Strategie wurde zwar nicht offiziell nachgewiesen, ihre Wirkung ist jedoch sehr erwünscht, da Erfahrungen in der Kinderpflege zunehmend weniger innerhalb der Familie gemacht werden können, wie es traditionell üblich war. In Kleinfamilien und zerbrochenen Familien können solche „natürlichen" Erfahrungen nicht mehr als selbstverständlich gelten.

3.7 Programme für Gemeinden und Schulen

Pierson et al. (1983) stellten ein Programm für Elternbildung und diagnostisches Screening vor. Darin wurde die Entwicklung halbjährlich untersucht und es wurden Spielgruppen für über 2jährige und täglicher Kindergarten ab 3 Jahren angeboten. Beobachtungen in den Schulen ergaben, daß Kinder, die an diesem Experiment teilgenommen hatten, in der 2. Klasse weniger Lernschwierigkeiten und geringere Probleme beim Lesen hatten.

Elternbildung und diagnostisches Screening

Ramey u. Campbell (1984) evaluierten ein kindzentriertes Präventionsprogramm, bei dem die sprachliche, kognitive, wahrnehmungsmäßig-motorische und soziale Entwicklung bei Kindern von 18–54 Monaten unterstützt wurde. Die teilnehmenden Kinder erreichten bei der Überprüfung ihrer geistigen Fähigkeiten in einer Testserie signifikant höhere Ergebnisse als jene der Kontrollgruppe. Botvin et al. (1984) bewerteten ein Curriculum aus 12 Unterrichtseinheiten, die von Peergruppenanführern oder Lehrern vorgetragen wurden (wobei in den folgenden Jahren noch Förderkurse stattfanden). Ziel dieses Curriculums war die Vermittlung von Fähigkeiten, die es Mittelstufenschülern ermöglichen sollten, dem Gruppendruck zu Verhaltensweisen wie Rauchen und Drogenkonsum zu widerstehen, und ihnen dabei helfen sollten, Selbstachtung zu entwikkeln sowie mit sozialen Ängsten fertig zu werden. Das Ergebnis war, daß weniger Schüler mit dem Rauchen anfingen, was sowohl durch eigene Berichte als auch durch Speicheltests bestätigt wurde.

Kindzentriertes Präventionsprogramm

– Steigerung der geistigen Fähigkeiten

– Vermittlung sozialer Fähigkeiten

Dieses und andere Modellprogramme sind vom American Psychological Association Task Force on Prevention (Price et al. 1989) zusammengefaßt worden. Sie stellen fest, daß zu den gemeinsamen Merkmalen erfolgreicher Programme „eine sorgfältige Auswahl der Zielgruppe, die Befähigung zur Abänderung der Lebenskurve, soziale Unterstützung, die Vermittlung sozialer Kompetenzen, die Ausweitung bestehender Förderungssysteme für Familien und Gemeinden sowie rigorose Evaluation der Effektivität" (ebd., S. 57) gehören.

3.8 Kann Demenz verhütet werden?

Die Häufigkeit dementieller Erkrankungen nimmt mit dem Alter zu. Von den 60- bis 64jährigen sind weniger als 1% betroffen, von den über 90jährigen jedoch bis zu 40%! Die Prävalenz steigt von Jahr zu Jahr an, einerseits, weil der entsprechende Bevölkerungsanteil größer wird (durchschnittliches Älterwerden der Weltbevölkerung), andererseits aber auch, weil Demenzpatienten zunehmend länger am Leben bleiben.

Steigende Prävalenz dementieller Erkrankungen

Epidemiologische Studien (Katzman 1993) in so unterschiedlichen Ländern wie den USA, Frankreich, Italien, Schweden, Finnland, Israel und China zeigen einen negativen Zusammenhang zwischen der während der Jugend erhaltenen Schulausbildung und dem Vorkommen von Demenz im hohen Alter auf. Dies geht auch aus Querschnittsstudien hervor. Falls keine ordentliche Ausbildung vorhanden ist, kann auch ein Abnehmen der kognitiven Funktionen bei der Population der über 60jährigen vor-

Zusammenhang zwischen Schulausbildung und Demenz

ausgesagt werden (Evans et al. 1993). Wenn diese Ergebnisse nicht bloße Artefakte von Demenztests sind (und die genaue Analyse der Daten läßt annehmen, daß dies nicht der Fall ist), besteht die Möglichkeit, daß die für schulische Leistungen notwendige Intelligenz während der Entwicklung zu einer Zunahme der Synapsendichte führt. Bei anderen Säugetierarten wird dies durch eine anregende Umwelt ebenfalls erreicht (Eisenberg 1995). Diese zusätzliche „Gehirnreserve" könnte das Auftreten klinischer Symptome verzögern, selbst wenn frühe pathologische Veränderungen durch die Alzheimer-Krankheit bereits vorhanden sind (Mori et al. 1997; Alexander et al. 1997).

Verbesserung der Ausbildungssituation als Mittel der Primärprävention

Eine verlockende Konsequenz, die aus diesen Studien gezogen werden könnte, ist die Idee, daß der Anteil von Demenzkranken in den Entwicklungsländern gesenkt werden könnte, wenn ein besserer Zugang zu öffentlichen Ausbildungsmaßnahmen geschaffen würde, gleichsam als Initialansatz zur „Primärprävention der Demenz". Der Vorschlag ist es in jedem Falle wert, ausgeführt zu werden, auch wenn die Schlußfolgerung daraus eher phantastisch klingt. Ausbildung wirkt als Motor für die Entwicklung, sowohl im persönlichen wie auch im sozialen Bereich. Daß die Abnahme der Säuglingssterblichkeit mit einer besseren Schulausbildung von Frauen korreliert ist, wurde in diesem Kapitel bereits erwähnt (Caldwell 1986). Maßnahmen, die zu großem Gewinn für die Allgemeinheit führen, wie staatliche Ausbildung für jedermann, sollten unter allen Umständen durchgeführt werden, selbst wenn direkte Auswirkungen bei der Prävention einer bestimmten Erkrankung (in diesem Falle Demenz) nur gemutmaßt werden können.

4 Sekundär- und Tertiärprävention: das klinische Setting

Die Zahl der iatrogenen Krankheiten infolge falscher Verordnungen kann herabgesetzt werden, wenn die Ärzte der Basisversorgung im Erkennen und Behandeln psychosozialer Störungen ausgebildet werden würden. Eine neuere WHO-Studie in 19 Ländern hat die hohe Inzidenz psychiatrischer Morbidität unter Patienten von Allgemeinärzten aufgedeckt und auch die Tatsache, daß nur die Hälfte dieser Probleme erkannt wird (Üstün u. Sartorius 1995). Ähnliche Resultate ergaben sich für Entwicklungsländer im pädiatrischen Bereich (Geil et al. 1981). Durch Schulung im Erkennen von und Umgang mit psychischen Störungen in der Allgemeinpraxis können nicht nur unnötige diagnostische Prozeduren und falsche Medikation verhindert werden, sondern auch entsprechende effektive psychiatrische Maßnahmen verfügbar gemacht und auf diese Weise die Morbidität reduziert werden (Eisenberg 1992; Goldberg u. Huxley 1992).

Spezifische Schulung von Allgemeinärzten

Epilepsie

Die „Behandlungslücke" bei Epilepsie, also der Prozentsatz von *nicht* therapierten Patienten mit aktiver Epilepsie liegt in weniger entwickelten Ländern schätzungsweise bei 70–90% (Shorvon u. Farmer 1988). Unbehandelte Epilepsie führt zu zunehmender psychosozialer Behinderung, die das mit der Krankheit verbundene Stigma noch steigert. Das psychosoziale Handicap kann jedoch deutlich abgeschwächt werden, wenn auf der Ebene der Basisversorgung die Kenntnisse über die Krankheit, ihre Diagnose und Therapie verbessert werden (Eisenberg 1997). Außerdem kann durch verbesserte Geburtshilfe, effektivere Unfallverhütungsmaßnahmen und prompte Behandlung von ZNS-Infektionen die Zahl von Epilepsieerkrankungen gesenkt werden.

Die Primärprävention der Schizophrenie liegt noch jenseits der vorhandenen Möglichkeiten. Dagegen wird es nach Kramer (1989) wegen des Anwachsens der Risikopopulation, also der jungen Erwachsenen zwischen 20 und 40, zu einem unerbittlichen Anstieg der Schizophreniefälle in den Entwicklungsländern kommen. Sekundärprävention, wie Neuroleptika und soziales Kompetenztraining für die Patienten sowie psychopädagogisches Training für Familienmitglieder kann jedoch die Dauer der Behandlungsepisoden und die Wahrscheinlichkeit eines Rückfalls herabsetzen (Brown et al. 1972; Leff et al. 1982; Hogarty et al. 1986; Tarrier et al. 1989). Die Tertiärprävention besteht darin, daß Krankenhausaufenthalte auf ein Minimum beschränkt bleiben, institutionelle Programme überarbeitet und soziales Kompetenztraining in beschützenden Werkstätten angeboten wird (Gruenberg u. Kennedy 1988). So kann verhindert werden, daß es bei Patienten mit anhaltenden psychischen Störungen zum chronischen sozialen Niedergang kommt. Systematische Untersuchungen in China haben die bemerkenswerte Effektivität von Gemeindeinterventionen nachgewiesen, die es chronisch schizophrenen Patienten ermöglichten, in der Gesellschaft zu leben (Phillips et al. 1994).

Schizophrenie

Das Wissen über Primärpräventionsstrategien für affektive Störungen fehlt uns ebenso wie bei der Schizophrenie. Die krankhaften Episoden können jedoch durch Einsatz von trizyklischen Antidepressiva, selektiven Serotoninwiederaufnahmehemmern (SSRI), Lithium, außerdem durch interpersonelle und kognitive Psychotherapie verkürzt und die Rezidivwahrscheinlichkeit herabgesetzt werden (Quality Assurance Project 1983; NIMH Consensus Development Conference Statement 1985). Im Hinblick auf den langwierigen Verlauf von Depressionen (Kiloh et al. 1988) und die Tatsache, daß ihre Inzidenz in aufeinanderfolgenden Geburtsjahrgängen zunimmt (Cross-National Collaborative Group 1992), sollte in öffentlichen Gesundheitsprogrammen die Diagnostik und Therapie von Depressionen in Grundversorgungseinrichtungen einen besonderen Stellenwert erhalten.

Affektive Störungen

Das US National Institute of Mental Health hat ein Programm entwickelt, welches das Wissen um Depressionen, ihre Erkennung und Behandlung („Depression Awareness, Recognition and Treatment", DART) zum Inhalt hat. Damit sollen die Fähigkeiten des medizinischen Personals in der Grundversorgung bei der Erkennung und Therapie von Depressionen verbessert werden. O'Hara et al. (1996) evaluierten eine Serie von DART-Programmen an 18 verschiedenen Orten in den USA, indem sie die Kenntnisse der Teilnehmer über Depression vor und nach 2tägigen Workshops verglichen. Die Ergebnisse zeigten einen signifikanten Anstieg des Wissens und auch ein hohes Ausmaß an Zufriedenheit mit dem Programm bei den teilnehmenden Gesundheitsfachleuten. Bei Follow-up-Evaluationen nach 6 Monaten wurde gezeigt, daß Wissensstand und Zufriedenheit beibehalten wurden. Ob dieser höhere Wissensstand

DART-Programm

jedoch Auswirkungen auf das tatsächliche Verhalten der Teilnehmer im Alltag hat, wenn sie an ihre Arbeitsplätze zurückgekehrt sind, muß noch nachgewiesen werden.

Fortbildungsprogramm zu depressiven Störungen

Ähnlich dem DART-Programm hat die World Psychiatric Association in Zusammenarbeit mit dem International Committee for Prevention and Treatment of Depression ein Fortbildungsprogramm zu depressiven Störungen eingeführt (WPA u. PTD 1997; Linden 1998). Sein Ziel ist es, das weltweit vorhandene Wissen über die Diagnose und Behandlung von Depressionen bekannt zu machen und die klinische Aufmerksamkeit gegenüber dieser weitverbreiteten, stark beeinträchtigenden Störung zu fördern.

Suizid

- Risikofaktor Depression

Das deutlichste Beispiel für Prävention durch Behandlung einer vorausgehenden Erkrankung bietet in der Psychiatrie der Suizid. Depression ist der stärkste Risikofaktor für Suizidhandlungen. Nachdem es jedoch für die Depression effektive Therapiemethoden gibt, sollte sich die Suizidrate in der Bevölkerung dadurch senken lassen, daß diese Therapien auf breiter Basis verfügbar gemacht werden. Drei Studien haben empirische Beweise für diesen Effekt geliefert. Rutz et al. (1989) berichten von einer signifikanten Reduktion des Suizids unter Frauen (und dadurch der gesamten Zahl) auf der schwedischen Insel Gotland ein Jahr, nachdem alle Allgemeinärzte der Insel ein Ausbildungsprogramm zur Erkennung und Behandlung depressiver Patienten absolviert hatten. Der Geschlechtsunterschied gibt womöglich über die unterschiedliche Bereitschaft zum Aufsuchen eines Arztes Auskunft oder über die größere diagnostische Empfindlichkeit der Ärzte für Depressionen bei Frauen. Rimer et al. (1990) berichten von einer negativen Korrelation zwischen Suizidrate und Anzahl der therapierten Depressionsfälle in ungarischen Verwaltungsbezirken.

- affektive Störungen und Lithiumtherapie

Ahrens et al. (1995) reanalysierten die Daten von mehr als 800 Patienten, die an affektiven Störungen litten und eine Langzeitprophylaxe mit Lithium erhielten. Während das Mortalitätsrisiko für unbehandelte Patienten um das 3fache höher lag als für eine im Alter entsprechende Kontrollgruppe, verhielt sich das Risiko von beobachteten zu erwarteten Todesfällen bei der Lithiumgruppe wie das der Normalbevölkerung. Die Effekte der Lithiumtherapie ließen eine Reduktion der Todesfälle durch Suizid und kardiovaskuläre Erkrankungen annehmen.

5 Ist Prävention immer empfehlenswert?

Nachdem gezeigt wurde, daß die Prävention einiger psychischer Erkrankungen durchaus im Bereich des Möglichen liegt, muß die Frage gestellt werden, ob sie auch immer sinnvoll ist. Vom Standpunkt des Individuums aus, das anderenfalls erkrankt wäre, ist das Vermeiden einer Krankheit immer der Behandlung vorzuziehen, da so die Einschränkungen vermieden werden, die zur Krankheit und ihrer Versorgung gehören. Wenn jedoch Prävention bedeutet, daß gewohntes Verhalten verändert werden muß und besonders, wenn aufgrund der Verhaltensänderung Entzugssymptome auftreten (wie bei der Einstellung des Rau-

Individuelle „Kosten" der Prävention

chens), kann es sein, daß die „Kosten" der Prävention ihre Akzeptanz verhindern. Darüber hinaus verstärkt die Zeitspanne zwischen dem Risikoverhalten und dem Auftreten pathologischer Konsequenzen, die beim Rauchen Jahrzehnte umfassen kann, die allgemeine Skepsis, da das Aufhören die Wahrscheinlichkeit von Erkrankungen reduziert, aber nicht völlig eliminiert. Obwohl das Lungenkrebsrisiko bei Rauchern größer ist als bei Nichtrauchern, entwickeln nicht alle Raucher Karzinome, und es kommt auch bei Nichtrauchern zu Lungenkrebs. Es ist noch nicht möglich, Personen mit dem höchsten Risiko (vermutlich einer genetischen Empfindlichkeit gegenüber den Karzinogenen im Zigarettenrauch) zu identifizieren. Der relativ langsame Fortschritt von Antiraucherkampagnen bestätigt die Macht der sozialen Zwänge, die das Zigarettenrauchen bestärken.

Vom Standpunkt der Gemeinschaft, im Gegensatz zu dem des Individuums, erfordert die Entscheidung, ob Präventivmaßnahmen ergriffen werden sollen oder nicht, daß konkurrierende soziale Zielsetzungen gegeneinander abgewogen werden müssen. Um beim Beispiel Rauchen zu bleiben: das gänzliche Aufgeben dieser Gewohnheit würde zu Arbeitsplatzverlusten im Tabakanbau und in der Zigarettenindustrie, zu einer Minderung der Steuereinnahmen sowie zum Devisenverlust durch fehlende Exporte führen. Diese Faktoren sprechen nicht gegen die außerordentlichen positiven Effekte, die entstehen, wenn mit dem Rauchen aufgehört wird, wie die signifikante Reduktion der Zahlen für Karzinome, ischämische Herzerkrankungen und chronisch-obstruktive Lungenerkrankungen sowie von Frühgeburten und anderen Gesundheitsrisiken. Sie werfen jedoch ein Licht auf das Ausmaß der politischen Herausforderung (Director General's Report 1986).

„Kosten" für die Gemeinschaft

5.1 Nutzen-Risiko-Abwägungen

Die Prävention ist ein so attraktives Konzept, daß allzuoft nur wenige Gedanken auf das „Schädlichkeitspotential" verwendet werden, das womöglich mit der Durchsetzung vermeintlich präventiver Programme verbunden ist. Methoden zur Identifizierung von Risikopersonen können denjenigen schaden, die falsch zugeordnet werden. Programme können fehlschlagen. Sie können zu Erkrankungen bei denen führen, die nicht teilnehmen, und ebenso bei den Teilnehmern Unheil anrichten. Sie können auf paradoxe Weise einen negativen Gesamteffekt auf den Gesundheitszustand der Gesellschaft haben, selbst wenn bestimmte Zielgruppen von ihnen profitieren.

Ein Screening der Bevölkerung zur Erkennung von Personen mit erhöhtem Krankheitsrisiko birgt zwei Gefahren: die der Fehldiagnose eines bestehenden Risikos (falsch-positiv), wie auch die Möglichkeit, fälschlicherweise als gesund oder gefeit bezeichnet zu werden (falsch-negativ). Die Wahrscheinlichkeit eines Fehlurteils ist eine Funktion der Testsensitivität (des Anteils der betroffenen Personen, die ein positives Testergebnis haben), der Testspezifität (des Anteils Nichtbetroffener, die ein negatives Testergebnis haben), sowie der A-priori-Wahrscheinlichkeit, betroffen zu sein (des Anteils von Betroffenen in der Bevölkerung).

Gefahr von Fehlurteilen beim Personenscreening

Kosten aufgrund ineffektiver Maßnahmen

Ineffektive Maßnahmen können auf zwei Arten Unkosten verursachen: 1. durch die Vergeudung von Mitteln, die anderweitig hätten verwendet werden können, und 2. durch einen negativen Einfluß auf die öffentliche Meinung. Wenn im Namen der Prävention unrealistische Versprechen gemacht wurden, wird die Öffentlichkeit bei weiteren Gesundheitsvorhaben zynisch reagieren, wenn diese Versprechen nicht eingehalten werden konnten.

Mögliche Schäden durch effektive Maßnahmen

Eine an sich effektive Maßnahme kann kontraproduktiv sein, wenn mit ihr kein ausreichend großer Bevölkerungsanteil erreicht wird. Wenn der Verbreitungsgrad der Rötelnimpfung bei den dafür anfälligen Kindern weniger als 90% beträgt (90% ist der Wert, der zur Erhaltung einer Massenimmunität erforderlich ist), kann das Impfprogramm sogar eine Zunahme des kongenitalen Rötelnsyndroms in der nächsten Generation zur Folge haben, da wegen des Impfprogramms das Alter für eine natürliche Infektionsübertragung bei Ungeimpften heraufgesetzt wird. Zwar werden die Zahlen für dieses Syndrom bei der geimpften Bevölkerung nahe bei Null liegen; die Zahlen bei den Nachkommen Ungeimpfter werden dagegen unverhältnismäßig ansteigen (Knox 1984).

Risiken durch unvollständig durchgeführte Programme

Ein nicht komplett durchgeführtes Präventionsprogramm kann gerade den Menschen schaden, denen es eigentlich Hilfe bringen sollte. Das Screening von Neugeborenen auf Sichelzellanämie beinhaltet Risiken sowohl für die Neugeborenen, die selbst erkrankt sind, wie auch für diejenigen, die nur Überträger der Krankheit sind. Neugeborene mit Sichelzellanämie können nur profitieren, wenn die Eltern gründlich über die Bedeutsamkeit des Befundes aufgeklärt werden und wenn entsprechende Hilfe durch Ärzte zur Verfügung steht, die sich mit dieser Krankheit und dem Umgang mit ihr auskennen (Rowley u. Huntzinger 1985). Am meisten Schaden kann bei Säuglingen angerichtet werden, die als Überträger der Krankheit identifiziert wurden, aber nicht erkrankt sind, ohne daß demgegenüber irgendein Nutzen entstünde. Elterliche Überbesorgtheit kann in solchen Fällen zum „Syndrom des verletzlichen Kindes" („vulnerable child syndrome") führen (Green u. Solnit 1964); im Erwachsenenalter bekommt der Betroffene womöglich keinen Arbeitsplatz, oder er hat Schwierigkeiten mit Versicherungen, wenn die Überträgereigenschaft mit der eigentlichen Krankheit verwechselt wird. Zudem beinhaltet das Testen der Eltern, wie auch in allen anderen Fällen rezessiver genetischer Störungen, die Gefahr der Entdeckung, daß der Ehemann nicht der Vater des Kindes ist, und diese Information gefährdet die Beziehung der Eltern.

Forderung nach sorgfältigem Abwägen potentieller Gefahren und gründlicher Evaluation

Es ist kein Argument gegen Präventionsmaßnahmen, daß die voreilige Einführung von Programmen zur Verhütung von Krankheiten ihrerseits Gesundheitsschäden verursachen kann. Die Forderung nach sorgfältigem Abwägen potentieller Gefahren vor der Einführung neuer Maßnahmen, des weiteren nach gründlicher Evaluation zur Bestimmung negativer und positiver Effekte nach der Einführung von Programmen muß jedoch betont werden.

5.2 Setzen von Prioritäten

Es ist nun einmal Tatsache, daß die verfügbaren Mittel für Gesundheitsprogramme begrenzt sind und daß diese Mittel, wenn sie für den einen Zweck verwendet worden sind, für andere dann nicht mehr zur Verfügung stehen. Deshalb müssen konkurrierende Ansprüche verschiedener Präventionsvorhaben evaluiert und ein ausgewogenes Verhältnis zwischen Prävention und Therapie erreicht werden. Entscheidungen sollen auf sorgfältigen Analysen des Ausmaßes und der Verbreitung von Krankheiten in den jeweiligen Ländern beruhen, und die Mittel, sowohl intern wie extern, für jede öffentliche Gesundheitsmaßnahme verfügbar sein. Die konkurrierenden Optionen werden nach folgenden Kriterien gegeneinander gewichtet: die Lasten einer Krankheit, die Effektivität, das Schädigungspotential und die Anwendbarkeit einer Intervention sowie die voraussichtlichen Kosten.

Kriterien für die Anwendung von Präventionsprogrammen

Die Last, die durch eine bestimmten Krankheit (z. B. senile Demenz vom Alzheimer-Typ) oder eine Gruppe von Erkrankungen (z. B. alle psychischen Erkrankungen) entsteht, ist eine Funktion 1. der Prävalenz der Krankheit oder Krankheiten, 2. der Schwere der Morbidität und der daraus resultierenden Mortalität und 3. der Altersverteilung zu Beginn der Erkrankung. Zu dieser Last gehören auch die Kosten für die Bereitstellung medizinischer und sozialer Dienste für die Kranken, die Verluste an ökonomischer Produktivität infolge von Krankheit und Tod, die Einschränkungen der Familie durch die Pflege der Kranken sowie die Schmerzen und das Leid, das die Kranken und ihre Familien erfahren. Da die ersten beiden Punkte (Kosten des Gesundheitswesens und Produktivitätsausfall) leichter in Zahlen zu fassen sind, werden sie zur Bemessung der Krankheitslast verwendet.

Bestimmung der Krankheitslast

Black u. Pole (1975) berechneten in einer britischen Pionierstudie die Krankheitslast aufgrund der Dauer des stationären Aufenthaltes in Tagen, der Überweisungen ambulanter Patienten, der Krankengeldzahlungen und der Mortalität. Ausgehend von Daten aus dem Jahr 1972 berichteten sie, daß psychische Erkrankungen für 31% aller Krankenhausaufenthaltstage (in weiteren 15% waren es geistige Behinderungen), für 4% aller ambulanten Überweisungen, für fast 8% der Konsultationen von Allgemeinärzten und beinahe 10% aller Krankengeldzahlungen die Ursache waren. Etwas mehr als 1% des Verlustes an Gesamtlebensjahren entstand durch Suizid.

Rice et al. (1976, 1985, 1992) haben in den USA erste Studien zur Krankheitslast durchgeführt. Sie verwendeten eine ähnliche Kriterienreihe, doch zusätzlich berechneten sie die direkten und indirekten ökonomischen Krankheitskosten, wobei die direkten Kosten unmittelbar durch die Pflege und Therapie der Erkrankten und die indirekten als Folge von Produktivitätsverlusten durch Krankheit oder von frühem Tod entstanden. Auch in den USA sind, wie in Großbritannien, psychische Erkrankungen die Ursache für viele stationäre Aufenthaltstage. Außerdem sind sie als wesentliche Ursache von Behinderungen zu sehen; weiterhin entstehen durch sie erhebliche ökonomische Kosten und Verluste an Lebensjahren.

Direkte und indirekte Krankheitskosten

Höhe der Kosten psychischer Erkrankungen

In einer Beurteilung von Daten aus dem Jahr 1980 stellte das Board on Mental Health and Behavioral Medicine des Institute of Medicine (1984) fest, daß psychische Erkrankungen für etwa 20 Mrd. Dollar aller direkten Gesundheitskosten verantwortlich waren, was 1980 einem Anteil von 8% aller Ausgaben für direkte Krankheitskosten entsprach. Die indirekten Kosten wurden auf das 8fache geschätzt. In einer kürzlich vom Institute of Medicine (1989) durchgeführten Studie zu psychischen Erkrankungen bei Kindern und Jugendlichen wurde geschätzt, daß den Krankenversicherungen der USA etwa 16% der Kosten für stationäre und 23% der Kosten für ambulante Maßnahmen durch psychische Probleme entstanden waren.

Nach Berichten des World Development Report (World Bank 1993) sind psychische Probleme zu 8,1% an der weltweiten Krankheitslast („Global Burden of Disease", GBD) beteiligt. Bemerkenswert an dieser Zahl ist, daß in ihr keine Gehirntraumata, geistigen Behinderungen oder neurotischen Störungen enthalten sind und sie demzufolge eine deutliche Unterschätzung des Sachverhaltes darstellt. Der Gesundheitsreport der WHO (1995) führt die 10 führenden Ursachen für Morbidität und Behinderung auf. Neurotische, streßbedingte und somatoforme Erkrankungen ergeben zusammen die drittwichtigste Ursache für Morbidität. Affektivitätsstörungen stehen als Ursache für chronische Behinderung an 1. Stelle, geistige Behinderung an 4., Epilepsie an 6., Demenz an 7. und Schizophrenie an 9. Stelle.

Wichtigste Ursachen für Morbidität und Behinderung gemäß WHO

Einschätzung anhand DALY

Die eindrucksvollsten Ergebnisse erzielte eine kürzlich von Murray u. Lopez (1996) am Harvard Center for Population and Development Studies durchgeführte Studie. Die von ihnen verwendete Statistik ist DALY („Disability Adjusted Life Year"), bei welcher verlorene Lebensjahre ebenso einbezogen werden (das Sterbealter wird subtrahiert von der verbliebenen Lebenserwartung) wie das durch chronische Erkrankungen verursachte Handicap, indem die dadurch betroffenen Jahre nicht mitgezählt werden. 1990 stellten Depressionen die vierthäufigste Ursache für DALY, die nur übertroffen wurden von Infektionen des unteren Respirationstraktes, Durchfallerkrankungen und perinatalen Befunden. Im Jahr 2020 werden Depressionen an 2. Stelle der Ursachen der weltweiten Krankheitslasten stehen, übertroffen nur noch von den ischämischen Herzerkrankungen. Trotz der Tatsache, daß neuropsychiatrische Befunde 5 der 10 häufigsten Ursachen für anhaltende Behinderung darstellen und davon allein die Depressionen gegenwärtig als viertwichtigste Ursache von DALY anzusehen sind und bis 2020 an 2. Stelle stehen werden, findet das Thema geistige Gesundheit bei internationalen Gesundheitskonferenzen kaum Erwähnung.

Einschätzung des Schadenspotentials einer Intervention

Die potentielle Schädlichkeit einer Intervention und ihre Wirksamkeit bei der Reduzierung des Gefahrenpotentials durch die zu verhütende Krankheit müssen gegeneinander abgewogen werden. Obwohl zur Verminderung des Schadenspotentials jede Anstrengung unternommen werden muß, bedeutet dies, daß selbst erhebliche Nebenwirkungen in Kauf zu nehmen sind, wenn die betreffende Maßnahme bei der Abwendung von schweren Erkrankungen und Morbidität sehr effektiv ist. Diese Entscheidung kann jedoch nicht allein auf der Grundlage von Expertenmeinungen getroffen werden. Die Öffentlichkeit sollte genau über Nutzen und Risiken der Maßnahme informiert werden und davon überzeugt sein, daß das eine das andere überwiegt. Eine unverhältnismäßige Betonung der Nebenwirkungen kann zu einem Anstieg der vermeidbaren Morbidität und Mortalität führen. Dies war der Fall bei der Keuchhustenimpfung in Großbritannien (Centers for Disease Control 1982 a). Angst vor Impfnebenwirkungen verminderte die Compliance der Eltern und führte so zu einem erheblichen Anstieg der Keuchhustenfälle.

Die Durchführbarkeit eines Programmes hängt davon ab, ob die zu seiner Implementierung notwendige Infrastruktur vorhanden ist. Damit ist geeignetes Personal gemeint, das über die zur Verabreichung notwendigen Kompetenzen verfügt, dann die entsprechende geographische Verteilung dieses Personals sowie ein Gesundheitssystem, das in der Lage ist, die Aktivitäten zu koordinieren. Deswegen wird selbst eine potentiell effektive Maßnahme für eine bestimmte Region keinen Sinn machen, wenn sie Kenntnisse und Verwaltungssysteme voraussetzt, die dort nicht zur Verfügung stehen. Je einfacher und je unkomplizierter eine Methode auch von niedriger qualifiziertem Gesundheitspersonal angewendet werden kann, desto eher kann sie auch in einem weniger entwickelten Land eingesetzt werden.

Durchführbarkeit eines Programmes

Schließlich müssen auch die vergeblichen Kosten in Betracht gezogen werden, die z. B. durch Programme entstanden sind, die aufgegeben werden mußten, weil Geld und Energie für ein kontrolliertes Programm abgezogen wurden. Da die Geldmittel für Vorsorgemaßnahmen begrenzt sind, bedeutet die Entscheidung für ein bestimmtes Präventionsprogramm auch immer, daß andere Gesundheitsprogramme weniger Zuwendungen erhalten. Der Anreiz zur Kostensenkung durch Prävention ist für Regierungen so attraktiv, daß Therapieeinrichtungen auf die bloße Vermutung hin, Krankheit könne sich vermeiden lassen, geschlossen werden könnten. In England und den Vereinigten Staaten war dies der Fall, wo das illusorische Versprechen einer „gemeindenahen" Psychiatrie mit dem Anspruch der Vermeidung iatrogener Krankheiten durch Hospitalisierung zur undifferenzierten Schließung psychiatrischer Krankenhäuser führte. Viele chronisch psychisch Kranke blieben dadurch ohne jede Betreuung, da keine Gemeindealternativen zur Verfügung gestellt wurden (Weller 1989).

Berücksichtigung „vergeblicher" Kosten

6 Die Bedeutung epidemiologischen Denkens

Politische Entscheidungen können nicht besser sein als die Informationen, auf denen sie beruhen. Bei Fehlen zuverlässiger Daten zu Ausmaß, Verteilung und sozialer Belastung durch psychische Krankheiten in der Bevölkerung und zu zeitlichen Trends bei der Prävalenz können Entscheidungen über die Verteilung von Mitteln nicht präziser sein als Schüsse im Dunkeln. Von wesentlicher Bedeutung ist der Aufbau von Informationszentren, die in der Lage sind, Daten über Wesen und Ausmaß von Gesundheitsproblemen eines jedes Landes wie auch über Resultate von Therapien und Präventionsprogrammen zu sammeln und weiterzu-

Aufbau von Informationszentren

*Einrichtung von Fonds
zur Finanzierung
epidemiologischer
Überwachung*

geben. Deshalb sollte jede neue öffentliche Gesundheitsinitiative einen obligatorischen Fonds zur Finanzierung epidemiologischer Überwachung mit einkalkulieren, um periodische Neubewertungen der Effektivität vorzunehmen und auf diese Weise laufende Anpassungen bei der Verteilung von Geldmitteln zu ermöglichen.

7 Literatur

Ahrens B, Mueller-Oerlinghausen B, Schou M et al. (1995) Excess cardio-vascular and suicide mortality of affective disorders may be reduced by lithium prophylaxis. J Affect Disord 33:67–75

Alexander GE, Furey ML, Grady CL et al. (1997) Association of premorbid intellectual function with cerebral metabolism in Alzheimer's disease: implications for the cognitive reserve hypothesis. Am J Psychiatry 154:165–172

American Academy of Pediatrics, Committee on Genetics (1989) Newborn screening fact sheets. Pediatrics 83:449–464

APA Task Force on Prevention Research (1990) Report of the Task Force. Am J Psychiatry 147:1701–1704

Berrueta-Clement JR, Schweinhart LJ, Barnett WS et al.(1984) Changed lives: The effects of the Perry preschool program on youths through age 19. High Scope, Ypsilanti/MI

Black DAK, Pole JD (1975) Priorities in biomedical research: indices of burden. Br J Prev Soc Med 29:222–227

Blake J (1989) Number of siblings and educational attainment. Science 245:32–36

Botvin GJ, Baker E, Renick NL et al. (1984) A cognitive-behavioral approach to substance abuse prevention. Addict Behav 9:137–147

Bower C, Stanley FJ (1996) Issues in the prevention of spina bifida. J R Soc Med 89:436–442

Brown GW, Birley JLT, Wing JK (1972) Influence of family life on the course of schizophrenic disorders: a replication. Br J Psychiatry 121:241–258

*Brown S, Eisenberg L (eds) (1995) The best intentions: unintended pregnancy and the well-being of children and families. Washington National Academy Press, Washington

Caldwell JC (1986) Routes to low mortality in poor countries. Popul Dev Rev 12:171–220

Cefalo RC, Moos K (1995) Preconception healthcare: a practical guide, 2nd edn. Mosby, St. Louis

Centers for Disease Control (1982a) Blood lead levels in U. S. population. MMWR Morb Mortal Wkly Rep 31:132–133

Centers for Disease Control (1982b) Pertussis – England and Wales. MMWR Morb Mortal Wkly Rep 31:629–632

Cross-National Collaborative Group (1992) The changing rate of major depression: cross-national comparisons. JAMA 268:3098–3105

Czeizel AE, Dudas H, Metnaki J (1994) Pregnancy outcomes in a randomized controlled trial of periconceptional multivitamin supplementation. Arch Gynecol Obstet 255:131–139

D'Alton ME, DeCherney AH (1993) Prenatal diagnosis. N Engl J Med 328:114–120

DaVanzo J, Parnell AM, Foege WH (1990) Health consequences of contraceptive use and reproductive patterns. JAMA 265:2692–2696

Dickinson CJ (1995) Does folic acid harm people with vitamin B12 deficiency? Q J Med 88:357–364

Director General's Report (1986) Tobacco or health. Executive Board, World Health Assembly, Geneva (EB 77)

Dobbing J (ed) (1987) Early nutrition and later achievement. Academic Press, London

Dunn JT, Haar FVD (1990) A practical guide to the correction of iodine deficiency. International Council for the Control of IDD

Eisenberg L (1992) Treating depression and anxiety in primary care. N Engl J Med 326:1080–1084

**Eisenberg L (1995) The social construction of the human brain. Am J Psychiatry 152:1563–1575

Eisenberg L (1997) Sociocultural perspectives. In: Engel J, Pedley TA (eds) Epilepsy: a comprehensive textbook. Lippincott-Raven, Philadelphia

Eisenberg L, Earls FJ (1975) Poverty, social depreciation and child development. In: Hamburg DA (ed) American handbook of psychiatry, vol 6. Basic Books, New York, pp 275–291

Evans DA, Beckett LA, Albert MS, Hebert LE, Scherr PA, Funkenstein HH, Taylor JO (1993) Level of education and change in cognitive function in a community population of older persons. Ann Epidemiol 3:71–77

Frank E, Kupfer DJ, Perel JM (1989) Early recurrence in unipolar depression. Arch Gen Psychiatry 46:397–400

Fuhrman K, Reiher HP, Semmler K et al. (1984) The effect of intensified conventional insulin therapy before and during pregnancy on the malformation rate in the offspring of diabetic mothers. Exp Clin Endocrinol 83:173–177

Geil R, de Arango MV, Climent CE et al. (1981) Childhood mental disorders in primary health care: results of observations in four developing countries. Pediatrics 68:677–683

**Goldberg D, Huxley P (1992) Common mental disorders: a biosocial model. Routledge, London

Grant JP (1995) The state of the world's children. Oxford Univ Press, Oxford

Grantham-McGregor SM, Stewart ME, Desai P (1978) A new look at the assessment of mental development in young children recovering from severe malnutrition. Dev Med Child Neurol 20:773–778

Grantham-McGregor SM, Powell CA, Walker SP et al. (1991) Nutritional supplementation, psychosocial stimulation and mental development of stunted children: the Jamaican study. Lancet 338:1–5

Green M, Solnit A (1964) Reactions to the threatened loss of a child: a vulnerable child syndrome. Pediatrics 34:58–66

Gruenberg EM, Kennedy C (1988) Some determinants of social disability. In: Henderson AS, Burrows GD (eds) Handbook of social psychiatry. Elsevier, Amsterdam

Gruenberg EM, Lewis I, Goldston SE (eds) (1986) Vaccinating against brain syndromes: the campaign against measles and rubella. Oxford Univ Press, New York

*Guyer B, Wallach LE, Rosen SL (1982) Birth-weight standardized mortality rates and the prevention of low birth weight: how does Massachusetts compare with Sweden? N Engl J Med 306:1230–1233

Hack M, Friedman H, Fanaroff AA (1996) Outcomes of extremely low weight infants. Pediatrics 98:931–937

Hetzel BS (1986) Mental defect due to iodine deficiency. In: Berg MJ (ed) Science and service in mental retardation. Methuen, New York

**Hobcraft J (1993) Women's education, child welfare and child survival. Health Transition Rev 3:159–175

Hogarty GE, Anderson CM, Reiss DL et al. (1986) Family psychoeducation, social skills training and maintenance chemotherapy in the after care of schizophrenic patients. Arch Gen Psychiatry 43:633–642

Holtzman C, Slazyk WE, Cordero JF et al. (1986) Descriptive epidemiology of missed cases of phenylketonuria and congenital hypothyroidism. Pediatrics 78:553–558

Institute of Medicine (1984) Research on mental illness and addictive disorders. Report of the Board on Mental Health and Behavioral Medicine. National Academy, Washington

Institute of Medicine (1989) Research on children and adolescents with mental, behavioral, and developmental disorders. National Academy, Washington

Jordan TJ, Grallo R, Deutsch M et al. (1985) Long term effects of early enrichment: a twenty year perspective on persistence and change. Am J Community Psychol 13:393–415

*Kaback M, Lim-Steele J Dabholkar D et al. (1993) Tay-Sachs disease – carrier screening, prenatal diagnosis and the molecular era: an international perspective, 1970–1993. JAMA 270:2307–2315

*Katzman R (1993) Education and the prevalence of dementia and Alzheimer's disease. Neurology 43:14–20

Kiloh LG, Andrews G, Neilson M (1988) The long term outcome of depressive illness. Br J Psychiatry 153:752–757

Knox EG (1984) Theoretical aspects of rubella vaccination strategies. Int J Infect Dis 7:194–197

Kramer M (1989) Barriers to prevention. In: Cooper B, Helgason T (eds) Epidemiology and the prevention of mental disorders. Routledge, London, pp 30–55

Lazar I, Darlington R, Murray H et al. (1982) Lasting effects of early education. Monogr Soc Res Child Dev 47 (1–2)

*Leff J, Kuipers L, Berkowitz R et al. (1982) A controlled trial of social intervention in the families of schizophrenic patients. Br J Psychiatry 141:121–134

Linden M (1998) Fortbildungsprogramm der WPA und des PTD-Komitees zu depressiven Störungen. Münch Med Wochenschr 140:146–149

Medical Research Council. Vitamin Study Research Group (1991) Prevention of neural tube defects. Lancet 338:131–137

Milunsky A (1992) Genetic disorders and the fetus, 3rd edn. Johns Hopkins Univ Press, Baltimore

Mori E, Hirono N, Yamashita H et al. (1997) Pre-morbid brain size as a determinant of reserve capacity against intellectual decline in Alzheimer's disease. Am J Psychiatry 154:18–24

*Murray CJL, Lopez AD (1996) The global burden of disease and injury, vol 1. Harvard Univ Press, Cambridge/MA

NIMH Consensus Development Conference Statement (1985) Mood disorders: pharmacologic prevention of recurrences. Am J Psychiatry 142:469–476

O'Hara MW, Gorman LL, Wright EJ (1996) Description and evaluation of the Iowa Depression Awareness, Recognition and Treatment Program. Am J Psychiatry 153:645–649

Olds DL, Kitzman H (1990) Can home visitation improve the health of women and children at environmental risk? Pediatrics 86:108–116

Olds DL, Henderson CR, Tatelbaum R (1986) Preventing child abuse and neglect: a randomized trial of nurse home visitation. Pediatrics 78:65–78

Phillips M, Pearson V, Lange R (eds) (1994) Psychiatric rehabilitation in China: models for change in a changing society. Br J Psychiatry 165 (Suppl 24)

Pierson DE, Bronson MB, Dromey E et al. (1983) The impact of early education: measured by classroom observations and teacher ratings of children in kindergarten. Eval Rev 7:191–216

Price RH Cowen EL, Lorion RP et al. (1989) The search for effective programs: what we learned on the way. Am J Orthopsychiatry 59:49–58

Quality Assurance Project (1983) A treatment outline for depressive disorders. Aust N Z J Psychiatry 17:129–146

Ramey CT, Campbell FA (1984) Preventive education for high risk children: cognitive consequences of the Carolina Abecedarian project. Am J Ment Defic 88:515–523

Rice DP, Feldman JJ, White KL (1976) The current burden of illness in the United States. Institute of Medicine, National Academy of Sciences, Washington

Rice DP, Hodgson TA, Kopstein AN (1985) The economic costs of illness: a replication and update. Health Care Financ Rev 7:61–80

*Rice DP, Kelman S, Miller LS (1992) The economic burden of mental illness. Hosp Community Psychiatry 43:1227–1232

Rimer Z, Barsi J, Veg K, Katona CLE (1990) Suicide rates in Hungary correlate negatively with reported rates of depression. J Affect Disord 20:87–91

Rowley PT, Huntzinger DJ (1985) Newborn sickle cell screening: benefits and burdens realized. Am J Dis Child 137:341–345

Rutz W, Knorring L von, Walinder J (1989) Frequency of suicide on Gotland after systematic postgraduate education of general practitioners. Acta Psychiatr Scand 80:151–154

Shiono PH, Behrman RE (1995) Low birth weight: analysis and recommendations. Future Child 5:4–18

Shorvon SD, Farmer PJ (1988) Epilepsy in developing countries: a review of epidemiologic, sociocultural, and treatment aspects. Epilepsia 29(Suppl 1):36–54

Sydenstricker VP (1958) The history of pellagra, its recognition as a disorder of nutrition and its conquest. Am J Clin Nutr 6:409–414

Tarrier N, Barrowclough C, Vaughn C et al. (1989) Community management of schizophrenia: a two year follow up of a behavioral intervention with families. Br J Psychiatry 154:625–628

*Thompson DC, Rivara FP, Thompson RS (1996) Effectiveness of bicycle safety helmets in preventing head-injuries. JAMA 276:1968–1973

Thompson RS, Rivara FP, Thompson DC (1989) A case-control study of the effectiveness of bicycle helmets. N Engl J Med 320:1361–1367

UNICEF (1996) The state of the world's children. Oxford Univ Press, New York

United Nations (1991) The world's women 1970–1990. United Nations, New York

Üstün TB, Sartorius N (eds) (1995) Mental illness in general health care: an international study. Wiley, Chichester New York

Wagenaar AC, Streff FM, Schultz RH (1990) Effects of the 65 MPH speed limit on injury morbidity and mortality. Accid Anal Prev 22:571–585

Walton WW (1982) An evaluation of the Poison Prevention Packaging Act. Pediatrics 69:363–370

Warren KS (1991) Helminths and health of school-aged children. Lancet 338:686–687

Weller MPI (1989) Mental illness – who cares? Nature 339:249–252

WHO (1995) Bridging the gaps. WHO, Geneva

World Bank (1993) World development report – investing in health (world development indicators). Oxford Univ Press, Oxford

WPA (World Psychiatric Association), PTD (International Committee for Prevention and Treatment of Depression) (eds) (1997) Educational program on depressive disorders, module I: overview and fundamental aspects. NCM, New York

KAPITEL 9

Allgemeine Behandlungsprinzipien in der Psychiatrie

W. BÖKER

1 Über den Nutzen allgemeiner Behandlungsprinzipien in der Psychiatrie

In der bisherigen Editionsgeschichte der *Psychiatrie der Gegenwart* findet sich bemerkenswerterweise kein Kapitel über Behandlungsgrundsätze. Vermutlich lenkten die eindrucksvollen Entwicklungen der Psychopharmakologie und die breite Ausfaltung psychosozialer Behandlungsprogramme in den letzten Jahrzehnten den Blick so stark auf nosologie- bzw. syndromspezifische Therapiemöglichkeiten, daß krankheitsübergreifenden prinzipiellen Überlegungen weniger Bedeutung eingeräumt wurde.

Historische
Therapieansätze

In seinem Lehrbuch zur *Pathologie und Therapie der psychiatrischen Krankheiten* hatte W. Griesinger (1861) folgende allgemeine Grundsätze psychiatrischer Therapie formuliert: den Grundsatz der Humanität; die Erkenntnis, daß „Irresein als Krankheit" und „anormale psychische Akte als cerebrale Vorgänge" aufzufassen seien; die absolut gleiche Berechtigung der psychischen und somatischen Heilmethode bei streng zu beachtendem „Individualisieren in der Irrenbehandlung"; die Notwendigkeit frühzeitiger Behandlung wie auch der Geduld bei langen Verläufen; die „Abhaltung aller schädlichen Einflüsse" und „ein gehörig reguliertes Maß von Ruhe und Thätigkeit"; schließlich: die rasche „Versetzung in eine gute Irrenanstalt".

Noch in Bumkes *Handbuch der Geisteskrankheiten* widmete Nitsche (1929) der „Allgemeinen Therapie und Prophylaxe der Geisteskrankheiten" ein umfangreiches Kapitel. Interessanterweise wurde darin den grundlegenden Prinzipien der Vorrang vor spezifischen Maßnahmen zuerkannt: „Da die Behandlung der Geisteskrankheiten ... noch vorwiegend symptomatisch ist, so macht das, was die allgemeine psychiatrische Therapie zu lehren hat, einen sehr wesentlichen Teil des therapeutischen Apparates überhaupt aus". Es „ergeben sich für die Behandlung der einzelnen psychiatrischen Krankheiten nur Abwandlungen der allgemeinen Behandlungsgrundsätze". Tatsächlich waren beispielsweise die Bett- und Dauerbadbehandlung, aber auch die „aktivere Krankenbehandlung" Simons kaum auf spezifische Krankheitsbilder zugeschnitten. Im Vergleich zur übrigen Medizin wurden erst sehr spät Behandlungsformen entdeckt, die es gestatten, bestimmte psychische Krankheiten gezielt zu therapieren (Degkwitz et al. 1982).

Probleme der
gegenwärtigen Psychiatrie

Wenn nun in diesem Band wieder allgemeine Behandlungsprinzipien dargestellt werden sollen, dann - soweit ich sehe - wegen der folgenden Bedürfnisse und Probleme der gegenwärtigen Psychiatrie.

- Mißbrauch

1. Nach den schrecklichen Morden an psychisch Kranken und geistig Behinderten, die im nationalsozialistischen Deutschland als „lebensunwerte Menschenhülsen" einem politisch fanatisierten Sozialdarwinismus zum Opfer fielen, und dem Mißbrauch der Psychiatrie zum Zweck politischer Unterdrückung in der UdSSR sowie in anderen Staaten des ehemaligen Ostblocks ist eine Besinnung auf die Grundwerte, denen psychiatrisches Handeln generell verpflichtet sein soll, wieder dringend notwendig (Heimann 1991). Die aktuelle Betonung

individueller Bürgerrechte in der neueren Emanzipationsbewegung und eine wachsende Sensibilität für die „gesunden Anteile" und Autonomieansprüche auch schwer Geisteskranker sind weitere Anstöße dazu. Auf ethische und rechtliche Probleme, die sich z.B. bei Zwangsunterbringung und Zwangsbehandlung psychisch Kranker stellen, wird in diesem Band in den Kap. 15–18 eingegangen.

2. Wenn sich im Laufe der Geschichte nicht nur die Auffassungen vom Wesen der Geisteskrankheiten, sondern auch das Menschenbild in der Psychiatrie immer wieder gewandelt haben (Benedetti 1959), dann muß die durch weltweite Migrationsströme bewirkte multikulturelle Durchmischung namentlich der westlichen Industrienationen traditionelle Vorstellungen und Erwartungen menschlicher Verhaltensmuster nachhaltig verunsichern. Dann wächst die Gefahr, Ausdrucksformen psychischen Leidens von Angehörigen uns fremder Kulturen mißzuverstehen und Vorurteilen oder unbewußten Abwehrmechanismen folgend fehlzubehandeln. Der Arzt als Wahrer eines zu ethischem Handeln verpflichtenden Menschenbildes sieht sich hier in neuer Weise herausgefordert.

– Mißverstehen „fremder" Verhaltensweisen

3. Die wachsende Vielfalt biopsychosozialer Einflußmöglichkeiten auf menschliches Erleben und Verhalten und die manchenorts anwachsenden Spannungen und Entfremdungen zwischen einer sich wieder stärker der somatischen Medizin zuwendenden neurobiologisch-naturwissenschaftlichen Psychiatrie und den hauptsächlich psychotherapeutisch bzw. sozialpsychiatrisch orientierten Vertretern unseres (noch) gemeinsamen Faches rufen dringend nach einer Klarstellung allgemein akzeptierter Grundprinzipien, um einer möglicherweise drohenden Spaltung der praktischen Psychiatrie in biologisch-medikamentöse Behandlungen für Schwerkranke und psychologische Therapien für leichtere Krankheitsformen entgegenzuwirken (Gabbard u. Goodwin 1996). Die auseinanderstrebenden Kräfte benötigen wieder integrierende Leitbilder und verbindende Aufgaben (Andreasen 1996), um weiterhin auf einer gemeinsamen Basis mit einer gemeinsamen Sprache kommunizieren zu können.

– Spaltung

4. Der aus der Industrieproduktion stammende, unter dem wachsenden Einfluß betriebswirtschaftlichen Denkens und steigender Gesundheitskosten auch in den psychiatrischen Alltag eindringende Zwang zur detaillierten Leistungserfassung nötigt uns zu grundsätzlichen Überlegungen über das Verhältnis von Kosten und Nutzen unserer Therapiemaßnahmen. Politische Gremien, Krankenhausträger und Krankenkassen erwarten von uns eine genauere Offenlegung unserer täglichen Arbeit mit den Patienten. Diese Leistungsanalyse muß sich mit Bestrebungen verbinden, die Qualität unserer Therapeutik zu sichern und zu optimieren sowie die dabei gewonnenen Erkenntnisse in die Aus- und Weiterbildung einfließen zu lassen. Die Herausarbeitung und Akzeptanz allgemeiner Behandlungsrichtlinien, standardisierter Qualitätsforderungen und daraus abgeleitete Ansprüche auf unbedingt notwendige Ressourcen stärken uns in der argumentativen Auseinandersetzung mit den politisch Verantwortlichen und den Kostenträgern.

– Kosten-Nutzen-Verhältnis

Um all diesen Bedürfnissen entsprechen zu können, stellt sich zunächst die Frage, auf welche Leitbilder und Grundmodelle (Basiskonzepte) hin sich denn unsere psychiatrische Therapeutik heute ausrichtet bzw. ausrichten soll.

2 Leitbilder und Grundmodelle psychiatrischen Handelns heute

La vray sience et la vray estude de l'homme c'est l'homme.
PIERRE CHARRON (1601, zit. nach Schrenk 1973)

Ohne Zweifel ist die Psychiatrie, namentlich was die Bemühungen um ihre theoretische Fundierung betrifft, eine in hohem Maße durch den Zeitgeist und wechselnde Ideologien beeinflußte Disziplin der Medizin. Dies hat mit der unendlichen Mannigfaltigkeit menschlicher Schicksale und den damit verbundenen Spielarten seelischer Störungen, den Rätseln der großen Geisteskrankheiten, den heftigen Gefühlen, die psychisch Kranke in ihrer Umgebung auslösen können, und letztlich wohl mit dem hier besonders pointiert zutage tretenden, bis heute nicht befriedigend gelösten Leib-Seele-Problem des Menschen zu tun (s. Kap. 1 in diesem Band).

Ideologiekämpfe

Die Auswirkungen theoretischer Konzepte und der Glaubenskämpfe ihrer bisweilen fanatischen Verfechter auf die alte „Irrenpflege" als pragmatische Heilkunst und die heutige Praxis der Psychiatrie scheinen mir hingegen weniger kraß zu sein. Die unabweisbare Notwendigkeit, den erregten Kranken zu beruhigen, den in Apathie und Schwermut Versunkenen zu beleben oder den sich Absondernden in die tätige Gemeinschaft zurückzuführen, stellte und stellt sich den Ärzten und Betreuern psychisch Kranker seit Jahrhunderten als ständige Aufgabe.

Sieht man von den schlimmen Perioden politischen Mißbrauchs der Psychiatrie im Nationalsozialismus oder dem Kommunismus stalinistischer Prägung ab, dann hat sich die psychiatrische Heilkunde mindestens seit der Zeit der Aufklärung um eine humane, ideologiefreie Pflege der Geisteskranken bemüht. Die Ideologiekämpfe der „Psychiker" gegen die „Somatiker", der Anhänger einer orthodoxen Psychoanalyse oder einer extremen Sozialpsychiatrie gegen die pharmakologisch-biologisch orientierten Kliniker sind in den letzten 20 Jahren abgeflaut. Der letzten massiven Ideologiewelle war unser Fach in den 60er und 70er Jahren durch die sog. Antipsychiatrie ausgesetzt, einer in sich uneinheitlichen „spätromantischen" Bewegung (Glatzel 1975), deren Auswirkungen auf die psychiatrische Therapeutik – abgesehen von der berechtigten Kritik an den psychiatrischen Großkrankenhäusern – unerheblich blieben.

Paradigmenwechsel

Der gegenwärtig in der Medizin in unterschiedlicher Deutlichkeit wahrnehmbare Paradigmenwandel von einem im wesentlichen auf Descartes zurückgehenden „Maschinenmodell" mit seiner Überbetonung von Strukturdefekten und linearer Kausalität hin zur Theorie und Praxis einer Heilkunde, die psychische und somatische Abläufe als interdependente und vielfach rückgekoppelte Funktionen eines komplexen lebendigen Systems auffaßt und auch das subjektive Erleben des Kranken und seine „individuelle Wirklichkeit" (von Uexküll 1986) wesentlich einbezieht, hat in den letzten Jahrzehnten auch in die Psychiatrie Eingang gefunden.

Die große Mehrzahl der psychiatrischen Behandlungsformen baut heute auf dem erstmals von George Engel (1970) für die gesamte Medizin vorgeschlagenen biopsychosozialen Grundmodell menschlicher Gesundheit und Krankheit auf. Es besagt, daß sich unser Verhalten und Erleben aus einer genetischen Anlage entfaltet, individuellen Prädispositionen folgt, durch erlernte Reaktionsmuster und bewußte wie unbewußte Strebungen moduliert wird und von mitmenschlichen Beziehungen und Umgebungseinflüssen geprägt ist.

Biopsychosoziales Grundmodell

Eine Behandlung, die einseitig nur die somatischen Vorgänge, nur die psychologisch faßbaren Abläufe oder das soziale Umfeld zu verändern trachtet, muß deshalb als unzureichend verworfen werden.

Ausfaltungen dieses Grundmodells haben in der Psychosenlehre in Gestalt der Vulnerabilität-Streß-Konzeption (Zubin u. Spring 1977) bzw. seiner Weiterentwicklung zu Vulnerabilität-Streß-Bewältigung-Kompetenz-Modellen (Nuechterlein u. Dawson 1984; Ciompi 1986; Brenner 1989) für die Schizophreniebehandlung breit akzeptierte Grundlagen geliefert. Inzwischen findet diese Konzeption auch bei Depressionen und Angststörungen zunehmende Anwendung. Fruchtbare weitere Leitbilder stammen aus der neueren psychosomatischen Theoriebildung, z.B. das von Uexküll vorgestellte „Funktions-" und „Situations-Kreis-Modell" (1986) und den z.T. begrifflich noch unscharf formulierten, inhaltlich aber erfolgversprechenden systemisch-ökologischen Konzeptentwürfen (Bertalanffy 1974; Ludewig 1992; Böker u. Brenner 1996), der Chaostheorie (z.B. An der Heiden 1992; Prigogine u. Stengers 1981) oder auch Maturanas Darlegung einer Biologie des Erkenntnisprozesses (Maturana u. Varela 1987). In Zukunft wird sich der Nutzen dieser neuen Denkrichtungen vermutlich weniger in einzelnen Therapiemethoden als vielmehr bei der Erarbeitung integrativer Zugangsweisen zu psychischen Störungen auswirken.

Betrachtet man das biopsychosoziale Grundmodell im Lichte der Medizingeschichte, dann erkennt man hier zweifellos eine Wiederbelebung ehrwürdiger alter Auffassungen, die bis in die arabische und griechische Antike zurückreichen. Gemeint sind die weit ausgreifenden Lebensregeln der antiken „Diaita", d.h. die Suche nach einer „guten Ordnung" und Ausgewogenheit des Menschen in seinem Mikrokosmos, aber auch in seiner Beziehung zur umgebenden Natur und dem Makrokosmos (Lain Entralgo 1982; Gracia-Guillen 1982). Die daraus abgeleiteten Empfehlungen zur Lebensführung bezogen sich auf die 6 „res non naturales": 1. Licht und Luft, 2. Speise und Trank, 3. Arbeit und Ruhe, 4. Schlaf und Wachen, 5. Ausscheidungen und Absonderungen, 6. Anregung und Ausgleich des Gemütes. Sie wurden den „res naturales", d.h. der biologischen Natur des Menschen, und den „res contra naturam", d.h. den Krankheitsformen, gegenübergestellt und im Mittelalter als „regimen sanitatis" (Schmitt 1982) weiterentwickelt und popularisiert.

Medizinhistorische Grundlagen

Ziel dieser Diätetik ist letzten Endes Lebenskunst und sollte „das erste und edelste Anliegen des Arztes" sein (Schipperges 1962). Aufgabe ist die „produktive Gestaltung der Spannung zwischen den physischen Kräften der Natur und dem ordnenden und bildenden Geist des Menschen" (Schrenk 1973). Übrigens steht die Konzeption des Regimen sanitatis an der Wurzel der „moralischen Behandlung" des 18. Jahrhunderts, und die Hinführung zu einer geregelten Lebensordnung klingt auch in den Anstaltsreglements der späteren Zeit bis heute an. In diesem Zusammenhang gewinnt die Verknüpfung der Psychotherapie mit der Pädagogik (nicht zuletzt über die Brücke der Lerntheorie und der kognitiven Psychologie) offensichtlich wachsende Bedeutung. Als wesentlicher Zugang zum einzelnen Patienten darf die biographische Methode im Zeitalter der elektronischen Datenerfassung nicht verlorengehen!

Verknüpfung von Psychotherapie und Pädagogik

Versuche, die antike Diaita für die moderne Therapeutik zurückzugewinnen und mit abgewandelten Möglichkeiten aufs neue fruchtbar zu machen (z. B. Tellenbach 1982), sind wohl alle Mühe wert, jedoch erst in Ansätzen zu erkennen. Hier stellt sich schließlich die Frage, ob nicht neben der biologischen, psychischen und sozialen Dimension auch noch eine spirituelle Ebene zu bedenken wäre, ein Bereich, der in der gegenwärtigen Therapeutik – von der meist recht randständigen Klinikseelsorge abgesehen – kaum eine Rolle spielt.

3 Die Notwendigkeit einer therapeutischen „Grundhaltung"

Nicht nur das Vertrautsein mit wissenschaftlichen Modellen und Konzepten und nicht nur die Geschicklichkeit bei ihrer praktischen Verwirklichung charakterisieren den guten Psychiater wie alle, die mit psychisch Kranken beruflich umgehen. Es muß eine Arbeitshaltung, eine von Achtsamkeit, Selbstkritik und Verantwortungsgefühl geformte innere Haltung spürbar sein, die diesen Umgang auszeichnet.

Einstellungen zu psychisch Kranken

Die innere Einstellung, mit der dem Geisteskranken begegnet wurde, hat im Lauf der Geschichte immer wieder zwischen den Polen Mitleid, Vorwurf („mad or sad") und Furcht geschwankt, Gefühle, die uns bei Angehörigen, aber auch in uns selbst noch heute begegnen. „Christliche Demut und brüderliche Liebe, Abscheu vor Krüppeln und Mißgeburten, Angst vor dem Wahnsinn, Belustigung über die närrische Unvernunft, Sorge um eine moralische Erziehung der sündhaft Fehlgegangenen, bürokratisches Versorgungsdenken, wissenschaftliche Neugierde, Ausgrenzung des chronisch Unproduktiven, Solidarisierung mit dem Verrückten als Opfer einer krankmachenden Gesellschaft (und eines krankmachenden Krankenhauses) lassen sich als Haltungen identifizieren, welche die praktische Irrenpflege im Krankenhaus bestimmt haben und in wechselnden Mischungsverhältnissen noch heute bestimmen" (Böker 1986).

Gebote und Empfehlungen zum Grundsatz der Humanität

In Übertragung und Gegenübertragung brechen Gefühle auf, die von unzureichend Ausgebildeten häufig nicht bewältigt werden können. Die Gefahr, daß sie zu inadäquatem Ausagieren innerer Spannungen, z.B. zu Aggressionen, führen oder daß sie in einer Psychotherapie unerlaubte Grenzüberschreitungen bis hin zu sexuellen Kontakten begünstigen, ist groß. Wie läßt sich nun der schon von Griesinger geforderte Grundsatz der Humanität in Merkmalen einer humanen „Grundhaltung" fassen? Nachfolgend soll eine Reihe von Geboten und Empfehlungen skizziert werden, derer sich auch der Erfahrene immer bewußt bleiben sollte.

Wir sollen dem Kranken mit Aufrichtigkeit entgegentreten, ihn unvoreingenommen anhören, ihn nicht belügen oder täuschen wollen. Auch hinter der manischen Erregung, der autistischen Abkapselung in bizarren Wahnideen, bei verlorener Steuerungsfähigkeit oder im intellektuellen Abbau eines Demenzkranken lebt noch die Würde des Patienten, die zu respektieren ist. (Der im deutschen Grundgesetz verankerte Begriff der Menschenwürde meint den jedermann zukommenden Anspruch auf Achtung, Respekt und individuelle Entfaltung, unabhängig von seinem Verhalten, Verdienst oder gegenwärtigem Zustand.)

– Respekt vor dem Kranken

Jede psychiatrische Behandlung soll die Persönlichkeitsrechte des Kranken so wenig wie möglich einschränken, daher

– Achtung der Persönlichkeitsrechte

- keine unnötige Isolierung, Fixierung oder sonstige Gewaltanwendung,
- keine unbegründete Geschlechtertrennung, Besuchs-, Ausgangs- oder sonstigen Beschränkungen.

Der Kranke ist in seiner Lebensanschauung und seinen religiösen Grundvorstellungen zu achten.

Ein hohes Ziel der Behandlung ist es, Hilfe zur Selbsthilfe zu geben. Die Eigenverantwortlichkeit des Kranken in allen persönlichen Angelegenheiten und sein Recht auf Privatsphäre finden ihre Grenzen nur in krankheitsbedingten Störungen bzw. bei Krankenhausbehandlung in der Haus- und Stationsordnung.

– Stärkung der Autonomie

Bei diagnostischen Abklärungen wie den therapeutischen Interventionen ist die Verhältnismäßigkeit der Mittel zu beachten. Jede Behandlung soll so wenig eingreifend wie möglich sein, daher ist z. B.

– schonender Einsatz eingreifender Therapiemittel

- eine ambulante Behandlung der stationären vorzuziehen,
- die Behandlung auf offenen Stationen gegenüber geschlossenen zu bevorzugen,
- jede medikamentöse Behandlung mit der geringsten noch wirksamen Dosis durchzuführen. Primum nil nocere!

Wir sind es dem Kranken und den Angehörigen schuldig, unsere Beurteilungen, Absichten und Maßnahmen in nützlicher Zeit und nach rationalen Überlegungen verständlich darzulegen. Deshalb ist

– Klarstellung der Behandlungsziele und Maßnahmen

- frühzeitig ein klarer, realistischer Gesamtbehandlungsplan zu formulieren,
- eine enge Zusammenarbeit aller Berufsgruppen und wichtiger Bezugspersonen des Kranken anzustreben,
- eine genaue individuelle Indikationsstellung für jede therapeutische Maßnahme zu formulieren.

*– kritische
Selbstüberprüfung*

Jeder in der Psychiatrie Tätige ist zu ständiger kritischer Selbstkontrolle und Fortbildung verpflichtet. Supervision und Intervision (Beratung durch Gleichgestellte) liefern Rat, Klärung und Schutz vor Grenzüberschreitung in problematischen Patient-Therapeut-Beziehungen. Sie sollen verhindern, daß ein Therapeut die Verbindung zur Gemeinschaft seiner Kollegen aufgibt und sich in einer ideologischen Nische abkapselt.

4 Zur Entwicklung eines Behandlungsbündnisses in der Psychiatrie

*Therapeut-Patient-
Beziehung*

Zum Erfolg einer Krankenbehandlung, besonders wenn sie – wie gerade auch in der Psychiatrie häufig – über einen längeren Zeitraum durchgeführt werden soll, gehört die Entwicklung einer tragfähigen Therapeut-Patient-Beziehung, d. h. die ausgesprochene oder unausgesprochene Konstituierung eines Behandlungsbündnisses. Oft ist der Erstkontakt beider Seiten für den Erfolg dieser Beziehung entscheidend. Vermag ein sensibler Therapeut der oben beschriebenen, von Respekt und Sorgfalt durchdrungenen Grundhaltung nachzuleben, so wird er sehr früh auf ein gutes Gelingen dieser Begegnung Wert legen.

Worin besteht nun das Problem? Therapeut und Kranker leben nicht notwendigerweise in einer gemeinsamen Welt, auch wenn sie derselben Kultur und Sprachheimat entstammen sollten. Beide waren und sind ständig genötigt, ihr Reaktionsvermögen den Anforderungen ihrer Umgebung und persönlichen Strebungen und Erfahrungen anzupassen, wobei sie eine unendliche Mannigfaltigkeit „individueller Wirklichkeiten" und unterschiedlicher subjektiver Realitäten ins Spiel bringen. Von Uexküll, der diese Betrachtungsweise in den Mittelpunkt seiner psychosomatisch orientierten Heilkunde stellt, formulierte: „Der Mensch verwirklicht sich nicht nur durch die Entwicklung seines Körpers, sondern durch seine kreative Leistung, die vorgefundene Umgebung in eine individuelle Wirklichkeit zu transponieren" (1986). Was ereignet sich in der Medizin, wenn diese unterschiedlichen Realitätskonzepte aufeinandertreffen?

*Aufeinandertreffen
unterschiedlicher
Realitätskonzepte*

Leidet ein Patient an einer relativ einfach „objektivierbaren" Gesundheitsstörung, z. B. an einem frakturierten Handgelenk, einer offenen Wunde, einem Hautabszeß, dann vermögen sich Arzt und Patient recht rasch auf ein Therapiebündnis zu einigen; sie beugen sich gleichsam zusammen über ein „Werkstück", dessen Zustandsbeurteilung und „Bearbeitung" keine nennenswerten interpretativen Schwierigkeiten aufwirft.

Schon wesentlich unübersichtlicher gestaltet sich die Situation bei internistischen Erkrankungen mit komplexer Symptomatik, z. B. bei einer Herzinsuffizienz oder multiplen Organstörungen, die einer objektivierenden Einengung auf ein klar erkennbares „Werkstück" größere Schwierigkeiten entgegenstellen. Hier kommen Phänomene wie z. B. Krankheitsgewinn, Aggravation oder Dissimulation ins Spiel, d. h. die subjektive Einschätzung und Bedeutungszuweisung des Kranken beeinflussen den „diagnostisch-therapeutischen Zirkel" (von Uexküll 1986). Immerhin werden sich Arzt und Patient i. allg. auch hier auf die Diagnose einer „Krankheit" verständigen können, und der Kranke willigt in ein Behandlungsbündnis ein, um von seinem Leiden kuriert zu werden.

In der Psychiatrie ist die Situation typischerweise noch verwickelter, am ausgeprägtesten, wenn wir es mit einem psychotisch Kranken zu tun haben. Hier sind die Wahrnehmungen des Kranken und die Funktionsfähigkeit intrapsychischer Schemata beeinträchtigt; seine durch kognitive Störungen verzerrte oder von krankhaften Emotionen in eine bestimmte Interpretation gedrängte Realitätsauffassung weicht in besonders krassem Maße von der individuellen Wirklichkeit des Therapeuten ab. „Krankheitseinsicht" und das Verlangen nach Behandlung können nicht ohne weiteres vorausgesetzt werden. Allenfalls schildert der Kranke ein Veränderungs- oder Störungserlebnis, das nicht unbedingt Leidenscharakter besitzt (z.B. in der Manie oder in ekstatisch gehobenen Zuständen Schizophrener).

Krasse Abweichungen in der Realitätsauffassung bei psychotisch Kranken

Um ein Arbeitsbündnis aufzubauen, muß der Therapeut zunächst die individuelle (psychotisch veränderte) Wirklichkeit des Kranken kennenlernen und mit geduldiger Aufmerksamkeit einen Zugang zu ihr zu finden suchen. Das wissenschaftliche Krankheitskonzept des Arztes (er diagnostiziert z.B. eine Psychose aus dem schizophrenen Formenkreis) und die privatlogische Interpretation des psychotisch Kranken (er faßt seinen Erlebniswandel z.B. als Folge einer hypnotischen Beeinflussung auf) sind hier keineswegs kongruent. Da diese Inkongruenz aber für die nachfolgend notwendige Behandlung erhebliche Auswirkungen haben kann, muß eine sorgfältige Vermittlungsarbeit geleistet werden, um eine neue gemeinsame Wirklichkeit herzustellen, die der therapeutischen Beziehung Raum und Akzeptanz ermöglicht. Besonders nach Abklingen einer akuten psychotischen Desorganisationsphase im Zustand wiedererlangter Stabilisierung wird diese Arbeit unumgänglich, um rehabilitativen Bemühungen und einer wirksamen Rückfallprophylaxe den Weg zu bahnen.

Notwendigkeit der Herstellung von Kongruenz

Die Einführung eines plausiblen Erklärungsmodells, welches das subjektive Erleben des Kranken in ein wissenschaftliches Konzept einzupassen erlaubt (z.B. eine gut verständliche Erläuterung des Vulnerabilität-Streß-Coping-Konzeptes der Schizophrenie), versetzt den von Rezidiven bedrohten Kranken erst in die Lage, die Verordnung präventiv wirksamer Neuroleptika und einer streßarmen Lebensführung sowie Bemühungen um die Frühintervention bei prodromalen Symptomen als sinnvolle prophylaktische Maßnahmen in seine individuelle Wirklichkeit verstehend zu integrieren und darüber mit dem Therapeuten in einer gemeinsamen Sprache kommunizieren zu lernen.

Einführung eines plausiblen Erklärungsmodells

Nach Auffassung des Erkenntnisbiologen Maturana (1982) existieren differenzierte Lebewesen in einem „Netzwerk von Strukturkoppelungen", das wir Menschen durch die fortgesetzte sprachliche Kommunikation über unser Verhalten („Linguolaxis") weben. Über strukturelle Koppelungen werden „konsensuelle Bereiche" erzeugt, für deren Herausbildung „Gemeinschaftlichkeit" vonnöten ist. Psychiatrische Therapie wäre dann besonders erfolgreich, wenn sie auf einer „gemeinsamen Wirklichkeit" aufbaut, die neue konsensuelle Bereiche zwischen Therapeut und Krankem eröffnet. Im Lichte solcher Betrachtungen gewinnt die Therapie eine umfassendere Bedeutung, da immer wieder nach Möglichkeiten besserer Strukturanpassung oder – in der Therapeut-Patient-Beziehung – nach besserer Verknüpfung der individuellen Wirklichkeiten gesucht werden muß. Therapie bedeutet dann etwas Tiefgreifenderes als der bloße technische Einsatz von Interventionsmethoden. Sie wird vielmehr zu einer gemeinsamen „Drift" über eine kürzere oder längere Behandlungsdauer, bei der über verschiedene rekursive Interaktionen auch beim Therapeuten Veränderungen ablaufen.

Verknüpfung der individuellen Wirklichkeiten von Patient und Therapeut

In Teilaspekten finden wir eine solche Therapieauffassung bereits bei älteren Therapiekonzepten vorbereitet, z.B. im Empathiebegriff, in den psychoanalytischen Konstrukten von Übertragung und Gegenübertragung, in der „Koevolution" als der „Kunst gemeinsamen Wachsens" (Willi 1985), im „kollaborativen Empirismus" von Perris (1989) oder in dem anzustrebenden Ziel einer „partnerschaftlichen Therapie" (Böker 1990, 1992). Als ethisch-juristisches Postulat beschäftigt sich auch der Begriff des „informed consent" mit einer Problematik, die mit den obigen medizinischen Überlegungen in Einklang steht (Übersicht z.B. bei Lidz et al. 1984).

Ich fasse nochmals zusammen: Als ein sehr wesentliches allgemeines Behandlungsprinzip in der Psychiatrie muß das Bemühen des Therapeuten gelten, für sich und den Kranken einen gemeinsamen Verständnisrahmen zu schaffen, in dem ein fruchtbares Arbeitsbündnis wachsen kann. Dazu genügt es nicht, dem Kranken ausreichend Interesse und Zeit zu widmen, ihn über das Untersuchungsergebnis, Diagnose und Behandlungsabsichten zu informieren und auch die Angehörigen einzubeziehen – was alles leider oft genug nur unzureichend geschieht. Wir müssen die subjektive Realität des Patienten, seine individuellen Wert- und Wirklichkeitsvorstellungen genau kennenlernen, um die Brücke zu bauen, über die er in eine gemeinsame Wirklichkeit von Therapeut und Patient schreiten kann. An dieser konstruktiven Kommunikation muß der Patient natürlich mitwirken, und er wird dies um so bereitwilliger tun, je deutlicher er unser Bemühen spürt. Er erwartet dabei von uns, ihn ein Stück des Weges zu begleiten. Deshalb müssen auch wir uns verändern: Wir haben starr erlernte Schemata an die lebendige Mannigfaltigkeit unserer Patienten anzupassen und werden dabei erleben, daß sich unser Verständnishorizont und unsere schöpferischen Möglichkeiten Zug um Zug erweitern.

Aufbau einer „gemeinsamen Wirklichkeit" von Patient und Therapeut

Gegenwärtig berücksichtigt die Schulung angehender Psychiater diese Erfordernisse leider noch viel zu wenig.

5 Grundprinzipien wesentlicher Therapieansätze

Der Versuch, die seit langem unüberblickbar gewordene Zahl von Beeinflussungsmöglichkeiten und Therapieprogrammen für psychiatrische Störungen nach dem biopsychosozialen Grundmodell kategorial aufzuteilen und auf zugrundeliegende Prinzipien hin zu untersuchen, stößt auf erhebliche Schwierigkeiten. Allein schon das Mengenproblem verurteilt einen solchen Versuch zur Unvollständigkeit. Die enge Verquickung biologischer und psychologischer Wirkungen vieler, letztlich wohl aller angewandter Mittel und ihre oft erhebliche Abhängigkeit vom soziokulturellen Kontext machen eine kategoriale Zuordnung immer wieder fragwürdig. Zahlreiche komplexe Behandlungsprogramme beruhen auf mehreren Wirkprinzipien; bei anderen, eklektisch gewählten oder von persönlichen Vorlieben des Therapeuten gesteuerten Betreuungsformen lassen sich zugrundeliegende Prinzipien nicht immer klar erkennen. Die praktische Psychiatrie als Teil der „Heilkunst" läßt ebenso vielen Spielarten menschlicher Zuwendung Raum, wie es Therapeuten gibt!

Problem der Unüberschaubarkeit von psychiatrischen Behandlungsprogrammen

Dieser Schwierigkeiten eingedenk, soll nachfolgend aus didaktischen Gründen und weil es verbreiteten Darstellungsgepflogenheiten entspricht, dem dreigliedrigen Grundmodell entsprechend, die therapeutische Vielfalt dennoch in 3 Bereiche gegliedert werden: biologische (somatische) Behandlung, Psychotherapie und Soziotherapie.

Als erstes, allgemein gültiges Prinzip sei noch einmal an den alten Grundsatz des „primum nil nocere" aus der hippokratischen Medizin erinnert und an die Beherzigung der therapeutischen „Grundhaltung", die wir bereits vorgestellt haben. Ein weiteres übergreifendes Prinzip ist die Verpflichtung des Therapeuten, ethische Grundregeln seines Standes, als Arzt z. B. den hippokratischen Eid, nicht zu verletzen und „lege artis", d. h. im Rahmen wissenschaftlich anerkannter Behandlungsgepflogenheiten (sog. „evidence-based medicine"), zu praktizieren. Entsprechend neueren Bemühungen um die Qualitätssicherung (Gaebel 1995; Haug u. Stieglitz 1995) und einer Verbesserung der Lebensqualität psychisch Kranker (Möller et al. 1996) gewinnt diese Forderung wachsende Bedeutung (s. Kap. 7 und 12 in diesem Band).

„primum nil nocere"

„evidence-based medicine"

5.1 Biologische (somatische) Behandlung

Die Bemühungen, auf dem Wege körperlicher Beeinflussung das Verhalten und Erleben des Menschen zu verändern, sind Legion und haben eine jahrtausendealte Tradition. Es gibt wohl buchstäblich keine am Körper ansetzenden Methoden, die bei Geistesgestörten nicht ausprobiert worden wären.

Sie reichen von der Grundpflege nahestehenden Maßnahmen (Bettruhe, feuchte Wickel, Pflaster, Badekuren, Massagen, mechanische Fixierung), diversen „Schockverfahren" (Sturz ins Wasser, Schläge, Anwendung des Glüheisens, Kardiazolschock und Elektrokrampfbehandlung), Ernährungsregeln (Diäten), groben, den gesamten Organismus angreifenden Methoden (Brechkuren, Purgieren, Schwitz- und Fieberkuren, Insulinkomata), chirurgischen Eingriffen (Leukotomie, stereotaktische Hirnoperationen), vegetativen Beeinflussungen (Ermüdung, Schlafentzug, Lichttherapie) bis hin zum Gebrauch von natürlichen Pharmaka (Kräutertees) und industriell synthetisierten Medikamenten, namentlich den Psycho-

Grundpflege

Psychopharmaka

pharmaka, die in den letzten Jahrzehnten eine besondere Differenzierung und breiteste Anwendung erfahren haben.

Fragt man nach ihrem Nutzen und den angestrebten Wirkungszielen, so lassen sie sich nach Mitteln zur Erregungsdämpfung, Schlafförderung, Beeinflussung des Biorhythmus, zur Stimmungsaufhellung und Anxiolyse, zur Unterdrückung akuter psychotischer Symptome, zur Kupierung epileptischer Anfälle und Verminderung der Anfallsbereitschaft, zur Anregung (Stimulanzien) und Lockerung intrapsychischer Zusammenhänge (Phantastika), zur Blockade neuronaler Überaktivität und Hyperarousalprozesse (Neuroleptika) und vieles andere mehr einteilen. Die Schwierigkeit und das noch immer zu beklagende Ungenügen der somatischen Therapieansätze liegt in ihrer Unspezifität. Bis heute sind auch die neuesten Psychopharmaka mit unerwünschten Nebenwirkungen belastet. Noch immer wissen wir zu wenig über die genauen Gesetzmäßigkeiten psychopathologischer Symptombildung, um nach Wirkungsart und Dosierung optimale somatische Eingriffe vorzunehmen. Wir behandeln nicht kausal, sondern eher symptomatisch, allenfalls syndromorientiert.

Behandlungsprinzipien

Folgende allgemeine Prinzipien der Somatotherapie im Sinne grundsätzlicher Anwendungsregeln sind heute weitgehend unbestritten:

- Klärung der Indikation

Soll eine Schlafstörung mit Hypnotika, Tranquilizern oder niedrig dosierten Neuroleptika behandelt werden? Welche Neuroleptika sind für die Akut-, welche für die Langzeittherapie vorzuziehen? Sind Entzugssymptome illegaler Drogen eher medikamentös zu dämpfen, oder ist ein „kalter Entzug", also medikamentenfrei, unterstützt durch Massage, Tees und Bäder, prognostisch günstiger? In internationalen Konsensuskonferenzen erarbeitete Richtlinien werden in Zukunft zunehmend sowohl Indikationshinweise wie auch Dosierungsempfehlungen geben. Die sorgfältig evaluierte klinische Erfahrung wird dafür jetzt und weiterhin unverzichtbare Grundlagen liefern (s. Kap. 10 in diesem Band).

- Abschätzung von Wirkungen und Nebenwirkungen

Besonders bei der Anwendung der Psychopharmaka werden erwünschte Wirkungen nicht selten durch Unkenntnis des Wirkungsspektrums, nachlässige Wirkungskontrolle oder unsachgemäße Polypragmasie verfehlt, d.h. mehr Schaden als Nutzen gestiftet. Die Kunst besteht darin, die Selbstregulationsfähigkeiten des Organismus nicht durch Fehldosierungen oder zu lange Medikationszeiten (z.B. bei der Anwendung von Hypnotika) außer Kraft zu setzen. Bei der Elektrokrampftherapie haben „Nebenwirkungen" sozialer Natur, nämlich die verbreitete Ablehnung in der Bevölkerung, aber auch die biologisch unzureichend aufgeklärte Wirkung, zu einem erheblichen, wenngleich empirisch schlecht begründeten Rückgang dieser Methode und zu eingeschränkter Indikationsbreite geführt.

- Befolgung der Anwendungs- und Dosierungsregeln

Soll ein Medikament oral, parenteral, in rasch wirksamer oder in Depotform verabfolgt werden? Jede dieser Anwendungsarten hat Vor- und Nachteile. Ist ein Schlafentzug vor oder nach Mitternacht wirksamer? Die Dosierung entscheidet über Wirkungs- und Nebenwirkungseintritt. Niedrigdosierung und kürzere Anwendung der Neuroleptika reduzieren die Inzidenz von Spätdyskinesien, erhöhen jedoch das Rückfallrisiko.

Extrapyramidalmotorische Nebenwirkungen beeinträchtigen die Compliance des Patienten etc.

Viele psychotrope Medikamente beeinflussen sich bei gemeinsamer Anwendung in erwünschtem oder unerwünschtem Maße. Zum Beispiel vertragen sich Monoaminoydasehemmer nicht mit vielen anderen Antidepressiva; Clozapin sollte nicht mit Carbamazepin zusammen gegeben werden etc. Bei Multimorbidität werden Medikamente für verschiedene Indikationsbereiche verordnet, deren Interaktion zu beachten ist. Zunehmend häufiger werden von den Patienten zur Selbstbehandlung psychischer Störungen oder aus Gründen der Abhängigkeit Drogen benutzt, durch die der erwünschte Effekt von Psychopharmaka potenziert (z.B. Sedativa durch Alkohol) oder aufgehoben (z.B. Hypnotika durch Amphetamine) werden kann. Selbstmedikationen mit dem Arzt zunächst oft nicht mitgeteilten Pharmaka müssen sorgfältig aufgeklärt werden, um Störwirkungen zu vermeiden.

– Beachtung von Interaktionsphänomenen

Somatische Eingriffe gegen den Willen des Kranken, wie sie gerade in der Psychiatrie aufgrund mangelnder Krankheitseinsicht immer wieder nötig werden (Zwangsinjektionen, Fixierungen, Zwangsernährung), sind vorher auf rechtliche Konsequenzen zu prüfen (s. Kap. 15–17 in diesem Band).

– Beachtung rechtlicher Implikationen

5.2 Psychotherapie

Seelische Behandlungsweisen reichen wohl ebensoweit in die Geschichte zurück wie die körperlichen Beeinflussungsformen. Vielleicht noch unüberblickbarer als bei der Somatotherapie begegnet uns hier eine Vielzahl mehr oder weniger klar abgrenzbarer Methoden, die von professionellen Therapeuten, Naturheilern, aber auch von Laien in verwirrender Vielfalt und in verschiedenen Kombinationen angewendet werden. Der Bogen spannt sich von magischen Prozeduren (Tempelschlaf, religiöse Tänze, Zauber), suggestiven Vorgängen (Gruppenekstase, Einzelsuggestion, Hypnose), entspannenden Verfahren (Katharsis, autogenes Training, systematische Muskelrelaxation), sog. „aufdeckenden" Methoden (Psychoanalyse mit ihren Ausfaltungen), Gesprächs- und Kommunikationstherapien, Gestalt- und imaginativen Therapien bis hin zu übenden, das Verhalten direkt beeinflussenden Methoden (Verhaltenstherapien, Biofeedback) und den neueren kognitiven Therapien. Einzel-, Gruppen- und Familientherapien wie auch systemische Interventionen haben ihre je eigenen Praktiken und bevorzugte Indikationsbereiche ausgebildet.

Vielzahl unterschiedlicher psychotherapeutischer Methoden

Versucht man, Psychotherapie nicht nur knapp als Behandlung von Gesundheitsstörungen mit psychischen Mitteln zu kennzeichnen, sondern verwendet man z.B. die Definition von Wolberg (1967): „Psychotherapie ist die Behandlung emotionaler Probleme mit psychologischen Mitteln, wobei ein dafür ausgebildeter Therapeut mit Bedacht eine berufliche Beziehung zum Patienten herstellt mit dem Ziel, erstens bestehende Symptome zu beseitigen, zu modifizieren oder zu mildern, zweitens gestörte Verhaltensweisen zu wandeln und drittens die günstige Reifung und Entwicklung der Person zu fördern" (zit. nach Kind 1982), dann wird der

Definition Psychotherapie

außerordentlich weit gefaßte Anspruch deutlich, dem Psychotherapie zu genügen sucht. Die angestrebten Wirkungsziele sind also nicht nur die Behandlung störender Symptome (sog. medizinisches Modell der Psychotherapie), sondern Menschenbildung in einem weit darüber hinausgehenden Sinne, wobei nun auch philosophisch pädagogische Wertvorstellungen und Konzepte eingesetzt werden. Daß dadurch auch der Kreis der Behandelnden sich ins Unprofessionelle ausweitet, gehört zu den spezifischen Besonderheiten, aber auch Gefahren der Psychotherapie.

Behandlungsprinzipien

Damit wird die Besinnung auf allgemeine Behandlungsprinzipien gerade in diesem wesentlichen Bereich der biopsychosozialen Zugangsweisen besonders wichtig. Auf welche Prämissen, Bedingungen und Schwierigkeiten psychotherapeutischer Behandlung ist in erster Linie zu achten?

- Besinnung auf Auftrag und Rolle des Therapeuten

Gründlicher noch als bei der Somatotherapie, weil stärker von Grenzüberschreitungen bedroht, ist hier das Auftragsverhältnis Hilfesuchender-Behandelnder vor Behandlungsbeginn zu definieren. Der Therapeut hat sich weder als „bezahlter Freund" noch als geheimer Liebespartner oder Religionsstifter, sondern als Fachkundiger zu verstehen, der in treuhänderischem Auftrag nach bestem Wissen und Gewissen für eine begrenzte Zeit tätig wird. Ausbildung und Kompetenz müssen dem Behandlungsauftrag gerecht werden. Wird die Behandlung von der Solidargemeinschaft der Versicherten bezahlt, dann besteht die Verpflichtung, diese nicht ungebührlich zu belasten.

- Klärung der Arzt-Patient- bzw. Therapeut-Klient-Beziehung

In enger Verbindung mit der obigen Forderung steht die Notwendigkeit, die Beziehung beider Seiten einigermaßen zu klären: Versteht sich der Hilfesuchende als Kranker, der vom ärztlichen Therapeuten die Beseitigung bestimmter Störungen oder Behinderungen erwartet, oder geht es mehr um Fragen der Sinnfindung, der Reifung, der Hilfe bei mißlungenen mitmenschlichen Beziehungen u.a., die auch von nichtärztlichen Therapeuten angegangen werden können? Zweifellos macht ein psychosomatisch-integratives Denken die Trennung dieser Therapieziele nicht einfach und mag sie in letzter Konsequenz vielleicht sogar aufheben. Dennoch ist es zur Handhabung der Beziehungsproblematik hilfreich, sich über diese Thematik Gedanken zu machen.

- Klärung der Indikation und Wahl der Methode

Um die Frage zu beantworten, welche Psychotherapiemethode bei welchen Störungen, Defiziten, Behinderungen oder Bedürfnissen angewandt werden soll, muß sich der Therapeut eine sorgfältige Übersicht über die Wirkprinzipien und die theoretische Fundierung der verschiedenen Methoden verschafft haben. Offenbar sind in vielen Verfahren wenige effektive Prinzipien wirksam (Übersicht bei Grawe et al. 1994). Erfahrungsgemäß eignen sich aber bestimmte Methoden für gewisse Störungen besser als andere (z.B. Verhaltenstherapie für Phobien, analytische Verfahren für chronifizierte Beziehungsstörungen). Neben den Persönlichkeitsfaktoren des Patienten ist die Qualität der Therapeut-Patient-Beziehung für das Behandlungsergebnis von besonderer Wichtigkeit.

- Wahl einer anerkannten Methode

Der Hilfesuchende hat das Recht, mit einer vom Berufsstand des Therapeuten und der herrschenden wissenschaftlichen Lehre anerkannten Methode behandelt zu werden. Wird Neuland betreten, sollte der Therapeut dies dem Patienten mitteilen und sein Einverständnis suchen (Lege-ar-tis-Forderung; „good clinical practice").

Hierher gehören Vereinbarungen über den Ort (Praxis, Klinik, Wohnung des Patienten), über die Art (ambulant, stationär, Einzel- oder Gruppentherapie), Dauer und Frequenz sowie über den Rahmen, in dem Drittpersonen (Angehörige und andere Beziehungspersonen) einbezogen werden. Bleiben diese Rahmenbedingungen einer Therapie ungeklärt, kommt es zu Unsicherheiten in der Therapeut-Klient-Beziehung, und die Gefahr von (z. B. sexuellen) Grenzüberschreitungen oder agierendem Verhalten wird verstärkt.

– Klärung der Behandlungsumstände (Setting)

Nicht nur bei der „großen Psychoanalyse" und den psychoanalytisch orientierten Verfahren, sondern bei allen engeren, länger dauernden Therapeut-Klient-Beziehungen werden auf beiden Seiten Gefühle erweckt oder verstärkt, deren Richtung und Dynamik durch emotionelle Vorerfahrungen beeinflußt sind. Es ist ein Kunstfehler, ihre Existenz zu leugnen oder ihre Dynamik zu unterschätzen. Wie bereits ausgeführt, gehört es zu den Pflichten des Therapeuten, sich in Supervision und Intervision Rat und ggf. Hilfe bei kritischen Entwicklungen zu suchen.

– Kontrolle von Übertragung und Gegenübertragung

Gerade weil explizit oder implizit starke Gefühle ins Spiel kommen, sind Unterbrechungen der Behandlung, z. B. durch Ferienabwesenheiten, und die Beendigung der therapeutischen Beziehung sorgfältig zu bearbeiten. Intensive, z. T. emotional aufwühlende Wochenendbegegnungen, wie sie z. B. bei Urschreitherapie, Encountergruppen oder Rebirthingtechniken stattfinden, und die den Teilnehmer ohne Nachbetreuung in den Alltag entlassen, sind gefährlich. Übende, stark pädagogisch ausgerichtete Verfahren oder Entspannungsmethoden sind diesbezüglich weniger problematisch.

– Klärung von Unterbrechungen und Abschluß der Therapie

5.3 Soziotherapie

Die bewußte Nutzung von Umwelteinflüssen im Sinne einer praktischen Sozialpsychiatrie oder differenzierten Milieutherapie hat wohl erst in diesem Jahrhundert einen breiten Aufschwung genommen. Natürlich hatte man sich schon früher Gedanken darüber gemacht, ob und welche Auswirkungen eine bestimmte Umgebung auf die Entstehung und Behandlung von Geisteskranken haben könnte. Eine zentrale Rolle spielte dabei die Isolierung der Kranken.

Bei Esquirol und seinen Zeitgenossen findet man die bis in die neuere Zeit wirksame, aus der Beobachtung pathogener Familienstrukturen und ungünstiger Lebensumstände abgeleitete Auffassung, der Geisteskranke solle „seinen Gewohnheiten, seiner Lebensart entzogen und von den Personen, mit denen er gewöhnlich lebt, getrennt werden, um an unbekannte Orte versetzt und fremder Sorgfalt anvertraut zu werden". Der Arzt könne (in der fremden Umgebung) dann „leichter das Zutrauen des Kranken gewinnen, indem er denselben ohne Vorurteil findet". Der Autor resümierte: „So bestätigt also das Nachdenken und die Erfahrung,

Soziale Isolierung

– historische Annahmen

299

daß die Isolierung bei jeder rationellen Behandlung der Geisteskrankheit als erstes Hauptmittel angesehen werden muß" (Esquirol 1816).

– neuere Erkenntnisse zu schädlichen Folgen

Spätestens seit der Vergleichsstudie an drei englischen Psychiatriekliniken von Wing, Brown und deren Mitarbeitern 1960 bis 1968 (Wing u. Brown 1970) wurden die schädlichen Folgen einer jahrelangen Isolierung und sozialen Unterstimulation in oft überfüllten Irrenasylen erkannt. Die in den Nachkriegsjahren zur Reformbewegung anwachsende Sozialpsychiatrie forderte deshalb die Öffnung, Verkleinerung, zeitweise auch gänzliche Auflösung der psychiatrischen Krankenhäuser, um Hospitalismusschäden zu vermeiden und die psychisch Kranken in gemeindenahe Behandlung zurückzuführen.

Ungünstiger Einfluß bestimmter Familienmilieus

Nun ist in jüngerer Zeit der ungünstige Einfluß bestimmter Familienmilieus für einige Krankheitsformen nachgewiesen worden. Beispielsweise haben die Expressed-emotion-Studien die störende Wirkung invasiver Gefühlsäußerungen in den Familien Schizophrener auf deren Rehabilitationschancen gezeigt. Erfreulicherweise führt dies heute aber nicht zur Wiederbelebung des Isolierungsprinzips, sondern zu Bemühungen, den Familien zu einem spannungsärmeren Umgangsstil zu verhelfen bzw. die Kranken in offenen Einrichtungen wie Tageskliniken, therapeutischen Wohngemeinschaften o. ä. zu betreuen.

Definition Soziotherapie

Was wird heute unter Soziotherapie verstanden? Gibt es bestimmte Methoden, die sich mit diesem Begriff verknüpfen lassen? Es ist banal, daß jeglicher Umgang mit psychisch Kranken und Behinderten, d.h. jegliche Somato- und Psychotherapie, nicht im luftleeren Raum, sondern in einem so oder so strukturierten sozialen Milieu stattfindet. Die Nutzung dieses Milieus zu Behandlungszwecken (Überblick z.B. bei Heim 1985) wird also weniger zu abgrenzbaren Einzelmethoden oder Techniken als zu einer Reflexion des sozialen Kontextes insgesamt führen. Es geht vielmehr um das Erlernen oder Wiedererlernen sozialen Verhaltens und sozialer Fähigkeiten unter den einschränkenden Bedingungen einer psychischen Störung, Verletzlichkeit oder Behinderung.

Vorgehensweise

Anwendungsbereiche solcher Übungsmethoden sind während einer stationären Behandlung z.B. die Stationsversammlung, wo sachbezogenes Argumentieren in der Gruppe und Mitsprache am Stationsleben geübt werden, die zeitweilige Übernahme von Ämtern zur Stärkung von Autonomie und Verantwortungsgefühl, gemeinsames Kochen, Freizeitgestaltung u.a. zum Training von Kooperation und Kommunikation. Außerhalb der Klinik bietet das Leben in komplementären Behandlungseinrichtungen vielfältige Situationen, in denen der wirklichkeitsgerechte Umgang mit sozialen Anforderungen (z.B. Benutzung von Verkehrsmitteln, Einkaufen, Umgang mit Behörden, Vorstellung bei Arbeitssuche) eingeübt werden können, um Initiative, Kontaktverhalten und Realitätswahrnehmung zu stärken. Der Übergang zu verhaltenstherapeutischen Verfahren wie dem Training sozialer Fertigkeiten ist gegenwärtig fließend.

„Soziotherapie fördert die normalen, regelhaften, allgemeinen, alltäglichen, gesunden, nicht an Krankheit gebundenen, d.h. freien Anteile eines Individuums", „Ziel all dieser Bemühungen ist, dem Patienten seine Handlungsfähigkeit im sozialen Raum erfahrbar zu machen" (Dörner u. Plog 1978). Komplexe Konzepte zu ihrer Verwirklichung finden sich in der einschlägigen Literatur über Milieutherapie, berufliche und soziale Rehabilitation, Beschäftigungstherapie, Arbeitstraining und Berufsförderung, gemeindenahe Psychiatrie, Familien- und Angehörigenarbeit, Laienhilfe etc.

Im Lichte dieser weit gespannten Zielsetzung ist es nicht leicht, allgemeine Behandlungsprinzipien der Soziotherapie zu formulieren. Einige wenige Grundsätze sollen herausgestellt werden.

Behandlungsprinzipien

1. Als ein „Umgreifendes" und Basis jeglicher psychiatrischer Therapeutik ist Soziotherapie immer indiziert; es gibt keine Behandlung ohne soziales Umfeld, aber nur ein strukturiertes soziales Milieu ist therapeutisch hilfreich.
2. Psychische Störungen und Behinderungen führen zu unterschiedlich akzentuierten Einschränkungen des Sozialverhaltens, denen die Sozialtherapie in differenzierter Weise Rechnung trägt.
3. Aktivität in Gruppen (Gemeinschaftstherapie) und der Wunsch nach – vorübergehendem – Rückzug (Einzelzuwendung) müssen in ein dem Individuum und der Krankheit angemessenes Gleichgewicht gebracht werden.
4. Psychiatrische Arbeit geschieht heute weitgehend in multiprofessionell zusammengesetzten Teams. Berufsspezifische Kompetenz und gemeinsame Zielsetzung müssen vernünftig aufeinander bezogen sein, um Rollendiffusion, Doppelspurigkeiten und konkurrierende Aktionen zu vermeiden.
5. Milieutherapeutische Anstrengungen stehen gelegentlich in der Gefahr, zu pseudoegalitären Lebensgemeinschaften zu entarten; daraus folgt: Sozialtherapeutische Gruppen dürfen den Bezug zur umgebenden Wirklichkeit, in die der Patient zurückkehren soll, nicht verlieren.
6. Gemäß dem Grundsatz „Hilfe zur Selbsthilfe" darf Soziotherapie den Kranken nicht entmündigen. Fürsorge und Selbstbewältigung müssen schrittweise abgestimmt werden, um seine Autonomiemöglichkeiten zu fördern.

6 Das Erfordernis integrativer Therapeutik: theoretisch gut begründet, praktisch unverzichtbar

Die Ergebnisse der rasch wachsenden Neurowissenschaften („decade of the brain"), Umwelt und Verhalten einbeziehender genetischer Untersuchungen und psychopharmakosozialer Therapiestudien bestätigen immer mehr die Überzeugung, daß biologische, psychische und soziale Faktoren viel enger interagieren, als dies früher hatte nachgewiesen werden können (Übersicht z. B. bei Gabbard 1995; Roth 1994; Roth u. Menzel 1996). So sind Umwelteinflüsse für die Expression von Genen wesentlich; das Wachstum von Synapsen und die Dendritenvernetzung von Hirnzellen ist eine Funktion kognitiver und emotionaler Beanspruchung;

Interaktion von biologischen, psychischen und sozialen Faktoren wiederkehrende, gleichbleibend starke externe Stimuli (Psychostresso-ren) lösen psychopathologische Reaktionen zunehmender Frequenz und Heftigkeit aus, indem sie offenbar die Vulnerabilitätsschwelle absenken (sog. Kindling-Sensibilisierungskonzept von Post 1992). „The neuro-science revolution has now reached a level of sophistication that allows it to serve as a bridge between biology and the psychosocial environ-ment; we are referring to the emerging understanding of the myriad ways that even subtle changes in the environment can produce biological changes in the brain" (Gabbard u. Goodwin 1996).

Damit wird die im vorherigen Abschnitt – allerdings, wie erwähnt, vor-nehmlich aus didaktischen Gründen – vorgenommene Aufspaltung psychiatrischer Therapieformen theoretisch immer fragwürdiger und ein integratives Denken und Handeln in der Psychiatrie wie auch in der mo-dernen psychosomatisch orientierten Medizin insgesamt unabdingbar.

Wechselwirkungen verschiedener Therapiemaßnahmen

Schon lange ist bekannt, daß sich viele Therapiemaßnahmen, d.h. ei-gentlich jegliche Formen von Zuwendung, gegenseitig beeinflussen kön-nen; den mannigfaltig möglichen Wechselwirkungen wird aber noch zu wenig Aufmerksamkeit geschenkt, obwohl sich aus ihnen bedeutsame Konsequenzen ergeben. Dazu seien einige Beispiele aufgeführt.

Bereits im diagnostischen Zwecken dienenden Erstgespräch bilden sich Vorformen einer psychotherapeutischen Beziehung, wenn „konsensuelle Bereiche" aufgedeckt werden können (aus Empathie kann Sympathie er-wachsen) und sich im „diagnostisch-therapeutischen Zirkel" Ände-rungsbereitschaft andeutet. Die Einweisung eines akut psychotisch Kran-ken in stationäre Behandlung entfernt ihn nicht nur von einer evtl. pa-thogen „aufgeladenen" familiären Umgebung („high EE-Milieu"), son-dern strukturiert seinen Tageslauf neu und beeinflußt damit Biorhyth-men wie das Schlafverhalten und auch das soziale Kontaktvermögen.

– Psychotherapie

In konzeptionell an sich klar definierten Psychotherapieverfahren kom-men auch Einflüsse anderer Methoden zur Wirkung; so enthält die psy-choanalytische Kur verhaltenstherapeutische Elemente, und verhaltens-modifizierende „Techniken" müssen auch motivationale und psychody-namische Faktoren berücksichtigen. Neuroleptika dämpfen das zentral-nervöse Arousal, erleichtern damit kognitive Restrukturierungsanstren-gungen des Patienten und fördern auf diese Weise seine noch erhaltenen Copingmöglichkeiten.

– Psychopharmaka

Gerade die Psychopharmaka sind ein überzeugendes Beispiel für das Prinzip der Wechselwirkung biopsychologischer Beeinflussung: In seiner Kritik der modernen Pharmakotherapie weist Blankenburg (1982) zu Recht darauf hin, daß zwischen einer „rein pharmakologischen", che-misch physikalisch verstandenen „Wirkung" eines Pharmakons und der viel weiter zu fassenden „Wirksamkeit" einer Medikation, wie sie z.B. im zusätzlichen Placeboeffekt zutage tritt, nicht immer scharf unterschieden werden kann. Des weiteren sei zu fragen, „inwieweit Gegenregulationen, die im Organismus bei der Applikation bestimmter Substanzen auftre-ten, noch voll und ganz der Wirkung zuzuzählen sind".

In der Rezidivprophylaxe schizophrener Psychosen erweist sich die Kombination von Neuroleptika mit einem Training sozialer Fähigkeiten als deutlich wirksamer als die Medikamentengabe allein. Es steht auch zu vermuten, daß die Medikamentenmenge der heute angestrebten Neuroleptikaniedrigdosierung bei begleitender psychoedukativer Betreuung mit der Intensität einer gleichzeitig angebotenen familientherapeutischen Intervention variieren könnte und daß sich diesbezüglich im Hinblick auf die jeweilige prämorbide Anpassung und die vorherrschende Familienatmosphäre deutliche Unterschiede herausstellen dürften (Böker u. Brenner 1997).

Aus dem Gesagten läßt sich der Schluß ziehen, daß die Zusammenfügung mehrerer Therapieanwendungen nicht einfach zu additiven Effekten führt, sondern auch hier das Ganze (eines therapeutischen Systems) mehr ist als die Summe seiner Teile (Therapiebausteine). Insofern führt uns systemisches Denken zu neuen Einsichten und Möglichkeiten verbesserten therapeutischen Handelns, die hier nicht weiter entwickelt werden können.

Als übergreifendes allgemeines Behandlungsprinzip ist zu fordern, daß wir unsere Kenntnisse von den eng verflochtenen biopsychosozialen Wirkungsfaktoren bei der menschlichen Entwicklung in eine multidimensionale, integrative Therapeutik ummünzen. Um bei dieser anspruchsvollen Aufgabe nicht in begriffliche Konfusionen und unscharfe Zuordnungen zu geraten, scheint es nach wie vor notwendig, verschiedene Handlungs- und Interpretationsebenen zu unterscheiden. Immer aber müssen die künstlich voneinander getrennten Therapieelemente im Rahmen des biopsychosozialen Grundmodells zusammengeführt und zusammen bedacht werden. Aufgrund seiner Ausbildung sollte gerade der Psychiater über das Rüstzeug verfügen, diese Synthese zu leisten. Dabei muß er sich gleichermaßen vor den Gefahren der Grandiosität wie eines biologischen und psychologischen Reduktionismus hüten!

Allgemeines Behandlungsprinzip

7 Literatur

An der Heiden U (1992) Chaos in health and disease – phenomenology and theory. In: Tschacher W, Schiepek G, Brunner EJ (eds) Self-organization and clinical psychology. Springer, Berlin Heidelberg New York Tokio

Andreasen NC (1996) Body and soul. Editorial. Am J Psychiatry 153:5

Benedetti G (1959) Wandlungen des Menschenbildes in der Psychiatrie. Schweiz Med Wochenschr 89/29:75–755

Bertalanffy L (1974) General system theory and psychiatry. In: Arieti S (ed) American handbook of psychiatry, 1st edn, vol 3. Basic Books, New York, pp 705–721

Blankenburg W (1982) Kritik der modernen Pharmakotherapie. In: Tellenbach H (Hrsg) Psychiatrische Therapie heute. Enke, Stuttgart

Böker W (1986) Krankenhaus (psychiatrisches). In: Müller C (Hrsg) Lexikon der Psychiatrie. Springer, Berlin Heidelberg New York Tokio, S 410–414

Böker W (1990) Patient, Angehörige und Arzt auf dem Weg zu einer Behandlungspartnerschaft – Kasuistik eines 19-jährigen schizoaffektiven Krankheitsverlaufs. Nervenarzt 61:65–568

Böker W (1992) Möglichkeiten partnerschaftlicher Stabilisierungsarbeit mit Schizophrenen im Lichte der Bewältigungsforschung. In: Brenner HD, Böker W (Hrsg) Verlaufsprozesse schizophrener Erkrankungen. Dynamische Wechselwirkungen relevanter Faktoren. Huber, Bern Göttingen Toronto Seattle, S 280–284

Böker W, Brenner HD (1996) Stand systemischer Modellvorstellungen zur Schizophrenie und Implikationen für die Therapieforschung. In: Böker W, Brenner HD (Hrsg) Integrative Therapie der Schizophrenie. Huber, Bern Göttingen Toronto Seattle, S 17–32

Böker W, Brenner HD (1997) Behandlung schizophrener Psychosen. Enke, Stuttgart

Brenner HD (1989) Die Therapie basaler psychischer Dysfunktionen aus systemischer Sicht. In: Böker W, Brenner HD (Hrsg) Schizophrenie als systemische Störung. Huber, Bern Toronto, S 170–178

Ciompi L (1986) Auf dem Weg zu einem kohärenten multidimensionalen Krankheits- und Therapieverständnis der Schizophrenie: Konvergierende neue Konzepte.

In: Böker W, Brenner HD (Hrsg) Bewältigung der Schizophrenie. Huber, Bern Toronto, S 47–61

Degkwitz R, Hoffmann SO, Kindt H (1982) Psychisch krank – Einführung in die Psychiatrie für das klinische Studium. Urban & Schwarzenberg, München Wien Baltimore

Dörner K, Plog U (1978) Irren ist menschlich oder Lehrbuch der Psychiatrie/Psychotherapie. Psychiatr Verlag, Wunstorf

**Engel GL (1970) Psychisches Verhalten in Gesundheit und Krankheit. Ein Lehrbuch für Aerzte, Psychologen und Studenten. Huber, Bern Stuttgart Wien (Englische Originalausgabe 1962)

Esquirol JED (1816) Folie. Dictionnaire des Sciences Médicales. Deutsche Übersetzung (1968) Von den Geisteskrankheiten. Huber, Bern Stuttgart

Gabbard GO (1995) Mind and brain in psychiatric treatment. In: Gabbard GO (ed) Treatments of psychiatric disorders, 2nd edn, vol 1. American Psychiatric Press, Washington DC London, pp 21–34

*Gabbard GO, Goodwin FK (1996) Integrating biological and psychosocial perspectives. In: Dickstein L, Riba M, Oldham J (eds) Review of psychiatry, vol 15. American Psychiatric Press, Washington London, pp 527–548

Gaebel W (Hrsg) (1995) Qualitätssicherung im psychiatrischen Krankenhaus. Springer, Wien New York

Garcia-Guillen D (1982) Diaita im frühen Christentum. In: Tellenbach H (Hrsg) Psychiatrische Therapie heute. Enke, Stuttgart

Glatzel J (1975) Antipsychiatrie. Fischer, Stuttgart

Grawe K, Donati R, Bernauer F (1994) Psychotherapie im Wandel. Von der Konfession zur Profession. Hogrefe, Göttingen Bern Toronto Seattle

Griesinger W (1861) Die Pathologie und Therapie der psychischen Krankheiten, 2. Aufl. Krabbe, Stuttgart

Haug HJ, Stieglitz RD (Hrsg) (1995) Qualitätssicherung in der Psychiatrie. Enke, Stuttgart

Heim E (1985) Praxis der Milieutherapie. Springer, Berlin Heidelberg New York Tokio

Heimann H (1991) Die Psychiatrie am Ende des 20. Jahrhunderts. In: Ciompi L, Heimann H (Hrsg)

Psychiatrie am Scheideweg – was bleibt? Was kommt? Springer, Berlin Heidelberg New York Tokio, S 115–124

Kind H (1982) Psychotherapie und Psychotherapeuten – Methoden und Praxis. Thieme, Stuttgart New York

Lain Entralgo P (1982) Der Sinn der Diaita in der Antike. In: Tellenbach H (Hrsg) Psychiatrische Therapie heute. Enke, Stuttgart

Lidz CW, Meisel A, Zernbavel E, Carter M, Sestak RM, Roth LH (1984) Informed consent. A study of decisionmaking in psychiatry. Guilford, New York London

Ludewig K (1992) Systemische Therapie. Grundlagen klinischer Theorie und Praxis. Klett-Cotta, Stuttgart

*Maturana HR (1982) Erkennen: Die Organisation und Verkörperung von Wirklichkeit. Vieweg, Wiesbaden

Maturana HR, Varela FJ (1987) Der Baum der Erkenntnis. Wie wir die Welt durch unsere Wahrnehmung erschaffen – Die biologischen Wurzeln des menschlichen Erkennens. Scherz, Bern

Möller HJ, Engel RR, Hoff P (Hrsg) (1996) Befunderhebung in der Psychiatrie: Lebensqualität, Negativsymptomatik und andere aktuelle Entwicklungen. Springer, Wien New York

Nitsche P (1929) Allgemeine Therapie und Prophylaxe der Geisteskrankheiten. In: Bumke O (Hrsg) Handbuch der Geisteskrankheiten, Bd IV: Allgemeiner Teil IV. Springer, Berlin, S 1–131

Nuechterlein KH, Dawson ME (1984) A heuristic vulnerability/stress model of schizophrenic episodes. Schizophr Bull 10:300–312

Perris C (1989) Cognitive therapy with schizophrenic patients. Guilford, London

Post RM (1992) Transduction of psycho-social stress into the neurobiology of recurrent affective disorder. Am J Psychiatry 149:999–1010

Prigogine J, Stengers J (1981) Dialog mit der Natur. Neue Wege naturwissenschaftlichen Denkens. Piper, München

Roth G (1994) Das Gehirn und seine Wirklichkeit. Kognitive Neurobiologie und ihre philosophischen Konsequenzen. Suhrkamp, Frankfurt a. M.

Roth G, Menzel R (1996) Neuronale Grundlagen kognitiver Leistungen. In: Dudel J, Menzel R, Schmidt RF (Hrsg) Neurowissenschaft – vom Molekül zur Kognition. Springer, Berlin Heidelberg New York Tokio, S 539–559

Schipperges H (1962) Lebendige Heilkunde. Von großen Ärzten und Philosophen aus drei Jahrtausenden. Olten Freiburg

Schmitt W (1982) Das Regimen sanitatis des Mittelalters. In: Tellenbach H (Hrsg) Psychiatrische Therapie heute. Enke, Stuttgart, S 51–63

Schrenk M (1973) Über den Umgang mit Geisteskranken. Springer, Berlin Heidelberg New York

Tellenbach H (Hrsg) (1982) Psychiatrische Therapie heute – Antike Diaita und moderne Therapeutik. Enke, Stuttgart

*Uexküll T von (1986) Psychosomatische Medizin, 3. Aufl. Urban & Schwarzenberg, München Wien Baltimore

Willi J (1985) Koevolution. Die Kunst gemeinsamen Wachsens. Rowohlt, Hamburg

*Wing JK, Brown GW (1970) Institutionalism and schizophrenia – comparative study of three mental hospitals 1960–68. Cambridge Univ Press, London

Wolberg LR (1967) The technique of psychotherapy, 2nd edn, 2 vols. Grune & Stratton, New York

**Zubin H, Spring B (1977) Vulnerability – a new view of schizophrenia. J Abnorm Psychol 86:03–126

KAPITEL 10

Evaluation psychiatrischer Therapien

G. ANDREWS

Übersetzung: C. Henning-Schorpp

1 Einführung

Marktkräfte bei der Einführung neuer Therapien

In der Medizin sollten im Idealfall neue Behandlungsmethoden erst dann eingeführt werden, wenn sie sich als wirksamer, sicherer oder billiger erwiesen haben als bereits existierende (Cochrane 1971). Tatsächlich werden neue Therapien jedoch von ihren Entdeckern oft schon vermarktet, sobald sich ihre Wirksamkeit erwiesen hat. Statt wissenschaftlicher Argumente über Effektivität, Sicherheit und Kosten werden marktwirtschaftliche Methoden benutzt, um Ärzte zur Einführung der neuen Therapien zu bewegen. Vor 1936 gab es in der Psychiatrie, wie auch in vielen anderen Bereichen der Allgemeinmedizin, nur wenige spezifisch wirksame Therapien. Dennoch wurde ärztlicher Rat hoch geschätzt: Im günstigsten Fall wurden die Betroffenen mit klugen Ratschlägen und Unterstützung gut versorgt, und im ungünstigsten Fall konnte schwerkranken Patienten gezeigt werden, wie die bevorstehende Tragödie erträglicher zu gestalten sei. Menschen mit remittierenden Krankheiten erfuhren, wie sie sich verhalten sollten, bis die Remission eintrat.

Merkmale guter klinischer Versorgung

Selbst heutzutage, da wir über erprobte und wirksame Therapien für die meisten psychiatrischen Erkrankungen verfügen, ist die wohlüberlegte Beratung zur Prognose des Patienten und zum Umgang mit einer Behinderung ein wichtiger Aspekt der medizinischen Praxis. Die Fähigkeit, gute klinische Versorgung zu gewährleisten (Andrews 1993), besonders bei solchen Störungen, für die es bis jetzt noch keine erprobten oder spezifischen Behandlungsmethoden gibt, unterscheidet den guten Arzt von einem mittelmäßigen. Dieser Beitrag befaßt sich jedoch weniger mit einer solchen unspezifischen guten klinischen Versorgung. Er handelt vielmehr davon, wie man spezifische Behandlungsmethoden erkennt, die sich bei bestimmten Erkrankungen als wirksam erwiesen haben, und außerdem davon, wie diese Methoden in eine gute klinische Praxis integriert werden können.

2 Erkennen wirksamer Therapien

Als Therapie wird ein pharmakologisches oder psychotherapeutisches Vorgehen bezeichnet, das einem Patienten in der Überzeugung verordnet wird, daß es seine Symptome, Behinderungen und pathologischen Befunde bessern wird. Die Schwierigkeit liegt darin, zu unterscheiden, welche Behandlungsmethoden spezifisch wirksam und welche nur palliativ sind. Genügt es als Beweis für die Wirksamkeit einer Therapie, wenn sie sich in einer offenen Studie mit einer großen Anzahl sorgfältig diagnostizierter Probanden mit den charakteristischen Beschwerden eines bestimmten Leidens als wirksam erweist? Ist die Beweisführung dann zufriedenstellender, wenn die Probanden nach dem Zufallsprinzip entweder mit der neuen Therapie, mit einem Placebo oder mit der Standardtherapie behandelt werden, ihre Symptome und Behinderungen am Ende der Behandlungsphase reliabel gemessen werden und die neue Therapie dann immer noch überlegen ist? Reicht es als Beweis endlich aus, wenn das neue Verfahren dann außerdem so ausreichend spezifiziert ist, daß andere entweder das Präparat selbst herstellen oder erwerben oder

Kurative vs. palliative Therapien

das Verfahren replizieren können, und zudem unabhängige Studien zum gleichen Ergebnis kommen? Es gäbe sicherlich weniger Auseinandersetzungen, v. a. dann, wenn die Überlegenheit der neuen Therapie über das Placebo substantiell wäre. Diskussionen über die Wirksamkeit neuer Therapien gibt es jedoch immer, schon deswegen, weil die oben angeführten Kriterien selten eingehalten werden. Im Folgenden werden die wesentlichen Schritte bei der Erforschung einer neuen Therapie diskutiert.

2.1 Spezifikation der zu behandelnden Störung

Keine Therapie ist für alle Erkrankungen geeignet. Der erste Schritt bei der Bewertung einer Therapie besteht darin, zu bestimmen, für welche Art von Störung und für welchen Patiententyp die jeweilige Behandlung gedacht ist. Gewöhnlich geschieht diese Zuordnung anhand der *International Classification of Diseases, 10. Auflage* (ICD-10), oder des *Diagnostic and Statistical Manual of Mental Disorders, 4. Auflage* (DSM-IV), doch ist in manchen Fällen eine präzisere Klassifikation indiziert. So stammen z. B. die Ergebnisse zu Clozapin aus Versuchen mit Schizophreniekranken, die nicht auf andere Therapien angesprochen hatten.

Klassifikation

Es ist wichtig, daß in den Studien die Merkmale der behandelten Personen genau festgelegt werden; ebenso dürfen Ärzte keine verallgemeinernden Schlüsse ziehen, die über die erhobenen Fakten hinausgehen. So wurde in Versuchsreihen beispielsweise gezeigt, daß Paroxetin bei den Diagnosen F 32.1 und F 32.2 (mittelgradige und schwere depressive Episoden) wirksam ist. Dies bedeutet jedoch nicht automatisch, daß das Mittel auch bei solchen depressiven Symptomen Wirkung zeigt, wie sie in F 41.2 beschrieben werden (Mischzustände von leichter Angst und depressiven Störungen). Vielleicht würde Paroxetin auch bei den gemischt ängstlich-depressiven Störungen wirken, doch diese Versuchsreihen können dies nicht nachweisen.

Deshalb sollten in allen Untersuchungen die Reliabilität und Validität des diagnostischen Prozesses angegeben werden. Eine Beschreibung, wie etwa „depressive Patienten, die sich bei uns vorstellten", genügt nicht. Das klinische Urteil, ergänzt durch die Ergebnisse eines strukturierten diagnostischen Interviews oder einer Bewertungsskala, ist auf jeden Fall vorzuziehen. Ausreichend wäre z. B.: „Patienten, die den Kriterien für mäßiggradige und schwere Depression sowohl klinisch wie auch anhand des *Composite International Diagnostic Interview (CIDI)* entsprachen."

Reliabilität und Validität des diagnostischen Prozesses

2.2 Spezifikation der Therapieelemente

Wenn ein Bericht über eine wirksame Therapie dazu gedacht ist, Ärzte zu informieren, müssen darin sowohl die spezifischen Merkmale dieser Therapie wie auch der Anwendungsmodus dargelegt werden. Wenn es sich bei der neuen Therapie um ein Medikament handelt, müssen die einzelnen Inhaltsstoffe und Komponenten genau festgehalten werden, ebenso ihr Reinheitsgrad und die endgültige Zubereitungsform (Gale-

Medikamente

nik). In den meisten Ländern wird diese genaue Spezifikation von einer Zulassungsbehörde verlangt, bevor ein neues Mittel seine Marktzulassung erhält.

Nichtpharmakologische Therapien

Nichtpharmakologische Behandlungsmethoden, wie z.B. psychosoziale Interventionen und andere Psychotherapien, unterliegen solchen Einschränkungen nicht. Daher ist es besonders wichtig, die jeweiligen Vorgehensweisen genau zu spezifizieren. Eine Aussage wie z.B. „der Therapeut sollte die Wiedergewinnung von Entwicklungspotential fördern und das Verständnis des Patienten für sich und andere vergrößern ..." beschreibt überhaupt nicht, was der Therapeut nun eigentlich tun soll. Für viele Psychotherapieformen, v. a. die kognitiven Verhaltenstherapien, wird jetzt in Handbüchern genau festgelegt, was der Therapeut im Einzelnen zu sagen hat. Dies könnte sich folgendermaßen anhören: „Als Teil dieses Programmes werden wir jetzt untersuchen, wie Sie über sich selbst und andere denken. Möglicherweise haben Sie unrealistische und daher für Sie ungünstige Vorstellungen, die ...". Nur Therapieformen, die genau spezifiziert wurden, können von anderen repliziert werden. Wirksame Therapien, die aber nicht spezifiziert werden können, müssen daher zusammen mit ihrem Erfinder untergehen.

2.3 Spezifikation des Anwendungssmodus

Die einzelnen Elemente der Behandlung genau festzulegen, ist nur ein Teilaspekt. Jede Beschreibung einer Therapie muß auch den Prozeß der Anwendung enthalten: im Falle eines Medikaments also die Dosis, die Art und die Frequenz der Verabreichung, bei Psychotherapien Frequenz und Dauer der Sitzungen. Außerdem ist es wichtig, das therapeutische Setting und die Anwendung zusätzlicher therapeutischer Maßnahmen genau festzulegen. Zwischen einer Aussage wie „verordnet als Teil eines umfassenden stationären Rehabilitationsprogrammes" und „wird ambulanten Patienten monatlich verordnet" besteht ein deutlicher Unterschied. Die Spezifikation hat 2 Ziele: 1. anderen Ärzten die Möglichkeit zu geben, ihren Patienten ebenfalls eine bewährte Therapie zukommen zu lassen, und 2. die Bestandteile einer Therapie identifizierbar zu machen, wenn es zu Diskussionen darüber kommen sollte, welcher Teil der Therapie nun der eigentlich wirksame war.

Ziele der Spezifikation

2.4 Messung von Symptomveränderungen

Zweck einer Therapie ist es, Symptome und Beschwerden zu lindern, Behinderungen zu reduzieren und die Lebensqualität zu verbessern. Außerdem werden in günstigen Fällen auch noch die Risikofaktoren gemindert, so daß Rückfälle weniger wahrscheinlich werden. Die Meßinstrumente sollten anwendbar, reliabel, valide und empfindlich gegenüber Veränderungen sein. Eine Liste der überlicherweise verwendeten Meßinstrumente, die diesen Kriterien entsprechen, findet sich in Tabelle 1 (s. auch Kap. 6 und 7 in diesem Band).

Anforderungen an die verwendeten Meßinstrumente

Tabelle 1.
Meßinstrumente zur Beurteilung des Behandlungsergebnisses

Titel	Zeit (min)	Beschreibung	Literatur
Beck Anxiety Inventory	10–40	Vom Patienten auszufüllender Fragebogen; Beurteilung von 21 Symptomen anhand einer 4-Punkte-Skala; darunter finden sich u. a. folgende Symptome: Taubheit oder Kribbeln, Unfähigkeit, sich zu entspannen, Schwindel, Erschrecken, Händezittern, Todesangst, Verdauungsstörungen	Beck et al. (1988)
Beck Depression Inventory	5–10	Vom Patienten auszufüllender Fragebogen; Beurteilung von 21 Symptomen anhand einer 4-Punkte-Skala, unter Vorgabe von Verhaltensbeispielen; darunter finden sich u. a. folgende Symptome: Pessimismus, Versagensgefühle, Selbstunzufriedenheit, Schuldgefühle, Selbsthaß, Suizidgedanken, sozialer Rückzug, Entscheidungsschwierigkeiten, Veränderung der Körperwahrnehmung, Schlaflosigkeit, Erschöpfung, Gewichtsabnahme, Überbeschäftigung mit Körpersymptomen, Libidoverlust	Beck et al. (1961)
Behavior and Symptom Identification Scale	20–30	Vom Arzt durchzuführendes Interview oder vom Patienten auszufüllender Fragebogen; 32 Items mit 5 Subskalen: Verhältnis zu sich und anderen, Alltag und Rollensituation, Depression und Angst, impulsives Verhalten und Sucht, Psychosen	Eisen et al. (1994)
Brief Psychiatric Rating Scale	18	Vom Arzt nach der Befragung auszufüllende Skala; Bewertung von 16 Symptomkonstrukten auf einer 7-Punkte-Skala: Überbeschäftigung mit Körpersymptomen, Angst, emotionaler Rückzug, Denkzerfall, Schuldgefühle, Anspannung, Maniertheit und Posieren, Grandiosität, depressive Stimmung, Feindseligkeit, Mißtrauen, halluzinatorisches Verhalten, motorische Hemmung, Unkooperativität, ungewöhnliche Gedankeninhalte	Overall u. Goreham (1962)
General Health Questionnaire	6–8	Vom Patienten auszufüllender Fragebogen; zunächst entwickelt mit 60 Items, die 4 Bereiche abdeckten: Depression, Angst, objektiv zu beobachtendes Verhalten, Hypochondrie; revidierte Versionen bestehen aus 30, 28, 20 und 12 Items	Goldberg (1972)
Health of the Nation Outcome Scale	15–30	Vom Arzt auszufüllende Ratingsskala; 12 Skalen: Aggression, selbstschädigendes Verhalten, Alkohol und Drogen, Gedächtnis/Orientierung, physische Probleme, Stimmungsschwankungen, Halluzinationen und Wahnideen, andere psychische Störungen, soziale Beziehungen, soziales Umfeld (Wohnen, Finanzen), allgemeiner Schweregrad	Wing (1994)

Tabelle 1 *(Fortsetzung)*

Titel	Zeit (min)	Beschreibung	Literatur
Hamilton Anxiety Rating Scale	ca. 15	Vom Arzt durchzuführendes halbstrukturiertes Interview; 14 Symptome, Bewertung von 0 (keine) bis 4 (schwer): ängstliche Stimmung, Anspannung, Ängste, Schlaflosigkeit, intellektuelle Minderleistung, depressive Stimmung, somatisch (muskulär), somatisch (sensorisch), kardiovaskuläre, respiratorische, gastrointestinale, urogenitale, autonome Beschwerden, Verhalten während des Interviews	Hamilton (1959)
Hamilton Depression Rating Scale	ca. 20	Vom Arzt durchzuführendes halbstrukturiertes Interview; 21 Items auf 3-, 4- oder 5-Punkte-Skalen. Verhaltensbeispiele werden vorgegeben; darunter finden sich u. a. folgende Symptome: Schuldgefühle, Suizidalität, Schlaflosigkeit (früh, mittel, spät), Agitiertheit, genitale Symptomatik, Gewichtsabnahme	Hamilton (1967)
Medical Outcomes Study Short Form–36	5–10	Vom Patienten auszufüllender Fragebogen (kann auch durch Dritte ausgefüllt oder als Interview durchgeführt werden) 8 Multi-Item-Skalen: Körperfunktion, physische und emotionale Rolleneinengung, somatischer Schmerz, geistige Gesundheit, soziales Funktionieren, Vitalität, allgemeine Wahrnehmungen zur Gesundheit, Gesundheitsschwankung	Ware u. Sherbourne (1992)
Mental Health Inventory	10–15	Vom Patienten auszufüllender Fragebogen; 38 Items mit 5 Subskalen: Angst, Depression, Verhaltens- und emotionale Kontrolle, allgemeiner positiver Affekt, emotionale Bindungen	Veit u. Ware (1983)
Role Functioning Scale	wenige Minuten	Vom Arzt auszufüllende Ratingskala; 4 Einzelskalen: arbeiten, unabhängig leben und Selbstfürsorge, Beziehungen im unmittelbaren und erweiterten sozialen Umfeld und Beziehungsnetzwerk	Goodman et al. (1993)
Scale for the Assessment of Negative Symptoms	20–30	Vom Arzt auszufüllende Ratingskala; 24 Items mit 5 Subskalen: motorische Aphasie, affektive Verflachung, Willenlosigkeit/Apathie, Anhedonie/Asozialität, Aufmerksamkeitsstörungen	Andreason (1982)
Scale for the Assessment of Positive Symptoms	20–30	Vom Arzt auszufüllende Ratingskala; 34 Items mit 4 Subskalen: Halluzinationen, Wahnideen, bizarres Verhalten, formale Denkstörungen	Andreason u. Olsen (1982)
State-Trait Anxiety Inventory	10–20	Vom Patienten auszufüllender Fragebogen; 2 Skalen mit je 20 Items: Angst als Zustand (A-state) und Angst als Charaktereigenschaft (A-trait)	Spielberger (1983)

Tabelle 1 *(Fortsetzung)*

Titel	Zeit (min)	Beschreibung	Literatur
Symptom Checklist (90, revised)	10–20	Vom Patienten auszufüllender Fragebogen; 90 Items, die 9 primäre Symptomenbereiche abdecken: Somatisierung, Zwangsstörungen, interpersonelle Sensitivität, Depression, Angst, Feindseligkeit, Phobie, paranoide Ideen, Psychotizismus; 3 Globalindizes: globaler Schweregradindex, positiver Symptom-Beschwerde-Index, Summe der Positivsymptome	Derogatis (1977)
WHO Psychological Impairments Rating Schedule	5–10, nach dem Interview	Vom Arzt auszufüllende Ratingskala; 97 Items, die 10 Bereiche abdecken: psychisches Tempo, Aufmerksamkeit, Ermüdbarkeit, Initiative, Kommunikation über Gesichtsausdruck und Körpersprache, Affektdarstellung, Konversationsgeschick, Selbstdarstellung, Kooperation Items werden als fehlend, vorhanden oder übermäßig vorhanden bewertet Kosten unbekannt, intensives Training erforderlich	Jablensky et al. (1980)

Anwendbarkeit

Die ausgewählten Meßinstrumente müssen den allgemeinen Zielen der Studie entsprechen; selbstverständlich müssen alle klinisch relevanten Ergebnisse gemessen und dokumentiert werden. So benötigt eine Studie über Depression ein symptomspezifisches Meßinstrument, das die Symptome der Depression identifizieren kann; ein allgemeines Meßinstrument für Symptome reicht nicht aus. Handelt es sich um eine Langzeitstudie, muß auch dokumentiert werden, wie viele der Teilnehmer Suizid begangen haben, da es sich sowohl bei der Depression wie auch beim Suizid um klinisch relevante Ergebnisse handelt. Eine Untersuchung, deren Hauptanliegen die Persönlichkeitsreifung ist, muß Meßinstrumente für persönliche Reife verwenden; ein einziges, allgemeines Maß für Wohlbefinden genügt keinesfalls. Die Meßinstrumente sollten den Behandlungszielen angepaßt sein. Meßinstrumente zur Erfassung von Symptomen sollten diagnosespezifisch sein, während Meßinstrumente zum Behinderungsgrad sowie zur Lebensqualität allgemeiner gehalten werden können und auf alle Geisteskrankheiten oder sogar auf alle Krankheitsformen insgesamt anwendbar sein können.

Reliabilität

Ein Meßinstrument sollte zuverlässig die zu messenden Charakteristika erfassen, d.h. wenn es bei 2 verschiedenen Gelegenheiten oder von 2 verschiedenen Personen bei Probanden angewendet wird, deren Zustand sich nicht verändert hat, sollte sich jeweils das gleiche Resultat ergeben. Je höher die Reliabilität eines Meßinstrumentes, desto besser. Die Reliabilität kann mit verschiedenen Methoden bestimmt werden. *Interne Konsistenz* bedeutet, daß die Einzelmerkmale einer Skala dasselbe allgemeine Phänomen messen und korreliert sein sollten. Das hierbei verwendete Maß ist Cronbach's Alpha, wobei Werte über 0,8 angestrebt werden. Die *Interraterreliabilität* bezeichnet den Grad der Übereinstimmung der Ergebnisse von 2 Untersuchern beim gleichen Interview. Die Übereinstimmung sollte möglichst vollständig sein und der κ-Wert nahe bei 1,0 liegen. Die *Retestreliabilität* bezieht sich auf die Übereinstimmung der Werte von 2 Durchführungen zu verschiedenen Zeitpunkten, wenn es im Zustand des Probanden keine Veränderung gegeben hat. Dies wird ebenfalls mit Hilfe des κ-Wertes beurteilt. Die Retestreliabilität ist grundsätzlich kleiner als die Interraterreliabilität, da sie dieses Element bereits enthält, so daß Werte um 0,8 anzustreben sind.

Validität

Die Validität gibt an, inwieweit ein Meßinstrument das mißt, was es zu messen vorgibt. Die Reliabilität setzt der Validität eine obere Grenze, so daß beispielsweise bei einem κ-Wert der Retestreliabilität von 0,8 der κ-Wert der Validität darunter liegen muß. Die Einschätzung der Validität ist recht einfach, indem die Höhe der Korrelation des Meßinstrumentes mit einem perfekten Maß des in Frage stehenden Merkmales ermittelt wird. Leider gibt es nur wenige perfekte oder „Goldstandard"-Maße, so daß das Meßinstrument mit dem besten anderen Maß verglichen werden muß. Idealerweise sollte die Übereinstimmung zwischen einem Meßinstrument und dem „Goldstandard" zur Einschätzung eines Merkmales sehr hoch sein; allerdings wird die Validität eines Meßinstrumentes durch die fehlende Reliabilität sowohl der Kriteriumsmessung wie des in Frage stehenden Meßinstrumentes beschränkt.

Validitätsarten

Als „Goldstandard" für psychiatrische Meßinstrumente wird oft die klinische Beurteilung verwendet, was von vornherein nicht reliabel ist. Daher ist der κ-Wert für diese Validitätsschätzung oft sehr niedrig. Denn wenn zwei Ärzte unterschiedlicher Meinung sind, muß mindestens einer von ihnen im Unrecht sein, beide können nicht recht haben. Mit *Augenscheinvalidität („face validity")* ist gemeint, daß die Fragen einer Skala dem Anschein nach auch das messen, was sie zu messen vorgeben (dies ist jedoch eigentlich ein Bestandteil der Akzeptabilität, nicht der Validität). Die *Inhaltsvalidität* bezeichnet das Ausmaß, in dem ein Meßinstrument genau den Informationsbereich abdeckt, der adäquat gemessen werden soll. Eine Methode zur Beurteilung dieses Merkmals ist die Übereinstimmung mit einem Expertengremium. Die *Kriteriumsvalidität* bezieht sich auf die Frage, ob das Meßinstrument in der Lage ist, Ergebnisse einer unabhängigen und direkten Messung des Merkmales vorherzusagen oder nicht. Die *Konstruktvalidität* gibt an, inwieweit mit einem Meßinstrument ein theoretisches Konstrukt oder abstraktes Attribut wie „Gesundheit" oder „Lebensqualität" beurteilt werden kann. Um Konstruktvalidität nachzuweisen, müssen Daten aus verschiedenen Quellen gesammelt werden: sowohl aus solchen, die das gleiche Konstrukt (konvergente Validität), wie auch aus solchen, die unterschiedliche Konstrukte (diskriminierende Validität) messen.

Empfindlichkeit gegenüber Veränderungen

Meßinstrumente, die verwendet werden, um wirksame Behandlungsmethoden zu erkennen, müssen in der Lage sein, Veränderungen der in Frage stehenden Symptome oder Störungen, die auf die Behandlung zurückzuführen sind, festzustellen. Meßinstrumente mit mehrfachen Antwortmöglichkeiten sind gegenüber Veränderungen empfindlicher, doch gibt es noch 2 zusätzliche Probleme: Kann das Meßinstrument den neuen Wertebereich überhaupt abdecken, und hatte das Merkmal ausreichend Zeit, sich zu verändern? Beispielsweise verfehlen Meßinstrumente, die dazu entwickelt wurden, den Bereich der schweren Psychosen abzudecken, gewöhnlich ihr Ziel, nachdem der Patient genesen ist, weil es hier keine Fragen zur Beschreibung des Zustandes „Gesundheit" gibt. Zudem brauchen verschiedene Merkmale unterschiedlich lange, um sich zu verändern, und der Zeitpunkt der Untersuchung muß darauf ausgerichtet werden können. Symptome können sich innerhalb einer Woche verändern, daraufhin gemessen werden, um sich danach noch weiter zu verändern. Bei Änderungen im Ausmaß einer Behinderung muß gewährleistet sein, daß der Patient genügend Zeit hatte, sich an die verminderte Beeinträchtigung zu gewöhnen. Deshalb dürfen hier noch einige Zeit nach Eintreten der Symptomverbesserung keine Daten erhoben werden. Noch länger dauert es, bis Änderungen bei Risikofaktorenmessungen manifest werden.

2.5 Sicherstellen der Therapiebedingtheit der Besserung

Wenn nach präziser Diagnosestellung bei einer Patientengruppe eine genau definierte Therapie angewendet wurde und daraufhin reliabel und valide erhobene Daten eine signifikante Symptomveränderung aufzeigten, sollte man meinen, daß auch genau diese Therapie für die Besserung verantwortlich ist. So könnte es durchaus sein, doch gibt es diesbezüglich keine Gewißheit, da noch 3 weitere, mit hoher Wahrscheinlichkeit vorhandene Faktoren die positiven Effekte einer Therapie nachahmen könnten. Diese Faktoren sind die Spontanremission, die „Rückkehr zum Mittelwert" sowie der Placeboeffekt.

Manche Erkrankungen verlaufen in Phasen oder Schüben. Ein gutes Beispiel dafür ist die Major-Depression – die Symptome remittieren spontan einige Monate nach dem Ausbruch der Erkrankung. Da die Betroffenen kaum zur Behandlung kommen, bevor die Störung nicht einige Monate angedauert hat, kann innerhalb weniger Monate mit einer Remission gerechnet werden, ganz gleich, was vom Arzt unternommen wird.

Spontanremission

Die Rückkehr zum Mittelwert, also das Einpendeln auf eine mittlere Befindensebene, ist eine besondere Form des Phänomens Spontanremission und bezieht sich auf chronische, nicht remittierende Erkrankungen. Selbst in solchen Fällen wechselt der Schweregrad der Symptome, manchmal zum Besseren, manchmal zum Schlechteren. Patienten versuchen, mit ihren chronischen Erkrankungen so gut wie möglich zurechtzukommen: Hat die Intensität der Symptome einmal nachgelassen, werden sie weniger um Hilfe ersuchen; Hilfe wird dann gesucht, wenn die Symptome sich scheinbar wieder verschlimmert haben. Aus diesem Grund ist es bei solchen Patienten, die einen Arzt konsultieren, eher wahrscheinlich, daß auf die Episode der Verschlechterung wieder eine Rückkehr zum mittleren Stadium oder gar eine Symptomverbesserung einsetzen wird, auch wenn keine Behandlung erfolgte. Wenn also eine Spontanremission möglich oder die Rückkehr zum Mittelwert denkbar ist, kann eine scheinbare Therapiereaktion auch durch diese beiden Phä

Rückkehr zum Mittelwert

nomene verursacht sein. Anhand von Kontrollgruppen, die auf einer hypothetischen „Warteliste" stehen oder gar keine Behandlung erhalten, können Veränderungen gemessen werden, die auf diesen beiden Phänomenen beruhen.

Placeboeffekt

Die Kontrollgruppen „Warteliste" und „keine Behandlung" können jedoch nicht zur Überprüfung eines weiteren wichtigen Faktors herangezogen werden, der als Placeboeffekt bekannt ist. Wenn Menschen glauben, daß ihnen ein wirksames Medikament verabreicht wird, während sie in Wirklichkeit nur ein Scheinpräparat ohne Inhaltsstoffe erhalten, kann ein Therapierespons auftreten, der der erhofften Besserung gleichkommt. Während einer Therapie werden die Patienten ermutigt, jede Wendung zum Besseren zu betonen und jeden Rückschlag zu verharmlosen. Die Besserung wird als therapiebedingt erlebt, Rückschläge jedoch werden als Randerscheinungen von geringer Bedeutung abgetan. Placebokontrollierte Versuchsreihen, bei denen eine Gruppe ein Präparat erhält, von dem zwar der Versuchsleiter, nicht aber die Teilnehmer wissen, daß es unwirksam ist, können das Ausmaß sowohl des Placeboeffektes wie auch das der beiden anderen Phänomene, Spontanremission und Rückkehr zum Mittelwert, bestimmen. Bei manchen Erkrankungsformen, wie z. B. Zwangsstörungen oder Schizophrenie, ist die Wirksamkeit dieser unspezifischen Behandlungseffekte gering. Bei anderen dagegen, wie Depressionen oder generalisierten Angststörungen, können die Veränderungen in der Placebogruppe erheblich sein und in ihrem Ausmaß den Veränderungen durch die eigentliche Therapie durchaus entsprechen.

Spezifische vs. unspezifische Therapieeffekte

Wenn eine Patientengruppe eine wie auch immer geartete wirksame Therapie erhält, kann die resultierende Verbesserung in 2 verschiedene Anteile aufgespalten werden: einerseits den, der auf unspezifischen Behandlungseffekten basiert (womit die Folgen der Spontanremission, der „Rückkehr zum Mittelwert" und des Placeboeffektes gemeint sind), andererseits jenen, der auf der spezifischen, den Schweregrad der Erkrankung mildernden Wirksamkeit der Therapie beruht. Insofern werden die klinisch zu beobachtenden Veränderungen im Zustand eines Patienten, der wirksam therapiert wird, größer sein als die Veränderungen allein aufgrund der spezifischen Therapie, obwohl es in der klinischen Praxis allgemein üblich ist, Veränderungen ausschließlich der spezifischen Therapie zuzuschreiben und den Beitrag der unspezifischen Behandlungseffekte zu vernachlässigen. Manchmal ist es sinnvoll, die beiden Komponenten zu trennen, so z. B. bei der Aufstellung von Kosten-Nutzen-Rechnungen. Auch deswegen ist die Durchführung placebokontrollierter Studien so sinnvoll.

Kontrolle vs. Heilung von Symptomen

Es gibt noch ein weiteres therapeutisches Element, das beschrieben werden soll. Manche Therapien werden dazu entwickelt, Symptome abzumildern oder unter Kontrolle zu bringen. Ein gutes Beispiel dafür sind die antipsychotischen Mittel in der Therapie der Schizophrenie. Die Behandlung ist auf große Zeiträume angelegt und sollte fortgeführt werden, solange die Erkrankung andauert. Andere Therapieformen dagegen scheinen bestimmten Erkrankungen tatsächlich ein Ende zu bereiten, so die graduelle Exposition bei Agoraphobie, so daß die Behandlung abgeschlossen werden kann, sobald es dem Patienten besser geht, denn er wird sich auch in Abwesenheit des Therapeuten weiterhin besser fühlen. Verlaufsuntersuchungen bei Agoraphobie haben gezeigt, daß der Zustand auch 5 und 8 Jahre nach einer Verhaltenstherapie stabil blieb, was einer Heilung entspricht.

Heilung bedeutet selbstverständlich nicht nur, daß die Symptome abnehmen und der Behinderungsgrad geringer wird, sondern auch, daß das Risiko der betreffenden Person, denselben Zustand noch einmal zu erleiden, dem der Normalbevölkerung entspricht. Deshalb sollten Nachuntersuchungen spezifizieren, ob die Daten während der Behandlung oder erst nach deren Beendigung erhoben wurden. Diese Unterscheidung zwischen Kontroll- und Heilungseffekten ist auch wiederum in Studien relevant, bei denen es um die Kosten geht, da Therapien, die zur Heilung führen, auf Dauer gesehen billiger sind, selbst wenn sie kurzfristig teurer zu sein scheinen.

2.6 Randomisierte, kontrollierte Versuche

Am Anfang dieses Kapitels wurde die Forderung formuliert, daß man in der Medizin keine Therapie neu einführen sollte, die sich nicht als effektiver oder als genauso effektiv, aber sicherer und billiger erwiesen hat als bereits existierende Behandlungsmethoden. Für diese Entscheidungen benötigt man randomisierte, kontrollierte Versuche. Obwohl vom Konzept her sehr einfach, sind solche Versuche in der Durchführung sehr schwierig, sobald es dabei um mehr als den kurzfristigen Vergleich zweier Medikamente geht. Grundsätzlich sollten solche Versuche bei allen in der Psychiatrie verwendeten Therapien durchgeführt werden, und zunehmend geschieht dies auch. Dasselbe sollte auch für alle Therapieprogramme gelten, doch werden diese nur sehr selten untersucht (s. Kluiter u. Wiersma 1996).

Bedeutung randomisierter, kontrollierter Versuche

Die dahinterstehende Idee bei einem randomisierten, kontrollierten Versuch ist, daß eine Gruppe von Personen mit einer spezifischen Erkrankung sorgfältig beurteilt und, wenn sie für die Therapie geeignet erscheint, darüber informiert wird, daß es 2 verschiedene Behandlungsmöglichkeiten gibt: üblicherweise eine, die seit längerem in Gebrauch ist, und zum anderen eine neue, von der angenommen wird, daß sie ebenso sicher, der alten Therapie in der Wirkung jedoch möglicherweise überlegen ist. Die Patienten werden zu beiden Methoden um ihr Einverständnis gebeten und nach dem Zufallsprinzip der einen oder anderen zugeteilt (randomisiert). Sie werden dann vor Beginn sowie am Ende der Therapie erneut untersucht, wenn angenommen wird, daß die Therapie zur Heilung führte oder daß die Wirkung der Behandlung ihr Maximum erreicht hat, dadurch daß die Symptome kontrolliert werden können.

Vorgehensweise

Die letzte Überprüfung erfolgt in einer Nachuntersuchung. Im Idealfall werden alle Teilnehmer nachuntersucht, auch diejenigen, die aus dem einen oder anderen Grund die Behandlung abgebrochen haben. Der Unterschied in den Werten der beiden Gruppen am Ende des Versuchs oder bei der Nachuntersuchung wird dann verglichen. Alle Differenzen werden den Unterschieden zwischen den beiden Therapien zugeschrieben, da man glaubt, die möglichen weiteren Abweichungsursachen unter Kontrolle zu haben. Was kann also schiefgehen?

Ethische Fragen der Versuchsdurchführung

Es ist aus ethischer Sicht anfechtbar, wenn die Wirksamkeit einer Therapie oder eines Therapieprogrammes nicht bestimmt wird. Wenn öffentliche oder private Gelder verwendet werden, um eine Therapieform zu finanzieren, und Kranke sie in der Annahme, es sei die bestmögliche verfügbare Therapie, akzeptieren, dann muß sie evaluiert werden, am besten durch einen randomisierten, kontrollierten Versuch im Vergleich mit einem Placebo oder einer anderen Behandlungsform. So lästig es auch sein mag, Ärzte haben die Verpflichtung, alle nicht erprobten Therapien zu prüfen, es sei denn, die Beweise wären so zwingend wie in den unten angeführten Beispielen (s. Abschn. 2.7). Nichtsdestoweniger behaupten viele Verfechter unüblicher Therapien, daß ihre Therapien so außergewöhnlich seien, daß eine unvoreingenommene Beurteilung unmöglich sei. Eine Evaluation derartiger Methoden muß sich daher auf subjektive, nicht unbedingt symptombezogene Patientenberichte beziehen und sich v. a. auf die Verminderung von Behinderung und Handicap bei solchen Patienten konzentrieren, die die fragliche Therapie erhalten haben, im Vergleich zu jenen, die auf herkömmliche Weise behandelt worden sind. Keine wie auch immer geartete Behandlungsform sollte von der wissenschaftlichen Überprüfung ausgenommen werden.

Rekrutierung der Versuchsteilnehmer

Es ist oft langwierig und zeitaufwendig, Patienten zur Teilnahme an einem Versuchsprogramm zu bewegen. Die meisten sind überwiesen worden, um von Spezialisten behandelt zu werden. Die Tatsache, daß nun mit ihnen „experimentiert" werden soll, ist für viele ein echter Grund zur Beunruhigung. Manchmal werden Anreize geboten – die Behandlung ist kostenlos oder sofort verfügbar –, doch die Wirkung solcher Anreize besteht darin, den Teilnehmerkreis an den betreffenden Studien auf diejenigen Patienten einzuengen, die sich eine entsprechende Behandlung sonst nicht leisten könnten.

Es gibt keine einfache Lösung für dieses Dilemma, man kann die Wahrheit nur folgendermaßen präsentieren: Patienten, die an einem randomisierten, durch Gruppenvergleich kontrollierten Versuch teilnehmen, sollten darüber informiert werden, daß es eine Therapiemethode gibt, die sich bewährt hat, sowie noch eine weitere, bei der es Grund zu der Annahme gibt, daß sie sich als überlegen erweisen wird (sonst würde man den Versuch ja nicht durchführen), obschon nicht garantiert werden kann, daß die Effekte nicht die gleichen sind wie bei der Standardtherapie oder gar schlechter. Im Gegensatz dazu sollte bei der Information von Patienten, die an einem placebokontrollierten Versuch teilnehmen, erwähnt werden, daß für ihre Erkrankung bisher noch keine erprobte Therapie existierte, aber daß es Grund gibt für die Annahme, die neue Behandlungsmethode könnte positive Wirkung zeigen. Doch wiederum könne man keine Garantie dafür geben, daß die neue Therapie zu besseren Resultaten führen wird als eine Fortsetzung der bisherigen guten klinischen Versorgung.

Durch Randomisierung wird sichergestellt, daß alle Faktoren, die das Untersuchungsergebnis beeinflussen könnten, gleichmäßig auf beide Therapiegruppen verteilt werden. Da nicht bekannt ist, welche Faktoren sich bei einer neuen Therapieform als prognostisch bedeutsam erweisen könnten, werden die Teilnehmer randomisiert, ohne daß ihre besonderen Eigenschaften oder die spezifischen Merkmale ihrer Krankheit bekannt wären. Die Idee der Randomisierung erscheint zwar einfach, doch ist die Durchführung kompliziert, und es genügt keineswegs, einfach eine Münze zu werfen. Man weiß von voreingenommenen Versuchsleitern, die diejenigen Teilnehmer mit guter Prognose der Gruppe mit der bevorzugten Therapiemethode zugewiesen haben (Sackett et al. 1985). Deshalb ist es wichtig, die Randomisierung so durchzuführen, daß der Versuchsleiter keine Möglichkeit hat, die Verteilung der Probanden auf die Behandlungsgruppen zu beeinflussen.

Randomisierung der Versuchsteilnehmer

Nach Abschluß des Versuchs ist der Nachweis erforderlich, daß die Randomisierung zu einer in Hinsicht auf die relevanten Merkmale vergleichbaren Gruppenaufteilung führte. Andernfalls wären in der abschließenden Berechnung statistische Korrekturen des Ungleichgewichts notwendig; diese Vorgehensweise ist jedoch nicht so zufriedenstellend.

Wenn Versuchsleiter in voller Kenntnis der Gruppenzuweisung gebeten werden, Bewertungsskalen auszufüllen, ist es für sie fast unmöglich, nicht in Richtung ihrer Hypothese voreingenommen zu sein. Beurteiler, die offene Bewertungsskalen ausfüllen, sollten daher nicht wissen, welche Patienten welcher Gruppe zugeordnet wurden; weder die behandelnden Ärzte noch die Patienten sollten Kenntnis darüber haben, welche Therapieform der jeweilige Patient erhält (Doppelblindversuch), dies gilt ebenso für die Auswertenden. Bei Medikamentenversuchen von kurzer Dauer ist es möglich, diesen Grad des Nichtwissens (Blindheit) zu erreichen, gleichgültig, ob sie vergleichsgruppen- oder placebokontrolliert sind. Es ist jedoch unmöglich, diese Blindheit auch beizubehalten, wenn die in Frage stehende Therapie psychologische oder soziale Interventionen erfordert. Als Lösung dieses Problems könnte man zum einen mit der Auswertung der Versuche solche Personen beauftragen, die zumindest über den Zweck der Studie nicht informiert sind.

Messungsbedingte Verzerrung („measurement bias")

– Gegenmaßnahme: Blindversuch

Die andere, gebräuchlichere Lösung besteht im Einsatz hochstrukturierter Patientenfragebögen und Interviews, wodurch subjektive Interpretationsmöglichkeiten verringert werden. Wenn die Zuweisung zu den Versuchsgruppen wirklich nach dem Zufallsprinzip erfolgte, dann ist die einzige notwendige Information der Status des Patienten am Ende des Versuchs, obschon es üblich ist, diesen auch vor der Randomisierung, zu Beginn der Behandlung, an ihrem Ende sowie bei einer Nachuntersuchung zu bestimmen. Die Informationen zum Zustand vor Versuchsbeginn sind wertvoll, falls die Randomisierung nicht effektiv gewesen ist und Korrekturen durch eine Kovarianzanalyse nötig werden sollten.

– Gegenmaßnahme: Einsatz hochstrukturierter Fragebögen

Da beide Gruppen therapiert werden, die eine mit der zu erprobenden Methode, die andere mit der Standardbehandlung oder mit Placebo, und da auch beide Gruppen gleichzeitig nach Beginn der Therapie getestet werden, sollten Spontanremissionen, „Rückkehr zum Mittelwert" und

Behandlungsbedingte Verzerrung („treatment bias")

der Placeboreaktionen in beiden Gruppen gleichverteilt sein. Allerdings bemerken die Teilnehmer in den Kontrollgruppen sehr leicht, daß ihre Behandlung vom Versuchsleiter nicht so recht ernst genommen wird, wodurch sich auch ihre Erwartung bezüglich einer Besserung reduziert. Wenn es nicht gelingt, die Identität einer experimentellen Behandlung wie bei placebokontrollierten Medikamentenversuchen völlig zu verschleiern, sollte die Wahrnehmung eines jeden Patienten hinsichtlich der Effektivität einer Therapie unbedingt bewertet werden, um alle derartigen Verzerrungen entdecken zu können.

- Gegenmaßnahme: Patientenbewertungen

Wenn Therapieprogramme untersucht werden, z.B. die stationäre Behandlung mit der Betreuung in einer Tagesklinik verglichen wird, können die Einschätzungen des Pflegepersonals großen Einfluß haben bei der Kontrolle der tatsächlichen und wahrgenommenen Adäquatheit der Behandlung. Deshalb ist es sehr wichtig sicherzustellen, daß die Therapien auch genau nach Plan durchgeführt werden. Gewöhnlich geschieht dies anhand von Tonbandaufzeichnungen oder Bewertungen des Therapieprozesses. Die genaue Spezifikation der Therapieprozesse ist wichtig; ebenso wichtig ist jedoch der Nachweis therapeutischer Integrität.

Klinische vs. statistische Signifikanz

Die Analyse eines randomisierten, kontrollierten Versuchs ist relativ einfach. Nachdem vor Beginn der Studie festgelegt wurde, welches das zentrale Maß zur Ergebnisbeurteilung ist, bleibt die einfache Frage, ob sich die Werte der beiden Gruppen auf diesem Maß signifikant unterscheiden. Die Wahrscheinlichkeit eines signifikanten Ergebnisses hängt von 3 Dingen ab: 1. dem Ausmaß des Unterschiedes, 2. der Variabilität der gefundenen Werte sowie 3. der Anzahl der Teilnehmer.

- Bedeutung der Effektgröße

Keine Studie sollte begonnen werden, wenn nicht zuvor eine Poweranalyse erbracht hat, daß eine zumindest 80%ige Wahrscheinlichkeit eines signifikanten Unterschiedes besteht (p<0,05), unter der Voraussetzung einer in Einheiten der Standardabweichung erwarteten Effektgröße. Die Effektgröße ist die Differenz zwischen den Gruppenmittelwerten am Ende der Behandlung dividiert durch die Standardabweichung der Kontrollgruppenwerte. Wenn ein Versuch viele Probanden einbezieht, wird die Differenz vermutlich auch dann signifikant sein, wenn die Behandlung keinen klinischen Nutzen bringt - eigentlich also ein falsch-positives Ergebnis. Bei nur wenigen Probanden kann durchaus ein klinisch bedeutsamer Unterschied zwischen den Gruppen existieren, der jedoch wegen der geringen Stichprobengröße die statistische Signifikanz nicht erreicht - in diesem Fall also ein falsch-negatives Ergebnis. Die Beziehung zwischen der erforderlichen Teilnehmerzahl einer Studie und der Effektgröße ist kurvilinear: Nur 7 Teilnehmer werden benötigt, wenn die Effektgröße bei 1,5 Standardabweichungen zu erwarten ist, 14 Teilnehmer bei einer Effektgröße von 1,0 und mehr als 50 Teilnehmer pro Zelle, wenn die Effektgröße vermutlich bei 0,5 Standardabweichungen liegen wird.

- Bedeutung der Art der Messung

Die klinische Signifikanz einer Messung hängt ebenso von der Art der Messung ab. Ein Unterschied von einem Drittel der Standardabweichung bei den Werten eines Maßes zur Depression ist klinisch wahrscheinlich nicht signifikant; der gleiche Unterschied bei einer Untersuchung der

Suizidrate wäre es dagegen durchaus. Schließlich sollten alle randomisierten Versuchspersonen in die Analyse aufgenommen werden (Regel von der Behandlungsabsicht, „intention to treat rule"), allein schon deswegen, weil die Abbruchrate bei Therapien, die mühsamer durchzuhalten oder nicht von sofortiger Wirkung sind, höher ist. Würde dies nicht berücksichtigt, wären die Resultate der weniger zufriedenstellenden Therapie dadurch „aufgebläht".

2.7 Vorgehensweise bei Fehlen randomisierter, kontrollierter Versuche

Manchmal ist es nicht nötig, die Effektivität einer Therapie durch Versuche unter Beweis zu stellen. Streptomycin verhinderte bei Kindern mit tuberkulöser Meningitis den sicheren Tod; für diese Feststellung war kein Versuch nötig. Nur selten sind Besserungen so offenbar, und wenn die Wirkung einer Therapie wie in dem obigen Beispiel so erheblich ist, daß sie für jedermann sichtbar wird, kann dies kaum das Ergebnis fehlerhafter Messungen oder anderer verfälschender Faktoren sein. Viele neue Behandlungsmethoden werden zunächst evaluiert, indem ein offener Versuch durchgeführt wird, bei dem Patienten mit einer bestimmten Erkrankung eine Therapie erhalten und zu Beginn und am Ende der Behandlung untersucht werden. So stellt sich heraus, ob die eingetretene Besserung statistisch oder klinisch signifikant ist. Sollte dies zutreffen, kann das Ausmaß des bei diesem Krankheitsbild üblichen Placeboeffektes, der spontanen Besserung und der „Rückkehr zum Mittelwert" anhand anderer Untersuchungen beurteilt werden. Zieht man die Größe des Placeboeffektes von der Effektgröße im Vorher-nachher-Versuch ab, zeigt sich, ob die Veränderungen aufgrund der spezifischen Behandlung immer noch klinisch signifikant sein könnten. In diesem Fall sollte sich eine randomisierte, kontrollierte Studie anschließen.

Durchführung offener Versuche

Es gibt 3 Situationen, in denen Erkenntnisse aus offenen Untersuchungen über eine Erkrankung ernst genommen werden sollten: zum einen, wenn grundlegende Erkenntnisse aus Vorher-nachher-Versuchen vorliegen, in denen gezeigt wurde, daß die Veränderungen durch die Therapie groß sind, während andere wiederum nachweisen, daß der Placeboeffekt nur gering ist. Die Möglichkeit, daß die positiven Effekte einer Therapie auf der Selektion, den jeweiligen Meßmethoden oder Versuchsleitereffekten beruhen, wird gewöhnlich durch unabhängige Replikationen der Ergebnisse verringert. Der Nachweis der Effektivität der Verhaltenstherapie bei Zwangsstörungen beruht fast völlig auf Ergebnissen aus Vorher-nachher-Studien, und dennoch findet diese Therapieform breite Anerkennung. Doch gibt es inzwischen ja auch Ergebnisse aus randomisierten, kontrollierten Versuchen, die das umfassende Material aus den offenen Untersuchungen stützen.

Erkenntnisgewinn aus offenen Untersuchungen

– bei Vorliegen von Vorher-nachher-Versuchen

Zum zweiten sollten Erkenntnisse aus offenen Untersuchungen bei Vorliegen einer gesetzmäßigen Dosis-Reaktions-Kurve, gemäß welcher niedrige Dosen eines Medikaments oder wenige Therapiestunden nur eine geringe Verbesserung bringen und zunehmende Verbesserung mit einer Dosiserhöhung oder einer Erhöhung der Therapiestundenzahl einhergeht, berücksichtigt werden. Theoretisch sollte sich bei der Behandlung

– bei Vorliegen einer gesetzmäßigen Dosis-Reaktions-Kurve

mit einem Placebo ebenfalls eine Dosis-Reaktions-Kurve finden lassen, doch scheint nach gewisser Zeit ein Plateau erreicht zu werden, auf das dann keine weiteren Fortschritte mehr folgen.

– bei längerer Vorlauf- und Nachuntersuchungs- phase

Drittens können auch in solchen Fällen die Ergebnisse aus offenen Studien überzeugen, in denen es anhand von Vorher-nachher-Studien mit langer Nachuntersuchungsphase replizierte Beweise für die Effektivität einer Therapie gegeben hat. Damit sind solche Fälle gemeint, in denen die Dauer des Vorlaufs und der Nachuntersuchung beide um ein Vielfaches länger sind als die Dauer der eigentlichen Behandlung. Solche Versuche mit langem Vorlauf und langer Nachuntersuchungsphase sind in der kognitiven Verhaltenstherapie gebräuchlich. Sie werden anerkannt, weil es durch die lange Vorlaufphase möglich wird, die Effekte von Spontanremission und „Rückkehr zum Mittelwert" zu beurteilen. Mit Hilfe der langen Nachuntersuchungsphase ohne den fortgesetzten Kontakt zum Therapeuten im Anschluß an die Therapie kann dagegen gezeigt werden, daß eine anhaltende Besserung wohl kaum auf einem Placeboeffekt beruhen kann. Dennoch werden die Kritiker offener Studien trotz dieser Beweise letztendlich nur durch Ergebnisse aus placebo- oder vergleichsgruppenkontrollierten Studien zu überzeugen sein.

3 Zusammenfassung der Ergebnisse

Systematische Literaturauswertungen

Informationsquellen

Um die Nachweise von Therapiewirkungen auszuwerten, gibt es 3 traditionelle Quellen: 1. die Informationen von Experten, 2. solche aus der gegenwärtig üblichen Praxis und 3. Erkenntnisse aus Therapiestudien. Alle diese Quellen können nützlich sein. Wenn alles andere fehlschlägt, sind Expertenmeinungen für die Skizzierung des besten Procedere und die Identifizierung von Unzulänglichkeiten in der Forschung sehr wertvoll. Vorausgesetzt die Experten sind repräsentativ für ihren Berufsstand, werden ihre wohlüberlegten Einschätzungen von Bedeutung sein; die Ansichten von „drei Weisen" haben schon immer mehr Gewicht gehabt als die schlecht durchdachte Meinung eines einzelnen. Ebenso wird eine sorgfältige Beschreibung der gegenwärtig unter der Mehrzahl der Ärzte üblichen Praxis zu einem ausgewogeneren Ergebnis führen als die Meinungen einzelner Fanatiker. Nichtsdestoweniger läßt sich neben der Bedeutung von Expertenmeinungen und dem Konsens unter Praktikern allgemein auch großer Respekt vor den in der Fachliteratur publizierten Ergebnissen feststellen. Manchmal ist dieser Respekt jedoch fehl am Platze.

Merkmale guter Literaturstudien

Literaturzusammenfassungen haben einen sehr schlechten Ruf, da durch sie lediglich Meinungen ausgedrückt werden, die auf einer selektiven Literaturauswahl basieren. Eine systematische Literaturstudie hingegen definiert, wie die betreffende Literatur gefunden und anhand welcher Kriterien sie ausgewählt wurde sowie nach welchem System die Ergebnisse zusammengestellt wurden. Manchmal kann der Überblick über ein komplexes Themengebiet vereinfacht werden, wenn die Aufmerksamkeit auf replizierte Ergebnisse beschränkt bleibt. Es kann noch weiter systematisiert werden, indem das Ausmaß der Replikationen definiert wird. So sind z.B. mehrfache Replikationen an verschiedenen unabhängigen Kliniken ohne negative Resultate wesentlich überzeugender als unabhängige Replikationen mit einigen Negativresultaten (der Bearbeiter sollte versuchen, den Unterschied zu erklären), welche ihrerseits wahrscheinlich eher stabil sind als Ergebnisse von Replikationen eines einzigen Zentrums.

Diese verschiedenen Abstufungen des Vertrauens, das man einer „Tatsache" entgegenbringen kann, erlauben es, bei der Bearbeitung von Literatur die eigene Aufmerksamkeit auf solchermaßen bestätigte Fakten zu richten und die Ergebnisse zu einer kausalen Theorie in Beziehung zu setzen (Andrews et al. 1983). Obgleich diese Studien zum Nachweis der Reliabilität der Ergebnisse nützlich sein können, sind sie nicht in der Lage, die Stärke der Assoziation zu bestimmen. Dabei ist gerade diese Information bei der Bewertung von Therapiestudien besonders wichtig.

Metaanalysen

Es war immer schon möglich, Resultate von Studien zusammenzufassen, in denen die gleichen Meßinstrumente zur Ergebnisbeurteilung verwendet wurden. Man berichtete nur, daß die in allen Versuchen durchschnittlich zu erwartenden Verbesserungen diesen oder jenen Wert erreichen würden. In der Psychiatrie besteht das Problem darin, daß es mehrere allgemein anerkannte Meßinstrumente gibt, so daß selbst bei einem einzigen Krankheitsbild wie der Depression in Versuchen sehr wahrscheinlich eines der ungefähr zehn verschiedenen reliablen und validen Meßinstrumente für Depression verwendet wird. Es war sehr schwierig, die Resultate solcher Versuchsreihen zusammenzufassen, bis Glass (1976) Cohens Effektgrößenschätzung in die klinische Praxis einführte. Bei diesem Ansatz wird der Unterschied zwischen den Mittelwerten der Experimental- und der Kontrollgruppe jeder Ergebnismessung eines jeden Meßinstrumentes standardisiert, indem die Differenz durch die Standardabweichung der Kontrollgruppenergebnisse dividiert wird. Das daraus resultierende Nutzmaß oder die Effektgröße ist theoretisch unabhängig von der Skala, von der sich die Effektgröße herleitet.

Zusammenfassung von unterschiedlichen Studien

Das Grundprinzip der Metaanalyse ist folgendes: Die Symptome der zur Behandlung kommenden Patienten variieren von leicht bis schwer und werden um die Werte des Durchschnittspatienten herum gruppiert sein. Eine Zufallszuteilung der Patienten auf Experimental- und Kontrollgruppen sollte Gruppen mit ähnlicher Verteilung der Symptomatik ergeben. Am Ende einer wirksamen Therapie wird sich der Zustand der Experimentalgruppe stärker verändert haben als der Zustand der Kontrollgruppe, und ein Maß für diese Wirksamkeit ist der Abstand in der Verteilung der Symptomwerte in Experimental- und Kontrollgruppe zu diesem Zeitpunkt. Dies kann in Standardabweichungseinheiten gemessen werden und wird als Effektgröße bezeichnet. Aus der Fläche unterhalb der Normalverteilungskurve kann errechnet werden, daß sich bei einer Effektgröße von 1,0 der durchschnittliche Experimentalgruppenteilnehmer

Grundprinzip der Metaanalyse

stärker gebessert haben wird als 84% der Kontrollgruppenteilnehmer, ein Plus von 34 Perzentilen. Eine Überlegenheit der Effektgröße gegenüber der Placebobedingung von weniger als 0,5 wird mit schwach wirksamer Therapie, eine Effektgrößenüberlegenheit von über 1,5 dagegen mit starker Wirkung assoziiert. Die meisten in der Psychiatrie etablierten Behandlungsmethoden weisen eine Effektgrößenüberlegenheit gegenüber der Placebowirkung zwischen 0,5 und 1,5 Standardabweichungen auf.

Berechnung der
Effektgröße

Vorausgesetzt, die Effektgröße ist theoretisch unabhängig von den Skalierungsmerkmalen des angewendeten Meßinstruments, sei es nun eine Checkliste der Symptome, ein Rating zum Schweregrad der Erkrankung oder der Nachweis von Behinderungen, so ermöglicht die von den verschiedenen Ergebnisindikatoren hergeleitete Vergleichbarkeit der Effektgrößen den statistischen Vergleich von Studien. Des weiteren können spezifische Merkmale der Patienten, Behandlungen, Meßinstrumente und des Aufbaus der Untersuchung numerische Werte zugeteilt bekommen und in Beziehung zur Effektgröße gesetzt werden. Die Berechnung der Effektgröße ist unkompliziert, sofern Mittelwerte und Standardabweichungen vom Autor einer Studie mitgeteilt werden. Eigentlich sollten alle Autoren diese Kennwerte mitteilen, doch nur manche tun es. In anderen Fällen kann die Effektgröße zwar oft auch berechnet werden, aber das ist meist sehr kompliziert. Trotzdem sollten sich Ärzte daran gewöhnen, Effektgrößenberechnungen durchzuführen, und sei es nur dazu, ihr eigenes Verständnis für die Wirkungsstärke einer Therapie zu standardisieren.

Die Cochrane Collaboration

Cochrane (1971), dessen Ideen am Anfang dieses Kapitels zitiert wurden, verlangte auch eine regelmäßig auf den neuesten Stand gebrachte kritische Zusammenfassung aller relevanten randomisierten, kontrollierten Versuche. Die erste Metaanalyse von Bedeutung für die Psychiatrie wie auch für die gesamte Medizin war die Studie von Glass über alle Berichte zum Thema Psychotherapie (Glass 1976), wohingegen die ersten Metaanalysen klinisch relevanten Materials die Reanalysen des nunmehr auf klinische Fälle beschränkten Materials von Glass (Andrews u. Harvey 1981) sowie die Metaanalyse der Depressionsbehandlung waren (Quality Assurance Project 1983), die als Teil einer frühen Protokollinitiative zur besten Therapie veröffentlicht wurde.

Für die Psychiatrie
bedeutsame
Metaanalysen

Register randomisierter,
kontrollierter Studien

Zehn Jahre später wurde das erste Cochrane-Zentrum in Großbritannien eingerichtet; und inzwischen gibt es solche Zentren in vielen entwickelten Ländern. Dieses Netzwerk internationaler Zentren wird als Cochrane Collaboration bezeichnet. Die Zentren haben Register für randomisierte, kontrollierte Studien eingerichtet und veröffentlichen regelmäßig in elektronischer Form Berichte über entsprechende Versuche. Gegenwärtig besteht die vordringlichste Aufgabe darin, hunderte von Fachzeitschriften von Hand nach Versuchen zu durchforsten, da bei den in den Datenbanken MEDLINE und PsychLIT aufgelisteten Studien nicht zu erkennen ist, ob es sich um randomisierte und kontrollierte Versuche handelt. Dennoch hat die Cochrane Collaboration bereits Berichte über so wichtige und schwierige Themen wie Familienintervention, Fallmanagement in der Schizophrenie, den Vergleich der Wirksamkeit verschiedener Klassen von Antidepressiva oder die Wirkung von Streßlösungstechniken nach kritischen Ereignissen veröffentlicht. Diese werden fortwährend erweitert und auf den neuesten Stand gebracht.

„Evidence-based medicine"

Ausgehend von der Erkenntnis, daß eine gute medizinische Behandlung mehr beinhaltet als die Verabreichung einer einzelnen Wirksubstanz, haben viele Länder Expertentreffen veranstaltet, um herauszuarbeiten, welche Vorgehensweise bei bestimmten Krankheiten die beste ist. Gewöhnlich sichten die Experten die vorhandene Literatur, machen sich mit den üblichen Methoden vertraut und geben dann Konsensempfehlungen, die insofern einerseits wissenschaftlich begründet sind, als aus ihnen hervorgeht, welche Therapien sich in klinischen Versuchen als wirksam erwiesen haben, andererseits aber auch praktisch fundiert sind, weil sie aufzeigen, welche Therapien und klinischen Prozeduren sich in einem bestimmten Therapiesetting wahrscheinlich als wirksam erweisen werden. Die meisten Klinikärzte haben heutzutage sicher Zugang zu einer Vielzahl von Behandlungsprotokollen und Handbüchern. In etlichen Kliniken wurden die Standardprotokolle modifiziert, um sie den dort herrschenden Voraussetzungen und der speziellen Patientenklientel anzupassen. So wird gewährleistet, daß an diesen Kliniken nachgewiesenermaßen wirksame Therapiemethoden in der effektivsten Form eingesetzt werden.

Wissenschaftlich und praktisch begründete Empfehlungen

Die Bewegung hin zur konsensorientierten Therapieprotokollen begann vor 15 Jahren mit 2 Initiativen. Die eine entstand, als das US Institute of Mental Health mehrere Konferenzen zu aktuellen klinischen Fragestellungen durchführte, die andere, als eine australische Gruppe damit begann, Therapierichtlinien für die 10 häufigsten psychiatrischen Krankheitsbilder niederzulegen (vgl. Quality Assurance Project 1983). Diese Initiativen stießen anfangs auf Widerstand, da viele Ärzte fürchteten, daß feste Richtlinien für die Therapie bestimmter Erkrankungen ihre ärztliche Freiheit, für den individuellen Patienten das jeweils Beste zu tun, einschränken würden. Eine weitere Befürchtung war die, daß der betreffende Arzt für jeden Fehlschlag gerichtlich belangt werden könnte, wenn oder falls er sich nicht genau an diese Richtlinien hielt. Tatsächlich aber bemerken selbst die Ärzte, die sich an den Richtlinien orientieren, daß sie die aktuellen Therapievorgaben ständig abwandeln, um den Bedürfnissen des einzelnen Patienten entgegenzukommen. Insofern erweitern die Richtlinien die Kompetenzen des einzelnen Arztes und informieren ihn, statt ihn einzuschränken.

Protokolle der besten praktischen Vorgehensweisen

Diese Änderung des Verhältnisses gegenüber den Richtlinien hat zur Folge, daß Behörden, aber auch professionelle Vereinigungen gegenwärtig weitere Richtlinien für Praktiker entwickeln. Sowohl die US Agency for Health Care Policy and Research wie auch das New Zealand Department of Health geben Therapierichtlinien für Allgemeinärzte heraus,

Entwicklung weiterer Richtlinien

während die American Psychiatric Association, die American Psychological Association und das British Royal College of Psychiatrists Richtlinien für ihre Mitglieder herausbringen. Daß es sich hierbei um einen allgemeinen Trend handelt, wird ersichtlich aus der WHO-Initiative zur Überprüfung der Wirksamkeit von Therapien für Geistesstörungen (Sartorius et al. 1993), die sich an die Herausgabe der ICD-10 anschloß. Ob durch solche Protokolle der besten praktischen Vorgehensweisen jedoch erreicht wird, daß sie zur bevorzugten Arbeitsgrundlage für die Ärzte werden, die sie übernehmen, bleibt abzuwarten.

4 Praktische Anwendung neuer Therapiedaten

Gute klinische Arbeit bedeutet, daß aus der Literatur die besten Informationen entnommen und dann zum Nutzen des einzelnen Patienten angewendet werden. Sackett et al. (1985) machten Strategien bekannt, die vielbeschäftigte Ärzte beim Lesen von Fachartikeln einsetzen sollten. In den vorangegangenen Abschnitten wurden allgemeine Sachverhalte beschrieben. Die spezifischen Fragen, die der einzelne Arzt zu jedem Artikel stellen sollte, in dem über einen Therapiefortschritt berichtet wird, sind jedoch von etwas anderer Art. Nach der Strategie von Sackett et al. sollte ein Artikel, der sich mit Therapie beschäftigt, erst gar nicht gelesen werden, bis nicht feststeht, daß eine randomisierte Zuteilung der Patienten zu den diversen Behandlungsformen vorgenommen wurde, daß die Resultate klinisch und statistisch signifikant sind und daß am Schluß der Studie über alle Patienten, die an der Studie teilnahmen, Informationen vorliegen.

Auswahl relevanter Fachartikel

Überprüfung der Umsetzbarkeit

Sind diese Voraussetzungen erfüllt, stellt sich als nächstes die Frage nach der Umsetzbarkeit auf die Bedingungen der eigenen Praxis, d.h. ob auch alle klinisch relevanten Ergebnisse mitgeteilt wurden, ob die Patienten in der Studie nachweislich erkennbare Ähnlichkeiten mit dem eigenen Patientenklientel aufweisen und ob die betreffende therapeutische Vorgehensweise in der eigenen Praxis mit den vorhandenen oder noch zu erwerbenden Kenntnissen durchführbar ist. Fällt die Antwort auf diese Fragen positiv aus, sollte man die Anwendung dieser speziellen Therapie beim nächsten geeigneten Patienten in Erwägung ziehen, was jedoch eine ernstzunehmende Verantwortung bedeutet. So wird die Ansicht vertreten, daß Patienten, die zu randomisierten, kontrollierten Versuchen herangezogen werden, nicht typisch seien für die im klinischen Alltag. Dies ist in zweierlei Hinsicht richtig, denn das Beschwerdemuster von Patienten in der Praxis deckt ein breiteres Spektrum ab: Manche zeigen schwächer ausgeprägte Varianten der betreffenden Krankheit, und ihr geringer Leidensdruck würde sie nicht dazu veranlassen, freiwillig an einem Versuch teilzunehmen; andere dagegen würden aufgrund ihrer komplexen Störungen die Teilnahmebedingungen nicht erfüllen und meist vom Versuch ausgeschlossen werden. Doch ist es auf der anderen Seite auch keinesfalls so, daß Patienten als Versuchsteilnehmer besonders einfach zu behandeln sind. Dieses Thema muß sicher noch eingehender untersucht werden, denn nach den gegenwärtig vorliegenden Unterlagen scheint es nämlich so, als seien die Ergebnisse von randomi-

Anpassung an den einzelnen Patienten

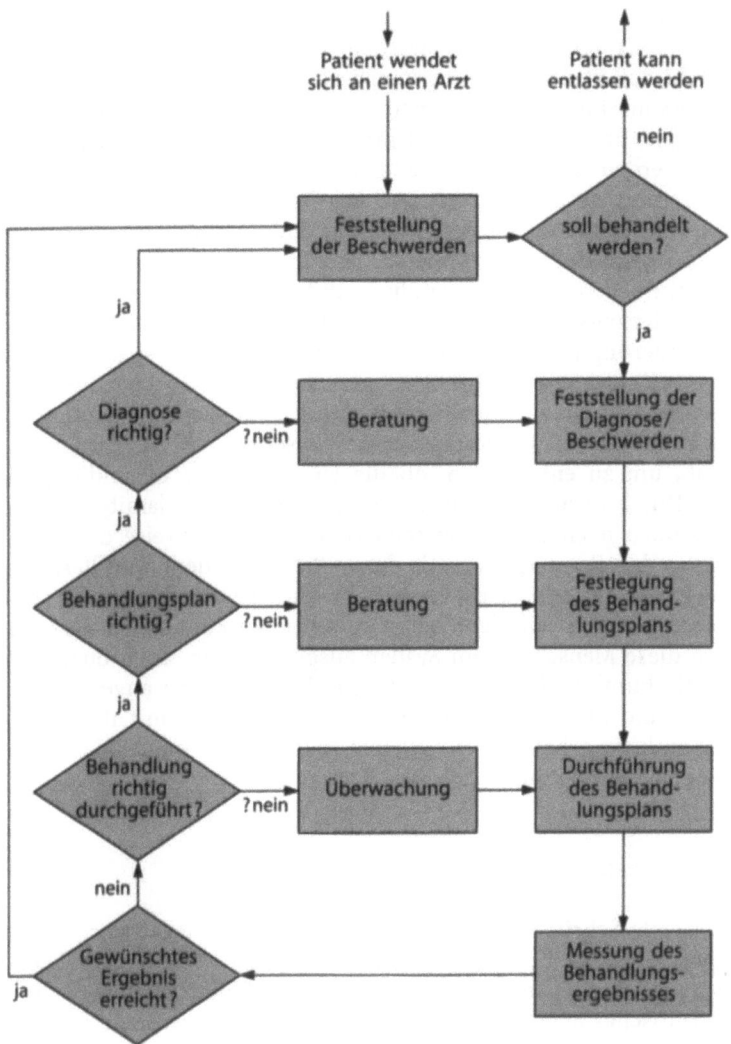

Abb. 1.
Modell einer guten klinischen
Vorgehensweise

sierten, kontrollierten Studien nicht unbedingt typisch, weil sowohl die leichten wie auch die komplexen Verläufe unterrepräsentiert sind. Die Ergebnisse genügen zumeist aber für den durchschnittlichen Verlauf einer Krankheit, und Ärzte sind erfahren darin, Therapien für außergewöhnliche Patienten maßzuschneidern.

Wegen dieser Fähigkeit des Arztes, Therapien an einzelne Patienten anzupassen, ist es nötig, einige Elemente einer guten klinischen Versorgung zu diskutieren, bei der die Erkenntnisse aus der Literatur in die Betreuung des einzelnen Patienten integriert werden. Um überhaupt die Rolle einer spezifischen Behandlung zu verstehen, ist es nützlich, ein Modell für eine gute klinische Vorgehensweise zu haben (s. Abb. 1). Wenn Patienten zum Arzt gehen oder einen Dienst für psychisch Kranke in Anspruch nehmen, haben sie das Recht, von einem erfahrenen Mediziner untersucht zu werden, der beurteilen kann, ob die vorhandenen Möglichkeiten ausreichen, um die Beschwerden zu behandeln. So kön-

Kennzeichen guter klinischer Versorgung

nen an Personen, deren Beschwerden nur gering sind, Ratschläge zur Selbstbehandlung gegeben werden, während Patienten, deren Beschwerdebild außerhalb des Kompetenzbereichs der jeweiligen Klinik liegt, woandershin überwiesen werden können. Patienten, deren Beschwerden übereinstimmen mit einem Krankheitsmuster, das in der Klinik behandelt werden kann, sollten weiter untersucht, ihre Erkrankung sollte diagnostiziert und ihre Symptome, ihr Behinderungsgrad und ihre Risikofaktoren bestimmt werden. Nach der endgültigen Formulierung der Diagnose wird der entsprechende Therapieplan ausgewählt und durchgeführt. Im Verlauf der Behandlung und an ihrem Ende sollten Symptome, Behinderungsgrad und Risikofaktoren erneut bestimmt werden. Aus der Veränderung gegenüber den Eingangswerten ergibt sich dann das Ergebnis. Falls das erwünschte Ergebnis eingetreten ist, kann der Patient aus der Betreuung entlassen werden. Wurde es nicht erreicht, so läßt sich anhand des Entscheidungsbaumes ersehen, wie vorgegangen werden muß, um zu entscheiden, ob die Diagnose, der Behandlungsplan oder die Durchführungsart einer Revision bedürfen, damit das angestrebte Ziel doch noch erreicht werden kann. Paradoxerweise dient die Bestimmung des Ergebnisses auch dazu, Patienten herauszufiltern, die selbst nach der gründlichsten klinischen Untersuchung und der besten Behandlung nicht von der Therapie profitieren können. Im Normalfall werden diese Menschen vom System ausgeschlossen, doch durch regelmäßige Nachuntersuchungen können sie durchaus eine angemessene Versorgung und fachliche Beratung über den Umgang mit ihrer chronischen Erkrankung erhalten, bis vielleicht später doch einmal spezifische Therapien zur Verfügung stehen.

Diagnosestellung

Bedeutung einer korrekten Diagnose

Der erste Schritt einer Therapie ist immer das Stellen der korrekten Diagnose. Dies ist besonders wichtig, wenn die betreffenden Therapien einer spezifischen Indikation zugeordnet sind oder nur eine schmales therapeutisches Spektrum besitzen. In der ICD-10 werden die Kriterien aufgeführt, die erfüllt sein müssen, bevor eine Diagnose gestellt werden kann, doch kaum ein Arzt fragt jedes einzelne Kriterium systematisch ab. Nachdem der Patient beim Eingangsgespräch seine Beschwerden vorgetragen hat, formulieren die meisten Ärzte rasch eine wahrscheinliche Diagnose und verbringen die restliche Zeit damit, Fragen zu stellen, die ihre Anfangshypothese bestätigen oder widerlegen sollen.

Subjektiver Einfluß des Arztes

Dieser Ansatz ist wissenschaftlich in Ordnung; doch da jeder Arzt ganz eigene Methoden zur Entwicklung der Ursprungsdiagnose und seine charakteristische Art, Folgefragen zu stellen, hat, außerdem auf seine persönliche Art die diagnostischen Kriterien entsprechend den erhaltenen Antworten abwägt, ist es nicht weiter überraschend, daß solchermaßen erhaltene klinische Diagnosen unzuverlässig sind und variieren können, sowohl beim Vergleich zwischen Kollegen, aber auch wenn Diagnosen desselben Arztes zu verschiedenen Zeitpunkten verglichen werden.

Erhöhung der Präzision der Diagnose

Die Effektivität einer Therapie beruht auf der Präzision der Diagnose. Wie kann man diese erhöhen? Früher wurde ein weiterer Arzt konsiliarisch hinzugezogen, um sich den betreffenden Fall anzusehen, bevor mit einer Behandlung begonnen wurde. Da jedoch Ärzte mit großem Erfahrungsschatz rar sind, wird zunehmend von strukturierten diagnostischen Interviews und standardisierten Bewertungsfragebögen Gebrauch gemacht. Das *Composite International Diagnostic Interview (CIDI)* besteht aus Fragen, die entwickelt wurden, um jedes diagnostische Kriterium, das im Kapitel V der ICD-10 aufgeführt ist, zu erläutern (s. Kap. 2 in diesem Band). Das *CIDI* kann auch vom nichtärztlichen Personal angewandt oder in der computerisierten Version sogar vom Patienten selbst bearbeitet werden. Die Ergebnisse werden daraufhin mit Hilfe eines Rechenprogramms ausgewertet, und die exakte ICD-10-Diagnose wird gestellt. Dieses Programm[1] arbeitet zuverlässig und valide und ist in den meisten europäischen Sprachen erhältlich (WHO 1977).

Messung von Symptomen, Behinderungen und Risikofaktoren

Es gibt viele Symptomskalen, sowohl in Form von Ratingskalen, die von einem Interviewer angewandt werden, wie auch als Fragebögen, die der Patient selbst ausfüllen kann. Es existieren zwar auch allgemein gültige Symptomskalen, doch sollte die Verwendung von Skalen bevorzugt werden, die nur solche Symptome messen, die mit einer bestimmten Diagnose assoziiert sind (s. Abb. 1).

Symptomskalen

Meßinstrumente zur Bestimmung des Behinderungsgrades sollten allgemeiner gehalten sein und ein breites Aktivitätenspektrum abdecken, einschließlich der Beeinträchtigungen bei der Arbeit, bei der Körperpflege und in persönlichen und sozialen Beziehungen. Beispiele für solche allgemein gehaltene Skalen sind in Tabelle 1 aufgeführt. Bei manchen Erkrankungen ist es auch möglich, Risikofaktoren wie Neurotizismus und Bewältigungsstrategien bei Angststörungen und depressiven Störungen zu erfassen.

Meßinstrumente zum Behinderungsgrad

Daten aus Meßinstrumenten zu Symptomen, Behinderungsgrad und Risikofaktoren sind wichtige Zusatzinformationen, die eine Diagnose untermauern können. Wenn diese Informationen mit den am Ende einer Therapie gesammelten Meßwerten verglichen werden, kann das Behandlungsergebnis entsprechend beurteilt werden.

Wahl eines Behandlungsplanes

Gute klinische Arbeit setzt in der Regel einen Behandlungsplan voraus, der nicht nur aus einer einzelnen wirksamen Therapie besteht. Meist wird mit einer Erläuterung zum Wesen der Störung und einer Diskussion der Prognose sowie der wahrscheinlichen Reaktion auf die Behandlung begonnen. Daraufhin wird der Arzt eine bestimmte Therapieform auswählen und die Gründe für seine Wahl mit dem Patienten besprechen, wobei er sich vergewissern muß, daß der Patient die Begründung

Patientengespräch zu Art und Wirkung der Behandlung

---

[1] Siehe http://www.unsw.edu.au/clients/crufad/cidi/cidi.htm.

des Behandlungsschwerpunktes, die Bedeutung von Compliance und auch mögliche Nebenwirkungen und wirkungshemmende Faktoren versteht. Daraufhin sollte die Anwendung zusätzlicher Therapiemaßnahmen zur Verbesserung des Resultates diskutiert werden, sei es in Form von zusätzlicher Medikation, psychologischen Therapien, Interventionen zur Unterstützung von Verwandten, Training in sozialer Kompetenz oder Rehabilitationsmaßnahmen.

Angaben zum Zeitablauf und zum Ergebnis

Schließlich sollte der Arzt den geschätzten Zeitraum bis zum Eintritt einer Besserung angeben und außerdem eindeutige Aussagen dazu machen, ob die jetzige Therapie zur Kontrolle der Krankheitssymptome angeordnet wurde, wodurch sie möglicherweise noch verlängert werden muß, oder ob beabsichtigt ist, eine Heilung des Zustandes herbeizuführen bis zu dem Punkt, an dem der Patient erwarten kann, gesund zu sein und dies auch nach Abschluß der Behandlung bleiben wird. Viele Texte über den Umgang mit psychischen Störungen beinhalten Abschnitte, die fotokopiert und dem Patienten überlassen werden können (Treatment Protocol Project 1997).

Sicherstellen der Durchführung

Das Aufstellen eines Behandlungsplanes ist nur die halbe Arbeit. Man muß auch sicherstellen, daß dieser Plan von Patienten und Pflegepersonal korrekt ausgeführt wird. Patienten werden eher in eine Therapie einwilligen, wenn sie das zugrundeliegende Prinzip verstanden haben und über mögliche Schwierigkeiten oder Nebenwirkungen informiert sind, so daß sie die Behandlung auch dann fortsetzen, wenn diese auftreten sollten. Sie sollten auch genau wissen, wie lange die Behandlung dauern wird und welche Veränderungen ihres Zustandes eine Abwandlung der Dosierung oder der Behandlungsform nötig machen können.

Erhöhung der Compliance

In Neuseeland werden Protokolle der besten Therapieformen in populären Zeitschriften veröffentlicht, in der Hoffnung, daß Patienten auf diese Weise erfahren, was von ihnen erwartet wird, und sie dann ihrerseits darauf bestehen, daß sich die Ärzte nach den Details der Protokolle richten. Je einfacher die Dosierungsangaben, desto eher sind Patienten bereit, sie einzuhalten. Und je einfacher die Therapievorschriften, desto eher sind auch die Ärzte bereit, diese Therapie zu verordnen. Deswegen müssen komplexe Therapieprogramme schriftlich in Patientenratgebern niedergelegt sein, damit sowohl Arzt als auch Patient ihnen folgen können.

Patientenratgeber

Überprüfung des Behandlungsergebnisses beim einzelnen Patienten

Regelmäßige Wiederholungsmessungen

Die Messungen von Symptomen, Behinderungsgrad und Risikofaktoren, die bei der ersten Bewertung vorgenommen wurden, sollten an gewissen Punkten der Behandlung wiederholt werden. Dies sollte unbedingt am Ende einer Betreuungsepisode geschehen und auch in regelmäßigen Abständen während der Therapie im selben Setting, falls die Therapie langfristig angelegt und die Erkrankung chronisch ist. Die Differenz der

Meßergebnisse, v.a. Änderungen des Symptommaßes, repräsentieren das Ergebnis der Therapie.

Diese Meßergebnisse sind von größtem Wert, wenn die Differenz der Ergebnisse während der Konsultation vorliegt, weil aus ihnen beim Vergleich mit den Standardwerten dieses Patiententyps mit der gleichen Diagnose und Therapie deutlich hervorgeht, ob eine Besserung in der erwarteten Größenordnung eingetreten ist. Wenn ja, kann die Behandlung nach Plan fortgesetzt werden, bis der Patient sich wohler fühlt oder geheilt ist. Wenn die Besserung nicht im erwarteten Ausmaß eingetreten ist, muß sich der Arzt über die Gründe hierfür Gedanken machen. Er muß also fragen, ob die angeordnete Therapie vorschriftsmäßig durchgeführt wurde und ob der Patient auch alle Anweisungen eingehalten hat. Wenn nicht, können Maßnahmen zur Verbesserung der Compliance eingeleitet werden. Falls nicht die Compliance das Problem war, ist die nächste Frage die, ob der Therapieplan für den Patienten angemessen war.

Bedeutung der Meßergebnisse

Läßt eine Überprüfung der Diagnose und der gesammelten Daten erkennen, daß der Therapieplan nicht adäquat war, sollte ein passender Plan erarbeitet werden. Wenn Fortschritte auch dann noch ausbleiben, sollte man bereit sein, alternative Therapien in Betracht zu ziehen. Nicht jeder Patient spricht in gleicher Weise auf dieselbe Therapie eines bestimmten Zustandes an. Wenn der Therapieplan zur Diagnose paßt, sollte man die Diagnosekriterien überprüfen. Werden dabei keine Fehler entdeckt, sollte ein weiteres Urteil von einem erfahrenen Kollegen eingeholt werden. Konsiliaruntersuchungen werden in der Medizin häufig angefordert, und sie sollten ein normaler Teil des psychiatrischen Alltags sein.

Vorgehensweise bei Ausbleiben von Therapiefortschritten

Die routinemäßige Bestimmung des Behandlungsergebnisses hat 2 Ziele: Zum ersten informiert sie den Arzt über Behandlungsfortschritte in Einzelfällen, was sehr wichtig sein kann bei schwierigen Patienten, die nur langsam Fortschritte machen und für die viel Zeit aufgewendet wird. Zweitens ermöglicht sie dem Arzt, seine Effektivität bei einer Reihe von Patienten zu überprüfen.

Ziele routinemäßiger Ergebnisbestimmungen

Ärzte glauben gewöhnlich, weniger effektiv zu sein, als sie in Wirklichkeit sind. Diese „ärztliche Illusion" entsteht deswegen, weil die Ärzte ihre Effektivität auf der Basis derjenigen Patienten beurteilen, die sie gerade behandeln. Sie verbringen den Großteil ihrer Zeit mit schwierigen Patienten, die nur langsam Fortschritte machen, und darüber vergessen sie leicht diejenigen, die rasch auf Therapien ansprechen und sich nicht wieder vorzustellen brauchen. Deshalb wird eine routinemäßige Bestimmung des Behandlungsergebnisses dem Arzt demonstrieren, daß seine typische Arbeit zwar im Umgang mit chronisch Kranken besteht, der typische Patient aber schnell auf seine Therapie anspricht.

Ärztliche Illusionen

5 Schlußfolgerungen

Methoden zur Identifizierung wirksamer Therapien

Die Methoden zur Identifizierung wirksamer Therapien sind wohlbekannt. Sie umfassen die Spezifikation der zu behandelnden Erkrankung und der Therapiebestandteile, die Messung von Symptomveränderungen und das Sicherstellen, daß die beobachtete Verbesserung des Zustandes tatsächlich auf die Therapie zurückgeht, indem entweder eine randomisierte, kontrollierte Studie durchgeführt oder Material aus offenen Studien sorgfältig zusammengetragen wird. Gewöhnlich werden aufgrund von Versuchen gewonnene Informationen durch systematische Übersichten, Metaanalysen und v.a. durch die Arbeit internationaler Konsortien wie der Cochrane Collaboration zusammengestellt. Die Möglichkeit der Zusammenfassung von Erkenntnissen aus der Therapieforschung hat zur Entwicklung von Protokollen der besten Therapieformen geführt und Ärzte darin bestärkt, nach den Prinzipien einer „evidence-based medicine" zu arbeiten.

Modell einer guten klinischen Versorgung

Ein Modell einer guten klinischen Versorgung wird beschrieben. Die Schritte bei der Versorgung eines individuellen Patienten sind den Schritten bei der Bewertung einer Therapie vergleichbar. Es ist wichtig, Diagnose und Bewertung systematisch zu gestalten, erprobte Therapien zu verwenden und ordnungsgemäß durchzuführen und die Ergebnisse korrekt zu messen. Dadurch wird zweierlei erreicht: Zum einen wird der Arzt über die Fortschritte des jeweiligen Patienten informiert, zum anderen werden so alle erforderlichen Modifikationen im Behandlungsplan ermöglicht. Werden die Daten zum Behandlungsergebnis aller Patienten zusammengefaßt, wird erkennbar, daß die Effektivität des Arztes höher ist, als sie zunächst wegen der Patienten, die die hauptsächliche Arbeitslast verursachen, erscheint. Die routinemäßige Bewertung des Therapieerfolges ist ein wichtiges klinisches Werkzeug.

6 Literatur

Andreason NC (1982) Negative symptoms in schizophrenia. Arch Gen Psychiatry 39:784–788

Andreason NC, Olsen S (1982) Negative versus positive schizophrenia: definition and validation. Arch Gen Psychiatry 39:789–794

Andrews G (1993) The essential psychotherapies. Br J Psychiatry 162:447–451

Andrews G, Harvey R (1981) Does psychotherapy benefit neurotic patients? A reanalysis of the Smith, Glass and Miller data. Arch Gen Psychiatry 38:1203–1208

Andrews G, Craig A, Feyer AM, Hoddinott S, Howie PM, Neilson M (1983) Stuttering: a review of research findings and theories circa 1982. J Speech Hear Disord 48:226–246

Beck AT, Ward CH, Mendelson M, Mock J, Erbaugh J (1961) An inventory for measuring depression. Arch Gen Psychiatry 4:561–571

Beck AT, Epstein N, Brown G, Steer RA (1988) An inventory for measuring clinical anxiety: psychometric properties. J Cons Clin Psychol 56:893–897

Cochrane AL (1971) Effectiveness and efficiency. Random reflections on the health service. Nuffield Provincial Hospitals Trust, Oxford

Derogatis LR (1977) SCL-90-R: administration, scoring and procedures manual-I. Johns Hopkins University, Maryland

Eisen SV, Dill DL, Grob MC (1994) Reliability and validity of a brief patient-report instrument for psychiatric outcome evaluation. Hosp Community Psychiatry 45:242–247

**Glass GV (1976) Primary, secondary and meta-analysis of research. Educ Res 10:3–8

Goldberg D (1972) The detection of psychiatric illness by questionnaire. Oxford Univ Press, London

Goodman SH, Sewell DR, Cooley EL, Leavitt N (1993) Assessing levels of adaptive functioning: the Role Functioning Scale. Community Ment Health J 29:119–131

Hamilton M (1959) The assessment of anxiety states by rating. Br J Med Psychol 32:50–55

Hamilton M (1967) Development of a rating scale for primary depressive illness. Br J Social Clin Psychol 6:278–296

*Kluiter H, Wiersma D (1996) Randomized controlled trials of programames. In: Knudsen HC, Thornicroft G (eds) Mental health service evaluation. Cambridge Univ Press, Cambridge

Jablensky A, Schwartz R, Tomov T (1980) WHO collaborative study on impairments and disabilities associated with schizophrenic disorders. Acta Psychiatr Scand (Suppl) 285:152–163

Overall J, Gorham D (1962) The Brief Psychiatric Rating Scale. Psychol Rep 10:799–812

Quality Assurance Project (1983) A treatment outline for depressive disorders. Aust N Z J Psychiatry 17:129–148

*Sackett DL, Haynes RB, Tugwell P (1985) Clinical epidemiology. Little & Brown, Boston

Sartorius N, de Girolamo G, Andrews G, German A, Eisenberg L (eds) (1993) Treatment of mental disorders: a review of effectiveness. American Psychiatric Press, Washington

Spielberger C (1983) Manual for the State-Trait Anxiety Inventory. Consulting Psychologists Press, Palo Alto

Treatment Protocol Project (1997) Management of mental disorders. WHO Collaborating Centre for Mental Health and Substance Abuse, Darlinghurst

Veit CT, Ware Jr JE (1983) The structure of psychological distress and well-being in general populations. J Consult Clin Psychol 51:730–742

Ware JE, Sherbourne CD (1992) The MOS 36-item Short-Form Health Survey (SF-36): I. Conceptual framework and item selection. Med Care 30:473–483

Wing J (1994) Health of the Nation Outcome Scales: HoNOS Field Trials. Royal College of Psychiatrists Research Unit, London

WHO (1997) CIDI-Auto 2.1 Administrator's guide and reference. WHO Collaborating Centre for Mental Health and Substance Abuse, Darlinghurst

Psychiatrische Versorgungsstrukturen: Prinzipien und Voraussetzungen einer adäquaten Versorgung

R. Jenkins, R. Kessler, Ph. Leaf und J. Scott

Übersetzung: M. Haug

1 Einleitung

Infrastruktur der Versorgung

Psychiatrische Versorgungsstrukturen stellen komplexe, multidimensionale Systeme oder Raster dar, die nicht unabhängig bestehen, sondern in allgemeinen Wertvorstellungen, dem politischen Klima und kulturellen Bedingungen tief verwurzelt sind und von diesen beeinflußt werden. Jede Analyse der Prinzipien und Voraussetzungen einer adäquaten psychiatrischen Versorgung muß deshalb unterschiedliche Beziehungen berücksichtigen: zwischen den verschiedenen Ebenen staatlicher Politik, der regionalen Akzeptanz und der lokalen Umsetzung psychiatrischer Versorgungsangebote; zwischen den unterschiedlichen Sparten der Gesundheits- und Sozialversorgung, Wohnungspolitik, Sozialhilfe und dem Strafrechtssystem; zwischen den komplizierten Strukturen der unterschiedlichen medizinischen Versorgungsstufen (primäre, sekundäre und tertiäre Versorgung); zwischen Forschung, der sog. „evidence-based medicine" und medizinischer Aus- und Weiterbildung; schließlich zwischen den verschiedenen Möglichkeiten der Verteilung vorhandener Ressourcen, insbesondere öffentlicher und zweckgebundener Gelder und Mittel aus dem privaten Bereich.

Förderung und Verzahnung der einzelnen Versorgungskomponenten

Die sinnvolle Verzahnung dieser verschiedenen Komponenten ist ebenso entscheidend für ein erfolgreiches Funktionieren psychiatrischer Krankenversorgung wie es die angemessene Förderung jeder einzelnen dieser Komponenten ist, um so eine größtmögliche Effektivität der Versorgungseinrichtungen sowie einen hohen Leistungsstandard und Verteilungsgerechtigkeit sicherzustellen.

Es gibt weltweit Probleme, die sich jedem Land stellen, egal ob es sich um ein industrialisiertes oder ein Entwicklungsland handelt. Hierzu gehören die hohe Prävalenz psychischer Erkrankungen, das allgemeine Umdenken weg von einer institutionalisierten und hin zu einer gemeindenahen Versorgung, die relative Knappheit finanzieller Mittel und das labile Gleichgewicht zwischen allgemeinärztlicher und sekundärer Versorgung.

Bedarfsermittlung

Es ist wichtig zu erkennen, inwieweit der Verlauf einer psychischen Krankheit im Einzelfall von staatlichen Maßnahmen und sozialen Normen auf nationaler und internationaler Ebene beeinflußt wird, wie die psychiatrische Versorgung gestaltet, finanziert und angeboten wird, und wie leicht oder schwierig es für den einzelnen ist, Zugang zum Versorgungs- und Behandlungssystem zu erhalten. Was als „Bedarf" anzusehen ist, wird von ganz unterschiedlichen Faktoren bestimmt und spiegelt kulturelle Normen ebenso wider wie die zur Verfügung stehenden Mittel, konkurrierende Ansprüche an intellektuelle oder finanzielle Ressourcen und den tatsächlichen oder erwarteten Nutzen. Der Bedarf hängt deshalb nicht nur vom gesellschaftlichen Verständnis oder staatlicher Beurteilung, sondern auch davon ab, welche Versorgungsangebote prinzipiell erreichbar sind.

Qualität der Versorgung

Jede Diskussion psychiatrischer Versorgungsstrukturen hat zu berücksichtigen, daß es entscheidend auf die Qualität der angebotenen psychiatrischen Versorgung ankommt, weil eine effiziente Verknüpfung verschiedenster ineffektiver Dienste sicherlich nicht zu einer besseren Versorgung psychiatrischer Patienten führen kann. Diese Bemerkungen vorangestellt, sollen im Folgenden einige Punkte näher beleuchtet werden, die besondere Relevanz für das System psychiatrischer Versorgung haben.

2 Allgemeine Grundsätze

Eine Reihe allgemeiner Prinzipien sind schon zu Beginn besonders herauszustellen.

Bedarfsorientierte Versorgung

Zunächst ist sicherzustellen, daß sich die Planung psychiatrischer Dienste am Bedarf und nicht am Bestand ausrichtet. Es ist deshalb wichtig, die Einschätzung des Versorgungsbedarfs nicht an dem bereits bestehenden Versorgungsangebot zu messen, sondern an Faktoren wie der tatsächlichen Häufigkeit von Erkrankungen oder Behinderungen, an Schwere, Chronifizierungs- und Krankheitsrisiko unter Berücksichtigung sozialer und politischer Aspekte, an der tatsächlichen oder erwarteten Effizienz von Maßnahmen und an alternativen Möglichkeiten des Einsatzes von Ressourcen. Mit anderen Worten heißt dies, eine solche Beurteilung auf präzise Daten zur Epidemiologie psychischer Krankheiten, deren Prävalenz, Verlauf, Krankheitsfolgen einschließlich möglicher bleibender Behinderungen wie auch auf die volkswirtschaftlichen Kosten und die Behandlungsmöglichkeiten zu stützen, anstatt sie an der bisherigen Nutzung bestehender Versorgungsangebote festzumachen (Stevens u. Gabbay 1991).

Einschätzung des Versorgungsbedarfs

Dies bereitet häufig Schwierigkeiten, besonders in finanziell unzureichend ausgestatteten Gesundheitssystemen, in denen die schon bestehenden Versorgungseinrichtungen die Nachfrage nach entsprechenden Leistungen nicht decken können. Solche Fälle verführen zu der irrigen Annahme, die bestehenden Einrichtungen seien die bestmöglichen angesichts ihrer hohen Inanspruchnahme und der eingeschränkten oder fehlenden Ressourcen für eine Ausweitung des Versorgungsangebotes (Goldberg u. Gater 1991).

Epidemiologische Untersuchungen zeigen eindeutig, daß die Nachfrage keinen guten Indikator für den tatsächlichen Bedarf darstellt. Es könnten sehr wohl andere als die vorhandenen Angebote dringlicher gebraucht werden bzw. effizienter oder erfolgreicher sein. Der Bedarf könnte bei Teilen der Bevölkerung, die nur schwer zu erreichen sind, durchaus größer sein als bei denen, die eher von sich aus nach einer Behandlung nachfragen. Wenn ein effektives Behandlungssystem entstehen soll, kommt es entscheidend darauf an, Methoden zu entwickeln, die den Bedarf an Behandlungs- und Versorgungseinrichtungen unabhängig von der aktuellen Nachfrage nach bestehenden Angeboten erfassen (Griffiths et al. 1992; Jenkins u. Griffiths 1991).

Bedarf und Nachfrage

Entwicklung landesweiter Monitoringverfahren

Die Entwicklung solcher landesweiter Monitoringverfahren stellt eine Herausforderung dar, es gibt hierfür aber Vorbilder. Neben der Sammlung von Mortalitätsdaten einer Bevölkerung können wiederholte Gesundheitserhebungen durchgeführt werden. Darüber hinaus haben verschiedene Länder Verfahren entwickelt, die das Auftreten spezifischer Gesundheitsprobleme überwachen; so sieht das amerikanische DAWN-System etwa vor, daß bestimmte, über die Vereinigten Staaten verteilte Notaufnahmestationen jeden Fall einer Drogenintoxikation melden, wodurch den Bezirksregierungen ermöglicht wird, die Entwicklungen im Zusammenhang mit ernsten Drogenproblemen kontinuierlich zu überwachen.

Definition von Versorgungszielen

Berücksichtigung der öffentlichen Meinung

Als zweites hat eine psychiatrische Gesundheitspolitik die öffentliche Meinung, allgemeine Ansichten und Einstellungen zu berücksichtigen, wenn auch nicht notwendigerweise strikt zu befolgen. Entsprechend sind bei lokalen Entscheidungen sowohl psychiatrische Zielgruppen wie psychiatrische Helfer, medizinische wie öffentliche Interessen einzubeziehen. Aus diesen Gründen ist es wichtig, daß das psychiatrische Versorgungssystem sich an allgemein akzeptierten, transparenten und überprüfbaren Zielen und Prinzipien ausrichtet. Die „Reed-Prinzipien" (Department of Health 1994 b, c; Royal College of Psychiatrists 1996) stellen hierfür ein ausgezeichnetes Beispiel dar. Demnach sollte die Versorgung und Behandlung von Patienten

Prinzipien der Versorgung und Behandlung von Patienten

- die Bedürfnisse des einzelnen bezüglich der Qualität der Versorgung und einer angemessenen Beachtung der individuellen Probleme berücksichtigen,
- soweit wie möglich ambulant anstatt institutionell erfolgen,
- nur insoweit auf Zwangsmaßnahmen zurückgreifen, wie dies das Ausmaß der Eigen- oder Fremdgefährdung des Patienten erfordert,
- die Rehabilitation und das Ziel der eigenständigen Lebensführung ganz in den Vordergrund stellen,
- so nah wie möglich am Wohnort, falls ein solcher existiert, erfolgen und
- die Bürgerrechte des einzelnen respektieren.

Änderung von Vorurteilen

Zugleich kann das psychiatrische Versorgungssystem dazu dienen, einer Veränderung von vorgefaßten Meinungen und Einstellungen den Weg zu bahnen. Dies hat besondere Bedeutung für den Umgang mit psychisch Kranken, da die ihnen entgegengebrachten Vorurteile auf der ganzen Welt eine enorme Hürde darstellen, sich in psychiatrische Behandlung zu begeben. Zudem behindert eine Stigmatisierung die objektive Beurteilung des psychiatrischen Versorgungsbedarfs auf allen Ebenen, so etwa bei politischen Entscheidungen, bei der Einschätzung durch öffentliche Einrichtungen oder der Beurteilung durch den einzelnen. Einiges weist darauf hin, daß sich diese Situation in den industrialisierten Ländern aufgrund einer intensiven öffentlichen Aufklärungsarbeit und darüber hinausgehender Gesundheitskampagnen zusammen mit einem bisher nie dagewesenen Interesse der öffentlichen Medien an neuen pharmakologischen Behandlungsmethoden der letzten 10 Jahre geändert hat und weiter ändert.

Trotzdem zeigen Erhebungen zum psychiatrischen Versorgungsbedarf, daß sich psychisch kranke Menschen nach eigenen Angaben selbst in den „aufgeklärtesten" Ländern v. a. deshalb nicht in eine Fachbehandlung begeben, weil sie glauben, dies sei ihre Privatangelegenheit und etwas, womit sie selbst zurechtkommen müßten. Die enormen Fortschritte in unserem Verständnis der genetischen Grundlagen vieler psychischer Krankheiten und die Entwicklung neuer und wirksamer medikamentöser Behandlungsformen bieten eine Chance, diese irrigen Vorstellungen zu korrigieren, indem allgemein die Erkenntnis gefördert wird, daß sich psychische Krankheiten nicht prinzipiell von anderen Krankheiten unterscheiden, daß es sich bei ihnen nicht um persönliche Fehler oder Schwächen handelt und daß es wirksame und sichere Methoden für ihre Behandlung gibt.

Problem der Stigmatisierung psychisch Kranker

Spektrum und Schweregrade psychischer Störungen

Versorgungspolitische Maßnahmen müssen sowohl die gesamte Spannweite wie die unterschiedlichen Schweregrade psychischer Störungen berücksichtigen. Zum einen haben solche Maßnahmen nicht nur Menschen mit schweren psychischen Erkrankungen einzuschließen, sondern auch solche mit den einfacheren bzw. subklinischen Störungen, die aber ebenso zu Beeinträchtigungen führen; sie haben soziale Probleme und volkswirtschaftliche Kosten, Alkohol- und Drogenmißbrauch wie auch die Ausweitung der Förderung seelischer Gesundheit in der Bevölkerung, einschließlich der Schulen (Bond u. Compass 1989) und Arbeitsplätze (Jenkins 1994b), zu berücksichtigen.

Angemessene Vorsorgung leichterer psychischer Störungen

Ist die Fürsorge für Menschen mit geringergradigen psychischen Beeinträchtigungen durch die allgemeinärztliche Versorgung, durch Arbeitsplatzsicherungsmaßnahmen, durch Hilfsangebote an den Schulen oder Wohnungs- und Sozialhilfeprogramme unzureichend, so führt dies zu einer erheblichen Belastung der spezialisierten Behandlungsstellen und in der Folge auch zu Beeinträchtigungen in der Behandlung von Menschen mit schwereren psychischen Erkrankungen.

Leichtere Formen psychischer Störungen haben eine so hohe Prävalenz und häufig einen chronischen Verlauf und Beeinträchtigungsgrad, daß entsprechenden Patienten in der (hausärztlichen) medizinischen Grundversorgung ausreichende Aufmerksamkeit zukommen sollte, wenn nicht die spezialisierten psychiatrischen Stellen durch eine Zuweisung all dieser Patienten überfordert und damit in der Behandlung schwererer psychischer Störungen behindert werden sollen (Jenkins 1992; Lloyd u. Jenkins 1995; Lloyd et al. 1996; Paykel u. Jenkins 1996). Dies bedeutet, daß in der Primärversorgung, in der Arbeitsmedizin oder in Sozialeinrichtungen Tätige und Pädagogen ausreichend geschult und unterstützt werden müssen.

Bedeutung der allgemeinärztlichen Versorgung

Damit die weniger schweren Erkrankungen nicht vernachlässigt werden, sollte zweitens bedacht werden, daß viele der ernsteren psychischen

Früherkennung schwerer psychischer Erkrankungen

Krankeiten initial vergleichsweise milde beginnen und anfangs noch einen sehr viel besseren Zugang erlauben. Tatsächlich sucht der psychisch Kranke im typischen Fall eine medizinische Behandlung erst auf, nachdem die Erkrankung schon einige Jahre besteht und inzwischen mehrere Krankheitsepisoden abgelaufen sind (Kessler et al., im Druck). Angesichts der Tatsache, daß eine erstmalige Behandlung i. allg. erst spät aufgesucht wird und daß viele psychische Störungen ihren Beginn im frühen Lebensalter haben, ist es unbedingt erforderlich, junge Menschen schon im Schulalter zu erreichen.

Einrichtung von Vorsorgeprogrammen

Bei einer beträchtlichen Zahl junger Menschen liegen klinisch nicht unbedeutende Störungen vor, die als Risikofaktoren für eine spätere Entwicklung ernster psychischer Erkrankungen im Erwachsenenalter anzusehen sind. Dort wo sie existieren, zielen entsprechende Programme an den Schulen in der Regel auf jugendliche Delinquenten ab, wohingegen die Aufmerksamkeit für selbstunsichere, depressive, ängstliche Kinder zu kurz kommt. Letztere werden häufig übersehen, weil sie in den Schulen nicht als Unruhestifter auffallen; gelänge es jedoch, sie möglichst früh zu erreichen, könnte die Morbidität in späteren Lebensjahren auf eine sehr wirksame und ökonomische Weise gesenkt werden (Rotheram 1982; Bierman 1986; Kellam u. Rebock 1992; Hawkins et al. 1992; Mubbashar 1997; Sampaio Faria et al. 1997).

3 Grundsätze zur Entscheidungsfindung

Gerechte Verteilung von Mitteln

Bedarfsmerkmale

Die regionale Verteilung von Mitteln sollte sich am gesundheitlichen und sozialen Versorgungsbedarf der jeweiligen Region ausrichten, weshalb es zukünftig von Bedeutung sein wird, Verteilungsmaßstäbe zu entwickeln, die auf der Grundlage dieser Bedarfserfassung eine gerechte Verteilung gewährleisten. Solche Maßstäbe werden neben anderen Faktoren die Prävalenzraten von Krankheiten, soziale Mißstände, Wohnungslosigkeit oder einen hohen Anteil von Hochrisikogruppen wie etwa Flüchtlinge oder Immigranten zu beachten haben.

Wie bereits erwähnt, ist es wichtig, daß ein solcher Verteilungsmaßstab nicht primär durch die unterschiedliche Nachfrage nach Leistungen des Gesundheitssystems bestimmt wird, weil dies zu einer übermäßigen Bevorzugung solcher Regionen führen würde, die ohnehin über ein schon gut ausgebildetes Versorgungsnetz verfügen, das für die Bevölkerung transparent und für Zielgruppen leicht zugänglich ist.

Investitionen in unzureichend versorgte Regionen

Wenn es gilt, langfristig eine gerechte Verteilung von Mitteln zu erreichen, dann ist entscheidend, in Regionen mit einem derzeit noch unzureichend ausgebauten Versorgungsnetz zu investieren, auch wenn eine solche Mittelverteilung kurzfristig eine nur relativ geringe Effizienz haben kann. Es kommt darauf an, die Entscheidungsgrundlagen für die Auswahl und Zuteilung von Mitteln offen darzulegen, festzulegen, wer an solchen Entscheidungen legitim beteiligt ist, zu verstehen, wie langsam oder schnell Mittel innerhalb des Versorgungssystems umverteilt werden können und wer dafür verantwortlich ist, wie leicht oder schwierig der Zugang zu den Versorgungsangeboten ist.

Der Versuch eines rational begründeten Versorgungsangebotes wird uns vor viele schwierige Entscheidungen über die Verteilung vorhandener Mittel stellen. Wenn 10 verschiedene Krankheitsformen zu berücksichtigen sind, die alle bezüglich ihrer Prävalenz, des Grades der mit ihnen einhergehenden Beeinträchtigung, der Behandlungskosten und Effektivität unterschiedlich sind, verteilen wir dann die vorhandenen Mittel gleichmäßig, selbst wenn die Behandlungskosten für eine dieser Erkrankungen sehr viel höher sind, oder richten wir uns ganz nach der größtmöglichen Reduktion der allgemeinen Beeinträchtigung bzw. Behinderung einer Population aus? Dies sind schwierige Fragen, die in der öffentlichen Diskussion offen angesprochen werden müssen.

Probleme bei der Mittelverteilung

Qualitätssicherung

Der Staat ist gefordert, Systeme einzurichten, die einerseits eine ausreichende Struktur- und Prozeßqualität des Versorgungsangebotes und andererseits die Evaluierung und Bewertung dessen gesundheitlicher und sozialer Ergebnisse gewährleisten. Die Sicherung der Struktur- und Prozeßqualität läßt sich durch eine Kombination von Prüfungs- und Kontrollmaßnahmen zusammen mit der Berücksichtigung spezifischer Erwartungen der Nutzer und Dienstleister an das Versorgungs- und Behandlungsangebot erreichen.

Evaluierung des Versorgungsbedarfs

Für eine erfolgreiche Arbeit müssen diese Funktionen bei den Verwaltungsstellen zentralisiert sein, die für die Verteilung von Mitteln verantwortlich sind, und dürfen nicht den einzelnen Behandlungszentren als Pflichten aufgebürdet werden, die sie zur Sicherung ihrer finanziellen Unterstützung zu erledigen haben. Es hat sich immer wieder gezeigt, daß letzteres zu oberflächlichen Selbstbewertungen führt, die darauf abzielen, durch Mengen an Papier die Behandlungsentscheidungen im nachhinein zu legitimieren, anstatt exakte Daten zur Versorgungsqualität zu liefern. Wenn eine optimale Behandlungsqualität und Kosteneffektivität erreicht werden sollen, ist es notwendig, verschiedene Modelle von Prüfprogrammen zum Qualitätsmonitoring zu studieren, einzurichten, zu evaluieren und zu modifizieren (Farrar 1996; Miller et al. 1996; Commonwealth of Australia 1996; Ministry of Health 1997b; Rosen et al. 1995).

Zentralisierung

„Evidence-based medicine"

Für Regierungen ist es hilfreich, wenn sich die gesundheitspolitischen Ziele und Inhalte soweit wie möglich auf gesichertes Wissen im Sinne der „evidence-based medicine" beziehen. Wir sind inzwischen erstmals in der Lage, einen solchen wissensbasierten Ansatz zu verfolgen, indem die Ergebnisse landesweiter Morbiditätsstudien berücksichtigt und die zunehmend routinemäßig durchgeführten Evaluationen von Behand-

Wissensbasierter Ansatz

lungsverlauf und Behandlungseffektivität zugrunde gelegt werden. Nicht immer wird es politisch möglich, manchmal sogar unerwünscht sein, auf alle möglichen wissenschaftlichen Auswertungen zu warten, bevor staatliche Maßnahmen in Gang gesetzt werden. Oft ist es notwendig, vorläufig zunächst allgemeinere Maßnahmen einzuleiten, um diese dann später bei Vorliegen spezifischer wissenschaftlicher Ergebnisse feiner abzustimmen (Conway et al. 1996).

4 Überlegungen zur nationalen Politik

Auf nationaler Ebene umfaßt die psychiatrische Gesundheitspolitik den staatlichen Auftrag und die strategischen Ziele zur Förderung der seelischen Gesundheit der Bevölkerung.

Ziele

Zunehmendes Interesse an Fragen der Gesundheitsförderung

In vielen Ländern beginnt sich das Interesse zunehmend den zentralen Fragen der Gesundheitsförderung und Verminderung von Morbidität, Behinderung und Mortalität zuzuwenden; Verbesserungen der Behandlungsbedingungen werden nicht als eigenständige Ziele, sondern als Zwischenschritte hin zu tatsächlichen Gesundheitsfortschritten angesehen (Jenkins 1990). Das englische gesundheitspolitische Programm (Health of the Nation Strategy) hat einige Ziele fest umrissen, um Morbidität, Behinderung und Mortalität zu senken (Department of Health 1992, 1994a; Jenkins 1994a, 1996a, b).

Ziele für die Verbesserung des Gesundheitswesens in Australien

Australien ist ein weiteres Beispiel für ein Land, das nationale Ziele und Strategien für eine Verbesserung des Gesundheitswesens formuliert hat, die bis in das nächste Jahrhundert hineinreichen (Commonwealth of Australia 1994). Diese können vereinfacht auf 5 wesentliche Punkte zusammengefaßt werden:

1. Förderung seelischer Gesundheit,
2. Verhinderung von Krankheiten,
3. Senkung der Morbidität (Besserung der Gesundheit und der sozialen Integration) psychisch Kranker,
4. Reduktion der mit psychischen Krankheiten einhergehenden bleibenden Behinderung und der hieraus folgenden Diskriminierung psychisch Kranker sowie
5. Senkung der Mortalität (aufgrund von Suiziden oder körperlichen Erkrankungen) psychisch Kranker.

Erfassung des Versorgungsbedarfs

Erhebungen zur psychiatrischen Morbidität

Die psychiatrische Gesundheitspolitik eines Landes sollte sich auf verläßliche Bedarfszahlen zur gesundheitlichen und sozialen Versorgung innerhalb dieses Landes gründen. Dies kann bedeuten, landesweite Erhebungen zur psychiatrischen Morbidität heranzuziehen oder aus einer

Kombination lokaler Erhebungsdaten und landesweiter Untersuchungen in anderen Ländern zu extrapolieren, um exakte Anhaltszahlen über das Spektrum psychischer Erkrankungen, deren Häufigkeit, Schweregrade, Chronifizierung und der mit dieser einhergehenden Behinderung und Mortalität sowie die Zusammenhänge mit soziodemographischen, einschließlich geographischen Variablen zu erhalten.

Landesweite Erhebungen haben regionale Unterschiede des Versorgungsbedarfs zu untersuchen, damit entschieden werden kann, welche Gebiete stärker gefördert werden müssen. Eine sehr präzise Organisation lokaler Versorgungsstrukturen ist mit solchen Erhebungen natürlich nicht möglich, sie können aber kleineren Regionen durch vergleichende Informationen Hilfestellung geben und die Erfassung des regionalen Versorgungsbedarfs unterstützen (Jenkins et al. 1997 a, b; Meltzer et al. 1995 a–c, 1996 a–d; Wing 1992; Croghan et al., in Vorbereitung).

Erfassung regionaler Unterschiede

Psychiatrische Gesundheitspolitik hat auch Daten zur Zugänglichkeit, Zahl, Qualität, Kosten und Effektivität psychiatrischer Dienste zu berücksichtigen (Jenkins u. Knapp 1996; Glover u. Gould 1996; Glover 1996; Goldberg u. Gater 1996; Griffiths et al. 1992; Knudsen u. Thornicroft 1996).

Darüber hinaus wird sie die bestehende Infrastruktur der Versorgung des Landes in bezug auf die verfügbaren Finanzmittel, Steuereinkünfte, geeignetes Personal oder ungeschulte Hilfskräfte im Hinblick auf eine Reformierung der Versorgungsstrukturen zu beachten haben. Andere Einflüsse wie etwa das Bild der Psychiatrie in der Öffentlichkeit, aufsehenerregende Ereignisse oder die politische Ausrichtung der Regierenden sind ebenfalls von entscheidender Bedeutung. Seelische Gesundheit ist deshalb nicht nur ein Thema im Zusammenhang mit Gesundheits- und sozialen Versorgungsfragen, sondern ebenso eines, das die ganze Gesellschaft, Schulen, Arbeitsplätze, ländliche Regionen wie Großstädte betrifft.

Berücksichtigung der bestehenden Versorgungsinfrastruktur

Interinstitutionell abgestimmte Entscheidungen

Nationale politische Entscheidungen erfordern ein einheitliches und aufeinander abgestimmtes Arbeiten der verschiedenen Regierungsstellen bzw. Ressorts für die Bereiche der Gesundheit, der Innen-, Wohnungs-, Sozial-, Arbeits- und Finanzressorts. Im Idealfall sollte – analog der Beurteilung der Umweltverträglichkeit – jeder wichtigen politischen Entscheidung in einem dieser Bereiche eine Beurteilung der Auswirkungen auf Aspekte der seelischen Gesundheit vorangehen.

Abstimmung verschiedener Regierungsstellen

Es gibt viele Beispiele nationaler politischer Entscheidungen, die innerhalb eines Landes uneinheitlich gehandhabt werden und aufgrund gegensätzlicher Ansichten der verschiedenen Ressorts eine optimale Verteilung der Ressourcen bzw. die Effektivität medizinischer Behandlungen verhindern. Die einzige Chance, dieses Problem zu lösen, scheint in der Einrichtung einer übergeordneten administrativen Stelle zu liegen, die Einfluß auf die Ressorts hat, mit denen ein koordiniertes Vorgehen er-

Einrichtung übergeordneter Koordinierungsstellen

reicht werden soll. Ohne solch eine strukturelle Organisation ist eine eigenständige Abstimmung unter den Ressorts kaum zu erreichen.

Die Umsetzung nationaler politischer Maßnahmen erfordert also eine Abstimmung zwischen den verschiedenen Landesteilen, in denen sie wirksam werden sollen; diese regionalen Strukturgebiete müssen koordiniert und auf die gemeinsamen nationalen Ziele ausgerichtet werden. Innerhalb der unterschiedlichen Ebenen gibt es eine Vielzahl von Stellen und Abteilungen, die einer Koordinierung und einer gemeinsamen Finanzstrategie bedürfen (Department of Health 1995).

Unterstützung privater Einrichtungen

Nichtstaatliche Hilfsmaßnahmen

Der Bereich nichtstaatlicher komplementärer Hilfen, der Verbraucher- und Selbsthilfeorganisationen, Spendenaktivitäten und Freiwilligenarbeit für das Gesundheitssystem einschließt, bedarf der Förderung und Unterstützung. Dem Staat kommt hierbei eine entscheidende Rolle zu. Der nichtstaatliche, freiwillige Sektor ist auch durch seine direktere Verbindung zur Bevölkerung und damit durch seine Möglichkeit zur Einflußnahme auf die öffentliche Meinung wichtig. In manchen Ländern macht dieser Bereich nichtstaatlicher Hilfsmaßnahmen in der Tat den Hauptanteil des Behandlungssystems für psychiatrische und Abhängigkeitserkrankungen aus. Die USA gehören beispielsweise hierzu: Hier übersteigt die Zahl der jährlichen Inanspruchnahmen von Selbsthilfegruppen wegen psychischer Probleme die Zahl der Inanspruchnahme sämtlicher professioneller psychiatrischer Dienste.

Koordination mit professionellen Diensten

Es wäre wichtig zu untersuchen, wie die Zusammenarbeit des Freiwilligen- mit dem professionellen Dienstsektor weiter ausgebaut werden kann, da dies ein Weg wäre, die (selbst in Ländern mit maximalen Ressourcen) nur begrenzt zur Verfügung stehenden professionellen Angebote in der Behandlung psychischer Probleme zu erweitern (Kessler et al. 1997a).

Forschungs- und Entwicklungsstrategien

Damit politische Fortschritte und die Entwicklung psychiatrischer Dienste vorangebracht werden und um sicherzustellen, daß auch alternative Versorgungs- und Finanzierungsmodelle und unterschiedliche Formen der Bereitstellung psychiatrischer Dienste ausreichende Berücksichtigung finden, ist es unerläßlich, in genügendem Maße in Forschung und

Notwendigkeit von Forschungsinvestitionen

Entwicklung zu investieren. Wenn Finanzmittel und Energie effizient eingesetzt werden sollen, dann ist ein gewisses Maß an landesweiter Koordination, Kontrolle und Förderung erforderlich.

Fortbildungsprogramme

Die Arbeitskraft von Menschen, die psychiatrisch helfend tätig sind, stellt das Fundament funktionierender psychiatrischer Dienste dar. Es kommt deshalb ganz entscheidend darauf an, durch staatliche Programme ständig eine ausreichende personelle Besetzung entsprechender Einrichtungen sicherzustellen und dabei zukünftig zu erwartende demographische Entwicklungen zu berücksichtigen; ebenfalls sind staatliche Strategien notwendig, um eine angemessene Fachausbildung und eine kontinuierliche fachliche Weiterentwicklung sicherzustellen. Dies bezieht sich nicht nur auf psychiatrisch spezialisiertes Fachpersonal, sondern auch auf Personen, die in der medizinischen Grundversorgung, in Sozialdiensten oder an ähnlichen Stellen tätig sind. Fortbildungsmaßnahmen stellen zudem eine ausgezeichnete Gelegenheit dar, um Vorurteile abzubauen. Sie sollten multidisziplinär ausgerichtet sein, um das Augenmerk auch auf die Arbeit anderer Einrichtungen und Fachdisziplinen zu lenken (Mohit 1997).

Multidisziplinäre Fortbildungsmaßnahmen

Programme zur Förderung seelischer Gesundheit

Staatliche Regierungsprogramme, etwa solche zur Bekämpfung von Armut, Arbeitslosigkeit, sozialer Ausgrenzung, zum Verkauf von Alkohol oder Einschränkungen beim Erwerb und Besitz von Feuerwaffen, können ebenfalls Auswirkungen auf die seelische Gesundheit'einer Gesellschaft haben. Darüber hinaus gibt es allgemeinere, die seelische Gesundheit fördernde Programme, die auf die Gesamtbevölkerung ausgerichtet sind und die, wenn sie eingerichtet werden sollen, staatlicher Unterstützung bedürfen (Jenkins u. Üstün 1997). Hierunter fallen z. B. Hausbesuche nach Entbindungen, allgemeine Maßnahmen zur Förderung der psychischen und physischen Gesundheit am Arbeitsplatz (Jenkins u. Coney 1992; Jenkins u. Warman 1993) oder die Schulung von Lehrern in Maßnahmen zur Unterbindung den Unterricht störenden Verhaltens; auch die Förderung der Gesundheitserziehung an den Schulen nicht nur im Bereich der physischen, sondern auch der seelischen Gesundheit erfordert eine enge Zusammenarbeit zwischen staatlichen Institutionen, Einrichtungen der Lehrerfortbildung und den Schulen (Durlak et al. 1989).

Bedeutung allgemeiner Regierungsmaßnahmen

Spezifische Maßnahmen

Programme zur Suizidprävention

Suizide machen auf der ganzen Welt einen erheblichen Teil der vermeidbaren Todesursachen aus (Murray u. Lopez 1996). In Ländern wie Finnland, Holland oder Großbritannien, die nationale Maßnahmen zur Suizidprävention entwickelt haben, ist ein erfreulicher Rückgang der Suizidraten selbst in der allgemein durch Programme als schwierig erreichbar geltenden Gruppe jüngerer Männer zu verzeichnen. Hierbei gibt es Teile der Suizidprävention, die gesamtstaatliche Maßnahmen erfordern (Jenkins 1994a, Kingdon u. Jenkins 1995). Dies schließt folgende Maßnahmen ein:

Maßnahmen zur Suizidprävention

– Zugangsbegrenzung

- Erschweren des Zugangs zu potentiellen Suizidwerkzeugen, also etwa Reglementierungen beim Verkauf und Besitz von Schußwaffen, Beschränkungen im Verkauf verschreibungspflichtiger Medikamente (etwa von Barbituraten) oder der Packungsgröße bzw. der Abgabe von frei verkäuflichen Medikamenten wie etwa Paracetamol.

- Aufmerksamkeit gegen-
über Risikogruppen

- Unterstützung bestimmter Berufsgruppen, die als stark suizidgefährdet gelten, durch eine Zusammenarbeit von staatlichen Stellen und den entsprechenden Berufsverbänden.
- Einrichtung spezifischer Suizidpräventionsprogramme in Gefängnissen und Arrestzellen, in denen in der Regel eine hohe Suizidgefährdung besteht.

- Forschung

- Untersuchungen zu den Ursachen und zur Prävention des Suizids sowie Vereinbarungen dahingehend, jeden Suizid und jeden Fall eines psychiatrisch relevanten Gewaltverbrechens aufzuarbeiten, um hieraus Erkenntnisse für die Prävention zu gewinnen und diese weiterzugeben.

- Weiterbildung

- Sicherstellen einer ständigen fachlichen Weiterbildung zur Diagnostik und Behandlung psychischer Krankheiten, speziell depressiver Störungen und suizidalen Verhaltens, sowohl für Berufsangehörige der medizinischen Grundversorgung wie auch in psychiatrischen Fachdisziplinen Tätige; das amerikanische DART-Programm, das Fortbildungsprogramm zur Prävention und Therapie depressiver Erkrankungen für praktische Ärzte in Schweden (Rutz et al. 1996) oder das WPA-Schulungsprogramm zu depressiven Erkrankungen sind Beispiele hierfür.

- Zusammenarbeit mit
den Medien

- Zusammenarbeit mit den Massenmedien, um sicherzustellen, daß über Suizidfälle verantwortungsvoll berichtet wird – ohne Idealisierung des Opfers und ohne den spezifischen Suizidgründen ein Forum zu bieten (Häfner u. Schmidtke 1988).

Programme zur Suizidprävention sollten einen festen Platz in der Gesamtheit globaler staatlicher Ziele haben, um somit das Engagement aller beteiligten Stellen zu fördern (Department of Health 1994a; Ministry of Health 1997a).

In den USA finden Bemühungen zur Verminderung des Suizidrisikos zunehmend mehr Beachtung – sowohl durch staatliche Maßnahmen wie durch eine Koordination professioneller und eine Förderung komplementärer Dienste.

5 Überlegungen zur Organisation regionaler psychiatrischer Dienste

5.1 Zielsetzungen

Festsetzung regionaler
Ziele und Pläne

Jede Stelle im psychiatrischen Versorgungssystem ist gefordert, ihre individuellen Ziele und Pläne zu definieren, die Erfolge in der Arbeit auf diese Ziele hin kontinuierlich zu überprüfen und bei negativen Entwicklungen gegenzusteuern. Solche regionalen Zielsetzungen können die Verhinderung von Krankheitsrezidiven, Verkürzung von Krankheitsepisoden, Verlängerung der symptomfreien Intervalle, die Reduktion der mit psychischer Krankheit einhergehenden Behinderung oder die Verminderung von Komorbidität umfassen. Auch die nur leichteren Formen psychischer Störungen können zu einer wesentlichen Beeinträchtigung im Arbeitsleben oder in den sozialen Beziehungen führen und der Gesellschaft, dem Arbeitgeber und den Betroffenen selbst erhebliche Kosten verursachen.

5.2 Beurteilung des Versorgungsbedarfs

Aus diesen Gründen ist eine Feststellung des regionalen gesundheitlichen und sozialen Versorgungsbedarfs erforderlich, der durch eine Integration der einzelnen Leistungsanbieter zu decken ist (Johnson et al. 1996). Neben den traditionellen Institutionen psychiatrischer Versorgung muß eine Vielzahl weiterer Hilfsdienste integriert und koordiniert werden, damit die allgemeinen Ziele einer Förderung seelischer Gesundheit in der Bevölkerung erreicht werden können.

Wenn der Bedarf an Einrichtungen der Gesundheitsversorgung für die Bevölkerung einer Region von Gesundheitspolitikern, Behörden oder Interessensvertretern zu beurteilen ist, so werden diese auf gesicherte epidemiologische Daten zu den nationalen wie regionalen Verhältnissen, auf Daten zur Prävalenz der verschiedenen Krankheiten, deren Schweregrad und Chronifizierungsrisiko zurückgreifen müssen. Auch wird den Begleiterscheinungen psychischer Krankheiten, insbesondere den Fragen der chronischen Behinderung oder der Eigen- bzw. Fremdgefährdung, in der Entscheidung über den Versorgungsbedarf bzw. über konkrete Maßnahmen besondere Aufmerksamkeit zukommen.

Beurteilungskriterien

– epidemiologische Daten

Regionale Gesundheitsplaner werden ebenfalls den politischen Kontext, wiederum auf nationaler wie regionaler Ebene, die aktuelle Situation spezialisierter Dienste sowie das Niveau der aktuellen Versorgung in stationären und ambulanten Einrichtungen und den auf ihnen lastenden Druck zu berücksichtigen haben. Sie werden besonders zu untersuchen haben, inwieweit psychisch Kranken das ganze Spektrum an gesundheitlicher und sozialer Unterstützung offensteht und ob es für die verschiedenen Institutionen gesundheitlicher und sozialer Fürsorge Probleme an den Schnittstellen, etwa mit dem Strafrechtssystem oder anderen Einrichtungen, gibt.

– aktuelle Versorgungssituation

Daneben wird die Untersuchung regionaler Suizidstatistiken (mit Zahlen zu gesicherten Suiziden, aber auch zu unklaren Todesfällen, bei denen es sich wahrscheinlich um Suizide handelt) von Bedeutung sein. Es ist nachgewiesen, daß die Mortalität durch körperliche (kardiovaskuläre, Tumor- und Lungen-) Erkrankungen besonders bei Menschen hoch ist, die zusätzlich an schweren psychischen Krankheiten leiden. Interessensvertreter sollten deshalb sicherstellen, daß auch der durch körperliche Krankheiten entstehende Versorgungsbedarf ihrer Population psychisch kranker Menschen Beachtung findet und durch das Versorgungsangebot gedeckt wird.

– regionale Suizidstatistiken

Zu den vielen unterschiedlichen Faktoren, die zu regional hohen Krankheitsraten psychischer Störungen beitragen, gehören soziale Ausgrenzung, Wohnen in Großstädten und hier besonders in heruntergekommenen Innenstadtlagen, Zerrüttung von Ehen und das Auseinanderbrechen von Familien, Einpersonenhaushalte, Familien mit alleinerziehenden El-

Einflußfaktoren auf hohe Krankheitsraten

tern, Arbeitslosigkeit und Drogen- oder Alkoholmißbrauch. Bei epidemiologischen Erhebungen ist zu beachten, daß es zu einer falsch-hohen Einschätzung der geographischen Mobilität (sog. „Drift") von Personen mit schwerergradigen psychischen Erkrankungen von ländlichen in die innerstädtischen Gebiete kommen kann, wenn in der erfaßten Region ein größerer Bahnhof liegt.

Regionen mit hohem psychiatrischem Versorgungsbedarf

Ganz besonders hoch ist der psychiatrische Versorgungsbedarf in Regionen mit einem hohen Anteil von Obdachlosen, ihren Heimatländern entfremdeten ethnischen Gruppen, Flüchtlingen, Risikokindern und solchen, die in Pflegestellen aufwachsen, Männern in einem Alter zwischen 15 und 45 Jahren und alleinstehenden, geschiedenen oder verwitweten Menschen. Einige dieser Faktoren sind durch politische Maßnahmen und allgemeine wirtschaftliche Entwicklungen beeinflußbar, während andere medizinischer Interventionen bedürfen.

Versorgungsmöglichkeiten

Spezialisierte psychiatrische Versorgungseinrichtungen werden in der Regel durch unterschiedliche Möglichkeiten einer hohen Inanspruchnahme stark belastetet. Hierzu gehören die geschlossene Unterbringung psychisch kranker Gewalttäter, jederzeitige Aufnahmemöglichkeiten auf psychiatrische Akutstationen, stationäre „Rund-um-die-Uhr-Pflege" neu aufgenommener Patienten mit langer Aufenthaltsdauer, beschütztes Wohnen, berufliche Rehabilitation, Mutter-und-Kind-Einrichtungen, Behandlungsstellen für Eßgestörte oder für Alkohol- oder Drogenprobleme.

Eine Beurteilung des lokalen Versorgungsbedarfs sollte auch den Bedarf an medizinischer Grundversorgung mit berücksichtigen, 1. um Patienten mit nur gering ausgeprägten psychischen Störungen zu behandeln, 2. um psychisch Kranke über Fragen der körperlichen Gesundheit aufzuklären und ihnen entsprechende medizinische Behandlung zukommen zu lassen, 3. um in lokaler Absprache an einem integrierten Behandlungs- und Versorgungskonzept für Patienten mit schweren psychischen Erkrankungen mitzuwirken und 4. um primärpräventiv in den Hochrisikogruppen sozial isolierter, nach dem Tod eines Angehörigen alleinstehender, körperlich behinderter, arbeitsloser oder alter Menschen tätig zu werden.

Zugänglichkeit des Versorgungsangebots

Die lokale Gesundheitspolitik muß sich fragen, ob das bestehende Versorgungsangebot allen gleichermaßen offensteht, ob es also die Bedürfnisse von Menschen verschiedener Herkunft, Kultur, sozialer Klasse oder die Versorgungsansprüche von Obdachlosen deckt. Ebenso sollten die Kosten des derzeitigen Versorgungssystems, bestehende Hindernisse in der Planung koordinierter und umfassender Behandlungseinrichtungen und Möglichkeiten, wie das Behandlungsangebot verbessert werden könnte, bekannt sein.

5.3 Weiterbildung, Unterstützung und Entwicklung der medizinischen Grundversorgung und ihre Verzahnung mit fachärztlicher Versorgung

Psychische Störungen sind außerordentlich häufig, und kein Land kann sich eine so hohe Zahl psychiatrischer Fachärzte leisten, daß jeder psychisch Kranke einer Fachbehandlung zugeführt werden könnte. Die Multicenterstudie der WHO (Üstün u. Sartorius 1996) hat gezeigt, daß etwa ein Drittel der allgemeinärztlich behandelten Patienten psychosoziale Probleme aufweist und daß die häufigsten unter allen chronischen (physischen und psychischen) Erkrankungen in der allgemeinärztlichen Praxis depressive Störungen sind. Das wesentliche Ziel der allgemeinärztlichen Versorgung besteht darin, die Mehrheit der Personen mit psychischen Störungen zu behandeln, und die meisten Patienten müssen wegen psychischer Störungen allgemeinärztlich behandelt werden, damit sich speziell ausgebildete Fachärzte auf die Behandlung von Patienten mit schweren und schwierig zu behandelnden Störungen konzentrieren können.

Allgemeinärztliche Versorgung bei leichten psychischen Störungen

In der medizinischen Grundversorgung Tätige, besonders Ärzte und Krankenschwestern, müssen darin geschult werden, psychische Störungen einzuschätzen, zu diagnostizieren und mit ihnen umzugehen sowie die Indikation zur Überweisung in eine psychiatrische Fachbehandlung zu stellen. Damit psychische Erkrankungen eine adäquate Beachtung finden, ist es notwendig, eine Aus- und Weiterbildung zum Umgang mit psychischen Störungen nicht nur während des Medizinstudiums, sondern auch nach Studienabschluß und fortlaufend für allgemeinmedizinisch tätige Ärzte und Krankenschwestern zu gewährleisten. In diesem Zusammenhang sind einige innovative, „wirtschaftliche" und voraussichtlich effektive Strategien zu nennen. Hierzu zählen etwa fortgeschrittene computerunterstützte Programme, die von Patienten eigenständig anzuwenden sind und die möglicherweise eine außerordentlich große Hilfe in dem Bemühen darstellen, die Zahl der von einem einzelnen Arzt behandelbaren Patienten zu erhöhen.

Aus- und Weiterbildung zum Umgang mit psychischen Störungen

Der komplementäre Einsatz von Selbsthilfegruppen, die über entsprechende (z.B. pädagogische) Möglichkeiten verfügen, ist eine weitere, potentiell sehr wirkungsvolle Methode, mit der der effektive Zeitbedarf für Arzt-Patienten-Kontakte gesenkt werden kann und einige der pädagogischen und unterstützenden, vielleicht sogar auch therapeutischen Aufgaben vom Arzt auf die Gruppe übertragen werden können. Im Bemühen, dem massiven medizinischen Versorgungsbedarf der Bevölkerung gerecht zu werden, gewinnen solche oder ähnliche Programme zunehmend an Bedeutung.

Selbsthilfegruppen

Innerhalb der medizinischen Grundversorgung kommt es darauf an, die Inanspruchnahme und Arbeitskraft von Ärzten, Krankenschwestern, Betreuern und anderen Helfern ausgewogen zu verteilen, damit die Arbeitslast die zur Verfügung stehenden Ressourcen nicht überfordert. Eine Reihe innovativer Modelle hat sich in den letzten 2 Jahrzehnten herausgebildet, um in der Behandlung psychischer Erkrankungen allgemeinmedizinische und psychiatrische Fachbehandlungen aufeinander

*Einbeziehung von
Psychologen und
Sozialarbeitern*

abzustimmen. Hierzu gehört die Einbeziehung von psychiatrisch versierten Psychologen und Sozialarbeitern in das allgemeinärztliche Versorgungssystem. Es ist wichtig, solche Modelle im Verlauf zu beobachten, zu evaluieren und – wo dies erforderlich ist – anzupassen, damit eine möglichst hohe Effizienz in der Koordination der verschiedenen Behandlungsstufen erreicht wird. Die fachpsychiatrischen Institutionen sind hierbei maßgeblich gefordert, entsprechende Versorgungsstrukturen zu entwickeln, da sie gegenüber dem allgemeinärztlichen Bereich zur Beurteilung von Alternativen innovativer Behandlungs- und Versorgungsformen eher in der Lage sind (Jenkins u. Field 1996).

*Unterstützung der
allgemeinärztlichen
Versorgung durch
Fachinstitutionen*

Das allgemeinärztliche Versorgungssystem ist auf die Unterstützung durch die Fachinstitutionen angewiesen, etwa in der Form gemeinsam entwickelter Behandlungsrichtlinien, gemeinsamer Fallkonferenzen oder der Vermittlung weiterführender psychologischer (z. B. verhaltenstherapeutischer) Gesprächs- und Behandlungstechniken. Dies ist weltweit besonders für solche Länder eine große Herausforderung, in denen ein Großteil der behandlungsbedürftigen Patienten in ländlichen Regionen lebt.

*Versorgungsprobleme in
ländlichen Regionen*

Die kombinierten Effekte weiter geographischer Entfernungen und eingeschränkter Kommunikationsmöglichkeiten sowie der Mangel an Fachärzten besonders in den ländlichen Gebieten werfen hier ganz erhebliche Probleme auf, die besonders solche Patienten treffen, die zwar erhebliche, aber nicht ausreichend schwere Gesundheitsprobleme haben, als daß eine stationäre Einweisung in weit entfernt liegende Kliniken gerechtfertigt erschiene. Hier besteht Bedarf an innovativen Lösungen, die z. B. im Einsatz neuer Kommunikationstechniken wie der Telemedizin oder klinischer Internetkonferenzen liegen könnten. Von entscheidender Wichtigkeit ist aber, daß das allgemeinärztliche System eine ausreichende Unterstützung durch psychiatrische Spezialisten erfährt. Ungenügender Austausch führt – oft noch verstärkt durch bestehende Vorurteile – zu einer schlechten Patientenversorgung und zu Mißverständnissen über die jeweiligen Aufgaben der primär- bzw. sekundärmedizinisch Tätigen.

Allgemeinärztlich Tätige benötigen ein gewisses Maß an Grundinformation über die bestehenden psychiatrischen Gesundheitseinrichtungen, deren Adresse, Lage und dortigen Ansprechpartner und die angebotenen Therapieformen. Für die Überweisung in die weiterführende Fachbehandlung sind allgemein akzeptierte Kriterien notwendig, die die Art und Schwere der Erkrankung, die Krankheitsdauer und das Risiko der Eigen- oder Fremdgefährdung berücksichtigen. Zudem sind verläßliche Formen der Kooperation von allgemeinärztlicher und psychiatrischer Fachbehandlung zu entwickeln, zu der die Allgemeinmedizin beispielsweise in Form von Medikamentenverschreibung, der Behandlung zusätzlicher körperlicher Erkrankungen oder mit gesundheitsfördernden Maßnahmen beitragen kann (Strathdee u. Jenkins 1996; Lloyed u. Jenkins 1995).

*Verzahnung von
allgemeinärztlicher und
psychiatrischer
Fachbehandlung*

*Weitergabe notwendiger
Informationen*

Für die weiterbehandelnden Facheinrichtungen sind eingehende Informationen der zuweisenden Stelle zur Familien- und Sozialanamnese eines Patienten wichtig, zu dessen aktuellen Problemen, bisher durchgeführten Behandlungsversuchen und deren Wirkung, zum Grund der Zuweisung, zu den an die Facheinrichtung gestellten Erwartungen und die zukünftig von der zuweisenden Stelle fortzuführenden Behandlungsmaßnahmen.

Umgekehrt sind nach Abschluß der psychiatrischen Fachbehandlung detaillierte Informationen an den weiterbehandelnden Hausarzt zu verschiedenen Punkten notwendig:

Detaillierte Infomationen an den weiterbehandelnden Hausarzt

- zum weiteren Behandlungsplan einschließlich angestrebter Behandlungsziele,
- zur suizidalen Gefährdung,
- zur Frage, wie weitgehend der Patient über seine Erkrankung aufgeklärt wurde,
- zur Krankheitsprognose und zu wahrscheinlich bleibenden Beeinträchtigungen sowie deren Einfluß auf die Lebensumstände des Patienten,
- zur Frage, welche Aufgaben der weiterbehandelnde Hausarzt im Rahmen des Gesamtbehandlungsplanes übernehmen soll,
- zur Frage, wieweit die psychiatrische Facheinrichtung auch am weiteren Behandlungsverlauf beteiligt sein wird, und schließlich
- zur Frage der jeweiligen Verantwortlichkeit für die unterschiedlichen, zeitlich zu fixierenden Aufgaben einschließlich der Verordnung von Medikamenten und der Überwachung des weiteren Krankheits- bzw. Rehabilitationsverlaufs.

5.4 Entwicklung umfassender Facheinrichtungen und Sozialdienste

Es existieren große Unterschiede im Ausmaß, in dem sich ein Land ein umfassendes, regional gegliedertes System spezialisierter Gesundheits- und Sozialdienste leisten kann. Aber selbst die reichsten Nationen werden nie die Mittel für ein psychiatrisches Dienstleistungssystem aufbringen können, in dem jeder Störung aus dem Gesamtspektrum psychiatrischer Diagnosen eine spezielle fachärztliche Behandlung zukommen kann. Aus diesem Grund sollten behütende und unterstützende familiäre und soziale Umweltbedingungen politisch explizit gefördert und ein ausgewogenes – vom spezifischen Bedarf und den vorhandenen Ressourcen eines Landes abhängiges – Verhältnis von Einrichtungen der medizinischen Grundversorgung einerseits und spezialisierten Behandlungseinrichtungen andererseits erreicht werden (Wig u. Murthy 1994; Murthy 1997). Es werden ebenfalls an das Entwicklungsalter angepaßte Behandlungsmaßnahmen und Einrichtungen für Kinder, Jugendliche, Erwachsene und alte Menschen benötigt, um bei Bedarf effektive Interventionsmaßnahmen zu haben und negative Einflußfaktoren reduzieren zu können.

Bedeutung einer unterstützenden Umgebung

Nachdem die negativen Auswirkungen einer institutionellen Langzeitbehandlung auf Gesundheit und soziale Kompetenz wissenschaftlich nachgewiesen sind, unternehmen viele Staaten Reformbemühungen, um in der psychiatrischen Versorgung psychisch Kranker von den alten großen Asylen weg und hin zu einer Versorgung in eigener häuslicher oder zu-

Deinstitutionalisierung

Tabelle 1.
Versorgungsspektrum

Art der Versorgung	Akut-/Notfallversorgung	Rehabilitation Langzeitversorgung
Ambulant	Zugeordnetes Pflegeteam Ausbau der täglichen Pflegezeiten Intensive Heimpflege	Ambulanter Pflegedienst Einzelbetreuung Pflegerische Unterstützung
Teilstationär	Tageskliniken an Krankenhäusern	Beratungsstellen Selbsthilfegruppen Beschäftigungsprogramme Tagesklinik
Stationär	Aufnahme in Krisensituationen Notaufnahmestation Geschlossene Station	Wohnheim Eigenständige Appartements Arbeitsvermittlungs-Programme Betreuungsprogramme Pflegeheim für psychisch Kranke Heime zur Intensivpflege Abteilung mittlerer Sicherheitsstufe Abteilung hoher Sicherheitsstufe

mindest ansprechender Umgebung – so wohnortnah, wie es die Gesundheit und das Wohl des Patienten und der Sicherheitsanspruch der Bevölkerung gestatten – zu kommen. Weiterhin werden aber für manche Patienten mit schweren psychischen Störungen Notaufnahmen und kürzere stationäre Behandlungen zur Einschätzung ihres Zustandes und der Behandlung akuter Krankheitsepisoden erforderlich bleiben; einige Patienten werden für längere Zeiträume in beschützten Wohneinrichtungen aufgenommen werden müssen, andere werden für lange Zeit auf eine intensive pflegerische Betreuung zur Überwachung der regelmäßigen Medikamenteneinnahme oder der fortlaufenden Beurteilung ihres psychischen Zustandes angewiesen sein.

Einrichtung spezifischer Dienste zur Betreuung psychisch Kranker

Es werden deshalb überall eine Reihe unterschiedlicher Dienste und Einrichtungen vorhanden sein müssen, um den Bedarf psychisch kranker Menschen an psychologischer und medikamentöser Behandlung, beschütztem Wohnen, Arbeit und beruflicher Rehabilitation, Freizeitaktivitäten und täglicher pflegerischer Versorgung zu erfüllen (Ministry of Health 1997b; Commonwealth of Australia 1996; Department of Health 1994a). Die Inanspruchnahme dieser Dienste sollte sorgfältig ausgewertet werden, um zu einem besseren Verständnis ihrer Prädiktoren zu gelangen (Kessler et al. 1997a, 1998).

Reinvestition eingesparter Kosten in das Versorgungssystem

Es besteht die Gefahr, daß Politiker, Planer und Träger von Gesundheitseinrichtungen die Gelder, die durch die Auflösung großer Krankenanstalten freiwerden, nicht wieder nutzen, um sie in kommunale psychiatrische Gesundheitsprojekte zu reinvestieren, sondern sie für die Ausgabendeckung in ganz anderen Bereichen verwenden. Tabelle 1 zeigt das Spektrum von Einrichtungen, das für die regionale Versorgung psychisch kranker Menschen bereitstehen sollte. Die Versorgung von Patienten sollte in Krankenhäusern, Wohnheimen oder im Rahmen der häuslichen Betreuung durch multidisziplinäre Behandlungsteams erfolgen.

Während viele Länder mehr und mehr dazu übergehen, die alten großen psychiatrischen Krankenanstalten aufzulösen und deren Langzeitpatienten entsprechend vorbereitet und mit Hilfestellungen versehen wieder in die Gemeinden zurückzubringen, haben die meisten Länder noch keine passenden Lösungen dafür gefunden, wie neu chronisch erkrankende Patienten adäquat zu versorgen sind. Sie stellen eine kleine Gruppe psychisch sehr schwer erkrankter Menschen dar, die aus einer Reihe von Gründen und trotz ausgezeichneter medizinischer Behandlung weiterhin einer ständigen, intensiven und professionellen pflegerischen Betreuung auf Jahre hin bedürfen.

Versorgung chronisch psychisch Kranker

Das Fehlen einer Lösung bedeutet, daß solche Patienten entweder Akutbetten „blockieren", da sie nirgendwo anders unterkommen, oder daß sie nicht oder nur ungenügend unterstützt in der Gesellschaft leben, entweder in unbetreuten Wohnheimen, unversorgt in der eigenen Wohnung, als Obdachlose oder in den Gefängnissen. Wären Möglichkeiten vorhanden, diese Menschen in kontinuierlich betreuten Einrichtungen unterzubringen, dann würden Akutbetten für diejenigen freiwerden, die sie tatsächlich brauchen. Es würde auch bedeuten, Menschen, die auf längere Zeit eine intensive und fachgerechte Betreuung benötigen, eine Umwelt anzubieten, die angenehmer und sozial anspruchsvoller und stimulierender wäre.

Notwendigkeit betreuter Unterbringung

Diese Gruppe chronisch Kranker umfaßt Menschen, deren psychischer Zustand täglich neu zu beurteilen ist, die eine latente Eigen- oder Fremdgefährdung aufweisen, deren in der Regel täglich einzunehmende Medikamente zu verwahren, auszugeben und zu kontrollieren sind, die Hilfestellung bei der Selbstversorgung und Aktivitäten des alltäglichen Lebens benötigen, deren regelmäßige Teilnahme an tagesklinischen oder rehabilitativen Maßnahmen zu überwachen und zu unterstützen ist, bei denen ggf. eine jederzeitige Krisenintervention möglich sein muß, sowie jene, die besondere Verhaltensstörungen oder möglicherweise psychiatrische Zweit- oder sogar Dreifacherkrankungen aufweisen und deshalb einen geschickten und sachverständigen Umgang erfordern.

Chronisch Kranke mit besonderem Betreuungsbedarf

Entsprechende Probleme gibt es auf jeder Stufe des psychiatrischen Versorgungssystems, wenn durch eine unangemessene oder falsche Versorgung von Patienten die Chancen einer adäquaten Versorgung auf der anderen Seite für jene vermindert werden, die diese eigentlich benötigten, was letztlich eine unnötige Zunahme des Versorgungsbedarfs provoziert. Sowohl für die Beurteilung, wann eine Intensivierung des Versorgungssystems erforderlich ist, wie auch zur Frage, wann bestimmte Dienste nicht mehr oder nur noch in reduziertem Umfang benötigt werden, sollten Entscheidungskriterien vorliegen.

353

5.5 Förderung der Zusammenarbeit verschiedener Stellen

Effektive Koordination der Versorgungs-einrichtungen

Auf jeder Ebene der Beschäftigung mit den Bedürfnissen und Ansprüchen von Einzelpersonen und Familien sind staatliche Richtlinien und Einflußnahmen erforderlich. Damit eine effektive Koordination der Versorgungseinrichtungen erreicht weden kann, ist eine enge Zusammenarbeit von Angehörigen der Gesundheitsberufe (Ärzte, Krankenschwestern, Psychologen, in der beruflichen Rehabilitation Tätige) mit Sozialarbeitern, freiwilligen Helfern, Bewährungshelfern, der Polizei und anderen erforderlich (Kingdon 1994a). Da die Arbeit der unterschiedlichen, an der Versorgung psychisch Kranker beteiligten Institutionen und Stellen jeweils durch eigene Vorstellungen und Prioritäten geprägt ist, kann sich dies sehr schwierig gestalten. Gleichwohl ist eine gute Kooperation von enormer Bedeutung.

Grundlegende Anforderungen für die Zusammenarbeit

Für eine solche Zusammenarbeit müssen gewisse Grundbedingungen erfüllt sein. Diese schließen ein,

* daß sich alle beteiligten Stellen einer kooperativen Zusammenarbeit verpflichtet fühlen,
* daß es Übereinstimmung in den gemeinsamen Strategien für die Versorgung psychisch Kranker gibt,
* daß der Zugang zu den verschiedenen Diensten einvernehmlich geregelt und definiert wird,
* daß geeignete und effektive Vereinbarungen über den Informationsaustausch zwischen den verschiedenen Diensten existieren,
* daß – wo immer möglich – Versorgungsaufträge an mehrere Dienste gemeinsam vergeben werden, um die vorhandenen Ressourcen bestmöglich zu nutzen,
* daß einzelne und gemeinsame Fortbildungen erfolgen, um das Verständnis über die Rolle und Strukturen der anderen Versorgungseinrichtungen zu fördern und
* daß die Modalitäten der Zusammenarbeit der unterschiedlichen Stellen in regelmäßigen Abständen beurteilt und ausgewertet werden.

Einsetzung von Fallbeauftragten

Die Einsetzung eines Fallbeauftragten wird inzwischen in vielen Versorgungssystemen praktiziert und hat sich bewährt. Sie dient der Koordination von Versorgungsleistungen der unterschiedlichen Stellen, um für jeden Patienten individuell die Bewilligung und Zuteilung von Leistungen sicherzustellen und zu verknüpfen, die so unterschiedliche Bereiche wie Wohnen, Einkommenssicherung, Sozial- und Gesundheitsversorgung oder seelische Gesundheit betreffen. Obwohl durch die Einsetzung solcher Fallbeauftragter notgedrungen eine zusätzliche Verwaltungsebene entsteht, hat die Erfahrung gezeigt, daß durch die Verminderung von Ineffektivität und Koordinationskosten Einsparungen erzielt werden, die die Kosten und komplexeren Strukturen einer solchen Einrichtung mehr als aufwiegen.

5.6 Entwicklung von Informationssystemen zur seelischen Gesundheit

Informationssysteme zur seelischen Gesundheit stellen nützliche Ergänzungen zur Planung der für eine bestimmte Population vorzusehenden spezialisierten Versorgungseinrichtungen dar, die eine Koordination der Versorgungsleistungen ganz verschiedener Fachkräfte erleichtern und gewährleisten, daß Patienten dem Versorgungssystem nicht verlorengehen. In ihrer einfachsten Form bestehen sie aus einer Aufstellung von Daten zu Name, Adresse, Alter und Geschlecht von Patienten und dem Datum ihrer Überweisung an eine fachpsychiatrische Behandlungsstelle. Vielerorts werden aber inzwischen Datenbanken entwickelt, die darüber hinausgehende nützliche klinische und soziodemographische Daten enthalten und den in den Gesundheitseinrichtungen Tätigen helfen, die Versorgung kritisch zu beurteilen und zu koordinieren. Diese wenig aufwendigen Datensammlungen, die auch Indikatoren für den Gesundheitsstatus und die soziale Kompetenz beinhalten, gestatten es, gesundheitliche und soziale Auswirkungen von Versorgungsleistungen zu erfassen.

Zentrale Daten

Für die Entwicklung solcher Informationssysteme ist eine Abstimmung mit Betroffenen und Helfern innerhalb des Versorgungssystems unabdingbar, damit die Belange des Datenschutzes und der Schweigepflicht ausreichend Berücksichtigung finden und damit brauchbare Wege der Datenaquisition geschaffen werden. Die allgemein vorhandenen Möglichkeiten der Kommunikationstechnologie erlauben es, Informationen zwischen den verschiedenen Datenbanken auszutauschen, falls ein Klient in ein anderes Versorgungsgebiet wechseln sollte. Ebenso wichtig sind globale Informationssysteme für die Beurteilung einer geregelten Versorgung auf Populationsebene. Auch sie sind kontinuierlich darauf zu prüfen, welcher direkte Nutzen für den Patienten sich aus ihnen ergibt und welche Kosten andererseits für ihre Einrichtung und Unterhaltung entstehen (Wing et al. 1996).

Datenschutz

5.7 Entwicklung medizinischer Leitlinien

So wichtig es ist, für eine in quantitativer und qualitativer Hinsicht gute Strukturqualität der Versorgungseinrichtungen (genügende Zahlen von Krankenbetten, Personal, Räumen usw.) zu sorgen, so wichtig ist es auch, eine quantitativ wie qualitativ ausreichende Prozeßqualität sowohl der spezialisierten Facheinrichtungen wie der medizinischen Grundversorgung sicherzustellen, um einen insgesamt hohen Versorgungsstandard zu erreichen. Medizinische Leitlinien sind einer der Schlüssel zum Erreichen wissenschaftlich fundierter Versorgungseinrichtungen (Armstrong 1997; WHO 1996; NHS Executive 1996 a, b).

Sicherung der Struktur- und Prozeßqualität der Versorgungseinrichtungen

Wo dies möglich ist, sollten medizinische Leitlinien in Zusammenarbeit mit den jeweiligen Fachgesellschaften entwickelt werden und der multiaxialen Struktur von Versorgungssystemen Rechnung tragen, also die Ansprüche auf physische wie psychologische Gesundheitsversorgung, auf Beschäftigung oder Rentenversorgung (Kingdon 1994 b, c) sowie die Kontinuität der Versorgung berücksichtigen (Tessler et al. 1986; Tessler 1987; Test 1979).

Berücksichtigung der multiaxialen Struktur von Versorgungssystemen

5.8 Suizidprävention

Neben solchen staatlichen Maßnahmen, wie den Zugang zu potentiellen Suizidwerkzeugen zu erschweren, die wissenschaftliche Suizidforschung zu fördern oder Hilfen für suizidgefährdete Berufsgruppen bereitzustellen, ist es ebenso wichtig, auf lokaler Ebene Maßnahmen zur Verhinderung von Suiziden zu ergreifen (Jenkins et al. 1994; Kingdon u. Jenkins 1995). Diese schließen u. a. ein:

- die regelmäßige Fortbildung von Helfern in der medizinischen Grundversorgung und in spezialisierten Fachdisziplinen sowie von Sozialarbeitern zur Beurteilung und zum Umgang mit suizidaler Gefährdung;
- das Bestehen regionaler Hilfsprogramme für Berufsgruppen, die als Suizidrisikogruppen gelten, wie etwa Ärzte, Krankenschwestern, Landwirte, Tierärzte oder Apotheker;
- regionale Vereinbarungen mit den Medien, über Suizidfälle verantwortungsvoll zu berichten und hierbei weder die spezifische Suizidmethode zu erwähnen, noch die Tat besonders herauszustellen.

Über den Suizid existieren verschiedene falsche Vorstellungen, die einer Korrektur bedürfen. Zu diesen gehört der Glaube, daß einen Suizid nie begehen wird, wer darüber spricht. Zwei Drittel der Menschen, die einen Suizid begehen, sprechen zuvor ihre Suizidgedanken an und ein Drittel äußert klare Suizidabsichten. Umgekehrt wird häufig angenommen, daß die Frage nach Suizidgedanken oder Suizidplänen einen Suizid provozieren könnte. Die zweite irrige Annahme ist, daß ein Suizid häufig Ergebnis einer rationalen Entscheidung sei. Tatsächlich besteht aber bei den meisten Menschen, die einen Suizid begehen, zum Zeitpunkt der Tat eine psychische Störung, häufig im Rahmen einer Depression, aber auch im Zusammenhang mit einer Alkoholabhängigkeit oder schizophrenen Erkrankung.

Für jede dieser Störungen gibt es Behandlungsmöglichkeiten, die genutzt werden müssen. Manchmal führt eine mangelnde Sachkenntnis dieser Möglichkeiten bei Nichtpsychiatern jedoch dazu, die Überweisung in eine Fachbehandlung zu unterlassen. Goldberg u. Gater (1991) haben davor gewarnt, daß „diejenigen, die sich nur in den Grenzen des eigenen Fachgebietes bewegen (oder sich abschotten), zur Vorstellung tendieren, daß, wenn sie selbst dem Patienten nicht mehr helfen könnten, ihm überhaupt keiner mehr helfen könne und er deshalb seinem eigenen Schicksal überlassen bleiben müsse". Weiterhin ist selbst bei Allgemeinärzten nicht ausreichend bekannt, daß sich eine erhebliche Stimmungsaufhellung selbst bei übermächtig erscheinenden Lebensereignissen und belastenden Lebensumständen wie z.B. einer schweren körperlichen Erkrankung erreichen läßt und das Suizidrisiko damit wesentlich gesenkt werden kann.

Schließlich stellt auch die Annahme, „daß es tun wird, wer es tun will", eine folgenschwere Fehleinschätzung dar. Den Zugang zu „geeigneten Mitteln" zum Suizid zu erschweren, die Depressionsbehandlung, die Änderung von Lebensumständen oder vermehrte soziale Unterstützung stellen sämtlich Interventionsmöglichkeiten dar, die das Suizidrisiko zumindest deutlich senken können. Die klinische Erfahrung zeigt, daß die Fälle nicht selten sind, in denen Patienten erfolgreich von einem Suizid abgehalten werden konnten, in der Folge gesundeten und ein erfülltes Leben weiterführten.

5.9 Förderung seelischer Gesundheit und Prävention

Die Primärprävention unterscheidet 3 prinzipielle Strategien (Mrazek u. Haggerty 1994):

1. die Vermeidung von Risikofaktoren,
2. die Verbesserung der Bewältigung bzw. der Widerstandskraft (Coping) und
3. die Veränderung und Anpassung der Umweltbedingungen im weitesten Sinne.

Die erste dieser Strategien geht von der Annahme aus, daß es möglich ist, das Eintreten krankheitsauslösender Faktoren zu kontrollieren oder zu verhindern, und wird als aktive Primärprävention bezeichnet. Demgegenüber wird nach der zweiten Strategie angenommen, daß krankheitsbedingenden Faktoren, auch wenn diese unvermeidbar sind, trotzdem widerstanden werden kann. Diese sog. reaktive Primärprävention kann damit vor oder erst nach dem Auftreten entsprechender Faktoren („Stressoren") beginnen und zielt darauf ab, Menschen darauf vorzubereiten, diesen Stressoren effektiven Widerstand entgegenzusetzen. Aktive Primärprävention versucht dagegen, den Stressor gänzlich zu vermeiden.

Aktive und reaktive Primärprävention

Potentiell beeinflußbare lebensbelastende Ereignisse schließen sowohl vorhersehbare Änderungen der Lebensumstände ein wie auch „normale" Lebenskrisen, die zu länger anhaltenden Phasen der Belastung führen können. Beispiele sind Einschulung und Schulwechsel, Beginn einer neuen Arbeitsstelle, das Ausscheiden aus dem Berufsleben – Phasen, auf die sich Eltern, Schulen oder Arbeitsstellen gründlich vorbereiten können, wenn sie hierin unterstützt und geschult werden.

Vorhersehbare Krisen

Unvorhersehbare Ereignisse oder Krisen, wie sie etwa der Arbeitsplatzverlust, eine körperliche Erkrankung oder der Ausbruch eines Krieges darstellen, können nicht in dieser Weise geplant oder vermieden werden. Aber trotzdem können auch in diesen Fällen verschiedene Formen sozialer Unterstützung hilfreich sein: die Förderung bereits bestehender oder die Entwicklung neuer natürlicher Unterstützungsmaßnahmen; die Schulung von Helfern; die Beratung von Institutionen wie Schulen (Leaf et al. 1997; Sampaio Faria et al. 1997; Mubbashar 1997), Polizei, Strafrechtsorganen und Sozialdiensten; die Förderung kommunaler Interessengemeinschaften; schließlich nicht zuletzt Aufklärungskampagnen der Bevölkerung über seelische Gesundheit bzw. Krankheit.

Unvorhersehbare Krisen

Untersuchungen weisen darauf hin, daß vielen Menschen häufig nur sehr wenig bekannt ist über das Angebot an psychiatrischen Beratungs- und Behandlungsstellen in ihrer Umgebung. Besonders Schulen und den

Gesundheitliche Aufklärung

Medien kommt eine wichtige Aufgabe beim Abbau von Vorurteilen zu. Eine solche gesundheitliche Aufklärung zielt darauf ab, die Fähigkeit sowohl psychisch gesunder wie gefährdeter Menschen zu stärken, mit vorhersehbaren Lebensveränderungen wie auch mit weniger gut voraussagbaren Lebensbelastungen zurechtzukommen.

Einführung von Maßnahmen zur Förderung seelischer Gesundheit am Arbeitsplatz

Vernachlässigung der seelischen Gesundheit

Während Arbeitgebern und Betrieben schon seit langem an der körperlichen Gesundheit ihrer Belegschaft gelegen ist und sie in jüngerer Vergangenheit ihr besonderes Augenmerk auf die Vermeidung von Gesundheitsproblemen in Verbindung mit Alkohol, Drogen oder einer HIV-Infektion gerichtet haben, sind Probleme der seelischen Gesundheit eher vernachlässigt worden. Die Gründe für diesen Mangel an Beachtung seelischer Gesundheit sind unterschiedlich: Zu nennen sind Vorurteile im Zusammenhang mit psychischer Krankheit, die Tatsache, daß die häufigen depressiven und Angststörungen häufig verschwiegen werden, sowie die nur relativ spärlichen harten wissenschaftlichen Daten zu den ökonomischen und sozialen Gesamtkosten, die durch psychische Störungen in der Arbeitswelt entstehen. Daneben hat die Ansicht der Arbeitgeberseite, sich um psychische Probleme nicht kümmern zu müssen, da sie für diese auch nicht verantwortlich sei, eine lange Tradition.

Ökonomische Belastung der Wirtschaft durch psychische Störungen

Trotzdem – gleichgültig ob Arbeitsbedingungen ursächlich zur Entstehung psychischer Krankheiten beitragen können oder nicht – die ökonomische Belastung der Wirtschaft durch seelische Störungen (verminderte Arbeitsleistung, häufiger Wechsel von Arbeitskräften, Fehlzeiten durch Krankheit, Unfälle) ist beträchtlich (Jenkins 1995 a, b; Kessler u. Frank 1997) und muß sowohl von den Betrieben wie der Gesellschaft getragen werden.

Zentrale Punkte betrieblicher Gesundheitspolitik

Betriebliche Gesundheitspolitik beinhaltet systematische Richtlinien zur Gesundheitsförderung, über die zwischen der Belegschaft, der Arbeitgeberseite und Organen wie den Gewerkschaften Einigkeit erzielt wurde. Diese schließen z. B. folgende Punkte ein:

- die Gesundheitsförderung der gesamten Belegschaft anzustreben,
- die gleichrangige Berücksichtigung physischer wie psychischer Gesundheit,
- die Erkenntnis, daß psychische Probleme viele Ursachen haben können, die sowohl Belastungen am Arbeitsplatz wie auch solche in der außerbetrieblichen Umwelt einschließen,
- die Auflistung von Faktoren, die zu einer vermehrten Belastung innerhalb des Betriebes führen könnten (individuell auf der Grundlage von Gesprächen mit der Belegschaft und einer Bedarfsplanung erstellt),
- die Erkenntnis, daß private Faktoren (etwa die Wohnsituation, familiäre Konflikte oder der Verlust eines nahen Angehörigen) die ohnehin bestehende Belastung von Arbeitskräften noch verstärken können und
- das Bekenntnis des Betriebes zu offenen und aktiven Maßnahmen.

Diese Maßnahmen können bedeuten,

Konkrete Maßnahmen

- die Kenntnisse über Ursachen psychischer Probleme auf seiten der Belegschaft zu fördern,
- Arbeitsplatzstreß zu mindern und Mitarbeitern bei der Streßbewältigung zu helfen,
- auftretenden psychischen Problemen durch frühes Erkennen wirksam zu begegnen (etwa durch frühe Hinzuziehung eines Arztes oder durch Aufklärung über Hilfs- und Behandlungsstellen),
- Arbeitskräften nach Besserung psychischer Probleme die Rückkehr an ihren Arbeitsplatz zu erleichtern und dem Betrieb hierdurch dessen Kenntnisse und Fertigkeiten zu erhalten.

Wenn Arbeitgeber erst einmal erkennen, welche Kosten ihren Betrieben durch mangelnde Leistungsfähigkeit aufgrund von psychischen Störungen und durch häufigen Arbeitskräftewechsel entstehen, werden sie Bemühungen um eine effektivere Versorgung und leichtere Zugänglichkeit zu entsprechenden Diensten auch unterstützen.

Verbesserung der Prozeßqualität der Versorgung

Die Versorgung psychisch Kranker erfordert ein planmäßiges Vorgehen, das eine systematische Erfassung der gesundheitlichen und sozialen Bedürfnisse, Überlegungen zur Erfüllung dieser Ansprüche, die Koordination von Versorgungsleistungen durch einen hierzu bestimmten Spezialisten auf dem Gebiet gesundheitlicher oder sozialer Belange und die regelmäßige – an den Einzelfall angepaßte – Beurteilung des Verlaufs bis zu einer Besserung des Zustandes eines Patienten einschließt.

Beurteilung einer Gefährdung und Umgang mit entsprechenden Patienten

Eine systematische Erfassung von Gefährdung sollte die ausführliche Einschätzung des Risikos gegen sich selbst oder gegen andere gerichteter aggressiver Handlungen eines Patienten einschließen. Dem Erkennen einer Gefährdung muß ein sachgerechtes Vorgehen folgen. Im wesentlichen kommt es bei der Beurteilung, ob ein Patient als gefährdet einzuschätzen ist, darauf an, sämtliche Informationen über seine Vorgeschichte, dessen aktuellen psychischen Zustand und seine soziale Kompetenz sowie Informationen zu früherem Verhalten heranzuziehen; ohne diese ist eine verläßliche Beurteilung nicht möglich. Relevante Informationen können sowohl von den Behandelnden wie vom Patienten selbst, von Angehörigen, Pflegern, Freunden, der Polizei, Bewährungshelfern, dem Vermieter, Sozialarbeiter, evtl. auch aus lokalen Zeitungen oder aus Hinweisen der Nachbarn stammen.

Nutzung unterschiedlicher Informationsquellen

Bei Kenntnis der Vorgeschichte eines Patienten ist es häufig möglich anzugeben, unter welchen Umständen sein Eigen- oder Fremdgefährdungsrisiko ansteigt. Eine Beurteilung kann dann im nächsten Schritt Hinweise darauf geben, was zur Senkung der Gefährdung zu tun ist und

Risikominderung

welche Chancen für eine tatsächliche Risikominderung die vorgeschlagenen Interventionsmöglichkeiten bieten. Beispiele solcher kritischer Situationen sind das eigenmächtige Absetzen von Medikamenten durch den Patienten oder Alkohol- oder Drogenmißbrauch. Die betreuenden Personen sollten Erfahrungen in solchen Risikobeurteilungen haben, sich der latenten Risikofaktoren für Suizidalität im gegebenen Fall bewußt und in der Lage sein, den Patienten zu möglichen Suizidabsichten zu befragen. Die Phase unmittelbar nach Entlassung aus dem Krankenhaus birgt ein besonders hohes Risiko für sozialen Rückzug oder Aggressivität und Suizidalität, was die Notwendigkeit betont, die Frage der Eigen- oder Fremdgefährdung vor der Entlassung aus stationärer Behandlung zu klären und den Patienten auch nach seiner Entlassung ausreichend weiter zu betreuen.

Kontrollverfahren

Auch im besten Versorgungssystem ist nicht auszuschließen, daß Fehler unterlaufen oder Unvorhergesehenes passiert. Es ist unabdingbar, daß sämtliche Personen, die mit der Planung und Unterhaltung psychiatrischer Hilfsdienste befaßt sind, jede Gewalttat, in die eine psychisch kranke Person verwickelt ist, umgehend und objektiv untersuchen, auch um hieraus für die Zukunft zu lernen.

Beurteilung in verschiedenen Behandlungsphasen

Optimale Kontrollverfahren erfordern die getrennte und gemeinsame Beurteilung zu Beginn einer Betreuung oder Behandlung (zur Frage, wer behandelt werden soll und wer nicht, und zur Frage, welche Versorgungsleistungen dem neu aufgenommenen Patienten zukommen sollen), während des Behandlungsverlaufs sowie eine Beurteilung des Behandlungserfolgs und des weiteren Verlaufs nach Ende der Behandlung oder Betreuung. Wie schon zuvor erwähnt, kommt es besonders darauf an, daß diese Überprüfungen echte Bemühungen darstellen, unabhängig Rechenschaft über die Effizienz jeder einzelnen dieser kritischen Phasen des Behandlungsverlaufs abzulegen. Es kommt nur allzuhäufig vor, daß dies nicht erfüllt wird und vorgebliche Prüfungen zu einer reinen Buchhaltung verkommen, die lediglich die gängige Praxis rechtfertigt und keine unabhängige Beurteilung erlaubt, um notwendige Änderungen des Systems bewirken zu können.

Multidisziplinäre Kontrollverfahren

Solche Kontrollverfahren sollten umfassend sein und multidisziplinär alle Personen berücksichtigen, die an der Behandlung eines Patienten beteiligt sind, einschließlich der allgemeinärztlich Tätigen und der Familie des Patienten. Das Ziel besteht nicht darin, „Sündenböcke" zu finden, sondern aus Geschehenem für die Zukunft zu lernen. Solche Prüfungen sind selbstverständlich nur ein Teil des Ganzen und sollten deshalb im Kontext einer systematischen Verlaufsbeurteilung gesehen werden.

Verwendung und Veröffentlichung von Patientendaten

Die Verwendung medizinischer Daten ist besonders im Bereich der psychiatrischen Gesundheitsversorgung kritisch. Es sind Fälle bekannt, in denen die unterlassene Weitergabe von Informationen, etwa über frühere Gewalttätigkeit eines Patienten, zu einer Gefährdung des Patienten selbst, des Betreuungspersonals und der Allgemeinheit geführt hat. Für eine effektive und kollegiale Zusammenarbeit der verschiedenen beteiligten Stellen und Institutionen ist der Austausch medizinischer Informationen von ganz entscheidender Bedeutung. Auch eine gemeinsame Betreuungsplanung durch die beteiligten Stellen erfordert einen solchen Informationsaustausch. Auf der anderen Seite haben psychisch Kranke denselben Anspruch auf eine vertrauliche Behandlung ihrer medizinischen Daten wie jeder andere Patient oder Klient auch.

Notwendiger Austausch von Informationen

Patientendaten unterliegen der Schweigepflicht. Generell sollten Angaben eines Patienten nicht ohne dessen Zustimmung an Dritte weitergegeben oder zu einem anderen als dem ursprünglichen Zweck benutzt werden. An dieser Verpflichtung sollte jedoch nur insoweit festgehalten werden, wie sie nicht zu Nachteilen für den Patienten oder das öffentliche Interesse führt. Der Patient sollte deshalb darauf hingewiesen werden, daß persönliche Daten evtl. zwischen den medizinischen und psychosozialen Stellen zur Planung und effektiven Behandlung ausgetauscht werden müssen und dies im Rahmen des normalen Verfahrens zur Erfassung und Erfüllung des Behandlungsbedarfs geschieht. Alle weitergegebenen Informationen sollten jedoch auf das für den Empfänger erforderliche Ausmaß beschränkt werden. Eine Weitergabe durch diesen an Dritte sollte unterbleiben, es sei denn, er ist hierzu explizit berechtigt oder der Patient hat hierzu ausdrücklich sein Einverständnis erklärt oder ihm ist bewußt, daß die Weitergabe von medizinischen Daten für die ordnungsgemäße Organisation der Versorgung erforderlich ist.

Schweigepflicht

Einverständnis des Patienten

Es sind besondere Umstände denkbar, in denen die Preisgabe vertraulicher Informationen von Rechts wegen angeordnet wird oder – ausnahmsweise auch bei Fehlen einer Einwilligung des Patienten – im öffentlichen Interesse erfolgt (dies könnte z.B. in besonderen Fällen einer Person mit einer Vorgeschichte von Gewalttaten der Fall sein). Hierbei ist aber das öffentliche Interesse gegenüber der Schweigepflicht unter den besonderen Umständen sorgfältig abzuwägen. Dies kann außerordentlich schwierig sein und die Hinziehung eines Juristen erfordern. Es kommt darauf an, Daten im richtigen Maß an Personen weiterzugeben, die diese benötigen. Mitarbeiter z.B. pauschal über die Gewalttätigkeit einer Person zu unterrichten, ist wahrscheinlich weniger hilfreich als zu erklären, unter welchen Umständen bei dieser Person mit aggressivem Verhalten zu rechnen ist und wie solche Situationen vermieden werden können.

Weitergabe vertraulicher Informationen

5.10 Fragen des Personalbedarfs

Für die Qualität psychiatrischer Behandlungseinrichtungen ist es wichtig, eine ausreichende Mitarbeiterzahl aufzubauen und zu erhalten. Dies veranlaßte die deutsche Regierung beispielsweise dazu, im Jahr 1991 ein Gesetz herauszubringen, das die Mindestzahl an Ärzten, Psychologen, Krankenschwestern, Sozialarbeitern und Beschäftigungstherapeuten in psychiatrischen Krankenhäusern gemäß den individuellen Anforderungen eines jeden Krankenhauses festlegt. Um gute Mitarbeiter zu halten, sollte auf deren gründliche Einarbeitung, Förderung und arbeitsmedizinische Versorgung geachtet werden. Die Einsatzpläne sollten zudem ausreichend flexibel sein, um zuzulassen, daß sie sich Kompetenz im Umgang mit speziellen Störungsbildern aneignen können, daß Kontakte mit den Fachgesellschaften ausgebaut werden können, daß wissenschaftliche und akademische Kenntnisse entwickelt werden können (z.B. durch Freistellungen für Lehr- oder Forschungstätigkeiten), daß Verbindungen zu akademischen Einrichtungen aufgebaut und klinische Sachkenntnisse in speziellen Bereichen wie der Psychotherapie oder forensischen Medizin gesammelt werden können.

6 Schlußfolgerungen

Gute Einrichtungen sind solche, die das Individuum und seine sozialen, kulturellen, ethnischen, religiösen und philosophischen Grundsätze respektieren, in denen die Bedürfnisse des einzelnen berücksichtigt werden, in denen in einer so wenig wie möglich restriktiven Umgebung behandelt wird und die Behandlung darauf abzielt, die Selbstbestimmung und Selbstverantwortung des einzelnen zu fördern, und die in der Versorgung und Behandlung darauf ausgerichtet sind, für jeden einzelnen das größtmögliche Ausmaß an Gesundheit und Wohlergehen zu erreichen.

Der Erfolg hängt dabei von einer kritischen Analyse des derzeitigen Zustandes, einer Vorstellung des zu erreichenden Zieles, einer Strategie, um dorthin zu gelangen, und einem entsprechenden Engagement von Politikern, den in den Einrichtungen medizinisch oder auf der Verwaltungsebene Tätigen sowie von der Allgemeinbevölkerung ab.

7 Literatur

**Armstrong E (1997) The primary mental health care toolkit. Royal College of General Practitioners, London

Bierman KL (1986) Process of change during social skills training with preadolescents and its relation to treatment outcomes. Child Dev 57:230–240

Bond LA, Compass BE (1989) Primary prevention and promotion in schools. Sage, Newbury Park

Commonwealth of Australia (1994) Better health outcomes for Australians – national goals, targets and strategies for better health outcomes into the next century. Australian Government Publishing Service, Canberra

Commonwealth of Australia (1996) National Mental Health Report 1995. Commonwealth Department of Health and Family Services, Canberra

Conway M, Shepherd G, Melzer D (1996) Effectiveness of intervention for mental illness – implications for commissioning. In: Thornicroft G, Strathdee G (eds) Commissioning mental health services. HMSO, London, pp 247–264

Croghan TW, Johnstone BM, Buesching DP, Gorospe KJ, Kessler RC (in preparation) Information needs for medication coverage decisions in a state Medicaid program

Department of Health (1992) The health of the nation: a strategy for health in England. HMSO, London

**Department of Health (1994a) Mental illness, 2nd edn. HMSO, London (Health of the nation key area handbook)

Department of Health (1994b) Report of the Working Group on High Security and Related Psychiatric Provision. Department of Health, London

Department of Health (1994c) Confidential enquiry into homicides and suicides by mentally ill people. Preliminary report on homicide (Reed Report). Department of Health, London

**Department of Health (1995) Building bridges. Department of Health, London

**Department of Health (1996) ABC mental health in the workplace. HMSO, London

Durlak JA (1995) School-based prevention programmes for children and adolescents. Sage, Thousand Oaks

Farrar M (1996) Monitor quality. In: Thornicroft G, Strathdee G (eds) Commissioning mental health services. HMSO, London, pp 293–308

Glover G (1996) Mental illness needs index (MINI). In: Thornicroft G, Strathdee G (eds) Commissioning mental health services. HMSO, London, pp 53–58

Glover G, Gould K (1996) Performance indicators in mental health services. In: Thornicroft G, Strathdee G (eds) Commissioning mental health services. HMSO, London, pp 265–272

Goldberg D, Gater R (1991) Estimates of need. Psychiatr Bull 15:593–595

Griffiths S, Wiley I, Jenkins R (eds) (1992) Creating a common profile for mental health. HMSO, London

Hawkins J, Catalono RF, Morrison DM, ODonnell J, Abbott RD, Day LE (1992) The Seattle Social Development Project: effects of the first four years on protective factors and problem behaviours. In: McCord J, Tremblay R (eds) Preventing antisocial behaviour: interventions from birth through adolescence. Guildford, New York

Jenkins R (1985a) Minor psychiatric morbidity in employed young men and women, and its contribution to sickness absence. Br J Indust Med 42:147–154

Jenkins R (1985b) Minor psychiatric morbidity and labour turnover. Br J Indust Med 42:534–539

**Jenkins R (1990) Towards a system of outcome indicators for mental care. Br J Psychiatry 157:500–514

Jenkins R (1992) Developments in primary care of mental illness – a forward look. Int Rev Psychiatry 4:237–242

Jenkins R (1994a) The health of the nation – recent government policy and legislation. Psychiatr Bull 18:324–327

Jenkins R (1994b) Viewpoint – mental health at work – why is it so under-researched? J Occup Med 43:65–67

Jenkins R (1996a) England's policy on severe mental illness. Epidemiol Psychiatr Social 5:31–37

Jenkins R (1996b) Psychiatry and the health of the nation: the view from the Department of Health. Br J Hosp Med 56:155–158

Jenkins R, Coney N (eds) (1992) Prevention of mental ill health at work. HMSO, London

Jenkins R, Field V (1996) Primary care of schiozophrenia, 2nd edn. HMSO, London

Jenkins R, Griffiths (eds) (1991) Indicators for mental health in the population. HMSO, London

Jenkins R, Knapp M (1996) Use of health economic data by health administrators in national health system. In: Morscarelli M, Rupp A, Sartorius N (eds) Economics of schizophrenia. Wiley, New York

Jenkins R, Üstün TB (eds) (1997) Mental health promotion and prevention in primary care. Wiley, New York

Jenkins R, Warman D (eds) (1993) Promoting mental health policies in the workplace. HMSO, London

**Jenkins R, Griffiths S, Hawton K, Morgan G, Tylee A, Wylie I (eds) (1994) Prevention of suicide. HMSO, London

**Jenkins R, Bebbington P, Brugha T, Farrell M, Gill B, Lewis G, Meltzer H, Petticrew M (1997a) The national psychiatric morbidity surveys of Great Britain – strategy and methods. Psychol Med 27:765–774

**Jenkins R, Bebbington P, Brugha T, Farrell M, Gill B, Lewis G, Meltzer H (1997b) The national psychiatric morbidity surveys of Great Britain – initial findings from the household survey. Psychol Med 27:775–789

Johnson S, Thornicroft G, Strathdee G (1996) Assessing population needs. In: Thornicroft G, Strathdee G (eds) Commissioning mental health services. HMSO, London, pp 37–52

Kellam SA, Rebock GW (1992) Building development and aetiological theory through epidemiologically based preventive intervention trials. In: McCord J, Trembloy RE (eds) Preventing antisocial behaviour: interventions from birth through adolescence. Guildford, New York, pp 162–195

Kessler RC, Frank RG (1997) The impact of psychiatric disorders on work loss days. Psychol Med 27:861–874

Kessler RC, Olfson M, Berglund M, Katz SJ, Lin E, Leaf P (1997a) Differences in the use of psychiatric outpatient services between the United States and Ontario. N Engl J Med 226:551–557

Kessler RC, Mickelson KD, Zhao S (1997b) Patterns and correlates of self help group membership in the US. Social Policy 27:27–46

Kessler RC, Olfson M, Berglund PA (in press) Patterns and predictors of treatment contact after first onset of a psychiatric disorder. Am J Psychiatry

Kingdon DG (1994a) Interprofessional collaboration in mental health. J Interprof Care 6:141–148

Kingdon DG (1994b) The care programme approach. Psychiatr Bull 18:68–70

Kingdon DG (1994c) Making care programming work. Adv Psychiatr Treat 2:41–46

Kingdon D, Jenkins R (1995) Suicide prevention in England. Ital J Suicidol 5:9–17

Kingdon D, Jenkins R (1996) Adult mental health policy. In: Thornicroft G, Strathdee G (eds) Commissioning mental health services. HMSO, London, pp 1–12

Knudsen HC, Thornicroft G (1996) Mental health service evaluation. Cambridge Univ Press, Cambridge

Leaf PJ, Bognor M, Webb MB (1997) The East Baltimore mental health partnership. In: Henggeler SE, Santos AB (eds) Innovative approaches for difficult to treat populations. American Psychiatric Press, Washington, pp 117–138

Lloyd K, Jenkins R (1995) The economics of depression in primary care – Department of Health initiatives. Br J Psychiatry 166(Suppl 27):60–62

Lloyd K, Jenkins R, Mann A (1996) The longterm outcome of patients with neurotic illness in general practice. Br Med J 313:26–28

Meltzer H, Gill B, Petticrew M, Hinds K (1995a) OPCS surveys of psychiatric morbidity in Great Britain, report no 1. The prevalence of psychiatric morbidity among adults living in private households. HMSO, London

Meltzer H, Gill B, Petticrew M, Hinds K (1995b) OPCS surveys of psychiatric morbidity in Great Britain, report no 2. Physical complaints, service use and treatment of adults with psychiatric disorders. HMSO, London

Meltzer H, Gill B, Petticrew M, Hinds K (1995c) OPCS surveys of psychiatric morbidity in Great Britain, report no 3. Economic activity and social functioning of adults with psychiatric disorders. HMSO, London

Meltzer H, Gill B, Petticrew M, Hinds K (1996a) OPCS surveys of psychiatric morbidity in Great Britain, report no 4. The prevalence of psychiatric morbidity among adults living in institutions. HMSO, London

Meltzer H, Gill B, Petticrew M, Hinds K (1996b) OPCS surveys of psychiatric morbidity in Great Britain, report no 5. Physical complaints, service use, treatment of residents with psychiatric disorder. HMSO, London

Meltzer H, Gill B, Petticrew M, Hinds K (1996c) OPCS surveys of psychiatric morbidity in Great Britain, report no 6. Economic activity and social functioning of residents with physical disorders. HMSO, London

Meltzer H, Gill B, Petticrew M, Hinds K (1996d) OPCS surveys of psychiatric morbidity in Great Britain, report no 7. Psychiatric morbidity among homeless people. HMSO, London

Miller V, Rosen A, Parker G (1995) A guide to standards of care and quality assurance for area integrated mental health services (AIMHS). AIMHS Standards Project, Chatswood, Australia

Ministry of Health (1997a) An approach for action – phase two in the development of a national strategy to help prevent youth suicide in New Zealand. Ministry of Health, Wellington

Ministry of Health (1997b) The national mental health standards. Ministry of Health, Wellington

Mohit A (1997) Training packages in developing countries. In: Jenkins R, Üstün TB (eds) Preventing mental illness – mental health promotion in primary care. Wiley, Chichester, pp 253–259

Mrazek PJ, Haggerty RJ (1994) Reducing risks of mental disorders – frontiers for preventive intervention research. National Academy Press, Washington

Mubbashar M (1997) School mental health program in Pakistan. In: Jenkins R, Üstün TB (eds) Preventing mental illness – mental health promotion in primary care. Wiley, Chichester, pp 329–336

**Murray JL, Lopez AD (1996) The global burden of disease. Harvard Univ Press/WHO, Boston

Murthy RS (1997) Applications of interventions in developing countries. In: Jenkins R, Üstün TB (eds) Preventing mental illness – mental health promotion in primary care. Wiley, Chichester, pp 117–130

*NHS Executive (1996a) The spectrum of care: local services for people with mental health problems. Department of Health, Leeds

*NHS Executive (1996b) 24-Hour nursed care for people with severe and ensuring mental illness. Department of Health, Leeds

*Paykel E, Jenkins R (1996) Prevention of mental disorder. Gaskell, London

*Rosen A, Miller V, Parker G (1995) Area integrated mental health services standards (AIMHS). AIMHS Standards Project, Chatswood, Australia

Rotheram MJ (1982) Social skill training with underachievers, disruptive and exceptional children. Psychol Schools 19:532–539

*Royal College of Psychiatrists (1996) Report of the confidential inquiry into homicides and suicides by mentally ill people. Royal College of Psychiatrists, London

Rutz W (1996) Prevention of suicide and depression. Nordic J Psychiatry 50(Suppl 37):61–67

Sampaio Faria J, Weare K, Gray G (1997) Mental health promotion in schools. In: Jenkins R, Üstün TB (eds) Preventing mental illness. Wiley, Chichester

Schmidtke A, Hafner H (1988) The Werther effect after television films: new evidence for an old hypothesis. Psychol Med 18:665–676

Strathdee G, Jenkins R (1996) Purchasing mental health care for primary care. In: Thornicroft G, Strathdee G (eds) Commissioning mental health services. HMSO, London, pp 71–84

Stevens A, Gabbay J (1991) Needs assessment. Health Trends 23:20–23

Tessler RC (1987) Continuity of care and client outcome. Psychosocial Rehabil J 11:39–53

Tessler RC, Willis G, Gubman GD (1986) Defining and measuring continuity of care. Psychosocial Rehabil J 10:27–38

Test MA (1979) Continuity of care in community treatment. New Direction Mental Health Services 2:15–23

Üstün TB, Sartorius N (1995) The background and rationale of the WHO Collaborative Study on Psychological Problems in General Health Care. In: Üstün TB, Sartorius N (eds) Mental illness in general health care. Wiley, Chichester

Wig NN, Murthy R (1994) From mental illness to mental health. Health Millions 20/4:2–4

Wing JK (1992) Epidemiology based mental health needs assessment: a review on psychiatric disorders. ICD10 F2–F6. HMSO, London

Wing J, Curtis R, Beevor A (1996) Health of the nation outcome scales (HoNOS). Royal College of Psychiatrists Research Unit, London

WHO (1996) Diagnostic and management guidelines for mental disorders in primary care. ICD10. Chapter V: Primary care version. Hogrefe & Huber, Göttingen

KAPITEL 12

Qualitätssicherung in der Psychiatrie

W. GAEBEL

1 Allgemeine Grundlagen

Gebot qualitätsbewußten ärztlichen Handelns

Das Gebot qualitätsbewußten ärztlichen Handelns ist so alt wie die Medizin selbst. Wissen und Können zum Heil der Kranken, nie zu ihrem Verderben oder Schaden einzusetzen, sind bereits grundlegende Prinzipien des hippokratischen Eides. Heute gilt es vorrangig, das erreichte Leistungsniveau medizinischer Versorgung zu sichern und zu verbessern. Gründe für die Einführung qualitätssichernder Maßnahmen waren einerseits Wissenszuwachs und Spezialisierung, aber auch kritische Distanz der Gesellschaft zur Medizin sowie nicht zuletzt Kostendämpfungsbestrebungen aufgrund zunehmend begrenzter Ressourcen im Gesundheitswesen (vgl. Eichhorn 1987).

Sicherung und Verbesserung des erreichten Leistungsniveaus medizinischer Versorgung

Medizinische Versorgung umfaßt Diagnostik und Behandlung, Vor- und Nachsorge sowie Rehabilitation. Der Gesamtbereich bedarf gesundheitspolitischer Planung, Organisation und Koordination. Um Qualität aber überhaupt „sichern" und möglichst auch verbessern zu können, müssen zunächst Qualitätsstandards definiert sowie Methoden zu ihrer praktischen Umsetzung und fortlaufenden Überprüfung des Erreichten entwickelt werden. Qualitätssicherung in der Medizin dient demnach der Garantie einer dem fachlichen Kenntnisstand entsprechenden rationalen Krankenbehandlung in allen Bereichen der Versorgung – auch in der Psychiatrie.

Aufgrund der Häufigkeit psychischer Störungen und ihrer Komplexität hinsichtlich dispositioneller, auslösender, aufrechterhaltender und chronifizierender Bedingungen, die eine mehrdimensionale Diagnostik, Behandlung und Rehabilitation in einem institutionell differenzierten Versorgungssystem erfordern, ist eine systematische Qualitätssicherung in der Psychiatrie besonders geboten. Ihre allgemeinen konzeptuellen, methodischen und organisatorischen Voraussetzungen sind im folgenden dargestellt.

1.1 Konzept und Definitionen

Definition Qualität

Ausgangspunkt eines Konzepts zur Qualitätssicherung in der Medizin muß zunächst eine Definition von Qualität sein. In der nichtmedizinischen Sach- und Dienstleistung, wo Qualitätskontrolle und Qualitätssicherung vertraute Begriffe sind, wird Qualität nach DIN-Norm als „die Gesamtheit von Merkmalen einer Einheit bezüglich ihrer Eignung, festgelegte und vorausgesetzte Erfordernisse zu erfüllen", definiert (DIN ISO 8402) (DIN 1992). Eine operationale Definition aus dem medizinischen Bereich – „Quality is the degree of adherence to a standard" (Fifer 1980) – verdeutlicht, daß Qualität nur im Hinblick auf explizite Standards beurteilbar ist.

Qualitätsstandards

Standards können prinzipiell anhand statistisch-quantitativer und/oder qualitativer Normen definiert werden – in der Regel müssen sich beide ergänzen. Normative Qualitätsstandards in der Medizin hat beispielsweise die American Medical Association (1986) vorgelegt (Übersicht 1). Sie haben uneingeschränkt auch für die Psychiatrie Gültigkeit.

- Betonung von Gesundheitsförderung, Vorbeugung von Krankheit und Invalidität, Früherkennung und Behandlung

- Zeitgerechte Behandlung ohne unnötige Verzögerung, Unterbrechung, voreiligen Behandlungsabschluß oder Behandlungsverlängerung

- Gewährleistung der Teilnahme und Kooperation des/der Patienten/in am Prozeß der Behandlung und Therapieentscheidungen

- Festhalten an erprobten Grundsätzen der medizinischen Wissenschaft bei sachkundigem und angemessenem Einsatz anderer Gesundheitsberufe und Technologien

- Einfühlsame Behandlung unter Berücksichtigung der durch die Krankheit verursachten Anspannung und Angst, Sorge für das Wohlbefinden der ganzen Familie

- Erreichen eines guten Behandlungsergebnisses durch sinnvollen Gebrauch von Technologien und anderen Behandlungsmöglichkeiten

- Ausreichende Dokumentation des Befindens der Patienten, um eine gleichmäßige und kollegiale Beurteilung zu erreichen

Übersicht 1.
Merkmale eines hohen
medizinischen
Behandlungsstandards
(American Medical
Association)

Spezielle Behandlungsstandards sollten zunehmend auf den Ergebnissen empirischer Therapieevaluationen unter Berücksichtigung notwendiger Modifikationen in der Behandlungspraxis basieren.

Die „evidence-based medicine" (Ellis et al. 1995; Naylor 1995) bzw. „evidence-based psychiatry" (Goldner u. Bilsker 1995) geht davon aus, daß die medizinische Praxis auf den bestmöglichen Informationen basieren sollte, d.h. auf den – metaanalytisch ausgewerteten – Ergebnissen wissenschaftlicher Standards genügender Studien (s. auch Kap. 10 in diesem Band). Hier deutet sich ein Paradigmenwechsel an: „Evidenzorientierte Medizin legt weniger Gewicht auf Intuition, unsystematische klinische Erfahrung und pathophysiologische Grundprinzipien als ausreichende Grundlage für klinische Entscheidungen und betont die Suche nach empirischen Belegen durch die klinische Forschung" (Evidence-Based Medicine Working Group 1992, zit. nach Goldner u. Bilsker 1995).

„evidence-based
psychiatry"

Zu diesem Zweck sollte künftig angestrebt werden, im Aristotelischen Sinn klinische Erfahrung und klinischen Scharfsinn („phronesis") mit wissenschaftlicher Erkenntnis („techne") in der Praxis besser auszubalancieren (Goldner u. Bilsker 1995). Hierzu muß der Arzt mit wissenschaftlichen Denkmethoden vertraut und in der Lage sein, sich über das vorhandene empirische Wissen zu informieren. In modernen Informationssystemen verfügbare Studienergebnisse, Metaanalysen oder Leitlinien bieten die erforderliche Grundlage (z.B. Antes et al. 1995; Arbeitsgemeinschaft Cochrane Collaboration 1996).

Grundlegende Zusammenhänge in der Qualitätssicherung werden – nicht immer einheitlich – durch die Begriffe Norm, Kriterium, Stan-

Übersicht 2.
Grundlegende Begriffe
der Qualitätssicherungs-
norm. Die Güte bestim-
mende allgemeine Vor-
schriften (Donabedian
1982)

Kriterium	Quantifizierbares Merkmal zur Beurteilung der Versorgungsqualität (Donabedian 1982)
Standard	Der präzise Nennwert zur Spezifizierung eines adäquaten, akzeptablen oder optimalen Qualitätsniveaus (Donabedian 1982)
Indikator	Indikatoren sind Abweichungen erfassende Variablen (Bertolote 1993)
Schwellenwert	Der vorher festgelegte Wert in einem Indikatorensatz, der eine intensive Beurteilung in Gang setzt (Fauman 1989)
Leitlinie	Leitlinien sind systematisch entwickelte Vorschriften zur Unterstützung der im Gesundheitswesen Tätigen und des Patienten für eine angemessene Gesundheitsversorgung bei bestimmten klinischen Zustandsbildern (AHCPR: Agency for Health Care Policy and Research, zit. nach AWMF 1995)
Struktur(qualität)	Struktur beschreibt physische, organisatorische und andere Charakteristika des Versorgungssystems und seiner Umgebung (Donabedian 1966, 1986)
Prozeß(qualität)	Prozeß umfaßt die der Versorgung des Patienten dienenden Aktivitäten (Donabedian 1966, 1986)
Ergebnis-(qualität)	Das Erreichte; normalerweise eine Verbesserung der Gesundheit, aber ebenso in den Einstellungen, dem Wissen und dem Verhalten, die zukünftiger Gesundheit zuträglich sind (Donabedian 1966, 1986)

dard, Indikator, Schwellenwert und Leitlinie beschrieben (Bertolote 1993; Donabedian 1982; Fauman 1989; Wilson u. Phillips 1992) (Übersicht 2).

Zentrale Begriffe der Qualitätssicherung

In dieser Terminologie stellt beispielsweise die Dosierung eines Psychopharmakons eine empirisch-statistisch gefundene Qualitätsnorm dar. Ein entsprechendes quantitatives Kriterium wäre z.B. der mittlere wirksame Tagesdosisbereich. Standard ist die normative Vorgabe eines definierten Dosisbereichs im Sinne eines Qualitätsoptimums. Da eine hundertprozentige Übereinstimmung aus unterschiedlichen Gründen (s. unten) nicht erwartet werden kann, muß ein Schwellenwert oder Referenzbereich festgelegt werden, oberhalb oder unterhalb dessen z.B. ein Qualitätsreview („audit") in Gang gesetzt werden soll. Die Behandlungsqualität mit einem bestimmten Psychopharmakon könnte unter Dosierungsaspekt u.a. anhand der Abweichung von diesem Standard beurteilt werden. Leitlinien zur Behandlung mit einem bestimmten Psychopharmakon müßten neben praxisbezogenen Ausführungen zur Indikation, zum Dosisbereich und zur Behandlungsdauer obligatorische Routineuntersuchungen, Kontraindikationen, individuum- und settingspezifische Modifikationen etc. mit dem Ziel einer Anleitung zu optimiertem Handeln berücksichtigen.

Standards stellen demnach die Bezugsgröße für qualitätsbewußtes Handeln in der Medizin dar. Sie definieren, was der augenblickliche Stand des medizinischen Wissens und der ärztlichen Praxis ist, und bilden damit auch die Grundlage für Aus-, Fort- und Weiterbildung. Sie geben wissenschaftlich begründet vor, woran sich der Prozeß der Qualitätssicherung orientieren sollte (Gaebel 1995 a).

Qualitätsstandards

Ärztliche Standards sind durch Risiko-/Nutzen- und Kostenabwägungen bezüglich therapeutischer Zielvorstellungen zu relativieren und im Behandlungsverlauf wechselnden Erfordernissen anzupassen (vgl. Linden 1994). Sie sind keine rigiden Vorschriften, sondern finden ihre Grenze an der ärztlichen Ermessens- und Therapiefreiheit (Buchborn 1993). Letztere ist Voraussetzung für individuell immer notwendige, aber rational zu begründende Abweichungen von gruppenstatistisch gültigen Behandlungsstandards, ohne die ärztliche „Kunst" zu bloßer „Technik" denaturiert und innovative Behandlungsmöglichkeiten verschlossen bleiben. Aufgrund seiner Uneindeutigkeit – und des Beigeschmacks strikter Verbindlichkeit mit befürchteter Justitiabilität – sollte auf den Begriff Standard möglichst ganz verzichtet werden (vgl. Selbmann 1996).

Während im berufsrechtlichen Sinn unter Richtlinien die *verbindlichen* Regeln der ärztlichen Kunst verstanden werden, orientieren sich Leitlinien am Referenzbereich diagnostischer und therapeutischer Standards, während Empfehlungen und Stellungnahmen bloße Informationen und Handlungsvorschläge darstellen (Klinkhammer 1995). Leitlinien (s. unten) sollen den Arzt nicht binden, drücken aber doch eine gewisse Verbindlichkeit aus. Sie müssen dem jeweiligen Stand des Wissens angepaßt werden und sollten sich – in Anlehnung an § 70 SGBV (s. unten) – auf das Ausreichende und Zweckmäßige beschränken, an der Wirtschaftlichkeit orientieren und das Notwendige nicht überschreiten.

Richtlinien
Leitlinien

Empfehlungen

1.2 Instrumentelle Kategorien

Qualität und Qualitätssicherungsmaßnahmen werden üblicherweise anhand der instrumentellen Kategorien Struktur, Prozeß und Ergebnis weiter spezifiziert (Donabedian 1966; vgl. Übersicht 2).

Ergebnisqualität spiegelt optimalerweise das synergistische Zusammenwirken von Struktur- und Prozeßqualität der Behandlung/Versorgung wider und stellt demnach die für alle am Versorgungsprozeß Beteiligten wesentlichste instrumentelle Beurteilungskategorie dar. Andererseits steht Ergebnisqualität selbst bei lege artis durchgeführter Therapie nicht notwendigerweise in linearer Abhängigkeit zu diesen Eingangsgrößen, sondern wird durch eine Fülle von Moderatorvariablen (z.B. Spontanprognose, Komorbidität, Compliance) mitbestimmt, die das Behandlungsergebnis trotz optimaler Voraussetzungen suboptimal ausfallen lassen können. Beurteilungen der Ergebnisqualität müssen daher den mo-

Ergebnisqualität

derierenden Einfluß derartiger Variablen berücksichtigen (Fauman 1989) – z. B. beim Vergleich zwischen Institutionen, die sich in den Ausgangsmerkmalen ihrer Inanspruchnahmeklientel erheblich unterscheiden können.

Strukturqualität
Prozeßqualität

Eine nach gültigen Standards optimale Struktur- und Prozeßqualität kann grundsätzlich nur die Wahrscheinlichkeit eines optimalen Therapieergebnisses erhöhen (Schyve u. Prevost 1990). Untersuchungen zu diesen Zusammenhängen liegen bisher kaum vor.

1.3 Qualitätsverbesserungszyklus

Qualitätskontrolle und Qualitätssicherung sind in einem zyklischen Prozeß – dem PDCA-(Plan-Do-Check-Act)-Zyklus (vgl. Selbmann 1995) – mit dem Ziel einer Qualitätsverbesserung aufeinander bezogen (Abb. 1).

Qualitätskontrolle

Qualitätsbezogenes Planen (Problemanalyse), Kontrollieren (Problemerkennung, Evaluation) und Implementieren von Problemlösungen und Sicherungsmaßnahmen werden hierbei wiederholt durchlaufen. Qualitätskontrolle kann in regeltechnischer Konzeption als der gesamte Vergleichsprozeß einer definierten Zielgröße (Istwert), z. B. einer therapeutischen Maßnahme, mit einer definierten Leitlinie (Sollwert) aufgefaßt werden. Dabei können – entsprechend den o.a. instrumentellen Katego-

Abb. 1
Problemorientierter Qualitätssicherungszyklus. (Nach Selbmann 1995)

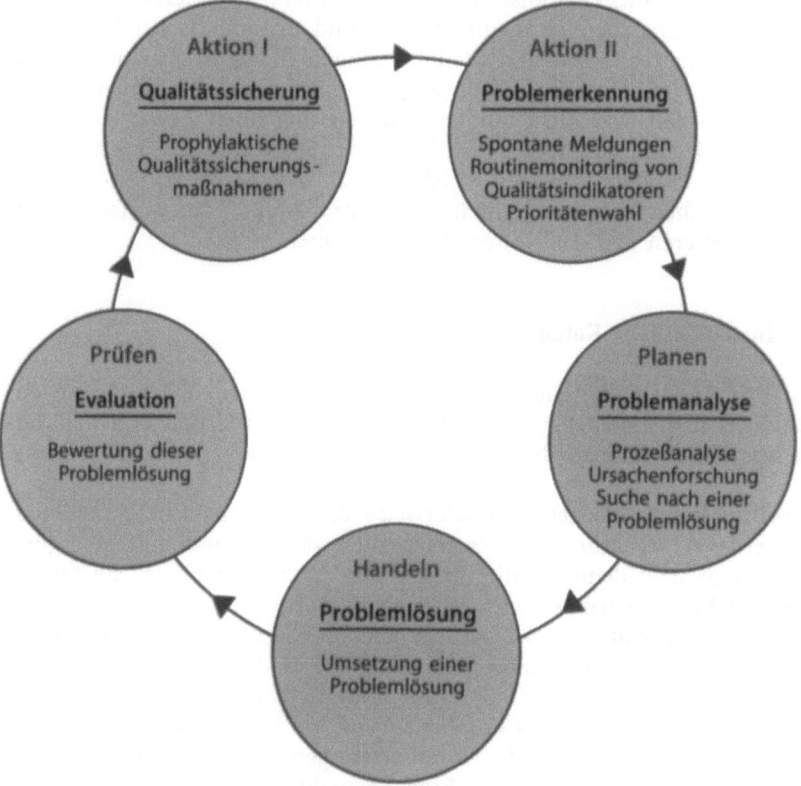

rien – Strukturparameter, Durchführungsmodalitäten und Ergebniskriterien zum Ausgangspunkt der Analysen gemacht werden.

Qualitätssicherung stellt die bei festgestellter Abweichung von einem definierten Toleranzbereich durchgeführte Problemanalyse mit anschließender Problemlösung dar (Fifer 1980). In DIN-Terminologie ist Qualitätssicherung nach DIN ISO 8402 durch „alle geplanten und systematischen Tätigkeiten, die notwendig sind, um ein angemessenes Vertrauen zu schaffen, daß ein Produkt oder eine Dienstleistung die gegebenen Qualitätsforderungen erfüllen wird", charakterisiert (DIN 1992). „Vertrauen durch Qualität" ist auch das Motto eines Münchner Modells zur Qualitätssicherung im Krankenhaus (Piwernetz et al. 1991).

Qualitätssicherung

Im angloamerikanischen Raum wird zwischen „quality assurance" (QA) und „utilization review" (UR) unterschieden. Quality assurance befaßt sich mit der Frage, ob eine Versorgung mit akzeptierten medizinischen Standards in Einklang steht, also bestimmte Gütekriterien erfüllt; die Utilization review fragt nach der Kosten-Nutzen-Relation bei Nutzung vorhandener Ressourcen (Sederer 1991). Die Utilization review, durchgeführt von speziellen Organisationen (URO) z.B. in Form einer „peer review" anhand nach bestimmten Kriterien (z. B. Länge der Verweildauer) ausgewählter Fälle, ist zusammen mit sog. HMO (Health Maintenance Organizations) Bestandteil von „managed care" (vgl. Arnold et al. 1997).

Quality assurance

Utilization review

Mit diesen Instrumenten einer indirekten Kostenkontrolle durch Überprüfung der Behandlungspraxis (UR) bzw. durch Budgetierung des Leistungsangebots und ggf. Beschreibung der Arztwahl durch ausgewählte Vertragsärzte (HMO) wird von einer leistungsorientierten auf eine pauschalierte Kostenerstattung umgestellt. Mit dem Prinzip der „Versicherung und Leistungsanbietung aus einer Hand" (Selbmann 1997) wird der Patient zum Partner der Versicherungen, der selbst die Qualität der Leistungen beurteilen muß. Um einem möglichen Qualitätsabbau entgegenzuwirken müssen Zertifizierungen und Qualitätsmanagementsysteme zum Einsatz kommen. Vorteile von HMO sind die Möglichkeiten einer besseren „horizontalen" (einrichtungsübergreifenden) und „vertikalen" (versorgungsstufenübergreifenden) Integration von Versorgungsleistungen (Selbmann 1997).

Health Maintenance Organizations

Im Konzept eines „continuous improvement in care" steht der dezentrale, eigenverantwortliche Prozeß ständiger Qualitätsverbesserung gegenüber zentraler Kontrolle im Vordergrund (Sederer 1991).

Qualitätsverbesserung

1.4 Entwicklungsstand und Modelle

Bei der Planung und Durchführung ist zwischen internen und externen Qualitätssicherungsmaßnahmen zu unterscheiden. Interne, autonome und fachbezogene Formen von Qualitätssicherungsprogrammen mit expliziten Kriterien in einem möglichst repräsentativen Beobachtungsfeld mit krankheitsarten- oder situationsorientierten Zugangsweisen sind gegenüber rein externen Formen zu bevorzugen (Eichhorn 1987). Bei der Erfüllung des Rechtsauftrags (s. unten) handelt es sich dagegen überwie-

Interne Qualitätssicherungsmaßnahmen

Externe Qualitätssicherungsmaßnahmen

gend um externe Qualitätssicherungsmaßnahmen. Ohne interne Maßnahmen können externe Programme nicht greifen; in der Praxis müssen
sich beide sinnvoll ergänzen.

Externe Qualitäts-
sicherungsmaßahmen im
US-Gesundheitswesen

Im US-Gesundheitswesen haben externe Modelle der Qualitätssicherung
eine längere Tradition als in Deutschland (vgl. Kaltenbach 1991; Sederer
1991). Qualitätsreviews wie Utilization review und Quality assurance gehen auf die frühen 6oer Jahre zurück. Nach Einführung des Medicare-
Programms und der Finanzierung der Community-Mental-Health-Care-
Bewegung durch die US-Regierung wurde aufgrund schnell einsetzender
Kostenexplosion die Entwicklung von Kontrollinstanzen erforderlich.
1972 wurden sog. PSRO (Professional Standard Review Organizations)
gesetzlich verankert, die als lokale ärztliche Organisationen des Public
Health Service mit der Kontrolle des Ressourceneinsatzes im stationären
(und gelegentlich im ambulanten) Bereich betraut wurden.

- Professional Standard
Review Organizations

Die Kontroverse um Kostendämpfung oder Qualitätsverbesserung führte
1977 zur Unterstellung der PSRO unter die Aufsicht der Health Care
Financing Administration (HCFA), einer Abteilung der Social Security
Administration im Sinne stärkerer Kostenkontrolle. Aufgrund weiterhin
eskalierender Kosten im Gesundheitswesen und ständiger Opposition
medizinischer Organisationen gegenüber den PSRO wurden diese 1982
durch sog. PRO (Peer Review Organizations) ersetzt, die auf Bundesstaa-
tenebene organisiert und mit einem System von diagnoseorientierten Be-
handlungspauschalen verbunden wurden. In der Psychiatrie wurden Fallpauschalen bisher nicht eingeführt.

- Peer Review
Organizations

Die heutigen PRO werden überwiegend von staatlichen medizinischen Organisationen eingesetzt und unterstützt. Ihre Hauptaufgabe besteht darin,
durch Utilization review und Quality assurance die Kosten von Medicare,
aber auch von Medicaid und anderen Kostenträgern zu kontrollieren. Ziel
ist die Reduzierung kostenträchtiger Maßnahmen, z. B. stationärer Aufnahmen zugunsten ambulanter Behandlungen. Im Laufe der Jahre haben sich
die Aufgaben sowohl zu solchen der Kostenkontrolle als auch solchen der
Qualitätssicherung entwickelt. Utilization review wurde Bestandteil eines
Managed-health-care-Systems, in dem sich sog. Health Maintenance Organizations (HMO) nur noch ausgewählter Ärzte, eigener Leitlinien und
akkreditierter Institutionen bedienen. Quality assurance wurde durch
die JCAH (Joint Commission on the Accreditation of Hospitals) bzw. jetzt
JCAHO (Joint Commission on Accreditation of Health Care Organizations)
mit Hilfe von Leitlinien definiert und operationalisiert, anhand derer die
Kliniken Versorgungsprobleme erkennen und beseitigen müssen. Zunächst weitgehend an Struktur- und Prozeßmerkmalen orientiert, spielen
in einem vermehrt festen Regularien unterworfenen Versorgungssystem
outcomeorientierte Qualitätskriterien eine zunehmende Rolle.

- Kostenkontrolle und
Qualitätssicherung

An der Entwicklung von Quality-assurance-Standards war die American
Psychiatric Association (APA) über Jahre wesentlich beteiligt, sie hat
sich aber Ende der 8oer Jahre wegen zunehmender ökonomischer Interessen der involvierten Institutionen von dieser Aktivität zurückgezogen
(Hamilton 1992). Ihre Aktivitäten liegen derzeit wesentlich im Bereich
der Entwicklung von Praxisleitlinien (s. unten).

In der BRD geht die Entwicklung externer Qualitätssicherungsmaßnahmen in der Medizin auf die Mitte der 70er Jahre zurück, als in der Peri-/Neonatologie, Gynäkologie und Allgemeinchirurgie mit Qualitätssicherungsprogrammen begonnen wurde (Eichhorn 1987), die mittlerweile z. T. bundesweit implementiert sind. Weitere Aktivitäten zur externen Qualitätssicherung gibt es z. B. in der Labormedizin, Radiologie, Nuklearmedizin, Pathologie, Herzchirurgie, Neurochirurgie und Kinderkardiologie.

Externe Qualitäts-sicherungsmaßnahmen in der BRD

Bei diesen Programmen werden mittels eines speziellen Erhebungsbogens qualitätsrelevante Merkmale, z. B. zur chirurgischen Behandlung der Cholelithiasis (Patientenmerkmale, Risikofaktoren, Therapieverfahren, intraoperative Diagnostik, Operationsbefunde, Verlauf), in einem jährlichen Erhebungszeitraum multizentrisch erfaßt. Mit Hilfe von Sammelstatistiken können einerseits Trends erfaßt, andererseits mit Hilfe sog. Profile die Position jeder Klinik im Vergleich zum Durchschnitt oder einem vorgegebenen Standard dargestellt und zentral über eine Projektgeschäftsstelle rückgemeldet werden. Auf diese Weise – zunächst anonym – identifizierte Schwachstellen dienen als Ausgangspunkt für die Analyse von Behandlungsmängeln und deren Behebung (Baur-Felsenstein 1994).

1.5 Anwendungsbereiche

Qualitätssicherung kann auf verschiedenen Planungs- und Versorgungsebenen zur Anwendung kommen (Bertolote 1993). Gesundheitspolitik und Gesundheitsprogramme bilden die höchste Ebene, auf der Qualitätsstandards gesetzt werden können. Sie werden in einem Versorgungssystem mit Behandlungsinstitutionen (stationär/teilstationär/komplementär/ambulant) umgesetzt, in denen wiederum bestimmte Therapieverfahren vorgehalten werden, die bei spezifischen Erkrankungen zum Einsatz kommen. Auf jeder Ebene können die oben genannten instrumentellen Beurteilungskategorien angewendet werden. Dabei sind eine Reihe von gesetzlichen Regelungen zu beachten, die länderspezifisch sind.[1]

Gesundheitspolitik

Versorgungssystem

Therapieverfahren

---

[1] In Deutschland sind gemäß ärztlicher Berufsordnung alle Ärztinnen und Ärzte verpflichtet, Maßnahmen zur Sicherung der Qualität der ärztlichen Tätigkeit durchzuführen. Des weiteren finden sich im Kassenarztrecht Ausführungen zur Qualitätssicherung, wobei sog. Qualitätszirkeln (s. unten) eine besondere Bedeutung zukommt. Schließlich verpflichten auch die länderspezifischen Landeskrankenhausgesetze zur internen und externen Qualitätssicherung im Krankenhaus. Das Fünfte Buch Sozialgesetzgebung (SGBV) befaßt sich explizit mit der Qualitätssicherung u. a. der vertragsärztlichen Versorgung (§ 135), der ambulanten Vorsorgeleistungen und Rehabilitationsmaßnahmen (§ 135a) sowie der Krankenhausbehandlung (§ 137). Gemäß § 137 SGBV sind beispielsweise „die nach § 108 zugelassenen Krankenhäuser ... verpflichtet, sich an Maßnahmen zur Qualitätssicherung zu beteiligen. Die Maßnahmen sind auf die Qualität der Behandlung, der Versorgungsabläufe und der Behandlungsergebnisse zu erstrecken. Sie sind so zu gestalten, daß vergleichende Prüfungen ermöglicht werden." Hier handelt es sich also um externe Qualitätssicherung. Gemäß § 70 gilt als Grundlage einer qualitätsgerechten Leistung, daß „die Krankenkassen und die Leistungserbringer ... eine bedarfsgerechte und gleichmäßige, dem allgemein anerkannten Stand der medizinischen Erkenntnisse entsprechende Versorgung der Versicherten zu gewährleisten" haben, wobei die Versorgung „ausreichend und zweckmäßig" sein, „das Maß des Notwendigen nicht überschreiten" und „wirtschaftlich erbracht" werden soll.

Spezielle Anwendungsmöglichkeiten in der Psychiatrie werden im folgenden ausführlich dargestellt.

2 Anwendungsmöglichkeiten in der Psychiatrie

Die Anwendungsmöglichkeiten qualitätssichernder Maßnahmen in der Psychiatrie umfassen prinzipiell alle Aspekte multiprofessionellen psychiatrischen Handelns von der Diagnostik bis zur Indikationsstellung und Durchführung von Behandlung, Vor- und Nachsorge sowie Rehabilitation einschließlich ihrer institutionell-organisatorischen und versorgungsstrukturellen Rahmenbedingungen.

Übersichtsarbeiten

Konzept, Methodik und Anwendung von Qualitätssicherung in der Psychiatrie wurden in einer Reihe von Übersichtsarbeiten (Liptzin 1974, 1991; Mattson 1984; Fauman 1989; Bertolote 1993; Gaebel 1995a) und Sammelbänden (Gaebel 1995b; Haug u. Stieglitz 1995; Berger u. Gaebel 1996) dargestellt; entsprechende Positionspapiere wurden vom Royal

*Übersicht 3.
Organisatorische Elemente von Qualitätssicherungsprogrammen (Mod. nach Eichhorn 1987)*

- Instanzen der Qualitätssicherung (QS)
  - intern - extern
  - fachbezogen - fachfremd

- Organisationsgrad der QS-Maßnahmen
  - improvisiert - institutionalisiert

- Autonomie der Programmimplementierung
  - autonom - staatlich
  - fakultativ - obligatorisch

- Instrumentelle Kategorien der Qualitätsbeurteilung
  - Ergebnis - Prozeß - Struktur

- Abgrenzung des Qualitätssicherungsfeldes
  - total - repräsentativ - exemplarisch
  - zufallsgesteuerte - nicht zufallsgesteuerte Auswahl
  - krankheitsartenorientiert - situationsorientiert

- Formalisierungsgrad der Qualitätsmerkmale und -anforderungsprofile
  - implizit - explizit

- Zeithorizont der Qualitätsbeurteilung
  - prospektiv - simultan - retrospektiv

- Strategien der Qualitätsbeeinflussung
  - Organisationsentwicklung
  - Lernprozesse
  - Anreizsysteme

- Organisatorisch-technische Infrastruktur der QS
  - Einzelfallmethode - statistische Methode
  - Dokumentation - Beobachtung - Befragung

Australian and New Zealand College of Psychiatrists (1982) sowie der Canadian Psychiatric Association (Cahn u. Richman 1985) vorgelegt. Das Committee on Quality Assurance der American Psychiatric Association (APA) hat ein *Manual of Psychiatric Quality Assurance* herausgegeben (Mattson 1992a), in dem u.a. Reviewkriterien für verschiedene psychiatrische Behandlungsinstitutionen und Therapiemethoden zusammengefaßt sind (s. unten).

Die wissenschaftlichen medizinischen Fachgesellschaften spielen eine besondere Rolle bei der Entwicklung und beim Praxistransfer qualitätssichernder Maßnahmen (Übersicht 3; s. unten).

Bedeutung wissenschaftlicher Fachgesellschaften

Qualitätsstandards unterliegen – v. a. in der Psychiatrie – nicht nur fachlicher Beurteilung und Aufsicht. Auf allen Planungs- und Handlungsebenen spielen – außer der Verfügbarkeit ökonomischer Ressourcen – regionalspezifische soziokulturelle Normen eine nicht zu vernachlässigende Rolle (Bertolote 1993). Zunehmend werden daher in Übereinstimmung mit Forderungen der WHO Vorstellungen der unmittelbar (Patienten) und mittelbar (Angehörige) Betroffenen psychiatrischer Versorgung bei der Entwicklung und Implementierung von Qualitätsstandards berücksichtigt („community participation", „consumerism"). Dies kann auch als ein aktiver Schritt in Richtung auf mehr „Verbraucherschutz" in der Psychiatrie angesehen werden.

Die oben genannten instrumentellen Kategorien sind in ihrer Beurteilung nicht völlig trennbar. Dennoch wird aus didaktischen Gründen eine nach Struktur-, Prozeß- und Ergebnisqualität gegliederte Darstellung im folgenden beibehalten.

2.1 Strukturqualität

Unter Struktur ist hier das quantitative und qualitative Gesamt an versorgungspolitischen und organisatorischen Vorgaben sowie institutionellen, baulich-räumlichen, personellen und apparativen Ressourcen zu verstehen, die dem Ziel einer Deckung des psychiatrischen Versorgungsbedarfs dienen. Psychiatrischer Versorgungsbedarf definiert sich über die Morbidität und krankheitsbedingte soziale Behinderung in einer Region (Wing et al. 1992).

Definition Strukturqualität

Während sich der humanitäre Versorgungsansatz ausschließlich am Behandlungsbedürfnis leidender Menschen orientiert, bezieht der realistische Ansatz auch die Verfügbarkeit, Wirksamkeit und Finanzierbarkeit einer Behandlungsmethode mit ein. Behandlungsbedarf wird nach letzterem Konzept von Experten anhand epidemiologischer Daten definiert, die die Häufigkeit psychischer Störungen, deren nachgewiesene Behandelbarkeit und das gegenwärtige Inanspruchnahmeverhalten berücksichtigen.

Versorgungsmodelle

Das am Bedarf orientierte Versorgungsangebot ist auf die Versorgungsziele ausgerichtet und entfaltet sich in einem gegliederten Versorgungssystem. Die Ziele bestimmen sich nach übergeordneten gesundheitspolitischen Versorgungsleitlinien, wie sie von der Psychiatrie-Enquête 1975

Versorgungsziele

(BMJFG 1975) und in den Empfehlungen der Expertenkommision 1988 (BMJFFG 1988) formuliert wurden (s. Rössler u. Salize 1996):

- Aufbau eines bedarfsgerechten, gemeindenahen Versorgungssystems;
- Gleichstellung körperlich und seelisch Kranker in rechtlicher, finanzieller und sozialer Hinsicht;
- Koordination und Zusammenarbeit innerhalb des Versorgungssystems.

Für den einzelnen Patienten geht es um die Garantie einer seiner Erkrankung/Behinderung, seiner Persönlichkeit und seinen Lebensumständen angemessenen und nach heutigem Kenntnisstand optimalen Diagnostik, Behandlung und Rehabilitation. Dieses Ziel ist nur durch konsequente Umsetzung expliziter Behandlungsleitlinien innerhalb adäquater Versorgungsstrukturen zu erreichen. Dabei wird zunehmend ein funktionaler, individuumzentrierter gegenüber einem institutionszentrierten Ansatz betont.

Bestimmung der Qualität eines Versorgungssystem

Die Qualität eines Versorgungssystems (s. Kap. 11 in diesem Band) ergibt sich wesentlich aus einer definierten Kriterien genügenden Deckung des Versorgungsbedarfs (Rössler u. Salize 1995). In der BRD hat die Psychiatrie-Enquête 1975 entscheidende Anstöße zu einer strukturellen Qualitätsverbesserung des psychiatrischen Versorgungssystems gegeben, die teilweise durch Modellprogramme evaluiert und in den Empfehlungen der Expertenkommission (1988) aufgegriffen und modifiziert wurden.

Versorgung findet in einem mehrstufig gegliederten Versorgungssystem statt (Filtermodell; vgl. Goldberg u. Huxley 1980). Hierin sind nichtprofessionelle (Selbst-, Bürger-, Nachbarschaftshilfe) und professionelle Hilfen vertreten – letztere können nach nichtspezialisierten (ambulanten) Vorfeldeinrichtungen (Hausärzte, Gemeindepflegedienste, Sozialbehörden) und spezialisierten (ambulanten, teil-/stationären und komplementären/rehabilitativen) Kernfeldeinrichtungen (niedergelassene Nervenärzte, sozialpsychiatrische Dienste, Tageskliniken, Ambulanzen/Polikliniken, psychiatrische Fachkrankenhäuser, Universitätskliniken, Abteilungen an Allgemeinkrankenhäusern, Wohnheime, Wohngruppen, Werkstätten, Tagesstätten) weiter untergliedert werden.

Qualitätsindikatoren

Als Qualitätsindikatoren gelten eine Reihe von quantitativen Versorgungskenngrößen. Hierzu rechnen z.B. Bettenmeßziffern, die Größe (Bettenzahl) psychiatrischer Krankenhäuser sowie die durchschnittliche Verweildauer in stationärer Behandlung.

Im europäischen Vergleich lag die Anzahl psychiatrischer Betten pro 1000 Einwohner im Zeitraum von 1987–1991 zwischen 0,55 (Italien) und 2,6 (Luxemburg), in der BRD (1994) im Mittel bei 0,94 mit einem Range (je nach Bundesland) von 0,57–1,52; der Bedarf wird zwischen 0,8 und 1,5, bei Einbezug gerontopsychiatrischer Patienten auf 1,4 geschätzt (Rössler et al. 1993; Rössler u. Salize 1995).

Deinstitutionalisierung

Im Rahmen einer Deinstitutionalisierung ist es in nahezu allen Ländern der westlichen Welt zu Umstrukturierungen mit Verkleinerung der psychiatrischen Großkrankenhäuser bei gleichzeitigem Aufbau psychiatrischer Abteilungen an Allgemeinkrankenhäusern gekommen. Zum Teil erhebliche Defizite gibt es noch im teilstationären und komplementären Versorgungsbereich.

Die WHO (Bertolote 1994) hat in 13 Ländern erprobte Checklisten und Glossare zur Qualitätsevaluation von Behandlungseinrichtungen vorgelegt. In den USA wurden im Auftrag der HCFA sog. „generic quality screens" entwickelt (Mattson 1992b), mit denen sich Bereiche der Versorgungsqualität psychiatrischer Krankenhäuser als Voraussetzung ihrer Akkreditierung erfassen lassen. In Deutschland wurden ebenfalls Kriterien zur Strukturqualität (unter Einbezug von Prozeßqualität) psychiatrischer (BAG der Träger Psychiatrischer Krankenhäuser 1990; LWV Hessen 1991; v. Cranach 1994) sowie kinder- und jugendpsychiatrischer Kliniken (BAG der Leitenden Ärzte kinder- und jugendpsychiatrischer Kliniken und Abteilungen 1993b) vorgelegt, die bei entsprechender Operationalisierung in der Qualitätssicherung eingesetzt werden könnten.

Qualitätsevaluation von Behandlungsinstitutionen

– psychiatrische Krankenhäuser

Die Entwicklung von Leitlinien zur Strukturqualität weiterer institutioneller Bausteine des Versorgungssystems, wie z.B. für teilstationäre, komplementäre und ambulante Einrichtungen (Spengler 1991; APA Task Force 1992; Wilson 1992a; Wilson u. Phillips 1992a; Bertolote 1994) ist noch nicht hinreichend geleistet worden. Dies gilt auch – unter Bezug auf anhaltende Diskussionen um die Vor- und Nachteile von Durchmischung, Spezialisierung oder Sektorisierung – für Fachabteilungen und Spezialstationen, z.B. in der Erwachsenenpsychiatrie (Böhme et al. 1994; Gaebel 1995b), Kinder- und Jugendpsychiatrie (BAG der Leitenden Ärzte kinder- und jugendpsychiatrischer Kliniken und Abteilungen 1993a), Gerontopsychiatrie (Moak 1990) und im Suchtbereich (Miller u. Phillips 1992).

– teilstationäre, komplementäre und ambulante Einrichtungen

– Fachabteilungen und Spezialstationen

Ergebnisorientierte vergleichende Evaluationen intra- und extramuraler Settings kommen – auch unter Berücksichtigung wirtschaftlicher Gesichtspunkte – zu kontroversen Ergebnissen (Häfner u. an der Heiden 1994; Brenner 1995). Kontrovers wird auch die Notwendigkeit der Ein- oder Mehrstufigkeit des stationären psychiatrischen Versorgungssystems mit einer Aufgabenteilung zwischen Abteilungen und Fachkliniken beurteilt (Rössler u. Salize 1993). Weltanschaulich unterlegte Strukturkontroversen sind im Augenblick allerdings eher durch ein pragmatisches, an den regionalen Besonderheiten orientiertes „anything goes" abgelöst (Finzen 1994).

– vergleichende Evaluationen

Weitestgehend unerforscht sind schließlich die Einflüsse von baulichräumlichen Gegebenheiten, technischer Ausstattung und organisatorischen Strukturen auf die Ergebnisqualität. Hierzu gehören auch Fragen sachgerechter Planungs- und Entscheidungsprozesse sowie Rechtsformen (Kukla 1995).

Psychiatrische Behandlung und Betreuung sind multiprofessionell orientiert. Im ambulanten Bereich ist z.B. die Anzahl niedergelassener Nervenärzte bis 1993 kontinuierlich gestiegen, sie lag 1993 für das Bundesgebiet bei 4145 (Rössler u. Salize 1996). Das GSG hat den Versorgungsgrad

Personalstruktur – im ambulanten Bereich

seitdem mit 1 Nervenarzt auf 17 348 Einwohner festgeschrieben. In den Praxen kann der Multiprofessionalität bisher aus Erstattungsgründen nicht genügend Rechnung getragen werden.

– im (teil-)stationären Bereich

Im (teil-)stationären Bereich war der Erlaß der Psychiatrie-Personalverordnung (Psych-PV) im Jahre 1991 ein wesentlicher Schritt zur Optimierung der Prozeßqualität durch leistungsbezogene Bemessung der multiprofessionellen Personalstruktur (Kunze u. Kaltenbach 1994). Eine qualitätsspezifische Evaluation dieser Zusammenhänge steht bisher noch aus, ist aber gemäß § 4(4,2) der Verordnung (Bundesgesetzblatt 1990) grundsätzlich gefordert: „Die Vertragsparteien schließen ... Rahmenvereinbarungen, die eine Prüfung ermöglichen, ob die Personalausstattung nach dieser Verordnung in ein entsprechendes Behandlungsangebot umgesetzt wurde."

Dem Medizinischen Dienst der Krankenversicherer (MDK) kommt gemäß § 275 SGBV in Fragen der Qualitätssicherung ebenso wie bei der Zuordnung von Patienten zu den Behandlungsbereichen nach § 4 der Psych-PV, aber auch bei der qualitativen Umsetzung der Psych-PV eine Beratungs- und Kontrollfunktion zu (Banaski et al. 1993). Überlegungen zu einem vom MDK anzuwendenden Prüfkatalog zur qualitativen Verbesserung des Behandlungsangebots durch die Personalaufstockung der Psych-PV wurden bereits vorgelegt (Kunze et al. 1994).

– im komplementären Bereich

Auch für den komplementären Bereich wurden Überlegungen zur Personalbemessung unter Berücksichtigung einer personenbezogenen Behandlung und Rehabilitation angestellt (Kruckenberg et al. 1994).

Weiterbildung

Die Qualifikation des im Versorgungssystem tätigen Personals stellt ein weiteres Merkmal der Strukturqualität dar. Fachgerechte Weiterbildung ist die Voraussetzung für eine gute Prozeßqualität (Klieser et al. 1995). Jüngstes Beispiel ist die Verbesserung der ärztlichen Weiterbildungsqualität durch Neuordnung der gebietsärztlichen Weiterbildungsordnung mit Schaffung eines Gebietsarztes für Psychiatrie und Psychotherapie (Berger 1993). Die Etablierung weiterer Gebietsdisziplinen (Psychotherapeutische Medizin) neben bestehenden Zusatzbezeichnungen (Psychotherapie, Psychoanalyse) erfordert nicht nur eine Angebotskoordination (DGPPN 1997), sondern muß auch unter dem Aspekt einer europäischen Harmonisierung der Facharztweiterbildung, wie sie von der europäischen Facharztvereinigung UEMS angestrebt wird, kritisch beurteilt werden. Ein Psychologisches Psychotherapeutengesetz, das den therapeutischen Zugang der Psychologen zur Versorgung regelt, ist weiterhin nicht verabschiedet.

Ausbildung

Von Bedeutung im Rahmen von Qualitätssicherung ist auch die fachgerechte Ausgestaltung der psychiatrischen Ausbildung des Mediziners, wie sie gegenwärtig in der Novellierung der ärztlichen Approbationsordnung diskutiert wird. Selbstverständlich gelten entsprechende Überlegungen auch für die Ausbildung nichtärztlicher Professionen sowie für die Fortbildung der verschiedenen in der Psychiatrie tätigen Professionen. Es muß geprüft werden, inwieweit die Fortbildung des Facharztes, analog zur Continued Medical Education (CME) in den USA bzw. jüngst

Fortbildung

eingeführten obligaten Fortbildung in der Schweiz, intensiviert werden kann. Fortbildung ist gemäß ärztlicher Berufsordnung Pflicht, beinhaltet Teilnahme an geeigneten Veranstaltungen, klinische Fortbildung, Studium der Fachliteratur sowie die Inanspruchnahme audiovisueller Lehr- und Lernmittel und muß gegenüber der Ärztekammer nachgewiesen werden können.

2.2 Prozeßqualität

Unter Prozeßqualität kann die Gesamtheit diagnostischer und therapeutisch-rehabilitativer Maßnahmen bezüglich ihrer leitlinienkonformen Indikation und Durchführung verstanden werden. Bei einer zunehmend am Bedarf ausgerichteten Behandlung und Versorgung stehen weniger selektive, d.h. an den institutionellen und professionellen Vorgaben orientierte, sondern adaptive, d.h. den individuellen Bedürfnissen angepaßte Behandlungsangebote im Vordergrund.

Definition Prozeßqualität

Unter dem Aspekt der Indikationsstellung für eine bestimmte Behandlungsinstitution im Versorgungssystem gewinnt die Operationalisierung z.B. von stationären Aufnahmekriterien und solchen zur Aufenthaltsdauer (Prunier u. Buongiorno 1989) besondere Bedeutung. Unter Qualitätsaspekt kommt besonders bei stationären Zwangseinweisungen der fachgerechten Prüfung von Behandlungsalternativen eine gewichtige Rolle zu. Nicht immer hat allerdings das Prinzip „ambulant vor stationär" Gültigkeit – auch ohne akute Selbst- oder Fremdgefährdung dient im Einzelfall gerade die stationäre Behandlung der Abwehr weiterreichenden Schadens, z.B. dem Schutz des Patienten vor einem pathogenen Milieu oder der Entlastung von Angehörigen.

Institutionswahl

– Prüfung von Behandlungsalternativen

Gemäß § 112 SGBV regeln zweiseitige Verträge „Aufnahme und Entlassung der Versicherten" sowie „die Überprüfung der Notwendigkeit und Dauer der Krankenhausbehandlung". Erforderliche Inhalte der Aufnahmeanzeige sind in § 301 SGBV geregelt und umfassen u.a. Aufnahmegrund, Einweisungs- und Aufnahmediagnose. § 115a SGBV regelt die vor- und nachstationäre Behandlung im Krankenhaus. Die vorstationäre Behandlung soll der Abklärung der Erforderlichkeit oder Vorbereitung einer vollstationären Behandlung dienen, nachstationäre Behandlung der Sicherung oder Festigung des Behandlungserfolges.

– Bedeutung der vorstationären Behandlung

Fehlplazierungen und Mehrfachbetreuungen sollen vermieden und die Kontinuität der Behandlung ggf. über mehrere Institutionen hinweg gewährleistet werden. Dies erfordert eine funktionale Vernetzung der verschiedenen Versorgungsbausteine. Gegenüber kleindimensionierten Fragmentierungen des regionalen Versorgungssystems mit Unter-, Fehl- und Doppelbetreuungen wurde das Konzept des gemeindepsychiatrischen Verbundes (aufsuchend-ambulanter Dienst, Kontaktstelle, Tagesstätte) entwickelt, das z.B. in Form sozialpsychiatrischer Zentren (unter einheitlicher Trägerschaft) oder als Aufgabenverbund mit funktionaler Aufgabenteilung (unter komplexer Trägerstruktur) arbeitet. Das in diesem Kontext angesiedelte koordinative Betreuungskonzept des „case management" hat im Hinblick auf eine Verhinderung von stationären Wieder-

– funktionale Vernetzung verschiedener Versorgungsbausteine

aufnahmen keine sichere Überlegenheit gezeigt (Rössler et al. 1992). In Zukunft gewinnt die Differenzierung und Schwerpunktbildung bei gleichzeitiger funktionaler Vernetzung verschiedener Angebote innerhalb des Versorgungssystems zunehmend an Bedeutung.

Diagnostik

Die Einführung und Weiterentwicklung operationaler Diagnosesysteme – z. B. DSM-IV (APA 1994), ICD-10 (Dilling et al. 1992) – einschließlich klinischer Untersuchungsinstrumente ist ein wichtiger Schritt zur Verbesserung der diagnostischen Prozeßqualität. Entsprechend der Mehrdimensionalität von Ursachen, Bedingungen und Therapiemöglichkeiten psychischer Erkrankungen ist in der Regel eine Zusatzdiagnostik erforderlich, die dem fortschreitenden ätiopathogenetischen Kenntnisstand und der Entwicklung moderner Diagnostik entspricht. Neben psychopathologischen Skalen und testpsychologischen Methoden, z. B. zur Intelligenz-, Persönlichkeits- oder neuropsychologischen Diagnostik, ist hier v. a. eine differenzierte internistische und neuropsychiatrische Somatodiagnostik, z. B. mit bildgebenden Verfahren, zu nennen (vgl. Gaebel 1995 b). Zur Qualitätssicherung der Diagnostik dienen Supervision, Weiterbildungs- und Fallkonferenzen sowie regelmäßige psychopathologische und diagnostische Ratertrainings.

Therapie

Psychiatrische Therapie umfaßt ein breites Spektrum verschiedener Therapieformen – üblicherweise aufgegliedert nach Somato-, Psycho- und Soziotherapie –, deren indizierter Einsatz, Kombination und korrekte Durchführung durch qualitätsüberwachende Maßnahmen zu sichern sind (Gaebel 1995 b). Psychiatrische Therapie umfaßt aber auch Prävention und Rehabilitation im Sinne von „Versorgung" in einem gegliederten Versorgungssystem (Wig 1993). Neben empirisch nachweislich hochwirksamen Therapiemethoden finden allerdings auch eine Reihe unzureichend evaluierter Methoden klinische Anwendung (vgl. Grawe et al. 1994). Dies gilt in besonderem Maß für die Evaluation verschiedener Versorgungsmodelle, der sich die deutsche Universitätspsychiatrie nicht zuletzt aus methodischen Gründen bisher nur wenig angenommen hat (Rössler u. Meise 1993).

Behandlungsstandards und Methoden der Qualitätssicherung sind in der psychiatrischen Pharmakotherapie am weitesten entwickelt. Zukunftsaufgabe im Sinne einer „evidence-based medicine" ist es, eine rationale Basis auch für andere – ärztliche wie nichtärztliche – Therapieformen zu entwickeln oder ihre Anwendung bei nicht nachgewiesener Wirksamkeit aufzugeben.

Technische und interpersonelle Aspekte therapeutischen Handelns

Donabedian (1988) unterscheidet technische von interpersonellen Aspekten therapeutischen Handelns. Technische Aspekte, die Wissen, fachspezifische Urteilsfähigkeit und Fertigkeiten umfassen, sind vorrangiger Bestandteil von Praxisleitlinien (s. unten), die auf empirischen Befunden und Konsensbildung beruhen. In der Psychiatrie ist ihre Umsetzung in einen speziellen Kontext interpersoneller Handlungskompetenz eingebettet, die ihrerseits „technische" Qualität besitzt und erlernt werden muß.

Therapiemanuale

Vorrangig in der Psychotherapie ist eine Reihe von Therapiemanualen entwickelt worden. Kurzleitlinien der APA zu verschiedenen Therapiefor-

- Gültigkeit: nachgewiesene Effektivität und Effizienz
- Reliabilität: Zuverlässigkeit in der Anwendung
- Klinische Flexibilität: Zulässigkeit von Abweichungen
- Klarheit der Formulierung
- Klinische Anwendbarkeit: klare Indikationsstellung
- Effektivitäts- und Effizienzkontrolle: geplante Revisionstermine
- Reproduzierbarkeit: Zuverlässigkeit des Entstehungsprozesses
- Ausgewogenheit, Akzeptanz: Produkt eines multidisziplinären Entstehungsprozesses
- Ausreichende Dokumentation des Entstehungsprozesses und der Leitlinie

Übersicht 4. Wichtigste Eigenschaften effektiver und effizienter Leitlinien (Field u. Lohr 1990, zit. nach Selbmann 1996)

men, z. B. Psychotherapie (Gray 1992), Psychopharmakotherapie (Kane et al. 1992) und Elektrokrampftherapie (Weiner et al. 1992), liegen vor. Sie ermöglichen eine gezieltere Therapiebeurteilung als Grundlage qualitätssichernder Maßnahmen.

Praxisleitlinien

Bei der Behandlung einzelner Erkrankungen ergibt sich die Notwendigkeit einer Abstimmung aller therapeutischen Maßnahmen in einem Gesamtbehandlungsplan (Munich 1990; Munich et al. 1990), der das therapeutische Vorgehen inhaltlich und zeitlich unter Berücksichtigung der Behandlungsprognose strukturiert. Praxisleitlinien dienen dem praktisch Tätigen dazu, Diagnostik und Therapie nach den geltenden Regeln der Kunst zu gestalten – unter Erhalt der ärztlichen Therapiefreiheit, die im individuellen Fall Modifikationen erlaubt und erfordert. Auch Leitlinien müssen eine Reihe von Qualitätsanforderungen erfüllen (Selbmann 1996; Übersicht 4).

– zu verschiedenen Krankheitsbildern

Praxisleitlinien, die – anders als Lehrbuchempfehlungen – einen speziellen Konsensprozeß durchlaufen haben (s. unten), liegen zu einer Reihe von Krankheitsbildern vor, so z. B. zu schizophrenen Erkrankungen (Andrews et al. 1986; Kissling 1991; Frances et al. 1996; DGPPN 1998), Depressionen (Armstrong u. Andrews 1986; Rush 1993), Eßstörungen (Wilson u. Phillips 1992 b) und Persönlichkeitsstörungen (The Royal Australian and New Zealand College of Psychiatrists 1991 a, b). Die American Psychiatric Association hat Leitlinien zur Major Depression (APA 1993), zu bipolaren affektiven Störungen (APA 1995), zu Eßstörungen (APA 1993 a), zur Substanzabhängigkeit (APA 1995 a), zur Schizophrenie (APA 1997 a) und zur Demenz (APA 1997 b) vorgelegt.

Der Einsatz von Praxisleitlinien in der Medizin ist offensichtlich desto effektiver, d. h. ergebnisrelevanter, je mehr interne, direkt patientenbezogene und krankheitsspezifische edukative Programme zum Einsatz kommen (Grimshaw u. Russell 1993). Ein Beispiel hierfür ist die sinnvolle Verbindung eines klinischen Qualitätsreviews mit Weiterbildungsmaßnahmen, z. B. in klinischer Psychopharmakologie (Awad 1987).

– Erstellung von Leitlinien

Bei der Erstellung von Leitlinien sind bestimmte „Spielregeln" zu beachten, die verhindern sollen, daß fachlich nicht legitimierte Gruppierungen unzureichend abgestimmte „eigene" Leitlinien erstellen (vgl. Gaebel u.

Falkai 1996). Grundsätzlich können „Standards" von Einzelpersonen, Expertengruppen, oder anderen Gruppierungen entwickelt werden. Vorrangig ist es Aufgabe der wissenschaftlichen medizinischen Fachgesellschaften, fachliche Standards federführend – unter Einbezug einschlägiger Fachorganisationen, ausgewiesener Experten und Praktiker – zu formulieren und daraus Richtlinien, Leitlinien und Empfehlungen abzuleiten (Selbmann 1996). Dieser Prozeß bedarf allerdings selbst der Berücksichtigung methodischer Standards.

– Konsensentwicklung

Bei der Konsensentwicklung können nichtformalisierte, wie Statements von Einzelexperten (z.B. in Lehrbüchern) oder Expertengruppen, von formalisierten Vorgehensweisen unterschieden werden (Ellis u. Whittington 1993; Deutsche Gesellschaft für Chirurgie 1995, zit. nach AWMF 1995). Formalisierte Verfahren stellen die kompetenteste Form der Konsensentwicklung dar. Mittlerweile gibt es eine substantielle Literatur zur Methodik der Konsensbildung in Gruppen (Übersicht in Ellis u. Whittington 1993). Für die kurzfristige Leitlinienerstellung reicht die Expertengruppe aus (AWMF 1995). Für die mittelfristige Entwicklung detaillierterer Leitlinien sollten die Techniken der Konsensus- bzw. Delphikonferenz oder des nominalen Gruppenprozesses zum Einsatz kommen (Ellis u. Whittington 1993; Deutsche Gesellschaft für Chirurgie 1995, zit. nach AWMF 1995).

Praxisleitlinien sollten in Aus-, Fort- und Weiterbildung umgesetzt werden und geeignete Indikatoren für qualitätssichernde Maßnahmen abgeben (Fauman 1989).

2.3 Ergebnisqualität

Defintion Ergebnisqualität

Ergebnisqualität kann als das Ausmaß an Kongruenz zwischen Behandlungziel (Soll) und Behandlungsergebnis (Ist) definiert werden. Ergebnisqualität spiegelt am ehesten das Zusammenspiel von Struktur- und Prozeßqualität der Versorgung wider und stellt daher zweifellos die wichtigste Größe in der Qualitätsbeurteilung dar. Wie bereits ausgeführt, steht Ergebnisqualität nicht in einfacher Abhängigkeit zu diesen Eingangsgrößen. Wenn ein Behandlungsergebnis suboptimal ausfällt, wird in aller Regel zu prüfen sein, ob Therapievoraussetzung und -durchführung definierten Qualitätskriterien genügen. Aus pragmatischen Erwägungen wird diese Überprüfung, z.B. im Rahmen eines externen Qualitätssicherungsprogramms, erst dann einsetzen, wenn das Behandlungsergebnis außerhalb eines definierten Toleranzbereichs liegt.

Mehrdimensionalität des Behandlungsoutcome

Eine differenzierte Erfassung von Ergebnisqualität in der Psychiatrie hat die Mehrdimensionalität des Outcome psychischer Erkrankungen zu berücksichtigen. Die verschiedenen Outcomemerkmale (z.B. Symptomatik, Rezidivhäufigkeit, soziale Anpassung) stellen nichtredundante Beurteilungskriterien dar, die auf partiell korrelierte, relativ stabile longitudinale Funktionssysteme verweisen („open linked systems"; Strauss u. Carpenter 1977). Konzeptualisierungen zur Lebensqualität (z.B. Awad 1992; s. auch Kap. 7 in diesem Band) berücksichtigen v.a. auch das Patientenurteil in der Ergebnisqualität. Patientenorientierung spielt eine zunehmende Rolle in der Qualitätssicherung (Leimkühler 1995). Allerdings müssen hier diagnostische Interaktionen berücksichtigt werden, deren Bedeutung noch unklar ist (Kelstrup et al. 1993).

Die Berücksichtigung der „Konsumentenerwartungen" bei der Festlegung von Therapiezielen, z. B. durch routinemäßige Befragung von Patienten und Angehörigen zur Behandlungszufriedenheit, stärkere Vertretung von Patienteninteressen durch Institutionalisierung von Patientenfürsprechern, Beschwerdekommissionen etc. sowie Berücksichtigung von Patienten- und Angehörigenerfahrungen bei der Planung, Einrichtung oder Modifizierung von Versorgungsstrukturen wird zunehmend zur Selbstverständlichkeit. Dabei sind unkritische Harmonisierungen zu vermeiden, Rollenkonflikte zu thematisieren und die Tatsache zu akzeptieren, daß krankheitsbedingt mögliche Beeinträchtigungen von Urteils- und Willensfähigkeit psychiatrisches Handeln vorübergehend auch im Dissens mit dem Patienten erfordern und juristisch legitimieren. In diesem komplexen Interaktionsfeld besteht ein erheblicher Forschungsbedarf. Prognose- und Outcomeforschung stellen wichtige Voraussetzungen qualitätssichernder Maßnahmen dar (Möller et al. 1995).

Berücksichtigung des Patientenurteils

Ein globales Effizienzmaß ist die Verweildauer in psychiatrischen Institutionen. Weltweit haben die Verweildauern in stationären Einrichtungen – bei gleichzeitig steigenden Aufnahmezahlen – abgenommen. Für die BRD wird z. B. von 1991 zu 1992 eine Abnahme der durchschnittlichen Verweildauern von 70,1 auf 60,6 Tage berichtet (Rössler u. Salize 1995).

Institutionelle Verweildauer als globales Effizienzmaß

Naturgemäß ist dieses Outcomemerkmal mehrfach determiniert und somit kein eindeutiger Indikator der Ergebnisqualität (Gaebel 1995 c). Kurze Verweildauern reflektieren nicht notwendig eine erfolgreichere Behandlung als lange Verweildauern – und umgekehrt. Patientenstruktur und regionale Versorgungsbesonderheiten spielen eine moderierende Rolle, ohne deren Berücksichtigung Fehlschlüsse unvermeidlich sind (vgl. Böhme et al. 1994). Als relativ einfach zu erhebende Meßgröße kann dieser Indikator aber in einem internen Qualitätssicherungsprozeß als Ausgangspunkt eines „auditing" mit Klärung der Bedingungen beispielsweise sehr langer Verweildauern bei definierten Diagnosegruppen dienen.

Aufgrund der Komplexität der Ergebnisqualität wird häufig ein sog. Risikomanagement bevorzugt, das sich auf unerwünschte Patientenereignisse wie z. B. stationäre Zwischenfälle, Unfälle und Behandlungskomplikationen (Liptzin 1991; Way et al. 1985) mit dem Ziel ihrer Prävention (Clements 1985; DGS 1993; Kibbee 1988) bezieht (vgl. Gaebel 1995 c). Selbstverständlich erlauben derartige Indikatoren nur eine relativ globale Abschätzung der Versorgungsqualität, die bei retrospektiver Analyse u. U. erst nach erheblicher Latenz zu Qualitätsverbesserungen führt. Dies gilt auch für das sog. Drug Monitoring (Cole u. Catz 1988; Helmchen et al. 1985; Molnar u. Feeney 1985), sofern es nicht „online" durchgeführt wird und unmittelbare Konsequenzen nach sich zieht.

Besondere Vorkommnisse

3 Rahmenbedingungen

Qualitätssichernde Maßnahmen erfordern die Gewährleistung entsprechender Rahmenbedingungen. Diese werden abschließend dargestellt.

3.1 Organisationsformen

In der BRD sind eine Reihe von Institutionen an der Entwicklung und Organisation von Qualitätssicherungsprogrammen beteiligt. Der 96. Deutsche Ärztetag 1993 hat die Sicherung der Qualität ärztlicher Arbeit als integralen Bestandteil ärztlicher Tätigkeit deklariert. Die Bundesärztekammer (BÄK), die Kassenärztliche Bundesvereinigung (KBV), die Deutsche Krankenhausgesellschaft (DKG) sowie die Spitzenverbände der Gesetzlichen Krankenkassen (GKV) haben nach Inkrafttreten des Gesundheitsreformgesetzes 1989 verstärkt Aktivitäten zur Qualitätssicherung, z. T. auch im psychiatrischen Bereich, aufgenommen und 1993 eine *Arbeitsgemeinschaft zur Förderung der Qualitätssicherung in der Medizin* gegründet. Die wissenschaftlich-medizinischen Fachgesellschaften und ihre Dachorganisation, die Arbeitsgemeinschaft wissenschaftlich-medizinischer Fachgesellschaften AWMF, wirken bei der Entwicklung fachspezifischer Qualitätssicherungsmaßnahmen z. T. federführend mit. Auf Länderebene arbeiten Krankenhausgesellschaft, Ärztekammer und Kassenverbände in einer Arbeitsgemeinschaft zusammen, deren Projektgeschäftsstelle bei den Landesärztekammern angesiedelt ist (Baur-Felsenstein 1994, Kolkmann 1995). Hier werden externe Qualitätssicherungsprogramme durchgeführt.

Innerhalb von Institutionen sind Qualitätspolitik, *Qualitätsmanagement*, Qualitätssicherungssystem und Qualitätslenkung Schlüsselbegriffe für die Organisation und Durchführung qualitätssichernder Maßnahmen (DIN ISO 8402) (DIN 1992). Maßnahmen zur internen Qualitätssicherung müssen als selbstverständliche Verpflichtung aller Beteiligten begriffen werden. In der Literatur zur Qualitätssicherung im Krankenhaus wird Qualitätssicherung als Teil eines „total quality management" (z. B. Eichhorn 1987; Kaltenbach 1991) aufgefaßt. Nach den DIN ISO Normen 8402 und 9000–9004 umfaßt das Qualitätsmanagement „alle Tätigkeiten, mit denen die Qualitätsphilosophie, die Qualitätsziele und Verantwortungen festgelegt sowie diese durch Qualitätsplanung, Qualitätslenkung (Kontrolle), Qualitätssicherung und Qualitätsverbesserung verwirklicht werden" (vgl. Selbmann 1995). Dabei kommen spezielle Organisationsformen, z. B. die Einführung von Qualitätsbeauftragten und -kommissionen sowie von Qualitätszirkeln als Modell partizipativer Gruppenarbeit (Antoni 1990), zur Anwendung. Der Aufbau eines Qualitätssicherungssystems sollte von einfachen zu komplexeren Indikatorbereichen voranschreiten. Überbetriebliche, externe Programme sollten relativ einfach konzipiert werden, interne Programme können komplexer sein.

Externe Qualitätssicherung Modelle externer Qualitätssicherung werden im stationären Bereich unter Bezug auf § 137 SGBV entsprechend dem Vorgehen anderer medizinischer Fächer für bestimmte Tracerdiagnosen entwickelt (zur Depression vgl. Wolfersdorf et al. 1996; zur Schizophrenie vgl. Janssen et al. 1998).

Des weiteren können anhand definierter Screeningkriterien alle oder eine Zufallsstichprobe derjenigen Patienten herausgesucht werden, die außerhalb eines definierten Toleranzbereichs, z. B. bezüglich Verweildauern, liegen.

Modelle interner Qualitätssicherung werden derzeit im ambulanten Bereich in Form von Qualitätszirkeln in Nervenarztpraxen evaluiert (Berger et al. 1995; Härter u. Berger 1996). Für den stationären Bereich wurde ein „Leitfaden zur Qualitätsbeurteilung in Psychiatrischen Kliniken" als Grundlage für ein internes Qualitätsmanagement vorgelegt (BMG 1996; Gaebel 1996).

Interne Qualitätssicherung

3.2 Dokumentation und Datenverarbeitung

Voraussetzung für ein wirksames Qualitätsmanagement ist eine den üblichen Gütekriterien (Reliabilität, Objektivität, Validität) genügende Dokumentation, die ausreichend differenzierte und zeitnahe Analysen zuläßt. Unter stationären Behandlungsbedingungen ist die psychiatrische Krankengeschichte das zentrale Dokumentationsinstrument für alle am Patienten durchgeführten Erhebungen, Beobachtungen, therapeutischen Maßnahmen und Behandlungsresultate (vgl. Gaebel 1995c), aufgrund ungenügender Standardisierung für Qualitätsanalysen („medical audit") jedoch nur bedingt zu gebrauchen. Wertvoll für die Erfassung psychopathologischer Verläufe ist der Einsatz standardisierter Erhebungsinstrumente (z. B. *AMDP*; Schaub 1994).

Psychiatrische Krankengeschichte

Als Minimalkatalog zu Datenverarbeitungszwecken wurde eine psychiatrische Basisdokumentation (BADO, Dilling et al. 1983) entwickelt, die allerdings keine bundesweit flächendeckende Anwendung gefunden hat und für Zwecke der Qualitätssicherung nur bedingt geeignet ist, da sie keine Prozeß- und Ergebnisvariablen mitführt (vgl. Cording 1995). Eine qualitätsspezifische Erweiterung der Basisdokumentation, die kürzlich von der DGPPN vorgelegt wurde (Cording et al. 1995), enthält neben Strukturdaten (z. B. Einzugsbereich, Krankenhaustyp, regionale Versorgungsstruktur, Patientenmerkmale) Prozeßdaten (z. B. Diagnostik, Therapie) und Ergebnisdaten (z. B. Therapieverlauf, Outcome). Unter vergleichbaren Voraussetzungen (z. B. vergleichbare Patientenstruktur) erlaubt ein solches Instrument auch die gesetzlich geforderten externen Qualitätsvergleiche. Eine unter Planungsgesichtspunkten unverzichtbare, im Bereich der Prozeßqualität aber noch defizitäre Gesundheitsberichterstattung (Rösler u. Salize 1995a), würde unter Beiziehung eines derartigen Instrumentariums deutlich an Aussagekraft gewinnen.

Psychiatrische Basisdokumentation

Weitere Voraussetzung interner wie externer Qualitätssicherung sind adäquate Methoden der Datenverarbeitung im Rahmen eines qualifizierten Informationsmanagements (Craig u. Mehta 1984; Smith 1992; Schröder 1993). Hierzu bedarf es der Installation eines geeigneten Datenverarbeitungssystems und entsprechender Verarbeitungsprogramme mit zeitnaher und nutzergerechter Anwendungsmöglichkeit. Nur unter diesen Voraussetzungen ist das vorhandene Informationspotential für eine prospektive Qualitätsplanung und -kontrolle einsetzbar.

Datenverarbeitung

3.3 Evaluation und Forschungsbedarf

Bedeutung der Forschung

Qualitätssicherung ist nicht mit Forschung gleichzusetzen (Selbmann 1995). Ohne Forschung ist andererseits kein medizinischer Fortschritt, mithin keine Verbesserung der Versorgungsqualität denbar: Zum einen ist Forschung die Grundlage des sich weiterentwickelnden wissenschaftlichen Erkenntnisstandes, zum anderen ist sie notwendig, um den Prozeß der Umsetzung empirisch gewonnener Leitlinien in die Versorgungspraxis fortlaufend zu evaluieren (Fauman 1990). Dabei muß Forschung selbst bestimmten Qualitätskriterien genügen (Falkai et al. 1995).

Forschungsdefizite

Forschungsdefizite bestehen v. a. im Bereich der Versorgungsevaluation, speziell an Patientengruppen, die in nichtuniversitären Einrichtungen versorgt werden (Klein 1994). Dies erschwert nicht nur die empirische Ableitung von Versorgungsleitlinien, sondern auch deren Praxistransfer aufgrund eingeschränkter Generalisierbarkeit von Forschungsergebnissen. Hier eröffnet die Einführung von Dokumentationssystemen und qualitätssichernden Strukturen prinzipiell auch Forschungsmöglichkeiten in nichtuniversitären Einrichtungen. Der Prozeß der Qualitätssicherung selbst fördert möglicherweise eine forschungsoffenere Kultur, die einer rationaleren Durchdringung des therapeutischen Prozesses und damit dessen Optimierung dienlich sein kann.

3.4 Ethische Aspekte

Medizinethische Prinzipien

Ärztliche Therapiepraxis muß in Übereinstimmung mit medizinethischen Prinzipien, wie sie z. B. die American Medical Association vertritt (APA 1973), eine wissenschaftliche Basis haben. Dies ist auch das Anliegen einer „evidence-based medicine". Gemäß dem aktuellen wissenschaftlichen Stand entwickelte Praxisleitlinien sollen den Arzt in die Lage versetzen, nach diesem Prinzip zu handeln. Qualitätssicherung, die dem Ziel verpflichtet ist, empirisch entwickelte Standards an die Behandlungspraxis anzulegen, hat somit auch eine ethische Legitimation, die sie vor Mißbrauch im Dienste rein wirtschaftlicher Interessen bewahrt.

3.5 Ökonomische Aspekte

Kosten-Nutzen-Abwägungen

Qualitätssicherung dient primär dem Erhalt und der Optimierung der Versorgungsqualität. Wirtschaftliche Erwägungen sind dabei nachrangig, aber nicht notwendigerweise überflüssig. Rationales therapeutisches Handeln beinhaltet auch die Bereitschaft zur Kosten-Nutzen-Abwägung, die am besten von den Handelnden selbst initiiert und durchgeführt wird („peer review"), bevor sie anhand sachfremder Standards von Dritten verordnet wird. Wenn allerdings als Qualitätssicherung etikettierte Maßnahmen der Offenlegung von Versorgungsabläufen mit dem ausschließlichen Ziel ihrer Uniformierung und Verbilligung dienen, muß mit nachteiligen Konsequenzen für eine an therapeutischer Optimierung orientierte Patientenversorgung gerechnet werden. Einer derartigen Entwicklung kann nur dann wirksam begegnet werden, wenn verdeutlicht wird, wo erreichte oder prinzipiell erreichbare Versorgungsstandards aus wirtschaftlichen Erwägungen aufgegeben werden müßten. Dies setzt voraus, daß explizite und evaluierte Qualitätsstandards vorliegen, die überhaupt erst eine Verständigung darüber erlauben, welchen Versorgungsstandard sich eine Gesellschaft leisten will und kann.

4 Entwicklungsperspektiven

Eine wesentliche Voraussetzung bei der Entwicklung und Umsetzung qualitätssichernder Maßnahmen ist die inhaltliche und methodische Koordinierung der Aktivitäten verschiedener Gremien und Organisationen. Vorrangig ist die Ausformulierung von störungsspezifischen Versorgungs- und Behandlungsleitlinien unter Berücksichtigung settingspezifischer Modifikationen. Daneben müssen ein praktikables Dokumentationssystem mit leistungsspezifischen Modulen eingeführt sowie qualitätssichernde Strukturen zur internen und externen Qualitätssicherung aufgebaut und evaluiert werden. Bei diesen Aktivitäten müssen kontraproduktive Kompetitivität oder zu hoch gesteckte Ziele vermieden werden.

Inhaltliche und methodische Koordinierung verschiedener Aktivitäten

Einführung eines praktikablen Dokumentationssystems Aufbau qualitätssichernder Strukturen

Ohne Qualitätssicherung ist eine verantwortungsvolle Fortentwicklung des Gesundheitswesens nicht denkbar (97. Deutsche Ärztetag 1994). Dies gilt um nichts weniger auch in der Psychiatrie.

5 Literatur

American Medical Association, Council on Medical Service (1986) Quality of care. JAMA 256:1032–1034

Andrews S, Vaughan K, Harvey R et al. (1986) A survey of practising psychiatrists' views on the treatment of schizophrenia. Br J Psychiatry 149:357–364

Antes G, Egger M, Zellweger T (1995) Randomised trials in German-language journals. Lancet 347/3:1047–1048

Antoni CH (1990) Qualitätszirkel als Modell partizipativer Gruppenarbeit. Huber, Bern Stuttgart Toronto

APA (1973) The principles of medical ethics with annotations especially applicable to psychiatry. Am J Psychiatry 130/9:1058–1064

APA Task Force (1992) Guidelines for psychiatric practice in community mental health centers. In: Mattson MR (ed) Manual of psychiatric quality assurance. a report of the american psychiatric association committee on quality assurance. APA, Washington DC, pp 215–218

APA (1993a) Practice Guideline for Major Depressive Disorder in Adults. APA, Washington DC

APA (1993b) Practice Guideline for Eating Disorders. APA, Washington DC

APA (1994) Diagnostic and statistical manual of mental disorders, 4th edn (DSM-IV). APA, Washington DC

APA (1995a) Practice guideline for treatment of patients with bipolar disorder. APA, Washington DC

APA (1995b) Practice guideline for treatment of patients with substance use disorders. Alcohol, cocaine, opioids. APA, Washington DC

APA (1997a) Practice guideline for the treatment of patients with schizophrenia. APA, Washington DC

APA (1997b) Practice guideline for the treatment of patients with Alzheimer's disease and other dementias of late life. APA, Washington DC

Arbeitsgemeinschaft Cochrane Collaboration (1996) Die Cochrane Collaboration. Schweiz Ärztez 77/3:117–120

Armstrong MS, Andrews G (1986) A survey of practising psychiatrists' views on treatment of the depressions. Br J Psychiatry 149:742–750

Arnold M, Lauterbach KW, Preuß KJ (Hrsg) (1997) Managed care. Ursachen, Prinzipien, Formen und Effekte. Schattauer, Stuttgart

Awad A (1987) Integrating a clinical review process with postgraduate training in clinical psychopharmacology. QRB Qual Rev Bull 13:279–282

Awad A (1992) Quality of life of schizophrenic patients on medications and implications for new drug trials. Hosp Community Psychiatry 43:262–265

AWMF (Arbeitsgemeinschaft Wissenschaftlicher Medizinischer Fachgesellschaften) (1995) Protokoll der AWMF-Konferenz „Leitlinien", 4. 10. 1995, Hamburg. (Geschäftsstelle Moorenstr. 5, Geb. 15.12, Heinrich-Heine-Universität, D-40225 Düsseldorf)

BAG (Bundesarbeitsgemeinschaft) der Träger Psychiatrischer Krankenhäuser (1990) Zielsetzungs- und Orientierungsdaten psychiatrischer Krankenhäuser. Landschaftsverband Rheinland, Köln

BAG (Bundesarbeitsgemeinschaft) der Leitenden Ärzte kinder- und jugendpsychiatrischer Kliniken und Abteilungen (1993a) Entwurf für ein Konzept zur Qualitätssicherung im kinder- und jugendpsychiatrischen Krankenhaus. (Unveröffentlichtes Manuskript)

BAG (Bundesarbeitsgemeinschaft) der Leitenden Ärzte kinder- und jugendpsychiatrischer Kliniken und Abteilungen (1993b) Zielsetzungs- und Orientierungsdaten kinder- und jugendpsychiatrischer Kliniken und Abteilungen. Landschaftsverband Rheinland, Köln

Banaski D, Flachsmeyer E, Grundig E, Henskes S, Leuffert U (1993) Der Einsatz des MDK bei der Umsetzung der Psychiatrie-Personalverordnung (Psych-PV) – Erfahrungsbericht. Gesundheitswesen 55:493–499

Baur-Felsenstein M (1994) Qualitätssicherung aus der Sicht der Selbstverwaltung. Arzt Krankenhaus 1/94:24–28

Berger M (1993) Der neue Facharzt für Psychiatrie und Psychotherapie. Spektrum 22:4–9

*Berger M, Gaebel W (Hrsg) (1996) Qualitätssicherung in der Psychiatrie. Springer, Berlin Heidelberg New York Tokio

Berger M, Barth-Stopik A, Gaebel W (1995) Qualitätszirkel in der ambulanten psychiatrisch-psychothe-

rapeutischen Versorgung. Spektrum 5:217–219

**Bertolote JM (1993) Quality assurance in mental health care. In: Sartorius N, De Girolamo G, Andrews G, German GA, Eisenberg L (eds) Treatment of mental disorders. A review of effectiveness. WHO, American Psychiatric Press, Washington London, pp 443–461

*Bertolote JM (1994) Quality assurance in mental health care. Division of Mental Health, WHO, Geneva

BMJFG (1975) Bericht über die Lage der Psychiatrie in der Bundesrepublik Deutschland – Zur psychiatrischen und psychotherapeutisch/psychosomatischen Versorgung der Bevölkerung. Bonn

BMJFFG (1988) Empfehlungen der Expertenkommission der Bundesregierung zur Reform der Versorgung im psychiatrischen und psychotherapeutisch-psychosomatischen Bereich. Bonn

Böhme K, Cording C, Ritzel G, Spengler A, Trenckmann U (1994) Thesen zur Qualitätssicherung (QS). Spektrum Psychiatr Nervenheilkd 23:58–62

Brenner HD (1995) Stand der Diskussion zur Kosten-Effektivitätsfrage in der Gemeindepsychiatrie und Klinikpsychiatrie. Schweiz Arch Neurol Psychiatr 1:24–32

Buchborn E (1993) Der Ärztliche Standard. Dtsch Ärztebl 90/28,29:B1446–1449

Bundesgesetzblatt (1990) Verordnung über Maßstäbe und Grundsätze für den Personalbedarf in der stationären Psychiatrie (Psychiatrie-Personalverordnung – Psych-PV). Bundesgesetzblatt, Teil I, S 2930–2939

BMG (Bundesministerium für Gesundheit) (Hrsg) (1996) Leitfaden zur Qualitätsbeurteilung in Psychiatrischen Kliniken: Projekt 1994-1996 im Auftrag des Bundesministeriums für Gesundheit. Nomos, Baden-Baden

*Cahn C, Richman A (1985) Quality assurance in psychiatry. Can J Psychiatry 30:148–152

Clements CD, Bonacci D, Yerevanian B et al. (1985) Assessment of suicide risk in patients with personality disorder and major affective diagnosis. QRB Qual Rev Bull 11:150–154

Cole JO, Katz DL (1988) Drug therapy monitoring in a private psychiatric hospital: a consideration of its risks and benefits. McLean Hosp J 13:114–157

Cording C (1995) Basisdokumentation und Ergebnisqualität. In: Gaebel W (Hrsg) Qualitätssicherung im psychiatrischen Krankenhaus. Springer, Wien New York, S 173–181

Cording C, Gaebel W, Spengler A et al. (1995) Die neue psychiatrische Basisdokumentation. Eine Empfehlung der DGPPN zur Qualitätssicherung im (teil-)stationären Bereich. Spektrum Psychiatr Nervenheilkd 24:3–41

Craig TJ, Mehta RM (1984) Clinician-computer interaction: Automated review of psychotropic drugs. Am J Psychiatry 141:267–270

Cranach M von (1994) Leitfaden für die Begehung des psychiatrischen Krankenhauses. In: Kunze H, Kaltenbach L (Hrsg) Psychiatrie-Personalverordnung. Textausgabe mit Materalien und Erläuterungen für die Praxis. Kohlhammer, Stuttgart, S 203–211

*DGPPN (Deutsche Gesellschaft für Psychiatrie, Psychotherapie und Nervenheilkunde) (1997) Die Behandlung psychischer Erkrankungen in Deutschland. Positionspapier zur aktuellen Lage und zukünftigen Entwicklung. Springer, Berlin Heidelberg New York Tokio

DGPPN (Deutsche Gesellschaft für Psychiatrie, Psychotherapie und Nervenheilkunde) (1998) Praxisleitlinien in Psychiatrie und Psychotherapie. Behandlungsleitlinie Schizophrenie. Steinkopff, Darmstadt

DGS (Deutsche Gesellschaft für Suizidprävention) (1993) Leitlinien zur Organisation von Krisenintervention. Köhler, Harsum

Deutscher Ärztetag (1994) Gesundheitspolitisches Programm der deutschen Ärzteschaft (Blaues Papier). Dtsch Ärztebl (Suppl) 24:1–42

DIN (Deutsches Institut für Normung e.V.) (Hrsg) (1992) Qualitätssicherung und angewandte Statistik. Verfahren 3: Qualitätssicherungssysteme. Beuth, Berlin Köln

Dilling H, Balck F, Bosch G et al. (1983) Zur psychiatrischen Basisdokumentation. Nervenarzt 54:262–267

Dilling H, Mombour W, Schmidt MH (1992) Internationale Klassifikation psychischer Störungen (ICD-10). Huber, Bern Göttingen Toronto

Donabedian A (1966) Evaluating the quality of medical care. Milbank Q 44:166

Donabedian A (1982) Explorations in quality assessment and monitoring, vol II: The criteria and standards of quality. Health Administration Press, Ann Arbor

Donabedian A (1986) Criteria and standards for quality assessment and monitoring. QRB Qual Rev Bull 12/3:99–108

Donabedian A (1988) The quality of care: how can it be assessed? J Am Acad 260:1743–1748

Eichhorn S (1987) Krankenhausbetriebslehre. Theorie und Praxis der Krankenhaus-Leistungsrechnung, Bd III. Kohlhammer, Stuttgart Berlin Mainz

*Ellis R, Whittington D (1993) Quality assurance in health care. A handbook. Arnold, London Melbourne Auckland

Ellis J, Mulligan I, Rowe J, Saccett DI (1995) Inpatient general medicine is evidence based. Lancet 346:407–410

Falkai P, Gaebel W, Wölwer W (1995) Qualitätssicherung in der Psychiatrischen Forschung. Psycho 21:236–240

*Fauman MA (1989) Quality assurance monitoring in psychiatry. Am J Psychiatry 146:1121–1130

Fauman MA (1990) Monitoring the quality of psychiatric care. Psychiatr Clin North Am 13:73–88

Fifer WR (1980) Quality Assurance in Health Care. In: Awad AG, Durost HB, McCormick WO (eds) Evaluation of quality of care in psychiatry. Pergamon, Toronto Oxford New York Sydney Paris Frankfurt, pp 1–12

Finzen (1994) Zukünftige Strukturen psychiatrischer Versorgung – Zwischenbilanz und Perspektiven nach zwei Jahrzehnten Psychiatriereform. In: Reimer F (Hrsg) Versorgungsstrukturen in der Psychiatrie. Springer, Berlin Heidelberg New York Tokio, S 103–110

Frances A, Docherty JP, Kahn DA (1996) The expert consensus guideline series. Treatment of schizophrenia. J Clin Psychiatry 57(Suppl 12B):1–58

*Gaebel W (1995a) Qualitätssicherung in der Psychiatrie. Nervenarzt 66:481–493

*Gaebel W (Hrsg) (1995b) Qualitätssicherung im psychiatrischen Krankenhaus. Springer, Wien New York

Gaebel W (1995c) Qualitätssicherung diagnostischer und therapeutischer Maßnahmen im psychiatrischen Krankenhaus. In: Gaebel W (Hrsg) Qualitätssicherung im psychiatrischen Krankenhaus.

Springer, Wien New York, S 87–108

Gaebel W (1996) Leitfaden zur Qualitätsbeurteilung in Psychiatrischen Kliniken. Nervenarzt 67:968–970

Gaebel W, Falkai P (1996) Praxisleitlinien in der Psychiatrie. Zu Methodik und Stand von Leitlinienentwicklungen. Nervenarzt 67:179–181

Gesetz zur Strukturreform im Gesundheitswesen (Gesundheits-Reformgesetz – GRG) (1988). In: Bundesgesetzblatt Teil 1, Nr 62. Bundesanzeiger, Bonn

Gesetz zur Sicherung und Strukturverbesserung der gesetzlichen Krankenversicherung (Gesundheitsstrukturgesetz – GSG) (1992). In: Bundesgesetzblatt Teil 1, Nr 59, S 2266–2334. Bundesanzeiger, Bonn

Goldberg D, Huxley P (1980) Mental illness in the community. The pathway to psychiatric care. Tavistock, New York

Goldner EM, Bilsker D (1995) Evidence-based psychiatry. Can J Psychiatry 40:97–101

Grawe K, Donati R, Bernauer F (1994) Psychotherapie im Wandel – von der Konfession zur Profession. Hogrefe, Göttingen

Gray SH (1992) Quality assurance and utilization review of medical psychotherapies. In: Mattson MR (ed) Manual of psychiatric quality assurance. A report of the American Psychiatric Association Committee on quality assurance. APA, Washington DC, pp 153–159

*Grimshaw JM, Russell IT (1993) Effect of clinical guidelines on medical practice: a systematic review of rigorous evaluations. Lancet 342:1317–1322

Häfner H, an der Heiden W (1994) The evaluation of mental health care systems. In: Mezzich JE, Jorge MR, Salloum IM (eds) Psychiatric epidemiology. Assessment concepts and methods. Johns Hopkins Univ Press, Baltimore London, pp 494–504

Hamilton JM (1992) Introduction to the American Psychiatric Association's involvement in quality assurance and utilization review. In: Mattson MR (ed) Manual of psychiatric quality assurance. A report of the American Psychiatric Association Committee on quality assurance. APA, Washington DC, pp 7–9

Härter M, Berger M (1996) Qualitätszirkel – eine Maßnahme der Qualitätssicherung in der ambulanten psychiatrisch-psychotherapeutischen Versorgung. In: Berger M,

Gaebel W (Hrsg) Qualitätssicherung in der Psychiatrie. Springer, Berlin Heidelberg New York Tokio, S 89–98

*Haug HJ, Stieglitz RD (1995) Qualitätssicherung in der Psychiatrie. Enke, Stuttgart

Helmchen H, Hippius H, Müller-Oerlinghausen B, Rüther E (1985) Arzneimittel-Überwachung in der Psychiatrie. Nervenarzt 56:12–18

Janssen B, Burgman C, Held T et al. (1998) Qualitätsindikatoren der stationären Behandlung schizophrener Patienten. Ergebnisse einer Pilotstudie zur externen Qualitätssicherung mit Hilfe der Tracer-Diagnose. Psychiatr Prax

Kaltenbach T (1991) Qualitätsmanagement im Krankenhaus. Bibliomed, Melsungen

Kane JM, Evans DL, Fiester SJ et al. (1992) Psychopharmacological screening criteria. In: Mattson MR (ed) Manual of psychiatric quality assurance. A report of the American Psychiatric Association Committee on quality assurance. APA, Washington DC, pp 189–205

Kelstrup A, Lund K, Lauritsen B, Bech P (1993) Satisfaction with care reported by psychiatric inpatients. Acta Psychiatr Scand 87:374–379

Kibbee P (1988) The suicidal patient – an issue for quality assurance and risk management. J Nurs Qual Assur 3:63–71

Kissling W (ed) (1991) Guidelines for neuroleptic relapse prevention in schizophrenia. Springer, Berlin Heidelberg New York Tokio

Klein HE (1994) Probleme der experimentellen psychiatrischen Forschung. Spektrum 23:20–24

Klieser E, Lehmann E, Strauß WH (1995) Ärztliche und psychiatrische Weiterbildung als Mittel und Aufgabe der Qualitätssicherung. In: Gaebel W (Hrsg) Qualitätssicherung im psychiatrischen Krankenhaus. Springer, Wien New York, S 66–75

Klinkhammer, G (1995) Leitlinien zur Qualitätssicherung diskutiert. Dtsch Ärztebl 92/14,7:B742–43

Kolkmann FW (1995) Qualitätssicherung aus der Sicht der Bundesärztekammer. In: Gaebel W (Hrsg) Qualitätssicherung im psychiatrischen Krankenhaus. Springer, Wien New York, S 11–20

Kruckenberg P, Jagoda B, Aktion Psychisch Kranke (1994) Personalbemessung im komplementären Bereich – von der institutions- zur personenbezogenen Behandlung und Rehabilitation. Aktion Psychisch Kranke, Bonn

Kukla R (1995) Strukturqualität psychiatrischer Krankenhäuser aus Trägersicht. In: Gaebel W (Hrsg) Qualitätssicherung im psychiatrischen Krankenhaus. Springer, Wien New York, S 52–57

Kunze H, Kaltenbach L (Hrsg) (1994) Psychiatrie-Personalverordnung. Textausgabe mit Materalien und Erläuterungen für die Praxis. Kohlhammer, Stuttgart

Kunze H, Wienberg G, Vitt KD, Buss G (1994) Strukturierende Gesichtspunkte für die Auswertung von Unterlagen psychiatrischer Krankenhäuser/Abteilungen zur Umsetzung der Psych-PV in ein entsprechendes Behandlungsangebot. In: Kunze H, Kaltenbach L (Hrsg) Psychiatrie-Personalverordnung. Textausgabe mit Materalien und Erläuterungen für die Praxis. Kohlhammer, Stuttgart, S 194–211

LWV (Landeswohlfahrtsverband) Hessen (1991) Qualitätssicherung im Psychiatrischen Krankenhaus. (Unveröffentlichtes Manuskript)

Leimkühler AM (1995) Die Qualität klinischer Versorgung im Urteil der Patienten. In: Gaebel W (Hrsg) Qualitätssicherung im psychiatrischen Krankenhaus. Springer, Wien New York, S 163–172

Linden M (1994) Therapeutic standards in psychopharmacology and medical decision-making. Pharmacopsychiatry 27(Suppl):41–45

*Liptzin B (1974) Quality assurance and psychiatric practice – a review. Am J Psychiatry 131:1374–1377

*Liptzin B (1991) Quality assurance and treatment outcome: A medical perspective. In: Mirin SM, Gossett JT, Grob MC (eds) Psychiatric treatment. Advances in outcome research. American Psychiatric Press, Washington London, pp 265–278

Mattson MR (1984) Quality assurance: A literature review of a changing field. Hosp Community Psychiatry 35:605–616

**Mattson MR (ed) (1992a) Manual of psychiatric quality assurance. A report of the American Psychiatric Association Committee on quality assurance. APA, Washington DC

Mattson MR (ed) (1992b) Generic quality screens – psychiatric. Developed by the Health Care Financing Administration for use by Peer Review Organizations. In: Manual of psychiatric quality assurance. A report of the Ameri-

can Psychiatric Association Committee on quality assurance. APA, Washington DC, pp 207–213

Miller SI, Phillips KL (1992) Chemical dependency disorders: Guidelines for review of inpatient therapy and rehabilitation. In: Mattson MR (ed) Manual of psychiatric quality assurance. A report of the American Psychiatric Association Committee on quality assurance. APA, Washington DC, pp 161–166

Moak GS (1990) Improving quality in psychogeriatric treatment. Psychiatr Clin North Am 13:99–112

Möller HJ, Deister A, Laux G (1995) Outcome-Forschung als Mittel der Qualitätssicherung. In: Gaebel W (Hrsg) Qualitätssicherung im psychiatrischen Krankenhaus. Springer, Wien New York, S 147–162

Molnar G, Feeney MG (1985) Computer-assisted review of antipsychotics on acute care units. QRB Qual Rev Bull 11:271–274

Munich RL (1990) Quality assurance and quality of care: I. Finding the linkages. Psychiatr Hosp 21:13–24

Munich RL, Hurley B, Delaney J (1990) Quality assurance and quality of care: II. Monitoring treatment. Psychiatr Hosp 21:71–77

Naylor D (1995) Grey zones of clinical practice: some limits to evidence-based medicine. Lancet 345/4:840–842

Piwernetz K, Selbmann HK, Vermeij DJB (1991) „Vertrauen durch Qualität": Das Münchner Modell der Qualitätssicherung im Krankenhaus. Krankenhaus 11:557–560

Prunier P, Buongiorno PA (1989) Guidelines for acute inpatient psychiatric treatment review. Gen Hosp Psychiatry 11:278–281

Rössler W, Meise U (1993) Neue Trends in der psychiatrischen Versorgung. Neuropsychiatrie 7/4:171–175

Rössler W, Salize HJ (1993) Psychiatrische Versorgung: Leitlinien für die Reformpraxis. Dtsch Ärztebl 90/10,39:2526–2528

Rössler W, Salize HJ, Häfner H (1993) Gemeindepsychiatrie. Grundlagen und Leitlinien. Planungsstudie Luxemburg. Integrative Psychiatrie, Innsbruck Wien

Rössler W, Salize HJ (1995) Qualitätsindikatoren psychiatrischer Versorgungssysteme. In: Gaebel W (Hrsg) Qualitätssicherung im psychiatrischen Krankenhaus. Springer, Wien New York, S 39–51

Rössler W, Salize HJ (1996) Die Psychiatrische Versorgung chronisch Kranker – Daten, Fakten,

Analysen. Schlußbericht des Forschungsprojekts Strukturanalyse zur psychiatrischen Versorgung unter besonderer Berücksichtigung des Bereichs chronischer psychischer Störungen. Arbeitsgruppe Versorgungsforschung, Mannheim. Nomos, Baden-Baden

Rössler W, Löffler W, Fätkenheuer B, Riecher-Rössler A (1992) Does case management reduce the rehospitalization rate? Acta Psychiatr Scand 86:445–449

Rush AJ (1993) Clinical practice guidelines. Good news, bad news, or no news? Arch Gen Psychiatry 50:483–490

Schaub RT (1994) Quality assurance in psychiatric care – the example of routine use of the AMDP system. Pharmacopsychiatry 27(Suppl):46–50

Schröder M (1993) Auswirkungen des GSG auf das Informationsmanagement und die Krankenhausinformatik. Krankenhaus 10:460–470

Schyve PM, Prevost JA (1990) From quality assurance to quality improvement. Psychiatr Clin North Am 13:61–72

Sederer LI (1991) Quality, cost, and contracts: Administrative aspects of inpatient care. In: Sederer LI (ed) Inpatient psychiatry. Diagnosis and treatment. Williams & Wilkins, Baltimore Hong Kong London, pp 419–431

Selbmann HK (1995) Konzept und Definition medizinischer Qualitätssicherung. In: Gaebel W (Hrsg) Qualitätssicherung im psychiatrischen Krankenhaus. Springer, Wien New York, S 3

*Selbmann HK (1996) Entwicklung von Leitlinien in der Medizin – Kunst oder Können? Chirurg 35/3:61–65

Selbmann HK (1997) Managed care: Ein Ansatz zur Verbesserung der Qualität der Krankenversorgung? In: Arnold M, Lauterbach KW, Preuß KJ (Hrsg) Managed care. Ursachen, Prinzipien, Formen

und Effekte. Schattauer, Stuttgart, S 253-258

Smith AP (1992) Design a clinical information system. Br Med J 305:415–417

Spengler A (1991) Institutsambulanzen in der psychiatrischen Versorgung. Vandenhoeck & Ruprecht, Göttingen

Strauss JS, Carpenter WT (1977) Prediction of outcome in schizophrenia. III: Five-year outcome and its predictors. Arch Gen Psychiatry 34:159–163

The Royal Australian and New Zealand College of Psychiatrists (1982) The Quality Assurance Project: A methodology for preparing 'ideal' treatment outlines in psychiatry. Aust N Z J Psychiatry 16:153–158

The Royal Australian and New Zealand College of Psychiatrists (1991a) Treatment outlines for borderline, narcissistic and histrionic personality disorders. The quality assurance project. Aust N Z J Psychiatry 25:392–403

The Royal Australian and New Zealand College of Psychiatrists (1991b) Treatment outlines for avoidant, dependent and passive-aggressive persomality disorders. The quality assurance project. Aust N Z J Psychiatry 25:404–411

Way BB, Braff J, Steadman HJ (1985) Constructing an efficient inpatient incident reporting system. Psychiatry Q 57:147–152

Weiner RD, APA Task Force on ECT (1992) Electroconvulsive therapy guidelines and criteria. In: Mattson MR (ed) Manual of psychiatric quality assurance. A report of the American Psychiatric Association Committee on quality assurance. APA, Washington DC, pp 181–187

Wig N (1993) Rational treatment in psychiatry: perspectives on psychiatric treatment by level of care. In: Sartorius N, Girolamo de G, Andrews G, German GA, Eisenberg L (eds) Treatment of

mental disorders. A review of effectiveness. WHO, American Psychiatric Press, Washington London, pp 423–441

Wilson GF (1992a) Issues in the review of adult outpatient therapy. In: Mattson MR (ed) Manual of psychiatric quality assurance. A report of the American Psychiatric Association Committee on quality assurance. APA, Washington DC, pp 149–152

Wilson GF, Phillips KL (1992) Concepts and definitions used in quality assurance and utilization review. In: Mattson MR (ed) Manual of psychiatric quality assurance. A report of the American Psychiatric Association Committee on quality assurance. APA, Washington DC, pp 23–30

Wilson GF, Phillips KL (1992a) Residential treatment centers: quality assurance and utilization review guidelines. In: Mattson MR (ed) Manual of psychiatric quality assurance. A report of the American Psychiatric Association Committee on quality assurance. APA, Washington DC, pp 173–180

Wilson GF, Phillips KL (1992b) Eating disorders: quality assurance and utilization review guidelines. In: Mattson MR (ed) Manual of psychiatric quality assurance. A report of the American Psychiatric Association Committee on quality assurance. APA, Washington DC, pp 167–172

Wing J, Brewin CR, Thornicroft G (1992) Defining mental health needs. In: Thornicroft G, Brewin CR, Wing J (eds) Measuring mental health needs. Royal College of Psychiatrists, Gaskell, London, pp 1–17

Wolfersdorf M, Stieglitz RD, Metzger R et al. (1996) Modellprojekt zur Qualitätssicherung der klinischen Depressionsbehandlung. In: Berger M, Gaebel W (Hrsg) Qualitätssicherung in der Psychiatrie. Springer, Berlin Heidelberg New York Tokio, S 67–87

KAPITEL 13

Psychische Störungen
in der primärmedizinischen Versorgung

M. LINDEN

1 Epidemiologie psychischer Störungen

Ergebnisse epidemiologischer Studien

Epidemiologische Studien haben in den vergangenen Jahren sowohl in Deutschland als auch international gezeigt, daß zwischen 15 und 25% der Bevölkerung unter akut behandlungsbedürftigen psychischen Erkrankungen leiden (Bebbington et al. 1981; Henderson et al. 1979; Dilling et al. 1984; Häfner 1978; Schepank 1987; Robins u. Regier 1991). Da in den Industriestaaten etwa zwei Drittel aller Menschen regelmäßig wegen unterschiedlicher Erkrankungen, Beschwerden oder auch Vorsorgemaßnahmen allgemeinärztliche Hilfe in Anspruch nehmen (RCGP u. OPCS 1979), müssen allein aus diesem Grund viele Patienten von Allgemeinarztpraxen unter psychischen Erkrankungen leiden. Berücksichtigt man des weiteren, daß Personen mit chronischen Erkrankungen und besonders solche mit psychischen Störungen etwa doppelt so häufig Ärzte aufsuchen als andere Patienten (Finlay-Jones u. Burvill 1978; Williams et al. 1986; Goldberg u. Huxley 1980), dann ist allein aus dieser Überlegung heraus nicht erstaunlich, wenn einschlägige Erhebungen zeigen, daß etwa jeder vierte Patient von Allgemeinarztpraxen unter einer psychischen Störung leidet.

Prävalenz psychischer Störungen

Ausgehend von frühen Arbeiten von Shepherd und Mitarbeitern (Shepherd et al. 1966) gibt es inzwischen eine Reihe von Studien, die die institutionelle Prävalenz psychischer Störungen in der primärärztlichen Versorgung untersucht haben (Burvill 1990; Üstün u. Sartorius 1995; Dilling et al. 1978; Zintl-Wiegand et al. 1978; Gastpar 1984; Schulberg u. Burns 1988; El-Rufaie u. Absood 1993; Leon et al. 1995). Danach liegt die Gesamtrate an Patienten mit psychischen Erkrankungen zwischen 11 und 36%. Etwa zwei Drittel davon sind als chronische Störungen anzusehen und ein Drittel als neue Erkrankungsepisoden. Die Streubreite in den genannten Studien läßt sich durch tatsächliche Prävalenzunterschiede in verschiedenen Settings und Regionen, unterschiedliche Schwellendefinitionen, verschiedenartige Untersuchungsinstrumente und Variationen in der Stichprobenziehung erklären. Dennoch entspricht die grundsätzliche Größenordnung den auf der Basis von bevölkerungsepidemiologischen Studien zu erwartenden Werten.

Wesentliche Übereinstimmungen in verschiedenen Studien

Darüber hinaus zeigen die verschiedenen Studien einige wesentliche Übereinstimmungen. Die Rate psychischer Störungen ist durchgängig erhöht bei Frauen, bei geschiedenen Personen, bei Menschen im mittleren Lebensalter oder bei niedrigerem Sozialstatus (Goldberg u. Huxley 1980; Jenkins u. Shepherd 1983). Interessant sind auch Vergleiche zwischen Industriestaaten und Entwicklungsländern. Sie zeigen, daß auch in ärmeren Ländern die Rate psychischer Störungen bei Patienten in primärmedizinischer Behandlung trotz des dort gelegentlich erschwerten Zugangs zu ärztlicher Betreuung in einer ähnlichen Größenordnung liegt, wenn sie nicht teilweise sogar noch höher ist (German 1987; Ndetei u. Muhangi 1979; Gautam et al. 1980; Harding et al. 1980; Mari u. Williams 1984).

International vergleichende Studie der WHO

Eine neuere Untersuchung zu psychischen Störungen bei Patienten in primärmedizinischer Betreuung wurde unter Leitung der WHO parallel in Industriestaaten und Entwicklungsländern und entsprechend in unterschiedlichen Kulturen und Gesundheitssystemen durchgeführt (Üstün u.

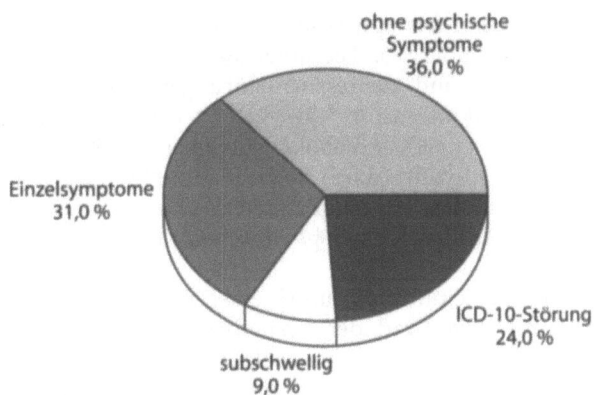

Sartorius 1995). Dabei wurde besonderer Wert darauf gelegt, daß trotz der Sprachbarrieren eine identische Untersuchungsmethodik angewendet wurde, die erlaubte, Störungen in Anlehnung an die aktuellen psychiatrischen Klassifikationssysteme zu diagnostizieren. Es wurde das strukturierte *Composite International Diagnostic Interview, Primary Care Version (CIDI)* eingesetzt und Diagnosen nach ICD-10 erstellt. Ebenso wurden Selbstbeurteilungsfragebogen wie der *General Health Questionnaire (GHQ)* verwendet.

Abbildung 1 (Goldberg u. Lecrubier 1995) zeigt, daß 24% der Praxisbesucher an einer psychischen Störung nach den Definitionen der ICD-10 litten. Bei weiteren 9% fanden sich klinisch relevante Symptome von Krankheitswert, ohne daß die Voraussetzungen für eine Diagnose nach ICD-10 erfüllt worden wären. Schließlich klagten weitere 31% über 2 und mehr psychische Symptome, ohne daß von Krankheitswertigkeit gesprochen werden konnte. Ein ähnliches Bild ergaben die Ergebnisse mit der Selbstbeurteilungsskala *GHQ*. 23,3% der Praxisbesucher hatten einen Wert von 5 und größer, was für das Vorliegen einer klinisch relevanten psychischen Störung spricht.

Erkrankung	%
Depressive Episode	10,4
Generalisierte Angsterkrankung	7,9
Neurasthenie	5,4
Alkoholmißbrauch	3,3
Alkoholabhängigkeit	2,7
Somatisierungsstörung	2,7
Dysthymie	2,1
Panikerkrankung	1,1
Agoraphobie mit Panik	1,0
Hypochondrie	0,8
Agoraphobie ohne Panik	0,5
Mindestens eine ICD-10-Diagnose	24,0

Tabelle 1.
Spektrum psychischer
Störungen in der
primärmedizinischen
Versorgung in Prozent.
(Nach Goldberg u.
Lecrubier 1995)

Tabelle 1 zeigt das Spektrum und die Häufigkeit der vorgefundenen Störungen (Goldberg u. Lecrubier 1995). Die wichtigsten psychischen Erkrankungen sind depressive Störungen mit 10,4% und generalisierte Angsterkrankungen mit 7,9%, gefolgt von Neurasthenie (5,4%), Alkoholmißbrauch (3,3%), Alkoholabhängigkeit (2,7%), Somatisierungsstörung (2,7%), Dysthymie (2,1%) sowie Panikerkrankungen (1,1%) und Agoraphobie (1,0%). 9,5% der Patienten erhielten mehr als eine ICD-10-Diagnose als Ausdruck einer psychischen Komorbidität.

Zusammenhang von psychischen und körperlichen Erkrankungen

Die Wahrscheinlichkeit, unter einer psychischen Erkrankung zu leiden, stieg mit dem Grad der körperlichen Erkrankungen. Patienten, deren körperliche Gesundheit als schlecht eingestuft wurde, hatten ein 1,4fach erhöhtes Risiko, gleichzeitig auch unter einer psychischen Störung zu leiden. Dies steht in Übereinstimmung mit einer Reihe ähnlicher Untersuchungen, die teilweise sogar ein bis zu 3,6fach erhöhtes Komorbiditätsrisiko angeben (Weyerer 1990; Leon et al. 1995). Dieser Zusammenhang kann Ausdruck dessen sein, daß eine psychische Störung ein pathogenetischer Faktor, ein Begleitsymptom oder auch eine Folge organischer Erkrankungen wie z.B. eines Karzinoms (Brown u. Parasekvas 1982; Massie u. Holland 1984), einer kardiovaskulären Erkrankung (Bass u. Wade 1984), einer Arthritis (Gardiner 1980) oder einer Vielzahl sonstiger Erkrankungen (Katon 1982) ist.

Geschlechtsunterschiede

Ebenso fand sich eine Bestätigung des bereits angesprochenen Befundes, wonach Frauen im Vergleich zu Männern häufiger bzw. anders psychisch erkranken. So haben sie beispielsweise mit 12,5% im Vergleich zu Männern mit 7,1% ein 1,9fach erhöhtes Risiko, an einer depressiven Störung zu leiden. Berücksichtigt man jedoch alle psychischen Störungen unter Einschluß des Alkoholmißbrauchs, dann sind kaum noch Unterschiede festzustellen. 22,8% der Männer und 24,7% der Frauen erhielten eine ICD-10-Diagnose. Es fand sich auch ein Zusammenhang mit der sozialen Schicht. Nimmt man als Indikator der Schichtzugehörigkeit die Bildung, dann haben Menschen mit höherer Schulbildung ein 0,8fach geringeres Erkrankungsrisiko.

Die soweit zusammengefaßten Ergebnisse dieser internationalen Studie gelten im wesentlichen für alle eingeschlossenen Länder und Kulturen. Depressive Störungen und Angstsyndrome sind in den europäischen Zentren ebenso wie in Shanghai, Bangalore oder Ibadan die häufigsten Erkrankungen. Interessanterweise ist auch das Profil der Depressionssymptome im wesentlichen über alle Zentren hinweg identisch. Es finden sich allerdings auch relevante Unterschiede zwischen den verschiedenen Zentren. Dies betrifft beispielsweise die Gesamtprävalenz psychischer Störungen, die zwischen 7,5% in Shanghai und 52,5% in Santiago variiert. Dies ist ein weiterer Beleg für das in der Literatur bereits vielfach beschriebene Phänomen großer interregionaler Diagnose- und Therapieunterschiede. Es muß im konkreten Fall offen bleiben, ob die Ursache hierfür in den verschiedenen Kulturen, den jeweiligen Gesundheitssystemen oder den konkreten Versorgungsinstitutionen zu suchen ist. Als Beispiel eines kulturabhängigen Unterschieds mag gelten, daß z.B. in Deutschland die Rate der alkoholabhängigen Patienten zwischen 5 und 7% liegt, während dieselbe Rate in Ankara nur 1% beträgt.

Interregionale Unterschiede

2 Besonderheiten der Klassifikation und Diagnostik

Es gibt eine lange Tradition von Studien zu der Frage, inwieweit Hausärzte die psychischen Störungen ihrer Patienten als solche erkennen und ggf. konsequent behandeln. Untersuchungen, die die Diagnosen der behandelnden Ärzte mit Diagnosen von Psychiatern oder mit den Ergebnissen standardisierter Erhebungen vergleichen, berichten in der Regel eine erhebliche Rate von „Unterdiagnostik" (Blacker u. Thomas 1988; Goldberg u. Huxley 1980; Marks et al. 1979; Hankin u. Oktay 1979; Skuse u. Williams 1984; Casey et al. 1984; von Korff et al. 1987; Johnstone u. Goldberg 1976; Shapiro et al. 1987; Zung et al. 1983; Hoeper et al. 1979). Goldberg u. Blackwell (1970) haben dieses Phänomen unter dem Begriff der „versteckten psychiatrischen Morbidität" zusammengefaßt. Die Begründung hierfür liegt jedoch nicht oder zumindest nicht primär in einer fehlenden psychiatrischen Fachkenntnis der involvierten Allgemeinärzte, sondern ist Ausdruck der Besonderheiten der Störungen, um die es hier vorrangig geht. Dies sind Probleme der Spezifität der Leitsymptomatik, Besonderheiten in der Art der Selbstdarstellung der Patienten und Fragen der Nützlichkeit entsprechender diagnostischer Feststellungen.

Problem der „Unterdiagnostik"

Klassifikationssysteme für psychische Störungen sind traditionellerweise im Kontext psychiatrischer Kliniken und v. a. mit Blick auf psychotische Störungen entwickelt worden. Bei diesen markanten Erkrankungen haben die differentialdiagnostischen Leitsymptome, wie z. B. ein Verarmungswahn oder Halluzinationen, eine hohe Validität und Trennschärfe und sind zudem auch vielfach nicht zu übersehen oder fehlzuinterpretieren. Ganz anders stellt sich die Situation bei den in der Allgemeinarztpraxis vorherrschenden Störungen dar. Sie sind zum einen von eher leichter bis mittelgradiger Intensität und weniger über einzelne charakteristische Symptome, sondern vielmehr durch variable Symptommuster zu diagnostizieren. Dabei kommt keinem der zu beobachtenden Symptome für sich eine zwingende pathologische Bedeutung zu. Lustlosigkeit, Konzentrationsstörungen, Antriebslosigkeit, Appetitmangel, Schlafstörungen oder auch Vitalstörungen können Ausdruck einer Depression, aber ebensogut vieler anderer psychischer Störungen sein.

Verwendbarkeit psychiatrischer Klassifikationssysteme in der Allgemeinarztpraxis

Diese weitgehende Unspezifität einschlägiger Symptome hat nach Einführung standardisierter Erhebungsinstrumente und definierter diagnostischer Algorithmen zu dem Phänomen der sog. Komorbidität geführt, so daß viele Patienten gleichermaßen die Kriterien für Angst, Depression, Neurasthenie oder Somatisierung erfüllen. So fanden beispielsweise Stein et al. (1995), daß die Rate der Fälle mit gemischten Angst- und Depressionserkrankungen häufiger war als die Rate der reinen Fälle, weshalb diese Mischkategorie sogar als eine eigene Diagnose in die ICD-10 aufgenommen wurde. Die genannten Symptome können schließlich aber auch Ausdruck körperlicher Störungen sein. Bei einer Untersuchung an alten Patienten konnten Linden et al. (1996) zeigen, daß sich der Wert auf der *Hamilton-Depressions-Skala* halbierte, wenn diejenigen Beschwerden nicht als Depressionssymptome gezählt wurden, die von mituntersuchenden Internisten als Symptome körperlicher Erkrankungen angesehen wurden. Nicht zuletzt kann es sich bei den angesprochenen

Unspezifität einschlägiger Symptome

Beschwerden auch um Prodromal- wie Rekonvaleszenzsymptome einer noch größeren Zahl von Störungen handeln, so daß erst nach längerer Beobachtung eine differentialdiagnostische Zuordnung möglich erscheint.

Diese Schwierigkeit der Abgrenzung spezifischer Störungen hat u.a. dazu geführt, daß von der WHO eine eigene Klassifikation psychischer Störungen für den primärmedizinischen Bereich vorgeschlagen wurde (Üstün et al. 1995a), deren Hauptmerkmal breitere diagnostische Kategorien sind.

Problem der Schwellenfestlegung bei der Symptombewertung

Ein weiteres sachimmanentes Problem der Symptombewertung in der Allgemeinmedizin ist die Schwellenfestlegung (Linden u. Geiselmann 1996). Die bereits erwähnten klassischen psychopathologischen Symptome wie z.B. Halluzinationen oder Ich-Störungen sind weitgehend kategoriale Entweder-oder-Phänomene, die immer wenn sie auftreten auch Krankheitswert haben und psychopathologisch zu interpretieren sind. Symptome der in Allgemeinarztpraxen zur Behandlung kommenden Störungen sind statt dessen dimensionale Phänomene, die stufenlos von normal bis zu psychopathologisch ineinander übergehen können, wie z.B. der fließende Übergang von exzellenter Konzentrationsfähigkeit über verschiedene Graduierungen begrenzter Konzentrationsfähigkeit bis hin zur völligen Konzentrationsunfähigkeit. Dabei gilt aus epidemiologischen Gründen, daß leichtere Ausprägungsformen häufiger sind als schwerere. Geringfügige Verschiebungen in der Schwelle, ab der ein Symptom als relevant angesehen wird, müssen deshalb gerade im allgemeinärztlichen Bereich zu wesentlichen Verschiebungen in den Prävalenzzahlen führen. Diese dimensionale Charakteristik der Beschwerden hat auch für die Erkennung der Störungen Konsequenzen. Es sind v.a. die leichteren Störungen, die noch nicht zu Beeinträchtigungen in der sozialen Funktionsfähigkeit geführt haben, die nicht diagnostiziert werden (Coyne et al. 1995; Tiemens et al. 1996).

Unsicherheit diagnostischer Schlußfolgerungen

Aus solchen theoretischen Überlegungen folgt, daß diagnostische Schlußfolgerungen bei den im primärmedizinischen Bereich vorrangig gesehenen Störungen grundsätzlich mit größerer Unsicherheit belastet sein müssen, als dies in psychiatrischen Settings und bei ausgeprägten Erkrankungen der Fall ist. Insofern müssen auch Übereinstimmungsraten zwischen 2 Beobachtern oder zwischen Beobachtungen mit unterschiedlicher Methodik notgedrungen eine größere Variabilität zeigen. Es kann sogar die Frage gestellt werden, wer ggf. der „Wahrheit" näher kommt, wenn Forscher und Allgemeinärzte zu unterschiedlichen diagnostischen Ergebnissen kommen, da z.B. das Problem der Symptomunspezifität auch durch standardisierte Erhebungsinstrumente nicht aufgehoben wird.

Ergebnisse der Primärarztstudie der WHO

In der Primärarztstudie der WHO kamen die behandelnden Allgemeinärzte bei ihren Patienten zu einer Rate psychischer Störungen von 23,4%, was nahezu identisch ist mit der Prävalenz der *CIDI*-Diagnosen von 24,0%, jedoch unter der Rate von insgesamt 32,5% liegt, wenn man auch die subdiagnostischen *CIDI*-Fälle mit hinzuzählt. Allerdings ist die Übereinstimmung in der Diagnosenstellung eher unbefriedigend.

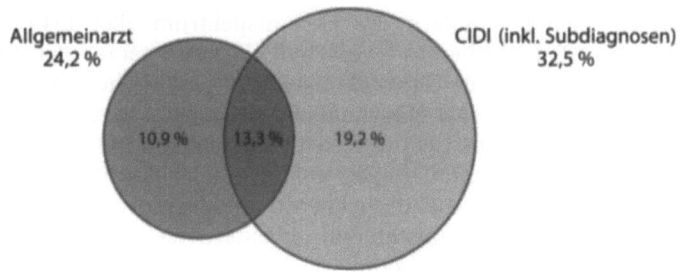

Allgemeinarzt
24,2 %

CIDI (inkl. Subdiagnosen)
32,5 %

10,9 %   13,3 %   19,2 %

Abb. 2.
Übereinstimmung zwischen
Allgemeinarztdiagnosen und
CIDI-Forschungsdiagnosen.
(Nach Üstün u. von Korff
1995)

Abbildung 2 (Üstün u. von Korff 1995) zeigt, daß nur 13,3% der Praxis-besucher gleichermaßen vom Arzt und durch das Forschungsinterview entdeckt wurden (Üstün u. von Korff 1995). Neben den gemeinsam er-kannten Fällen gibt es nicht nur solche, die nach *CIDI* krank sind, aber von den Ärzten nicht erkannt wurden, sondern auch 10,9%, die laut Arzteinschätzung psychisch krank sind, ohne vom *CIDI* erfaßt worden zu sein. Interessanterweise ist die Korrelation zwischen den Arztdiagno-sen und dem Selbstratinginstrument *GHQ* mit r=0,83 höher als zwi-schen den *CIDI*-Diagnosen und dem *GHQ* (r=0,73).

Ein weiteres grundsätzliches Problem der Diagnostik psychischer Stö-rungen im primärmedizinischen Bereich liegt schließlich auch darin, daß bei leichteren Störungen anders als beispielsweise bei psychotischen Störungen der Patient selbst wesentlichen Einfluß auf die Symptombe-wertung hat. Es liegt bei ihm zu entscheiden, welche Beschwerden er als belastend erlebt und über welche er berichten will. Patienten, die zu ei-nem Allgemeinarzt gehen, werden in aller Regel allein deshalb schon eher über somatische Probleme berichten als solche, die um Hilfe bei ei-nem Psychiater nachfragen. Entsprechend zeigen alle einschlägigen Un-tersuchungen, daß nur wenige Patienten mit psychischen Störungen dem Allgemeinarzt gegenüber über psychische Beschwerden klagen. Statt des-sen schildern sie ihre somatischen Symptome (Bridges u. Goldberg 1985). So klagen in der internationalen WHO-Studie 32,8% der Praxisbe-sucher über ausgewählte somatische Beschwerden und weitere 29,3% über Schmerzen verschiedener Art. 6,9% klagen über Müdigkeit und Schlafprobleme. Nur 5,3% sprechen von sich aus psychische Probleme und Beschwerden an (Üstün u. von Korff 1995).

Einfluß des Patienten auf
die Symptombewertung

Goldberg (1990) konnte zeigen, daß die Ärzte abhängig von der Primärkla-ge der Patienten deutlich unterschiedliche Erkennungsraten hatten. Die Art der Primärklage hat zudem auch unmittelbaren Einfluß auf die Art der Diagnose, die gestellt wird. Cremniter et al. (1995) fanden, daß bei de-pressiven Störungen von den Allgemeinärzten nicht die depressive Ver-stimmung, sondern in 31,8% Schlafstörungen, in 29,9% Erschöpfbarkeit und in 24,6% Angst als Primärproblem angesehen wurde. Schließlich konnten Tylee et al. (1995) auch zeigen, daß die Erkennungsrate etwa 8mal höher war, wenn psychische Klagen zu Beginn einer Konsultation und nicht erst im weiteren Verlauf von den Patienten vorgetragen wurden.

Einfluß der Primärklage
auf die Diagnose

Zur Erklärung dieses Phänomens ist zu berücksichtigen, daß die Aufga-be des Allgemeinarztes nicht darin besteht, primär psychische Störungen abzuklären, sondern das Gesamtspektrum aller Erkrankungen zu bedenken. Entsprechend ist verständlich, wenn gerade Patienten mit bekannten körperlichen Erkrankungen bei psychischen Beschwerden die geringste Erkennungswahrscheinlichkeit haben. In einer Untersuchung von Goldberg (1990) fiel die Erkennungsrate von 85% bei Fehlen sonstiger somatischer Erkrankungen auf 33% bei bekannter körperlicher Erkrankung. Es ist medizinisch korrekt, Müdigkeit bei bekanntem Diabetes zuerst daraufhin abzuklären, ob eine bessere Insulineinstellung das Problem nicht beseitigen kann.

Beschwerdenpräsentation
als Behandlungsauftrag

Des weiteren muß bedacht werden, daß die Beschwerdenpräsentation der Patienten partiell auch einen Behandlungsauftrag bzw. eine Behandlungserwartung darstellt. Jemand, der wegen Kopfschmerzen oder Muskelverspannungen zum Arzt geht, erwartet durchaus mit Recht, daß zunächst einmal diese Beschwerden zum unmittelbaren Gegenstand der Behandlung gemacht werden und er nicht über Lebensprobleme Auskunft geben soll. Insofern ist der Arzt teilweise auch Auftragnehmer und hat nicht ohne weiteres das Recht, über die vorgegebenen Grenzen hinwegzugehen und zu versuchen, „hinter die Fassade" zu sehen, wenn er das Selbstverfügungsrecht des Patienten nicht antasten will.

Arztabhängige Probleme
bei der Diagnostik

Neben diesen grundsätzlichen Problemen mit der Erfassung und Beschreibung psychischer Störungen bei allgemeinärztlichen Patienten und der Übertragbarkeit von Klassifikationsschemata aus der Psychiatrie auf die primärmedizinische Versorgung gibt es jedoch auch noch arztabhängige Faktoren, die eine Erkennung entsprechender Störungen erschweren. In Studien zum diagnostischen Vorgehen konnte wiederholt gezeigt werden, daß Allgemeinärzte wesentliche Informationen hinsichtlich des Befundes und der Vorgeschichte nicht erheben und sich beispielsweise zu schnell mit einer Erklärung durch „Lebensprobleme" zufrieden geben (Langwieler u. Linden 1993) oder sich zu eng am primär geklagten Symptom orientieren, statt weiter nachzufragen (Badger et al. 1994).

Konsequenzen der
Diagnosestellung im
Einzelfall

Schließlich ist auch noch als grundsätzliches Problem zu bedenken, welche Konsequenzen eine Diagnosestellung im Einzelfall hat. Bei der beschriebenen sachgegebenen Unsicherheit in der Symptomwertigkeit führen Veränderungen beispielsweise in den diagnostischen Schwellen zu wesentlichen Veränderungen in der Sensitivität und Spezifität entsprechender Kriterien. Damit stellt sich die Frage nach der klinischen Relevanz einer fälschlichen Diagnosestellung oder fälschlichen Nichterkennung. Während der Spontanverlauf einer ausgeprägten psychischen Erkrankung offensichtlich ernsthafte Konsequenzen für den Betroffenen wie seine Umwelt hat und eine Behandlung in diesen Fällen zu relevanten Verbesserungen führen kann, ist beides im Bereich der Störungen in Allgemeinarztpraxen nicht ebenso eindeutig. Inwieweit neurasthenische oder somatoforme Beschwerden „ernste" Folgen haben, ist zumindest bei der Querschnittbetrachtung eine offene Frage. Ebenso gilt, daß es derzeit erst in Ansätzen wissenschaftlich evaluierte und effiziente Behandlungsverfahren für diese Störungsformen gibt.

Eine Diagnose zu stellen, wenn sie zu keinen therapeutischen Konsequenzen führt, mag wissenschaftlich interessant sein, ist für einen Allgemeinarzt aber eher kontraindiziert. Dies gilt nicht nur unter eventuellen Aufwandsgesichtspunkten, sondern auch deshalb, weil psychiatrische Diagnosen derzeit immer noch als stigmatisierend erlebt werden, so daß eine Diagnosestellung in besonderer Weise zur Voraussetzung haben muß, daß ein Nutzen absehbar ist.

3 Sozialmedizinische Bedeutung

Beeinträchtigung der
Lebensqualität

Wenn man nach der Wertigkeit psychischer Störungen im allgemeinen und der in Allgemeinarztpraxen vorkommenden Störungen im besonderen fragt, dann ist nicht weiter begründungsbedürftig, daß sie mehr als körperliche Erkrankungen mit einer unmittelbaren Beeinträchtigung der Lebensqualität einhergehen. Darüber hinaus gibt es eine Reihe von Befunden, die zeigen, daß auch die angesprochenen leichteren psychischen Störungen zu wesentlichen sozialmedizinischen Kosten führen, d.h. vor allem zu Störungen in der sozialen Anpassung und in der Erfüllung beruflicher oder familiärer Rollen (Broadhead et al. 1990; von Korff et al. 1992; Wohlfarth et al. 1993; Hecht et al. 1990; Ormel et al. 1993).

Abbildung 3 zeigt aus der bereits erwähnten internationalen WHO-Studie den Zusammenhang zwischen dem Grad der psychischen Störung und der durchschnittlichen Zahl der Krankschreibungstage. Wie zu sehen, haben die Patienten aus den Allgemeinarztpraxen, die unter einer spezifizierten psychischen Erkrankung nach ICD-10 leiden, etwa 6 Krankschreibungstage im vergangenen Monat im Vergleich zu 2 bei den übrigen Patienten. Außer dieser Verdreifachung der Ausfalltage bei manifesten Erkrankungen ist aber auch von Interesse, daß die grenzwertigen Störungen auch bereits zu einer Verdoppelung der Ausfalltage führen (Üstün et al. 1995b). Dies spricht für die sozialmedizinische Relevanz dieser im Querschnitt vielleicht nicht sehr beeindruckenden Störungen. Das gleiche Ergebnis fand sich auch, wenn man als Indikator der krankheitsbedingten Behinderung das Ergebnis des *Interviews zur Sozialen Behinderung (Groningen Social Disability Schedule, SDS)* oder diesbezügliche Globalratings der behandelnden Ärzte zugrunde legt. In allen Fällen fand sich eine signifikante Korrelation zwischen dem Grad

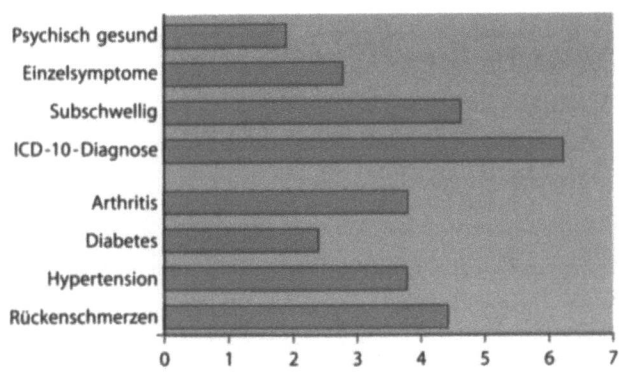

Abb. 3.
Durchschnittliche Krankschreibungstage im letzten Monat bei psychischen Störungen und ausgewählten somatischen Erkrankungen. (Nach Ormel u. Costa e Silva 1995; Üstün u. Sartorius 1995)

der psychischen Störung und Einschränkungen bei der Erfüllung sozialer Rollen.

Komorbidität psychischer und somatischer Störungen

Von besonderem Interesse ist hierbei auch die Frage, inwieweit dieser Effekt möglicherweise über eine somatische Komorbidität vermittelt wird, da, wie bereits angesprochen, eine gewisse Korrelation zwischen psychischen und somatischen Störungen besteht. In einer logistischen Regression wurde der relative Beitrag von somatischen und psychischen Erkrankungen untersucht. Wie Tabelle 2 zeigt, tragen, wie zu erwarten, sowohl körperliche als auch psychische Störungen zur Arbeitsunfähigkeit bei. Allerdings haben psychische Störungen relativ den größeren Einfluß (Ormel u. Costa e Silva 1995). Anschaulicher ausgedrückt gilt, daß bei depressiven Erkrankungen die Arbeitsunfähigkeitstage doppelt so häufig sind wie bei vergleichbaren chronischen körperlichen Erkrankungen. Die vielleicht auf den ersten Blick überraschend eindeutig negativen Konsequenzen der im Querschnitt eher als leicht erscheinenden psychischen Störungen entsprechen jedoch durchaus der klinischen Alltagserfahrung. Nur die wenigsten körperlichen Erkrankungen führen zwingend zur Aktionsunfähigkeit, so daß selbst beim Vorliegen einer entsprechenden Störung dennoch Fehlzeiten am Arbeitsplatz und Krankschreibungen wesentlich über eine Interaktion mit psychischen Faktoren bedingt werden.

Kosten psychischer Komorbidität

Ein weiterer wichtiger Aspekt ist, daß psychische Komorbidität auch bei der Therapie somatischer Erkrankungen ein wichtiger verlaufs- und damit auch kostenbeeinflussender Faktor ist. Sherbourne et al. (1996) zeigten, daß Patienten mit einer Hypertonie oder einem Diabetes bei gleichzeitigem Vorliegen psychischer Störungen, d. h. insbesondere Angst und Depression im gesundheitsbezogenen Lebensqualitätsfragebogen für somatische Erkrankungen, einen signifikant schlechteren Gesundheitsstatus zeigten. Psychische Störungen führen auch zu erhöhten Gesundheitskosten, weil diese Patienten insgesamt in erhöhtem Maße medizinische Betreuung in Anspruch nehmen.

Erhöhte Gesundheitskosten durch psychische Störungen

Nach Wilkinson et al. (1988) zeigten sich während einer 20jährigen Verlaufsbeobachtung, daß pro Jahr 85–90% der Patienten mit psychischen Störungen den Allgemeinarzt wegen körperlicher Erkrankungen aufsuchten, im Vergleich zu 60% der Kontrollgruppe. Ebenso konnten

Tabelle 2.
Einfluß psychischer und somatischer Störungen auf die Arbeitsunfähigkeit: Ergebnisse der logistischen Regression. (Nach Ormel u. Costa e Silva 1995)

	Beta (SD)	Signifikanzniveau	Odds
Arztrating			
Schwere der somatischen Erkrankung	0,39 (0,08)	0,001	1,47
Zahl somatischer Beschwerden	0,47 (0,08)	0,001	1,6
Zahl psychischer Beschwerden	0,91 (0,09)	0,001	2,6
Zahl der ICD-10-Diagnosen	0,92 (0,09)	0,001	2,52
Zentrum		0,001	

Henk et al. (1996) anhand von Krankenkassendaten zeigen, daß Patienten, die wegen akuter Gesundheitsprobleme in allgemeinärztlicher Behandlung waren, innerhalb eines Jahres zusätzliche Aufwendungen in Höhe von US$ 1498,– verursachten, wenn sie gleichzeitig bei einer Fragebogenerhebung erhöhte Depressionswerte zeigten. Simon et al. (1995) errechneten bei etwas anderer Methodik einen entsprechenden Zusatzaufwand von US$ 718,– und McCombs et al. (1990) zusätzliche Ausgaben von US$ 1043,– bei nicht erfolgreich behandelten depressiven Patienten. Diese und andere vergleichbare Untersuchungen (Manning u. Wells 1992; Levenson et al. 1992; Widmer u. Cadoret 1979; Greenberg et al. 1993) belegen, daß psychische Komorbidität somit auch ein wesentlicher Kostenfaktor im Gesundheitswesen ist.

Die genannten Einschränkungen durch psychische Erkrankungen werden in ihrer Bedeutung noch dadurch vergrößert, daß es sich in vielen Fällen um chronische Störungen mit dauernder Lebensbeeinträchtigung handelt. In einer katamnestischen Untersuchung von Lloyd et al. (1996) fand sich bei einer Nachuntersuchung nach 11 Jahren, daß 54% der Patienten zum Zeitpunkt der Nachuntersuchung aktuell erkrankt waren und daß 37% als chronische psychische Erkrankungen einzustufen waren.

Chronische psychische Störungen

Folgt man Robins u. Regier (1991) und Üstün u. Sartorius (1993), die vorgeschlagen haben, die sozialmedizinische Bedeutung von Erkrankungen anhand von Kriterien wie Häufigkeit, Konsequenzen (z. B. Arbeitsunfähigkeit oder Behandlungskosten), öffentliche Wahrnehmung und Behandlungsmöglichkeiten zu bestimmen, dann sind nach diesen Kriterien psychische Störungen der Art, wie sie in Allgemeinarztpraxen zu sehen sind, von großer Relevanz und sollten unter Versorgungsgesichtspunkten wie auch wissenschaftlich größte Aufmerksamkeit erfahren.

4 Klinik und Therapie

Einige psychische Erkrankungen sehen der Allgemeinarzt und der Nervenfacharzt gleichermaßen. Daneben gibt es jedoch eine Reihe von Störungen, die fast ausschließlich bei Allgemeinärzten und fast nie beim Facharzt zu finden sind. Wichtige Beispiele für diese letztgenannte Kategorie sind generalisierte Angsterkrankungen, Neurasthenie oder somatoforme Störungen.

4.1 Psychotische Störungen

Es wurde bereits gezeigt, daß psychotische Störungen bei den Allgemeinarztpatienten eher selten vorkommen. Da psychotische Störungen aber auch in der Bevölkerung nur in einer vergleichsweise geringen Häufigkeiten von etwa 1–2% vorkommen, könnten sie auch dann keine große Patientengruppe in den Allgemeinarztpraxen darstellen, wenn es keine fachärztliche Behandlung gäbe. Auffällige und psychisch schwer kranke Patienten werden zudem in der Regel sofort an Fachärzte oder

Geringe Prävalenz psychotischer Störungen bei Allgemeinarztpatienten

Kliniken überwiesen, wenn diese verfügbar sind. Hausärzte bleiben jedoch auch nach einer Überweisung an den Facharzt häufig weiterhin in die organmedizinische Mitbehandlung dieser Patienten eingebunden.

Dennoch darf die Bedeutung der Hausärzte auch in der Primärbetreuung beispielsweise schizophrener Patienten nicht unterschätzt werden. In einer Untersuchung von Nazareth et al. (1995) fühlten sich 88% der befragten Allgemeinärzte auch für die Behandlung von schizophrenen Patienten mit verantwortlich. In 64% der Fälle geschah dies in Kooperation mit einem Psychiater. Andererseits nahmen 36% dieser Patienten keinen Kontakt zum Psychiater auf, und ihre Behandlung verblieb ausschließlich in der Hand des Hausarztes.

4.2 Depressive Störungen

Hohe Prävalenz depressiver Störungen in der Allgemeinarztpraxis

Die häufigsten psychischen Störungen in der Allgemeinarztpraxis sind depressive Episoden. Sie haben die auch aus dem psychiatrischen Versorgungsbereich bekannte Symptomatik, wie sie beispielsweise in der ICD-10 als depressive Episode beschrieben ist. Trotz dieser vordergründigen phänomenologischen Ähnlichkeit gibt es dennoch Hinweise, daß sich depressive Nervenarztpatienten in wesentlichen Punkten von Allgemeinarztpatienten unterscheiden. In einer Anwendungsbeobachtung bei Allgemeinärzten und Nervenärzten fand sich, daß im primärärztlichen Setting die Erkrankungen weniger chronifiziert waren und besser auf eine Behandlung mit einem SRI-Antidepressivum ansprachen (Dittmann et al. 1997). Ebenso berichtet Blackburn (1984), daß Patienten, die für eine Therapiestudie aus einer psychiatrischen Poliklinik rekrutiert wurden, besser auf eine Amitriptylinbehandlung und weniger gut auf eine kognitive Verhaltenstherapie ansprachen, während dies bei Patienten aus einer Allgemeinarztpraxis umgekehrt war, was auf unterschiedliche Patientencharakteristika in beiden Settings trotz gleicher Diagnose zurückgeführt wurde.

Problem der Erkennung

Ein Problem bei der Erkennung depressiver Störungen ist, daß sie typischerweise mit Klagen über Lebensbelastungen, Überforderungen oder Verlustereignissen verbunden sind. Depressive Störungen werden damit nicht als behandlungsbedürftig angesehen, da sie scheinbar erklärbar sind. Solche Kausalannahmen sind wissenschaftlich meist nicht so gut begründet, wie es auf den ersten Blick scheinen mag. Unabhängig davon gilt aber, daß depressive Episoden, spätestens wenn sie einen mittleren Schweregrad erreichen, unabhängig von der Ätiologie konsequent zu behandeln sind. So konnten Zung et al. (1983) in einem randomisierten Design zeigen, daß hausärztliche Patienten, bei denen mit Hilfe eines Fragebogens eine Depression entdeckt worden war, nach Gabe eines Antidepressivums in 64% eine Besserung zeigten, während es bei den unbehandelten Patienten nur 28% waren. Dies entspricht den Ergebnissen der vielen kontrollierten Studien zur Wirksamkeit von Antidepressiva. Als Alternative kann auch an die Einleitung einer gezielten Psychotherapie, etwa im Sinne einer kognitiven Verhaltenstherapie oder der Interpersonalen Psychotherapie gedacht werden, was meist jedoch den Rahmen der allgemeinärztlichen Möglichkeiten überschreiten dürfte und eine Überweisung erforderlich machen würde.

Ein teilweise noch offenes Problem ist die Behandlung der leichten depressiven Episoden oder der leichter ausgeprägten, aber chronischen depressiven Verstimmung im Sinne der Dysthymie. Paykel et al. (1988) fanden in einer Therapiestudie, daß Antidepressiva bei ausgeprägteren Depressionen klinisch relevante Effekte zeigten, bei leichteren aber keine überzeugende Besserung erbringen konnten. Dieser Befund deckt sich mit den bereits zitierten Erfahrungen von Blackburn (1984). Seit Einführung der neueren Antidepressiva gibt es jedoch zunehmend mehr Evidenz, daß auch bei den leichteren, aber chronischen depressiven Störungen eine Behandlung sinnvoll ist und gute Ergebnisse erwarten läßt (Kocsis et al. 1995). Hinsichtlich der Wirksamkeit von allgemeiner konfliktorientierter Beratung bei depressiven Störungen liegen keine wissenschaftlichen Erkenntnisse vor. Dies ist jedoch kein Grund, diesen Patienten nicht trotzdem die Möglichkeit zur Aussprache zu geben und ihre depressiven Kognitionen zu hinterfragen.

Behandlung leichter depressiver Störungen

4.3 Generalisierte Angsterkrankung

Die generalisierte Angsterkrankung ist gekennzeichnet durch ein erhöhtes Anspannungsniveau, leichte vegetative Irritierbarkeit und eine Tendenz zu ständigen katastrophisierenden Kognitionen, d.h. sich zu sorgen (Zubrägel u. Linden 1997). Diese Störungen werden weder vom Arzt noch vom Patienten als solche erkannt, da der Patient aus seiner Sicht meint, mit seinen Sorgen „recht zu haben". Sich um etwas zu sorgen bedeutet, psychologisch stets auch sich um etwas zu kümmern und damit Kompetenz auszuüben (Butler et al. 1991). Als Problem wird also nicht die übertriebene Sorge, sondern der Anlaß zur Sorge gesehen, etwa daß dem Kind auf dem Schulweg etwas passieren könnte, daß die Waschmaschine auslaufen könnte, daß der Mann einen Autounfall erleiden könnte usw. Die Patienten stellen sich dementsprechend wegen der körperlichen Begleitsymptomatik oder wegen Sorgen um die eigene Gesundheit oder die des Kindes oder mit einem „Überlastungssyndrom" vor. Erst eine konsequente Erhebung und Deskription der Leitsymptomatik kann eine Diagnosestellung ermöglichen, während ein vorschnelles kausales Verstehen, ähnlich wie bei den depressiven Störungen, zur Fehldiagnose führt.

Problem der Erkennung

Ängstliche Unruhe kann mit nahezu allen psychotropen Substanzen und Pharmaka beeinflußt werden (Linden et al. 1988). Dies gilt für Alkohol wie für Phytopharmaka, für Barbiturate und sonstige Sedativa, Benzodiazepintranquilizer oder -hypnotika, hochpotente wie niederpotente Neuroleptika, sedierende wie nichtsedierende Antidepressiva. Keine der genannten Optionen kann jedoch als ideal bezeichnet werden, da sie alle relevante Anwendungseinschränkungen haben. Alkohol, Barbiturate oder Benzodiazepine verbieten sich wegen der Toleranz- und Abhängigkeitsentwicklung, da die Behandlung generalisierter Angsterkrankungen der Natur der Störung entsprechend stets mittel- bis längerfristig anzulegen ist.

Therapie

Hochpotente Neuroleptika in Niedrigdosierungen haben in Deutschland eine weite Verbreitung (Lehmann 1989); die empirische Überprüfung der

– Neuroleptika

- Antidepressiva

Wirkungen und Risiken dieser Therapie ist bislang aber noch unzureichend, so daß es sich eigentlich um eine experimentelle Therapie handelt, die den Verordner zu einer besonderen Begründung mit Blick auf den Einzelfall verpflichtet. Immerhin ist auch bei einer Niedrigdosierung das Risiko einer tardiven Dyskinesie nicht auszuschließen. Weite Verbreitung haben auch trizyklische sedierende Antidepressiva, die längerfristig gegeben werden können, keine Suchtprobleme machen, positiv auf die evtl. depressive Begleitsymptomatik wirken und auch Schlafstörungen positiv beeinflussen können. Ein Problem sind die anticholinergen und a-adrenergen Begleitwirkungen, die von den Angstpatienten als Verstärkung der Primärsymptomatik erlebt werden können.

Die derzeit interessanteste pharmakotherapeutische Alternative sind 5HT-1A-Agonisten (z.B. Buspiron). Sie wirken nicht unmittelbar, sondern wie Antidepressiva erst nach einer Therapieeinleitungsphase. Sie sind weitgehend ohne subjektiv erlebbare Nebenwirkungen und haben eine klinisch relevante Wirksamkeit mit Veränderung sowohl der primären Psychopathologie wie der damit assoziierten dysfunktionalen Kognitionen.

Psychotherapie

Psychotherapeutisch konnten durch eine auf das Sorgenverhalten („worry-behavior") konzentrierte kognitive Verhaltenstherapie klinisch relevante Besserungen erreicht werden, im Gegensatz zu Behandlungsansätzen, die nur auf eine Unterstützung bei Problembewältigungen abzielten (Durham et al. 1994; Butler et al. 1991). Auch wenn es dazu keine überprüften wissenschaftlichen Ausarbeitungen gibt, so lassen sich doch daraus für die allgemeinärztliche psychotherapeutische Behandlung einige begründbare Vorgehensrichtlinien ableiten. Leitsatz muß sein, daß nicht der Gegenstand der Sorgen, sondern die Sorgen selbst das Problem sind. Entsprechend ist mit den Patienten einzuüben, immer mehrere Denkalternativen zu entwickeln, z.B. wenn das Kind eine Viertelstunde zu spät aus der Schule kommt. Des weiteren sind die Patienten zu einer angemessenen allgemeinen Psychohygiene anzuhalten. Dazu gehören Ruhephasen ohne aktuelle Verpflichtungen, ausreichende körperliche Betätigung, sorgsamer Umgang mit Genußgiften oder regelmäßige Schlafzeiten.

4.4 Chronisches Müdigkeitssyndrom und Neurasthenie

Chronisches Müdigkeitssyndrom

Patienten mit einem chronischen Müdigkeitssyndrom (Holmes et al. 1988; Lloyd et al. 1988) werden fast ausschließlich von Allgemeinärzten und aufgrund der Eigenart der Störung nahezu niemals von Nervenärzten gesehen. Über die differentialdiagnostische Einordnung dieses Syndroms gibt es sehr unterschiedliche Auffassungen, die sich in Synonyma niederschlagen wie Überanstrengungssyndrom (Wood 1941), Erschöpfungssyndrom (Dowden u. Johnson 1929; Macy u. Allen 1934), Fibromyalgiesyndrom (Yunus 1989), neurozirkulatorische Asthenie (Wheeler et al. 1950; Mantysaari et al. 1988), toxisch-allergisches Syndrom (Stewart 1987), postvirales oder postinfektiöses Müdigkeitssyndrom (Behan et al. 1985; Bannister 1988) und speziell auch chronische Epstein-Barr-Infektion (Tobi u. Straus 1985). Die Bezeichnungen spiegeln eher den professionellen Hintergrund der jeweiligen Autoren wider, als daß sie wirklich wissenschaftlich abgesichert wären (Holmes et al. 1988; David et al. 1988; Wessely u. Powell 1989; Schooley 1988).

Immerhin wirft diese Primärklage erhebliche differentialdiagnostische Probleme auf, die unter Praxisbedingungen nicht zuletzt auch unter Praktikabilitätsgesichtspunkten nur ansatzweise konsequent abgeklärt werden können (Ward et al. 1996). Gemeinsam ist eine körperliche und psychische Erschöpfbarkeit und Ermüdbarkeit ohne affektive und kognitive Zeichen einer depressiven Erkrankung sowie typischerweise auch myalgische Beschwerden bei gleichzeitigem Fehlen sonstiger somatischer Befunde. Das größte diagnostische Problem mit dieser Störung ist, daß Müdigkeit ein ausschließlich subjektives Erleben ist, was dazu führt, daß in einer Studie von Jenkins et al. (1988) Beobachter nur einen Reliabilitätswert in der Beurteilerübereinstimmung von 0,02 erreichten.

– differentialdiagnostische Probleme

Patienten, die sich mit einem chronischen Müdigkeitssyndrom in einschlägigen Ambulanzen vorstellen, leiden nach mehreren Studien etwa in drei Viertel der Fälle unter eindeutigen psychischen Erkrankungen, d.h. etwa jeder zweite unter einer depressiven Störung (Allan 1944; Manu et al. 1988; Morrison 1980; Sugarman u. Berg 1984; Taerk et al. 1987; Wessely u. Powell 1989; Wessely et al. 1996). Dies gilt sogar, wenn nur Patienten untersucht werden, bei denen aufgrund von Liquoruntersuchungen der Verdacht auf eine Epstein-Barr-Infektion geäußert wurde (Katon et al. 1988; Kruesi et al. 1989).

– Komorbidität

Von der Symptomatik her weitgehend identisch ist die Neurasthenie. Im Gegensatz zum chronischen Müdigkeitssyndrom, das bereits durch die Namensgebung als somatische Störung konzeptualisiert ist, wird die Neurasthenie als psychische Störung verstanden und in der ICD-10 unter den psychischen Erkrankungen aufgeführt (Sartorius 1997). Dabei war sie in der Erstbeschreibung von Beard (1869; 1880) ebenfalls als organisch zu verstehende Überreizung des Nervensystems beschrieben und erst durch spätere Autoren, wie insbesondere Freud (1895), als Psychoneurose verstanden worden (Linden 1991). Auch für die neurasthenischen Symptome gilt, daß sie Teil des depressiven Syndroms sein können und daß dementsprechend, wie bei den Fällen mit chronischer Müdigkeit, auch Neurastheniefälle bei erweiterter Diagnostik in der Mehrzahl die Kriterien anderer psychischer Störungen, und hier insbesondere depressiver Erkrankungen, erfüllen (Kleinman 1982). Im DSM-IV ist diese Störung daher auch nicht mehr gesondert aufgeführt, sondern der Dysthymie subsumiert.

Neurasthenie

– Komorbidität

Trotz dieser hohen Komorbidität oder hierarchischen Nachordnung hinter die depressiven Störungen und Angsterkrankungen bleibt dennoch in allen Untersuchungen eine Gruppe von Patienten, die ausschließlich über Erschöpfung und leichte Ermüdbarkeit klagen und damit als eigene Gruppe abgetrennt werden müssen. Von daher ist nach den Kriterien der ICD-10 sinnvollerweise auch nur dann erlaubt von einer Neurasthenie (Müdigkeitssyndrom) zu sprechen, wenn keine Depression oder Angst vorliegt (Dilling et al. 1994).

– chronischer Verlauf

Die Neurasthenie ist per definitionem eine chronische Erkrankung. Nach einer Untersuchung von Kroenke et al. (1988) in Allgemeinarztpraxen litten einschlägige Patienten im Durchschnitt bereits seit über 3 Jahren unter ihren Beschwerden, und etwa 70% hatten sie nach einem weiteren Jahr immer noch, was durch Beobachtungen anderer Autoren bestätigt wird (Nelson et al. 1987; Valdini et al. 1987).

Behandlung

Da diese Störungen also mit erheblichen subjektiven Befindlichkeitsbeeinträchtigungen einhergehen und gleichzeitig chronisch und nicht anderweitig behandelbar sind, bleibt unabhängig von jeder ätiologischen Überlegung die therapeutische Aufgabe, die Befindlichkeit der betroffenen Menschen zu verbessern. Hierzu gibt es bislang so gut wie keine geprüften pharmakotherapeutischen Alternativen. Leichte Analeptika aus der Gruppe der Nootropika, wie z.B. Piracetam oder Centrophenoxin, mögen einen Versuch wert sein.

Änderung der Einstellung zum eigenen Befinden

Entscheidend sind jedoch Änderungen der Einstellung zum eigenen Befinden, eine größere Toleranz gegen körperliches Mißempfinden und v.a. eine Aufmerksamkeitsverschiebung weg von einer auf das eigene Befinden ausgerichteten Lageorientierung hin zu einer Handlungsorientierung (Kuhl 1992). Der wesentliche pathogene Faktor ist die Ausbildung einer Schonhaltung wegen schlechter Befindlichkeit. Statt dessen ist Aktivität als Therapeutikum einzusetzen. Entsprechend ist mit paradoxen Empfehlungen derart zu arbeiten, daß der Patient sich dann zum Ausruhen zurückziehen kann, wenn er sich wohl fühlt, daß Erschöpfungsgefühle aber gerade durch Aktivität konterkariert werden müssen. Das therapeutische Vorgehen gestaltet sich damit ähnlich wie bei den Somatisierungsstörungen.

4.5 Somatoforme und funktionelle Störungen

Somatoforme Störungen werden definiert als körperliche Beschwerden, für die es keine erkennbare organische Erklärung gibt oder die ausschließlich als funktionelle Störungen zu beschreiben sind (Lipowski 1988). Es finden sich somatosensorische Fehlwahrnehmungen (Somatisierungsstörung), eine vegetative Fehlregulation von Organfunktionen (somatoforme autonome Funktionsstörung) oder eine ängstliche Interpretation von normalen oder fehlregulierten somatosensorischen Wahrnehmungen, verbunden mit der Angst, an einer bestimmten körperlichen Erkrankung zu leiden (Hypochondrie). Schließlich findet man auch Kombinationen aus allem.

Somatisierungsstörungen

Bei den sog. Somatisierungsstörungen klagen die Patienten über multiple unspezifische körperliche Beschwerden, wie z.B. Kopfschmerzen, Glieder- und Gelenkbeschwerden oder Herzbeschwerden. Durch Nachfrage und Lenkung der Aufmerksamkeit auf verschiedene Organe kann die Zahl der Beschwerden in der Regel noch wesentlich erhöht werden. Die Patienten sind dabei der festen Überzeugung, daß sie unter einer oder mehreren körperlichen Erkrankungen leiden, die einer weitergehenden diagnostischen und therapeutischen Abklärung bedürfen (Samuels 1995). Unauffällige medizinische Untersuchungsergebnisse führen nicht zur Beruhigung oder zum Abklingen der Beschwerden.

Bei der hypochondrischen Störung steht weniger ein allgemeines und unmittelbares Körpererleben im Vordergrund der Beschwerden, sondern eher eine Aufmerksamkeitsfixierung auf ein einzelnes Organ, verbunden mit mangelndem Vertrauen in die Organfunktion oder Befürchtungen, daß mit einem bestimmten Organ etwas wesentlich nicht in Ordnung sein könnte.

Hypochondrische
Störungen

Bei der autonomen funktionellen Störung handelt es sich um eine sog. vegetative Labilität oder vegetative Fehlregulationen etwa im Sinne einer Verstärkung von Dermographismus, Schwitzen, Herzklopfen und Blutdruckanstieg, Magen-Darm-Beschwerden, Zittern usw. Diese funktionellen Störungen nehmen unter Belastungen in der Regel zu.

Autonome funktionelle
Störungen

Auch die Somatisierungsstörungen stellen besondere differentialdiagnostische Probleme. So sind somatoforme Beschwerden integraler Teil des depressiven Syndroms. Entsprechend berichten verschiedene Untersuchungen, daß zwischen 48 und 94% der einschlägigen Fälle unter einer depressiven Störung leiden (Smith 1992). Weitere wichtige Differentialdiagnosen sind Angst- und Abhängigkeitserkrankungen (Starcevic et al. 1992; Katon u. Russo 1989).

Ätiologisch sind bei Somatisierungsstörungen sowohl psychologische wie somatische Faktoren von Bedeutung. Psychologisch spielen somatosensorische Wahrnehmungspräferenzen (Barsky 1979), Modellernen in der Familie (Benjamin u. Eminson 1992), Gesundheitseinstellungen (Tyrer et al. 1990), negative Grundaffektivität (Watson u. Pennebaker 1989), gesellschaftliche Sensibilisierungen (David u. Wessely 1995) oder Aufmerksamkeit durch Dritte, wie z.B. Angehörige und Ärzte (Mayou 1976, 1993), eine Rolle. Unter biologischen Gesichtspunkten gibt es Hinweise auf eine genetisch bedingte Vulnerabilität (Bohman et al. 1984; Cloninger et al. 1984) sowie auf eine konstitutionelle oder erworbene Bereitschaft zu einem erhöhten autonomen oder hormonellen Arousal (Sharpe u. Bass 1992).

Ätiologie

Die Entwicklung geprüfter Behandlungsstrategien für diese Störungen befindet sich erst am Anfang. Bass u. Benjamin (1993) geben allgemeine Therapieempfehlungen, die auch für den allgemeinärztlichen Bereich anwendbar sind. Danach ist von Bedeutung, die Störung überhaupt als solche zu erkennen, um insbesondere somatische Fehlbehandlungen zu vermeiden. Es ist dann eine konstante therapeutische Beziehung aufzubauen, die auch einem ständigen Arztwechsel vorbeugt. Es sind klare medizinische Informationen über negative somatische Befunde wie positive Befunde etwa hinsichtlich der Streßreagibilität an den Patienten zu geben. Dem Leiden des Patienten ist Verständnis und keine Abwertung entgegenzubringen. Dazu gehört, daß die subjektiven Krankheitstheorien des Patienten nicht voreilig abgewertet werden, sondern als Ausdruck des Erlebens und der Kognitionen des Patienten gesehen und ernst genommen werden. Es sind die oben genannten aktuellen wie biographischen krankheitsfördernden Faktoren mit dem Patienten anzusprechen und ggf. auf alternative Lösungen hin zu prüfen.

Behandlung

In einer der wenigen Therapiestudien berichten Real-Perez et al. (1996) über eine kurze Familientherapie, die vom Hausarzt selbst durchgeführt

wurde. Die Patienten litten seit mindestens 1 Jahr unter einer Somatisierungsstörung. Im Ergebnis wurde in 61% der Fälle ein Erfolg gesehen,
der auch noch nach 6 Monaten weiterbestand.

4.6 Alkoholabhängigkeit

Bedeutung des Allgemeinarztes bei der Frühintervention

In einer Umfrage von Roche et al. (1995) sah die überwiegende Mehrzahl der Allgemeinärzte die Behandlung der Alkoholabhängigkeit als
eine ihrer wichtigen Aufgaben an. Abhängigkeitserkrankungen werden
sowohl von Allgemein- wie Fachärzten gleichermaßen behandelt. Es ist
aber weitgehend dem Allgemeinarzt vorbehalten, auch die beginnenden
und noch nicht mit gravierenden Folgeschäden einhergehenden Suchterkrankungen zu sehen. Dies gibt dem Allgemeinarzt die Chance zur
Früherkennung und möglicherweise zu einer gezielten Frühintervention,
um die Probleme einer Chronifizierung erst gar nicht entstehen zu lassen.

Behandlung

Dies ist nahezu ausschließlich mit psychologischen Mitteln zu erreichen.
Der erste Schritt ist die sorgfältige Anamnese. Zum zweiten ist das Problem ohne versteckte Vorwürfe zu thematisieren. Im dritten Schritt sind
mit dem Patienten Selbstbeobachtungen und Trinkmengenbegrenzungen
zu vereinbaren. Da diese von Patienten mit Abhängigkeitsproblemen in
der Regel nicht eingehalten werden können, ist im nächsten Schritt eine
Analyse der das Trinken fördernden wie der die Selbstkontrolle unterstützenden Rahmenbedingungen vorzunehmen. Wesentlich ist, sich darauf einzustellen, daß der Behandlungserfolg nicht mit einer einmaligen
Aufklärung zu erreichen sein wird, sondern einer längerfristig angelegten konsequenten Unterstützung bedarf (Schmidt 1997).

4.7 Demenzerkrankungen

Mit der zunehmenden Zahl alter Menschen stellen Erkrankungen des
höheren Lebensalters, d.h. vor allem dementielle Erkrankungen, eine
herausragende Versorgungsaufgabe dar. Etwa vom 70. Lebensjahr an
steigt die Zahl der Demenzerkrankungen nahezu linear mit dem Alter,
so daß unter den über 90jährigen etwa jeder zweite Mensch unter einer
Demenzerkrankung leidet (Jorm et al. 1987; Reischies et al. 1997). Da alte Menschen auch aufgrund ihrer sonstigen Morbidität ständig ärztliche
Hilfe benötigen, führt dies dazu, daß nach Eefsting et al. (1996) 5,2%
der Patienten von Allgemeinärzten unter Demenzerkrankungen leiden.

Zunahme in hohem Alter

Untersuchungen zur Inanspruchnahme ärztlicher Hilfe zeigen, daß alte
Menschen eine Tendenz haben, mit ihren meist chronischen und multiplen Leiden nur noch einen Arzt zu konsultieren, bzw. auch in geringerem Maße von Ärzten an Kollegen weiterverwiesen werden (Ryynanen et
al. 1997; Linden et al. 1996a). Dies bedeutet, daß sich Allgemeinärzte
auch der Diagnostik und Therapie psychischer Störungen widmen müssen, wozu sie grundsätzlich in der Lage sind (Cooper et al. 1992). Dennoch besteht die Gefahr, daß psychische Störungen bei alten Menschen
nicht als Krankheit wahrgenommen werden (Eefsting et al. 1996; Pond

et al. 1994), sondern als Nebenaspekte der sonstigen körperlichen Multimorbidität, als Folge der sozialen Lebenssituation oder schlicht als unvermeidlicher Ausdruck von Alter. Auch die Patienten selbst sind sich nach Newens et al. (1997) in etwa der Hälfte der Fälle nicht bewußt, daß eine entsprechende Störung vorliegt.

Multimorbidität

Die allgemeinärztliche Therapie umfaßt einerseits das dementielle Syndrom unmittelbar, andererseits aber auch die sonstige psychische und v.a. somatische Komorbidität. Schließlich ist auch die Unterstützung der pflegenden Angehörigen eine wichtige therapeutische Aufgabe.

Die derzeitigen unmittelbaren Behandlungsmöglichkeiten bei Demenzerkrankungen sind begrenzt. Dennoch stellen sog. Antidementiva oder Nootropika wichtige Therapiealternativen dar, deren Wirksamkeit grundsätzlich als belegt angesehen werden kann (Moeller 1991). Die Frage ist eher, wann der zu erwartende Erfolg hinreichend groß ist, um die Behandlungskosten zu rechtfertigen. Derzeit muß nach versorgungsepidemiologischen Untersuchungen davon ausgegangen werden, daß nur wenige Prozent der einschlägig Erkrankten mit Nootropika behandelt werden, so daß der Verdacht einer Untermedikation begründet ist (Helmchen et al. 1996). Immerhin können bei der Schwere der Erkrankung und den erheblichen Folgekosten für Pflege und Betreuung auch kleine Verbesserungen bzw. eine Verzögerung der Krankheitsprogredienz für die Betroffenen, ihre Angehörigen und die Solidargemeinschaft große Bedeutung haben.

Behandlung

Gleiches gilt für die Behandlung sonstiger somatischer Erkrankungen. Auch hier zeigen versorgungsepidemiologische Untersuchungen, daß mit zunehmendem Demenzgrad zunehmend weniger an ärztlicher Therapie erfolgt (Helmchen et al. 1996), obwohl der körperliche Gesamtzustand für die Krankheitsentwicklung von wesentlicher Bedeutung ist. Allgemeinärzte haben von allen Arztgruppen die besten Voraussetzungen, um die Gesamtmorbidität in einem integrierten Behandlungsplan behandeln zu können und dies mit ähnlicher Kompetenz wie Fachärzte (Colenda et al. 1996).

Eine besondere Aufgabe kommt Allgemeinärzten in der Unterstützung der Angehörigen Demenzkranker zu. Diese Erkrankungen verlangen ihrer Natur nach, daß die Patienten beaufsichtigt und in Spätstadien auch intensiv gepflegt werden. Selbst unter den Schwerstpflegebedürftigen werden die Mehrzahl der Patienten nicht in Heimen, sondern zu Hause von Angehörigen gepflegt, was an diese wie auch die behandelnden Ärzte erhebliche Anforderungen stellt (Linden et al. 1996b; Tyler u. Bourguet 1997). Die Fähigkeit der Angehörigen zur Übernahme der Pflege hängt u.a. vom Netzwerk professioneller Unterstützung ab (Vernooij-Dassen et al. 1997).

Bedeutung des Hausarztes bei der Unterstützung der Angehörigen

Grundsätzlich haben Hausärzte eine gute Kenntnis des sozialen und familiären Umfeldes der Patienten, so daß sie die Arbeit von pflegenden Angehörigen nicht nur durch eine gute medizinische Betreuung erleichtern können, sondern auch durch Beratung und Unterstützung in sozialmedizinischen und pflegerischen Aspekten. Allerdings haben Ärzte ihrer

Grundausbildung nach nur eine begrenzte Kompetenz in sozialmedizinischen Fragen, was dazu führt, daß sie sich nach Untersuchungen von Cheok et al. (1997) oder Shah u. Harris (1997) in diesem Bereich unsicherer fühlen als in der sonstigen ärztlichen Diagnostik und Therapie und Angehörige sich häufig mehr Unterstützung erwarten (Brodaty et al. 1994; Commissaris et al. 1995).

5 Die primärmedizinische Versorgung in einem gestuften Gesundheitsversorgungssystem

5.1 Aufgabe und Struktur der primärmedizinischen Versorgung

Schlüsselposition des Hausarztes

Die Behandlung, die eine Erkrankung erfährt, ist nicht nur eine Funktion des medizinischen Wissens, sondern ebenso abhängig vom Setting, in dem sie durchgeführt wird, und damit auch von den unter bestimmten Versorgungsorganisationen vorhandenen oder erlaubten Therapiemöglichkeiten. Mit zunehmendem Einfluß wirtschaftlicher Überlegungen auf die medizinische Versorgung ist nicht das medizinisch Denkbare und auch nicht das medizinisch Optimale zu tun, sondern beispielsweise nach Kassenarztrecht nur das sog. Notwendige und Hinreichende und gelegentlich auch nur das Machbare. Hierbei übernimmt der Hausarzt in vielen Gesundheitssystemen eine wichtige Schlüsselposition. Er hat zum einen eine Basisversorgung zu übernehmen und zum anderen die Hinzuziehung von Spezialisten zu verhindern oder anzuregen und ggf. zu koordinieren. Eines der wesentlichen Kennzeichen der primär- oder allgemeinärztlichen Versorgung ist also der Erstkontakt und die Erstbehandlung, aber auch die Rückübernahme von Patienten nach spezialmedizinischer Intervention.

Internationale Unterschiede

Die Art, wie in verschiedenen Gesundheitsversorgungssystemen die primärärztliche Versorgung organisiert ist, unterscheidet sich wesentlich, wobei dies sowohl von den verfügbaren materiellen Ressourcen einer Gesellschaft wie auch von politischen Festsetzungen abhängt. So haben beispielsweise Holland und Deutschland trotz vergleichbaren Lebensstandards eine andere Organisation des Hausarztwesens. Während es in Deutschland dem Patienten freigestellt ist, zu welchem Arzt er wegen welcher Beschwerden geht, muß er in Holland zwingend zunächst zum Hausarzt und kann nur auf hausärztliche Überweisung dann auch zum Spezialisten kommen. Dies ist die sog. Torwächterfunktion („gate keeper") des Hausarztes. Dies hat unmittelbare Konsequenzen für die Inanspruchnahmewege. In Holland sind über 95% der Patienten, die neu in die Allgemeinarztpraxis kommen, wegen des akuten Problems noch nie woanders in Behandlung gewesen, während dies in Deutschland nur etwa 75% sind (Üstün u. von Korff 1995).

Poliklinische vs. hausärztliche Versorgung

Ein anderer wichtiger Aspekt der Organisation der primärärztlichen Versorgung im internationalen Vergleich ist die Unterscheidung zwischen poliklinischen und hausärztlichen Systemen. Diese Versorgungsformen gibt es teilweise auch innerhalb eines Gesundheitswesens nebeneinander. In Anlehnung an Starfield (1992) kann die kollektive oder poliklinische Versorgung im Vergleich zur hausärztlichen oder individualisierten Versorgung dadurch gekennzeichnet werden, daß Patienten die Institution Poliklinik und nicht einen individuellen Arzt aufsuchen, daß der betreuende Arzt u. U. auch von Besuch zu Besuch wechseln kann und den Patienten nicht unbedingt vorab schon kennen muß, daß ein multiprofessionelles Team und nicht ein einzelner Arzt die Versorgung des Patienten übernimmt und daß der jeweilige Behandler in der Regel keine unmittelbare Vergütung für seine Leistung erhält. Diese Arbeitsorganisation hat direkte Konsequenzen für die Diagnostik und Therapie der behandelten Störungen. So ist beispielsweise die Rate der diagnostizierten psychischen Störungen in den poliklinischen Einrichtungen nur etwa halb so hoch wie bei hausärztlicher Versorgung. Dieser Effekt läßt sich sogar im Vergleich entsprechender Einrichtungen in derselben Stadt zeigen (Üstün u. von Korff 1995). Die naheliegende Begründung ist, daß im hausärztlichen System dem Arzt wegen der längeren Bekanntschaft mit dem Patienten und auch den Familienangehörigen viel mehr Information zugänglich ist als im poliklinischen Setting.

Der beschriebenen strukturellen Aufgabe der Allgemeinmedizin in der Krankenversorgung entspricht auch ein inhaltlich bestimmbarer Therapieauftrag. Dieser läßt sich mit den Stichworten Entdeckung von Erkrankungen, Erstbehandlung und Basistherapie sowie Integration spezialmedizinischer Diagnostik und Therapie und auch Weiterbetreuung nach spezialtherapeutischen Interventionen zusammenfassen.

Inhaltliche Aufgabenbeschreibung

Unter dieser inhaltlichen Aufgabenbeschreibung hat die bereits dargestellte Problematik der Nichterkennung psychischer Störungen eine besondere Relevanz. Gerade bei den Patienten, die am wenigsten bereit sind, bei sich selbst eine psychische Erkrankung zu akzeptieren, sind die diagnostischen und therapeutischen Fähigkeiten des Allgemeinarztes besonders gefordert. Er ist der einzige, der solche Fälle erfassen und negative Krankheitsfolgen wie z. B. Suizide abwenden kann. Er ist auch in vielen Fällen der einzige, von dem sich Patienten behandeln lassen, denen der Gang zum Psychiater als nicht akzeptabel erscheint. Daher haben beispielsweise in Großbritannien das Royal College of General Practitioners zusammen mit dem Royal College of Psychiatrists eine Kampagne gestartet, um das mit psychischen Erkrankungen verbundene Stigma zu bekämpfen und um v. a. die Aufmerksamkeit für entsprechende Störungen in der primärmedizinischen Versorgung zu verbessern (Sims 1993).

5.2 Zusammenarbeit zwischen Allgemeinärzten und Psychiatern

Wenn es um die Behandlung psychischer Erkrankungen geht, ist zunächst nach der Rollenverteilung zwischen Allgemeinärzten und Psychiatern, Psychotherapeuten, Psychiatrischen Kliniken, komplementären Einrichtungen oder sonstigen Beratungsstellen in der Versorgung psychisch Kranker zu fragen.

Williams u. Clare (1986) haben 3 Modelle der Zusammenarbeit zwischen Hausarzt und Facharzt beschrieben. Das Überweisungsmodell sieht den Allgemeinarzt als Primärbehandler, der Patienten je nach Art der Stö-

Überweisungsmodell

Substitutionsmodell

Konsiliarmodell

rung zur Mit- und Weiterbehandlung an den Facharzt weiterschickt. Nach dem Substitutionsmodell ist der Facharzt als Primärarzt für die in sein Gebiet fallenden Störungen anzusehen und wird auch direkt von Patienten aufgesucht, wenn sie unter entprechenden Störungen leiden. Das Konsiliarmodell sieht die Therapie eines Patienten nahezu ausschließlich in der Hand des Allgemeinarztes, der den Patienten in schwierigen Fällen dem Facharzt zur Abklärung und Beratung hinsichtlich der weiteren Therapie vorstellt oder sich für Teilaspekte der Hilfe auch sonstiger Berufsgruppen wie z. B. Sozialarbeiter oder Psychologen bedient. Welches Modell zum Tragen kommt, hängt teilweise, wie bereits angesprochen, von der Organisation des Gesundheitswesens ab. In Deutschland können alle 3 Modelle angetroffen werden. Es liegt nicht zuletzt aber auch am Patienten oder am Hausarzt selbst, welche Kooperationsform gewählt wird.

Mangel an
Überweisungen

Erhebungen in Praxen zeigen, daß die aktuelle Überweisungs- und Mitbehandlungsrate etwa bei 1–2% des Praxisklientels liegt, wobei es allerdings eine große Variabilität zwischen verschiedenen Allgemeinarztpraxen, aber auch zwischen Regionen und Gesundheitssystemen gibt, die nicht von der jeweiligen Zahl der Patienten mit psychischen Störungen abhängt. Etwa 10% der Patienten hatten in der Vorgeschichte schon einmal Kontakt mit einem Facharzt (Zintl-Wiegand et al. 1978; Gastpar 1984; Dilling et al. 1978; Carey et al. 1994; Arreghini et al. 1991; Geiselmann u. Linden 1989). Patientenseitige Faktoren, die eine Überweisung fördern, sind eine bekannte psychiatrische Anamnese, psychische Primärklagen, soziale Probleme und eine einschlägige Diagnose des Hausarztes. Letztere hat aber eine geringere Bedeutung als die Primärklagen der Patienten. Andererseits behindern klar definierte körperliche Erkrankungen eine Überweisung (Arreghini et al. 1991; Strathdee et al. 1990; Chithhiramohan et al. 1993; Verhaak 1993). Auch ältere Patienten haben eine Tendenz, bei ihrem Hausarzt zu bleiben und nicht noch zusätzlich einen weiteren Arzt, wie z. B. einen Psychiater, aufzusuchen (Lingg et al. 1995; Helmchen et al. 1996). Als weiterer Faktor kommt als arztbezogene Variable hinzu, daß dann schneller weiter überwiesen wird, wenn der Hausarzt für sich selbst eine eher eng auf die Behandlung körperlicher Störungen begrenzte Aufgabenbeschreibung hat oder sich aus Kompetenzgründen zuständig oder nicht zuständig sieht (Verhaak 1993; Fritzsche et al. 1993). Schließlich hängt eine Überweisung auch von organisatorischen Faktoren wie der Struktur, Nähe und Verfügbarkeit des fachärztlichen Angebots ab (Dilling et al. 1984; Verhaak 1993; Arreghini et al. 1991).

Indikationen zur
Überweisung

Untersuchungen zur Überweisungsbedürftigkeit gehen in der Regel von einer erheblichen Mangelrate an Überweisungen aus (Dilling et al. 1978). Als Indikationen für eine Überweisung nennt Helmchen (1991): a) Zweifel an der psychiatrischen Diagnose und differentialdiagnostische Probleme bei Multi- und Komorbidität, b) Schwere der Erkrankung und drohende Komplikationen wie z. B. Suizidalität, c) Dauer der Störung, Chronifizierung und Therapieresistenz, d) erforderliche Langzeitmedikation, e) unerwünschte Arzneimittelwirkungen, f) spezielle Psychotherapie. In älteren deutschen Studien, in denen Psychiater die hausärztlichen Patienten direkt untersucht haben, wurde in etwa der Hälfte der Fälle eine Indikation zur psychiatrischen Mitbehandlung gesehen (Dilling et al. 1978; Zintl-Wiegand et al. 1978). In einer neueren Studie von Schulberg et al. (1995) zu depressiven Erkrankungen in primärärztlicher Versorgung wurde in einer mehrstufigen Untersuchung gefunden, daß von 283 depressiven Patienten 70% vom Allgemeinarzt behandelt werden können, 13% zu einem Psychiater überwiesen werden sollten und daß bei 17% andere Störungen mit anderen Behandlungserfordernissen vorlagen.

Empirische Studien zur Frage, wann Allgemeinärzte tatsächlich überweisen, zeigen, daß in der Regel eine gewisser Behandlungsvorlauf vorangegangen ist (Maguire et al. 1995). Bei 61% war bereits eine Pharmakotherapie und bei 67% eine Beratung vorangegangen. Die genannten Überweisungsgründe waren bei 30% nicht vor Ort verfügbare Behandlungen, bei 20% Behandlungsresistenz und bei 14% eine Lastenverteilung in der Betreuung chronischer Störungen. Dies entspricht im wesentlichen beispielsweise den Richtlinien zur Behandlung depressiver Störungen der Agency of Health Care Policy and Research der USA (AHCPR 1993), die empfehlen, daß Hausärzte durchaus einen ersten auch pharmakotherapeutischen Behandlungsversuch machen sollten. Allerdings gibt es Psychiater, die solche Empfehlungen durchaus kritisch kommentieren und für eine schnellere Überweisung plädieren (Munoz et al. 1994).

Überweisungsgründe

Von daher ist es eine empirisch zu klärende Frage, ob durch eine Überweisung außer zusätzlichen Kosten auch ein besserer klinischer Effekt erreicht werden kann. Nach den vorliegenden Untersuchungen ist nicht ohne weiteres selbstverständlich, daß die Art von Störungen, die die Mehrzahl in der Allgemeinarztpraxis ausmacht, in jedem Fall durch Fachärzte besser behandelt werden könnte als durch den Hausarzt selbst. Jenkins u. MacDonald (1994) haben 65 ältere depressive Patienten, die sie im Rahmen eines Screeningprogramms in Allgemeinarztpraxen herausgefunden haben, per Zufall entweder über 9 Monate von einem multiprofessionellen psychogeriatrischen Team oder unverändert vom Allgemeinarzt weiterbehandeln lassen. Im Ergebnis fanden sich keine signifikanten Unterschiede zwischen den beiden Gruppen.

Effekte der Überweisung

In einer Studie von Katon et al. (1992) wurden die Patienten von 18 Allgemeinärzten, die in der Vergangenheit besonders viel ärztliche Zuwendung in Anspruch genommen hatten, zur Hälfte randomisiert einem psychiatrischen Konsil zugeführt. Nach 6 Monaten fand sich bei den überwiesenen Fällen ein signifikanter Anstieg der Antidepressivaverordnungen. Allerdings fanden sich keine signifikanten Unterschiede hinsichtlich des psychopathologischen Zustands, des Behinderungsgrads oder der weiteren Inanspruchnahme ärztlicher Leistungen. In einer ähnlichen Studie wurden von denselben Autoren (Katon et al. 1995) depressive Patienten randomisiert einer psychiatrischen Mitbehandlung zugeführt. Die Interventionspatienten erhielten in der Folge signifikant mehr Antidepressiva. Allerdings zeigte sich nur beim Vorliegen einer Major-Depression ein signifikant besserer Erkrankungsverlauf, während die Besserungsrate bei einer Minor-Depression in der Interventions- wie Kontrollgruppe gleich war.

Vergleichende Studien zum Erkrankungsverlauf bei fach- vs. allgemeinärztlicher Behandlung

In einer Studie von Scott u. Freeman (1992) wurden 121 Patienten randomisiert entweder einem Psychiater, einem psychologischen Verhaltenstherapeuten, einem Sozialarbeiter oder einer ausschließlich allgemeinärztlichen Therapie zugewiesen. Unabhängige Untersucher fanden nach 4 und 16 Wochen bei allen Patientengruppen deutliche Besserungen, jedoch keine relevanten Unterschiede zwischen den Behandlungsgruppen. Allerdings verursachte die Behandlung durch die Spezialisten im Vergleich zum Hausarzt ein 4faches an Aufwand und ein Doppeltes an Kosten. Die Patienten waren mit der psychologischen Therapie und v. a. der sozialarbeiterischen Betreuung am zufriedensten (Scott u. Freeman 1992; Scott et al. 1994). Von einer undifferenzierten Überweisung aller psychisch Kranken vom Hausarzt zum Facharzt kann also nicht zwingend ein besserer Erkrankungsverlauf erwartet werden. Die zu klärende Frage ist, wann welche Fälle zu überweisen sind. Die bereits genannten Kriterien von Helmchen (1991) können als praktikable Richtschnur angesehen werden, die auch durch die zitierten Untersuchungen gestützt wird.

6 Spezielle Methoden der Diagnostik und Therapie

Aufgaben des Hausarztes

Wenn Patienten als erste Anlaufstelle den Hausarzt aufsuchen, dann ist seine Aufgabe, das aktuelle Problem abzuklären, die akut einzuleitenden diagnostischen und therapeutischen Maßnahmen festzulegen und, wenn es die gegebenen Möglichkeiten zulassen, einen ersten Behandlungsversuch zu machen. Im Folgenden soll dargelegt werden, welche diagnostischen und therapeutischen Möglichkeiten für die Primärversorgung psychischer Störungen typischerweise zur Verfügung stehen und wie diese genutzt werden.

6.1 Diagnostische Verfahren

Es wurde bereits darauf hingewiesen, daß die Diagnostik psychischer Störungen bei allgemeinärztlichen Patienten mit besonderen Schwierigkeiten behaftet ist und daher ein relevanter Teil der entsprechenden Patienten nicht erkannt und in der Folge auch nicht behandelt wird. Es gibt deshalb eine Reihe von Empfehlungen zur Verbesserung der Erkennungsrate.

Ärztliches Interviewverhalten

Ein Faktor, der wesentlich über die klinische Erfassung psychischer Störungen entscheidet, ist das ärztliche Interviewverhalten. Goldberg (1990) hat anhand von Videobeobachtungen von Ärzten mit besseren und schlechteren Erkennungsraten eine Reihe von Kriterien identifiziert, die eine Unterscheidung beider Gruppen erlauben (Übersicht 1). Das Interaktions- und Interviewverhalten der erfolgreicheren Ärzte ist gekennzeichnet durch mehr Blickkontakt und Zugewandtheit zum Patienten, weniger Beschäftigung mit Aufzeichnungen, Sensibilität für indirekte verbale und v. a. auch nonverbale Hinweise, präzise Nachfragen nach psychopathologischen Symptomen und auch Fragen zum sozialen Umfeld. Darüber hinaus waren die erfolgreichen Ärzte insgesamt erfahrener, hatten ein größeres Interesse an psychiatrischen Fragen und waren in ih-

- Interviewbeginn
  - Augenkontakt
  - Klärung von Klagen

- Interviewstil
  - reagiert auf verbale Signale
  - reagiert auf nonverbale Signale
  - kann Redefluß des Patienten steuern
  - kann mit Unterbrechungen fertig werden

- Fragestil
  - präzise psychiatrische Fragen
  - unterstützende Bemerkungen
  - fragt nach häuslichen Verhältnissen

Übersicht 1.
Einflußfaktoren auf die
Fähigkeit zur Diagnostik
psychischer Störungen.
(Nach Goldberg 1990)

rer Praxis zufriedener. Dieses Interviewverhalten ist damit sicher zu einem Teil persönlichkeits- und erfahrungsabhängig. Wie Goldberg et al. (1980 a, b) jedoch auch zeigen konnten, war es möglich, mittels Videofeedback und gezieltem Training, das Interviewverhalten zu verbessern.

Screeninginstrumente

Eine Option zur Verbesserung der Erkennung psychischer Störungen ist der routinemäßige Einsatz diagnostischer Skalen als Screeninginstrumente. Dies stößt jedoch auf erhebliche methodische Probleme. Ein Screeninginstrument, das in der Allgemeinarztpraxis bei jedem Patienten eingesetzt werden sollte müßte nach Wittchen u. Essau (1990) eine Reihe von unabdingbaren Voraussetzungen erfüllen. Dazu gehört, daß es kurz ist und wenig Zeit braucht, einfach auszufüllen ist, leicht auswertbar ist, unter sehr unterschiedlichen Praxisorganisationen verwendbar ist, bei sehr unterschiedlichen Patienten, wie z.B. jungen und alten, verwendbar ist, sensitiv für das ganze Spektrum möglicher psychischer Störungen ist, ohne große Schulung interpretierbar ist, konkret genug in der Aussage ist, um therapeutisches Handeln daraus ableiten zu können, nicht auf somatische Begleitmorbidität anspricht, eine hinreichende psychometrische Reliabilität, Spezifität und Sensitivität hat, möglichst nicht nur auf der Symptomebene, sondern auch auf der diagnostischen Ebene Informationen gibt, Frühformen von Störungen entdecken kann und idealerweise auch Zusatzaspekte wie das psychosoziale Funktionsniveau erfaßt. Diese Kriterienliste macht deutlich, daß es ein solches Instrument niemals geben kann.

*- allgemeine
Anforderungen*

Screeninginstrumente, die derzeit zur Verfügung stehen, erfassen in der Regel eine Gruppe von Kernsymptomen, die weitgehend unspezifisch sind und deshalb bei fast allen psychischen Störungen vorkommen. Sie erlauben keine diagnostische Einordnung. Ein Beispiel hierfür ist der *General Health Questionnaire* (*GHQ;* Goldberg u. Williams 1988), der Fragen stellt zur allgemeinen körperlichen und psychischen Gesundheit, zu einer Reihe somatischer Beschwerden einschließlich Schlaf und zu psychischen Beschwerden einschließlich Suizidalität. Der Fragebogen liegt in einer Langform von 60 Items und in mehreren Kurzformen u. a. mit 28 und 12 Items vor.

- GHQ

– Praktikabilität

Unter Praktikabilitätsgesichtspunkten wäre es problemlos möglich, jedem Patienten, der in die Praxis kommt, noch im Wartezimmer einen solchen Fragebogen auszuhändigen und von der Sprechstundenhelferin auswerten zu lassen. Aus eigener Erfahrung wissen wir, daß dies von den Patienten auch akzeptiert und von einigen sogar positiv aufgenommen wird. Der Fragebogen kann bei wiederholter Vorlage auch als Instrument zur Verlaufsdokumentation benutzt werden. Ohne daß hierzu Daten vorlägen, ist es trotz dieser grundsätzlichen Machbarkeit eher die Ausnahme, daß derartige Skalen in den Praxen eingesetzt werden. Es kann nur spekuliert werden, ob das Unterdiagnoseproblem von den Ärzten nicht so ernst genommen wird, wie es die Literatur nahelegt, so daß entsprechende Maßnahmen nicht für erforderlich gehalten werden.

Differentialdiagnostische Instrumente

Außer der grundsätzlichen Feststellung einer psychischen Störung ist in vielen Fällen für eine differentielle Therapie eine Differentialdiagnose unerläßlich. Auf der Basis der modernen psychiatrischen Klassifikationssysteme ICD-10 und DSM-IV ist es grundsätzlich möglich, auch bei begrenzten psychopathologischen Kenntnissen durch strukturierte Befragung und Anwendung der vorgegebenen Algorithmen zu wichtigen differentialdiagnostischen Unterscheidungen zu gelangen. In Forschungsprojekten werden solche strukturierten Interviews, wie z.B. das *Composite International Diagnostic Interview* (*CIDI*; Wittchen et al. 1989), teilweise von medizinischen Laien nach relativ kurzem Training durchgeführt. Für die Praxis ist dies jedoch nicht vorstellbar, da diese Interviews lange dauern und damit kostspielige Zeit des Arztes oder seiner Mitarbeiter binden.

– CIDI

– computergestützte Interviews

Eine Alternative können computergestützte Interviews sein, die teilweise schon ihre Praxistauglichkeit erwiesen haben (Weissman et al. 1995; Olfsson et al. 1995a). Auch das *CIDI* ist als Computerversion erhältlich. Der Patient wird direkt an den Computer gesetzt und beantwortet über Bildschirm und Tastatur alle Fragen. Am Ende des Interviews errechnet der Computer sofort die diagnostische Auswertung. Der Patient muß nur noch aus Distanz von einem Mitarbeiter beobachtet werden, für den Fall, daß es irgendwelche Nachfragen oder Probleme gibt. Nach den eigenen Erfahrungen ist ein solches Vorgehen unter Praxisbedingungen machbar und wird von Patienten auch akzeptiert. Die Ergebnisse einer solchen Befragung müssen vom Arzt anschließend in jedem Falle nochmals überprüft werden, was auf dem Hintergrund der vorliegenden Informationen dann aber sehr viel gezielter möglich ist.

6.2 Pharmakotherapie

Bei der Darstellung der für die primärmedizinische Versorgung wichtigsten Störungen wurde bereits auf die nach der derzeit vorliegenden Literatur wichtigsten pharmakologischen Behandlungsmöglichkeiten hingewiesen. Während in den ersten Jahren nach Einführung der Psychopharmaka zunächst die Behandlung der Psychosen im Vordergrund stand, ist derzeit ein zunehmendes Interesse an der Weiterentwicklung der Psychopharmakotherapie für nichtpsychotische und leichtere Störungen, wie z.B. Angsterkrankungen, Dysthymie, Somatisierungsstörungen oder sogar Persönlichkeitsstörungen, festzustellen.

Die Annahme, wonach Psychosen pharmakotherapeutisch und niemals psychotherapeutisch und dafür sog. Neurosen psychotherapeutisch und niemals pharmakotherapeutisch zu behandeln wären, hat heute keine Gültigkeit mehr. Ein zunehmend besseres Verständnis der psychologischen und biologischen Grundlagen dieser Störungen läßt verstehen, warum die eine wie die andere Therapieform bei der gleichen Störung wirksam sein kann und warum in manchen Fällen auch Kombinationsbehandlungen angezeigt sind.

Pharmakotherapie vs. Psychotherapie

Vor diesem Hintergrund stellt die Psychopharmakotherapie der im Querschnitt leichteren psychischen Störungen keine Notlösung oder gar inadäquate Ersatztherapie dar, sondern gehört zu den zentralen und im Vergleich zu den sonstigen therapeutischen Möglichkeiten gut evaluierten Behandlungsmaßnahmen. Ihr gebührt damit auch ein wichtiger Platz in der Hand des Allgemeinarztes. Im Folgenden soll nun nicht nochmals auf die einzelnen Störungen und ihre Behandlung eingegangen werden, sondern unter versorgungsepidemiologischen Gesichtspunkten die Bedeutung der Psychopharmaka bei den hausärztlichen Verschreibungen dargestellt werden.

Pharmakotherapie als gut evaluierte Behandlungsmaßnahme

Pharmakoepidemiologische Untersuchungen belegen, daß quantitativ der größte Teil aller Psychopharmaka nicht von Nervenärzten, sondern von Hausärzten verschrieben wird (Schäfer 1990). Dies erklärt sich dadurch, daß in Deutschland die Zahl der Hausärzte im Vergleich zu Nervenärzten etwa 20mal so groß ist (Thust 1997) und sie zudem pro Arzt etwa doppelt so viele Patienten behandeln. Bezogen auf die Verschreibungsmengen des einzelnen Arztes oder gar pro behandelten Patient verschreiben Nervenärzte jedoch erwartungsgemäß deutlich mehr Psychopharmaka als Hausärzte. Nervenärzte führen auch eine höhere Rate an psychopharmakologischen Kombinationsbehandlungen durch (Meredith et al. 1994; Dittmann et al. 1997).

Verschreibungshäufigkeit

Neben diesen Unterschieden zwischen Fachgruppen haben pharmakoepidemiologische Untersuchungen immer wieder auch erhebliche Variationen zwischen Regionen festgestellt, die wesentlich durch das Verordnungsverhalten von Allgemeinärzten bedingt sind (Wessling et al. 1991; Bellantuono et al. 1988; Friebel 1989). Solche Daten zeigen, daß Therapiewahl und Verordnungsverhalten grundsätzlich nicht nur von medizinischen Faktoren im engeren Sinne abhängen, sondern auch z. B. vom Geschlecht, von Einstellungen von Patienten und Ärzten, von organisatorischen und politischen Vorgaben oder ethnischen und kulturellen Rahmenbedingungen (Raynes 1979; Williams 1983; Hohmann 1989; Lloyd u. Moodley 1992; Maslowski 1987; Linden 1994; Morabia et al. 1992).

Einflußfaktoren auf Therapiewahl und Verordnungsverhalten

In der WHO-Primärarztstudie (Üstün u. von Korff 1995; Linden et al. in Vorbereitung) fand sich über alle internationalen Zentren hinweg, daß 11,5% der Praxisbesucher wegen psychischer Störungen pharmakotherapeutisch behandelt wurden, mit einer erheblichen Variation von 2% in Shanghai bis zu 29,6% in Santiago. Erhebungen anderer Autoren kommen zu vergleichbaren, wenn nicht eher noch höheren Raten (Lloyd et al. 1996; Joukamaa et al. 1995). In Deutschland lag die Rate zwischen 15,0 und 17,1% (Linden et al. 1996b). Von den Patienten, die nach Arzt-

Ergebnisse der Primärarztstudie der WHO

einschätzung psychisch krank waren, wurden im Durchschnitt 51,3% mit psychotropen Pharmaka im weitesten Sinne behandelt. Berücksichtigt man nur die nach *CIDI* diagnostizierten Fälle mit einer ICD-10-Diagnose, dann wurden 27,6% einschlägig behandelt.

- Psychopharmaka als primäre Behandlungsmethode

Diese Daten zeigen zum einen, daß Psychopharmaka eine primäre Behandlungsmethode der Allgemeinärzte für psychische Erkrankungen sind. Zum zweiten sind sie ein weiterer Beleg für die oben bereits angesprochene und eigentlich banale Feststellung, daß eine Erkennung entsprechender Erkrankungen eine unabdingbare Voraussetzung für eine Behandlung ist. Betrachtet man das Spektrum der eingesetzten Psychopharmaka, dann spielen Verordnungen von Tranquilizern und Sedativa bei 26,3% der als psychisch krank erkannten Fälle die größte Rolle, gefolgt von Antidepressiva in 15,0% und pflanzlichen und tonisierenden Substanzen in 13,2%.

- symptomatische Behandlung

Diese Daten deuten bereits darauf hin, daß es sich zu einem gewissen Teil um symptomatische und unspezifische Behandlungen handelt. Dies zeigt auch eine Betrachtung der Patienten mit akuten depressiven Episoden nach ICD-10, die zugleich auch vom behandelnden Arzt diagnostiziert worden waren. Nur 22,2% erhalten ein Antidepressivum. In Deutschland sind es sogar nur zwischen 10,5 und 11,4%. Weitere 27,6% erhalten Tranquilizer und 23,2% sonstige psychotrope Pharmaka. Aus theoretischen Überlegungen wäre zu schlußfolgern, daß diese Behandlung in zwei Drittel der Fälle nicht hinreichend spezifisch ist.

6.3 Psychotherapie und Soziotherapie

Unter Psychotherapie wird üblicherweise „Richtlinienpsychotherapie" verstanden, d.h. eine methodendefinierte in der Regel wöchentlich stattfindende 50minütige Interaktion mit einem speziell ausgebildeten und zugelassenen Psychotherapeuten. Auch wenn manche Allgemeinärzte in diesem Sinne sowohl eine Ausbildung haben wie auch einzelne Patienten psychotherapeutisch behandeln, so ist dies allein schon wegen der zeitlichen Vorgaben keine primärmedizinische Behandlungsform. Allgemeinärzte stellen jedoch wichtige Zuweiser zur Richtlinienpsychotherapie dar. Des weiteren sind sie häufig als Mitbehandler gefragt, wenn zur Behandlungsoptimierung ergänzend zur Psychotherapie eine Pharmakotherapie oder sonstige somatische Behandlungen indiziert sind.

Verschiedenen Formen der Psychotherapie

Unterhalb der genannten Richtlinienpsychotherapie gibt es mehrere weitere Formen der psychiatrischen und allgemeinärztlichen Psychotherapie. Leistungen im Sinne der „psychiatrisch-psychosomatisch-psychotherapeutischen Grundversorgung" sind dadurch definiert, daß der Arzt eine spezielle Ausbildung nachweist, daß er mindestens 20 min an Zeit aufwendet und u.a. bei der Behandlung auch systematisch die Arzt-Patient-Beziehung nutzt. Es handelt sich also um einen gezielten psychotherapeutischen Prozeß zur Behandlung verschiedenartiger psychischer Störungen. „Syndrombezogene verbale Interventionen" sind auf psychische Störungen abgestellte psychotherapeutische Kurzinterventionen, bei denen insbesondere der Einfluß psychopathologischer Kommunikations-

Themen	„Psychische" Diagnosen [%]	Somatische Diagnosen [%]
Allgemeine Themen	32	62
Kleinere Ratschläge	18	2
Besprechung von Problemen	20	6
Beratung bei Problemen	4	2
Psychotherapeutische Intervention	6	0

Tabelle 3. Konsultationsthemen bei Allgemeinarztpatienten mit und ohne psychische Störungen in Prozent. (Nach Zwernemann u. Linden 1997)

und Leistungseinschränkungen berücksichtigt wird. Schließlich gibt es im Rahmen der sog. Grundleistungen die „allgemeine Beratung" wie auch die „spezielle Beratung" im Zusammenhang mit ausgewählten Erkrankungs- und Behandlungsproblemen.

Nach den Befunden der WHO-Primärarztstudie (Üstün u. von Korff 1995) erhalten nach Arztangaben 52,4% der als psychisch krank erkannten Patienten eine darauf abgestellte Beratung. Patienten kommen mit einer großen Zahl von Themen zum Allgemeinarzt. In einer Untersuchung von Zwernemann (1997) konnte bei 100 Allgemeinarztkontakten die Art und Häufigkeit der angesprochenen Themen erfaßt werden. Tabelle 3 gibt eine Übersicht im Vergleich von Patienten mit und ohne psychische Störungen. In einer weiteren Studie untersuchten Olfsson et al. (1995b) die Art der psychologischen Interventionen von Hausärzten. Bei 24,1% aller Patienten führten sie die eine oder andere psychologische Intervention durch. Dies waren v.a. Zuhören bei Problemen (22,4%) und Ratschläge geben (19,0%). Bei Patienten mit psychischen Störungen wurden in 66,7% entsprechende Interventionen durchgeführt. Beratung und Problemunterstützung stellen nach den Ergebnissen dieser Untersuchung eine wichtige Arbeitsform von Allgemeinärzten dar, zu der es bislang jedoch kaum hinreichende wissenschaftliche Untersuchungen gibt.

Psychologische Interventionen von Hausärzten

Eine Frage von besonderem Interesse ist, inwieweit bei der Behandlung psychischer Störungen durch den Allgemeinarzt ein inverses Verhältnis zwischen Häufigkeit der Pharmakotherapie und psychologischer Zuwendung besteht. Eine gelegentlich formulierte Annahme ist, daß die Pharmakotherapie Ersatz für persönliche Zuwendung und Gespräche ist. Unter dieser Fragestellung haben Fletcher et al. (1995) eine Untersuchung durchgeführt, in der sie in Zusammenarbeit mit Allgemeinärzten unterschiedlich viel an gezielter Beratung für die Patienten zur Verfügung stellten. Die Ergebnisse waren, wie die Autoren schreiben, unerwartet und entgegen ihrer Eingangshypothese. Je mehr an Beratung wegen Lebensproblemen und sonstiger psychischer Beschwerden angeboten und durchgeführt wurde, desto höher war die Rate der verordneten Antidepressiva und Tranquilizer. Offenbar hat die bessere Erkennung entsprechender Störungen auch zu einer intensiveren Therapie insgesamt geführt. Diese Ergebnisse werden durch eine Untersuchung von Katon et al. (1996) bestätigt. Gespräche und Beratung führen demnach nicht zu einem Ersatz psychopharmakologischer Behandlungen. Sie sind unter Praxisbedingungen keine Alternativen, sondern einander ergänzende Behandlungsansätze.

Pharmakotherapie und psychologische Zuwendung

Art und Umfang der Beratungsleistungen

Es wurde schon mehrfach darauf hingewiesen, daß jede Therapie immer auch von organisatorischen Rahmenbedingungen abhängt. Dies gilt besonders für die erfahrungsabhängigen und zeitintensiven Beratungsleistungen. In einer Untersuchung von Meredith et al. (1996) wurden die Art und der Umfang von Beratungsleistungen bei depressiven Störungen durch Allgemeinärzte, Psychiater und Psychologen untersucht und mit dem Honorierungssystem in Beziehung gesetzt. Wie zu erwarten, fanden sich deutliche Unterschiede zwischen den Fachgruppen. Während Psychiater und Psychologen bei mehr als 90% aller Patienten auch Beratungen durchführten, lag die entsprechende Rate bei Allgemeinärzten nur bei 40–50%. Psychiater und Psychologen griffen signifikant häufiger auf Methoden der Tiefenpsychologie und Verhaltenstherapie zurück, während Allgemeinärzte primär Ratschläge erteilten. Fachübergreifend fand sich, daß Ärzte, die eine Globalhonorierung pro Fall statt einer Einzelleistungsvergütung erhielten, wie auch Ärzte, die größere Fallzahlen zu behandeln hatten, seltener und mit geringerer Zeit Beratungsleistungen erbrachten. Die Strukturierung von Vergütungssystemen sollte deshalb nicht nur unter finanziellen Gesichtspunkten diskutiert werden, sondern müßte wissenschaftlich ebensoviel Aufmerksamkeit erhalten wie beispielsweise die Pharmakokinetik von Arzneimitteln, da ihr Einfluß auf die Therapie von Patienten mindestens ebenso bedeutungsvoll ist.

Hilfen von Praxismitarbeitern

Primärärztliche Therapie umfaßt jedoch nicht nur persönliche Tätigkeiten, sondern ebenso Hilfen für die Patienten, die von Mitarbeitern der Praxis oder Poliklinik oder von assoziierten Mitarbeitern erbracht werden. Die bereits zitierten Studien von Fletcher et al. (1995) und Katon et al. (1996) haben zur Erweiterung des Beratungs- und Unterstützungsangebots in den Praxen Psychologen, Sozialarbeiter oder Schwestern eingesetzt. In einer Studie von Blanchard et al. (1995) konnte gezeigt werden, daß beispielsweise bei älteren depressiven Patienten die intensive zusätzliche Betreuung durch eine Gemeindeschwester nach 3 Monaten im Vergleich zu einer nur hausärztlich betreuten Patientengruppe zu besseren Depressionswerten führte.

6.4 Wirkungen einer intensivierten Diagnostik und Therapie

Berücksichtigt man aber die bereits mehrfach angesprochenen Besonderheiten der Allgemeinarztpraxis einschließlich der vielfältigen paramedizinischen Einflußfaktoren, dann ist empirisch zu klären, welche Behandlungsergebnisse eine konsequentere und spezifischere Diagnostik und Therapie haben.

Bedeutung von Diagnostik und therapeutischen Konsequenzen

Goldberg (1979) konnte als einer der ersten zeigen, daß eine verbesserte Diagnostik, die auch zu therapeutischen Konsequenzen führte, den Erkrankungsverlauf abkürzen konnte. Dieser Effekt war um so deutlicher, je schwerer die Störung war. Hoeper et al. (1984), die eine analoge Studie durchführten, es aber nur bei der diagnostischen Rückmeldung an die Ärzte beließen, ohne zugleich auch therapeutische Konsequenzen sicherzustellen, fanden keine Änderung im Krankheitsverlauf. Ebenso fanden Tiemens et al. (1996), daß eine höhere Erkennungsrate allein zu keinem besseren Erkrankungsverlauf führte. Andererseits berichten Ormel

u. Giel (1990), daß diagnostizierte Fälle im Vergleich zu undiagnostizierten 4,5mal häufiger Psychopharmaka, 12,2mal häufiger Psychotherapie oder 3mal häufiger eine Überweisung zu einem Spezialisten erhielten. Dies ging einher mit einem 6fach besseren psychopathologischen Zustand und einem 5fach besseren sozialen Funktionsniveau.

Schulberg et al. (1996) haben eine kontrollierte Vergleichsstudie zur Behandlung primärärztlicher depressiver Patienten durchgeführt, in der 92 Patienten in der hausärztlichen Routinetherapie (RT) belassen wurden, 91 nach Protokoll mit Nortriptylin (NT) in einer Tagesdosis von 190–270 mg über 8 Monate behandelt wurden und weitere 93 Patienten eine interpersonale Psychotherapie (IPT) erhielten. Die Ergebnisse sprechen eindeutig für eine konsequente Therapie. Nach 8 Monaten waren 48% (NT) bzw. 46% (IPT) der in die aktive Behandlung aufgenommenen Patienten symptomfrei im Vergleich zu 18% der Routinetherapie. Noch deutlicher fallen die Unterschiede aus, wenn man nicht die eingeschlossenen Patienten, sondern die Therapievollender betrachtet. Die Rate der symptomfreien Patienten war 67% in der NT-Gruppe, 72% in der IPT-Gruppe und 20% in der RT-Gruppe, während andererseits die Zahl der Patienten, deren Wert auf der *Hamilton-Depressions-Skala* nach 8 Monaten immer noch so hoch wie zu Behandlungsbeginn war (>12), bei 13% in der NT-Gruppe, bei 15% in IPT-Gruppe und bei 48% in der RT-Gruppe lag.

Vergleichsstudien zur Behandlung depressiver Patienten

Die Spezifität der Therapie, die Adäquatheit der Anwendung und die Konstanz in der Durchführung sind nach diesen Daten nicht nur theoretisch wichtige Voraussetzungen für einen Behandlungserfolg. Allerdings beziehen sich die eben berichteten Daten zwar auf Allgemeinarztpatienten, sie wurden aber für das Forschungsprojekt speziell ausgewählt, und auch die Therapie wurde von Spezialisten durchgeführt.

Bedeutung konsequenten therapeutischen Handelns

Eine vergleichsweise naturalistische Studie führten Callahan et al. (1994) durch, die 103 Allgemeinärzte und 175 depressive Patienten mit einem Alter über 60 ebenfalls randomisiert einer Routinetherapie- oder Interventionsgruppe zuteilten. Die Intervention bestand darin, daß die Ärzte detaillierte Informationen über die Depression ihrer Patienten sowie Behandlungshinweise erhielten. In der Interventionsgruppe wurden signifikant mehr Antidepressiva verordnet, aber es kam nicht zur häufigeren Hinzuziehung eines Psychiaters. Im Gegensatz zu Schulberg et al. (1996) fanden sich im weiteren Verlauf keine Gruppenunterschiede hinsichtlich des psychopathologischen Zustandes.

Mit Blick auf die Behandlung von depressiven Störungen in Allgemeinarztpraxen wurde von Katon et al. (1996) ergänzend zur Basistherapie ein gezieltes Beratungsangebot für die Patienten gemacht. Im Vergleich zu einer Routinetherapiegruppe waren die Patienten der Interventionsgruppe mit der Behandlung signifikant zufriedener, erhielten in der Tendenz eher häufiger eine Psychopharmakaverordnung und waren v. a. signifikant complianter mit der Medikationseinnahme. Des weiteren zeigt sich auch im Verlauf der Therapie v. a. für die schwereren Fälle ein signifikant besserer psychopathologischer Zustand.

Ergänzende Beratung

7 Ausblick

Die primärmedizinische Diagnostik und Therapie psychischer Störungen stellt einen wichtigen und quantitativ sogar den größten Versorgungsbereich für diese Patienten dar. Aus theoretischen wie praktischen Überlegungen können Erfahrungen aus dem engeren Bereich der Psychiatrie jedoch nicht ohne weiteres auf den allgemeinärztlichen Bereich übertragen werden. Es müssen statt dessen bereichsspezifische diagnostische und therapeutische Kenntnisse erarbeitet und vermittelt werden. Ebenso kann nicht ohne weiteres davon ausgegangen werden, daß alle einschlägigen Patienten automatisch an Fachärzte überwiesen werden könnten oder sollten. Statt dessen ist die Zusammenarbeit von Fach- und Allgemeinärzten zu intensivieren, und es sind diesbezüglich auch neue Wege der Kooperation zu suchen. Schließlich sollte dieser Bereich auch für die Psychiatrie verstärkt zu einem wissenschaftlichen Forschungsgegenstand werden, um rationale Entscheidungsfindungen über den besten Ort und die beste Art der Betreuung für unterschiedliche Patientengruppen zu ermöglichen.

Intensivierung der Zusammenarbeit von Fach- und Allgemeinärzten

8 Literatur

**AHCPR (Agency for Health Care Policy and Research) (1993) Depression in primary care, vol 2: Treatment of major depression. U.S. Department of Health and Human Services, Public Health Service, Agency for Health Care Policy and Research, Rockville/MD (Pub No: 93-0551)

Allan F (1944) The differential diagnosis of weakness and fatigue. N Engl J Med 231:414-418

Arreghini E, Agoostini C, Wilkinson G (1991) General practitioner referral to specialist psychiatric services: a comparison of practices in North- and South-Verona. Psychol Med 212:485-494

Badger LW, DeGruy FV, Hartman J et al. (1994) Patient presentation, interview content, and the detection of depression by primary care physicians. Psychosom Med 56:128-135

Bannister B (1988) Post-infectious disease syndrome. Postgrad Med J 64:559-567

Barsky AJ (1979) Patients who amplify bodily sensation. Ann Intern Med 91:63-70

Bass C, Benjamin S (1993) The management of chronic somatization. Br J Psychiatry 162:472-480

Bass C, Wade C (1984) Chest pain with normal coronary arteries: a comparative study of psychiatric and social morbidity. Psychol Med 14:51-61

Beard G (1869) Neurasthenia or nervous exhaustion. Boston Med Surg J 3:217-220

Beard G (1880) A practical treatise on nervous exhaustion (neurasthenia). William Wood, New York

Bebbington PE, Hurry J, Tennant C et al. (1981) Epidemiology of mental disorders in Camberwell. Psychol Med 11:561-579

Behan P, Behan W, Bell E (1985) The post-viral fatigue syndrome: an analysis of the findings in 50 cases. J Infect 10:211-222

Bellantuono C, Fiorio R, Williams P, Arreghini E, Carson G (1988) Urban-rural differences in psychotropic drug prescribing in northern Italy. Eur Arch Psychiatr Neurol Sci 237:347-50

Benjamin S, Eminson DM (1992) Abnormal illness behaviour: childhood experiences and long-term consequences. Int Rev Psychiatry 4:55-70

Blackburn IM (1984) Setting relevant patient differences: a problem in

phase IV research. Pharmacopsychiatry 17:143-147

Blacker CVR, Thomas JM (1988) Treatment of psychiatric disorder in primary care. (Discussion paper presented at the NIMH conference on psychiatry and primary care, Pittsburgh)

Blanchard MR, Waterreus A, Mann AH (1995) The effect of primary care nurse intervention upon older people screened as depressed. Int J Geriatr Psychiatry 10:289-298

Bohman M, Cloninger CR, von Knorring AL et al. (1984) An adoption study of somatoform disorders: III. Cross-fostering analysis and genetic relationship to alcoholism and criminality. Arch Gen Psychiat 14:872-878

Bridges DN, Goldberg DP (1985) Somatic presentation of DSM-III psychiatric disorders. J Psychosom Res 29:563-569

Broadhead WE, Blazer DG, George LK, Tse CK (1990) Depression disability days, and days lost from work in a prospective epidemiologic survey. JAMA 264:2524-2528

Brodaty H, Howarth GC, Mant A, Kurrle SE (1994) General practice and dementia. A national survey of Australian GPs. Med J Austr 160:10-14

Brown JH, Parasekvas F (1982) Cancer and depression. Cancer presenting with depressive illness: an autonomic disease? Br J Psychiatry 141:227-232

Burvill PW (1990) The epidemiology of psychological disorders in general medical settings. In: Sartorius N, Goldberg D, De Girolamo G, Costa e Silva J, Lecrubier Y, Wittchen U (eds): Psychological disorders in general medical settings. Hogrefe & Huber, Toronto, pp 9-20

Butler G, Fennell M, Robson P, Gelder M (1991) Comparison of behavior therapy and cognitive behavior therapy in the treatment of generalized anxiety. J Consult Clin Psychol 59:167-175

Callahan CM, Hendrie HC, Dittus RS, Brater DC, Hui SL, Tierney WM (1994) Improving treatment of late life depression in primary care: a randomized clinical trial. J Am Geriatr Soc 42:839-846

Carey T, Owens J, Mulligan P, Moran D (1994) An analysis of general practice referral behaviour to

psychiatric out-patient clinics. Ir J Psychol Med 11:177-179

Casey PR, Dillon S, Tyrer PJ (1984) The diagnostic status of patients with conspicuous psychiatric morbidity in primary care. Psychol Med 14:673-683

Cheok AS, Cohen CA, Zucchero CA (1997) Diagnosing and managing dementia patients. Practice patterns of family physicians. Can Fam Physician 43:477-482

Chithhiramohan RN, Ballard CG, Baxter MA et al. (1993) Factors influencing general practitioner referral to a child psychiatric service. Ir J Psychol Med 10:144-147

Cloninger CR, Sigvardsson S, Knorring AL von et al. (1984) An adoption study of somatoform disorders. II. Identification of two discrete somatoform disorders. Arch Gen Psychiatry 41:863-871

Colenda CC, Rapp SR, Leist JC, Poses RM (1996) Clinical variables influencing treatment decisions for agitated dementia patients: survey of physician judgements. J Am Geriatr Soc 44:1375-1379

Cooper B, Bickel H, Schäufele M (1992) The ability of general practitioners to detect dementia and cognitive impairment in their elderly patients: a study in Mannheim. Int J Geriatr Psychiatry 7:591-598

Commissaris CJ, Jolles J, Verhey FR, Kok GJ (1995) Problems of caregiving spouses of patients with dementia. Patient Educ Couns 25:143-149

Coyne JC, Schwenk TL, Fechner Bates S (1995). Nondetection of depression by primary care physicians reconsidered. Gen Hosp Psychiatry 17:3-12

Cremniter D, Guelfi JD, Fourestie V, Fermanian J (1995) Analysis of the terms used by general practitioners to characterize patients considered by them as depressed: a prospective study on 682 patients. J Affect Disord 34:311-318

David AS, Wessely SC (1995) The legend of Cammelford. J Psychosom Res 39:1-10

David AS, Wessely SC, Pelosi AJ (1988) Postviral fatigue syndrome: time for a new approach. Br Med J Clin Res 296:696-699

Dilling H, Weyerer S, Enders I (1978) Patienten mit psychischen Störungen in der Allgemeinarztpraxis und ihre psychische Überweisungsbedürftigkeit. In: Häfner

H (Hrsg) Psychiatrische Epidemiologie. Springer, Berlin Heidelberg New York, S 135–160

*Dilling H, Weyerer S, Castel R (1984) Psychische Erkrankungen in der Bevölkerung. Enke, Stuttgart

Dilling H, Mombour W, Schmidt MH, Schulte-Markwort E (1994) Internationale Klassifikation psychischer Störungen. ICD-10 Kapitel V (F): Forschungskriterien. Huber, Bern

Dittmann RW, Linden M, Osterheider M, Schaaf B, Ohnmacht U, Weber HJ (1997) Antidepressant drug use: differences between psychiatrists and general practitioners. Pharmacopsychiatry 30:28–34

Dowden C, Johnson W (1929) Exhaustion states. J Am Med Assoc 93:1702–1706

Durham RC, Murphy T, Allan T, Richard K, Treliving LR, Fenton GW (1994) Cognitive therapy, analytic psychotherapy and anxiety management training for generalized anxiety disorder. Br J Psychiatry 165:315–323

Eefsting JA, Boersma F, van den Brink W, van Tilburg W (1996) Differences in prevalence of dementia based on community survey and general practitioner recognition. Psychol Med 26:1223–1230

El-Rufaie OE, Absood GH (1993) Minor psychiatric morbidity in primary health care: prevalence, nature and severity. Int J Soc Psychiatry 39:159–166

Finlay-Jones RA, Burvill P (1978) Contrasting demographic patterns of minor psychiatric morbidity in general practice and the community. Psychol Med 8:455–466

Fletcher J, Fahey T, McWilliam J (1995) Relationship between the provision of counseling and the prescribing of antidepressants, hypnotics and anxiolytics in general practice. Br J Gen Pract 45:467–469

Freud S (1895) On the grounds for detaching a particular syndrome from neurasthenia under the description „anxiety neurosis", standard ed, vol 3 (ed by J Strachey). Hogarth, London

Friebel HH (1989) Psychopharmakaverbrauch im internationalen Vergleich. In: Heinrich H, Linden M, Müller-Oerlinghausen B (Hrsg) Werden zu viele Psychopharmaka verbraucht? Methoden und Ergebnisse der Pharmakoepidemiologie und Phase-IV-Forschung. Stuttgart, Thieme, S 7–41

Fritzsche V, Haasen C, Stark FM (1993) Betreuung depressiver Patienten durch Allgemeinärzte: Eine Fragebogen-Studie in Hamburg. Fortschr Med 111:35–38

Gardiner BM (1980) Psychological aspects of rheumatoid arthritis. Psychol Med 10:159–163

Gastpar M (1984) Studies in general practice: interpractice differences. Pharmacopsychiatry 17:148–151

Gautam S, Kapur Rl, Shamasundar C (1980) Psychiatric morbidity and referral in general practice: a survey of general practitioners in Bangalore. Indian J Psychiatry 22:295–297

Geiselmann B, Linden M (1989) Überweisung psychisch kranker Patienten vom Allgemeinarzt zum Nervenarzt. Münch Med Wochenschr 131:50–52

German GAG (1987) Mental health in Afrietwa I: The extent of mental health problems in Africa today: an update of epidemiological knowledge. Br J Psychiatry 151:435–439

Goldberg D (1979) Detection and assessment of emotional disorders in a primary care setting. Int J Ment Health 8:30–48

**Goldberg D (1990) Reasons for misdiagnosis. In: Sartorius N, Goldberg D, De Girolamo G, Costa e Silva J, Lecrubier Y, Wittchen U (eds) Psychological disorders in general medical settings. Hogrefe & Huber, Toronto, pp 139–145

Goldberg DP, Blackwell B (1970) Psychiatric illness in general practice: a detailed study using a new method of case identification. Br Med J 2:439–443

*Goldberg DP, Huxley P (1980) Mental illness in the community. The pathway to psychiatric care. Tavistock, London

Goldberg DP, Lecrubier Y (1995) Form and frequency of mental disorders across centers. In: Üstün TB, Sartorius N (eds) Mental illness in general health care: an international study. Wiley, Chichester, pp 323–334

Goldberg DP, Williams P (1988) A user's guide to the General Health Questionnaire. Manual. NFER-Nelson, London

Goldberg D, Steele J, Smith C (1980a) Teaching psychiatric interview techniques to family doctors. Acta Psychiatr Scand 62:41–47

Goldberg D, Steele J, Smith C (1980b) Training family doctors to recognize psychiatric illness with increased accurqacy. Lancet 3:521–524

Greenberg PE, Stiglin LE, Finkelstein SN, Berndt ER (1993) The economic burden of depression in 1990. J Clin Psychiatry 54:405–418

*Häfner H (Hrsg) (1978) Psychiatrische Epidemiologie. Springer, Berlin Heidelberg New York

Hankin J, Oktay JS (1979) Mental disorder and primary medical care: an analytical review of the literature, Series D, no 5. National Institute of Mental Health, Washington, DC

Harding TW, De Arango MV, Baltazar J et al. (1980) Mental disorders in primary care: a study of their frequency and diagnosis in four developing countries. Psychol Med 10:231–241

Hecht H, von Zerrsen D, Wittchen HU (1990) Anxiety and depression in a community sample: the influence of comorbidity on social functioning. J Affect Disord 18:137–144

Helmchen H (1991) Allgemein- und Nervennarzt: Im Wechselspiel von Kompetenz und Selbstkritik. Therapiewoche 41:115–122

Helmchen H, Baltes MM, Geiselmann B et al. (1996) Psychische Erkrankungen im Alter. In:, Mayer KU, Baltes PB (Hrsg) Die Berliner Altersstudie. Akademie Verlag, Berlin, S 185–219

Henderson S, Duncan-Jones P, Byrne DG, et al. (1979) Psychiatric disorders in Canberra: a standardized study of prevalence. Acta Psychiatr Scand 60:355–374

Henk HJ, Katzelnick DJ, Kobak KA, Greist JH, Jefferson JW (1996) Medical costs attributed to depression among patients with a history of high medical expenses in a health maintenance organization. Arch Gen Psychiatry 53:899–904

Hoeper EW, Nycz GR, Cleary PD, Regier DA, Goldberg ID (1979) Estimated prevalence of RDC mental disorder in primary medical care. Int J Ment Health 8:6–15

Hoeper EW, Nycz GR, Kessler L, Burke J, Pierce W (1984) The usefulness of screening for mental illness. Lancet 1:33–35

Hohmann AA (1989) Gender bias in psychotropic drug prescribing in primary care. Med Care 27:478–90

Holmes G, Kaplan J, Gantz N et al. (1988) Chronic fatigue syndrome: a working case definition. Ann Int Med 108:387–389

Jenkins D, MacDonald A (1994) Should general practitioners refer more of their elderly patients to psychiatric services? Int J Geriat Psychiatry 9:461–465

Jenkins R, Shepherd M (1983) Mental illness and general practice. In: Bean P (ed) Mental illness: changes and trends. Wiley, Chichester, pp 16–21

*Jenkins R, Smeeton N, Shepherd M (1988) Classification of mental disorder in primary care. Psychol Med Monogr Suppl 12:1–59

Johnstone A, Goldberg D (1976) Psychiatric screening in general practice: controlled trial. Lancet 20:605–609

Joukamaa M, Sohlman B, Lehtinen V (1995) The prescription of psychotropic drugs in primary health care. Acta Psychiatr Scand 92:359–364

Jorm AF, Korten AE, Henderson AS (1987) The prevalence of dementia: a quantitative integration of the literature. Acta Psychiatr Scand 76:465–479

Katon W (1982) Depression: somatic symptoms and medical disorders in primary care. Compr Psychiatry 23:274–287

Katon W, Russo J (1989) Somatic symptoms and depression. J Fam Pract 29:65–69

Katon W, Riggs R, Gold D, Corey L (1988) Chronic fatigue syndrome: a collaborative virologic, immunologic and psychiatric study. (Presented at the American Psychiatric Association, Montreal, Canada)

Katon W, Korff M von, Lin E, Bush T, Russo J, Lipscomb P, Wagner E (1992) A randomized trial of psychiatric consultation with distressed high utilizers. Gen Hosp Psychiatry 14:83–85

Katon W, Korff M von, Lin E et al. (1995) Collaborative management to achieve treatment guidelines: Impact on depression in primary care. JAMA 273:1026–1031

Katon W, Robinson P, Korff M et al. (1996) A multifaceted intervention to improve treatment of depression in primary care. Arch Gen Psychiatry 53:924–932

Kleinman A (1982) Neurasthenia and depression: a study of somatization and culture in China. Cult Med Psychiatry 6:117–190

Kocsis JH, Friedman RA, Markowitz JC, Miller N, Gniweschl L, Bram J (1995) Stability of remission during tricyclic antidepressant continuation therapy for dysthymia. Psychopharm Bull 31:213–216

Korff M von, Shapiro S, Burke JD et al. (1987) Anxiety and depression in a primary care clinic: comparison of Diagnostic Interview Schedule, General Health Questionnaire and practitioner assessment. Arch Gen Psychiatry 44:152–156

Korff M von, Ormel J, Katon W, Lin E (1992) Disability and depression among high utilizers of health care. Arch Gen Psychiatry 49:91–100

Kroenke K, Wood D, Mangelsdorff D, Meier N, Powell J (1988) Chronic fatigue in primary care: prevalence, patient characteristics and outcome. J Am Med Assoc 260:929–934

Kruesi M, Dale J, Straus S (1989) Psychiatric diagnosis in patient who have chronic fatigue syndrome. J Clin Psychiatry 50:53–56

Kuhl J (1992) A theory of self-regulation: action versus state orientation, self-discrimination, and some applications. Appl Psychol 41:97–129

Langwieler G, Linden M (1993) Therapist individuality in the diagnosis and treatment of depression. J Affect Disord 27:1–12

Lehmann E (1989) The dose effect relationship of 0,5, 1,0 and 1,5 mg fluspirilene and anxious patients. Neuropsychobiology 21:197–204

Leon AC, Olfson M, Broadhead et al. (1995) Prevalence of mental disorders in primary care: Implications for screening. Arch Fam Med 4:857–861

Levenson JL, Hamer RM, Rossiter LF (1992) Psychopathology and pain in medical in-patients predict resource use during hospitalization but not rehospitalization. J Psychosom Res 36:585–592

Linden M (1991) Somatogenic neurasthenia. In: Gastpar M, Kielholz P (eds) Problems of psychiatry in general practice. Hogrefe & Huber, Lewiston, pp 71–78

Linden M (1994) Therapeutic standards in psychopharmacology and medical decision-making. Pharmacopsychiatry 27:41–5

Linden M, Geiselmann B (1996) Subdiagnostische psychiatrische Morbidität: Beschwerdeprofil und Konsequenzen am Beispiel depressiver Störungen. In: Saß H (Hrsg) Psychopathologische Methoden und psychiatrische Forschung. Fischer, Jena, S 106–116

Linden M, Geiselmann B, Helmchen H (1988) Anxiolytika und Sedativa: Aktueller Stand und neuere Entwicklungen. Münch Med Wochenschr 130:571–574

Linden M, Borchelt M, Barnow S, Geiselmann B (1995) The impact of somatic morbidity on the Hamilton Depression Rating Scale in the very old. Acta Psychiatr Scand 92:150–154

Linden M, Gilberg R, Horgas AL, Steinhagen-Thiessen E (1996a) Die Inanspruchnahme medizinischer und pflegerischer Hilfe im hohen Alter. In: Mayer KU, Baltes PB (Hrsg) Die Berliner Altersstudie. Akademie Verlag, Berlin, S 475–495

**Linden M, Maier W, Achberger M, Herr R, Helmchen H, Benkert O (1996b) Psychische Erkrankungen und ihre Behandlung in Allgemeinarztpraxen in Deutschland. Nervenarzt 67:205–215

Linden M, Lecrubier Y, Bellantuono C, Benkert O, Kisely S, Simon G (in preparation) Psychotropic drug prescribing by primary care physicians: an international collaborative study

Lingg A, Jugl P, Bacher R (1995) Betreuung und Behandlung alterspsychiatrischer Patienten durch den Praktiker. Wien Med Wochenschr 145:541–544

Lipowski ZJ (1988) Somatization: the concept and its clinical application. Am J Psychiatry 145:1358–1368

Lloyd KR, Moodley P (1992) Psychotropic medication and ethnicity: an inpatient survey. Soc Psychiatry Epidemiol 27:95–101

Lloyd KR, Jenkins R, Mann A (1996) Long-term outcome of patients with neurotic illness in general practice. Br Med J 313:26–28

Lloyd A, Wakefield D, Boughton C, Dwyer J (1988) What is myalgic encephalomyelitis? Lancet 1:1286–1287

Macy J, Allen E (1934) Justification of the diagnosis of chronic nervous exhaustion. Ann Int Med 7:861–867

Maguire N, Cullen C, O'Sullivan M, O'Grady Walshe A (1995) What do Dublin GPs expect from a psychiatric referral? Ir Med J 88:215–216

Manning WG, Wells KB (1992) The effects of psychosocial distress and psychological well-being on use of medical services. Med Care 30:541–553

Mantysaari M, Antila K, Peltonen T (1988) Blood pressure reactivity in patients with neurocirculatory asthenia. Am J Hypertens 1:132–139

Manu P, Matthews D, Lane T (1988) The mental health of patients with a chief complaint of chronic fatigue: a prospective evaluation and follow-up. Arch Int Med 148:2213–2217

Mari JJ, Williams P (1984) Minor psychiatric disorder in primary care in Brazil: a pilot study. Psychol Med 14:223–227

Marks JN, Goldberg DP, Hillier VF (1979) Determinants of the ability of general practitioners to detect psychiatric illness. Psychol Med 9:337–353

Maslowski J (1987) Characteristic differences in the use of psychotropic drugs as a stigma of cultural influences. Bull Inst Marit Trop Med Gdynia 38:133–138

Massie MJ, Holland JC (1984) Diagnosis and treatment in the cancer patient. J Clin Psychiatry 42:25–28

Mayou R (1976) The nature of bodily symptoms. Br J Psychiatry 129:55–60

Mayou R (1993) Somatization. Psychother Psychosom 59:69–83

McCombs JS, Nichol MB, Stimmel GL, Sclar DA, Beasley CM, Gross LS (1990) The cost of antidepressant drug therapy failure: a study of antidepressant use patterns in a Medicaid population. J Clin Psychiatry 51:60–69

Meredith LS, Wells KB, Camp P (1994) Clinician specialty and treatment style for depressed outpatients with and without medical comorbidities. Arch Fam Med 3:1065–1072

Meredith LS, Wells KB, Kaplan SH, Mazel RM (1996) Counseling typically provided for depression: role of clinican specialty and payment system. Arch Gen Psychiatry 53:905–912

Moeller HJ (1991) Die Rolle der Nootropika in der medikamentösen Therapie dementieller Erkrankungen. In: Moeller HJ (Hrsg) Hirnleistungsstörungen im Alter. Springer, Berlin Heidelberg New York Tokio, S 51–69

Morabia A, Fabre J, Dunand JF (1992) The influence of patient and physician gender on prescription of psychotropic drugs. J Clin Epidemiol 45:111–6

Morrison J (1980) Fatigue as a presenting complaint in family practice. J Fam Pract 10:795–801

Munoz RF, Hollon SD, McGrath E, Rehm LP, VandenBos GR (1994) On the AHCPR depression in primary care guidelines: further considerations for practitioners. Am Psychol 49:42–61

Nazareth I, King M, Davies S (1995) Care of schizophrenia in general practice: the general practitioner and the patient. Br J Gen Pract 45:343–347

Ndetei DM, Muhangi J (1979) The prevalence and clinical presentation of psychiatric illness in a rural setting in Kenya. Br J Psychiatry 135:269–272

Nelson E, Kirk J, McHugo G, Douglass R, Ohler J, Wasson J, Zubkoff (1987) Chief complaint fatigue: a longitudinal study from the patient's perspective. Fam Pract Res J 6:175–188

Newens AJ, Forster DP, Kay DW (1994) Referal patterns and diagnosis in presenile Alzheimer's disease: implications for general practice. Br J Gen Pract 44:405–407

Olfsson M, Leon AC, Broadhead et al. (1995a) The SDDS-PC: a diagnostic aid for multiple mental disorders in primary care. Psychopharmacol Bull 31:415–420

Olfsson M, Weissman M. M, Leon AC, Higgins ES, Barrett JE, Blacklow RS (1995b) Psychological management by family physicians. J Fam Pract 41:543–550

Ormel J, Costa e Silva JA (1995) The impact of psychopathology on disability and health perceptions. In: Üstün TB, Sartorius N (eds) Mental illness in general health care: an international study. Wiley, Chichester, pp 335–346

Ormel J, Giel R (1990) Medical effects of nonrecognition of affective disorders in primary care. In: Sartorius N, Goldberg D, De Girolamo G, Costa e Silva J, Lecrubier Y, Wittchen U (eds) Psychological disorders in general medical settings. Hogrefe & Huber, Toronto, pp 146–158

Ormel J, Korff M von, van den Brink W, Katon WJ, Brilman EM, Oldehinkel T (1993) Depression, anxiety, and social disability show synchrony of change in primary care patients. Am J Public Health 83:385–390

Paykel ES, Hollyman JA, Freeling P, Sedgewick P (1988) Predictors of therapeutic benefit from amitriptyline in mild depression: a general practice placebo-controlled trail. J Affect Disord 14:83–95

Pond CD, Mant A, Kehoe L, Hewitt H, Brodaty H (1994) General practitioner diagnosis of depression and dementia in the elderly: can academic detailing make a difference? Fam Pract 11:141–147

Raynes NV (1979) Factors affecting the prescribing of psychotropic drugs in general practice consultations. Psychol Med 9:671–9

RCGP (Royal College of General Practitioners), OPCS (Office of Population Censuses and Surveys) (1979) Morbidity statistics from general practice 1971–1972, 2nd national study. HMSO, London

(Studies on medical and population subjects, no 36)

Real Perez M, Rodriguez Arias Palomo JL, Cagigas Viadero J, Aparicio Sanz MM, Real Perez MA (1996) Terapia familiar breve: una opcion para el tratamiento de los trastornos somatoformes en atencion primaria. Aten Primaria 17:241–246

Reischies FM, Geiselmann B, Geßner R, Kanowski S, Wagner M, Wernicke F, Helmchen H (1997) Demenz bei Hochbetagten. Ergebnisse der Berliner Altersstudie. Nervenarzt 68:719–729

Robins LN, Regier DA (eds) (1991) Psychiatric disorders in America: The epidemiologic catchment area study. Free Press, New York

Roche AM, Parle MD, Stubbs JM, Hall W, Saunders JB (1995) Management and treatment efficacy of drug and alcohol problems: what do doctors believe? Addiction 90:1357–1366

Ryynanen OP, Myllykangas M, Kinnunen J, Takala J (1997) Doctors' willingness to refer elderly patients for elective surgery. Fam Pract 14:216–219

Samuels AH (1995) Somatisation disorder: a major public health issue. Med J Aust 163:147–149

Sartorius N (1997) Diagnosis and classification of neurasthenia. In: Judd LL, Saletu B, Filip V (eds) Basic and clinical science of mental and addictive disorders. Karger, Basel, pp 1–5

Schäfer T (1990) Arzneimitteltransparenz und Arzneimittelberatung am Beispiel der Region Dortmund. Bundesministerium für Arbeit und Sozialordnung, Bonn (Forschungsbericht Gesundheitsforschung Nr 198)

*Schepank H (1987) Psychogene Erkrankungen in der Stadtbevölkerung. Springer, Berlin Heidelberg New York Tokio

Schmidt LG (1997) Früherkennung und -intervention bei Alkoholismus. Dtsch Ärztebl 94:2905–2908

*Schulberg HC, Burns JP (1988) Mental disorders in primary care: epidemiologic, diagnostic and treatment research directions. Gen Hosp Psychiatry 10:79–87

Schulberg HC, Madonia MJ, Block MR et al. (1995) Major depression in primary care practice: clinical characteristics and treatment implications. Psychosomatics 36:129–137

*Schulberg HC, Block MR, Madonia et al. (1996) Treating major depression in primary care practice:

eight-month clinical outcomes. Arch Gen Psychiatry 53:913–919

Scott AIF, Freeman CPL (1992) Edinburgh primary care depression study: treatment outcome, patient satisfaction, and cost after 16 weeks. Br Med J 304:883–887

Scott J, Moon CA, Blacker CV, Thomas JM (1994) A. I. F. Scott & C. P. L. Freeman's „Edinburgh Primary Care Depression Study". Br J Psychiatry 164:410–415

Shah S, Harris M (1997) A survey of general pratitioner's confidence in their management of elderly patients. Aust Fam Physician 26(Suppl 1):12–17

Shapiro S, German PS, Skinner EA et al. (1987) An experiment to change detection and management of mental morbidity in primary care. Med Care 25:327–339

Sharpe M, Bass C (1992) Pathophysiological mechanisms in somatization. Int Rev Psychiatry 4:81–97

Shepherd M, Cooper B, Brown AC, Kalton GW (1966) Psychiatric illness in general practice. Oxford Univ Press, London

Sherbourne CD, Wells KB, Meredith LS, Jackson CA, Camp P (1996) Comorbid anxiety disorders and the functioning and well-being of chronically ill patients of general medical providers. Arch Gen Psychiatry 53:889–895

Simon GE, Korff M von, Barlow W (1995) Health care costs of primary care patients with recognized depression. Arch Gen Psychiatry 52:850–856

Sims A (1993) The scar that is more than skin deep: the stigma of depression. Br J Gen Practice 43:30–31

Skuse D, Williams P (1984) Screening for psychiatric disorder in general practice. Psychol Med 14:365–377

Smith GR (1992) The epidemiology and treatment of depression when it coexists with somatoform disorders, somatization, or pain. Gen Hosp Psychiatry 14:265–272

Starcevic V, Kellner R, Uhlenhuth EH et al. (1992) Panic disorder and hypochondiacal fears and beliefs. J Affect Disord 24:73–85

Starfield B (1992) Primary care: concept, evaluation, and policy. Oxford Univ Press, New York

Stein MB, Kirk P, Prabhu V, Grott M, Terepa M (1995) Mixed anxiety-depression in a primary-care clinic. J Affect Disord 34:79–84

Stewart D (1987) Environmental hypersensitivity disorder, total allergy and 20th century disease: a

critical review. Can Fam Physician 33:405–410

Strathdee G, Brown RMA, Doig RJ (1990) Psychiatric clinics in primary care: the effect on general practitioner referral patterns. Soc Psychiatry Psychiatr Epidemiol 25:95–100

Sugarman J, Berg A (1984) Evaluation of fatigue in a family practise. J Fam Pract 19:643–647

Taerk K, Toner B, Salit I, Garfinkel P, Ozersky S (1987) Depression in Patients with neuromyasthenia (benign myalgic encephalomyelitis). Int J Psychiatry Med 17:49–56

Thust W (1997) Ärztliche Versorgung in Deutschland. Dtsch Ärztebl 94, Suppl zu Heft 19

*Tiemens BG, Ormel J, Simon GE (1996) Occurrence, recognition, and outcome of psychological disorders in primary care. Am J Psychiatry 153:636–644

Tobi M, Straus S (1985) Chronic Epstein-Barr disease: a workshop held by the National Institute of Allergy and Infectious Diseases. Ann Int Med 103:951–952

Tylee A, Freeling P, Kerry S, Burns T (1995) How does the content of consultations affect the recognition by general practitioners of major depression in women? Br J Gen Pract 45:575–578

Tyler CV, Bourguet C (1997) Primary care of adults with mental retardation. J Fam Pract 44:487–494

Tyrer P, Fowler-Dixon R, Ferguson B, Keleman A (1990) A plea for the diagnosis of hypochondrial patients. Psychol Med 23:167–173

Üstün TB, Sartorius N (1993) Public health aspects of anxiety and depressive disorders. Int Clin Psychopharmacol 8:15–20

**Üstün TB, Sartorius N (eds) (1995) Mental illness in general health care: an international study. Wiley, Chichester

Üstün TB, Korff M von (1995) Primary Mental Health Services: access and provision of care. In: Üstün TB, Sartorius N (eds) Mental illness in general health care: an international study. Wiley, Chichester, pp 347–360

Üstün TB, Goldberg D, Cooper J, Simon GE, Sartorius N (1995a) New classification for mental disorders with management guidelines for use in primary care: ICD-10 PHC chapter five. Br J Gen Pract 45:211–215

Üstün TB, Simon G, Sartorius N (1995b) Discussion. In: Üstün TB, Sartorius N (eds) Mental illness in general health care: an interna-

tional study. Wiley, Chichester, pp 361–370

Valdini A, Steinhardt S, Jaffe A (1987) Demographic correlates of fatigue in a university family health center. Fam Pract 4:103–107

Verhaak PFM (1993) Analysis of referrals of mental health problems by general practitioners. Br J Gen Pract 43:203–208

Vernooij-Dassen M, Felling A, Persoon J (1997) Predictors of change and continuity in home care for dementia patients. Int J Geriatr Psychiatry 12:671–677

Ward M H, DeLisle H, Shores JH, Slocum PC, Foresman B (1996) Chronic fatigue complaints in primary care: incidence and diagnostic patterns. J Am Osteopath Assoc 96:34–46

Watson D, Pennebaker JW (1989) Health complaints, stress, and distress: exploring the central role of negative affectivity. Psychol Rev 96:234–254

Weissman MM, Olfson M, Leon AC et al. (1995) Brief diagnostic interviews (SDDS-PC) for multiple mental disorders in primary care: a pilot study. Arch Fam Med 4:220–227

Wessely S, Powell R (1989) Fatigue syndromes: a comparison of chronic „postviral" fatigue with neuromuscular and affective disorders. J Neurol Neurosurg Psychiatry 52:940–948

Wessely S, Chalder T, Hirsch S, Wallace P, Wright D (1996) Psychological symptoms, somatic symptoms, and psychiatric disorder in chronic fatigue and chronic fatigue syndrome: a prospective study in the primary care setting. Am J Psychiatry 153:1050–1059

Wessling A, Bergman U, Westerholm B. (1991) On the differences in psychotropic drug use between the three major urban areas in Sweden. Eur J Clin Pharmacol 40:495–500

Weyerer S (1990) Relationship between physical and psychological disorders. In: Sartorius N, Goldberg D, De Girolamo G, Costa e Silva J, Lecrubier Y, Wittchen U (eds) Psychological disorders in general medical settings. Hogrefe & Huber, Toronto, pp 34–46

Wheeler E, White P, Reed E, Cohen M (1950) Neurocirculatory asthenia (anxiety neurosis, effort syndrome, neurasthenia). J Am Med Assoc 142:878–889

Widmer RB, Cadoret RJ (1979) Depression in family practice: changes in pattern of patient visits and complaints during subsequent developing depression. J Fam Pract 9:1017–1021

Wilkinson G, Smeeton N, Skuse D, Fry J (1988) Consultation for physical illnesses by patients diagnosed and treated for psychiatric disorders by a general practitioner: 20 year follow up study. Br Med J 297:776–778

Williams P (1983) Factors influencing the duration of treatment with psychotropic drugs in general practice: a survival analysis approach. Psychol Med 13:45–55

Williams P, Clare A (1986) Psychiatric general practice. In: Hill P, Murray RH, Thorley A (eds) Essentials of postgraduate psychiatry. Academic Press, London, pp 112–118

Williams P, Tarnopolsky A, Hand D, Shepherd M (1986) Minor psychiatric morbidity and general practice consultation: The West London Survey. Psychol Med Monogr Suppl 9

Wittchen HU, Essau CA (1990) Assessment of symptoms and psychosocial disabilities in primary care. In: Sartorius N, Goldberg D, De Girolamo G, Costa e Silva J, Lecrubier Y, Wittchen U (eds) Psychological disorders in general medical settings. Hogrefe & Huber, Toronto, pp 111–136

Wittchen HU, Burke JD, Semler G, Pfister H, Cranach M von, Zaudig M (1989) Recall and dating reliability of psychiatric symptoms. Test-retest reliability of time related symptom questions in a standardized psychiatric interview (CIDI/DIS). Arch Gen Psychiatry 46:437–443

*Wohlfarth TD, van den Brink W, Ormel J, Koeter MWJ, Oldehinkel AJ (1993) The relationship between social dysfunctioning and psychopathology among primary care attenders. Br J Psychiatry 163:37–44

Wood P (1941) Da Costa's syndrome (or effort syndrome). Br Med J 1:767–772, 805–811, 845–851

Yunus M (1989) Fibromyalgia syndrome: New research on an old malady. Br Med J 298:474–475

Zintl-Wiegand A, Schmidt-Maushard R, Leisner R, Cooper B (1978) Psychische Erkrankungen in Mannheimer Allgemeinpraxen: Eine klinische und epidemiologische Untersuchung. In: Häfner H (Hrsg) Psychiatrische Epidemiologie. Springer, Berlin Heidelberg New York, S 111–133

Zubrägel D, Linden M (1997) Generalisierte Angsterkrankung. Münch Med Wochenschr 139:168–170

Zung WWK, Magill M, Moore JT, George DT (1983) Recognition and treatment of depression in a family medical practice. J Clin Psychiatry 44:3–6

Zwernemann B (1997) Untersuchung zu psychischen Störungen in der Allgemeinarztpraxis. Dissertation, Freie Universität Berlin

KAPITEL 14

Konsiliar- und Liaisonpsychiatrie

A. DIEFENBACHER

1 Begriffsbestimmung

Die Spezialisierung in der modernen Medizin hat dazu geführt, daß der einzelne Arzt nicht mehr allein alles überblicken und zum Nutzen für seinen Patienten anwenden kann. Wenn er in der Versorgung eines Patienten Rat und Hilfe für eine besondere Fragestellung benötigt, wird er einen Spezialisten um Rat bitten, der über besondere Erfahrung und Qualifikation in dem zu klärenden Bereich verfügt (Schliack 1992). Diese Beratung mehrerer Ärzte zur Klärung eines Krankheitsfalles wird von altersher als Konsilium bezeichnet (vgl. Pschyrembel, Klinisches Wörterbuch, 258. Aufl., 1997).

Konsilium

Konsiliarpsychiatrie

Mit Konsiliarpsychiatrie wird daher die auch sonst in der Medizin übliche Herbeiziehung eines Psychiaters durch einen nichtspezialisierten Arzt bezeichnet, wobei der Psychiater vermittelt über den anfordernden Kollegen, nicht aber von sich selbst aus, tätig wird.

Liaisonpsychiatrie

Der Begriff Liaisonpsychiatrie (frz.: liaison = Bindung, Verbindung), in der heute gebräuchlichen Form in den 30er Jahren von Billings in den USA geprägt, umfaßt einen weitergehenden Ansatz. Ursprünglich benutzt zur Beschreibung der Arbeit eines multidisziplinären Teams von Psychiatern und Sozialarbeitern, die an einem Allgemeinkrankenhaus ohne eigenständige psychiatrische Abteilung tätig waren, hat sich dieser Begriff in den folgenden Jahrzehnten v. a. in den angelsächsischen Ländern ausgeweitet. Er umfaßt einen Tätigkeitsbereich, der sich auszeichnet durch eine im Vergleich zur Konsiliarpsychiatrie zeitlich intensivere Integration des Psychiaters in einen Bereich der somatischen Medizin, z. B. eine internistische oder onkologische Abteilung, in der er regelmäßig, also auch ohne direkte Anforderung, präsent ist. Weitere Aufgaben des Liaisonpsychiaters über den unmittelbaren Patientenkontakt hinaus sind: Beratung des gesamten Teams einer Station in psychosozialen Fragen, Ausbildungs- und Lehrfunktionen sowie Forschung (Strain 1996 a; Lipowski 1992; Levy 1989).

2 Epidemiologie und Auswirkungen psychischer Komorbidität bei körperlich kranken Patienten im Allgemeinkrankenhaus

Gemeindestudien

Aus Gemeindestudien ist bekannt, daß das psychiatrische Krankheitsrisiko in der Allgemeinbevölkerung bei Vorliegen einer körperlichen Erkrankung erhöht ist. Im Vergleich dazu liegt der Anteil psychischer Komorbidität bei Krankenhauspatienten noch höher. Eine Reihe methodisch gut fundierter Studien zeigt international eine psychische Komorbidität körperlich kranker Allgemeinkrankenhauspatienten von 30–50% (Creed 1996). Hier sind v. a. die drei Diagnosegruppen organische Psychosen, Alkohol- und andere Abhängigkeitserkrankungen sowie akute Belastungsreaktionen im Vergleich zu ambulant behandelten körperlich kranken Patienten deutlich überrepräsentiert (Arolt 1997; Weyerer 1990).

Psychische Komorbidität bei Allgemeinkrankenhauspatienten

Im deutschsprachigen Bereich hat eine Untersuchung an Allgemeinkrankenhauspatienten in Lübeck folgende Prävalenzraten hinsichtlich psychischer Erkrankungen bei chirurgischen und internistischen Patienten gezeigt: organisch bedingte Störungen bei 17,5%, Depressionen bei 16,3% und Abhängigkeitserkrankungen bei 11% der Krankenhauspatienten. In speziellen Patientengruppen liegt dieser Anteil sogar höher, z.B. bei Patienten in Lebertransplantationsprogrammen (Arolt 1997; Surman 1992).

Internationale Studien belegen nun einen signifikanten Zusammenhang zwischen psychischer Komorbidität und komplizierteren Krankheitsverläufen mit verlängerten Krankenhausliegedauern bzw. vermehrten stationären Wiederaufnahmen, wobei das Vorliegen deliranter, depressiver und dementieller Syndrome einen entsprechenden Risikofaktor darstellt (Saravay u. Lavin 1994).

Psychische Komorbidität und komplizierte Krankheitsverläufe

So diagnostizierten Levenson et al. (1990) in einer Krankenhauspopulation 27,9% der Patienten als sehr depressiv, 27,5% als sehr ängstlich und 20,2% als hirnorganisch (kognitiv) beeinträchtigt. Diese Patienten wiesen eine um 40% verlängerte durchschnittliche Krankenhausliegedauer auf und verursachten um 35% höhere Kosten als die Vergleichsgruppe mit geringgradig ausgeprägten psychopathologischen Symptomen. Im deutschsprachigen Raum sind derartige Studien selten (vgl. Haag u. Stuhr 1992).

Erhöhte psychische Komorbidität körperlich kranker Patienten im Allgemeinkrankenhaus, die zu komplizierteren Krankheitsverläufen führt, ist das klassische Arbeitsfeld der Konsiliar-Liaison-Psychiatrie und -Psychotherapie.

Für die Bedarfsplanung psychiatrischer Konsiliardienste ist es interessant zu wissen, wie viele Patienten tatsächlich während der stationären somatischen Behandlung eine psychiatrische Mitbetreuung bzw. eine ambulante Weiterbehandlung brauchen. Hierzu gibt es aber nur wenige Untersuchungen.

Bedarfsplanung psychiatrischer Konsiliardienste

In der Lübecker Allgemeinkrankenhausstudie wurde per Expertenrating geschätzt, daß etwa 16% der untersuchten Akutkrankenhauspatienten eine psychiatrisch-psychotherapeutische Intervention benötigten, tatsächlich aber nur ein Viertel davon dem Psychiater vorgestellt wurde (Arolt 1997). Ähnliches berichteten Wancata et al. (1998) und, noch ausgeprägter für ältere Patienten, Swigar et al. (1992), die bei 36% dieser Klientel den Bedarf für ein psychiatrisches Konsil sahen, während die tatsächliche Überweisungsrate bei 3% lag.

Legt man die einzige repräsentative, auf nationaler Ebene (in den USA) durchgeführte Studie zugrunde, dann werden sogar nur etwa 0,9% der stationär in ein Krankenhaus aufgenommenen Patienten einem Konsiliarpsychiater vorgestellt (Wallen et al. 1987). Höhere Überweisungsraten von bis zu 10% der stationär aufgenommenen Patienten (wie z.B. am Massachussetts General Hospital in Boston) dürften vorwiegend auf lokale Besonderheiten zurückzuführen sein.

Die Diskrepanz zwischen (geschätztem) Bedarf und realer Überweisungsrate ist auf ein Zusammenwirken mehrerer Faktoren zurückzuführen. Psychische Begleiterkrankungen werden von Nicht-Psychiatern zu selten erkannt (Margolis 1994). Dies gilt v. a. für kognitive und depressive Störungen sowie Angstsyndrome (z. B. Katon 1991). Zusätzlich bestehen auf seiten vieler Ärzte negative Vorurteile darüber, was ein Konsiliarpsychiater leisten kann. Und schließlich müssen, jenseits dieser individuellen Faktoren, organisationssoziologische Probleme berücksichtigt werden, die der Implementation eines Konsiliardienstes hinderlich oder förderlich sein können (Koch u. Siegrist 1988).

Geringe Erkennungsrate psychischer Komorbidität durch Nicht-Psychiater

3 Psychiatrie am Allgemeinkrankenhaus

Die vergleichsweise lange Tradition und tiefe Verwurzelung der Konsiliar-Liaison-Psychiatrie in den USA geht nicht zuletzt auf den frühzeitigen Aufbau psychiatrischer Abteilungen in Allgemeinkrankenhäusern zurück, der bereits in den 20er und 30er Jahren begann (Greenhill 1977; Levy 1989; Panse 1964, S. 255 ff.). Ihr stürmisches Wachstum mit mehreren Publikationsorganen und Fachgesellschaften und von der American Psychiatric Association vorgeschlagenem Status eines Teilgebiets innerhalb der psychiatrischen Facharztausbildung ist ohne diese Entwicklung nicht denkbar (Lipowski 1992).

Aufbau psychiatrischer Abteilungen

In Deutschland war die Frage der psychiatrischen Abteilungen an den Allgemeinen Krankenhäusern lange Zeit ein „heißes Eisen" (Panse 1964). Erst seit den 70er Jahren kam es unter dem Einfluß der Psychiatrie-Enquête vermehrt zur Einrichtung psychiatrischer Abteilungen an den Allgemeinkrankenhäusern. Diese Bestrebungen richteten sich v. a. gegen die diskriminierende Ausgrenzung und schlechte Versorgung psychiatrischer Patienten, sie regten die Enthospitalisierung chronisch kranker, zumeist schizophrener Patienten aus den psychiatrischen Anstalten an (Häfner 1991) und zielten insgesamt auf die Eingliederung der Psychiatrie in die allgemeine Medizin (Müller 1981). Zwar waren die besseren Versorgungsmöglichkeiten körperlich kranker Patienten mit psychischer Komorbidität im Allgemeinkrankenhaus durch konsiliarpsychiatrische Mitbetreuung durchaus gesehen worden (Winkler 1975; Böker 1973). Auch hatte die Psychiatrie-Enquête die Einrichtung psychiatrischer Konsiliardienste an jedem größeren Krankenhaus gefordert, in dem Patienten mit Suizidversuchen behandelt würden. Und es wurde sogar die Möglichkeit der psychiatrisch-psychotherapeutischen Primärprävention bei Risikogruppen im Bereich der Körpermedizin als wichtiger Tätigkeitsbereich von Konsiliardiensten angeregt, wie z. B. die Betreuung hospitalisierter Verunfallter, die Dialysebehandlung oder die Transplantationschirurgie (Deutscher Bundestag 1975, S. 279–281, 392). Diese Aspekte traten aber gegenüber dem der besseren somatischen Versorgung psychiatrischer Patienten mit körperlichen Begleiterkrankungen durch Konsilarii der somatischen Fächer eher in den Hintergrund.

Psychiatrie-Enquête

Psychiatrisch-psychotherapeutische Primärprävention bei Risikogruppen

Bönisch (Bönisch u. Mayer 1975; Bönisch et al. 1986) hatte schon früh über *Extremsituationen medizinischer Behandlung* berichtet und die wachsende Bedeutung der Liaisontätigkeit vorausgesagt. Es herrschte aber der Eindruck vor, daß ein psychosomatisch interessierter Konsiliarpsychiater sich für dieses Interesse eher zu rechtfertigen habe (Blankenburg 1988). Das Gebiet der psychiatrischen Konsiliartätigkeit blieb in Deutschland eine randständige Aufgabe, die einzelne Psychiater neben ihren sonstigen Aufgaben zu übernehmen hatten. Auch gab es keine prononcierte Rückbesinnung der Psychiatrie auf medizinische Wurzeln, wie dies beispielsweise in der amerikanischen Konsiliarpsychiatrie der Fall war: „There is no better way to establish medical identity than through consultation psychiatry" (Hackett u. Cassem 1987).

Die Möglichkeit, Konsiliarpsychiatrie zur Demonstration des Gebrauchswerts der Psychiatrie für nichtpsychiatrische Abteilungen im Allgemeinkrankenhaus aktiv zu nutzen, um auf diesem Weg die Integration der Psychiatrie insgesamt voranzutreiben, wurde kaum wahrgenommen.

Mangelnde Integration der Psychiatrie

Eine Übersicht Ende der 80er Jahre, die allerdings den Bereich der konsiliarischen Versorgung durch niedergelassene Nervenärzte und Psychiater ausspart, weist dementsprechend darauf hin, daß das Selbstverständnis, konsiliarisch tätig zu sein, bei den sehr wenigen psychosomatischen Abteilungen vornehmlich im Universitätsbereich lag (Herzog u. Hartmann 1990). Weit seltener wurde von den psychiatrischen Abteilungen über einschlägige Aktivitäten berichtet, wenngleich letztere de facto den Hauptanteil der konsiliarischen Patientenversorgung übernahmen (Bender et al. 1983; Böker 1973).

Die Ergebnisse dieser Übersicht waren eher enttäuschend, wenn auch nicht überraschend: Ausmaß und Intensität von Kooperationstätigkeiten waren sowohl bei Psychosomatikern als auch bei Psychiatern gering, gemeinsame Fallkonferenzen mit somatischen Abteilungen wurden von weniger als der Hälfte der psychosomatischen Abteilungen durchgeführt, bei den Psychiatern war dies noch seltener der Fall. Letztere kooperierten überwiegend mit allen Abteilungen (außer Neurologie und Psychosomatik), was nur für die Hälfte der psychosomatischen Abteilungen zutraf. Diese wiederum waren personell besser ausgestattet und sahen ihre Patienten häufiger und länger. Die Psychiater waren öfter auch nachts und am Wochenende verfügbar (24-h-Dienst) und reagierten schneller auf Konsilanforderungen (Herzog u. Hartmann 1990). Zum Zeitpunkt dieser Übersicht gab es 78 psychiatrische Abteilungen an den Allgemeinkrankenhäusern, deren Zahl seither weiter im Steigen begriffen ist (125 Abteilungen 1993; Rössler et al. 1996). Zum Vergleich, in den USA gab es 1984 1358 Abteilungspsychiatrien.

Geringe Kooperationstätigkeiten bei Psychosomatikern und Psychiatern

Wenn die Vorteile der psychiatrischen Konsiliardienste im klinischen Alltag (Schnelligkeit, Präsenz) für den Nicht-Psychiater auch zunehmend deutlich wurden, so dauerte es doch, von wenigen Ausnahmen abgesehen (z.B. Möller u. Lauter 1986), bis Anfang der 90er Jahre, daß sich Psychiater selbst vermehrt (wissenschaftlichen) konsiliarpsychiatrischen Fragestellungen zuwandten und spezielles Know-how im Umgang mit psycho- und pharmakotherapeutischen Interventionen und ihren Besonderheiten bei körperlich kranken Patienten entwickelten (z.B. Kapfhammer 1993; Möller u. Scriba 1994). Erste deutschsprachige Monographien

Vorteile psychiatrischer Konsiliardienste im klinischen Alltag

wurden publiziert, ein Handbuch ist in Vorbereitung (Saupe u. Diefenbacher 1996 a; Arolt 1997; Diefenbacher u. Saupe, in Vorbereitung).

4 Besonderheiten der psychiatrischen Konsultation

Komplexität der psychia-
trisch-psychotherapeutische
Konsultation

Die klassische psychiatrisch-psychotherapeutische Konsultation auf einer somatischen Station ist ein recht komplexes Unterfangen. Anders als etwa der chirurgische Konsiliar für den Internisten – und vice versa – stellt der Konsiliarpsychiater für seinen somatischen Kollegen häufig immer noch ein „unbekanntes Wesen" dar. Umgekehrt mag auch der Konsile durchführende Psychiater Ängste entwickeln, ob er in einem tatsächlich oder vermeintlich feindseligen körpermedizinischen Gelände bestehen kann. Dies führt nicht selten zu wechselseitigen Mißverständnissen, die den Erfolg der Konsultation gefährden (Spiess 1996; Greenhill 1977).

Phasen des psychiatrischen
Konsils
– Initiierung des Konsils

– Untersuchung des
Patienten

– Intervention

Meyer u. Mendelson (1961) haben 3 Phasen im Verlauf eines psychiatrischen Konsils beschrieben, deren Kenntnis für den Konsiliarpsychiater hilfreich ist. Die Initiierung eines Konsils kann Ausdruck einer diffusen Verunsicherung der anfordernden Instanz im Umgang mit einem Patienten sein, was u. U. nicht verbalisiert wird und vom Psychiater die *eigenständige Erarbeitung der eigentlichen Fragestellung* erfordert. Die Untersuchung des Patienten durch den Psychiater sollte neben der psychiatrischen Exploration auch die Durchsicht der vorliegenden Befunde in Verbindung mit der Erhebung fremdanamnestischer Angaben umfassen (Stationsteam, ggf. Angehörige), um zu einer eigenen Definition des Problems zu kommen, die durch die kritiklose Übernahme von Informationen aus „zweiter Hand" verfälscht werden könnte. Die anschließende Intervention sollte nicht nur den Patienten, sondern das gesamte System (Stationsarzt, Pflegepersonal, Angehörige etc.) mitbedenken: Der Konsiliarpsychiater muß sich als Katalysator begreifen, der einzelne Glieder dieses Systems als Mediatoren für seine Arbeit benötigt, die isoliert und kontextlos wenig erfolgreich sein wird (Saupe u. Diefenbacher 1996 a).

Wenngleich das psychiatrische Konsil eine Reihe von (Umgebungs-) Determinanten berücksichtigen muß, um erfolgreich zu sein, so hat es doch üblicherweise nicht die Intention, aktiv über die Unterweisung am Einzelfall hinaus Veränderungen etwa des Anforderungsverhaltens einzelner Station zu erreichen.

5 Das Liaisonmodell

Aus der Diskrepanz zwischen hohem Bedarf an psychiatrisch-psychotherapeutischer Mitbehandlung bei Patienten im Allgemeinkrankenhaus und der demgegenüber verhältnismäßig geringen konsiliarischen Überweisung zieht das Liaisonmodell, im Vergleich zur klassischen psychiatrischen Konsultation, seine Begründung.

Die vom Stationsarzt wahrgenommene Spitze des Eisberges psychischer Komorbidität ist nach dem Liaisonmodell lediglich der „Zähler" der vorliegenden psychischen Störungen, die breite nicht erkannte Basis aber deren tatsächlicher „Nenner" (Strain 1996a). Konsiliarpsychiatrie muß sich notgedrungen auf das beschränken, was vom überweisenden Stationsarzt „gezählt" wird, so daß der Konsiliarpsychiater oft erst spät und reduziert auf eine „Feuerwehrfunktion" gerufen wird.

Liaison- vs. Konsiliarpsychiatrie

Demgegenüber will Liaisonpsychiatrie wesentlich den „Nenner" beeinflussen. Zu diesem Zweck werden über die klassische Konsultation hinaus zwei weitere Zugänge eingesetzt, was dadurch erleichtert wird, daß der Liaisonpsychiater (im Gegensatz zum konsiliarisch tätigen Psychiater) gewissermaßen ständig auf der somatischen Station präsent ist (vgl. Möller u. Lauter 1986): Unterweisung von Ärzten und Pflegepersonal im Umgang mit Patienten mit psychischer Komorbidität bzw. frühzeitiges Screening von Risikopatienten. Hierdurch sollen Notfälle oder Krisen entlang eines Kontinuums von organischen (z.B. Delir) bis hin zu reaktiven Störungen (z.B. präoperative Angstzustände) vermieden bzw. vom Stationsteam effizienter behandelt werden. Dieser Ansatz wird unterstützt durch empirische Studien, die zeigen, daß eine Liaisonaktivität nicht nur zu einer Zunahme an Überweisungen führt, wie dies auch beim Konsultionsmodell der Fall sein kann, sondern darüber hinaus zu einer Änderung im Muster der Überweisungen.

Ständige Präsenz des Liaisonpsychiaters

Änderung im Muster der Überweisungen

So wurde mit der Einrichtung eines psychiatrischen Liaisondienstes ein Rückgang in der Überweisung akut verwirrter Patienten beobachtet, die nach und nach selbständiger auf den Stationen behandelt wurden. Umgekehrt kam es zu einer vermehrten Überweisung depressiver Patienten, also gerade der Klientel, die von Nicht-Psychiatern häufig nicht oder falsch diagnostiziert und unzureichend behandelt wird (Anderson u. Philpott 1991).

Die Unterweisung von Ärzten und Pflegepersonal, aber auch von Sozialarbeitern, hinsichtlich Diagnose, Therapie bzw. Führung von Patienten steht in der Liaisonarbeit üblicherweise im Vordergrund, wobei ggf. der Einsatz kurzer Rating Scales zur Identifikation von kognitiven, depressiven oder Angstsymptomen empfohlen wird (Bass 1995). Das frühzeitige Screening von Risikopatienten durch Liaisonpsychiater wird bislang überwiegend im Rahmen von Forschungsprojekten (z.B. Strain et al. 1991; John et al. 1996) oder aber in speziellen Programmen, wie z.B. der Transplantationschirurgie, eingesetzt (Sperling u. Kalb 1995; Freeman et al. 1992).

Unterweisung von Ärzten und Pflegepersonal

Screening von Risikopatienten

6 Praxis der Konsiliar- und Liaisonpsychiatrie

Im folgenden werden einige Praxisfelder konsiliarpsychiatrischer Tätigkeit vorgestellt, wobei etwas ausführlicher auf die Versorgung psychisch kranker Heimbewohner eingegangen wird, da dieser Bereich konsiliarpsychiatrischer Praxis zunehmend an Umfang und Bedeutung gewinnt.

Tabelle 1. Konsiliarpsychiatrie im Allgemeinkrankenhaus

	Arolt et al. (1995) Lübeck	Deister (1994) Bonn	Kapfhammer (1992) München	Saupe u. Diefenbacher (1996b)[d] Berlin	Fiebiger et al. (1997) Görlitz	Fleischhacker et al. (1986) Innsbruck	Herzog et al. (1993) Graz	Knorr et al. (1996)[g] Berlin	Hengeveld et al. (1984) Literatur[i]
Häufigkeit psychiatrischer Konsilanforderungen (% der Gesamtaufnahmen)	3,6	ca. 3–5[a]	2	ca. 1[e]	1,52	2	0,8	ca. 1	0,5–9,1
Anteil innere Medizin (%)	58,8	23,5	29	–	47	58,7	ca. 10[f]	–	47,7–90
Anteil chirurgische Fächer (%)	29,3	31	11,6	–	12,5	25,5	ca. 2,4[f]	–	7–34,7
Andere (%)	5,8 Gynäkologie	25,5 Neurologie, Epilepsie, NCh	20,3[b] Neurologie, Neurologie	–	17	4,3 Neurologie	ca. 2,5[f] Dermatologie	–	1–26,9 Gynäkologie
Diagnosen (Anteil in %)									
Organische Psychosen	20,7	40,7	11,8	30,2	23,3	49	20,1	ca. 1	1,6–57
Neurotische, Anpassungs- und somatoforme Störungen, Persönlichkeitsstörungen	34,8	13,2	63,6[c]	19,5	32,3	44,7	–	ca. 72[h]	2–48
Affektive Störungen	7,7	23,9	15	13,9	16,9	9,9	29,3	ca. 18	4–62
Störung in Zusammenhang mit der Einnahme psychotroper Substanzen	24,6	28,3	5,6	17,4	23,3	–	7,9	ca. 2	0,6–28
Therapieempfehlungen (in %)									
Psychotherapeutische Maßnahmen	19,1	–	27,4	–	–	–	9	–	–
Psychopharmaka	41,3	–	41,8	57[e]	69	–	72,4	3	14–74,5
Verlegung in psychiatrische Fachabteilung	28,7	–	5,6	–	14	15,7	26	–	5–31

Tabelle 1 (Fortsetzung)

	Arolt et al. (1995) Lübeck	Deister (1994) Bonn	Kapfhammer (1992) München	Saupe u. Diefenbacher (1996b)[d] Berlin	Fiebiger et al. (1997) Görlitz	Fleischhacker et al. (1986) Innsbruck	Herzog et al. (1993) Graz	Knorr et al. (1996)[g] Berlin	Hengeveld et al. (1994) Literatur[i]
Anforderungsgründe (in %)									
Suizidversuch/Suizidalität	25,1	–	14,4	10	7	24.7	–	2	5,1–47
Sucht	19,8	–	–	11,5	3	28,3	–	0	–
Akute psychiatrische Symptome	–	–	–	42,2	57	–	–	31	–
Körperliche Symptome, nicht organisch erklärbar	–	–	–	10,3	18	–	–	55	12–22

[a] Internistische, chirurgische und neurologische Patienten.

[b] Schmerzambulanz und physikalische Medizin 14,3% (Liaisontätigkeit).

[c] Davon 21,7% somatoforme Störungen.

[d] Urban-Krankenhaus und Universitätsklinikum Rudolf Virchow der FU Berlin.

[e] Nur für Universitätsklinikum Rudolf Virchow der FU Berlin.

[f] Prozentangaben jeweils bezogen auf *alle* Krankenhausaufnahmen.

[g] Psychosomatischer Konsiliardienst des Universitätsklinikums Benjamin Franklin der FU Berlin.

[h] Somatoforme Störungen etwa 16%, Verhaltensauffälligkeiten in Verbindung mit körperlichen Faktoren oder Störungen (ICD-10 F5) etwa 22%.

[i] Angegeben wird jeweils der Range der referierten Publikationen.

6.1 Konsiliarpsychiatrie im Allgemeinkrankenhaus

Während Bönisch et al. (1986) noch feststellen mußten, daß das Thema der Konsiliarpsychiatrie im deutschsprachigen Raum nur mangelhaft aufgegriffen wurde und somit die Chance eines Ausbaus der interdisziplinären Integrationsarbeit im Sinne einer zielstrebigen Eingliederung der Psychiatrie in die klinische Medizin ungenutzt blieb, hat seither eine deutliche Veränderung eingesetzt.

Wesentliche, in der Zwischenzeit publizierte deutschsprachige Berichte zur allgemeinen Praxis der psychiatrischen Konsiliartätigkeit im Allgemeinkrankenhaus werden *im folgenden* tabellarisch zusammengefaßt. Für einen internationalen Vergleich wird eine Übersicht von Hengeveld et al. (1984) herangezogen, zusätzlich wird ein psychosomatischer Konsiliardienst aufgeführt (Knorr et al. 1996). Bei allen regionalen Besonderheiten, unterschiedlichen Diagnosesystemen und Terminologien zeigt sich, daß die beschriebenen psychiatrischen Konsiliardienste innerhalb der von Hengeveld et al. (1984) berichteten internationalen Bandbreite liegen (Tabelle 1).

Besonderheiten des psychosomatischen Konsiliardienstes

Der psychosomatische Konsiliardienst (Knorr et al. 1996) weist demgegenüber im nationalen wie internationalen Bereich einige Besonderheiten auf: Es kommt kaum zu Anforderungen wegen organischer Psychosen, Suchtproblemen oder Suizidalität; etwa die Hälfte der Anforderungen erfolgt wegen körperlichen Symptomen ohne organische Ursache, Psychopharmaka werden kaum eingesetzt. Bei den psychiatrischen Konsiliardiensten stehen unklare somatische Symptome an 2.–4. Stelle der Anforderungen und nehmen z.T. einen beträchtlichen Umfang ein (Kapfhammer et al. 1992).

Therapeutische Mittel

Die psychiatrischen Konsiliardienste setzen ein breites Spektrum therapeutischer Mittel ein, z.B. wurden bei alkoholverbundenen Problemen in 44,8% psychotherapeutische Verfahren, in 34,5% psychosoziale Hilfen und in 25,9% eine Psychopharmakotherapie empfohlen (Arolt 1997). Bender et al. (1983) setzten am häufigsten Beratung, Psychotherapie bzw. Verhaltenstherapie, körperliche Entspannungsverfahren und Antidepressiva ein. Es werden allerdings von den Psychiatern generell Zweifel geäußert, ob ihre Empfehlungen in ausreichendem Maße von den konsultierten Kollegen auch umgesetzt werden (zum Problem der sog. Therapeutencompliance oder Konkordanz s. Abschn. 9).

Weitere relevante Angaben für die psychiatrische Konsiliartätigkeit in medizinischen Bereichen wie Psychoonkologie, Transplantations- und Intensivmedizin und Infektionskrankheiten sind in Bd. 4 der *Psychiatrie der Gegenwart* zu finden (vgl. auch Bönisch et al. 1986; Craven u. Rodin 1992; Breitbart u. Holland 1993; Kopp et al. 1994; Rundell u. Wise 1996).

6.2 Niedergelassene Nervenärzte und Psychiater

Deutschland

Ein nicht geringer Teil der konsiliarpsychiatrischen Versorgung der Allgemeinkrankenhäuser in Deutschland wird durch niedergelassene Nervenärzte und Psychiater wahrgenommen. Genaue Daten über den Umfang dieser konsiliarischen Tätigkeit liegen aber nicht vor.[1]

In den USA ergab eine Umfrage unter den Mitgliedern der American Psychiatric Association, daß 7,5% der ca. 36.000 Mitglieder (1991) mindestens 25% ihrer Arbeitszeit mit konsiliar-liaison-psychiatrischer Tätigkeit verbrachten, 3,2% sogar mehr als 50%. Etwa 10,5% der Mitglieder standen in vertraglichen Verbindungen mit einem Konsiliar-Liaison-Dienst. Der Anteil der Krankenhauspsychiater lag hierbei über dem der niedergelassenen Psychiater (Noyes et al. 1992).

USA

In Österreich ergab eine Befragung niedergelassener Fachärzte für Psychiatrie bzw. Neurologie in den 80er Jahren, daß 21% bzw. 41% als Konsiliare an nichtpsychiatrischen Krankenhausabteilungen tätig waren. 87% der allgemeinen Krankenanstalten mit Standard- bzw. Schwerpunktfunktion arbeiteten mit einem Konsiliarfacharzt für Psychiatrie bzw. Neurologie zusammen: etwa 13% wurden von niedergelassenen Fachärzten je nach Bedarf und etwa 4% durch ein nahegelegenes psychiatrisches Krankenhaus versorgt. Etwa 70% verfügten über angestellte Konsiliarärzte, wobei es sich allerdings überwiegend um Teilzeitanstellungen für wenige Stunden pro Woche handelte, so daß insgesamt davon ausgegangen wurde, daß der größte Anteil der Konsiliartätigkeit durch niedergelassene Fachärzte erfolgte (Wancata u. Gössler, in Vorbereitung).

Österreich

6.3 Versorgung von Alten- und Pflegeheimen

In der Belegung der Alten- und Pflegeheime hat sich seit den 70er Jahren ein grundlegender Strukturwandel vollzogen. Lag der Anteil pflegeabhängiger Bewohner 1969 noch bei 30%, so ist er bis 1988 auf 70% angestiegen (Vollhardt 1993). Ein hoher Anteil der Bewohner leidet an einer psychischen Störung, meist zusätzlich zu mindestens einer körperlichen Grunderkrankung, wobei dementielle Syndrome überwiegen.

Grundlegender Strukturwandel

So fanden Kim u. Rovner (1996) in Baltimore dementielle Syndrome bei 67,4% der Bewohner eines Pflegeheims, weitere 12,8% waren depressiv erkrankt. 40% der dementen Bewohner litten zusätzlich an Symptomen, wie Wahn, Halluzinationen oder Depression mit konsekutiven Verhaltensauffälligkeiten, die ihre Betreuung erschwerten (Kim u. Rovner 1996; Burns et al. 1988). Ähnliche Zahlen werden auch aus Deutschland berichtet (z.B. 50% Demenzen und 25% Depressionen in einer Hamburger Studie; Wörle et al. 1992). Der Anteil psychiatrischer Fälle in Pflegeheimen (57,5%) liegt dabei höher als in Altenheimen, wo er mit 24,2% einer Gemeindestichprobe entspricht (Cooper u. Sosna 1983).

Hoher Anteil psychischer Störungen

---

[1] Die unzureichenden Daten über die von niedergelassenen Nervenärzten und Psychiatern erbrachten konsiliarischen Leistungen, insbesondere auch im Heimbereich, haben die Deutsche Gesellschaft für Psychiatrie, Psychotherapie und Nervenheilkunde (DGPPN) veranlaßt, im Rahmen des Referates „Versorgung", dem auch die AG Konsiliarpsychiatrie und -psychotherapie angehört, eine Übersicht über diese Tätigkeitsbereiche vorzubereiten. Die sog. Nervenarzt-Studie (Bochnik u. Koch 1990, S. 54, 151) war hierauf nicht näher eingegangen.

Mangelnde Präsenz
psychiatrischer Versorgung

Die bereits in der Psychiatrie-Enquête beschriebene Mangelversorgung psychisch kranker Heimbewohner (Deutscher Bundestag 1975, S. 13) wurde Mitte der 80er Jahre durch eine Expertenkommission der Bundesregierung erneut bestätigt, die mangelnde Präsenz nervenärztlicher Versorgung wurde beklagt und u. a. die systematische Einführung einer institutionellen psychiatrischen Konsiliarbetreuung der Heime gefordert (BMJFG 1988). Trotz dieses hohen Bedarfs ist psychiatrische Konsiliartätigkeit im Heimsektor aber nach wie vor eher selten (s. Fußnote S. 445).

In einer Untersuchung aller Alten- und Altenpflegeheime des Kreises Gütersloh wurde die psychiatrische Versorgung der psychisch gestörten Bewohner als völlig unzureichend bezeichnet: Weniger als die Hälfte der Heime verfügte über psychiatrisch erfahrene Pflegekräfte, nur in etwa 25% aller Heime war eine Versorgung durch einen Facharzt für Psychiatrie oder Nervenarzt gewährleistet. Die allgemeinärztliche Versorgung wurde demgegenüber als zufriedenstellend bezeichnet (Steinkam et al. 1993). Ähnliches wird auch aus den USA berichtet, wo lediglich etwa 2–14% der psychisch auffälligen Heimbewohner auch psychiatrisch mitbetreut werden (Burns et al. 1988; Reichmann u. Katz 1996, S. VII).

Fehlende Untersuchung auf
psychische Komorbidität

Insbesondere die vom Pflegepersonal als unkooperativ (z.B. als „umtriebig" oder „apathisch-zurückgezogen") beschriebenen Patienten werden nicht ausreichend hinsichtlich etwa vorliegender psychischer Komorbidität fachärztlich untersucht und entgehen so einer möglichen spezifischeren Therapie.

Bei einem Vergleich „kooperativer" mit „unkooperativen" Patienten fanden Rovner et al. (1992) eine signifikant erhöhte psychiatrische Komorbidität in der letzteren Gruppe. Sie weisen darauf hin, daß die fachgerechte Ausdifferenzierung solchen Verhaltens differenziertes Management ermögliche: So werde ein dementer Patient, dessen wahnhaftes Erleben zu Verhaltensauffälligkeiten führt, anders behandelt werden müssen als ein dementer Patient, der Schmerzen hat, oder als ein dysphasischer Patient, der die Anweisung eines Pflegers nicht versteht.

Therapeutischer Nihilismus
und kustodiales Milieu

Undifferenziertes Vorgehen kann aber zu therapeutischem Nihilismus mit der Herausbildung eines kustodialen Milieus führen, in dem eine aktivierende Pflege zu kurz kommt. Dies wiederum ist mit einem hohen Gebrauch von sedierenden Medikamenten verbunden, insbesondere mit Neuroleptika, ungeachtet der damit verbundenen Risiken (z.B. Hüftgelenksfrakturen). Demgegenüber werden psychosoziale Interventionen unterschätzt (z.B. Milieugestaltung, pragmatische Psychotherapie), obwohl vereinzelte Berichte vielversprechend sind (Wojnar u. Bruder 1995).

Sowohl die Implementierung milieutherapeutischer Strategien in der Behandlung dementieller Syndrome (Struwe 1995) wie das Angebot einer Beratung durch eine gerontopsychiatrische Ambulanz, welche zu einer deutlichen Erhöhung von psychiatrischen Konsultationen im Heimbereich führte (Nißle 1994), waren mit einem reduzierten Gebrauch von Psychopharmaka verbunden bzw. führten zum Einsatz von Antidepressiva (anstelle von Neuroleptika oder Benzodiazepinen) bei depressiven Heimbewohnen, was zu einer deutlichen klinischen Besserung bei 60%

der so Behandelten führte (Kim u. Rovner 1996). Leitlinien für eine solche integrative Betreuung dementer Bewohner in Altenpflegeeinrichtungen wurden vorgelegt, bei deren Implementierung gerontopsychiatrisch erfahrene Psychiater als sog. Landesärzte (in Nordrhein-Westfalen) eine wichtige Rolle einnehmen (Höft u. Paulus 1996; Vollhardt 1993).

Die vorgeschlagenen Kooperationsmodelle gehen in Richtung einer psychiatrischen Liaisontätigkeit mit regelmäßiger Anwesenheit eines Facharztes für Psychiatrie oder eines Nervenarztes in den Heimen (eine feste Anzahl von Stunden pro Woche mit z. B. regelmäßigen wöchentlichen oder 14tägigen Visitenzeiten), wobei eine enge Kooperation mit den Hausärzten erforderlich ist. Hervorgehoben wird die Notwendigkeit fallbezogener Unterweisung des Pflegepersonals und regelmäßiger Kontakte mit den Heimleitungen (Struwe 1995; Bienenfeld u. Wheeler 1989; Sakauye u. Camp 1992).

Notwendigkeit regelmäßiger psychiatrischer Visiten

7 Internationale Perspektiven

Die Mehrzahl der Konsiliar-Liaison-Dienste im internationalen Vergleich umfaßt ein Spektrum, das zwischen den Polen klassischer Konsiliartätigkeit, die meist den überwiegenden Anteil ausmacht, und einer typischen Liaisontätigkeit für besondere Bereiche (z. B. Betreuung von Suizidenten, Psychoonkologie, Transplantationsmedizin), je nach lokalen Gegebenheiten und persönlichen Voraussetzungen der Konsiliarii, oszilliert, wobei die gesamte Palette psychiatrisch-psychotherapeutischer Diagnostik und Therapie „unter einem Dach" angeboten wird. Meist wird dieser Gegebenheit dadurch Rechnung getragen, daß der Begriff *„consultation-liaison psychiatry"* gebraucht wird. In Großbritannien wird generell der Begriff der *„liaison psychiatry"* vorgezogen (Guthrie u. Creed 1996; Huyse et al. 1996a).

„Consultation-liaison psychiatry"

Da Psychiatrie im angelsächsischen Bereich immer auch Psychotherapie (psychodynamischer und/oder verhaltenstherapeutischer Provenienz) umfaßt, ist dort die im Deutschen gebrauchte Kombination *Psychiatrie und Psychotherapie* nicht geläufig. Die wichtigste amerikanische konsiliar-liaison-psychiatrische Vereinigung, die Academy of Psychosomatic Medicine, hat sich vor einigen Jahren den zusätzlichen Namen Organization for Consultation-Liaison Psychiatry gegeben, um die zwischenzeitlich erfolgte Abkehr von klassischen psychosomatischen Konzepten zu verdeutlichen. Mittlerweile wird diskutiert, ob eine weitere Umbenennung in z. B. *„medical-surgical psychiatry"* der zunehmenden Komplexität des konsiliar-liaison-psychiatrischen Arbeitsfeldes angemessener ist (Thompson 1993).

Academy of Psychosomatic Medicine

Wenn auch in mehreren Ländern Ansätze einer eigenständigen psychosomatisch-psychotherapeutischen Vorgehensweise sichtbar geworden sind (Greenhill 1977), so muß doch der „deutsche Sonderweg" (Meyer 1992) wegen seines durchgreifenden Unterschiedes gesondert erwähnt werden. In den USA übten psychosomatisch-psychotherapeutische Denkweisen in den 30er Jahren einen kräftigen Einfluß aus und waren für die

Psychosomatik

Entwicklung der Konsiliar-und Liasiondienste innerhalb der Psychiatrie sehr wichig. In Deutschland hatte sich in den 20er Jahren die Psychosomatik demgegenüber wesentlich in Anlehnung an die innere Medizin und in Abgrenzung zur klassischen deutschen Psychiatrie entwickelt (Lipowski 1992; Meyer 1992; Schwab 1989).

International einheitliches Modell

Analog zur Situation in den USA liegt international im Konsiliar-Liaison-Bereich ein einheitliches Modell vor. Der deutsche Sonderweg mit einer Trennung in zwei medizinische Ausbildungsbereiche und ärztliche Gebietsbezeichnungen (Psychiatrie und Psychotherapie sowie Psychotherapeutische Medizin) hat dagegen, v. a. im universitären Bereich, zu einem eher zweigleisigen System (psychiatrischer *und* psychosomatischer Konsiliardienst) geführt, wobei der überwiegende Teil praktischer Konsiliartätigkeit von Psychiatern wahrgenommen wird.

Dichotomie von Konsiliar-Liaison-Tätigkeit in Deutschland

Die Dichotomie der Konsiliar-Liaison-Tätigkeit in Deutschland zeigt sich besonders, wenn psychiatrische und psychosomatische Konsiliardienste im selben Krankenhaus koexistieren (s. Abschn. 6.1). Allerdings gibt es hier auch eine breite Überlappung im Bereich der Versorgung von Patienten mit depressiven Syndromen, was aufgrund unterschiedlicher therapeutischer Herangehensweisen problematisch erscheinen muß, zumal es keine allgemein akzeptierten Zuweisungsmodi gibt (Arolt et al. 1995; Knorr et al. 1996).

Verhaltensmedizin

Zusätzlich hat sich mit dem Aufkommen verhaltenstherapeutischer Modelle entsprechend der internationalen Entwicklung in Deutschland eine in der Medizinpsychologie angesiedelte Strömung entwickelt. Die Verhaltensmedizin („behavioural medicine") folgt einem genuin psychologischen Ansatz in der Betreuung von Patienten mit psychischer Komorbidität im Allgemeinkrankenhaus. Sie kann die Effizienz ihres Ansatzes auch im Angesicht kurzer Liegedauern nachweisen (Lupke et al. 1995; Friedman et al. 1995).

8 Nutzen konsiliarpsychiatrischer Interventionen

Positive Beurteilung durch Patienten

Konsiliarpsychiatrische Betreuung wird von den Patienten überwiegend positiv beurteilt (Windgassen et al. 1997). Sie führt zu einer Verbesserung in der Versorgung körperlich kranker Patienten mit psychischer Komorbidität (Hall u. Frankel 1996). So berichten Möller u. Lauter (1986), daß ein psychiatrischer Liaisondienst mit der Möglichkeit einer ambulanten Nachbetreuung von Suizidenten durch den erstversorgenden Liaisonpsychiater zu einer deutlich höheren Compliance der so betreuten Patienten mit Nachuntersuchungsterminen im Vergleich zu einer Kontrollgruppe führte.

Die Verknappung von Ressourcen im Gesundheitswesen führt aber zunehmend auch zur Frage nach den Kosten konsiliarpsychiatrischer Dienste (Hall u. Frankel 1996).

Die Begründung der Notwendigkeit von Konsiliarpsychiatrie auch aus Kosten-Nutzen-Erwägungen wurde in den USA bereits sehr früh aus den verlängerten Liegedauern bei somatopsychischer Komorbidität abgeleitet (Billings 1941). Es wurde unterstellt, daß eine psychiatrische Intervention diese Liegedauern verkürzen könne. Diese hauptsächlich amerikanische Forschung versuchte, die Selbstfinanzierung von Konsiliar-Liaison-Diensten zu belegen, und mehr noch, daß psychiatrische Konsiliartätigkeit zu einer Einsparung von Kosten führen würde (Schwab 1989; Strain et al. 1994).

Kosten-Nutzen-Erwägungen

Hüftgelenknahe Frakturen sind bei älteren Menschen häufig, so daß es nicht verwunderlich ist, daß konsiliarpsychiatrische Interventionen in dieser Patientengruppe schon Anfang der 80er Jahre unter ökonomischen Gesichtspunkten untersucht wurden. Strain et al. (1991) fanden bei älteren Patienten mit Hüftgelenksfrakturen im Rahmen einer Liaisonintervention eine Verkürzung der Krankenhausliegedauer um 2 Tage. In einer Nachuntersuchung 3 Monate nach Entlassung aus der Indexbehandlung zeigte sich überdies, daß die Patienten des Interventionszeitraums weniger stationäre Wiederaufnahmen hatten als die Kontrollgruppe. Dies sprach dafür, daß die Liaisonintervention nicht lediglich zu einer Verlagerung von Kosten aus dem stationären in den ambulanten Sektor geführt hat. Krankenhausliegedauern sind aber als Erfolgsparameter konsiliarpsychiatrischer Interventionen nicht unumstritten, da es schwierig ist, konfundierende Variablen ausreichend zu kontrollieren. Gerade im Bereich der hüftgelenknahen Frakturen sind auch Interventionen mit Liegedauerverkürzungen beschrieben, bei denen als wesentliches Agens eine bessere Kooperation mit dem Sozialdienst ohne konsiliarpsychiatrische Beteiligung genannt wurde (Seyfarth-Metzger 1997).

Studie zu hüftgelenknahen Frakturen

- Verkürzung der Liegedauer

- weniger stationäre Wiederaufnahmen

Während die verlängerten Liegedauern bei psychischer Komorbidität überzeugend belegt sind, müssen die Ergebnisse der konsiliarpsychiatrischen Interventionsforschung mit dem Zielparameter Verkürzung der Krankenhausliegedauer nicht zuletzt aufgrund methodischer Probleme bislang insgesamt als eher dürftig eingestuft werden (vgl. Strain et al. 1994).

9 Forschung

Im folgenden werden einige Aufgaben und Probleme der Forschung im Konsiliarbereich skizziert (Guthrie u. Creed 1996; Öhman et al. 1989).

Vermehrt diskutiert werden in den letzten Jahren methodologische Probleme bei der Diagnose psychischer Erkrankungen bei somatopsychischer Komorbidität. Beispielhaft genannt seien Probleme in der Fallidentifikation (Probleme zweistufiger Screeningverfahren, vgl. Clarke et al. 1993) und bei der Diagnose depressiver Syndrome, bei welchen die Wertung vorliegender somatischer Symptome (z.B. Schlafstörungen, Appetit- und Gewichtsverlust) bei gleichzeitiger körperlicher Grunderkrankung (z.B. Tumorleiden) Schwierigkeiten bereitet (vgl. Laghrissi-Thode et al. 1996).

Methodologische Probleme

Trotz vorhandenener Ansätze, psychiatrische Störungen bei körperlicher Erkrankung als Gruppe zu erfassen, fehlt bislang eine genauere Symptomatologie psychischer Erkrankungen bei gleichzeitig vorliegender ausgeprägter somatischer Komorbidität ebenso wie ein Klassifikationssystem für die Bedürfnisse des Konsiliar-Liasion-Bereichs (Guthrie u. Creed 1996; Diefenbacher u. Saupe 1994).

Konsiliarpsychiatrische Forschung im Allgemeinkrankenhaus

Konsiliarpsychiatrische Forschung im Allgemeinkrankenhaus sollte sich auf häufige Erkrankungen konzentrieren, wie z.B. delirante Syndrome bei älteren Patienten, alkoholverbundene Probleme, depressive und Anpassungsstörungen, posttraumatische Streßreaktionen nach Unfällen. Diese sollten hinsichtlich einer Vereinfachung der Diagnosestellung und der Möglichkeit therapeutischer Interventionen untersucht werden. Hierzu existieren bereits einschlägige Forschungsergebnisse (z.B. Frommberger et al. 1996). Als weitere Bereiche seien beispielhaft genannt: Auswirkungen der modernen hochtechnisierten Medizin auf Patienten in besonders streßvollen Settings, wie z.B. Intensivstationen oder während der wochenlangen Isolation bei Knochenmarktransplantationen (Schmidt-Degenhardt 1986; Andrykowski 1994), Interaktionen von Psychopharmaka bei gleichzeitiger nichtpsychopharmakologischer Pharmakotherapie sowie deren psychotrope Nebenwirkungen, insbesondere bei älteren Patienten (Katz et al. 1994; Kasper u. Jung 1995), und der Einsatz von Psychopharmaka in der Transplantationschirurgie (Shapiro 1991).

Bedarfsermittlung

Für die Ermittlung des Bedarfs an psychiatrischer Konsiliartätigkeit ist es wichtig, inwieweit psychiatrische Komorbidität während einer somatischen Indexbehandlung unmittelbar durch die zugrundeliegende körperliche Erkrankung als auslösenden Stressor bedingt ist und damit gerechnet werden kann, daß mit (erfolgreicher) Behandlung der körperlichen Grunderkrankung auch eine Rückbildung der psychischen Begleitsymptomatik eintritt. Dies wurde z.B. für Patienten mit depressiver Symptomatik beschrieben (Pomerantz et al. 1992; Popkin et al. 1991). Nützlich für die Planung einer konsiliarpsychiatrischen Intervention wäre die Identifikation von Risikofaktoren, da nicht jede in Zusammenhang mit einer körperlichen Erkrankung entstandene psychische Symptomatik mit deren Abklingen sich von selbst wieder auflöst. Dies könnte Auskunft geben über die Notwendigkeit einer konsiliarpsychiatrischen Intervention während der somatischen Indexbehandlung (Bedarfsplanung).

Identifikation von Risikofaktoren

Die Identifikation von Risikogruppen, die von einer konsiliarpsychiatrischen Intervention profitieren könnten, sollte Grundlage für die Durchführung von Interventionsstudien sein. Dies ist angesichts der zunehmenden Mittelbeschränkung im Gesundheitswesen und dem Inkrafttreten von Fallpauschalen für definierte Krankheits- bzw. Behandlungsgruppen ein wichtiges Thema. Würde eine konsiliarpsychiatrische Intervention z.B. zu einer Verkürzung von Liegedauern beitragen, so könnte dies zu einer Kostenersparnis führen.

Interventionsstudien

Bei der Planung entsprechender Studien sind u.a. folgende Punkte zu berücksichtigen: Konsiliarpsychiatrische Interventionen können divergente Effekte auf die Liegedauer haben und mit einer Verkürzung (aufgrund einer gemeinsamen Triage durch Sozialarbeiter und Konsiliarpsychiater; Diefenbacher u. Strain, in Vorbereitung), möglicherweise aber auch mit einer Verlängerung (aufgrund einer Neuverschreibung von Antidepressiva; Callies u. Popkin 1987) einhergehen. Mangelnde Compliance der anfordernden Ärzte bei der adäquaten Umsetzung der Empfehlungen der Konsiliarpsychiater kann den Erfolg der Intervention beeinträchtigen: Es ist davon auszugehen, daß die sog. Konkordanz sowohl mit pharmakologischen Behandlungsvorschlägen des Konsiliarpsychiaters wie auch mit Empfehlungen für weitere Diagnostik eher niedrig ist (etwa 70 bzw. 56%; Popkin et al. 1991). Schließlich ist der Zeitpunkt der Intervention zu berücksichtigen: Früh durchgeführte Konsile gehen mit kürzerer Liegedauer einher (Ormont et al. 1997). *Konkordanz*

Lyons u. Larson (1989) haben jedoch überzeugend argumentiert, daß es nicht sinnvoll sei, ein komplexes Phänomen wie das Ergebnis einer konsiliarpsychiatrischen Intervention mit einem einzigen Parameter (z. B. Liegedauer) zu messen. Sie schlagen vielmehr eine Wertematrix vor, die mehrere Perspektiven berücksichtigt (Patient, Familie, Konsiliar, Stationsteam, Krankenhaus, Krankenkasse, Gesellschaft), und zwar sowohl unter klinischen wie auch ökonomischen Aspekten. *Wertematrix*

So beschreiben Strain et al. (1991, 1994; s. oben) ökonomische Aspekte (Liegedauer, stationäre Wiederaufnahmen), eine Besserung kognitiver Funktionen und Reduktion depressiver Symptome (Patientenperspektive), Ergebnisse für die familiäre Versorgung (weniger Angehörige mußten ihre Berufstätigkeit einschränken, um die häusliche Versorgung zu gewährleisten) und Aspekte für den Konsiliardienst (Generierung finanzieller Mittel aus dem Fonds der Einsparungen).

Dies spricht eindringlich dafür, daß jeder psychiatrische Konsiliar-Liaison-Dienst sich Gedanken darüber machen sollte, wie er sich zu den unterschiedlichen Perspektiven, die mehr oder weniger verdeckt bei jedem Konsil präsent sind, verhalten will.

Bei allem Bemühen, den Nutzen der Konsiliarpsychiatrie auch ökonomisch zu beweisen, sollte nicht vergessen werden, daß das Hauptziel konsiliar-liaison-psychiatrischer Arbeit die Linderung des Leidens der uns anvertrauten Patienten ist, in der Hoffnung, dadurch einen Beitrag zur Verbesserung ihrer Lebensqualität zu leisten (vgl. Schmeling-Kludas 1995). *Lebensqualität*

10 Ausbildung

Angesichts der zunehmenden Integration psychiatrischer Abteilungen in die Allgemeinkrankenhäuser ist mit einer vermehrten Nachfrage an konsiliarpsychiatrischer Mitbetreuung zu rechnen (Creed et al. 1993). Um Diagnostik und Therapie von Patienten mit psychischer Komorbidität bei körperlicher Grunderkrankung umfassend zu vermitteln, ist die Entwicklung eines konsiliar-liaison-psychiatrischen Curriculums erforderlich im Rahmen der psychiatrischen Facharztweiterbildung. Neben dem Erwerb theoretischer Kenntnisse sollten praktische Erfahrungen, z. B. im *Entwicklung eines konsiliar-liaison-psychiatrischen Curriculums*

Rahmen einer Rotation oder einer die Ausbildung begleitenden supervidierten Liaisontätigkeit, während der Facharztweiterbildung vorgesehen werden.

Gitlin et al. (1996) schlagen ein gestuftes Modell vor, das in einem Basisteil verbindliches Wissen für jeden Psychiater fordert, z. B. Psychotherapie- bzw. Psychopharmakotherapieverfahren bei körperlich Kranken, wogegen in speziellen Zentren die Möglichkeit zur Zusatzqualifikation gegeben ist, z. B. Transplantationspsychiatrie oder Psychoonkologie (z. B. Craven u. Rodin 1992; Breitbart u. Holland 1993; Kissane 1993).

Erweiterung psychiatrisch-psychotherapeutischer Kenntnisse bei Nicht-Psychiatern

Des weiteren ist eine Vertiefung und Erweiterung psychiatrisch-psychotherapeutischer Kenntnisse und Erfahrungen, die auch psychosomatisches Wissen beinhalten, bei nicht psychiatrisch tätigen Ärzten dringend notwendig (Gask 1994). Konsiliarpsychiater können eine wichtige Ausbildungsfunktion übernehmen, sowohl in der Vorbereitung von Psychiatern auf die Betreuung von Patienten mit körperlicher, wie umgekehrt für Hausärzte und Internisten in der Betreuung von Patienten mit psychischer Komorbidität (Kathol et al. 1994).

Kombinierte Ausbildung von Hausärzten

Interessant sind Ansätze in den USA, die eine kombinierte Ausbildung von Hausärzten in somatischer und psychologischer Medizin vorsehen. Hier wurde begonnen, eine kombinierte medizinisch-psychiatrische Facharztweiterbildung zu etablieren, wobei ein wesentlicher Ausbildungsteil des kombinierten Programms („medical-psychiatric residency") auf sog. „medical-psychiatric units" stattfindet.

Allgemein ist in der internationalen Konsiliar-Liaison-Psychiatrie ein zunehmendes Interesse an Kooperationsmodellen im ambulanten Sektor zu beobachten. Es wird eine bessere Verzahnung der primär- und fachärztlichen Versorgung der Bevölkerung unter Miteinbeziehung anderer Berufsgruppen (z. B. Gemeindeschwestern und Sozialdienste) angestrebt, wobei Konsultations-Liaison-Modelle möglicherweise eine wichtige Rolle übernehmen werden (Gask et al. 1997; Creed 1996; Goldberg 1997; Hendrischke u. Kröger 1997).

Kooperation mit allgemeinmedizinischen Lehrstühlen

Es darf aber nicht vergessen werden, daß das Allgemeinkrankenhaus eine wichtige Rolle in der erstmaligen Zuweisung von Patienten mit bislang unbemerkter psychischer Komorbidität in fachärztliche psychiatrische Behandlung einnimmt: Bis zu zwei Drittel der von einem psychiatrischen Konsiliardienst gesehenen Patienten hatten sich zuvor niemals in psychiatrischer Behandlung befunden (Saupe u. Diefenbacher 1996b; Bass 1995; Creed et al. 1993). Die universitäre Konsiliarpsychiatrie sollte vor diesem Hintergrund eine Kooperation mit den Lehrstühlen für Allgemeinmedizin anstreben.

11 Weitergehende Liaisonmodelle (Medical-psychiatric units)

Als Beispiel für mögliche Kooperationsmodelle im Krankenhaus sollen kombinierte medizinisch-psychiatrische Stationen (sog. Medical-psychiatric units) vorgestellt werden, die seit etwa 10 Jahren in den USA einen gewissen Aufschwung erleben.

Kathol et al. (1992) haben eine Kategorisierung der stationären Behandlung psychisch *und* körperlich Kranker in 4 Typen entlang der Schienen medizinische bzw. psychiatrische Akuität vorgeschlagen, wobei die Typ-I-unit die gängige psychiatrische Station beschreibt (mit geringer bis hoher psychiatrischer Akuität, aber wenig medizinischen Problemen). Eine Typ-II-unit ist das medizinische Pendant, eine Station mit mittlerer bis hoher medizinischer und niedriger psychiatrischer Akuität, die üblicherweise von einem psychiatrischen Konsiliar betreut werden kann.

Kategorisierung der stationären Behandlung

Medical-psychiatric units im engeren Sinn sind erst die Typ-III- und Typ-IV-units, wie es sie in Krankenhäusern der Maximalversorgung gibt (z. B. am University of Iowa Medical Center oder am Emory University Hospital). Sie sind für Patienten mit einem höheren psychiatrischen und medizinischen Akuitätsgrad gedacht, die ansonsten nicht selten zwischen chirurgischen oder internistischen und psychiatrischen Stationen hin und her verlegt werden. Solche Medical-psychiatric units werden gemeinsam von Internisten und Psychiatern geführt. Auf einer Typ-III-unit werden bevorzugt folgende Patientengruppen behandelt: nicht auf der medizinischen Station führbare delirante Patienten, suizidale Patienten mit akut behandlungsbedürftigen medizinischen Problemen, medizinisch instabile Patienten nach Intoxikation etc. Die Typ-IV-unit ist darüber hinaus in der Lage, z. B. Hämo- oder Peritonealdialysen durchzuführen oder kompliziertere parenterale Behandlungen über zentralvenöse Zugänge vorzunehmen (Stoudemire 1996).

Medical-psychiatric units

Typ-III-unit

Typ-IV-unit

In Deutschland werden in psychosomatischen Stationen schwerpunktmäßig zumeist bereits vorausgewählte psychosomatisch Kranke psychotherapeutisch behandelt. Die Erprobung internistisch-psychosomatischer Krankenstationen, die etwa dem Typ II der amerikanischen Medical-psychiatric units entsprechen, ist selten geblieben (vgl. Köhle et al. 1996, S. 528–540), so daß die umstandslose Gleichsetzung der amerikanischen Medical-psychiatric units mit psychosomatischen Stationen in Deutschland vermieden werden sollte. Mit den Typ-III- und Typ-IV-units vergleichbare Stationen gibt es z. B. am Zentralinstitut für Seelische Gesundheit in Mannheim oder (als neuropsychiatrische Intensivstation) im Wilhelm-Griesinger-Krankenhaus in Berlin.

12 Qualitätssicherung, Dokumentation, weiterführende Literatur

Folgende Standards für die Organisation von Konsiliardiensten in Krankenhäusern sind vorgeschlagen worden: Konsultationsrate zwischen 3 und 5% der aufgenommenen Patienten eines Allgemeinkrankenhauses, durchschnittlicher Zeitaufwand pro Patient von etwa 2,5 h (Erst- und 3 Folgekontakte, Beratung des Teams, Dokumentation). Hiernach würde ein ärztlicher Mitarbeiter im Konsiliardienst etwa 300 Patienten im Jahr betreuen. Ein multidisziplinäres Team (Sozialarbeiter und speziell ausge-

Organisationsstandards

bildetes Liaisonpflegepersonal) ist anzustreben (House u. Hodgson 1994; Herzog u. Hartmann 1990; Bönisch et al. 1986).

Inwieweit die Ergebnisse der European Consultation Liaison Workgroup Study *(ECLW)*, in der mehrere hundert Konsiliarpsychiater in Europa ihre Tätigkeit dokumentiert haben, bei der empirischen Fundierung solcher Vorschläge hilfreich eingesetzt werden können, bleibt abzuwarten (Huyse et al. 1996b).

Dokumentation

Eine ausreichende Dokumentation der Konsiliartätigkeit ist als Basisdokumentation gegenüber Krankenhausverwaltungen erforderlich und für Ausbildung, Qualitätssicherung und Forschung einsetzbar.

Das amerikanische EDV-gestützte MICROCARES-System, das neben dem eigentlichen Konsiliardokumentationsbogen Zugriff auf eine Reihe von Ratingskalen bietet, liegt in einer „optical-pen-entry-version" vor, und kann so ohne großen zusätzlichen Zeitaufwand per Notebook als „Bedside-Instrument" eingesetzt werden (Hammer et al. 1995).

Publikationsorgane

Es gibt im angelsächsischen Bereich eine eigenständige konsiliarpsychiatrische Literatur mit mehreren Publikationsorganen (z.B. *General Hospital Psychiatry, Psychosomatics, International Journal of Psychiatry in Medicine* etc.) und Lehrbüchern (z.B. Cassem 1997; Rundell u. Wise 1996), wobei das gesamte Spektrum psychischer Störungen und therapeutischer Möglichkeiten jeweils „unter einem Dach" zu finden ist. Eine interdisziplinäre Zeitschrift mit hohem praktischen Wert für die konsiliarpsychiatrische Arbeit in Alten- und Pflegeheimen ist *Nursing Home Medicine – The Annals of Long-Term Care.* Strain et al. (1996b) haben ein Verzeichnis mit über 2000 Titeln expertenausgewählter konsiliarpsychiatrischer Literatur vorgelegt, das auch in einer EDV-Version auf Diskette (mit Abstracts und z.T. kommentiert) erhältlich ist. Dies ist eine umfassende Zusammenstellung einschlägiger Publikationen der letzten Jahre, die sowohl dem Unerfahrenen wie auch dem Experten hilft, sich in allgemeine oder besondere Aspekte des klinischen Alltags oder der Forschung in der Konsiliar-Liaison-Psychiatrie einzuarbeiten. Die Academy of Psychosomatic Medicine hat eine didaktisch gut aufbereitete Diaserie mit wesentlichen Daten aus dem Arbeitsfeld der Konsiliar-Liaison-Psychiatrie herausgebracht (Academy of Psychosomatic Medicine 1997).

13 Literatur

Academy of Psychosomatic Medicine (1997) Mental disorders in general medical practice – adding value to healthcare through consultation-liaison psychiatry. Kendall/Hunt, Dubuque/IA

Anderson DN, Philpott RM (1991) The changing pattern of referrals for psychogeriatric consultation in the general hospital: An eight-year study. International J Geriatr Psychiatry 6:801–807

Andrykowski MA (1994) Psychiatric and psychosocial aspects of bone marrow transplantation. Psychosomatics 35:13–14

Arolt V (1997) Psychische Störungen bei Krankenhauspatienten – Eine epidemiologische Untersuchung zu Diagnostik, Prävalenz und Behandlungsbedarf psychiatrischer Morbidität bei internistischen und chirurgischen Patienten. Springer, Berlin Heidelberg New York Tokio

**Arolt V, Gehrmann A, John U, Dilling H (1995) Psychiatrischer Konsiliardienst an einem Universitätsklinikum – Eine empirische Untersuchung zur Leistungscharakteristik. Nervenarzt 66:347–354

Bass CM (1995) The role of liaison psychiatry. In: House A, Mayou R, Mallinson C (eds) Psychiatric aspects of physical disease. Royal College of Physicians & Royal College of Psychiatrists, London, pp 91–99

Bender W, Greil W, Meyer G (1983) Psychiatrischer Konsiliardienst an einem medizinischen Großklinikum: Evaluation dreier Jahrgänge. Psychiatr Clin 16:324–339

Bienenfeld D, Wheelerr BG (1989) Psychiatric services to nursing homes: A liaison model. Hosp Community Psychiatry 40:793–794

Billings EG (1941) The value of psychiatry to the general hospital. Hospitals 15:30–34

Blankenburg W (1988) Der Leib – das gemeinsame Thema von somatischer und psychosomatischer Medizin. In: Bräutigam W (Hrsg) Kooperationsfragen somatischer und psychosomatischer Medizin. Springer, Berlin Heidelberg New York Tokio, S 61–71

BMJFG (Bundesminister für Jugend, Familie, Frauen und Gesundheit) (1988) Empfehlungen der Expertenkommission der Bundesregierung zur Reform der Versorgung im psychiatrischen und psychotherapeutisch/psychosomatischen

Bereich auf der Grundlage des Modellprogramms Psychiatrie der Bundesregierung. Bonn

Bochnik HJ, Koch H (1990) Die Nervenarzt-Studie. Deutscher Ärzte-Verlag, Köln

Böker W (1973) Sozialpsychiatrische Konsultationstätigkeit im Allgemeinen Krankenhaus. Fortschr Med 91:683–684,714

Bönisch E, Meyer JE (1975) Medizinische Extremsituationen und der sterbende Patient. In: Kisker, KP, Meyer JE, Müller C, Strömgren E (Hrsg) Psychiatrie der Gegenwart, 2. Aufl, Bd 3. Springer, Berlin Heidelberg New York, S 519–555

Bönisch E, Götze P, Meyer JE (1986) Zur Psychologie und Psychopathologie bei schweren und unheilbaren Organerkrankungen. In: Kisker KP, Lauter H, Meyer JE, Müller C, Strömgren E (Hrsg) Psychiatrie der Gegenwart, 3. Aufl, Bd 2. Springer, Berlin Heidelberg New York, S 178–227

Breitbart W, Holland JC (1993) Psychiatric aspects of symptom management in cancer patients. American Psychiatric Press, Washington DC

Burns BJ, Larson DB, Goldstrom IG, Johnson WE, Taube CA, Miller NE, Mathis ES (1988) Mental disorder among nursing home patients: Preliminary findings from the National Nursing Home Survey Pretest. Int J Geriatr Psychiatry 3:27–35

Callies AL, Popkin MK (1987) Antidepressant treatment of medical-surgical inpatients by nonpsychiatric physicians. Arch Gen Psychiatry 44:157–160

**Cassem NH (ed) (1997) The Massachusetts General Hospital Handbook of General Hospital Psychiatry, 4th edn. Mosby, New York

Clarke DM, Smith GC, Herrman HE (1993) A comparative study of screening instruments for mental disorders in general hospital patients. Int J Psychiatry Med 23:323–337

Cooper B, Sosna U (1983) Psychische Erkrankung in der Altenbevölkerung – Eine epidemiologische Feldstudie in Mannheim. Nervenarzt 54:239–249

Craven J, Rodin GM (1992) Psychiatric aspects of organ transplantation. Oxford Univ Press, Oxford New York Tokio

Creed F (1996) Developments in liaison psychiatry. Curr Opin Psychiatry 9:433–438

Creed F, Guthrie E, Black D et al. (1993) Psychiatric referrals within the general hospital: comparison with referrals to general practitioners. Br J Psychiatry 162:204–211

Deister A (1994) Häufige Fragestellungen im Rahmen des psychiatrischen Konsiliardienstes. Internist 35:807–813

Deutscher Bundestag (1975) Bericht über die Lage der Psychiatrie in der Bundesrepublik Deutschland – Zur psychiatrischen und psychotherapeutisch/psychosomatischen Versorgung der Bevölkerung. (Drucksache 7/4200) Heger, Bonn

Diefenbacher A, Saupe R (1994) Psychopathologie beim chronischen subduralen Hämatom – Bemerkungen zur Arbeit des Konsilpsychiaters. Schweiz Arch Neurol Psychiatr 145:7–10

Diefenbacher A, Saupe R (Hrsg) (in Vorbereitung) Handbuch der Konsiliarpsychiatrie und Psychotherapie. Steinkopff, Darmstadt

Fiebiger D, Ficker F, Winiecki P, Stein B, Herzog T, ECLW (1997) Der Psychiatrische Konsiliardienst der Klinik für Psychiatrie an der Städtisches Klinikum Görlitz GmbH. Psychiatr Prax 24:129–133

Fleischhacker WW, Barnas Ch, Haring Ch, Stuppäck Ch, Unterweger B, Wagner R (1986) Der psychiatrische Konsiliardienst – Eine Analyse von Bedarf und Inanspruchnahme im a. ö. Landeskrankenhaus (Universitätsklinik) Innsbruck. Nervenarzt 57:589–592

Freeman A, Davis L, Libb JW, Craven J (1992) Assessment of transplant candidates and prediction of outcome. In: Craven J, Rodin GM (eds) Psychiatric aspects of organ transplantation. Oxford Univ Press, Oxford New York Tokio, pp 9–21

Friedman R, Sobel D, Myers P et al. (1995) Behavioral medicine, clinical health psychology, and cost offset. Health Psychol 14:509–518

Frommberger U, Käppler C, Stieglitz RD, Schlickewei W, Kuner E, Berger M (1996) Die Entwicklung von posttraumatischen Belastungsstörungen nach Verkehrsunfällen. Erste Ergebnisse einer prospektiven Studie. In: Möller HJ, Engel RR, Hoff P (Hrsg) Befunderhebung in der Psychiatrie: Lebensqualität, Negativsymptomatik und andere aktuelle Entwicklungen. Springer, Wien New York, S 309–312

Gask L (1994) Training for general practitioners in psychiatry. In: Pullen I, Wilkinson G, Wright A, Gray DP (eds) Psychiatry and general practice today. The Royal College of Psychiatrists & The Royal College of General Practitioners, London, pp 337–349

Gask L, Sibbald B, Creed F (1997) Evaluating models of working at the interface between mental health services and primary care. Br J Psychiatry 170:6–11

Gitlin DF, Schindler BA, Stern TA et al. (1996) Recommended guidelines for consultation-liaison psychiatric training in psychiatry residency programs. Psychosomatics 37:3–11

Goldberg D (1997) Implications of epidemiological findings for the management of mental disorders encountered in primary care settings. Eur Psychiatry 12(Suppl 2):56–62

Greenhill MH (1977) The development of liaison programs. In: Usidin G (ed) Psychiatric medicine. Brunner & Mazel, New York, pp 115–191

*Guthrie E, Creed F (1996) Seminars in liaison psychiatry. Gaskell, London

Hackett TP, Cassem NH (1987) The Massachusetts General Hospital Handbook of General Hospital Psychiatry. 2nd edn. PSG, Littleton/MA, pp xi,1–13

Haag A, Stuhr U (1992) Über den Nutzen integrierter Psychosomatik im Allgemeinen Krankenhaus. In: Uexküll T von, Adler R (Hrsg) Integrierte Psychosomatische Medizin in Praxis und Klinik. Schattauer, Stuttgart, S 43–52

Häfner H (1991) Die Reform der Versorgung psychisch Kranker in der Bundesrepublik. In: Häfner H, Psychiatrie: ein Lesebuch für Fortgeschrittene. Fischer, Stuttgart Jena, S 256–282

Hall RCW, Frankel BL (1996) The value of consultation-liaison interventions to the general hospital. Psychiatr Serv 47:418–420

Hammer JS, Strain JJ, Friedberg A et al. (1995) Operationalizing a bedside pen entry notebook clinical database system in consultation-liaison psychiatry. Gen Hosp Psychiatry 17:165–172 (Dt. Version in Vorbereitung)

Hendrischke A, Kröger F (1997) Systematische Familienmedizin – Ein Modell für Kooperation im Gesundheitswesen. Dtsch Ärztebl 94/63:A294–296

Hengeveld MW, Rooymans HGM, Vecht-van den Bergh R (1984) Psychiatric consultations in a Dutch university hospital: a report on 1814 referrals, compared with a literature review. Gen Hosp Psychiatry 6:271–279

Herzog G, Wieselmann G, Marguc K, Zapotoczky HG (1993) Psychiatrische Konsiliartätigkeit an einem allgemeinen österreichischen Krankenhaus und Universitätsklinikum (LKH-Graz). Psycho 19:181–194

Herzog T, Hartmann A (1990) Psychiatrische, psychosomatische und medizinpsychologische Konsiliar- und Liaisontätigkeit in der Bundesrepublik Deutschland. Ergebnisse einer Umfrage. Nervenarzt 61:281–293

Höft B, Paulus HJ (1996) Leitlinien für die integrative Betreuung dementer Bewohner in Altenpflegeeinrichtungen. Z Gerontol Geriatr 29:150–158

House A, Hodgson G (1994) Estimating needs and meeting demands. In: Benjamin S, Hosue A, Jenkins P (eds) Liaison psychiatry – defining needs and planning services. Gaskell, Glasgow, pp 3–15

Huyse FJ, Herzog T, Malt UF (1996a) International perspectives on consultation-liaison psychiatry. In: Rundell JR, Wise MG (eds) Textbook of consultation-liaison psychiatry. American Psychiatric Press, Washington DC, pp 228–255

Huyse FJ, Herzog T, Malt UF, Lobo A (1996b) The European Liaison Workgroup (ECLW) Collaborative Study. I. General outline. Gen Hosp Psychiatry 18:44–55

**John U, Hapke U, Rumpf HJ, Hill A, Dilling H (1996) Prävalenz und Sekundärprävention von Alkoholmißbrauch und -abhängigkeit in der medizinischen Versorgung. Nomos, Baden-Baden (Schriftenreihe des Bundesministeriums für Gesundheit, Bd 71, S 56–61)

Kapfhammer HP (1992) Psychische Störungen bei körperlichen Erkrankungen: Erfahrungen im psychiatrischen Konsiliardienst. In: Hippius H, Lauter H, Greil W (Hrsg) Psychische Störungen bei körperlichen Erkrankungen. MMW, München (Psychiatrie für die Praxis, Bd 16, S 11–30)

Kapfhammer HP, Buchheim P, Bove D, Wagner A (1992) Konversionssymptome bei Patienten im psychiatrischen Konsiliardienst. Nervenarzt 63:527–538

Kapfhammer HP (1993) Die psychopharmakologische Behandlung von ängstlich-depressiven Syndromen im Kontext somatischer Erkrankungen. In: Möller HJ (Hrsg) Therapie psychiatrischer Erkrankungen. Enke, Stuttgart, S 801–818

Kasper S, Jung B (1995) Psychiatrisch relevante Nebenwirkungen der nichtpsychopharmakologischen Pharmakotherapie. Nervenarzt 66:649–661

Kathol RG, Harsch HH, Hall RCW et al. (1992) Categorization of types of medical/psychiatry units based on level of acuity. Psychosomatics 33:376–386

Kathol RG, Katon W, Smith RG et al. (1994) Guidelines for the diagnosis and treatment of depression for primary care physicians – Implications for consultation-liaison psychiatrists. Psychosomatics 35:1–12

Katon WJ (1991) Panic disorder in the medical setting. American Psychiatric Press, Washington DC

Katz IR, Streim J, Parmelee P (1994) Psychiatric-medical comorbidity: implications for health services delivery and for research on depression. Biol Psychiatry 36:141–145

Kim E, Rovner B (1996) The nursing home as a psychiatric hospital. In: Reichman WE, Katz PR (eds) Psychiatric care in the nursing home. Oxford Univ Press, New York Oxford, pp 3–9

Kissane DW (1993) Psychotherapy for physical disorders. Curr Opin Psychiatry 6:332–336

Knorr C, Diefenbacher A, Paetzmann S, ECLW (1996) Vergleich eines psychosomatischen und eines psychiatrischen Konsiliardienstes zweier Universitätsklinika in Berlin. In: Peters UH, Schifferdecker M, Krahl A (Hrsg) 150 Jahre Psychiatrie, Bd 1. Martini, Köln, S 634–638

Koch U, Siegrist B (1988) Psychosomatische Dienste in medizinischen Kliniken – die Kooperationsfrage unter forscherischer Perspektive. In: Bräutigam W (Hrsg) Kooperationsfragen somatischer und psychosomatischer Medizin. Springer, Berlin Heidelberg New York Tokio, S 81–97

Köhle K, Joraschky P, Reisinger E (1996) Die Institutionalisierung im klinischen Bereich. In: Uexküll T von (Hrsg) Psychosoamtische Medizin, 5. Aufl. Urban & Schwarzenberg, München Wien, S 516–540

Kopp M, Schweigkofler H, Fleischhacker W et al. (1994) Psychoonkologischer Liaisondienst zur Versorgung von Krebspatienten im Rahmen einer Knochenmark-transplantation. Psychotherapeut 39:380–385

Laghrissi-Thode F, Pollock BG, Szanto u. Reynolds CF (1996) Depression and suicide in medically ill patients. Curr Opin Psychiatry 9:137–140

Levenson Jl, Hamer RM, Rossiter LF (1990) Relation of psychopathology in general medical inpatients to use and cost of services. Am J Psychiatry 147:1498–1503

Levy NB (1989) Psychosomatik und Konsultations-/Liaison-Psychiatrie: ein Überblick. Nervenarzt 60:724–731

Lipowski ZB (1992) Consultation-liaison psychiatry at century's end. Psychosomatics 33:128–133

Lupke U, Ehlert U, Hellhammer D (1995) Effekte psychologischer Behandlung im Allgemeinkrankenhaus: Verlaufsuntersuchung an Patienten mit Somatisierungsverhalten. Psychother Psychosom Med Psychol 45:358–365

Lyons JS, Larson DB (1989) A proposed value matrix for the evaluation of psychiatric consultations in the general hospital. Gen Hosp Psychiatry 11:345–351

Margolis RL (1994) Nonpsychiatric house staff frequently misdiagnose psychiatric disorders in general hospital inpatients. Psychosomatics 35:485–491

Meyer AE (1992) Eine kurze Geschichte der Psychosomatik – Der Sonderweg der ehemaligen Bundesrepublik. In: Uexküll T von, Adler R (Hrsg) Integrierte Psychosomatische Medizin in Praxis und Klinik. Schattauer, Stuttgart, S 35–42

*Meyer E, Mendelson M (1961) Psychiatric consultations with patients on medical and surgical wards: patterns and process. Psychiatry 24:197–220

Möller HJ, Lauter H (1986) Der psychiatrische Liaisondienst – Neue Gesichtspunkte bei der stationären und poststationären Versorgung nach Suizidversuch. In: Helmchen H, Hippius H (Hrsg) Psychiatrie für die Praxis, Bd 3. MMW, München, S 116–123

Möller HJ, Scriba PC (Hrsg) (1994) Innere Medizin und Psychiatrie. Internist 35:805–862

Müller C (1981) Psychiatrische Institutionen – Ihre Möglichkeiten und Grenzen. Springer, Berlin Heidelberg New York

Nißle K (1994) Evaluation eines gerontopsychiatrischen ambulanten Behandlungskonzeptes. Psychiatr Prax 21:143–146

Noyes R, Wise TN, Hayes JR (1992) Consultation-liaison psychiatrists – How many are there and how are they funded? Psychosomatics 33:123–127

Öhman R, Free HL, Homkvist AF et al. (1989) Interaction between mental and physical illness – Needed areas of research. Springer, Berlin Heidelberg New York Tokio

Ormont MA, Weisman HW, Heller SS et al. (1997) The timing of psychiatric consultation requests: utilization, liaison, and diagnostic considerations. Psychosomatics 38:38–44

Panse F (1964) Das psychiatrische Krankenhauswesen – Entwicklung, Stand, Reichweite und Zukunft. Thieme, Stuttgart

Pomerantz AS, Nesnera A, West AN (1992) Resolution of depressive symptoms in medical inpatients after discharge. Int J Psychiatry Med 22:281–289

Popkin MK, Colon EA, Callies AL, Mackenzie TB (1991) The shift from outcome studies to epidemiological studies of specific medical illnesses in consultation-liaison psychiatry. Psychiatr Med 9/4:607–621

Reichman WE, Katz PR (eds) (1996) Psychiatric care in the nursing home. Oxford Univ Press, New York Oxford

Rössler W, Salize HJ, Bauer M (1996) Psychiatrische Abteilungen an Allgemeinkrankenhäusern – Stand der Entwicklung in Deutschland. Psychiatr Prax 23:4–9

Rovner BW, Steele CD, German P, Clark R, Folstein MF (1992) Psychiatric diagnosis and uncooperative behavior in nursing homes. J Geriatr Psychiatry Neurol 5:102–105

*Rundell JR, Wise MG (1996) Textbook of consultation-liaison psychiatry. American Psychiatric Press, Washington DC

Sakauye KM, Camp CJ (1992) Introducing psychiatric care into nursing homes. Gerontologist 32:849–852

*Saravay SM, Lavin M (1994) Psychiatric comorbidity and length of stay in the general hospital: a critical review of outcome studies. Psychosomatics 35:233–252

*Saupe R, Diefenbacher A (1996a) Praktische Konsiliarpsychiatrie und -psychotherapie. Enke, Stuttgart

Saupe R, Diefenbacher A, ECLW (1996b) Konsilpsychiatrie: Sozial- und angewandte Neuropsychiatrie. In: Peters UH, Schifferdecker M, Krahl A (Hrsg) 150 Jahre Psychiatrie, Bd 1. Martini, Köln, S 639–643

Schliack H (1992) Das ärztliche Konsilium – Gedanken eines Neurologen. Dtsch Ärztebl 89:B374–375

Schmeling-Kludas C (1995) Psychosomatik im Allgemeinen Krankenhaus -Belastungsspektrum, Bewältigung und Therapiemöglichkeiten bei internistischen Patienten. VAS, Frankfurt

Schmidt-Degenhardt M (1986) Oneiroides Erleben bei intensivbehandelten panplegischen Polyradikulitis-Patienten. Nervenarzt 57:712–718

Schwab JJ (1989) Consultation-liaison psychiatry: a historical overview. Psychosomatics 30:245–254

Seyfarth-Metzger I (1997) Vertrauen durch Qualität. Managem Krankenhaus 7:9

Shapiro PA (1991) Nortriptyline treatment of depressed cardiac transplant recipients. Am J Psychiatry 148:371–373

Sperling W, Kalb R (1995) Das psychiatrische Konsil vor Lebertransplantationen. Fortschr Med 113:175–177

Spiess K (1996) Das subkulturelle Randphänomen in der konsiliarpsychosomatischen Begegnung. Gruppenpsychother Gruppendyn 32:150–170

Steinkamp G, Tropberger F, Werner B (1993) Heimliche Gerontopsychiatrie oder Wer hilft den Heimen bei der Versorgung psychisch kranker alter Menschen? Eine Untersuchung aller Alten- und Altenpflegeheime des Kreises Gütersloh 1991. Z Gerontol 26:494–500

Stoudemire A (1996) Medical-psychiatric units. In: Rundell JR, Wise MG (eds) Textbook of consultation-liaison psychiatry. American Psychiatric Press, Washington DC, pp 900–913

*Strain JJ (1996a) Liaison psychiatry. In: Rundell JR, Wise MG (eds) Textbook of consultation-liaison psychiatry. American Psychiatric Press, Washington DC, pp 38–51

Strain JJ (ed) (1996b) Consultation-liaison psychiatry database (1996 update). Gen Hosp Psychiatry 18/5 (Special Issue)

*Strain JJ, Lyons JS, Hammer JS et al. (1991) Cost offset from a psychiatric consultation-liaison intervention with elderly hip fracture patients. Am J Psychiatry 148:1044–1049

*Strain JJ, Hammer JS, Fulop G (1994) APM Task force on psy-

chosocial interventions in the general hospital inpatient setting: a review of cost-offset studies. Psychosomatics 35:253–262

Struwe B (1995) Das dementielle Syndrom: Psychosoziale Behandlungsmöglichkeiten. Krankenhauspsychiatrie 6:175–179

Surman O (1992) Liver transplantation. In: Craven J, Rodin GM (eds) Psychiatric aspects of organ transplantation. Oxford Univ Press, Oxford, pp 177–188

Swigar ME, Sanguineti VR, Piscatelli RL (1992) A retrospective study on the perceived need for and actual use of psychiatric consultation in older medical patients. Int J Psychiatr Med 22:239–249

Thompson TL (1993) Some advantages of consultation-liaison (medical-surgical) psychiatry becoming an added qualification subspeciality. Psychosomatics 34:343–349

Vollhardt BR (1993) Landesärztliche Tätigkeit in Altenheimen in Nordrhein-Westfalen. Psycho 19:369–375

Wallen J, Pincus HA, Goldman HH et al. (1987) Psychiatric consultations in short-term general hospitals. Arch Gen Psychiatry 44:163–168

Wancata J, Benda N, Hajji M et al. (1998) Psychische Erkrankungen in internen, chirurgischen und gynäkologischen Abteilungen: Prävalenz und Versorgungsbedarf. In: Meise U, Hafner F, Hinterhuber H (Hrsg) Gemeindepsychiatrie in Österreich. VIP, Innsbruck Wien

Wancata J, Gössler R (in Vorbereitung) In: Diefenbacher A (Hrsg) Aktuelle Konsiliarpsychiatrie und -psychotherapie, Bd 1. Enke, Stuttgart

Weyerer S (1990) Relationships between physical and psychological disorders. In: Sartorius N, Goldberg D, Girolamo G et al. (eds) Psychological disorders in general medical settings. Hogrefe & Huber, Toronto Lewiston, pp 34–46

Windgassen K, Weißen PH, Schmidt K (1997) Vorurteile und Urteile: Die psychiatrische Konsiliaruntersuchung aus der Sicht des Patienten. Psychiatr Prax 24:134–137

Winkler WT (1975) Das psychiatrische Krankenhaus; organisatorische und bauliche Planung. In: Kisker KP, Meyer JE, Müller C, Strömgren E (Hrsg) Psychiatrie der Gegenwart, 2. Aufl, Bd 3. Springer Berlin Heidelberg New York, S 221–254

Wörle J, Klingenfeld H, Bruder J, Dahme B (1992) Demenz und Depression bei Altenpflegeheim-Bewohnern. Z Gerontopsychol Psychiatr 5:179–190

Wojnar J, Bruder J (1995) Psychotherapeutische Unterstützung pflegebedürftiger alter Menschen in Heimen. Z Gerontopsychol Psychiatr 8:163–168

Recht und Psychiatrie

Das deutsche Betreuungsrecht und entsprechende Regelungen in Österreich und der Schweiz

H. HOLZHAUER und J. WOJNAR

1 Die Gesetzeslage im deutschsprachigen Raum

Betreuungsgesetz

Herkömmlich wurden psychisch Kranke und Behinderte vom bürgerlichen Recht den Minderjährigen gleichgestellt. Auf Antrag oder von Amts wegen hob eine Entmündigung die rechtliche Wirkung der erreichten Volljährigkeit auf, und die Betroffenen erhielten einen Vormund. Statt dessen konnte auch ein Gebrechlichkeitspfleger bestellt werden. Unter dem Eindruck steigender Zahlen v.a. von älter werdenden Menschen geriet die überkommene Regelung in die Kritik. An die Spitze der Reformbewegung setzte sich Österreich mit dem Bundesgesetz über die Sachwalterschaft für behinderte Personen von 1983 und dem Bundesgesetz über die Unterbringung psychisch Kranker in Krankenanstalten von 1991. Es folgte Deutschland mit dem 1992 in Kraft getretenen Betreuungsgesetz (BtG), dessen materiell-rechtliche Bestimmungen das Bürgerliche Gesetzbuch (BGB) und dessen verfahrensrechtliche Bestimmungen das Gesetz über die Angelegenheiten der freiwilligen Gerichtsbarkeit (FGG) änderte und das mit dem Sondergesetz des Betreuungsbehördengesetzes (BtBG) das Betreuungswesen mit Betreuungsvereinen und der Betreuungsbehörden neu organisierte. In der Schweiz wird ebenfalls eine Neuregelung vorbereitet.

2 Bedeutung, Sinn und Konsequenzen der Betreuung

Hilfe für den psychisch Kranken

Die Reaktion der Rechtsordnung auf eine psychische Krankheit oder geistige Behinderung kann sich nicht darin erschöpfen, den Betroffenen von Rechtsgeschäften auszuschließen. Dadurch wird zwar verhindert, daß sich der Betroffene selbst schädigt. Aber er ist auch darauf angewiesen, daß seine Angelegenheiten besorgt, d.h. seine Rechte verteidigt oder geltend gemacht werden, sein Vermögen verwaltet und nicht zuletzt, daß er ärztlich behandelt wird. Die Hilfe besteht darin, daß ihm ein Alter ego an die Seite gestellt wird, nämlich der Betreuer mit der Rechtsmacht, den Betreuten gesetzlich zu vertreten.

Raum für persönliche Entfaltung

Daß dem Betreuten soviel Raum für seine persönliche Entfaltung verbleibt, wie mit dem Umfang der Betreuung vereinbar, ist der Zweck von § 1901 BGB. Danach hat der Betreuer Wünschen des Betreuten zu entsprechen, soweit sie nicht seinem Wohl widersprechen und dem Betreuer zuzumuten sind. In diesem Spannungsfeld hat der Betreute auch ein „Recht auf Krankheit". Gegen den Willen des Betreuten darf der Betreuer keine lebensverlängernde Behandlung bewilligen oder gar verlangen.

Betreuungsverfügung

In diesen Zusammenhang gehört das „Schriftstück, ... in dem jemand für den Fall seiner Betreuung ... Wünsche zur Wahrnehmung der Betreuung geäußert hat", bezüglich dessen § 1901a BGB die Pflicht zur Ablieferung an das Vormundschaftsgericht statuiert. Inhaltlich ist die Betreuungsverfügung oft das, was auch Patientenverfügung, Patiententestament oder psychiatrisches Testament genannt wird. Derartige „Wünsche" können auch in einer Vorsorgevollmacht stehen (s. Abschn. 4).

3 Voraussetzungen für eine Betreuung

Die Voraussetzungen für die Bestellung eines Betreuers sind in § 1896 Abs. 1 BGB unabhängig von denen der Geschäftsunfähigkeit nach § 104 Nr. 2 BGB bestimmt: „Kann ein Volljähriger aufgrund einer psychischen Krankheit oder einer körperlichen, geistigen oder seelischen Behinderung seine Angelegenheiten ganz oder teilweise nicht besorgen, so bestellt das Vormundschaftsgericht auf seinen Antrag oder von Amts wegen für ihn einen Betreuer." Dieser Kern des Betreuungstatbestandes enthält einen medizinischen und einen juristischen Teil. Medizinische Elemente sind alternativ: psychische Krankheit, körperliche, geistige oder seelische Behinderung.

Medizinische Voraussetzungen

Die Unfähigkeit, die eigenen Angelegenheiten zu besorgen, ist das juristische Element des Betreuungstatbestandes. Für sich genommen teilt der Begriff der Angelegenheit die Mehrdeutigkeit des Begriffs der Betreuung. Er läßt den juristischen Laien zuerst an tatsächliche Hilfen denken, an Hilfen im Haushalt und bei der Krankenpflege. Seine Begrenzung auf das Rechtliche erhält der Begriff der Betreuung teleologisch dadurch, daß er auf die Bestellung eines Betreuers zielt und daß der Betreuer Rechtsangelegenheiten des Betreuten wahrzunehmen hat. Die Unfähigkeit des Betroffenen muß daher auf rechtlichem Gebiet liegen. Sie kann das Resultat des Verlustes der Geschäftsfähigkeit sein. Weil die Betreuungsvoraussetzungen aber gegenüber der Geschäftsunfähigkeit verselbständigt sind, braucht nicht geprüft zu werden, ob der Betroffene im Sinne des § 104 Nr. 2 BGB geschäftsunfähig ist, und es kann auch einem geschäftsfähigen Betroffenen ein Betreuer bestellt werden.

Juristische Voraussetzungen

In dieser Konzeption des Gesetzes vermißt die Rechtsprechung indessen eine Schwelle, die sie zum Schutz des Betroffenen und seines Freiheitsgrundrechtes aus Art. 2 GG für erforderlich hält. Gegen seinen Willen soll dem Betroffenen nur dann ein Betreuer bestellt werden können, wenn die psychische Krankheit, geistige oder seelische Behinderung seine Willensfreiheit aufgehoben hat. Wird diese medizinische Voraussetzung des § 1896 I BGB mit der krankhaften Störung der Geistestätigkeit in § 104 Nr. 2 BGB gleichgesetzt – und beide Formulierungen zielen auf dasselbe –, so scheint die Wendung der Rechtsprechung zu bedeuten, daß durch sie der Betreuungstatbestand durch das Erfordernis der Geschäftsunfähigkeit weiter eingeschränkt werde. Gegen eine solche Sicht ist aber zu betonen, daß die Unfähigkeit im Sinne von § 1896 BGB partiell und relativ sein kann. Sie kann auf einem bestimmten Lebensgebiet liegen, daher nur Angelegenheiten bestimmter Art oder bestimmte Angelegenheiten betreffen oder – bei geistiger Behinderung – nur Angelegenheiten, deren sachgemäße Besorgung gesteigerte intellektuelle Anforderungen stellt. Der Betreuungstatbestand ist daher auch bei einer Erweiterung um das Erfordernis der Willensunfreiheit noch immer weiter als der Tatbestand der natürlichen Geschäftsunfähigkeit.

Schutz des Betroffenen

Hinzu kommen negative Voraussetzungen, welche die Subsidiarität der Betreuung hinter „anderen Hilfen" (§ 1896 Abs. 2 S. 2) sicherstellen sollen. Andere Hilfen sind einmal tatsächliche Dienste, wie sie von Sozialstationen geleistet werden. Wer nur Hilfe beim Ankleiden und im Haus-

Subsidiarität der Betreuung

halt braucht, bedarf keines Betreuers als gesetzlichen Vertreter. Zum anderen braucht keinen Betreuer, wer einen privaten Bevollmächtigten hat. Eine in gesunden Tagen erteilte Vollmacht wird nämlich nicht dadurch kraftlos, daß der Vollmachtgeber später seine Geschäftsfähigkeit verliert, so daß er eine Vollmacht nicht neu erteilen könnte. Allerdings würde die Bindung an Handlungen des Bevollmächtigten zur Fessel, wenn der Vollmachtgeber die Vollmacht mangels Geschäftsfähigkeit nicht mehr widerrufen kann. Abgeschwächt gilt das bereits, wenn der Vollmachtgeber, mag er auch noch geschäftsfähig sein, seinen Bevollmächtigten tatsächlich nicht mehr kontrollieren kann. Für diese Fälle sieht § 1896 Abs. 3 BGB einen Betreuer mit der einzigen Aufgabe der „Geltendmachung von Rechten des Betreuten gegenüber seinem Bevollmächtigten" vor („Vollmachtsüberwachungsbetreuung").

Vorsorgevollmacht

Eine Vollmacht kann speziell für den Fall erteilt werden, daß eine Betreuungsbedürftigkeit eintritt. Es ist dies die Vorsorgevollmacht. Mit ihr kann der Vollmachtgeber Weisungen für die Ausübung der Vollmacht verbinden. Diese entsprechen den in § 1901 Abs. 1 S. 2 erwähnten Wünschen des Betreuten an den Betreuer. Doch sind Weisungen an einen Bevollmächtigten in weiterem Umfang bindend als die Wünsche des Betreuten, die an dessen objektivem Wohl und an der Unzumutbarkeit für den Betreuer ihre Grenzen finden. Darin liegt aus der Sicht des Betroffenen ein Vorzug der Vorsorgevollmacht vor der Betreuung. Ob eine Vorsorgevollmacht dem Bevollmächtigten auch die Macht gibt, anstelle des Betroffenen in schwerwiegende ärztliche Maßnahmen im Sinne von § 1904 einzuwilligen, den Betroffenen in einer mit Freiheitsentziehung verbundenen Weise unterzubringen oder in eine unterbringungsähnliche Maßnahme einzuwilligen, ist in der Rechtsprechung umstritten. In dem Entwurf der Bundesregierung für ein Betreuungsänderungsgesetz vom Dezember 1996 sind diese Möglichkeiten bejaht, wenn die Vollmacht schriftlich erteilt ist und die genannten Maßnahmen ausdrücklich aufgeführt sind.

4 Aufgabenkreis und Stellung des Betreuers

Der Betreuer muß für einen bestimmten Aufgabenkreis bestellt werden, dessen Umfang das Gericht nach der Betreuungsbedürftigkeit des Betroffenen bestimmt. Zum Umfang des Aufgabenkreises muß der Sachverständige Stellung nehmen. Bei seinem Vorschlag muß sich der Sachverständige nicht der in der gerichtlichen Praxis üblich gewordenen Ausdrücke bedienen, sondern er hilft dem Richter sogar mehr, wenn er konkret die Angelegenheiten benennt, die der Betroffene nicht mehr erledigen kann und bei denen er der Betreuung bedarf.

Anforderungen

Für die Aufnahme einiger Angelegenheiten in den Aufgabenkreis des Betreuers bestehen qualifizierte Anforderungen:
- Nach § 1896 Abs. 4 BGB wird die Entscheidung über den Fernmeldeverkehr des Betroffenen und über die Entgegennahme, das Öffnen und das Anhalten der Post vom Aufgabenkreis des Betreuers nur dann umfaßt, wenn das Gericht dies ausdrücklich angeordnet hat.

- Einem Betreuer mit der Aufgabe, über die Einwilligung in eine Sterilisation des Betreuten zu entscheiden, dürfen keine weiteren Aufgaben übertragen werden (§ 1899 Abs. 2 BGB).

Das Gesetz kennt unterschiedliche Typen, ja ein System von Betreuern. Ist eine natürliche Person zum Betreuer bestellt, so kann man von einem Einzelbetreuer sprechen. Es kann aber auch ein Verein oder eine Behörde als solche zum Betreuer bestellt werden, diese sind institutionelle Betreuer. *Betreuertypen*

Der Betreuer führt sein privatrechtliches Amt selbständig, aber unter der Aufsicht des Vormundschaftsgerichtes (§§ 1908i, 1837 BGB). Der Betreute und seine Angehörigen ebenso wie jeder andere, auch der Arzt, können sich mit Beschwerden über den Betreuer an das Vormundschaftsgericht wenden. Dem Gericht gegenüber ist der Betreuer auskunfts- und rechenschaftspflichtig. Für Schäden, die der Betreuer dem Betreuten schuldhaft zufügt, haftet er nach §§ 1908i, 1833 BGB. Dritten gegenüber kann sich eine Haftung des Betreuers für vom Betreuten verursachten Schäden aus § 832 BGB ergeben. *Stellung des Betreuers*

5 Verfahrenseinleitung und beteiligte Personen

In den §§ 1896 ff. BGB ist durchweg das Vormundschaftsgericht angesprochen. Dieses ist nach § 35 FGG eine Abteilung des Amtsgerichts. Im Verhältnis zum Rechtspfleger sind Angelegenheiten in Betreuungssachen mit geringen Ausnahmen Richtersache. Nach §§ 69e, 35b FGG sind die deutschen Gerichte in Betreuungssachen zuständig, wenn der Betroffene Deutscher ist oder als Ausländer oder Staatenloser seinen gewöhnlichen Aufenthalt im Inland hat oder, wenn dies nicht zutrifft, er der Fürsorge durch ein deutsches Gericht bedarf. *Zuständigkeit der Gerichte in Betreuungssachen*

Die örtliche Zuständigkeit richtet sich gemäß § 65 Abs. 1 FGG nach dem gewöhnlichen Aufenthalt des Betroffenen, hilfsweise danach, im Bezirk welchen Gerichtes das Fürsorgebedürfnis hervortritt.

Neben dem ordentlichen Betreuungsverfahren gibt es das Eilverfahren sowie, bei ganz besonderer Dringlichkeit, eine Maßnahme des Richters nach § 1846 BGB. *Verfahrensweisen*

Alle Verfahren werden von Amts wegen eröffnet. Die Tatsachen, die das Gericht zum Tätigwerden veranlassen, stammen selten aus eigener Kenntnis des Gerichts, sondern beruhen auf Anregungen, die dem Gericht von privaten Personen, besonders von Angehörigen, auch von einem Arzt, von Behörden, besonders von der Betreuungsbehörde, zugehen. Nur die vom Betroffenen selbst ausgehende Anregung, einen Betreuer zu erhalten, nennt das Gesetz Antrag (§ 1896 Abs. 1 S. 1 BGB).

Bei der Organisation des Verfahrensablaufs hat der Richter vor der Bestellung eines Betreuers einer ganzen Reihe von Anforderungen zu entsprechen, ablehnen kann der Richter die Bestellung eines Betreuers da- *Organisation des Verfahrensablaufs* gegen jederzeit ohne weiteres. Eine Überprüfung der ablehnenden Entscheidung erfolgt im Beschwerdeweg, wobei außer dem Betroffenen nach § 69g FGG sein Ehegatte, seine Verwandten und Verschwägerten in gerader Linie sowie Verwandte bis zum 3. Grad der Seitenlinie und die Betreuungsbehörde beschwerdebefugt sind, ausgenommen ist jede andere Person, die die Anregung gegeben hatte, auch der Arzt.

Im allgemeinen wird der Richter in einem frühen Stadium den Betroffenen über eine eingegangene Anregung, ihm einen Betreuer zu bestellen, unterrichten. Er kann ihm den geplanten Ablauf des Betreuungsverfahrens darlegen und mitteilen, daß er als Betroffener die Beiladung der Betreuungsbehörde und bestimmter Personen verlangen kann.

Unterstützung
des Betroffenen

Da der Betroffene einen Betreuer erhält, wenn er seine Angelegenheiten nicht besorgen kann, muß damit gerechnet werden, daß er auch im Betreuungsverfahren sein Interesse nicht sachgemäß verfolgen kann. Der Betroffene kann sich jederzeit durch einen Rechtsanwalt oder eine andere geeignete Person unterstützen lassen. Andernfalls bestellt das Gericht obligatorisch, in einigen Fällen fakultativ, einen Verfahrenspfleger; das kann ein Rechtsanwalt, ein Sozialarbeiter oder auch eine Vertrauensperson des Betroffenen sein. Der Verfahrenspfleger ist keinesfalls automatisch dieselbe Person, die als Ergebnis des Verfahrens zum Betreuer bestellt wird.

6 Begutachtung und ärztliches Zeugnis

Schutz vor mißbräuchlicher
Ausdehnung der Betreuung

Ein Betreuer darf nach § 68b FGG nicht bestellt werden, ohne daß ein Sachverständiger tätig geworden ist. Besonders wichtig ist dabei der Schutz vor einer mißbräuchlichen Ausdehnung der Betreuung auf Fälle einer als Krankheitsfolge unterstellten Abweichung von den Verhaltensnormen der Gesellschaft, einer nicht allgemein akzeptierten Lebensführung oder eines Versagens im Arbeitsleben. Der medizinische Befund als Betreuungsvoraussetzung soll vor dem Mißbrauch der Betreuung schützen.

Funktionen
des ärztlichen Gutachtens

Das ärztliche Gutachten soll darüber hinaus dem Vormundschaftsrichter helfen, über die Notwendigkeit der Betreuung zu entscheiden (Erforderlichkeitsprinzip), sowie den Umfang der Aufgabenkreise des Betreuuers und die voraussichtliche Dauer der Betreuungsbedürftigkeit zu bestimmen (§ 68 FGG). Das Gutachten soll dem Vormundschaftsrichter „eine in den jeweiligen Einzelheiten nachvollziehbare und überprüfbare Entscheidungsgrundlage schaffen" (OLG Düsseldorf – 3 Wx 500/92 – in BtPrax 93, 175).

Aufgaben des Gutachters

Von dem ärztlichen Sachverständigen wird erwartet, daß er nach einer persönlichen, ausführlichen Untersuchung des Betroffenen, der nach § 68b FGG erforderlichenfalls bis zu einer Gesamtdauer von 3 Monaten stationär untergebracht und zum Zweck der Begutachtung beobachtet werden kann,

a) die Art und das Ausmaß „einer psychischen Krankheit oder einer körperlichen, geistigen oder seelischen Behinderung" im einzelnen anhand der Vorgeschichte, der durchgeführten Untersuchungen und sonstigen Erkenntnisse darstellt und wissenschaftlich begründet (Diagnostik),

b) sich zur Notwendigkeit der Bestellung eines Betreuers äußert (Beurteilung der Auswirkungen der Erkrankung auf die Lebensgestaltung des Betroffenen),

c) den oder die Aufgabenkreise, bei denen der Betroffene auf die Hilfe eines Betreuers angewiesen ist, unter Berücksichtigung der gesamten sozialen Situation des Betroffenen eingrenzt (Beurteilung der verlorenen und der verbliebenen Kompetenzen),

d) eine Aussage über die Prognose der Erkrankung und über die Dauer der Betreuungsbedürftigkeit macht,

e) Vorschläge unterbreitet, wie die Hilfsbedürftigkeit des Betroffenen gebessert oder gemildert werden kann, und

f) in den Fällen, in denen eine begründete Gefahr besteht, daß eine persönliche Anhörung des Betroffenen oder die Mitteilung der Ergebnisse des Gutachtens erhebliche Nachteile für die Gesundheit des Betroffenen nach sich ziehen würden, dies dem Gericht mitteilt (Beurteilung der Auswirkungen des Verfahrens auf den Krankheitsverlauf). Dabei ist stets zu berücksichtigen, daß der Betroffene grundsätzlich das Recht hat, das Sachverständigengutachten vollständig, schriftlich und rechtzeitig vor seiner persönlichen Anhörung zu erhalten (BayObLG – 3Z BR 83/93 – in BtPrax 93, 208).

Die Qualifikation des Sachverständigen wird im BtG nicht näher geregelt. Die Wahl eines geeigneten Gutachters sowie die Entscheidung über den Umfang des Gutachtens und die Gewichtung der medizinischen, psychologischen und sozialen Gesichtspunkte bleiben dem Gericht überlassen und werden in der Regel von der Art der Erkrankung bzw. der Behinderung abhängen. „Das Ergebnis eines Sachverständigengutachtens darf aber vom Gericht nicht kritiklos übernommen werden, der Richter ist vielmehr zu kritischer Würdigung verpflichtet" (BayObLG – 3Z BR 83/93 – in BtPrax 93, 208). Ergeben nachträgliche Feststellungen, daß der Sachverständige von unzutreffenden Tatsachen ausgegangen ist, oder sind zwischenzeitlich deutliche Veränderungen des Gesundheitszustandes des Betroffenen zu beobachten, ist das Gericht verpflichtet, ein Ergänzungsgutachten einzuholen (BayObLG – 3Z BR 193/93 – in 94, 29).

Qualifikation des Gutachters

Nach § 68b Abs. 1 Satz 2 und 3 FGG reicht zur Bestellung eines Betreuers die Vorlage eines ärztlichen Zeugnisses aus, wenn die Betreuung auf Antrag des Betroffenen erfolgt und er auf die Begutachtung verzichtet, oder wenn ein Betreuer nur zur Geltendmachung von Rechten des Betroffenen gegenüber seinem Bevollmächtigten bestellt werden soll (s. Abschn. 4). Das Zeugnis muß von einem Arzt ausgestellt werden und muß die für die Entscheidung erheblichen Gesichtspunkte erhalten. Der Umfang und der Inhalt eines Zeugnisses werden im Gesetz nicht näher beschrieben. Der Betroffene kann den Arzt selbst bestimmen, z. B. seinen Hausarzt.

Ärztliches Zeugnis

– als Voraussetzung zur Bestellung eines Betreuers

Ein ärztliches Zeugnis genügt auch für die Genehmigung einer Unterbringung nach § 70 Abs. 1 Satz 2 Nr. 2 FGG (unterbringungsähnliche

– für die Genehmigung einer Unterbringung

Maßnahmen). Wegen der Bedeutung solcher Maßnahmen für die Betroffenen muß das Zeugnis in diesen Fällen bestimmte Mindestvoraussetzungen erfüllen. Es darf sich qualitativ nicht von einem Gutachten unterscheiden, muß sich also zwingend auf die Ergebnisse einer zeitnahen persönlichen Untersuchung stützen (der Zeitpunkt dieser Untersuchung ist in das Zeugnis aufzunehmen) und hat zu der bestehenden Krankheit, zu deren Auswirkungen und zur Erforderlichkeit und Dauer der beantragten Maßnahme Stellung zu nehmen (LG Hildesheim – 5 T 442/93 – in BtPrax 93, 210). Eine unklare Diagnose bzw. eine Verdachtsdiagnose reicht als Entscheidungshilfe nicht aus. Das Gericht muß auf die Abklärung des Krankheitsbildes drängen (BayObLG – 3Z BR 366/94 – in BtPrax 95, 105).

7 Gerichtliche Entscheidungen während der Betreuung

Während einer Betreuung können die verschiedensten Entscheidungen des Vormundschaftsgerichts veranlaßt sein; an einem Teil von ihnen ist obligatorisch oder fakultiv auch ein Arzt zu beteiligen.

7.1 Aufhebung oder Beschränkung der Betreuung

Obwohl die Betreuung nicht für eine bestimmte Zeit angeordnet wird, mit deren Ablauf sie automatisch entfiele, sieht § 69 Abs. 1 Nr. 5 FGG eine Entscheidung über die Verlängerung der Bestellung des Betreuers vor. Danach hat das Gericht in der Entscheidung, durch die der Betreuer bestellt wird, einen Zeitpunkt vorzusehen, zu dem das Gericht spätestens über die Aufhebung oder Verlängerung der Betreuung entscheidet. Dieser Zeitpunkt darf höchstens 5 Jahre nach Bestellung des Betreuers liegen.

Terminierung der Betreuung

Unabhängig von dieser Terminierung hat nach § 1901 Abs. 4 BGB der Betreuer dem Vormundschaftsgericht Umstände mitzuteilen, die eine Aufhebung der Betreuung oder Einschränkung des Aufgabenkreises des Betreuers ermöglichen. Vor einer aufhebenden oder einschränkenden Entscheidung wird das Gericht zu seiner eigenen Vergewisserung nicht selten ein Gutachten einholen, aber vorgeschrieben ist die Einschaltung eines Gutachters oder ein ärztliches Zeugnis nicht.

7.2 Akzessorische Entscheidungen

Die Bestellung des Betreuers ist die zentrale Entscheidung im Betreuungsverfahren; sie ist für ein Betreuungsverhältnis konstitutiv. Zu der Bestellung des Betreuers können in dem dadurch begründeten Betreuungsverhältnis verschiedene weitere Entscheidungen hinzukommen.

Erweiternde Entscheidungen

Die meisten akzessorischen Entscheidungen könnten – nicht in einem bestimmten Fall, aber abstrakt – bereits mit der Bestellung des Betreuers zusammen erfolgen. Aus der flexiblen Natur der Betreuung, die sich aus dem Erforderlichkeitsgrundsatz ergibt, folgt eine große Variabilität der jeweils konstitutiven Entscheidung. Bei anfangs geringem Betreuungsbedürfnis kann der Aufgabenkreis des Betreuers schmal definiert werden, ja in einer einzigen Aufgabe bestehen. Verschlechtert sich dann der Zustand des Betreuten, kann der Aufgabenkreis nach und nach oder auf einmal so weit erweitert werden, wie er in einem anderen Fall von Anfang an umschrieben werden muß.

Grundsätzlich erfordert eine Erweiterung des Aufgabenkreises des Betreuers den gleichen Verfahrensaufwand wie seine erstmalige Bestellung (§ 69i Abs. 1 S. 1 FGG). Handelt es sich jedoch um eine unwesentliche Erweiterung des Aufgabenkreises, so kann nach dem Ermessen des Richters der Verfahrensaufwand gemäß § 69i Abs. 1 S. 2 FGG auf die persönliche Anhörung des Betroffenen reduziert werden.

Die Bestellung zum Betreuer gibt diesem die Rechtsmacht, innerhalb seines Aufgabenkreises für den Betreuten zu handeln, dieser verliert dadurch aber nichts an rechtlicher Kompetenz, soweit sie ihm zukommt. Insoweit besteht eine Doppelkompetenz von Betreuer und Betreutem. § 1903 BGB sieht jedoch vor, daß das Vormundschaftsgericht dem Betreuten im Ergebnis seine Kompetenz nehmen kann. Die Anordnung eines Einwilligungsvorbehalts bedeutet für den Betreuten zwar nicht den Verlust seiner Geschäftsfähigkeit; aber er braucht zu eigenen Rechtsgeschäften die Einwilligung seines Betreuers. Die Anordnung des Einwilligungsvorbehalts setzt nach § 1903 Abs. 1 S. 1 BGB voraus, daß dies zur Abwendung einer erheblichen Gefahr für die Person oder das Vermögen des Betreuten erforderlich ist. Ist der Betreute geschäftsunfähig, so sind seine Rechtsgeschäfte ohne weiteres unwirksam. In erster Linie erscheint der Einwilligungsvorbehalt daher als ein Schutz des geschäftsfähigen, aber gleichwohl betreuungsbedürftigen Betreuten vor sich selbst.

Vertiefende Entscheidungen

7.3 Vormundschaftsgerichtliche Genehmigungserfordernisse

Die Aufsicht des Vormundschaftsgerichts über den Betreuer ist in einer Reihe von Fällen zum Erfordernis der Genehmigung seiner Maßnahme durch das Vormundschaftsgericht gesteigert.

Zahlreiche familienvermögensrechtliche Rechtsgeschäfte kann der Betreuer nur mit Genehmigung des Vormundschaftsgerichts vornehmen, beispielsweise den Abschluß eines Ehevertrags für den geschäftsunfähigen Betreuten (§ 1411 Abs. 2 S. 2 BGB). Sodann braucht ein Betreuer bei der Vermögensverwaltung für den Betreuten in allen wichtigen Fällen die Genehmigung des Vormundschaftsgerichts (§ 1908i i. V. m. §§ 1819–1822, 1824), beispielsweise zu einer Verfügung über ein Grundstück (§ 1821 Nr. 1 BGB).

Vermögensverwaltung

Das BtG hat diese Art der Kontrolle des Betreuers durch das Vormundschaftsgericht erheblich ausgeweitet und in den §§ 1904–1907 BGB vom familienrechtlichen Bereich und dem Bereich der Vermögensverwaltung auf den Bereich der Personensorge erstreckt. Diese Genehmigungserfordernisse leiten sich zu einem Teil aus dem Grundgesetz ab, dessen

Personensorge

Art. 104 Abs. 2 S. 1 vorschreibt, daß über die Zulässigkeit und Fortdauer einer Freiheitsentziehung nur ein Richter entscheiden kann.

Unterbringung

Unterbringung ist das Verbringen oder Festhalten einer Person in eine(r) „Einrichtung", die sich von einem (Wohn-, Alten-)Heim dadurch unterscheidet, daß sie auch dazu eingerichtet ist, einen Bewohner gegen seinen Willen darin festzuhalten.

Privatrechtliche Unterbringung

Nach § 1906 Abs. 2 S. 1 ist eine Unterbringung des Betreuten durch den Betreuer, die mit Freiheitsentziehung verbunden ist, nur mit vorheriger Genehmigung des Vormundschaftsgerichts zulässig; nur wenn Gefahr in Verzug ist, kann die Genehmigung nachgeholt werden. Es handelt sich hierbei um die sog. privatrechtliche Unterbringung im Unterschied zu einer Unterbringung aufgrund eines Landesgesetzes, das die gleiche Materie als Angelegenheit des öffentlichen Rechts regelt. Bei dieser sog. öffentlich-rechtlichen Unterbringung ist kein Betreuer beteiligt, vielmehr ist es der Richter, der auf Antrag der Ordnungsbehörde den Betroffenen unterbringt.

Öffentlich-rechtliche Unterbringung

Vom Ansatz her ist die privatrechtliche Unterbringung eine Maßnahme der Fürsorge, die öffentlich-rechtliche Unterbringung dagegen eine ursprünglich polizeiliche, jetzt ordnungsbehördliche Maßnahme der Gefahrenabwehr. Der heutige Staat versteht sich jedoch so, daß auch er ein Interesse daran hat, daß sich der einzelne nicht selbst gefährdet. Dadurch sind die Unterbringungsgründe beider Unterbringungstypen weitgehend kongruent. Die Praxis unterscheidet beide Typen mehr nach verfahrensmäßigen Gesichtspunkten. Hat der Betroffene noch keinen Betreuer, jedenfalls keinen, in dessen Aufgabenkreis die Unterbringung fällt, und ergibt sich mehr oder weniger plötzlich der Anlaß zu seiner Unterbringung, was dann meist eine Unterbringung von voraussichtlich kurzer Dauer bedeutet, so wird in der Regel der Weg einer öffentlich-rechtlichen Unterbringung beschritten. Der Vorteil der persönlichen Betreuung, der i. allg. eine längere Dauer voraussetzt, erscheint dann gering gegenüber dem Aufwand des Bestellungsverfahrens.

Voraussetzungen für eine Unterbringung durch den Betreuer

Die Unterbringung durch den Betreuer setzt voraus, daß diese Angelegenheit zu seinem Aufgabenkreis gehört. Das ist dann der Fall, wenn dem Betreuer die ganze Personensorge obliegt, wobei die Herausnahme einzelner Angelegenheiten unschädlich ist. Ob die Aufgabe der „Aufenthaltsbestimmung" auch die Befugnis umfaßt, den Betreuten in einer mit Freiheitsentziehung verbundenen Weise unterzubringen, ist zweifelhaft. Daher empfiehlt es sich, daß das Vormundschaftsgericht bei seiner Umschreibung des Aufgabenkreises die Unterbringung stets ausdrücklich nennt.

Einverständliche Unterbringung

Wenn der Betreute mit seiner Unterbringung einverstanden ist, kommt es darauf an, ob er einwilligungsfähig ist. In diesem Fall ist sein eigener Wille die Grundlage für die Unterbringung und nicht eine Entscheidung seines Betreuers. Das folgt aus der Doppelkompetenz von Betreutem und

Betreuer (s. Abschn. 7.2). Weil die Genehmigung des Vormundschaftsgerichtes nur zu der Maßnahme des Betreuers erforderlich ist, entfällt bei der einverständlichen Unterbringung eine Genehmigung durch das Vormundschaftsgericht.

Die privatrechtliche Unterbringung ist nur zum Wohl des Betreuten zulässig, also nicht zum Schutz anderer oder der Allgemeinheit. Unter dieser obersten Zielsetzung nennt § 1906 Abs. 1 zwei Unterbringungsgründe, die als „fürsorgliche" und als – im engeren Sinn – „medizinische" Unterbringung unterschieden werden können.

Unterbringungsgründe

Hauptsächlicher Unterbringungsgrund ist die fürsorgliche Unterbringung. Nach § 1906 Abs. 1 Nr. 1 muß die Unterbringung erforderlich sein, weil „aufgrund einer psychischen Krankheit oder geistigen oder seelischen Behinderung des Betreuten die Gefahr besteht, daß er sich selbst tötet oder erheblichen gesundheitlichen Schaden zufügt". Die drohende Selbstschädigung muß nicht absichtlich sein; es genügt, daß sie als Folge von Handlungen (Mißbrauch), Unterlassungen (von Nahrungsaufnahme) oder als Folge einer bestimmten Lebensweise (Herumstreifen ohne festen Wohnsitz und warme Kleidung im Winter) zu befürchten ist.

– fürsorgliche

Aus „medizinischem Grund" ist die Unterbringung nach § 1906 Abs. 1 Nr. 2 zulässig, wenn „eine Untersuchung des Gesundheitszustands, eine Heilbehandlung oder ein ärztlicher Eingriff notwendig ist, der ohne die Unterbringung des Betreuten nicht durchgeführt werden kann, und der Betreute aufgrund einer psychischen Krankheit oder geistigen oder seelischen Behinderung die Notwendigkeit der Unterbringung nicht erkennen oder nicht nach dieser Einsicht handeln kann". Zwei Krankheiten sind hierbei zu unterscheiden. Das eine ist die psychische Krankheit (oder geistige oder seelische Behinderung), deretwegen der Betreute nicht selbst einwilligungsfähig ist, die sog. Anlaßkrankheit. Die andere ist diejenige, deretwegen die Untersuchung, die Heilbehandlung oder der ärztliche Eingriff notwendig ist. Im Fall, daß die zweite Krankheit von der ersten verschieden ist, heißt sie interkurrent. Wegen einer interkurrenten Krankheit wird der Ort der Unterbringung kaum ein psychiatrisches, sondern ein allgemeines oder anderes spezielles Krankenhaus sein, in dem die Untersuchung, Behandlung oder der Eingriff vorzunehmen ist. Beide Krankheiten fallen zusammen, wenn der Betreute zu einer notwendigen Behandlung seiner psychischen Krankheit oder geistigen oder seelischen Behinderung untergebracht werden muß. In diesem Fall ist Ort der Unterbringung wie nach § 1906 Abs. 1 Nr. 1. ein psychiatrisches Krankenhaus.

– medizinische

Unterbringungsähnliche Maßnahmen

Im § 1906 Abs. 4 BGB werden mechanische Vorrichtungen, Medikamente und andere Mittel einer Unterbringung, für die eine vormundschaftliche Genehmigung notwendig ist, gleichgestellt, wenn diese zum Entzug der Freiheit eines Betreuten, der sich in einer Anstalt, einem Heim oder einer sonstigen Einrichtung aufhält, ohne untergebracht zu sein, verwendet werden. Sie sind nur zulässig, wenn sie dem Wohl des Betreuten dienen.

Zulässigkeit

Organisatorische Unzulänglichkeiten, schlechte personelle Ausstattung oder bauliche Gegebenheiten rechtfertigen eine unterbringungsähnliche Maßnahme nicht. Sie sind auch nicht zulässig, wenn sie zum Schutze Dritter wünschenswert erscheinen. So ist z.B. eine kurzfristige Einschließung wegen fremdaggressiver Handlungen unzulässig, auch wenn sie als Verhaltenstherapie angesehen werden könnte (ausgenommen ist ein Einschließen in einer Notwehr- oder Nothilfesituation, LG Hildesheim – 5 T 720/93 – in BtPrax 94, 106). Auch das Sichentblößen und Onanieren vor dritten Personen stellt noch keine erhebliche Selbst- oder Fremdgefährdung dar, die eine Unterbringung (oder unterbringungsähnliche Maßnahmen) rechtfertigen würde (OLG Frankfurt a. M. – 20 W 415/93 – in BtPrax 94, 32).

Genehmigungspflicht

Entgegen dem Wortlaut des § 1906 Abs. 4 BGB sind unterbringungsähnliche Maßnahmen auch bei bereits untergebrachten Personen genehmigungspflichtig (AG Hannover – 62 XVII L 8- in BtPrax 92, 113). Wenn nach dem Ergebnis einer Untersuchung nicht ausgeschlossen werden kann, daß der Betreute noch zu einer von einem natürlichen Willen getragenen Fortbewegung in der Lage ist, muß im Zweifel davon ausgegangen werden, daß mechanische Sicherungsmaßnahmen freiheitsentziehende Wirkungen haben und einer vormundschaftsgerichtlichen Genehmigung bedürfen (OLG Hamm – 15 W 145/93 – in BtPrax 93, 172).

*Genehmigungsvoraus-
setzungen*

Die konkrete Gefahr eines erheblichen gesundheitlichen Schadens rechtfertigt die Genehmigung einer unterbringungsähnlichen Maßnahme. Eine zur Vermeidung einer Selbstschädigung genehmigte unterbringungsähnliche Maßnahme über einen längeren Zeitraum setzt aber voraus, daß der Betreute aufgrund seiner Krankheit seinen Willen nicht frei bestimmen kann (BayObLG – 3 Z 79/93 – in BtPrax 93, 139).

Mechanische Vorrichtungen

Der Betreuer mit dem Aufgabenkreis Aufenthaltsbestimmung kann über den Aufenthaltsort des Betreuten und die Art der Unterbringung entscheiden, auch wenn damit die Notwendigkeit von Fixierungen (die z.B. in einer anderen Einrichtung nicht notwendig wären) verbunden ist. Das Vormundschaftsgericht darf in Zweckmäßigkeitsfragen keine bindende Anordnung treffen, d. h. die Entscheidungen des Betreuers korrigieren, sofern er keine Pflichtwidrigkeit begeht (LG Köln – 1 T 117/92 – in BtPrax 92, 112).

Eine Freiheitsentziehung liegt dann nicht vor, wenn ein völlig bewegungsunfähiger Mensch durch bestimmte mechanische Vorrichtungen vor dem Herausfallen aus dem Bett geschützt wird. Eine solche Maßnahme wird als „therapeutischen" Zwecken dienend definiert und ist nicht genehmigungspflichtig.

*Gefährdung
durch Fixierung*

Es darf dabei aber nicht unberücksichtigt bleiben, daß nach amerikanischen Angaben mindestens einer von 1000 Todesfällen in dortigen Pflegeeinrichtungen durch Fixierung im Bett oder am Stuhl verursacht wird. Besonders gefährdet sind über 80jährige demente Menschen, weil sie in lebensbedrohlichen Situationen nicht fähig sind, sinnvoll zu reagieren und gezielt zu handeln. Nicht selten verharren sie in einer Körperlage, die zur Erstickung führt, oder klemmen sich durch ungesteuerte Bewegungen zwischen den Bettgitterstäben ein (Miles u. Irvine 1992). Deshalb darf ein fixierter Patient nicht ohne Aufsicht bleiben.

Kontrovers wird die Anwendung von Medikamenten als „unterbringungsähnliche Maßnahme" diskutiert. Zum einen sind alle Ärzte verpflichtet „die Verordnungen... zum Nutzen der Kranken, nach eigenem Vermögen und Urteil zu treffen und sich davon fernzuhalten, Verordnungen zu verderblichem Schaden und Unrecht (zu treffen)" (Der Hippokratische Eid, Laufs 1993). Zum anderen sieht das Arzneimittelgesetz (§ 2 AMG) keine entsprechende Indikation vor, es sei denn man würde den § 2 Satz 5 des AMG („Arzneimittel... sind dazu bestimmt... die Beschaffenheit, den Zustand oder die Funktion des Körpers oder seelischer Zustände zu beeinflussen") auf die durch die Nebenwirkungen der Medikamente herbeigeführte, erhebliche Beeinträchtigung der Beweglichkeit des Patienten ausdehnen.

Medikamente

Sedierende Medikamente werden zur Behandlung von psychomotorischen Unruhezuständen, von psychotischen Ängsten oder von deliranten Symptomen eingesetzt, um das Leiden des Kranken zu lindern. Sie können auch vorübergehend zur Unterstützung des Heilungsprozesses (z.B. nach Herzinfarkt, Schlaganfall oder Frakturen) bei krankheitsuneinsichtigen Patienten verwendet werden. Im Vordergrund stehen dabei immer die therapeutischen Gesichtspunkte; die Anwendung von sedierenden Medikamenten ausschließlich zur Einschränkung der Beweglichkeit eines Patienten ist ethisch fragwürdig (3. Vormundschaftsgerichtstag 1993, S. 139–148). Laut LG Berlin (83 T 423 und 426/92 – in BtPrax 93, 66) kann... „eine Behandlung, die keinerlei Verbesserung des Gesundheitszustandes des Betroffenen erwarten läßt, sondern lediglich sedierende und affektiv dämpfende Wirkungen hat, ... nicht genehmigt werden".

Einsatzbereiche von Sedativa

Die Frage einer zwangsweisen Heimunterbringung ist im Betreuungsrecht nicht geklärt. Es wird empfohlen, hier das BGB § 1906 sinngemäß anzuwenden, wenn die Maßnahme zum Wohle des Betroffenen objektiv erforderlich ist (LG Bremen – 6 T 1037/93 – in BtPrax 94, 102).

Die Anwendung von Senderanlagen wird kontrovers diskutiert. Die Ausstattung eines Betroffenen mit solchen Geräten verstößt gegen die Menschenwürde und wäre nur dann gerechtfertigt, wenn sie zu einer erheblichen Erweiterung seiner Bewegungsfreiheit beitragen würde. Lediglich als eine Alternative zum „Wegschließen" des Betroffenen ist sie dagegen nicht zulässig (AG Hannover – 62 XVII L8 – in BtPrax 92, 113).

Senderanlagen

8 Ärztliche Maßnahmen

Ärztliche Maßnahmen, die einen Eingriff in die Unversehrtheit des Körpers bedeuten (dazu gehört auch die Verabreichung aller Medikamente, nicht nur von Psychopharmaka oder Zytostatika), sind nur mit einer wirksamen Einwilligung des Betroffenen oder seines gesetzlichen Vertreters aufgrund einer ausreichenden Aufklärung über Chancen und Risiken der vorgeschlagenen Behandlung und über mögliche Alternativen

Notwendigkeit der Einwilligung

Einwilligungsfähigkeit

zulässig. Ein einwilligungsfähiger Patient (mit oder ohne Betreuung), der in der Lage ist, die Bedeutung der Maßnahme, ihre Konsequenzen und die Folgen einer Unterlassung zu ermessen und der erforderlichen ärztlichen Aufklärung zu folgen und sie entsprechend zu verarbeiten, darf nicht gegen oder ohne seinen Willen behandelt werden (mit Ausnahme der Fälle, wo besondere Bestimmungen einen Untersuchungs- und/oder Behandlungszwang vorsehen, wie z.B. nach dem BSeuchG oder BGeschlG).

Prüfung
der Einwilligungsfähigkeit

Der behandelnde Arzt ist somit verpflichtet, die Einwilligungsfähigkeit des Patienten zu überprüfen. Entscheidend ist hier nicht die Geschäftsfähigkeit des Betroffenen, sondern seine natürliche Einsichts- und Steuerungsfähigkeit. Bei begründeten Zweifeln an der Einwilligungsfähigkeit des Betroffenen ist der Arzt verpflichtet, eine Betreuung mit dem Aufgabenkreis „Gesundheitsfürsorge" anzuregen. Betroffen sind v.a. Demenzkranke mit einer mittelgradigen und schweren Ausprägung der Symptomatik, weil sie meistens aufgrund hohen Alters und Multimorbidität auf eine medikamentöse Behandlung und häufige ärztliche Hilfe angewiesen sind (zur Problematik der Vorsorgevollmacht s. Abschn. 3).

Die Ansicht, daß Maßnahmen (z.B. die Behandlung einer bestehenden somatischen oder psychischen Störung mit entsprechenden Medikamenten), die bereits bei noch bestehender Einwilligungsfähigkeit des Patienten mit seinem Einverständnis eingeleitet wurden, trotz einer späteren Einwilligungsunfähigkeit fortgesetzt werden dürfen, ist umstritten.

Selbstverständlich sind bei Gefahr des Aufschubs notwendige ärztliche Maßnahmen auch bei einwilligungsunfähigen Menschen ohne weiteres gerechtfertigt. Da diese Maßnahmen aber meist nicht rückgängig zu machen sind, reicht zu ihrer Rechtfertigung nicht nur der Nachweis der Notwendigkeit im Sinne des Erforderlichkeitsgrundsatzes. Es muß auch die Gefahr für Leib und Leben des Betroffenen bestehen. Andernfalls kann und muß bis zu einer wirksamen Einwilligung zugewartet werden.

Zwangsbehandlung

Das Problem der Anwendung ärztlicher Maßnahmen gegen den Willen des Betroffenen, u.U. mit dem Einsatz physischer Gewalt, hat das BtG nicht geregelt.

Zwangsbehandlung ist auch nicht ausdrücklich verboten. In der BT-Drucksache 11/4528 wird lediglich darauf hingewiesen, daß lebensnotwendige Eingriffe nicht versagt werden dürfen, wenn ein Patient aufgrund seiner psychischen Krankheit oder geistigen oder seelischen Behinderung seine Behandlungsbedürftigkeit nicht erkennt und deshalb eine Behandlung ablehnt. Im Fall einer zivilrechtlichen Unterbringung ist die Einrichtung weder aus eigenem Recht noch aufgrund der Unterbringung selbst zu einer Zwangsbehandlung befugt (BT-Drucksache 11/4528). Eine entsprechende Einwilligung kann nur der Betreuer im Einzelfall erteilen. Dabei ist er verpflichtet, entsprechend § 1901 Abs. 2 BGB den Wünschen des Betreuten zu entsprechen, was auch für Wünsche gilt, die der Betroffene vor der Bestellung des Betreuers geäußert hat (s. Abschn. 2).

Nach § 1904 BGB bedarf der Betreuer zur Einwilligung in eine Untersuchung des Gesundheitszustandes, eine Heilbehandlung oder einen ärztlichen Eingriff der Genehmigung des Vormundschaftsgerichts, wenn die begründete Gefahr besteht, daß der Betreute aufgrund der Maßnahme stirbt oder einen schweren und länger dauernden gesundheitlichen Schaden erleidet. Ohne die Genehmigung darf die Maßnahme nur durchgeführt werden, wenn mit dem Aufschub Gefahr verbunden ist.

Bei der Beurteilung der Gefahr einer ärztlichen Maßnahme wird grundsätzlich von ihrer kunstfehlerfreien und den neuesten Erkenntnissen der medizinischen Wissenschaft entsprechenden Ausführung ausgegangen, wobei der Allgemeinzustand des Betroffenen zum Zeitpunkt der Genehmigung berücksichtigt werden muß. Maßgeblich sind nicht die subjektiven Befürchtungen des Betreuers, sondern die ärztliche Feststellung einer „objektiven, ernstlichen und konkreten Gefahr" (BT-Drucksache 11/6949 S. 73). Wenig wahrscheinliche, jedoch nicht auszuschließende Risiken werden nicht berücksichtigt. Das LG Berlin (LG Berlin – 83 T 423 und 426/92 – in BtPrax 93, 66) hält z.B. eine statistische Wahrscheinlichkeit eines bleibenden Schadens von 8–10% für ausreichend für die Annahme einer begründeten Gefahr.

Beurteilung der Gefahr einer ärztlichen Maßnahme

Zu den „schweren gesundheitlichen Schäden" werden in Anlehnung an § 224 StGB gezählt:
- Verlust eines wichtigen Gliedes des Körpers,
- Verlust des Sehvermögens auf einem oder beiden Augen,
- Verlust des Gehörs,
- Verlust der Sprache,
- Verlust der Zeugungsfähigkeit,
- erhebliche Entstellungen,
- Siechtum,
- Lähmung,
- Geisteskrankheit und (BT-Drucksache 11/6949, S. 73)
- schwere Nebenwirkungen von Medikamenten.

Für die Beurteilung des Schweregrades des Schadens ist das Ausmaß der Beeinträchtigung des Betroffenen in seiner alltäglichen Lebensführung bestimmend. Berücksichtigt wird nicht nur z.B. die Einschränkung der Beweglichkeit, Selbständigkeit und Kompetenz des Betroffenen, sondern auch die Beeinträchtigung seiner Lebensqualität durch die Reaktionen der Umgebung und der Öffentlichkeit auf die behandlungsbedingte Veränderung seines Aussehens oder Verhaltens. Unter diesen Gesichtspunkten ist z.B. eine gründliche Abwägung der Folgen einer unterlassenen Behandlung psychischer Störungen mit Neuroleptika gegen die möglichen Nebenwirkungen einer Therapie mit diesen Medikamenten, wie z.B. Spätdyskinesien, Störungen der Thermoregulation oder schwere Depressionen, notwendig.

Beurteilung des Schweregrades eines Schadens

In der Begründung des Regierungsentwurfs zum BtG (BT-Drucksache 11/4528) wird ein „längerer Zeitraum" mit 1 Jahr oder mehr angegeben. Bei außergewöhnlichen Schmerzen sind auch kürzere Zeitabschnitte denkbar. Reversible Nebenwirkungen der Medikamente werden unabhängig von ihrer Schwere nicht als „lang dauernd" betrachtet. Eine definitorische Verbindung von länger dauernden reversiblen Schäden mit der dadurch bedingten Behandlungsdauer, wie es Jürgens et al. (1994) vorgeschlagen haben („… der drohende Gesundheitsschaden… ist… als „länger dauernd" anzusehen…, wenn die hierdurch notwendige ärztliche Behandlung über die Dauer der ursprünglichen Erkrankung hinausgeht"), ist nicht sinnvoll und grundsätzlich abzulehnen. Bei dieser Interpretation würden die meisten Medikamente mit schweren reversiblen Nebenwirkungen (z. B. Kortikosteroide – Osteoporose, Neuroleptika – schwere iatrogene Depressionen oder Dyskinesien etc.) immer genehmigungspflichtig.

Notwendigkeit der Einzelfallprüfung

Ebenfalls abzulehnen ist eine scheinbare Objektivierung der Entscheidungsprozesse mit Hilfe einer Auflistung aller ärztlichen Maßnahmen, die grundsätzlich als genehmigungsbedürftig angesehen werden sollten (sog. Schreiber-Liste; Schreiber 1991, S. 1014 ff.). Solches Vorgehen würde ein sinnvolles ärztliches Handeln weitgehend verhindern und dem Grundgedanken des Betreuungsrechts, nämlich einer persönlichen und dem Wohl des Betroffenen dienenden Unterstützung, widersprechen. Eine genaue Überprüfung der möglichen Schäden muß in jedem Einzelfall erfolgen und neben der Maßnahme selbst auch den Allgemeinzustand des Patienten und seine soziale Lage berücksichtigen (Nedopil 1993; Wolter-Henseler 1994). Auch das bereits zitierte Urteil des LG Berlin (LG Berlin – 83 T 423 und 426/92 – in BtPrax 93, 66) bezieht sich auf einen Einzelfall und nicht auf die Behandlung mit Neuroleptika im allgemeinen: „Andererseits kann auch nicht jede nicht nur ganz kurzfristige Behandlung mit Psychopharmaka ohne Rücksicht auf die Besonderheiten des Einzelfalles als genehmigungspflichtig angesehen werden… . Dabei sind die besonderen Umstände des Einzelfalles, z. B. Alter, Konstitution und allgemeiner Gesundheitszustand des Betroffenen besonders zu berücksichtigen." Es wird schließlich darauf hingewiesen, daß „… bei medikamentöser Behandlung die Genehmigung zu versagen (ist), wenn die Nebenwirkungen so schwerwiegend sind, daß sie auch durch den Behandlungserfolg nicht mehr ausgewogen werden". Eine medikamentöse Behandlung zur Erzwingung der Krankheitseinsicht wird ebenfalls abgelehnt.

Klinische Prüfung eines Arzneimittels und klinisches Experiment

In der Fachliteratur wird immer noch unkritisch unter Hinweis auf die Begründung zum Regierungsentwurf (BT-Drucksache 11/4528, S. 142), die Meinung vertreten, daß laut Arzneimittelgesetz (§ 40 II AMG) der Betreuer in die klinische Prüfung eines Arzneimittels an dem Betreuten nicht einwilligen dürfe. Diese Interpretation, zutreffend für das klinische Experiment, würde aber den Betreuten von der Teilnahme an einem (u. U. lebensrettendem) Heilversuch, der ebenfalls zur klinischen Prüfung gehört, ausschließen, was wiederum den Bestimmungen des § 41 AMG widersprechen würde (Holzhauer 1992).

Es bleibt Aufgabe des Arztes, den Betreuer mit dem Aufgabenkreis „Gesundheitsfürsorge" über die Gefahren der Maßnahme und die zu erwartenden Schäden zu informieren, und schon aus Gründen eigener Sicherheit sich bestätigen zu lassen, daß das Vormundschaftsgericht die Einwilligung des Betreuers in die Maßnahme genehmigt hat. Der Arzt regt eine Genehmigung der Behandlung nach § 1904 BGB an, es ist aber nicht seine Sache, diese Genehmigung beim zuständigen Amtsgericht einzuholen.

Sterilisation

Die Sterilisation eines einwilligungsfähigen Volljährigen ist auf freiwilliger Basis ohne weiteres zulässig, so die herrschende Ansicht seit der Entscheidung des Bundesgerichtshofs von 1964, BGHSt 20, 81. Die Sterilisation eines Minderjährigen ist in jedem Falle unzulässig (§ 1631c BGB). Die Sterilisation eines nicht einwilligungsfähigen Volljährigen kann von einem besonders dazu bestellten Betreuer bewilligt werden, der nur diese einzelne Aufgabe haben darf (§ 1899 Abs. 2 BGB).

Sterilisation ist die auf Beseitigung der Fortpflanzungsfähigkeit gerichtete operative Unterbrechung von Ei- oder Samenleitern. Nicht unter § 1905 fallen daher ärztliche Eingriffe, bei denen der Verlust der Fortpflanzungsfähigkeit lediglich unerwünschte Nebenfolge ist, wie z. B. die Entfernung der Gebärmutter bei einer Krebsoperation. Weil der Verlust der Fortpflanzungsfähigkeit ein schwerer gesundheitlicher Schaden ist, findet auf solche Fälle § 1904 Anwendung; § 1905 ist Lex specialis zu § 1904 für Fälle, in denen gerade dieser „Schaden" gewollt ist. Die Vorschrift errichtet eine hohe Hürde. In geschichtlicher Betrachtung soll dadurch alles ausgeschlossen werden, was nur entfernt an das nationalsozialistische Erbgesundheitsgesetz von 1933 erinnern könnte. Damit erklärt sich v. a. die Vorschrift des § 1904 Abs. 1 Nr. 1, wonach die Sterilisation nicht gegen den Willen des Betreuten durchgeführt werden darf. Hier ist der „natürliche" Wille des nicht einwilligungsfähigen Betreuten zu beachten, und zwar noch im letzten Moment vor dem Eingriff durch den behandelnden Arzt. Die anderen Anforderungen des § 1905 prägen die „Erforderlichkeit" dieses nicht nur das Rechtsgut der Gesundheit, sondern auch das Persönlichkeitsrecht berührenden Eingriffs aus. Danach ist die Sterilisation nur zulässig, wenn

Rechtliche Definition

Anforderungen

* der Betreute auf Dauer einwilligungsunfähig bleiben wird,
* anzunehmen ist, daß es ohne die Sterilisation zu einer Schwangerschaft kommen würde,
* infolge dieser Schwangerschaft eine „Gefahr für das Leben oder die Gefahr einer schwerwiegenden Beeinträchtigung des körperlichen oder seelischen Gesundheitszustandes der Schwangeren zu erwarten wäre, die nicht auf zumutbare Weise abgewendet werden könnte", und
* die Schwangerschaft nicht durch andere zumutbare Mittel verhindert werden kann.

In dem der Sterilisation vorausgehenden Betreuungsverfahren spielen ärztliche Sachverständige eine wichtige Rolle. Zunächst sind in dem Verfahren zur Bestellung des Sterilisationsbetreuers die Voraussetzungen des § 1905 bereits von dem Sachverständigen zu beurteilen. Bei Prüfung der Einwilligungsfähigkeit hat er zu ermitteln, ob eine den individuellen Fähigkeiten des Betroffenen angepaßte sexualpädagogische Aufklärung stattgefunden hat und auf diese Weise versucht wurde, Einwilligungsfähigkeit herzustellen. Dabei dürfen die Anforderungen an die Einwilli-

Aufgaben des ärztlichen Sachverständigen

gungsfähigkeit aber nicht zu niedrig angesetzt werden, damit das Schutzsystem des § 1905 nicht unterlaufen wird. Hat der Betreuer seine Einwilligung in die Sterilisation erklärt, so hat das Gericht vor Erteilung der Genehmigung gemäß § 69d Abs. 3 S. 3 FGG Sachverständigengutachten einzuholen, die sich auf die psychologischen, sozialen, sonderpädagogischen und sexualpädagogischen Gesichtspunkte erstrecken. Der Sachverständige und der die Sterilisation ausführende Arzt dürfen nicht dieselbe Person sein (§ 69d Abs. 2 S. 2 FGG).

9 Die Rechtslage in Österreich

Die durch das Bundesgesetz über die Sachwalterschaft für behinderte Personen von 1984 geschaffenen §§ 273–283 des Österreichischen Allgemeinen Bürgerlichen Gesetzbuches haben dem deutschen BtG teilweise als Vorbild gedient, so daß nur der wichtigste Unterschied anzusprechen ist. Die Bestellung des Sachwalters hat zur Folge, daß der Betroffene im Wirkungskreis des Sachwalters nur noch beschränkt geschäftsfähig ist. Das Verfahren zur Bestellung eines Sachwalters ist in § 236 des Gesetzes über das Verfahren in Rechtsangelegenheiten außer Streitsachen geregelt.

Bundesgesetz über die Unterbringung psychisch Kranker in Krankenanstalten

Mit dem Bundesgesetz über die Unterbringung psychisch Kranker in Krankenanstalten (UbG) von 1991 wurde in Österreich das auf zersplitterten Rechtsgrundlagen beruhende überkommene „Anhaltungsrecht" ersetzt. Das UbG gilt jedoch nur für die Unterbringung in Anstalten und Abteilungen für Psychiatrie, nicht für geriatrische Stationen in Allgemeinkrankenhäusern, anderen Fachkliniken oder Pflegeheimen. Es gilt auch nur für psychisch Kranke, nicht für geistig Behinderte; deren Unterbringung in psychiatrischen Krankenhäusern ist nunmehr unzulässig. Das Gesetz unterscheidet nicht mehr zwischen öffentlich-rechtlicher und zivilrechtlicher Unterbringung. Der Unterbringungsgrund des § 3 UbG erfaßt daher sowohl die Fürsorge für den gefährdeten Betroffenen als auch die Gefährdung Dritter, aber jeweils nur von Leib und Leben, nicht auch von Sachgütern. Nach § 2 UbG liegt eine Unterbringung immer dann vor, wenn „Personen in einem geschlossenen Bereich angehalten oder sonst Beschränkungen ihrer Bewegungsfreiheit unterworfen werden". Ist die Unterbringung erfolgt, so enthält das UbG für weitergehende Beschränkungen der Bewegungsfreiheit in § 33 eine materielle Norm, die mit gesteigerter Erforderlichkeit, nämlich „Unerläßlichkeit", und mit der Verhältnismäßigkeit arbeitet. Der Kranke oder sein Vertreter hat das Recht, die Zulässigkeit der Maßnahme gerichtlich überprüfen zu lassen.

Verfahrensablauf

Die Initiative zur Unterbringung liegt bei der Verwaltungsbehörde, die gegen den Betroffenen zwangsweise vorgehen kann und einen Arzt des öffentlichen Sanitätsdienstes beiziehen muß. Endgültig liegt die Entscheidung über die Unterbringung bei der Anstaltsleitung; durch sie erfolgt die erste fachärztliche Beurteilung der Unterbringungsvoraussetzungen. Erst danach kommt das gerichtliche Verfahren. Erstinstanzlich läuft es auch räumlich innerhalb der Anstalt ab. Nach einer Erstanhörung kommt es zur mündlichen Verhandlung, der die Begutachtung durch einen nicht der Anstalt angehörenden sachverständigen Arzt vorausgehen muß. Hat der Betroffene einen Sachwalter mit dem entsprechenden Geschäftskreis, so wird er von diesem in der Verhandlung vertreten. Im übrigen gibt es in jeder psychiatrischen Anstalt den Patientenanwalt sowohl als Vertreter im gerichtlichen Unterbringungsverfahren als auch in der Funktion, die Rechte der Kranken innerhalb der Anstalt wahrzunehmen.

10 Die Rechtslage in der Schweiz

Im schweizerischen Recht umfaßt der weite Begriff der Handlungsfähigkeit (Zivilgesetzbuch Art. 12) auch die Geschäftsfähigkeit. Die Handlungsfähigkeit geht nach Art. 17 dem ab, der nicht urteilsfähig ist. Das sind nach Art. 16 Personen, denen „infolge Geisteskrankheit, Geistesschwäche, Trunkenheit oder ähnlichen Zuständen die Fähigkeit mangelt, vernunftgemäß zu handeln". Im Unterschied zum deutschen Recht wird die Urteilsfähigkeit relativ verstanden: „Das Schweizerische Recht kennt keine abstrakte Feststellung der Urteilsfähigkeit, sondern setzt sie immer in Beziehung zu einer bestimmten Handlung und zu einer bestimmten Situation" (Grossen 1967, S. 319).

Handlungsfähigkeit

Auch die positiven Rechtswirkungen, die sich an einen psychisch-mentalen Defekt anschließen können, sind noch die des 1912 in Kraft getretenen ZGB. Sie sind dreifacher Art:

1. Nach Art. 369 gehört unter Vormundschaft „jede mündige Person, die infolge von Geisteskrankheit oder Geistesschwäche ihre Angelegenheiten nicht zu besorgen vermag, zu ihrem Schutz dauernd des Beistandes und der Fürsorge bedarf oder die Sicherheit anderer gefährdet". Die Stellung unter Vormundschaft bedeutet den Verlust der Handlungsfähigkeit (Art. 17), ist also eine Entmündigung. Grundsätzlich erfolgt eine Entmündigung von Amts wegen; nach Art. 372 kann einer Person auch auf ihr Begehren ein Vormund gegeben werden, „wenn sie dartut, daß sie infolge von Altersschwäche oder anderen Gebrechen oder von Unerfahrenheit ihrer Angelegenheiten nicht gehörig zu besorgen vermag". Anders als nach früherem deutschem Recht bleibt der Entmündigte, wenn er konkret urteilsfähig ist, beschränkt handlungsfähig; er kann höchstpersönliche Rechte allein ausüben und sogar ein Testament errichten.

Entmündigung

2. Die Beistandschaft des schweizerischen Rechtes leidet darunter, daß die tatbestandlichen Voraussetzungen in Art. 392 („Krankheit") und Art. 393 („Unfähigkeit einer Person, die Verwaltung ihres Vermögens selbst zu besorgen") dürftig sind. Erst infolge der gerichtlichen Auslegungspraxis haben sie heute die Bedeutung, daß ein geistiges Gebrechen vorliegen muß. Dann erlaubt Art. 392 eine Vertretungsbeistandschaft, die die Personen- wie die Vermögenssorge betreffen kann. Dagegen betrifft die Verwaltungsbeistandschaft des Art. 393 nur die interne Vermögensverwaltung. In der Praxis herrscht eine kombinierte Beistandschaft. Beistandschaft wird in erster Linie von Amts wegen angeordnet; ein Beistand kann aber unter den gleichen Voraussetzungen wie ein Vormund auch auf eigenes Begehren des Betroffenen gegeben werden (Art. 394).

Beistandschaft

Beiratschaft

3. Zwischen der allumfassenden, in die Handlungsfähigkeit eingreifenden Entmündigung und der auf den Einzelfall zugeschnittenen Beistandschaft, welche die Handlungsfähigkeit nicht berührt, steht die Beiratschaft. Sie beschränkt die Fähigkeit des Betroffenen, am Rechtsleben teilzunehmen, nur partiell. Wie bei der Beistandschaft sind die tatbestandlichen Voraussetzungen der Beiratschaft vom Gesetz in Art. 395 nur damit angedeutet, daß „für die Entmündigung einer Person kein genügender Grund vorliegt, gleichwohl aber zu ihrem Schutze eine Beschränkung der Handlungsfähigkeit als notwendig erscheint". Nach herrschender Auslegung muß entweder die geistige Störung oder das Schutzbedürfnis partiell sein, damit ein Beirat gegeben wird. Der Betroffene braucht für wichtige, enumerativ aufgeführte Vermögensgeschäfte die Mitwirkung des Beirats; auch kann ihm die Verwaltung des Vermögens entzogen werden. Auch ein Beirat wird sowohl von Amts wegen wie auf eigenes Begehren bestellt. Wer einen Beirat erhalten soll, muß noch urteilsfähig sein. Weil ihm die Bestellung des Beirats die Handlungsfähigkeit nur auf Teilbereichen entzieht, muß er im übrigen noch selbst am Rechtsverkehr teilnehmen können.

Fürsorgerische
Freiheitsentziehung

Die Materie des deutschen Unterbringungsrechts ist in der Schweiz im Vorgriff auf die Reform des gesamten Vormundschaftsrechtes 1977 unter der Überschrift „Fürsorgerische Freiheitsentziehung" in den Art. 397 a–f ZGB neu geregelt worden. Danach gibt es keinen Unterschied zwischen einer privatrechtlichen und öffentlich-rechtlichen Unterbringung. Von irgendwelchen vormundschaftsrechtlichen Maßnahmen ist die Unterbringung völlig abgekoppelt. Nach Art. 397 a ZGB unterliegt der Unterbringung oder Zurückbehaltung, wer „wegen Geisteskrankheit, Geistesschwäche, Trunksucht, anderen Suchterkrankungen oder schwerer Verwahrlosung die nötige persönliche Fürsorge nicht anders erhalten kann". Dabei ist „auch die Belastung zu berücksichtigen, welche die Person für ihre Umgebung bedeutet". Nach Art. 397 e ZGB darf bei psychisch Kranken nur unter Beizug von Sachverständigen entschieden werden.

11 Literatur

Holzhauer H (1992) Zur klinischen Prüfung von Medikamenten an Betreuten. NJW 37:2325–2331

Jürgens A, Kröger D, Marschner R, Winterstein P (1991) Das neue Betreuungsrecht. Eine systematische Gesamtdarstellung. Beck, München

Laufs A (1993) Arztrecht. Beck, München

Miles SH, Irvine P (1992) Death caused by physical restraints. Gerontologist 23:762–766

Nedopil N (1993) Diskussion: Die medikamentöse Versorgung als Heilbehandlung gemäß § 1904 BGB. Erwiderung auf den Beitrag von Schreiber. FamRZ 1/93:24–26

Schreiber LH (1991) Die medikamentöse Versorgung als Heilbehandlung gemäß § 1904 BGB n. F. im zukünftigen Betreuungsrecht. FamRZ 9/91:1014–1022

3. Vormundschaftsgerichtstag (1993) Materialien und Ergebnisse. Bundesanzeiger, Köln

Wolter-Henseler DK (1994) Betreuungsrecht und Arzneimittel-wann ist eine medikamentöse Behandlung genehmigungspflichtig im Sinne des § 1904 BGB? BtPrax 3:183–190

Rechtliche Beurteilung psychisch Kranker in bezug auf Geschäfts-, Testier-, Einwilligungs-, Verhandlungs- und Schuldfähigkeit

H. SASS und H.-L. KRÖBER

1 Voraussetzungen gutachterlicher Beurteilung

„Rechtliche Beurteilung psychisch Kranker" setzt die psychische Krankheit der betroffenen Person bereits voraus und grenzt die Problematik auf die Beurteilung der *Folgen* dieser Krankheit für die rechtlichen Fähigkeiten der betroffenen Person ein. In der Praxis ist dies keineswegs regelhaft der Fall, sondern oft soll gutachterlich zunächst gesichert werden, ob überhaupt eine psychische Krankheit oder eine andere gravierende psychische Störung vorliegt. So ist denn bei allen psychiatrischen Gutachten mit rechtlichen Fragestellungen ein zweistufiges Verfahren, besonders klar herausgearbeitet von K. Schneider (1948), obligatorisch:

Zweistufiges Beurteilungsverfahren

1. muß geprüft werden, ob eine psychische Störung vorliegt und wie diese gemäß psychiatrischer Diagnostik zu benennen ist;
2. muß ausgehend von Diagnose und Befund geprüft werden, wie sich diese Störung auf die jeweils nachgefragte Fähigkeit auswirkt.

Dieses zweistufige Verfahren gilt grundsätzlich gleichermaßen für die Begutachtung von Arbeits-, Erwerbs-, Berufs-, Geschäfts-, Testier-, Einwilligungs-, Vernehmungs-, Verhandlungs- und Schuldfähigkeit (Einsichts- und Steuerungsfähigkeit) und weiterer Fähigkeiten, z. B. auch der Kraftfahreignung und der Zeugentüchtigkeit psychisch Kranker.

- psychiatrische Diagnose

Der 1. Schritt beinhaltet die umfassende psychiatrische Exploration einschließlich der medizinischen Anamnese sowie die Auswertung der vorhandenen Akteninformationen unter der Fragestellung, ob sich daraus Anhaltspunkte für eine psychische Erkrankung ergeben. Die Befunderhebung wird zusammengefaßt in einer psychiatrischen Diagnose, die sich zum Zwecke der eindeutigen Verständigung an den aktuell gültigen Klassifikationsmanualen orientiert (ICD-10, DSM-IV). Dem Gutachter muß, dem befaßten Juristen sollte klar sein, daß diese Klassifikations- und Diagnosemanuale jeweils vorläufigen und veränderlichen Konventionen entsprechen und daß eine psychiatrische Diagnose an sich noch keine direkte Aussage über die Beeinträchtigung einer Fähigkeit erlaubt.

- Fähigkeitsbeurteilung

Gerade deshalb ist der 2. Schritt der fallbezogenen konkreten Umsetzung des erhobenen Befundes auf die Beurteilung der jeweils fraglichen Fähigkeit eine eigenständige und ebenso wichtige Aufgabe des Gutachters wie die Befunderhebung. Der Rechtsbegriff der „Fähigkeit" ist in aller Regel nicht positiv definiert, sondern unterstellt den für alle Erwachsenen anzunehmenden Normalfall. Daß von einer Fähigkeit im konkreten Fall kein Gebrauch gemacht wurde, beweist nicht bereits deren Fehlen. Die *Einschränkung* oder *Aufhebung* der jeweiligen Fähigkeit ist zumeist durch einen knappen Gesetzestext definiert bzw. sie wird in höchstrichterlichen Urteilen ausführlicher dargestellt. Es obliegt dem Gutachter, sich darüber klar zu werden, wie eine Einschränkung oder Aufhebung der jeweils gefragten Fähigkeit rechtlich definiert ist. Ist dies geklärt, so ist, gestützt auf eine gezielte Exploration und die Anwendung klinischen Wissens über typische Beeinträchtigungen beim jeweiligen Störungsbild, die Art und das Ausmaß der Beeinträchtigungen im Gutachten plastisch darzulegen.

Die Begutachtung unter der Fragestellung, ob eine bestimmte rechtliche Fähigkeit durch eine psychische Störung beeinträchtigt war, obliegt dem Psychiater. Allein der Psychiater verfügt über das gesamte Spektrum klinischer Kenntnisse von krankhaften psychischen Störungen bis weit in das Feld normaler seelischer Abläufe hinein, über Abhängigkeitserkrankungen, sexuelle Deviationen und Persönlichkeitsstörungen bis hin zu den normalpsychologisch nachvollziehbaren Anpassungsstörungen und akuten abnormen psychischen Reaktionen. Erst die Vertrautheit mit diesem breiten Spektrum ermöglicht eine uneingeschränkte, dann aber auch gezielte Exploration, die keine Störungsmöglichkeit außer acht läßt und mithin Voraussetzung einer zuverlässigen Differentialdiagnostik ist.

Begutachtung durch den Psychiater

Dabei gilt für die Beurteilung der unterschiedlichen Fallgruppen das Prinzip des psychopathologischen Referenzsystems (Saß 1985), das im Vergleich der jeweils vorliegenden Symptomatik mit dem breiten psycho(patho)logischen Erfahrungshintergrund von den krankhaften seelischen Verfassungen besteht, die mit hohem Evidenzcharakter den markantesten Typus psychischer Störung ausmachen. Die Einschätzung der seelischen Phänomene geschieht vor dem Hintergrund biographischer Kenntnisse von langen Verläufen in gesunden und kranken Entwicklungsstadien des Lebens, von Reaktionsweisen unter konflikthaften Belastungen und von Einflüssen der therapeutischen Bemühungen ebenso wie der natürlichen Reifungs- und Alterungsschritte. Entgegen einem häufigen Mißverständnis in der forensischen Diskussion bedeutet das psychopathologische Vorgehen keine Beschränkung in der Beurteilung auf pathologische psychische Erscheinungen, sondern die Psychopathologie gründet selbstverständlich auf dem gesamten Erfahrungsbereich des mit den pathologischen und normvarianten psychischen Phänomenen kontrastierenden gesunden Seelenlebens.

Prinzip des psychopathologischen Referenzsystems

Dieser Beitrag kann selbstverständlich kein Lehrbuch der forensischen Psychiatrie (Venzlaff u. Foerster 1994; Nedopil 1996) ersetzen, sondern nur den aktuellen Stand der rechtlichen Beurteilung psychisch Kranker festhalten. Außer acht bleiben müssen hier auch die fakultativ mit klarer Indikations- und Fragestellung zu ergänzenden Untersuchungen, insbesondere die testpsychologische Zusatzdiagnostik. Nachfolgend wird zunächst die (zivilrechtliche) Geschäftsfähigkeit erörtert, dann die Verhandlungsfähigkeit und abschließend die (strafrechtliche) Schuldfähigkeit.

2 Geschäftsfähigkeit

Geschäftsfähigkeit ist die Fähigkeit, eigenverantwortlich durch Rechtsgeschäfte, also durch Willenserklärungen und Verträge, gewollte Rechtsfolgen herbeizuführen. Um wirksam Geschäfte abzuschließen, bedarf es der Geschäftsfähigkeit. *Geschäftsunfähig* sind Kinder bis einschließlich 6 Jahre. *Beschränkt geschäftsfähig* sind Kinder ab 7 Jahre und Jugendliche bis zur Vollendung des 18. Lebensjahrs: Sie bedürfen zu Geschäften, sofern sie ihnen nicht ausschließlich vorteilhaft sind, der Zustimmung der Eltern als gesetzliche Vertreter.

Definition

Testierfähigkeit und Einwilligungsfähigkeit sind im Grunde Spezialfälle der Geschäftsfähigkeit, angewandt auf bestimmte Rechtsgeschäfte.

2.1 Allgemeine Geschäftsfähigkeit

Geschäftsunfähigkeit

Geschäftsfähigkeit wird beim Volljährigen vorausgesetzt. Geregelt ist die Geschäftsunfähigkeit in § 104 des Bürgerlichen Gesetzbuches (BGB). Geschäftsunfähig ist danach:

1. wer nicht das 7. Lebensjahr vollendet hat;
2. wer sich in einem die freie Willensbestimmung ausschließenden Zustande krankhafter Störung der Geistestätigkeit befindet, sofern der Zustand nicht seiner Natur nach ein vorübergehender ist.

- vorübergehende

Für bloß vorübergehende Zustände, z. B. vorübergehende hochgradige Bewußtseinstrübung („Bewußtlosigkeit"), z. B. im Rahmen eines epileptischen Anfallsgeschehens, Beeinträchtigungen durch hohes Fieber oder durch Rauschzustände gilt § 105 Abs. 2 BGB: „Nichtig ist auch eine Willenserklärung, die im Zustande der Bewußtlosigkeit oder vorübergehenden Störung der Geistestätigkeit abgegeben wird." Nach Ende des Zustandes liegt keine Beeinträchtigung der Geschäftsfähigkeit mehr vor.

- natürliche

Der nach § 104 Abs. 2 BGB Geschäftsunfähige kann nicht mehr selbst, sondern nur durch seinen rechtlichen Vertreter am rechtsgeschäftlichen Verkehr teilnehmen. Durch vormundschaftsgerichtliche Entscheidung kann im Rahmen z. B. des Betreuungsverfahrens (s. Kap. 15 in diesem Band) Geschäftsunfähigkeit festgestellt werden, sie gilt dann qua gerichtlicher Entscheidung. Unabhängig davon liegt immer dann natürliche Geschäftsunfähigkeit vor, wenn eine nicht nur vorübergehende krankhafte Störung der Geistestätigkeit besteht, welche die freie Willensbestimmung ausschließt. Solche Zustände, in denen z. B. Verträge geschlossen oder gekündigt wurden (Miet-, Kauf-, Darlehensverträge etc.), führen zur Nichtigkeit der geschlossenen Verträge, wenn im nachhinein die natürliche Geschäftsunfähigkeit für diesen Zeitpunkt bewiesen werden kann. Geschäftsfähigkeit liegt vor bis zum Beweis des Gegenteils, d.h. Geschäfts*un*fähigkeit muß bewiesen werden.

Gutachterliche Fragestellungen

Gutachterliche Fragestellungen beziehen sich also außerhalb von betreuungsrechtlichen Begutachtungen auf 2 mögliche Fragestellungen:

1. ob zum Zeitpunkt des Rechtsgeschäfts eine vorübergehende krankhafte Störung der Geistestätigkeit vorlag, welche die freie Willensbestimmung ausschloß (§ 105 Abs. 2 BGB), also z. B. ein epileptischer Anfall mit komplexer Symptomatik oder ein Rausch;

2. ob zum Zeitpunkt des Rechtsgeschäfts Geschäftsunfähigkeit im Sinne von § 104 Abs. 2 BGB vorlag, also eine nicht nur kurzdauernde krankhafte Störung der Geistestätigkeit, die die freie Willensbestimmung ausschloß. Dieser Verdacht entsteht im Regelfall bei einem Demenzprozeß, einer psychotischen Erkrankung, also einer nicht nur kurzfristigen hirnorganisch bedingten Störung, einer schizophrenen oder einer manisch-depressiven Erkrankung. Grundsätzlich besteht diese Möglichkeit aber auch bei schwe-

ren Persönlichkeitsstörungen, abnormen Reaktionen, Schwachsinn etc., sofern sie im Schweregrad psychischen Krankheiten vergleichbar sind.

Wie auch sonst sind solche Begutachtungen retrospektiv für einen zurückliegenden Zeitpunkt durchzuführen. Notwendig ist, wie eingangs erörtert, ein *zweistufiges Verfahren*. Zu klären ist:

Retrospektive Begutachtung

1. Lag eine „krankhafte Störung der Geistestätigkeit" vor? Die Klärung dieser Frage stützt sich auf eine möglichst umfassende Befunderhebung und psychiatrische Diagnostik.

– der Krankhaftigkeit der Störung

2. Führte diese Störung zu einem Ausschluß der freien Willensbestimmung? Gemeint ist damit eine Aufhebung der „normalen Bestimmbarkeit durch normale Motive" (Aschaffenburg) oder der „normalen Bestimmbarkeit durch vernünftige Erwägungen" (Reichsgericht). Das Reichsgericht urteilte 1918, als geschäftsunfähig nach § 104 Ziff. 2 BGB sei „derjenige anzusehen, dessen Erwägungen und Willensentschlüsse nicht mehr auf einer der allgemeinen Verkehrsauffassung entsprechenden Würdigung der Außendinge und Lebensverhältnisse beruhen, sondern durch krankhaftes Empfinden, krankhafte Vorstellungen und Gedanken oder durch Einflüsse dritter Personen dauernd derart beeinflußt werden, daß sie tatsächlich nicht mehr frei sind, vielmehr sich den genannten regelwidrigen Einwirkungen schranken- und hemmungslos hingeben und von ihnen widerstandslos beherrscht werden" (Diederichsen 1994). Die Beantwortung dieser Fragen verlangt eine Anwendung klinischen Wissens über die betroffene Person im Hinblick auf Willens-, Entscheidungs- und Handlungsprozesse.

– der Konsequenzen für die freie Willensbestimmung

Der Verdacht auf Geschäftsunfähigkeit ergibt sich daraus, daß bei einer solchen Erkrankung eine krankhaft veränderte Selbst- und Weltsicht besteht, welche die Voraussetzungen freier Willensbestimmung aufhebt. Hirnorganische Erkrankungen, die mit erheblichen Beeinträchtigungen der Informationsaufnahme und/oder des Gedächtnisses einhergehen (z. B. fortgeschrittene vaskuläre oder Alzheimer-Demenz), führen zu einer Aufhebung der Geschäftsfähigkeit, weil dem Betroffenen die für eine freie Willensbildung notwendigen entscheidungsrelevanten Grundlagen kognitiv nicht mehr zur Verfügung stehen oder ihre affektive Besetzung krankheitsbedingt verändert ist. Auch die mehr oder weniger reinen affektiven Störungen im Rahmen einer hirnorganischen Erkrankung (wie chronische euphorische, depressive oder reizbare Verstimmungen) können die Willensfähigkeit und Entschlußbildung beeinträchtigen. Gleiches gilt verständlicherweise für eine krankhafte Abulie, eine hochgradige äußere Willensbeeinflußbarkeit, wie sie bei manchen hirnorganischen Erkrankungen, bei Schwachsinnigen, aber auch bei schizophrenen Erkrankungen vorliegen kann.

Krankhaft veränderte Selbst- und Weltsicht

Zu den umschriebenen Anwendungen der Geschäftsfähigkeit gehört die Prozeßfähigkeit oder prozessuale Geschäftsfähigkeit. Gemeint ist die Fähigkeit, einen Prozeß selbst oder durch einen selbst bestellten Vertreter führen zu lassen, also Prozeßhandlungen selbst wirksam vorzunehmen oder vornehmen zu lassen. Sie ist etwas völlig anderes als Verhandlungsfähigkeit (s. unten).

Prozeßfähigkeit

2.2 Testierfähigkeit

Definition

Testierfähigkeit ist ein weiterer Sonderbereich der Geschäftsfähigkeit. Geschäftsunfähige können kein Testament errichten und keinen Erbschaftsvertrag schließen. Darüber hinaus gilt § 2249 Abs. 4 BGB: Ein Testament kann nicht errichten, wer wegen krankhafter Störung der Geistestätigkeit, wegen Geistesschwäche oder wegen Bewußtseinsstörung nicht in der Lage ist, die Bedeutung einer von ihm abgegebenen Willenserklärung einzusehen und nach dieser Einsicht zu handeln.

Voraussetzungen

Testierfähigkeit erfordert nach höchstrichterlicher Rechtsprechung, daß der Erblasser zu der Vorstellung fähig ist, daß er ein Testament errichtet und welchen Inhalt die darin enthaltenen letztwilligen Verfügungen haben. Er muß in der Lage sein, sich ein klares Urteil darüber zu bilden, welche Tragweite seine Anordnungen haben, insbesondere welche Wirkungen sie auf die persönlichen und wirtschaftlichen Verhältnisse der Betroffenen ausüben. Nach einem so gebildeten Urteil muß der Testierende frei von Einflußnahmen Dritter handeln können, was nicht ausschließt, daß er kraft eigenen Entschlusses Anregungen Dritter berücksichtigt. Er muß über diese Vorstellungsfähigkeit hinaus imstande sein, den Inhalt des Testaments von sich aus zu bestimmen und auszudrücken.

Beurteilungsverfahren

Manche Testamente werden nach dem Tod des Erblassers angefochten mit dem Einwand, dieser sei zum Zeitpunkt der Testamentserrichtung testierunfähig gewesen. Der psychiatrische Gutachter hat in der Regel nicht mehr die Möglichkeit einer direkten Untersuchung der betreffenden Person, sondern muß anhand der Akteninhalte, ggf. auch durch gezielte Zeugenbefragungen im Rahmen einer richterlichen Anhörung abklären, ob für den fraglichen Zeitpunkt eine relevante psychische Erkrankung vorlag. Dies ist in all den Fällen anzunehmen, die oben auch in Hinsicht auf die natürliche Geschäftsunfähigkeit angesprochen wurden; der häufigste Fall ist der einer fortgeschrittenen Demenz. Diese ist oftmals aber gar nicht streitig; eingewandt wird jedoch, der Erblasser könne sich doch zum Zeitpunkt der Testamentserrichtung in einem „luziden Intervall" befunden haben.

Luzide Intervalle

Die Figur des sog. luziden Intervalls entspringt einer Vorstellung von Geisteskrankheit, die als dauerhafter Prozeß der geistigen Zerrüttung gesehen wurde (entsprechend § 104 Nr. 2 BGB). Sie bezieht sich auf die bei Schaffung des BGB bekannte klinische Erfahrung, daß es auch solche psychische Krankheiten gibt, die wie die manisch-depressive, nur phasenweise vorliegen und von psychopathologisch unauffälligen, luziden

- von langer Dauer

Intervallen abgelöst werden, die Wochen oder Monate, ja bisweilen Jahre andauern. Während *dieser* luziden Intervalle besteht Geschäftsfähigkeit (vgl. Diederichsen 1994).

- von kurzer Dauer

Gutachterliche Fehler jedoch ergeben sich daraus, daß immer wieder in Verfahren zur Testier- und Geschäftsfähigkeit die Forderung gestellt wird, kurze, nämlich wenige Stunden oder gar noch kürzer anhaltende luzide Intervalle auszuschließen, in denen just das Testament unterzeichnet oder ein Vertrag abgeschlossen wurde. Das ist aus psychiatrischer Sicht unsinnig, entsprechend eindeutig haben sich auch die forensischen

Psychiater zumindest in den letzten Jahrzehnten geäußert (Rasch u. Bayert 1985; Rose 1986; Foerster 1994). Im Verlauf einer akuten Krankheitsphase ist nicht von einer kurzdauernden Rückgewinnung der Geschäfts- oder Testierfähigkeit auszugehen, weil den kurzen Moment übergreifend ein grundsätzlicher, krankhaft gewandelter Weltbezug vorliegt, der nicht für Stunden in seinen wesentlichen Vorgaben korrigiert ist, auch wenn der Kranke momentan geordnet erscheint.

Bei irreversibel fortgeschrittenen hirnorganischen Erkrankungen ist das luzide Intervall klinisch nichts anderes als eine relative Zustandsbesserung, die am grundsätzlichen Gedächtnisverlust und damit am Verlust eines lebensgeschichtlichen und personalen Rahmens für wertende Entscheidungen nichts ändert. Entsprechendes gilt auch für schizophren oder affektpsychotisch Erkrankte, mit seltenen Ausnahmen wie z. B. Patienten mit raschen und häufigen Phasenwechseln, bei denen nachweislich auch kurze freie Intervalle eingestreut sind.

Luzide Intervalle als relative Zustandsbesserung

Insgesamt aber ist die Figur des luziden Intervalls, soweit damit Stunden oder ganz wenige Tage anhaltende Zustände gemeint sind, obsolet. Klinisch vorfindlich sind solche dramatischen Zustandswechsel nur mit umgekehrten Vorzeichen, nämlich wenn es bei einem sonst psychisch gesunden Menschen zu vergleichsweise kurz dauernden Zuständen starker psychischer Beeinträchtigung kommt, also z.B. bei Intoxikationszuständen oder bei passageren, z. B. herzbedingten Hirndurchblutungsstörungen bei einem ansonsten hirngesunden Menschen. Hier ist die Figur des luziden Intervalls entbehrlich, weil keine überdauernde psychische Erkrankung vorliegt, sondern jeweils kurzdauernd ein Zustand im Sinne von § 105 Abs. 2 BGB, dessen Beginn und Ende ohnehin benannt werden muß.

2.3 Einwilligungsfähigkeit

Einwilligungsfähigkeit meint die Fähigkeit, rechtlich wirksam die Einwilligung zu medizinischen Heilmaßnahmen, zu Eingriffen oder zur Teilnahme an wissenschaftlichen Studien zu geben. Zur näheren Definition wird auf Kap. 18 in diesem Band verwiesen.

Definition

Es bestehen viele Überschneidungen zwischen den Kriterien zur Beurteilung der Einwilligungsfähigkeit und denen zur Beurteilung der Testierfähigkeit sowie der Geschäftsfähigkeit schlechthin. Auch hier ist ein zweistufiges Verfahren erforderlich, das zunächst prüft, ob eine psychische Störung vorliegt, und im 2. Schritt beurteilt, wie sich diese auf die Einwilligungsfähigkeit auswirkt.

Beurteilungsverfahren

Zu prüfen sind dafür jeweils 4 für die Einwilligung erforderliche Fähigkeitsbereiche:
1. die Fähigkeit, einen bestimmten Sachverhalt zu *verstehen*;
2. die Fähigkeit, die Information in rationaler Weise zu *verarbeiten*;
3. die Fähigkeit, die Information angemessen zu *bewerten*, und
4. die Fähigkeit, den eigenen *Willen* auf der Grundlage von Verständnis, Verarbeitung und Bewertung der Information zu *bestimmen* und zu *äußern*.

Erforderliche Fähigkeitsbereiche

3 Verhandlungs-, Haft- und Vernehmungsfähigkeit psychisch Kranker

Verhandlungsfähigkeit

Definition

Verhandlungsfähigkeit ist nach den Kommentaren zur Strafprozeßordnung die Fähigkeit eines Beschuldigten, in oder außerhalb der Verhandlung seine Interessen vernünftig wahrzunehmen, die Verteidigung in verständiger und verständlicher Weise zu führen sowie Prozeßerklärungen abzugeben und entgegenzunehmen.

Voraussetzungen

Verhandlungsfähigkeit umfaßt somit die Fähigkeiten, Verfahrenshandlungen der Hauptverhandlung geistig zu folgen, Verfahrensbefugnisse auszuüben und Verfahrenspflichten zu erfüllen. Der Angeklagte soll imstande sein, die Erklärungen anderer Verfahrensbeteiligter zu verstehen und eigene Anliegen diesen gegenüber verständlich vorzubringen. Neben einer passiven Teilnahme erfordert sie die Fähigkeit zur aktiven Wahrnehmung der Rechtsinteressen. Verhandlungsfähigkeit ist Prozeßvoraussetzung *außer* im Unterbringungsverfahren nach § 63 StGB. Gegen den, der sich vorsätzlich in den Zustand der Verhandlungsunfähigkeit versetzt (Rausch), kann in Abwesenheit verhandelt werden (§§ 231, 231a StPO).

Feststellung

Die Verhandlungsfähigkeit kann aufgrund psychischer und/oder physischer Krankheit ausgeschlossen sein. Sie wird nur durch schwere körperliche oder seelische Mängel oder Krankheiten aufgehoben. Ob ein Beschuldigter verhandlungsunfähig ist, ist eine allein vom Gericht zu entscheidende Rechtsfrage. Der Sachverständige liefert lediglich Entscheidungsgrundlagen. Das Gericht kann nach § 81 StPO einen Angeschuldigten für maximal 6 Wochen in ein öffentliches psychiatrisches Krankenhaus einweisen zur gutachterlichen Prüfung seiner Verhandlungsfähigkeit.

Medizinische Gutachten

Das ambulante wie das stationäre Gutachten hat Feststellungen zu treffen zu Diagnose, Ursache der Erkrankung, voraussichtlicher Dauer unter Berücksichtigung aller Therapiemöglichkeiten, Auswirkungen der Störung auf die Teilnahme des Beschuldigten an der Hauptverhandlung unter Angabe der individuellen Belastbarkeit im Hinblick auf den Ablauf eines Prozesses und die gesundheitliche Gefährdung hierdurch. Mögliche unterstützende Maßnahmen zur Sicherung der Verhandlungsfähigkeit sind die Anwesenheit eines Arztes im Gerichtssaal sowie die Festlegung einer begrenzten täglichen und wöchentlichen Verhandlungsdauer.

Somatische und psychische Ursachen der Verhandlungsunfähigkeit

In der Regel wird Verhandlungsunfähigkeit aus internistischen und sonstigen somatischen Gründen geltend gemacht. Im psychiatrischen Bereich sind v. a. eine (inzwischen eingetretene) Demenz und sonstige schwere organische Psychosen mögliche Gründe dauerhafter Verhandlungsunfähigkeit; akute floride Psychosen bedingen zumeist nur eine vorübergehende Verhandlungsunfähigkeit. Es gibt keine Anhaltspunkte für die Annahme, daß die Teilnahme an einer Gerichtsverhandlung als Angeklagter oder Zeuge generell ein Gesundheitsrisiko für einen psychisch labilen oder kranken Menschen darstellt; vielfach kann die dadurch bewirkte Klärung einer belastenden Situation auch vorteilhafte Folgen haben.

Haftfähigkeit

Haftfähigkeit (Vollzugstauglichkeit, Vollzugsfähigkeit) ist die Fähigkeit eines Beschuldigten oder Verurteilten, in einer Einrichtung des Strafvollzugs leben zu können, Freiheitsentzug ohne besondere und ernste Gefahr für Gesundheit oder Leben zu ertragen, und den Sinn und Zweck der Verbüßung einer Freiheitsstrafe zu erkennen. Bei der Feststellung der Haftfähigkeit handelt es sich um eine richterliche Entscheidung, für die die medizinische Befundlage nur einen Teil der Beurteilungsgrundlage darstellt.

Definition

Unterschieden wird zwischen Erkrankungen, die *vor* Haftbeginn auftreten, und solchen, die während der Strafhaft beginnen. So heißt es in § 455 Strafprozeßordnung (StPO): „1) Die Vollstreckung einer Freiheitsstrafe ist *aufzuschieben*, wenn der Verurteilte in Geisteskrankheit fällt. 2) Dasselbe gilt für andere Krankheiten, wenn von der Vollstreckung eine nahe Lebensgefahr für den Verurteilten zu besorgen ist." Der Haftaufschub ist in diesen Fällen also zwingend.

Unterscheidung nach dem Zeitpunkt der Erkrankung – vor Haftantritt

Anders verhält es sich, wenn die psychische Krankheit während der Haft auftritt, dann gilt eine Kann-Vorschrift nach § 455 StPO Abs. 4: „Die Vollstreckungsbehörde *kann* die Vollstreckung einer Freiheitsstrafe *unterbrechen*, wenn 1. der Verurteilte in Geisteskrankheit verfällt, 2. wegen einer Krankheit von der Vollstreckung eine nahe Lebensgefahr für den Verurteilten zu besorgen ist oder 3. der Verurteilte sonst schwer erkrankt und die Krankheit in einer Vollzugsanstalt oder einem Anstaltskrankenhaus nicht erkannt oder behandelt werden kann und zu erwarten ist, daß die Krankheit voraussichtlich für eine erhebliche Zeit fortbestehen wird. Die Vollstreckung darf nicht unterbrochen werden, wenn überwiegende Gründe, namentlich der öffentlichen Sicherheit, entgegenstehen" (Hervorhebungen durch die Autoren). Falls solche Gründe entgegenstehen, erfolgt die Behandlung eines psychisch erkrankten Strafgefangenen in einem Haftkrankenhaus.

– während der Haft

Die genannten Regelungen gelten für verurteilte Straftäter. Psychisch bedingte Haftunfähigkeit bei *Untersuchungshaft* ist zu konstatieren v. a. bei Erkrankungen, die eine stationäre Akutbehandlung erforderlich machen, so bei floriden schizophrenen und schweren depressiven Psychosen. Besteht zugleich eine erhebliche Gefährlichkeit des Beschuldigten, kommt eine Einweisung in eine psychiatrische Klinik des Maßregelvollzugs in Frage, evtl. nach § 126a StPO. Gleiches gilt für akute, potentiell vital bedrohliche Alkoholentzugssyndrome und intensivüberwachungsbedürftige Intoxikationszustände, sofern diese Zustände ausnahmsweise nicht im Haftkrankenhaus behandelt werden können; diese Entscheidung erfolgt sinnvollerweise dort. Persönlichkeitsstörungen, Substanzmißbrauch, reaktive Depressivität, Suizidalität, Klaustrophobie etc. konstituieren keine Haftunfähigkeit.

– in Untersuchungshaft

Die rechtlichen Grundlagen für eine Untersuchungshaft entfallen bei allen dauerhaft verhandlungsunfähigen Personen (z. B. bei schwerer Demenz), da die Untersuchungshaft nur der Sicherung des Strafverfahrens, also der Hauptverhandlung und der späteren Strafvollstreckung dient.

Vernehmungsfähigkeit

Definition

Vernehmungsfähigkeit ist die Fähigkeit eines Zeugen oder Beschuldigten, sich polizeilich oder richterlich vernehmen zu lassen und verständliche Angaben und Ausführungen zu machen. Sie setzt die Fähigkeit voraus, der Vernehmung zu folgen, Fragen in ihrem Sinngehalt aufzunehmen und in freier Willensentschließung und Willensbetätigung Antworten und Erklärungen in verständlicher Form abzugeben.

4 Schuldfähigkeit

Rechtliche Definition

„Ohne Schuld handelt, wer bei Begehung der Tat wegen einer krankhaften seelischen Störung, wegen einer tiefgreifenden Bewußtseinsstörung oder wegen Schwachsinns oder wegen einer schweren anderen seelischen Abartigkeit unfähig ist, das Unrecht der Tat einzusehen oder nach dieser Einsicht zu handeln." So regelt seit 1975 der § 20 des Strafgesetzbuches (StGB) die „Schuldunfähigkeit wegen seelischer Störungen", unter deren mögliche Voraussetzungen hier erstmals explizit auch „andere" Störungen als psychische Krankheit, Schwachsinn und Bewußtseinsstörung gezählt werden. Gemeint sind mit dem Begriff „schwere andere seelische Abartigkeit", der allerdings dem Differenzierungsgrad der Persönlichkeitsforschung längst nicht mehr gerecht wird, (schwere) Persönlichkeitsstörungen, Neurosen und sexuelle Deviationen.

Konsequenzen der Schuldunfähigkeit

Der § 20 StGB benennt die Voraussetzungen der Schuldunfähigkeit, ihr Vorliegen bewirkt *Exkulpation*, das Freisprechen von strafrechtlicher Schuld. Die Voraussetzungen der *Dekulpation*, der Schuldminderung und damit auch Strafmilderung, enthält der § 21 StGB über „verminderte Schuldfähigkeit": „Ist die Fähigkeit eines Täters, das Unrecht der Tat einzusehen oder nach dieser Einsicht zu handeln, aus einem der in § 20 bezeichneten Gründe bei Begehung der Tat erheblich vermindert, so kann die Strafe nach § 49 Abs. 1 gemildert werden." Falls der Zustand psychischer Störung, der zur Feststellung der Voraussetzungen von § 20 oder § 21 geführt hat, andauert und durch ihn auch in Zukunft erhebliche Straftaten zu erwarten sind, kann nach § 63 StGB die Maßregel der unbefristeten Unterbringung in einem psychiatrischen Krankenhaus beschlossen werden (s. Kap. 17 in diesem Band).

Begutachtungsverfahren

Die psychiatrische Begutachtung erfolgt wie stets zweistufig: Zunächst ist durch psychiatrische Exploration und Untersuchung, ggf. durch Zusatzuntersuchungen, eine psychiatrische Diagnose zu sichern und daraufhin zu erörtern, ob sie einem der 4 in § 20 genannten Rechtsbegriffe entspricht. Falls dies der Fall ist, ist in einem 2. Schritt zu prüfen, ob der für den Tatzeitpunkt festgestellte Zustand zu einer erheblichen Beeinträchtigung oder gar Aufhebung der „Einsichtsfähigkeit" und/oder der „Steuerungsfähigkeit" (des „Hemmungsvermögens") geführt hat. Jede freischwebende Erörterung der Steuerungsfähigkeit ohne vorherige Feststellung, ob eine und, falls ja, welche der 4 Eingangsvoraussetzungen vorliegt, verbietet sich.

Im Rahmen dieses Beitrags über die „rechtliche Beurteilung psychisch Kranker" sind allein die überdauernden psychischen Störungen im Hinblick auf die Schuldfähigkeit zu erörtern, also die organischen psychischen Störungen, die psychotischen Erkrankungen und die schweren Persönlichkeitsstörungen und sexuellen Deviationen. Die anderen Eingangsvoraussetzungen seien jedoch kurz angesprochen.

Die Kategorie der „tiefgreifenden Bewußtseinsstörung" ist inzwischen allein für affektiv akzentuierte (Janzarik 1995), normalpsychologisch bedingte Ausnahmezustände reserviert, in denen sog. Affektdelikte begangen wurden; über die Kriterien zur Beurteilung der Frage nach dem Vorliegen und den Auswirkungen einer solchen tiefgreifenden Bewußtseinsstörung konnte seit Vorschlag eines von der Rechtsprechung inzwischen akzeptierten Beurteilungsrahmens weitgehend Einigkeit erzielt werden (vgl. Saß 1993).

„Tiefgreifende Bewußtseinsstörung"

Der Rechtsbegriff des „Schwachsinns", womit eine angeborene Intelligenzminderung unter einen Intelligenzquotienten von etwa 70 gemeint ist, die in der Regel mit einer weitgehenden Aufhebung der Lese-, Schreib- und Rechenfertigkeiten sowie einer deutlichen Beeinträchtigung der sozialen Kompetenz verbunden ist, spielt seit der Strafrechtsreform 1975 eine deutlich geringere Rolle in der strafrechtlichen Begutachtung als früher.

„Schwachsinn"

Kurzdauernde krankhafte seelische Störungen, nämlich alkoholtoxisch oder durch andere Drogen bedingte Rauschzustände, finden sich dagegen bei psychisch gesunden Straftätern häufig und sind entsprechend von erheblicher praktischer Relevanz. Der Bundesgerichtshof hat hier die Beurteilungen durch Vorgabe von Grenzwerten der Blutalkoholkonzentration, bei denen eine verminderte (2‰) und eine aufgehobene (3‰) Schuldfähigkeit wahrscheinlich wird, zu vereinfachen versucht. Diese Festlegungen verkennen jedoch das durchaus unterschiedliche individuelle Reaktionsspektrum und zudem die deutlichen, durch Gewöhnung und Toleranzentwicklung bedingten Unterschiede zwischen Gelegenheitskonsumenten einerseits und hochgradig Alkohol- oder Drogengewöhnten andererseits (Kröber 1996). Gegenwärtig bahnen sich Korrekturen der höchstrichterlichen Rechtsprechung an.

Kurzdauernde psychische Störungen durch Drogen

Die Beurteilung psychisch kranker Straftäter, die an einer überdauernden „krankhaften seelischen Störung" leiden, war lange Zeit wesentlich beeinflußt durch die agnostische Position Kurt Schneiders (1948), der in jedem Fall einer psychotischen Erkrankung eine Exkulpierung (im Sinne des heutigen § 20 StGB) forderte, da man nicht absehen könne, in welchem Umfang die Erkrankung auch die scheinbar normale Vorsatzbildung und den Handlungsentschluß beeinflußt habe. In den Jahrzehnten seither hat sich, wesentlich befördert durch Janzarik, die einmütige Haltung entwickelt, daß sehr wohl eine Graduierung der tatbezogenen Beeinträchtigung möglich ist, und daß inbesondere bei nur mäßig residualveränderten schizophrenen Patienten fallbezogen auch eine nur verminderte oder gar erhaltene Schuldfähigkeit in Frage kommt. Andererseits spricht es nicht gegen eine aufgehobene Schuldfähigkeit, wenn ein wahnkranker Täter planmäßig, situationsangepaßt und zielstrebig vor-

Beurteilung psychisch kranker Straftäter

Graduierung der tatbezogenen Beeinträchtigung

*Straftaten
bei Schizophrenie*

geht; es ist dies vielmehr charakteristisch für eine besonders gefährliche Gruppe schizophrener Gewalttäter (vgl. Böker u. Häfner 1973), die äußerlich geordnet erscheinen, jedoch von einem wahrnehmungs- und handlungsleitenden Wahnsystem erfüllt sind. Ansonsten handelt es sich bei vielen Straftaten Schizophrener eher um geringfügige (Eigentums-)Delikte im Rahmen sozialer Randständigkeit, oder die Straftaten imponieren bereits durch ihre geringe Nachvollziehbarkeit; erst im psychotischen Kontext erweisen sie sich als wahnhaft motivierte Hilferufe oder vermeintlich notwendige Aktionen einer Gegenwehr gegen Bedroher und Verfolger. Im Regelfall steht hier weniger die Frage der Schuldfähigkeit im Vordergrund als die Frage, ob in Zukunft erhebliche Delikte zu erwarten sind, die eine Unterbringung nach § 63 StGB rechtfertigen, oder ob hilfsweise auch die Anwendung der Landesunterbringungsgesetze (PsychKG) oder des Betreuungsrechts ausreicht.

*Straftaten
bei affektpsychotischen
Störungen*

Affektpsychotische, also unipolar depressive oder bipolar manisch-depressive Patienten sind mit eher geringer Delinquenz belastet. Bei depressiven Erkrankungen kommt es selten, bei manischen etwas häufiger zu Eigentumsdelikten, fast nie zu Gewaltdelikten. Für Delikte manischer Patienten, wie Betrug, Urkundenfälschung oder Verkehrsverstöße, ist in der Regel eine aufgehobene Steuerungsfähigkeit auch dann zu unterstellen, wenn der Betroffene bei den fraglichen Transaktionen geordnet erschienen ist. Auch hier zeigt sich die Erkrankung weniger in einer durchgängigen Entordnung der Denkvorgänge als in einer krankhaft veränderten Gestimmtheit und dadurch aufgehobenen Kritikfähigkeit.

*Strafrechtliche Beurteilung
hirnorganischer
Erkrankungen*

Die strafrechtliche Beurteilung hirnorganischer Erkrankungen hängt wesentlich von ihrem Schweregrad ab; bei den meisten dieser Erkrankungen gibt es ein Kontinuum von ganz leichten bis zu schwersten Störungen. Diese Beurteilung obliegt unbedingt einem Facharzt für Psychiatrie oder Nervenheilkunde und kann insbesondere nicht allein auf testpsychologische Daten gestützt werden, die nur die intellektuelle Leistungsfähigkeit abbilden, nicht aber die möglicherweise schweren Veränderungen von Affektivität und Kritikfähigkeit.

Eine Zeitlang sehr häufig, inzwischen stark rückläufig sind die Bezugnahmen auf eine „frühkindliche Hirnschädigung". Inzwischen ist weitestgehend gesichert, daß es sich bei den damit gemeinten Sachverhalten nicht um eine erworbene Hirnschädigung, sondern um angeborene, überwiegend genetisch vorgegebene Besonderheiten der kognitiven und motorischen Entwicklung handelt, die sich in der Kindheit häufig als hyperkinetisches Syndrom, Aufmerksamkeitsstörungen und soziale Anpassungsstörungen präsentieren und nicht im Regelfall, aber doch vergleichsweise häufig zu dissozialen Entwicklungen bei den Jugendlichen und Heranwachsenden führen (Kröber et al. 1994). Falls im Resultat schwere Persönlichkeitsstörungen zu konstatieren sind, fallen diese nicht unter die Kategorie der „krankhaften seelischen Störung", sondern unter die der sog. „schweren anderen seelischen Abartigkeit".

Diese Eingangsvoraussetzung ist keine völlige Neuschöpfung. Die Möglichkeit, persönlichkeitsgestörten oder sexuell devianten Tätern eine erheblich verminderte Schuldfähigkeit zuzusprechen, bestand bereits vor

1975 unter Bezugnahme auf den Terminus „krankhafte Störung der Geistestätigkeit" im damaligen § 51 StGB.

Geblieben ist auch nach 1975 die Schwierigkeit, im Rahmen des psychopathologischen Referenzsystems den Schweregrad der „seelischen Abartigkeit" zu bestimmen (Saß 1991). Nicht jede Persönlichkeitsstörung oder charakterliche Auffälligkeit ist diesem Rechtsbegriff zu subsumieren. Kröber (1995) hat einen Überblick über die unterschiedlichen Konzepte zur Beurteilung der „schweren seelischen Abartigkeit" gegeben und vorgeschlagen, eine entsprechende Zuordnung da vorzunehmen, wo die Regulierung des Selbstwertgefühls ständig von Dekompensation bedroht und auf gefährliche psychodynamische Mechanismen anhaltend angewiesen ist, insbesondere bei ausgeprägten Borderlinepersönlichkeitsstörungen und schweren sexuellen Deviationen, in denen der sexuelle Bereich in deformierter, oft destruktiver Weise eine ganz übermäßige Bedeutung zur Verhinderung psychischer Dekompensation gewonnen hat.

Dissoziale Verhaltensweisen, wie sie ausschließlich zur Beschreibung der „antisozialen Persönlichkeitsstörung" verwendet werden, ergeben noch keine *Persönlichkeits*störung. Saß (1987) hat zur Ordnung des Feldes unterschieden zwischen Dissozialität als Verhaltensmuster, Psychopathie als psychopathologischem Persönlichkeitskonstrukt und Soziopathie als Kombination von Persönlichkeitsstörung und dissozialem Verhalten. Der angloamerikanische Psychopathiebegriff wiederum ist strikt beschränkt auf die Persönlichkeitsstörungen, die zu Delinquenz oder sozial schädlichen Verhaltensweisen führen. Allemal führt Dissozialität nur dann zur Subsumption unter den Rechtsbegriff der „schweren anderen seelischen Abartigkeit", wenn sie mit gravierenden Störungen der Persönlichkeit und der psychodynamischen Abläufe einhergeht, die sich auch außerhalb des Delinquenzbereichs aufweisen lassen. Zu denken ist daran, daß dissoziale Verhaltensmuster auch Vorläufer oder Begleiterscheinung einer psychotischen Erkrankung sein können. Stets ist es gutachterliche Aufgabe, nicht nur die nächstliegende Störungsmöglichkeit zu prüfen, sondern das gesamte Spektrum möglicher seelischer Störungen psychopathologisch sorgsam auszuleuchten.

Bestimmung
des Schweregrades

Dissoziale
Verhaltensweisen

5 Literatur

Böker W, Häfner H (1973) Gewalttaten Geistesgestörter. Springer, Berlin Heidelberg New York

Diederichsen U (1994) Zivilrecht – Juristische Voraussetzungen. In: Venzlaff U, Foerster K (Hrsg) Psychiatrische Begutachtung, 2. Aufl. Fischer, Stuttgart Jena New York, S 485–600

Foerster K (1994) Psychiatrische Begutachtung im Zivilrecht. In: Venzlaff U, Foerster K (Hrsg) Psychiatrische Begutachtung, 2. Aufl. Fischer, Stuttgart Jena New York, S 601–620

Janzarik W (1995) Grundlagen der Schuldfähigkeitsprüfung. Enke, Stuttgart

Kröber HL (1995) Konzepte zur Beurteilung der „schweren anderen seelischen Abartigkeit“. Nervenarzt 66:532–541

Kröber HL (1996) Kriterien verminderter Schuldfähigkeit nach Alkoholkonsum. Neue Z Strafrecht (NStZ) 569–596

Kröber HL, Scheurer H, Saß H (1994) Zerebrale Dysfunktion, neurologische Symptome und Rückfalldelinquenz. I. Literaturübersicht. Fortschr Neurol Psychiatr 62:169–178

Nedopil N (1996) Forensische Psychiatrie. Thieme & Beck, München

Rasch W, Bayert R (1985) Der Mythos vom luziden Intervall – Zur Begutachtung der Testierfähigkeit. Lebensversicherungsmedizin 37:2–8

Rose HK (1986) Psychiatrische Begutachtung im Zivilrecht. In: Venzlaff U (Hrsg) Psychiatrische Begutachtung. Fischer, Stuttgart New York, S 509–534

Saß H (1985) Ein psychopathologisches Referenzsystems zur Beurteilung der Schuldfähigkeit. Forensia 6:33–43

Saß H (1987) Psychopathie – Soziopathie – Dissozialität. Zur Differentialtypologie der Persönlichkeitsstörungen. Springer, Berlin Heidelberg New York Tokio

Saß H (1991) Forensische Erheblichkeit seelischer Störungen im psychopathologischen Referenzsystem. In: Schütz H, Kaatsch HJ, Thomsen H (Hrsg) Festschrift Schewe. Springer, Berlin Heidelberg New York Tokio, S 266–281

Saß H (Hrsg) (1993) Affektdelikte. Springer, Berlin Heidelberg New York Tokio

Schneider K (1948) Die Beurteilung der Zurechnungsfähigkeit. Thieme, Stuttgart

Venzlaff U, Foerster K (1994) Psychiatrische Begutachtung, 2. überarb Aufl. Fischer, Stuttgart

KAPITEL 17
Behandlung und Unterbringung psychisch gestörter Straftäter

J. ARBOLEDA-FLÓREZ

Übersetzung: M. Haug

1 Einleitung

Bereits seit Jahrhunderten gibt es zwischen der Medizin und den Rechtswissenschaften enge Beziehungen, und dies besonders in Fragen der Behandlung und des Umgangs mit psychisch kranken Gesetzesbrechern. Schon in antiken Texten und Gesetzbüchern wie der Baba Ramma, dem Deuteronomion oder dem Justinianischen Kodex wird auf solche Menschen Bezug genommen, die aufgrund von Besonderheiten ihres Geisteszustandes eines speziellen Schutzes durch das Gesetz bedürfen (Arboleda-Flórez 1989). Marc Aurel wird der Ausspruch „furiosus satis ipso furore punitor" („der Irre ist durch sein Irresein schon genug gestraft") zugeschrieben. In der Nikomachischen Ethik ermahnte Aristoteles die Gesetzgeber, bei der Festsetzung des Strafmaßes für eine Tat zu berücksichtigen, ob diese von einem Geisteskranken, den er als „Unwissenden" bezeichnete, verübt wurde.

In der englischen Rechtsgeschichte war Bracton wahrscheinlich der erste Rechtsgelehrte, der festzulegen versuchte, ab welchem Grad der verminderten Schuldfähigkeit eines Straftäters dieser freizusprechen sei. In dieser ersten, im 13. Jh. verfaßten systematischen Abhandlung zum englischen Recht stellte er fest, daß „ein Verrückter ein Mensch ist, der nicht weiß was er tut und dem es an Verstand und Vernunft mangelt".

Bractons Einfluß wirkt bis heute nach, indem sein Konzept des „Nichtwissens" den Kern des McNaghten-Rechtsgrundsatzes darstellt. Diese Rechtsnorm, die 1843 in England entwickelt wurde und die Grundlage darstellt, einen Angeklagten bei Vorliegen einer Geistesstörung freizusprechen, ist mit einigen Abwandlungen einer der wichtigsten medizinjuristischen Grundsätze in den meisten Staaten des Commonwealth geblieben (Guttmacher 1968). In der jüngeren Vergangenheit hat die steigende Zahl von Rechtsfällen, die psychisch gestörte oder seelisch kranke Menschen betreffen, zu einer umfangreichen, nahezu jede Facette der Berührungspunkte von Psychiatrie und Gesetz beleuchtenden Sparte der Rechtswissenschaften geführt. Die Untersuchung dieser Berührungspunkte ist Gegenstand der forensischen Psychiatrie.

Die forensische Psychiatrie als ein Spezialgebiet der allgemeinen Psychiatrie stellt Methoden zur Beurteilung von Personen zur Verfügung, bei denen eine irgendwie geartete psychische Störung vermutet wird und die sich straf- oder zivilrechtlichen Verfahren stellen müssen. Unter anderem beschäftigt sich die forensische Psychiatrie mit Fragen der Verhandlungsfähigkeit, der strafrechtlichen Schuldfähigkeit, der Gefährlichkeit, der Testierfähigkeit, der zivilrechtlichen Haftung oder der Beurteilung der Geschäftsfähigkeit im Zivilrecht (Arboleda-Flórez u. Copithorne 1996).

Sieht man einmal von diesen komplizierteren juristischen Fragen ab, ist festzustellen, daß der Weg für manchen psychisch Kranken in das Strafvollzugssystem führt, entweder im Rahmen einer Untersuchungshaft vor Prozeßbeginn oder nach einer richterlichen Verurteilung. Unter den letzteren finden sich neben Personen, die aufgrund einer psychischen Erkrankung schuldunfähig sind, auch solche, die als schuldig zu einer Gefängnisstrafe verurteilt werden, ohne daß eine vorliegende psychische Störung berücksichtigt wird. Daneben kann sich eine psychische Erkrankung in der eher krankheitsfördernden Umgebung einer Strafanstalt bei einer inhaftierten Person de novo entwickeln. Ebenso kann der natürliche Verlauf psychischer Erkrankungen zusammen mit einer langen Freiheitsstrafe dazu führen, daß eine psychische Störung bei einem Strafgefangenen ausbricht, während dieser inhaftiert ist. Genauso kann bei einer früher psychisch erkrankten, zum Zeitpunkt der Verurteilung aber gesunden Person ein Rückfall während der Haftzeit eintreten. In Haftanstalten finden sich damit sowohl Personen, die schon bei Haftbeginn psychisch krank waren, als auch solche, die psychisch gesund waren, dann jedoch einen Rückfall einer früheren psychischen Störung erleiden oder aber diese während der Haft erstmals entwickeln.

Der Strafvollzug als Teil des Strafrechtssystems umfaßt „alle sozialen Kontrollorgane, die sich zum Schutz der Gesellschaft um eine Rehabilitation und Löschung devianten Verhaltens bei kriminellen Erwachsenen oder jugendlichen Delinquenten bemühen" (Kruzich 1982). Die Untersuchung, wie mit einem psychisch gestörten Straftäter innerhalb von Einrichtungen des Strafvollzugs umzugehen ist, obliegt der Gefängnispsychiatrie, womit im engeren Sinne die psychiatrische Behandlung innerhalb des Strafvollzugssystems gemeint ist (Travin 1994). Exakter könnte die Gefängnispsychiatrie als der Zweig der forensischen Psychiatrie bezeichnet werden, der die Inzidenz, die Prävalenz, die Determinanten und die Behandlung von psychischen Erkrankungen im Gefängnis, die Reaktionen des Strafvollzugssystems auf den psychisch kranken Straftäter sowie die Beziehungen zwischen Kriminalität und psychischer Krankheit untersucht. Zur Epidemiologie psychischer Erkrankungen im Justiz- bzw. Strafvollzugssystem sei auf Kap. 21 in Bd. 3 verwiesen. Im weiteren soll genauer auf den Umgang mit psychisch Kranken im Strafrechtssystem eingegangen werden, wobei gemeindenahe Rehabilitationseinrichtungen und Gesichtspunkte zur Beziehung von psychischer Krankheit und Kriminalität ebenfalls berücksichtigt werden.

Begriffsbestimmungen

2 Die Beziehungen zwischen Rechtssystem und psychiatrischem Versorgungssystem

Zwischen psychisch Kranken, und damit auch denen, die mit ihrer Behandlung befaßt sind, und dem Rechtssystem gibt es an beinahe jeder Komponente dieses Systems Berührungspunkte, sei es bei der Strafverfolgung, im juristischen Verfahrens- oder im Strafvollzugssystem (Abb. 1).

Diese engen Verflechtungen sind durch die immanenten Anforderungen der Gesellschaft bedingt, denen sowohl die Psychiatrie wie die Strafvollzugseinrichtungen unterliegen. In manchen Staaten wird das Strafvollzugssystem, und hierbei insbesondere das der Haftanstalten, durch den Wechsel von Patienten zwischen diesen beiden Systemen zu einem wesentlichen Bestandteil des psychiatrischen Versorgungssystems.

Abb. 1.
Stationen im Strafrechtssystem
nach einer Verhaftung

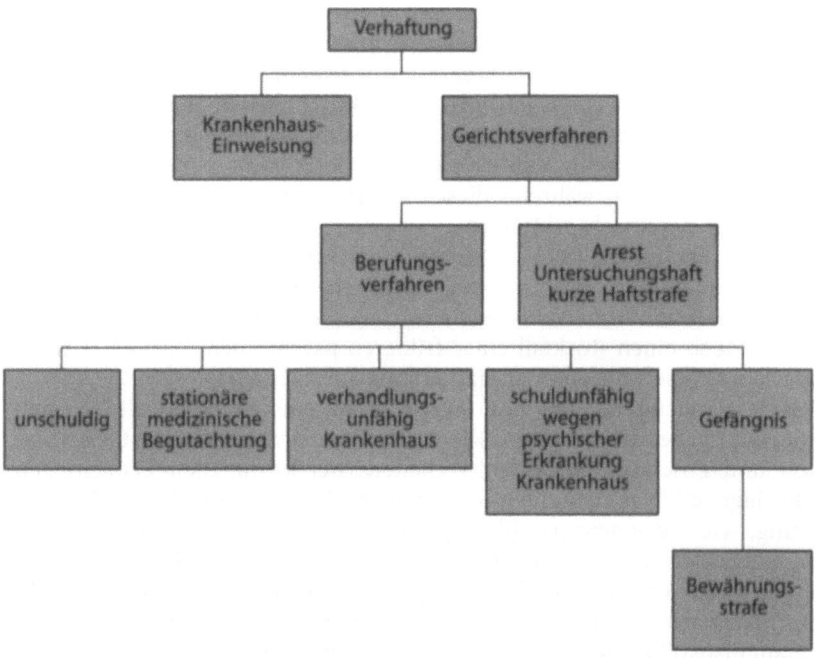

Inhaftierung

Internationale Unterschiede der polizeilichen Möglichkeiten

In vielen Staaten existieren Rechtsverordnungen, die es den Polizeikräften gestatten abzuwägen, ob psychisch gestörte Personen bei kleineren Verstößen oder einer Störung der öffentlichen Ordnung zur Untersuchung in ein psychiatrisches Krankenhaus oder eine Notaufnahme zu bringen sind oder ob gegen sie ein Strafverfahren einzuleiten ist. Der Mental Health Act der kanadischen Provinz Alberta (Alberta Mental Health Act 1992) beispielsweise überträgt einem Polizisten ausdrücklich die Befugnis, eine Person in die Notaufnahmestation des regionalen Krankenhauses zur Untersuchung zu bringen, wenn diese Person nach Einschätzung des Polizisten öffentlich abnormes Verhalten gezeigt hat. Ähnliche Rechtsvorschriften existieren in vielen weiteren Gesetzesbezirken Kanadas, der Vereinigten Staaten (Godschalx 1984; Janus et al. 1980; Mathews 1970) und anderer Länder. In Jamaika und dem karibischen Inselstaat Dominica war die Pan American Health Organization an der Ausbildung von Polizisten zu psychiatrischen Hilfskräften beteiligt, um den Einfluß, die Möglichkeiten und die Personalstärke des psychiatrischen Versorgungssystems zu erweitern. In beiden Ländern werden Polizisten fortlaufend geschult zu Themen wie den grundlegenden Konzepten psychiatrischer Versorgung, dem Erkennen psychischer Auffälligkeiten bei Verhafteten, regional verfügbaren psychiatrischen Behandlungs- und Versorgungsmöglichkeiten und der Gesetzgebung, die sich mit seelischer Gesundheit bzw. Krankheit befaßt (Arboleda-Flórez u. Crisanti 1996).

Polizeiliche Befugnisse

Die hierdurch der Polizei übertragenen Befugnisse gestatten dieser, unter Umgehung der Strafverfolgung Personen unmittelbar dem psychiatrischen Versorgungssystem zuzuführen. Polizisten werden damit zur

„verlängerten Hand" des psychiatrischen Versorgungssystems. Durch Untersuchungen ist belegt, daß sie eine solche Einschätzung zuverlässig treffen können, wenn sie Erfahrung im Umgang mit Personen haben, die durch abnormes Verhalten auffällig werden (Bittner 1967; Holley u. Arboleda-Flórez 1988; Teplin 1983).

Wo die Öffnung psychiatrischer Krankenhäuser aufgrund unzureichender Versorgungsmöglichkeiten in der Gemeinde fehlschlägt, ist es für das psychiatrische Versorgungssystem erforderlich, die Unterstützung anderer öffentlicher Einrichtungen – wie etwa der Polizei – für die Belange psychisch kranker Menschen in der Gesellschaft in Anspruch zu nehmen. Der Polizei eine Rolle im psychiatrischen Versorgungssystem einzuräumen, kann einer zunehmenden Kriminalisierung psychisch Kranker entgegenwirken und stellt eine Möglichkeit dar, mit psychisch kranken Straftätern in der Gemeinschaft umzugehen. Die Rolle der Polizei beschränkt sich allerdings darauf, solche Personen einem Krankenhaus zuzuführen; die Entscheidung über die weiteren Schritte obliegt dann den dortigen Ärzten. Sie können z. B. die ambulante Weiterbehandlung durch die Klinik, die Art und Intensität der gemeindepsychiatrischen Betreuung oder die Aufnahme zur stationären Behandlung in das Krankenhaus vorsehen, letzteres entweder mit Einverständnis des Patienten oder durch eine zwangsweise Unterbringung auf der Grundlage des Mental Health Act oder vergleichbarer Landesgesetze.

Unterstützende Rolle
der Polizei
im psychiatrischen
Versorgungssystem

Voraussetzungen ambulanter Behandlungen

Um ein „Drehtürphänomen" zu verhindern sowie die therapeutischen Möglichkeiten zu optimieren, gleichzeitig aber der Gesellschaft ein Mindestmaß an Schutz zu bieten, haben verschiedene Gesetzgebungen Rechtsvorschriften erlassen, die die Auflagen für in der Gesellschaft lebende psychisch kranke Straftäter festlegen (Hiday u. Scheid-Cook 1987, 1989; Scheid-Cook 1987; Miller 1992; Swanson et al. 1997). Danach kann ein Gericht unter der Bewährungsauflage einer medizinischen Behandlung von der Verurteilung eines Angeklagten zu einer Strafhaft absehen; eine Entlassung in die Gesellschaft ist auch auf der Grundlage eines medizinischen Gutachtens möglich, das dem Patienten die Fortführung der Therapie und die Einnahme von Medikamenten für eine bestimmte Zeit, üblicherweise für 1 oder 2 Jahre, auferlegt. In der Regel ist eine Einzelfallbetreuung, bei der eine im psychiatrischen Versorgungssystem tätige Person für einige wenige Patienten in der Gemeinde zuständig ist und diesen in Fragen der Behandlung oder sozialer Probleme zur Seite steht, ein gewichtiger Teil der ambulanten Betreuungsarbeit. Patienten, die sich nicht an die Auflagen halten, werden entweder dem Gericht gemeldet oder erneut in ein psychiatrisches Krankenhaus eingewiesen.

Auflagen

Eine solche Form der ambulanten Betreuung in der Gemeinde geht von der grundsätzlichen Annahme aus, daß psychisch schwerer gestörte Menschen aufgrund von wahnhaften Verkennungen oder anderen Symptomen nicht in der Lage sind, eine abgewogene Entscheidung über die Notwendigkeit einer medizinischen Behandlung zu treffen bzw. von den zur Verfügung stehenden Behandlungsangeboten Gebrauch zu machen.

Gemeindenahe Betreuung

Wird dieses Unvermögen mancher Patienten, Behandlungsmöglichkeiten für sich selbst in Anspruch zu nehmen, ignoriert, so mißachtet man nach Ansicht mancher Autoren das grundsätzliche Anrecht auf medizinische Behandlung und nimmt negative Folgen in Form von Krankheitsrückfällen oder Inhaftierungen in Kauf (Bluglass 1993; Royal College of Psychiatrists 1993). Die ambulante, gemeindepsychiatrische Betreuung wird deshalb vielfach als bessere Alternative zu Freiheitsstrafen und als präventive Maßnahme zur Verhinderung von Krankheitsrückfällen oder einer Kriminalisierung angesehen. Sie ist aber auch als Bedrohung bürgerlicher Freiheitsrechte kritisiert worden (Fulop 1995).

Verurteilung

Es ist nicht einfach, eine tragfähige Kooperation zwischen der Polizei und den örtlichen Krankenhäusern zu etablieren, da sie administrative Regelungen und zuvor festgelegte Finanzierungsmodalitäten erfordert (Borzecki u. Wormith 1985; Arboleda-Flórez u. Holley 1988). Als Konsequenz geschieht es – besonders bei schwereren Vergehen – häufiger, daß die Polizei den Weg der Strafverfolgung beschreitet und psychisch Kranke in Polizeigewahrsam, in Arrestzellen oder in Untersuchungshaft bringt. Stellen sich einige dieser Patienten als prozeß- oder verhandlungsunfähig heraus, so können sie zur medizinischen Begutachtung und Therapie geeigneten Einrichtungen zugewiesen werden, um sich nach einer Stabilisierung ihres psychischen Gesundheitszustandes wieder der Gerichtsverhandlung zu stellen.

Prozeßfähigkeit

Falls sich dann im Verlauf des weiteren Gerichtsverfahrens bei manchen Patienten eine fehlende oder beeinträchtigte strafrechtliche Schuldfähigkeit aufgrund einer psychischen Störung ergibt, können diese nach den jeweiligen gesetzlichen Bestimmungen auf unbestimmte Zeit in einer psychiatrischen Klinik, einer geeigneten Krankenhausabteilung oder einer speziellen Abteilung einer Justizvollzugsanstalt untergebracht werden (s. Abschn. 3).

Schuldfähigkeit

Es kann andererseits auch vorkommen, daß ein psychisch kranker Patient trotz des Vorliegens eines psychischen Störungsbildes als schuldfähig angesehen und zu einer Gefängnisstrafe verurteilt wird. Unter diesen psychisch kranken Straftätern finden sich häufig solche mit chronischen psychischen Störungen; häufig sind sie in Untersuchungshaft oder in örtlichen Arrestzellen zu finden, entweder weil sie bis zu einer Verurteilung in Gewahrsam bleiben oder weil sie zu kurzen Haftstrafen verurteilt worden sind. In Haftanstalten mittlerer und hoher Sicherheitsstufen sind für gewöhnlich Strafgefangene mit langen Freiheitsstrafen zu finden, deren Delikte gewisse Bezüge zu abnormem (antisozialem, psychopathischem) Verhalten, zu sexueller Devianz oder zu Suchtkrankheiten aufweisen, welche sie unausweichlich mit dem Gesetz in Konflikt bringen.

Wissenschaftliche Studien

Untersuchungen über psychisch Kranke in Gefängnissen, über den Umgang mit ihnen oder ihre medizinische Behandlung haben eine lange Tradition. So hat sich etwa die deutsche Forschung seit den 50er Jahren des letzten Jahrhunderts intensiv mit den Problemen des Suizids, der Prävalenz psychischer Störungen unter Strafgefangenen oder dem Einfluß der Gefängnisumgebung als einem Risikofaktor für psychische Erkrankungen beschäftigt. Die Begriffe des Ganser-Syndroms (Ganser 1898) oder der Gefängnispsychose gehen auf diese Untersuchungen zurück (Travin 1994).

3 Internationale Verhältnisse

Kanada

Das kanadische Parlament hat 1992 einen Gesetzentwurf zur Ergänzung bestehender Strafrechtsvorschriften über den Umgang mit psychisch kranken Straftätern gebilligt. Diese allgemein als Artikel C-30 bekannten Gesetze (Government of Canada 1991) schreiben vor, daß Angeklagte, die psychisch krank erscheinen, durch richterliche Verfügung innerhalb von spätestens 5 Tagen medizinisch mit der Frage zu untersuchen sind, ob eine psychische Krankheit tatsächlich vorliegt und ob im Bestätigungsfalle die Verhandlungsfähigkeit gegeben ist. Eine solche Begutachtung kann ambulant oder stationär erfolgen, je nachdem, wie schwer die vermutete psychische Störung bzw. das begangene Delikt wiegen. Auf Antrag der psychiatrischen Gutachterstelle kann die Untersuchungsdauer auf 1 Monat, in besonderen Fällen auf 2 Monate ausgedehnt werden.

Begutachtung

Zwar kann während dieser Begutachtungsphase eine medizinische Therapie nicht gerichtlich verfügt werden, diese wird aber – falls es erforderlich erscheint – in der Erwartung angeboten, daß die jeweilige Person dieser zustimmt. Falls sie ein solches Therapieangebot ablehnt, jedoch als eigen- oder fremdgefährdend angesehen wird, kann die psychiatrische Einrichtung diese Person nach den Rechtsverordnungen über psychisch Kranke der jeweiligen Provinz „unterbringen", das Fehlen einer Einsichtsfähigkeit feststellen und eine zwangsweise Behandlung beginnen. Der Schutz bürgerlicher Rechte wird u.a. dadurch berücksichtigt, daß untergebrachte Personen gegen den Unterbringungsbeschluß Widerspruch vor der Kommission eines anderen Krankenhauses einlegen können. Auf der Grundlage der medizinischen Beurteilung kann der Beschuldigte ohne jegliche weitere juristische Hürde dem psychiatrischen Versorgungssystem zugewiesen oder unter der Auflage einer ambulanten oder stationären Therapie zu einer Bewährungsstrafe verurteilt werden.

Therapieangebot

Widerspruchsrecht

Im Falle einer Verhandlungsunfähigkeit erfolgt die Einweisung in eine spezialisierte psychiatrische Klinik unter der Maßgabe, sich erneut dem Gerichtsverfahren zu stellen, sobald eine Besserung des Gesundheitszustandes erreicht worden ist. Wer sich aufgrund einer psychischen Erkrankung als schuldunfähig herausstellt, wird ebenfalls, jedoch auf unbestimmte Zeit, in einer speziellen psychiatrischen Klinik untergebracht, wobei der dortige Aufenthalt und Verlauf von einer Kommission, die mit Befugnissen ähnlich denen eines Gerichts in jeder Provinz eingerichtet ist, eng überwacht wird. Diese Kommissionen sind berechtigt, aufgrund

Einweisung bei Verhandlungsunfähigkeit

psychischer Erkrankung schuldunfähige Personen unter strengen Therapieauflagen in die Gesellschaft zu entlassen. Schließlich ist es auch möglich, solche Personen ohne weitere rechtliche Auflagen freizulassen.

Feststellung
der Gefährlichkeit

Als neuartige Bestimmung dieses Gesetzes legt eine Begrenzungsregelung fest, daß eine aufgrund psychischer Erkrankung schuldunfähige Person nicht länger in einer psychiatrischen Einrichtung festgehalten werden darf, als sie in einem Gefängnis hätte zubringen müssen, wäre sie schuldig gesprochen und zu einer Haftstrafe verurteilt worden. Umstritten ist jedoch der Teil des Gesetzes, der sich auf die Feststellung der „Gefährlichkeit" eines psychisch Kranken bezieht. Gefängnisinsassen, auf die die Kriterien hierfür zutreffen, werden nach Verbüßen ihrer Gefängnisstrafe in einer psychiatrischen Klinik untergebracht. Hierbei differenziert das kanadische Gesetz nicht zwischen verschiedenen psychiatrischen Störungsbildern wie etwa psychopathischer Persönlichkeit, Alkoholismus oder Drogenabhängigkeit. Es geht vielmehr von einem allgemeinen Grundsatz – einer modifizierten Form des McNaghten-Rechtsgrundsatzes (s. Abschn. 3, „Großbritannien") – aus, der vorgibt, wie stark die strafrechtliche Verantwortungsfähigkeit eines Täters eingeschränkt sein muß, damit auf Schuldunfähigkeit plädiert werden kann.

Schließlich sieht der Gesetzentwurf die Möglichkeit einer gerichtlichen „Unterbringung in einem Krankenhaus" vor; bislang wurde jedoch leider noch kein entsprechendes Gesetz erlassen. Von seiten des Gesundheitssystems und psychiatrischen Sachverständigen wurden wegen der Kosten und des Risikos, solche Patienten mit „gewöhnlichen psychiatrischen Patienten" zusammenzubringen, Bedenken geäußert.

Deutschland

Unterbringung
in psychiatrischer Klinik

Im deutschen Gesetz ist 1975 festgelegt worden, daß bei psychisch gestörten Straftätern, die eine prinzipiell mit Gefängnisstrafe belegte Straftat begangen haben, statt der Inhaftierung in einer Justizvollzugsanstalt gerichtlich die Unterbringung in einem Krankenhaus (Maßregelvollzug) angeordnet werden kann (Leygraf 1988; Dessecker 1997). Nach § 63 des Strafgesetzbuches ist die gerichtliche Unterbringung eines Straftäters in einem psychiatrischen Krankenhaus möglich, nach § 64 StGB die Unterbringung in einer Entziehungsanstalt (Konrad 1993). Die Dauer der Unterbringung in einem psychiatrischen Krankenhaus ist gesetzlich nicht vorgeschrieben, die Gerichte behalten jedoch ihre Zuständigkeit über gerichtlich untergebrachte Straftäter bei und überprüfen deren Fortschritte in jährlichen Abständen.

Bedingungen
einer Unterbringung

Diese Art der Unterbringung kommt in Betracht, wenn eine Straftat durch die Beweisaufnahme eindeutig belegt ist, wenn eine länger anhaltende (chronische) psychische Störung vorliegt, wenn die Umstände der Straftat mit der Art der psychischen Störung in Verbindung gebracht werden können, wenn weitere rechtswidrige Taten, insbesondere solche infolge der psychischen Störung, zu erwarten sind und wenn anzunehmen ist, daß die Schwere zukünftiger rechtswidriger Taten und damit die Gefährdung der Allgemeinheit erheblich sein werden. Liegen diese

Voraussetzungen vor, wird bei dem Angeklagten eine Schuldunfähigkeit oder verminderte Schuldfähigkeit im strafrechtlichen Sinne anzunehmen sein.

Grundsätzlich muß nach deutschem Strafgesetz als Voraussetzung der Schuldunfähigkeit eines Täters bei diesem eine „schwere seelische Abartigkeit" vorliegen. Im wesentlichen geschieht die Beurteilung der Schuldfähigkeit in 2 Stufen. Zunächst ist festzustellen, ob sich der Angeklagte zum Zeitpunkt der Tat in einem Zustand „schwerer seelischer Abartigkeit" befand, und zweitens, ob der Beschuldigte in der Lage war, das Unrecht seiner Tat einzusehen, bzw. in der Lage war, nach einer solchen Einsicht auch zu handeln (Rasch 1990). Darüber hinaus ist in der Praxis zusätzlich erforderlich, daß ein Sachverständiger zu der Frage Stellung nimmt, welche potentielle zukünftige Gefahr der Angeklagte für die Allgemeinheit darstellt. Die Behandlung erfolgt in großen spezialisierten forensischen Kliniken oder kleineren forensischen Krankenhausabteilungen (Nedopil u. Ottermann 1993).

Beurteilung der Schuldfähigkeit

Ebenso wie in Kanada besteht auch in Deutschland innerhalb des psychiatrischen Versorgungssystems und unter forensischen Psychiatern Besorgnis über die Auswahl und große Zahl solcher Patienten in psychiatrischen Einrichtungen. So wird z. B. geschätzt, daß 27% der strafrechtlichen Unterbringungsbeschlüsse „ungerechtfertigt" sind und mehr von formaljuristischen oder sozialen Gründen als von klinischen Erfordernissen geleitet werden (Konrad 1993). Als Folge der gerichtlich angeordneten Unterbringungen muß „eine heterogene Population mit unterschiedlichsten psychiatrischen Diagnosen, die ganz unterschiedliche Formen kriminellen Verhaltens gezeigt haben", darunter „solche mit Persönlichkeitsstörungen und sexueller Devianz", behandelt werden. Diese Situation hat die Leiter forensischer Kliniken zu der Forderung veranlaßt, daß Behandlungsfähigkeit und Behandlungswilligkeit zu Voraussetzungen für eine gerichtliche Unterbringung persönlichkeitsgestörter Personen in forensisch-psychiatrischen Einrichtungen gemacht werden (Müller-Isberner 1996).

Unterbringungsgründe

Italien

Das neue italienische Strafgesetz, das das alte nach 65 Jahren abgelöst hat, hat die alten Bestimmungen über die Feststellung einer vollständigen oder teilweisen Geistesstörung beibehalten. Obwohl es eine psychiatrische Einschätzung der strafrechtlichen Schuldfähigkeit zuläßt (Ceretti u. Merzagora 1994), sieht es keine Verfahrensregeln oder Kriterien für eine solche Feststellung vor. Das Gesetz bestimmt, daß es dem Richter überlassen bleibt, ob bei einem Straftäter die Unterbringung und Behandlung in einem forensisch-psychiatrischen Krankenhaus angeordnet wird. Ein sehr liberaler Teil des Gesetzes gestattet es, einen „Hausarrest" auszusprechen, wenn eine Gefängnisstrafe von weniger als 3 Jahren zu verhängen wäre und wenn der Straftäter unter „besonders schweren gesundheitlichen Problemen" leidet (De Fazio 1996).

Richterentscheid

Japan

Durch das Gesetz zur seelischen Gesundheit und Fürsorge von 1995 wurde psychisch Kranken der Zugang zu einer medizinischen Versorgung geöffnet, die zuvor nur körperlich Kranken oder geistig Behinderten zur Verfügung stand (Sakuta 1996a). Strafanstalten erhielten ärztliches und anderes medizinisches Personal, und einige dieser Anstalten sind auf der Grundlage des Gesetzes über medizinische Einrichtungen offiziell als Krankenanstalten anerkannt (Sakuta 1996b). In Japan können Straftäter als „strafrechtlich schuldunfähig" freigesprochen werden, als „strafrechtlich vermindert schuldfähig" zu einer reduzierten Strafe verurteilt werden oder als „strafrechtlich voll schuldfähig" normal bestraft werden. Wird ein Straftäter aufgrund einer psychischen Störung als „strafrechtlich schuldunfähig" angesehen, so erfolgt die Einweisung in eine psychiatrische Klinik. Die Verantwortung für eine etwaige Entlassung dieser Patienten und die hiermit verbundenen Auflagen liegt üblicherweise bei den Psychiatern. Leider sieht das Gesetz keine Verpflichtung für entlassene Patienten vor, sich in eine weitere medizinische Behandlung zu begeben, was die Gefahr eines Rückfalls in delinquentes Verhalten erhöht (Sakuta 1996c).

Feststellung des Grades der Schuldfähigkeit

Großbritannien

In England und Wales werden erhebliche politische Anstrengungen unternommen, psychisch Kranke dem psychiatrischen Versorgungssystem zuzuleiten (Home Office 1990). Meist geschieht dies allerdings erst nach einer gerichtlichen Verurteilung, indem statt einer Haftstrafe in einem Gefängnis die Unterbringung in einem Krankenhaus angeordnet wird. Nach Baker (1996) hat die Gesetzesverordnung von 1991 über Verhandlungsunfähigkeit bei Geistesstörungen (The Insanity and Unfitness to Plead Act) bewirkt, daß strafrechtlich schuldunfähige Angeklagte nicht mehr wie zuvor zwangsläufig auf unbestimmte Zeit untergebracht werden müssen, sondern daß nunmehr eine Reihe von Verfahrensmöglichkeiten bestehen, die der Entscheidung psychiatrischer Sachverständiger in Abhängigkeit von der Zustimmung des Innenministeriums überlassen bleiben.

Psychiatrische Sachverständige

Diese neuen Verfahrensmöglichkeiten halten sich weiterhin an den McNaghten-Rechtsgrundsatz, nach dem „für eine Verteidigung aufgrund einer Geistesstörung es eindeutig zu erweisen ist, daß zur Zeit der Tat der Angeklagte unter einer Störung des Verstandes aufgrund einer seelischen Erkrankung litt, die ihm eine Einsicht in Art und Schwere der begangenen Tat verwehrte; oder, falls ihm dies doch bewußt war, daß er sich nicht im klaren war, Unrecht zu tun" (R vs. McNaghten 1843, 10 Cl & Fin 200). Nach diesem Grundsatz ist „seelische Erkrankung" als durch eine „innere Ursache" (R vs. Quick 1973, QB 910) hervorgerufen und „Unrecht" als „rechtswidrige Tat" zu verstehen (R vs. Windle 1952, 3 All ER 1). Das neue Gesetz „gibt dem Gericht die Möglichkeit, seine Maßnahmen nach dem individuellen Fall des aktuellen Verfahrens in bezug auf die medizinische Behandlungsnotwendigkeit und das Schutzinteresse der Allgemeinheit auszurichten" (Baker 1996).

Vereinigte Staaten

Der Freispruch von John Hinckley nach dessen Attentat auf Präsident Ronald Reagan, der sich auf die Anerkennung von Schuldunfähigkeit bei Vorliegen einer Geistesstörung gründete, führte zu einer starken Wendung der öffentlichen Meinung gegen eine solche Verteidigung, die sich auf Schuldunfähigkeit beruft. Dies hatte eine Vielzahl juristischer Überprüfungen und neuer strafrechtlicher Verfahrensregeln zur Folge, die sich von Bundesstaat zu Bundesstaat unterscheiden. Danach hatten zwischen 1982 und 1985 34 Bundesstaaten ihre Bestimmungen zur strafrechtlichen Bewertung von Schuldunfähigkeit revidiert (Callahan et al. 1987). Seit 1995 haben die Staaten Montana, Idaho, Utah und Nevada die Möglichkeit einer Schuldunfähigkeit bei Geistesstörung abgeschafft. So hat etwa Nevada eine Bestimmung des „schuldig, aber psychisch krank" erlassen und eine zwangsweise medizinische Behandlung ungeachtet der Frage der strafrechtlichen Verantwortlichkeit des Angeklagten vorgesehen; in Colorado werden Personen, die als „unschuldig aufgrund einer psychischen Störung" gelten, auf unbestimmte Zeit im forensischen Landeskrankenhaus untergebracht (Miller 1996 b).

Unterschiedliche Verfahrensregeln in einzelnen Bundesstaaten

Der Umgang mit psychisch kranken Straftätern und deren medizinische Behandlung werden, der juristischen Tradition der Vereinigten Staaten folgend, nicht durch staatliche Gesetzgebung, sondern durch juristische Präzedenzfälle bestimmt. Durch diese existieren rechtliche Grundlagen, die den Bundesstaaten vorgeben, in den Strafanstalten psychiatrische Versorgungs- und Behandlungsmöglichkeiten zu gewährleisten und die hierfür erforderlichen Einrichtungen und Standards festlegen (O'Leary 1989). Das Recht eines verurteilten Gefängnisinsassen auf medizinische und psychiatrische Behandlung innerhalb der Strafanstalt wird durch das 8. Nachtragsgesetz zur amerikanischen Verfassung garantiert, welches eine grausame und unübliche Strafe verbietet (Dvoskin 1994). In dem Gerichtsverfahren Estelle gegen Gamble (1976, 429 US 97) ist dieses Verbot als Verpflichtung ausgelegt worden, die „bewußte Mißachtung" einer dringenden medizinischen Behandlungsbedürftigkeit von Insassen zu verhindern.

Regelung über juristische Präzedenzfälle

Recht auf psychiatrische Behandlung

Ausgehend von dem Präzedenzfall des Verfahrens Ruiz gegen Estelle (1980, 53 F Supp. 1265, SD Texas) hat Cohen (1988) 6 wesentliche Voraussetzungen für die Planung psychiatrischer Versorgungseinrichtungen in Gefängnissen aufgestellt. Diese beinhalten:
1. ein systematisches Screening und Evaluation,
2. eine medizinische Behandlung, die mehr bedeutet als eine bloße räumlich getrennte Unterbringung oder eine enge Überwachung,
3. die Mitwirkung psychiatrischer Sachverständiger,
4. die exakte und vollständige, den Datenschutz gewährleistende Führung von Krankenunterlagen,
5. Sicherheitsklauseln und Richtlinien für den Einsatz psychotroper Medikamente und
6. Programme zur Suizidprävention.

Komponenten psychiatrischer Versorgungseinrichtungen in Gefängnissen

Verschiedene nationale Organisationen, insbesondere die American Correctional Association, die American Public Health Association und die Joint Commission on Accreditation of Health Care Organizations haben

Richtlinien entwickelt, die nach Einschätzung von Anno (1994) zwar nicht perfekt sind, sich aber in manchen Punkten gegenseitig ergänzen.

4 Zum Zusammenhang von psychischer Krankheit und Kriminalität

Manifestationen psychischer Krankheit

Psychische Krankheit manifestiert sich in Verhaltensauffälligkeiten. Sie betrifft zudem kognitive wie emotionale und willensmäßige Anteile und Äußerungen der Persönlichkeit. Hierbei handelt es sich genau um die Aspekte der Persönlichkeit, die es nach dem Gesetz zwingend zu berücksichtigen gilt, wenn ein Urteil über strafrechtliche Schuld gefällt, ein Angeklagter als Krimineller bezeichnet und eine Strafe verhängt werden soll. Wird in Zusammenhang mit einer Straftat eine psychische Erkrankung vermutet, so wird implizit angenommen, daß die psychische Störung schon vor der Tat bestand und diese möglicherweise ausgelöst hat.

Feststellung des Zeitpunktes der Entwicklung einer psychischen Störung

Sowohl der Kliniker wie der Epidemiologe, der Prävalenzstudien zum Zusammenhang von psychischen Störungen und Kriminalität durchführt, hat allerdings zu berücksichtigen, daß sich eine psychische Erkrankung auch erst nach Verübung einer kriminellen Tat entwickeln kann. Die Untersuchung des Zusammenhangs von psychischer Krankheit und kriminellen Vergehen (definiert als rechtswidrige Taten, die aktiv verübt oder durch Unterlassung provoziert werden und die zu einer Verhaftung führen) ist deshalb außerordentlich schwierig. Dies gilt um so mehr, wenn der Forscher oder Kliniker danach trachtet, eine kausale Beziehung zwischen beiden nachzuweisen. Hier ist noch erhebliche Forschungsarbeit erforderlich.

Beziehung zwischen Verhaltensmerkmalen und Kriminalität

Es ist eine allgemeine, auch in der Rechtsprechung berücksichtigte Tatsache, daß es zwischen psychischen Störungsbildern und Kriminalität Beziehungen gibt. Zur Diskussion steht jedoch nicht, daß beide gemeinsam vorkommen können, sondern 1. wie stark beide miteinander in Beziehung stehen und 2. ob diese Beziehung kausaler Natur ist. Betrachtet man die Stärke der Beziehung, so sind beispielsweise psychische Störungen zu berücksichtigen, deren Verhaltensmanifestationen schon ipso facto eine Straftat darstellen. Mit anderen Worten stellt die klinische Manifestation bei diesen Störungen zugleich einen Straftatbestand dar. Dies gilt für die meisten Formen der Paraphilie (Exhibitionismus, Voyeurismus, Pädophilie usw.), für Pyromanie, Kleptomanie und andere Störungsbilder. In diesen Fällen sind psychische Störung und Kriminalität untrennbar miteinander verbunden.

Klinische Manifestation einer Störung als Straftatbestand

Rechtswidriges Verhalten als Äußerungsmöglichkeit einer psychischen Störung

Andere Störungsbilder wie etwa antisoziale Persönlichkeitsstörungen, Borderlinepersönlichkeitsstörung, pathologisches Glücksspiel und Impulskontrollstörungen beinhalten Elemente rechtswidrigen Verhaltens, sind mit diesem aber nicht deckungsgleich, da sich deren Symptome auch äußern können, ohne notwendigerweise gegen das Gesetz zu verstoßen. Wenn auch sicher nicht jeder Alkoholiker mit dem Gesetz in Konflikt kommt, so geht die Alkoholabhängigkeit im Rahmen enthemmten Verhaltens in intoxikiertem Zustand aber doch mit einem hohen Risiko von Gesetzesbrüchen einher (Pihl u. Peterson 1993). Von anderen Abhängigkeitserkrankungen ist bekannt, daß sie zur Finanzierung des Mißbrauchsverhaltens zu Beschaffungskriminalität führen. Ergebnisse aus Untersuchungen von Hare u. Hart (1993) weisen darauf hin, daß zwischen psychopathischer Persönlichkeitsstörung und der Wahrscheinlichkeit gesetzwidriger und gewalttätiger Vergehen eine enge Korrelation besteht. Auf der anderen Seite gibt es aber viele psychisch Kranke, die niemals straffällig werden, sowie viele Formen psychischer Störungen – vielleicht die Mehrzahl –, die trotz ihrer hohen Prävalenz in der Allgemeinbevölkerung nicht notwendigerweise zu rechtswidrigen Handlungen führen.

Beschaffungskriminalität

Psychische Krankheit und Gewalttätigkeit

Die Literatur der letzten Jahre scheint die Annahme zu untermauern, daß zwischen psychischer Krankheit und Kriminalität mehr als nur eine statistische Korrelation besteht. In Schweden fand Hodgins (1993) beispielsweise bei einer Kohorte, die er von Geburt an über einen Zeitraum von 30 Jahren verfolgte, Zusammenhänge zwischen Straffälligkeit und psychischer Krankheit sowie zwischen Straffälligkeit und geistiger Behinderung, wobei psychisch kranke Männer im Vergleich mit solchen ohne psychische Erkrankung oder geistige Behinderung 2,5mal so häufig Straftaten und 4mal so häufig Gewalttaten verübt hatten.

Untersuchungsergebnisse

Monahan (1992) hat zum Thema psychische Erkrankung und Gewalttätigkeit argumentiert, daß Faktoren wie der sozioökonomische Status und Anstaltsunterbringungen als Kennzeichen psychischer Störungen angesehen werden sollten und in Untersuchungen des Zusammenhangs von psychischer Krankheit und Gewalttätigkeit nicht kontrolliert werden müßten. Bis dahin waren diese Faktoren als interferierende Einflüsse, sog. „Confounder", betrachtet und statistisch kontrolliert worden. Dieser Argumentation und Untersuchungsbefunden folgend haben manche Autoren den Schluß gezogen, daß zwischen psychischer Krankheit und Gewalttätigkeit ein enger und potentiell kausaler Zusammenhang besteht (Link u. Steuve 1996).

Betrachtet man Untersuchungen, die psychische Krankheit mit Gewalttätigkeit in Verbindung gebracht haben, näher, so stellt man fest, daß diese aus verschiedenen methodischen Gründen, insbesondere wegen Verzerrungen durch Selektion oder eine ungenügende Kontrolle möglicher Confounder, kritisiert worden sind.

Methodische Probleme verschiedener Studien

Andererseits stellen psychische Störungen, die eine hohe Komorbidität mit Alkohol- oder Drogenmißbrauch aufweisen, sicherlich ein erhöhtes Risiko für gewalttätige Straftaten dar. Arboleda-Flórez et al. (1996) haben letztlich aus einer ausführlichen Übersicht der Literatur zu psychischer Krankheit und Gewalttätigkeit gefolgert, daß „es bis heute keinen schlüssigen Beweis für die Hypothese gibt, daß psychische Krankheit,

Erhöhtes Gewaltrisiko bei zusätzlichem Alkohol- oder Drogenmißbrauch

wenn sie nicht durch zusätzlichen Alkohol- oder Drogenmißbrauch kompliziert ist und wenn eine vorbestehende Anamnese gewalttätigen Verhaltens statistisch berücksichtigt wird, einen signifikanten Risikofaktor für Gewalttätigkeit oder Kriminalität darstellt".

Potentielle Folgen eines nachgewiesenen kausalen Zusammenhangs

Würde man zu dem Ergebnis kommen, daß zwischen psychischen Störungen und Kriminalität und besonders zwischen psychischer Krankheit und Gewalttätigkeit mehr als nur ein statistischer Zusammenhang besteht, wäre dies zweifellos mit einer stärkeren Stigmatisierung psychisch kranker Menschen verbunden. Dies hätte mit dem Argument, daß eine Freilassung eine Gefahr für die Allgemeinheit darstellte, zur Folge, daß die Zahl der in Gefängnissen inhaftierten psychisch kranken Patienten wie auch die Länge ihrer Inhaftierung anstiege.

5 Strukturelle Probleme und Reaktionen des Strafvollzugssystems

5.1 Probleme im Umgang mit psychisch Kranken in Haftanstalten

Fehlen finanzieller Mittel für die Behandlung

Der Anteil von Gefängnisinsassen, bei denen gravierende psychische Erkrankungen vorliegen, ist – gemessen an der Gesamtzahl von Häftlingen – zwar gering, insgesamt jedoch keinesfalls unerheblich (Arboleda-Flórez 1994). Diese Personen sind in Einrichtungen untergebracht, die weder speziell dafür vorgesehen noch mit entsprechenden Finanzmitteln versehen sind, um eine adäquate medizinische Versorgung zu gewährleisten. Die Mittel für ihre Behandlung müssen mit denen anderer wichtiger Gesundheitsmaßnahmen innerhalb des Strafvollzugssystems, etwa der Behandlung von Aids, Hepatitis, Tuberkulose oder sexuell übertragenen Krankheiten, geteilt werden.

Notwendigkeit spezieller Maßnahmen

Für Strafanstalten bedeuten psychisch kranke Inhaftierte eine zusätzliche Belastung, weil für diese Personengruppe über eine kontinuierliche medizinische und pflegerische Versorgung hinaus spezielle Maßnahmen innerhalb der Anstalten erforderlich sind, um sie vor Suizidversuchen, dem Mißbrauch oder der Mißhandlung durch andere Strafgefangene zu schützen oder sie von eigenen tätlichen Angriffen auf andere abzuhalten. Offensichtlich bedürfen diese „Patienteninsassen" zusätzlicher Behandlungsangebote und einer besonderen Aufmerksamkeit von seiten des Aufsichtspersonals; beides wird hier aber nie die Qualität erreichen können, wie dies von psychiatrischen Krankenhäusern oder Abteilungen zu erwarten ist.

5.2 Modelle psychiatrischer Versorgung

Aus diesen Schwierigkeiten und Problemen im Umgang mit psychisch Kranken in Strafanstalten sind verschiedene Modelle zur Organisation

1. Ambulante Behandlung	Psychiatrische Patienten sind zusammen mit gewöhnlichen Strafgefangenen im Gefängnis untergebracht	
2. Spezieller Trakt bzw. forensisch-psychiatrische Abteilung innerhalb des Gefängnisses	Psychiatrische Patienten werden in diesen Trakt verlegt und verbleiben dort in der Regel für die gesamte Dauer ihrer Inhaftierung	
3. Speziell gesichertes Krankenhaus	Psychiatrische Patienten werden in ein entsprechendes Krankenhaus verlegt und verbleiben dort in der Regel für die gesamte Dauer ihrer Inhaftierung	
4. Vertraglich vereinbarte Kooperation mit einer externen psychiatrischen Einrichtung	Psychiatrische Patienten werden in das entsprechende Krankenhaus oder die psychiatrische Abteilung verlegt	
5. Gemeindenahe forensische Spezialeinrichtungen	Intensive Bemühungen werden unternommen, um zu verhindern, daß psychiatrische Patienten Gefängnissen zugeführt werden oder – falls aus einem Gefängnis entlassen – dorthin zurückkehren	

psychiatrischer Versorgung in entsprechenden Einrichtungen entstanden (Übersicht 1).

Das 1. Modell beinhaltet die gemeinsame Unterbringung von Patienten und gewöhnlichen Strafgefangenen. In der Regel geschieht dies vor dem Hintergrund, daß es in einer Region an spezialisierten Versorgungseinrichtungen außerhalb oder innerhalb von Strafanstalten mangelt. Das Modell geht davon aus, daß sich normale Strafgefangene an das Zusammenleben mit psychisch Kranken und deren wunderliches und bizarres Verhalten gewöhnen können und daß letztere wiederum lernen, ihr Verhalten bis zu einem gewissen Maße an das der anderen Insassen anzupassen und es zu kontrollieren. Es bedarf kaum der Erwähnung, daß dieses Modell dem Mißbrauch psychisch Kranker Vorschub leistet und negative Auswirkungen auf das Wachpersonal hat, das die Gefahr von Unruhe und Auseinandersetzungen unter den Gefangenen ständig im Auge behalten muß. Es stellt zudem eine Quelle möglicher zivilrechtlicher Klagen gegen Gefängnisverwaltungen wegen Verletzung der Aufsichtspflicht dar.

Gemeinsame Unterbringung

Das 2. Modell sieht eine getrennte Unterbringung psychisch Kranker in speziellen Abteilungen von Strafanstalten vor. Bedingt durch den erforderlichen Personalmehrbedarf an Pflegekräften und Strafvollzugsbeamten sind die Einrichtung und der Unterhalt solcher Abteilungen teuer. Nicht selten verleiten sie dazu, die Rechte anderer Strafgefangener zu mißachten, indem psychisch gesunde, aber Unruhe stiftende, schlicht aufsässige Insassen in diese „Spezialabteilung" zur „Sonderbehandlung"

Spezielle Abteilungen innerhalb von Strafanstalten

verlegt, d.h. mit Psychopharmaka zur Ruhe gebracht werden. Solche Abteilungen können dadurch zum Verwahrort für jeden Strafgefangenen werden, der Unruhe stiftet und disziplinarische Probleme bietet, ganz egal, ob eine psychische Störung zugrunde liegt oder nicht. Sie vermischen damit den Bedarf der adäquaten Behandlung psychisch Kranker mit einer Bestrafung aufsässiger Häftlinge. Wie zu erwarten, hat eine solche Vermengung der Ziele des Strafvollzugs (Sicherung und Bestrafung) mit den Intentionen der Psychiatrie (medizinische Behandlung, Fürsorge und Rehabilitation des psychisch kranken Straftäters) erhebliche Kritik hervorgerufen und dem Ansehen psychiatrischer Behandlungen in Strafanstalten sehr geschadet.

Spezialisierte Krankenhäuser

Als 3. Modell stellen speziell gesicherte forensische Krankenhäuser eine Abwandlung spezialisierter Gefängnisabteilungen dar und sind damit denselben Kritikpunkten ausgesetzt. Solche Einrichtungen bieten jedoch als „Hochsicherheitskliniken" den Vorteil, daß sie Sexualstraftäter und schwerste Gewalttäter aufnehmen können, um sie speziellen Behandlungsprogrammen zuzuführen oder einfach um sie mit einem hohen Maß an Sicherheit verwahren zu können. So werden beispielsweise Sexualstraftäter nicht nur zur Therapie in entsprechend spezialisierte Krankenhäuser eingewiesen, sondern auch, um sie vor den Mitgefangenen zu schützen. Entsprechend werden solchen Einrichtungen auch Gewaltverbrecher sowohl aus therapeutischen Gründen wie zum Schutz von Mithäftlingen, die diesen sonst wehrlos ausgesetzt sind, zugewiesen. Tatsächlich sind viele forensische Krankenhäuser maximaler Sicherheitsstufen aus genau diesem Grunde gebaut worden.

Unglücklicherweise scheinen sich solche spezialisierten Krankenhäuser zunehmend auf die Behandlung von Schwerstkriminellen, Sexualstraftätern oder gewalttätigen Personen zu konzentrieren und chronisch psychisch Kranke, die gleichzeitig zur Zielscheibe von Mißhandlungen durch die erstgenannten Personengruppen werden, darüber zu vernachlässigen. Die Vermengung von medizinischem Behandlungsanspruch und strafrechtlicher Vergeltung krimineller Handlungen hat ebenso wie die üblicherweise fehlende Unabhängigkeit solcher Institutionen vom Gefängnissystem Bedenken hervorgerufen. Tatsächlich sind verschiedene forensische Krankenhäuser wegen der Anwendung unüblicher Behandlungsverfahren, insbesondere verhaltenstherapeutischer Techniken oder der Psychochirurgie, ins Gerede geraten.

Behandlung außerhalb von Strafanstalten und forensischen Kliniken

Schließlich sieht ein 4. Modell die vertragliche Regelung einer Behandlung in einem regionalen Krankenhaus oder einer psychiatrischen Klinik für die Dauer der akuten psychischen Erkrankung von Patienten vor. Hierbei wird vereinbart, daß der Strafgefangene nach einer Besserung seines Gesundheitszustandes wieder in die Haftanstalt zurückverlegt wird, wo er seine weitere Strafe verbüßen und für die restliche Zeit der Inhaftierung eine begleitende medizinische Behandlung erhalten wird. In der Regel ist er dort zusammen mit den anderen Gefängnisinsassen untergebracht, wird – ähnlich einer poliklinischen Behandlung – wöchentlich medizinisch untersucht und im Verlauf betreut sowie medikamentös behandelt, wobei häufig neuroleptische Depotpräparate eingesetzt werden. Neben den offensichtlichen medizinischen Gründen spricht für diese Depotmedikamente, daß sie dem Patienten nicht gestohlen werden können und weder vom Patienten noch von einem anderen Insassen mit ihnen Handel getrieben werden kann.

Jedes System hat seine Vor- und Nachteile, aber jedes wird zusammenbrechen, wenn die Zahl der untergebrachten Patienten die zur Verfügung stehenden Kapazitäten innerhalb des Justizvollzugssystems übersteigt. Eine individuelle Versorgung wird dann letzten Endes nicht mehr möglich sein.

Problem fehlender Kapazitäten

Diese Verhältnisse haben die Justizvollzugsanstalten, besonders die örtlichen Arrestzellen, zu neuzeitlichen Verwahranstalten mit all den Schrecken von Mißhandlung und Vernachlässigung der Asyle früherer Zeiten werden lassen (Torrey 1995). Es wäre zu überlegen, ob Haftstrafen, insbesondere eine Inhaftierung in Arrestzellen, nicht bei den psychiatrischen Patienten zu vermeiden sind, denen nur geringere Vergehen zur Last gelegt werden. Ein solches Modell der forensischen gemeindenahen Rehabilitationseinrichtungen (Modell 5) wird im Abschn. 7 beschrieben.

6 Behandlungsformen in Strafanstalten und forensischen Kliniken

Grundsätzlich werden in Einrichtungen des Strafvollzugs rehabilitativ ausgerichtete Psychotherapien, im Gegensatz zu allgemeinen psychologischen Behandlungsformen, nur selten angeboten. Dennoch findet man in speziellen forensischen Krankenhäusern ein breites Spektrum psychotherapeutischer und verhaltenstherapeutischer Techniken und Verfahren. Einige dieser Techniken sind erst aus der Arbeit in Gefängnissen hervorgegangen.

Verhaltens- und Psychotherapie

Allgemein werden biologisch orientierte Behandlungsverfahren bevorzugt, die auch die Elektrokrampfbehandlung und sogar psychochirurgische Eingriffe in hochspezialisierten Einrichtungen zur Behandlung geisteskranker Straftäter einschließen. In der Therapie von Sexualstraftätern werden in bestimmten Kliniken spezifische medikamentöse Therapien, üblicherweise mit Antiandrogenen wie Cyproteronacetat, durchgeführt. In einigen Ländern ist die operative Kastration als eine Möglichkeit der Behandlung von Sexualstraftätern gesetzlich erlaubt. Für gewöhnlich umfaßt die Behandlung von Sexualstraftätern zusätzliche Angebote in Form kognitiver Therapien, Resozialisierungsmaßnahmen oder verhaltensmodifizierender Techniken.

Biologisch orientierte Verfahren

Die Behandlung psychischer Störungsbilder innerhalb von Gefängnissen besteht zumeist aus einer medikamentösen Therapie. Diese beschränkt sich allerdings, besonders bei knappen Finanzmitteln, auf die klassischen Neuroleptika (vom Typ des Chlorpromazin) bzw. auf die klassischen (trizyklischen) Antidepressiva. In der Behandlung von Gewaltstraftätern kommen inzwischen potente Wirkstoffe wie Lithium, Carbamazepin oder andere Antikonvulsiva oder auch die neueren Neuroleptika wie Risperidon oder Olanzapin zur Anwendung. Anxiolytika oder

Medikamentöse Therapie

Hypnotika werden aufgrund des Mißbrauchspotentials, der Gefahr des Drogenhandels unter den Gefangenen und im Hinblick auf Berichte über paradoxe Reaktionen mit einer Enthemmung gewalttätigen Verhaltens in den meisten Strafanstalten nicht eingesetzt.

Es sollte jedoch nicht vergessen werden, daß die Behandlung innerhalb von Gefängnissen und speziellen forensischen Kliniken häufig nicht nur auf bestimmte psychische Störungen, sondern auf kriminelles Verhalten per se ausgerichtet ist. Dies zu trennen ist besonders wichtig, damit die Gründe und Ziele einer medizinischen Behandlung nicht mit den Gründen und Absichten der strafrechtlichen Verurteilung verwechselt werden. In den Gefängnissen wird nicht immer deutlich, ob eher eine psychische Störung oder eher kriminelles Verhalten therapiebedürftig sind bzw. tatsächlich behandelt werden. Noch schlimmer wäre, die angestrebte Besserung einer psychischen Störung mit der Rezidivprophylaxe weiterer delinquenten Verhaltens zu verwechseln. Das Entstehen ethisch zweifelhafter „Therapien" und der Mißbrauch von Gefängnisinsassen sind Folgen einer unzureichenden Definition der Indikationen und Ziele der medizinischen Behandlung. Und schließlich ist zu bedenken, daß bei Überbelegung, dem Fehlen persönlicher Rückzugsmöglichkeiten, allgegenwärtig erforderlichen Sicherheitsmaßnahmen und dem ständigen Risiko gewalttätiger Auseinandersetzungen unter den Inhaftierten die Qualität der medizinischen Versorgung innerhalb von Strafanstalten nicht der entsprechen kann, die man von Krankenhäusern erwartet.

Therapie von psychischen Störungen oder von kriminellem Verhalten

7 Gemeindenahe forensische Rehabilitationseinrichtungen („community corrections")

Es sind unterschiedliche Programme entwickelt worden, um psychisch gestörte Straftäter aus dem juristischen System heraus- und einer psychiatrischen Behandlung zuzuführen. Im Vergleich verschiedener solcher Programme in den Vereinigten Staaten haben Steadman et al. (1995) hierbei zwischen zwei prinzipiellen Formen unterschieden: der Zuweisung durch die Polizei noch vor einem weiteren Kontakt mit dem Justizsystem einerseits und der richterlichen Anordnung einer Behandlung andererseits. Erstere ist mit dem in vielen anderen Ländern praktizierten und oben diskutierten Verfahren vergleichbar, nach dem es der polizeilichen Entscheidung überlassen bleibt, einen psychisch gestörten Täter im Falle eines geringeren Vergehens direkt einer psychiatrischen Klinik oder Abteilung zuzuführen. Im Falle einer richterlichen Anordnung kann diese entweder vor oder nach der Eröffnung eines Gerichtsverfahrens erfolgen.

Art der Zuweisung

Diese Programme basieren für gewöhnlich auf Vereinbarungen auf Gemeindeebene, um eine Abstimmung der Arbeit der unterschiedlichen regionalen Einrichtungen, wie z.B. Strafanstalten, psychiatrische Behandlungsstellen, Sozialdienste oder Gerichte, zu gewährleisten. Regelmäßige gemeinsame Treffen von Vertretern dieser Einrichtungen gewährleisten, daß sämtliche Stellen einbezogen bleiben und deren Interesse an einer erfolgreichen Umsetzung des Programms aufrechterhalten bleibt. Die meisten dieser Programme sehen einen Fallbetreuer vor, der mit ver-

Vereinbarungen auf Gemeindeebene

schiedenen Institutionen in Kontakt steht und die Mitarbeit des Patienten sicherstellt. Der Erfolg eines solchen Programms hängt im wesentlichen davon ab, inwieweit auf regionaler Ebene psychiatrische Gesundheits- und soziale Dienste integriert werden können.

Ein Beispiel für ein solches Programm existiert im kanadischen Calgary, wo Psychiater eines großen Lehrkrankenhauses in den Haftanstalten regelmäßige Sprechstunden abhalten und Personen nach ihrer Entlassung aus dem Gefängnis eine ambulante Nachbetreuung durch das Krankenhaus oder in einem Wohnheim für psychisch gestörte Täter anbieten. Dieses Wohnheim untersteht dem Justizministerium. Gemeindeschwestern und Sozialarbeiter agieren als Fallbetreuer, um sicherzustellen, daß Patienten ihr Anrecht auf soziale Unterstützung (Sozialhilfe, Wohnung usw.) während ihrer Haftzeit im Gefängnis nicht verlieren. Das Programm sieht ebenfalls vor, daß psychisch Kranke in Absprache mit den Gerichten aus dem Bereich der Justiz in das psychiatrische Versorgungssystem gelangen.

Beispiel

Die kanadische Regierung hat vor kurzem ein Gesetz („Chapter 22") verabschiedet, das die Bestimmungen des Strafgesetzes zur Strafzumessung ergänzt. Dieses Gesetz, das schon jetzt als „Community-Corrections-Gesetz" bezeichnet wird, legt u. a. fest, daß die große Zahl von Straftätern, die keine Gefahr für die Allgemeinheit darstellen, im ambulanten Strafvollzug innerhalb der Gemeinden behandelt werden sollten, anstatt sie in Gefängnissen einzusperren. Es ist damit zu rechnen, daß dieses Gesetz erhebliche Auswirkungen auf den Umgang mit psychisch kranken Straftätern hat, die keine Gefahr für die Allgemeinheit darstellen (Government of Canada 1996).

8 Forschung mit psychisch gestörten Straftätern

In bezug auf Forschungsvorhaben handelt es sich bei psychiatrischen Patienten und Gefängnisinsassen um vulnerable Personengruppen. Hierunter sind solche Personen zu verstehen, die aufgrund einer psychischen oder physischen Beeinträchtigung, einer Einschränkung von Rechten aufgrund einer Unterbringung oder aufgrund von Minderjährigkeit eines besonderen Schutzes bedürfen, falls sie als Probanden für medizinische Forschungsprojekte vorgesehen sind.

Spezielle Schutzbedürftigkeit psychisch Kranker

Leider gibt es einige Studien, die dem Ansehen medizinischer Untersuchungen mit strafgefangenen Probanden erheblich geschadet haben. Experimente wie die an der Willowbrook State School für geistig Behinderte, den Alabama Kilby and Draper Gefängnissen oder der Vacaville Medical Facility sind Zeugnis eines eklatanten Mißbrauchs von Strafgefangenen, die mit medizinischer Forschung in Berührung kommen. In den genannten Fällen waren den Untersuchern keine ethischen Richtlinien vorgegeben worden, und sie selbst waren sich ethischer Restriktionen nicht bewußt oder hatten diese ausgeblendet. Für jemanden, der sich mit Ethik beschäftigt, sind diese Forschungsuntersuchungen von Unredlichkeit und Ungerechtigkeit durchdrungen (Arboleda-Flórez 1991). Aber nicht immer zeigt sich ein Mißbrauch strafgefangener For-

Beispiele für Mißbrauch

schungsprobanden in einer so eklatanten Überschreitung ethischer Grenzen; subtilerer Mißbrauch ist von genauso großer Bedeutung. Fragen der vertraulichen Behandlung von Informationen und der Aufklärungs- und Einwilligungspflicht, des Abwägens von Nutzen und Risiko oder des Fehlens einer klaren Abgrenzung von therapeutischen gegenüber experimentellen Behandlungen sind Beispiele für einige der Punkte, die in der medizinischen Behandlung oder wissenschaftlichen Untersuchung von Strafgefangenen ganz besondere Aufmerksamkeit erfordern.

Problem der Stigmatisierung psychisch kranker Straftäter

In den Fällen, in denen es sich bei den Strafgefangenen noch dazu um psychisch kranke Personen handelt, bekommen diese Aspekte eine noch größere Bedeutung. Ergebnisse epidemiologischer Untersuchungen, die glaubhaft machen wollen, Besonderheiten der Gesamtgruppe psychisch gestörter Straftäter nachweisen zu können, führen zu einer zunehmenden Stigmatisierung dieser Menschen. Angesichts möglicher methodischer Mängel solcher Untersuchungen würde man den Rechten und Interessen dieser Patienten Schaden zufügen, ließe man politische Entscheidungen durch die Ergebnisse solcher Studien beeinflussen, ohne sie vorher wissenschaftlich korrekt repliziert zu haben (Weisstub et al. 1995). Strafgefangene werden häufig als Probanden für die Erforschung neuer psychoaktiver Substanzen oder in anderen klinischen Studien bzw. experimentellen Untersuchungen benutzt. Das Vorliegen einer psychischen Krankheit bei manchen dieser Strafgefangenen würde ernste ethische Probleme aufwerfen, da einige dieser Personen möglicherweise nicht voll einwilligungsfähig und deshalb auch nicht in der Lage sind, eine verläßliche Zustimmung zur Teilnahme an einer Studien zu geben.

Einrichtung von Ethikkommissionen

Auch wenn ein generelles Verbot medizinischer Forschung in Haftanstalten im Hinblick auf das Selbstbestimmungsrecht einwilligungsfähiger Strafgefangener nicht gerechtfertigt erscheint, schlagen Weisstub et al. (1995) Vorkehrungen wie die Einrichtung ordentlich zusammengesetzter extramuraler Ethikkomitees vor, um sowohl psychisch kranke Straftäter wie gewöhnliche Gefängnisinsassen ausreichend vor einem potentiellen Mißbrauch durch die medizinische Forschung zu schützen.

9 Rechte psychisch gestörter Straftäter

Besondere Verpflichtung gegenüber psychisch gestörten Straftätern

Psychisch gestörte Straftäter sind noch mehr auf eine Wahrung der ihnen zustehenden gesetzlichen Rechte angewiesen, als dies bei gewöhnlichen Strafgefangenen der Fall ist. Daß jedes Rechts- und Strafvollzugssystem dies anerkennen sollte, liegt u. a. in den Tatsachen begründet, daß mit einer psychischen Störung häufig eine Schuldunfähigkeit oder eingeschränkte Schuldfähigkeit einhergeht, daß die Rechtsvorschriften zum Freispruch bei Vorliegen einer Geistesstörung besondere Verpflichtungen für den Staat sowie mögliche weitere Einschränkungen für den psychisch kranken Straftäter mit sich bringen und daß die Feststellung einer aus der psychischen Krankheit resultierenden Gefahr für die Allgemeinheit unbefristete Strafen nach sich ziehen kann. Die Gesetze, in denen ein solcher Rechtsschutz festgelegt ist, sind von Land zu Land verschieden.

Auf internationaler Ebene haben die Vereinten Nationen die besondere Lage von (insbesondere psychisch kranken) Strafgefangenen insoweit anerkannt, als sowohl Resolutionen verabschiedet wurden, die für Gefängnisinsassen das gleiche Recht auf medizinische Versorgung fordern, das auch der Allgemeinbevölkerung zusteht, wie auch Resolutionen, die für die Rechte psychisch Kranker eintreten. Ähnlich hat auch die Weltgesundheitsorganisation eine Reihe von Richtlinien zum Schutz der Menschenrechte psychisch Kranker veröffentlicht (WHO 1996 a). Von diesen ist besonders Grundsatz 20 zu kriminellen Straftätern zu nennen, der sich auf geeignete Maßnahmen zu deren Schutz und das Recht auf eine medizinische Behandlung insbesondere im Falle psychisch kranker Strafgefangener bezieht. Daneben ist die Weltgesundheitsorganisation dabei, Richtlinien für die Qualitätssicherung in forensischen Einrichtungen zu entwickeln (WHO 1996 b), in denen ethische Belange im Zusammenhang mit baulichen Gegebenheiten, Sicherheitsanforderungen, administrativen Abläufen, dem Personalbedarf und der Art der medizinischen Versorgung in diesen Einrichtungen angesprochen werden.

Resolutionen der Vereinten Nationen

Richtlinien der WHO

Dieser Schutz der Rechte psychisch kranker Gefängnisinsassen setzt grundsätzlich voraus, daß diese nicht einer grausamen oder unüblichen Bestrafung oder einer Folter ausgesetzt werden, daß eine hinreichende Krankenversorgung gewährleistet ist und daß medizinische Behandlungsmöglichkeiten dadurch garantiert sind, daß sie im Gesundheitsetat für das Strafvollzugssystem in allen Ländern berücksichtigt werden. Abschließend ist darauf hinzuweisen, daß die Deklaration von Madrid der World Psychiatric Association (1996) die Beteiligung von Psychiatern in solchen Fällen, in denen der Geisteszustand von Personen vor Folter oder vor Exekution einer Todesstrafe beurteilt werden soll, eindeutig als unethisch verbietet.

Grundlegende Voraussetzungen

10 Schlußfolgerungen

Psychisch kranke Menschen, die an schweren und chronischen Störungen leiden, können durch rechtswidrige Taten mit dem Gesetz in Konflikt geraten mit der Folge einer Verhaftung und möglichen Verurteilung zu einer Gefängnisstrafe. Bei anderen Personen können spezifische Störungen vorliegen, deren Manifestation sie unweigerlich der Anschuldigung kriminellen Verhaltens aussetzen. Werden solche Personen zu einer Haftstrafe verurteilt, wirft der Umgang mit ihnen und ihre medizinische Versorgung Probleme auf, die von Gefängnissen oft nicht zu bewältigen sind. Um diesen Strafgefangenen innerhalb des Justizvollzugssystems angemessen zu begegnen, sind verschiedene Maßnahmen entwickelt worden. Diese lassen sich im wesentlichen auf 4 Strukturmodelle innerhalb des Systems sowie das Modell gemeindenaher Rehabilitationsmaßnahmen reduzieren.

Besondere Versorgungsprobleme und Maßnahmen

Psychisch kranke Straftäter sind in doppeltem Sinne vulnerabel: aufgrund der Inhaftierung und aufgrund ihrer psychischen Störung. Politische Entscheidungsträger, Kliniker und die medizinische Forschung sollten wachsam und übervorsichtig sein, wenn es um den Umgang mit dieser Art von Straftätern geht.

Vulnerabilität psychisch kranker Straftäter

11 Literatur

Alberta Mental Health Act (1992) Queen's Printer, Calgary

Anno BJ (1994) Standards for the delivery of mental health services in a corectional setting. In: Rosner R (ed) Principles and practice of forensic psychiatry. Chapman & Hall, New York

Arboleda-Flórez J (1989) Problemas médicolegales de las terapéuticas. In: Puppo Touriz H, Soiza Larrosa A, Puppo Bosch (eds) Medicina legal latino americana. Copygraf, Montevideo

Arboleda-Flórez J (1991) Ethical issues regarding research on prisoners. Int J Offend Ther Comp Criminol 35/1:1–5

Arboleda-Flórez J (1994) An epidemiological study of mental illness in a remanded population and the relationship between mental illness and criminality. Doctoral Dissertation, University of Calgary

Arboleda-Flórez J, Copithorne M (1996) Mental health law and practice. Carswell, Toronto

Arboleda-Flórez J, Crisanti A (1996) De policia a sanitarista mental: La experiencia en el Caribe. (Book of Abstracts, 10th World Congress of the World Psychiatric Association, Precongress Meeting in Segovia, Spain, August 1996)

Arboleda-Flórez J, Holley HL (1988) Criminalization of the mentally ill: II. Initital detention. Can J Psychiatry 33:87–95

*Arboleda-Flórez J, Crisanti A, Holley H (1995) The effects of changes in the law concerning mentally disordered offenders: the Alberta experience with Bill C-30. Can J Psychiatry 40:1–9

**Arboleda-Flórez J, Holley H, Crisanti A (1996) Mental illness and violence: proof or stereotype. Minister of Supply and Services Canada, Ottawa

Aristotle (1941) The Nichomachian ethics. In: McKeon R (ed) The basic works of Aristotle. Random House, New York

Baker E (1996) The law of insanity in England and Wales. Int Bull Law Ment Health 6:19–22

Bittner E (1967) Police dicretion in emergency apprehension of mentally ill persons. Soc Probl 14:4279–4292

Bluglass R (1993) Maintaining the treatment of mentally ill people in the community. Br Med J 306:159–160

Borzecki M, Wormith JS (1985) The criminalization of psychiatrically ill people; a review with a Canadian perspective. Psychiatr J Univ Ottawa 10/4:241–247

Callahan LA, Mayer C, Steadman HJ (1987) Insanity defense reform uín United States – post Hinckley. Ment Phys Disab Law Rep 11:54–59

Ceretti A, Merzagora I (1994) Questioni sull'imputabilita. Cedam, Padova

Cohen F (1988) Legal issues and the mentally disordered prisoner. National Institute of Corrections, Washington

De Fazio L (1996) The Italian penal code reforms and the nature of criminal responsibility. Int Bull Law Ment Health 6:24

Dessecker A (1997) Straftäter und Psychiatrie. Eine empirische Untersuchung zur Praxis der Maßregel nach § 63 StGB im Vergleich mit der Maßregel nach § 64 StGB und sanktionslosen Verfahren. Kriminologische Zentralstrelle, Wiesbaden

Dvoskin JA (1994) The structure of correctional mental health services. In: Rosner R (ed) Principles and practice of forensic psychiatry. Chapman & Hall, New York

Fulop NJ (1995) Involuntary outpatient civil commitment: what can Britain learn from the U. S. experience? A civil liberties perspective. Int J Law Psychiatry 18/3:291–303

Ganser S (1898) Über einen eigenartigen hysterischen Dämmerzustand. Arch Psychiatr 30:633

Godschalx SM (1984) Effect of a mental health educational program upon police officers. Res Nurs Health 7:111–117

Government of Canada (1991) An act to amend the Criminal Code (mental disorder) and to amend the National Defense Act and the Young Offender Act in Consequence thereof. Queen's Printer, Ottawa

Government of Canada (1996) An act to amend the Criminal Code (sentencing) and other acts in consequence thereof. Queen's Printer, Ottawa

Guttmacher MA (1968) The role of psychiatry in Law. Thomas, Springfield

Hare RD, Hart SD (1993) Psychopathy, mental disorder, and crime. In: Hodgins S (ed) Mental disorder and crime. Sage, Newbury Park/CA

Hiday VA, Scheid-Cook TL (1987) The North Carolina experience with outpatient commitment: a critical appraisal. Int J Law Psychiatry 10:215–232

Hiday VA, Scheid-Cook TL (1989) A follow-up of chronic patients commited to outpatient treatment. Hosp Community Psychiatry 40/1:52–59

*Hodgins S (1993) The criminality of mentally disordered persons. In: Hodgins S (ed) Mental disorder and crime. Sage, Newbury Park/CA

Holley HL, Arboleda-Flórez J (1988) Criminalization of the mentally ill: I. Police perceptions. Can J Psychiatry 33:81–86

Home Office (1990) Provision for mentally disordered offenders, circular 66/90. Home Office, London

Janus SS, Bess BE, Cadden JJ, Greenwald H (1980) Training police officers to distinguish mental illness. Am J Psychiatry 137/2:228–229

Konrad N (1993) The legal and psychological conditions in Germany required for commitment of convicted offenders by a criminal court to a psychiatric hospital, or to a special institution for treatment of addicts. Qz Psz Forensz 2/1:26–40

Kruzich JM (1982) Services for mentally ill offenders. In: Austin JM, Hershey WE (eds) Handbook on mental health administration. Jossey-Bass, San Francisco

Leygraf N (1988) Psychisch kranke Straftäter. Epidemiologie und aktuelle Praxis des psychiatrischen Maßregelvollzugs. Springer, Berlin Heidelberg New York

**Link B, Steuve A (1996) Evidence bearing on mental illness as a possible cause of violent behaviour. Epidemiol Rev 17/1:172–181

Matthews AR (1970) Observations on police policies and procedures for emergency detention of the mentally ill. J Criminal Law Criminol Police Sci 62/2:283–295

Miller RD (1992) An update on involuntary civil commitment to outpatient treatment. Hosp Community Psychiatry 43/1:79–81

Miller RD (1996) Nevada abolishes the insanity defense, adopts GBMI. Newsl Am Acad Psychiatry Law 21:50

Miller RD (1996) Recent changes in the insanity defense in the United States. Int Bull Law Ment Health 6:33–34

**Monahan J (1992) Mental disorder and violent behaviour. Am Psychol 47/4:511–521

Muller-Isberner R (1996) Insane offender treatment in Germany: legislation, organization, and treatment programs. Int Bull Law Ment Health 6:23

Nedopil N, Ottermann B (1993) Treatment of mentally ill offenders in Germany. Int J Law Psychiatry 16:247–255

O'Leary WD (1989) Custodial suicide: evolving liability considerations. Psychiatr Q 60(1)

Pihl RO, Peterson JB (1993) Alcohol/drug use and aggressive behaviour. In: Hodgins S (ed) Mental disorder and crime. Sage, Newbury Park/CA

Rasch W (1990) Criminal responsibility in Europe. In: Bluglass R, Bowden P (eds) Principles and practice of forensic psychiatry. Churchill Livingstone, Edinburgh

Royal College of Psychiatrists (1993) Community supervision orders. RCP, London

Sakuta T (1996 a) The new „Mental Health and Welfare Law" in Japan. Int Bull Law Ment Health 6:28

Sakuta T (1996 b) Administration and medical treatment in prison in Japan. Int Bull Law Ment Health 6:28–29

Scheid-Cook TL (1987) Commitment of the mentally ill to outpatient treatment. Community Ment Health J 23/3:173–182

Steadman HJ, Mcgreevy MA, Morissey JP, Callahan LA, Robbins PC, Cirincione C (1993) Before and after Hinckley: evaluating insanity defense reform. Guildford, New York

Steadman HJ, Morris SM, Dennis DL (1995) The diversion of mentally ill persons from jails to community-based services: a profile of programs. Am J Public Health 85/12:1630–1635

Swanson JW, Swartz MS, George LK, Burns BJ, Hiday VA, Borum R, Wagner HR (1997) Interpreting the effectiveness of involuntary outpatient commitment: a conceptual model. J Am Acad Psychiatry Law 25/1:5–16

*Teplin L (1983) The criminalization of the mentally ill: Speculation in search of data. Psychol Bull 94(1):54–67

Torrey EF (1995) Editorial: jails and prisons – America's new mental hospitals. Am J Publ Health 85/12:1611–1613

Travin S (1994) History of correctional psychiatry. In: Rosner R (ed) Principles and practice of forensic psychiatry. Chapmann & Hall, New York

Weisstub DN, Arboleda-Flórez J, Kaplan LV, Tancredi LR, Verdun-Jones SN (1995) Enquiry on research ethics. Final report to the Government of Ontario, Toronto

WHO (1996 a) Guidelines for the Promotion of Human Rights of Persons with Mental Disorders. Division of Mental Health and Prevention of Substance Abuse, Geneva

WHO (1996 b) The Forensic Facility Checklist. WHO, Geneva

World Psychiatric Association (1996) The Declaration of Madrid. (Approved by the General Assembly in Madrid on August 25, 1996. WPA Information Folder 1996–1999)

Grundsatzfragen in Forschung und Lehre

KAPITEL 18

Ethische Fragen in der Psychiatrie

H. HELMCHEN und J. VOLLMANN

1 Einführung

Die Erschütterungen eines tiefgreifenden Wandels gesellschaftlicher Strukturen durch neue Informationstechnologien, globalen Wirtschaftswettbewerb und Grenzen der sozialen Sicherung, auch das Ende des kalten Krieges und – zumal in Deutschland – die Konfrontation unterschiedlich sozialisierter Menschen mit einer Wiederholung der Aufarbeitung von Vergangenheit bilden den Hintergrund für die gegenwärtige Sensibilisierung gegenüber den ethischen Implikationen der dramatischen Veränderungen der Medizin und damit auch der Psychiatrie. So kann die wiederaufgelebte Diskussion um die Euthanasie nicht losgelöst gesehen werden von der starken Zunahme von Menschen mit schwersten Residualschäden nach intensivmedizinischer Behandlung lebensbedrohlicher Zustände und auch nicht von der Zunahme sehr alter hilfsbedürftig kranker Menschen infolge der gestiegenen Lebenserwartung, aber ebenso von einem zunehmenden Patientenwunsch nach Selbstbestimmung. Genauso kann die Frage nach der heute möglichen angemessenen Versorgung psychisch Kranker angesichts der finanziellen Restriktionen nicht von der Frage nach Prioritäten in der Ressourcenallokation im Gesundheitswesen getrennt werden; und die schnellen Fortschritte in der Entschlüsselung des menschlichen Genoms und in der Informationstechnologie machen Forderungen zur Verbesserung von Datenschutz und zur strikten Einhaltung der Schweigepflicht verständlich. Vor allem aber geht es um die Frage, wie in einer immer stärker regulierten, formalisierten und bürokratisierten Welt die Psychiater und andere Berufsgruppen in der Psychiatrie die Fähigkeit behalten und weiterentwickeln können, nicht nur durch fachliche Kompetenz dem gesundheitlichen Wohl, sondern auch durch Wahrnehmung und Respektierung von Wünschen und Interessen der Würde und Selbstbestimmung des einzelnen Kranken gerecht zu werden.

Sensibilisierung gegenüber ethischen Implikationen der Medizin

Übersicht 1.
Periodika und Datenbanken

Bioethics, Clayton (seit 1987)
Bulletin of Medical Ethics, London (seit 1985)
Cambridge Quarterly of Healthcare Ethics, Cambridge (seit 1992)
Christian Bioethics, Lisse (NL) (seit 1995)
Ethik in der Medizin, Heidelberg (seit 1989)
Hastings Center Report, Briarcliff Manor, NY (seit 1971)
Informations- und Dokumentationsstelle Ethik in der Medizin
    (IDEM): Datenbank ETHMED, Göttingen (1993)
Bioethicsline, Washington, DC (seit 1973)
IRB: A Review of Human Subjects Research, New York (seit 1978)
Journal international de Bioethique, Lyon (seit 1990)
Journal of Clinical Ethics, Frederick (seit 1990)
Journal of Medical Ethics, London (seit 1975)
Journal of Medicine and Philosophy, Dordrecht (seit 1976)
Kennedy Institute of Ethics Journal, Baltimore (seit 1991)
Medicine, Health Care and Philosophy. A European Journal,
    Dordrecht (seit 1998)
Recht und Psychiatrie, Bonn (seit 1983)
Zeitschrift für medizinische Ethik, Ostfildern (gegründet 1954 als
    „Arzt und Christ")
Zeitschrift für Medizinrecht, Heidelberg (seit 1985)

Übersicht 2.
Kodizes und Stellung-
nahmen (chronologisch)

The Nuremberg Code, 1947. In: Sass (1989)

WMA Declaration of Helsinki (on Biomedical Research), 1964, letzte Revision in Somerset West 1996[a]

UN Declaration on the Rights of Mentally Retarded Persons, 1971[b]

UN Declaration on the Rights of Disabled Persons, 1975[b]

WPA Declaration of Hawaii (on the Duties of Psychiatrists), 1977. In: Helmchen u. Müller-Oerlinghausen (1978)

WPA Declaration of Hawaii II (on the Duties of Psychiatrists), 1983[b]

WMA Declaration of Hongkong on the Situation of the Elderly, 1989[a]

WMA Declaration of Hongkong on Persistent Vegetative States, 1989[a]

PAHO/WHO Declaration of Caracas (on Restructuring Psychiatric Care in Latin America), 1990[b]

UN Resolution 46/119 – The Protection of Persons with Mental Illness and the Improvement of Mental Health Care, 1991[b]

Council of Europe – Recommendation 1235 on Psychiatry and Human Rights, 1994[b]

WPA Declaration of Madrid (on the Duties of Psychiatrists), 1996. Nervenarzt 69:454–455 (1998)

Council of Europe – Convention for the Protection of Human Rights and Dignity of the Human Being with regard to the Application of Biology and Medicine: „Bioethics Convention", 1996

WMA Statement on Ethical Issues Concerning Patients with Mental Illness, 1995[a]

Grafenecker Erklärung 1996, Arbeitskreis zur Erforschung der "Euthanasie-Geschichte. Dr. med. Mabuse 21/102:40–43

Nürnberger Erklärung 1996, Internationaler IPPNW-Kongress Nürnberg, 25.–27. Oktober 1996. Berliner Ärzte 2/97:24

Deutsche Gesellschaft für Psychiatrie, Psychotherapie und Nervenheilkunde (DGPPN) Stellungnahme zum Entwurf der Bioethikrahmenkonvention des Europarates vom 8.3.1996. Nervenarzt 67:888–889 (1996)

„Zentrale Ethikkommission" bei der Bundesärztekammer (1997) Stellungnahme „Zum Schutz nicht-einwilligungsfähiger Personen in der medizinischen Forschung." Dt Ärztebl 94:B811–B812

Bundesärztekammer (1997) Entwurf der Richtlinie der Bundesärztekammer zur ärztlichen Sterbebegleitung und den Grenzen zumutbarer Behandlung. Dt Ärztebl 94:A1342–A1344

Erläuterungen: [a] In: Weltärztebund (Hrsg) (1996) Handbuch der Deklarationen. Bundesärztekammer Köln. [b] In: WHO (ed) (1996) Guidelines for the promotion of human rights of persons with mental disorders. Geneva.

Ethische Fragen in der Medizin und damit auch in der Psychiatrie haben in der letzten Dekade erheblich an Bedeutung gewonnen. Anhaltspunkte dafür sind die Zunahme von relevanten Publikationen (Übersicht 1), die Verabschiedung einer Reihe von Deklarationen durch internationale Gremien wie der UNO und des Weltverbandes für Psychiatrie (WPA) und auch regionaler Gremien wie des Europarates oder Lateinamerikas (PAHO/WHO; Übersicht 2) sowie eine wachsende Differenzierung des Rechts.

Deklarationen

Differenzierung des Rechts

Im folgenden werden zunächst die für die ethische Beurteilung psychiatrischer Probleme wichtigen medizinethischen Grundlagen und anschließend die zur Orientierung und als Rahmenbedingungen vorhandenen Erklärungen, Richtlinien und Rechtsnormen dargestellt; diese werden dann durch besonders aktuelle und bedeutsame Probleme und schließlich durch häufige und typische ethische Fragen aus der psychiatrischen Praxis veranschaulicht.

2 Medizinethische Grundlagen

2.1 Begriffsklärung

Während der allgemeine Sprachgebrauch zwischen den Begriffen „Ethik" und „Moral" oft keinen Unterschied macht, wird in der wissenschaftlichen Diskussion eine terminologische Differenzierung vorgenommen. *Moral und Sitte* Unter Moral (lat.: mores) und Sitte wird dabei der Bereich der sittlichen Phänomene verstanden, also die für die Daseinsweise der Menschen konstitutiven, normativen Grundannahmen (z. B. Handlungsregeln, Wertmaßstäbe, Sinnvorstellungen). Ethik (griech.: ethos) als wissenschaftliche Disziplin der Philosophie analysiert, systematisiert und reflektiert diese moralischen Phänomene auf theoretischer Ebene.

Ethik Im Gegensatz zur Metaethik, die keine inhaltlichen Aussagen über das sittlich Gute einzelner Handlungen, ihrer Regeln oder des Kriteriums ihrer Regeln macht, sondern solche Aussagen auf ihre sprachliche Form hin untersucht, stehen bei der praktischen oder angewandten Ethik konkrete moralische Probleme im Mittelpunkt der philosophischen Untersuchung (Höffe 1992; Patzig u. Schöne-Seifert 1995). Abhängig vom Untersuchungsgegenstand spricht man z. B. von Wirtschaftsethik, Medienethik, Tierethik und Medizinethik als Subdisziplinen der angewandten Ethik. Hierbei ist hervorzuheben, daß es sich nicht um „Sonderethiken" mit speziellen Werten, Regeln, Kriterien oder Begründungsstrategien handelt, sondern die allgemein gültigen ethischen Regeln lediglich auf bestimmte Fachgebiete und Problemstellungen Anwendung finden (Ach u. Gaidt 1993; Beckmann 1996).

Medizinethik Während im philosophischen Sprachgebrauch von Medizinethik gesprochen wird, sind im medizinischen Bereich die Begriffe medizinische Ethik und Ethik in der Medizin gebräuchlich. Im englischsprachigen Raum hat sich hierfür der Begriff Bioethik („bioethics") durchgesetzt (s. unten). Mit ärztlicher Ethik, Pflegeethik, Patientenethik etc. werden Teilbereiche der Medizinethik bezeichnet. Da ethische Konflikte im medizinischen Bereich zunehmend weniger aus der Perspektive einer Berufsgruppe (Ärzte) gelöst werden können, wird in der Literatur häufig der umfassendere Begriff der Gesundheitsethik benutzt. Dagegen konnten sich Begriffsvorschläge wie Ethik der Heilberufe oder Wertelehre (Seidler 1986) nicht durchsetzen.

2.2 Entwicklung und aktuelle Ethikdiskussion in der Medizin

In Deutschland sind medizinethische Probleme in der Ärzteschaft lange Zeit überwiegend als Fragen der Standesethik und des ärztlichen Berufsrechts behandelt worden. Angehenden Ärzten wurde ethisches Handeln vornehmlich als ärztlich-kollegiales Verhalten auf der Grundlage einer hippokratischen Tradition vermittelt (Winau 1994; Wiesemann 1996), die vielen aktuellen ethischen Problemen in der Medizin nicht gerecht werden kann (Höffe 1987; Beauchamp u. Childress 1994). Medizinethische Fragen fanden nur am Rande Interesse und wurden von Rechtsmedizinern, Medizinhistorikern und Psychiatern, v. a. aber von persönlich interessierten Ärzten neben oder nach Beendigung ihrer klinischen Berufstätigkeit bearbeitet. Hierbei spielten praktische Erfahrungen aus der ärztlichen Berufstätigkeit und moralische Intuitionen über das richtige Verhalten des Arztes die entscheidende Rolle, wobei traditionelle ethische Grundsätze aus dem „Eid des Hippokrates" oder dem christlichen Glauben wie selbstverständlich anerkannt wurden.

Hippokratische Tradition

Angesichts aktueller ethischer Dilemmata in modernen multikulturellen Gesellschaften ist jedoch eine rationale und säkulare Argumentationsgrundlage für die Medizinethik erforderlich, auf der vermeintliche Selbstverständlichkeiten kritisch diskutiert werden können. Hierbei kann die ethische Begründung nicht nur durch eine Berufsgruppe oder hinter verschlossenen Türen erfolgen, vielmehr müssen Wertentscheidungen transparent gemacht und öffentlich legitimiert werden (Steigleder u. Mieth 1990; Tugendhat 1994; Schöne-Seifert 1996).

Rationale Basis der Medizinethik

Die Entwicklung hin zu einer rationalen, säkularen und liberalen Diskussion medizinethischer Fragen ist durch zwei Entwicklungen unabdingbar geworden. Zum einen hat der medizinische Fortschritt Möglichkeiten der Diagnose und Therapie eröffnet, zu deren Regelung sich die traditionellen Grundsätze der ärztlichen Ethik als zu allgemein erwiesen haben und spezifischere Verbindlichkeiten notwendig wurden. Mit dem medizinischen Fortschritt ging zweitens eine zunehmende Pluralität der Wertvorstellungen sowie die Forderung nach mehr Patientenautonomie in den westlichen Gesellschaften einher. Wegen der individuell unterschiedlichen Werthaltungen können medizinethische Probleme, die häufig den persönlichen Bereich eines Menschen berühren, nicht mittels einer ‚Berufsethik' oder einer in sich geschlossenen ethischen Theorie erfolgversprechend geregelt werden.

Medizinischer Fortschritt

Pluralität der Wertvorstellungen

Angesichts dieser neuen ethischen Fragen in der Medizin hat sich seit den 70er Jahren in den USA die Bioethik als neue, wissenschaftliche Fachdisziplin entwickelt, in der verschiedene professionelle Gruppen (Ärzte, Philosophen, Juristen, Theologen, Sozialwissenschaftler etc.) interdisziplinär und gleichberechtigt zusammenarbeiten (Reich 1994, 1995). Im englischen Sprachgebrauch ist mit Bioethik eine Subdisziplin der angewandten Ethik gemeint, die sich mit Fragen aus dem Bereich Medizin und Biologie beschäftigt (s. oben). Bioethik stellt weder eine „Sonderethik" dar, in der nur bestimmte ethische Regeln oder Theorien gelten, noch ist mit dem Begriff eine inhaltliche Aussage zu konkreten Sachfragen verbunden.

Bioethik

Vielzahl von Methoden,
Theorien und Meinungen

Tatsächlich zeichnet sich die angloamerikanische Bioethik-Diskussion durch eine Vielzahl von Methoden, Theorien und Meinungen aus. Während zu Beginn der Entwicklung Ansätze der analytischen Philosophie, liberalen Vertragstheorie und der Prinzipienethik im Vordergrund standen, haben seit den 80er Jahren philosophische Beiträge aus Tugendethik, feministischer Ethik, Care-Ethik, kommunitaristischer Philosophie sowie kasuistische und narrative Ethikmodelle an Bedeutung gewonnen (Sass 1988). In der internationalen Debatte werden methodische Ansätze, theoretische Begründungsmodelle und das Transferproblem von medizinethischen Theorien in die Praxis kontrovers diskutiert (Siegler et al. 1990; Birnbacher 1993; Bok 1996; Levi 1996), so daß weder von einer einheitlichen Theorie noch von einem homogenen Meinungsbild gesprochen werden kann.

In Unkenntnis dieser Entwicklung wird in Deutschland der Begriff Bioethik häufig als negativ besetztes Schlagwort benutzt, mit dem in ethischen und politischen Kontroversen die Gegenseite diskreditiert werden soll. Anstelle einer argumentativen Auseinandersetzung wird den sog. Bioethikern unterstellt, daß sie sich zur Legitimation der biomedizinischen Forschung instrumentalisieren ließen und dabei Menschenrechte und Menschenwürde bedrohen. Diesen Wissenschaftlern wird eine gefährliche Fortschrittsgläubigkeit vorgeworfen, die in einer fatalen Kontinuität zu jenen biologistisch-reduktionistischen Denktraditionen stehen würde, die während des Nationalsozialismus zu schwersten Menschenrechtsverbrechen in der Medizin geführt haben. Die „Anti-Bioethik-Bewegung" hat insbesondere beim Streit um die präferenzutilitaristischen Thesen des australischen Philosophen Peter Singer zur Euthanasie (1984) und in der Diskussion um die sog. Bioethik-Konvention des Europarates in Deutschland breite öffentliche Aufmerksamkeit erfahren (Sass 1995; Schöne-Seifert et al. 1995; Reiter 1996; Vollmann 1996b). Daher ist in Deutschland der Begriff „Bioethik" so stark negativ und emotional besetzt, daß er im Unterschied zur internationalen wissenschaftlichen Diskussion z.Z. nicht wertneutral benutzt werden kann.

Anti-Bioethik-Bewegung

2.3 Theorien, Prinzipien und Regeln ethischen Handelns

Bei der medizinethischen Reflexion moralischer Probleme müssen 4 Ebenen differenziert werden: ethische Theorien, Prinzipien, Regeln und Einzelfälle.

Theorien

Auf der übergeordneten Ebene der ethischen Theorien wird versucht, die für eine Vielzahl von Einzelfällen geltenden Prinzipien und Regeln zu systematisieren und im Idealfall zu einem in sich widerspruchsfreien Theoriesystem zusammenzufügen. Dies ist bisher jedoch nicht gelungen. Denn alle in der Medizinethik vorgeschlagenen Theorien haben ihre spezifischen Stärken und Schwächen und werden von verschiedenen Ethikern für unterschiedliche Problemstellungen herangezogen. Wesentliche Unterschiede zwischen den ethischen Theorien bestehen in Terminologie, Klassifizierung (welche Prinzipien und Regeln?), Begründungsverfahren (welche Regel nach welchem Prinzip?), Gewichtung (welche Norm hat im Kollisionsfall Vorrang?) und Interpretation der Regeln im konkreten Einzelfall.

– wesentliche Unterschiede

Neben diesen Unterschieden besitzen alle für eine allgemeine Medizinethik in Frage kommenden Theorien 3 gemeinsame Voraussetzungen:

1. Sie fordern die Verallgemeinerbarkeit von Normen (Universalisierbarkeitsgebot).
2. Sie lehnen einen Egoismus als ethisches Argument ab.
3. Sie postulieren, daß eine rationale Analyse und Begründung bei der Lösung moralischer Konflikte von zentraler Bedeutung ist und nur diese zur Grundlage von allgemeinverbindlichen Normen gemacht werden darf (Höffe 1992; Patzig u. Schöne-Seifert 1995).

– gemeinsame Voraussetzungen

Bei den modernen ethischen Theorien können 2 Hauptgruppen unterschieden werden. Deontologische Theorien (griech.: to deon = das Gesollte) beurteilen eine Handlung moralisch danach, ob sie einem anerkannten moralischen Prinzip folgt, gleichgültig, welche Auswirkungen eine solche Handlung hat. Hierzu zählt die auch für die medizinethische Debatte wichtige Ethik Kants, deren zentrales Universalisierbarkeitsprinzip besagt: Kann ich nicht widerspruchsfrei wollen, daß jeder in meiner Situation nach der Norm handelt, nach der mich zu richten ich vorhabe, ist meine Handlungsweise moralisch nicht korrekt. Dieser „kategorische Imperativ" kann in der Praxis zu Situationen führen, die unseren moralischen Intuitionen widersprechen. Wenn z. B. die Wahrheit sagen sollen (als das moralisch Gesollte) allgemein anerkannt ist, sind wohltätige Lügen unabhängig von möglichen Folgen im Einzelfall nicht erlaubt. So könnte nach deontologischer Auffassung ein Arzt in jedem Fall verpflichtet sein, einen Patienten auch bei ungünstiger Prognose vollständig aufzuklären.

Deontologische Theorien

Dagegen messen teleologische Theorien (griech.: to telos = der Zweck, das Ziel) die moralische Qualität von Handlungen daran, ob sie geeignet sind, ein vorausgesetztes Ziel, z. B. Glück und Wohlfahrt, zu fördern. Beispiele hierfür sind utilitaristische Ethiktheorien (lat.: utilis = nützlich), die überwiegend im angelsächsischen Raum entwickelt wurden. Im Utilitarismus liegt das entscheidende moralische Kriterium darin, ob durch eine Handlung das Wohl aller Betroffenen in optimaler Weise gefördert wird. Während der klassische Utilitarismus als Hedonismus das zu maximierende Wohl als Lust und Glück bzw. Abwesenheit von Schmerz und Unglück definiert, ist für den modernen Präferenzutilitarismus entscheidend, in welchem Maß den Wünschen, Bedürfnissen und Interessen aller von einer Handlung Betroffenen Rechnung getragen wird. In der medizinethischen Praxis treten bei der geforderten Gewichtung und Abwägung der verschiedenen beteiligten Interessen jedoch erhebliche Schwierigkeiten auf. Welche „menschlichen Wesen" haben relevante Interessen? Wie können persönliche Interessen quantifiziert und im Kollisionsfall gegeneinander abgewogen werden? Diese Probleme spielen in der aktuellen Ethikdiskussion, z. B. bei der Euthanasie, Schwangerschaftsabbruch, Embryonenforschung etc., eine wichtige Rolle.

Teleologische Theorien

Utilitaristische Theorien

Aus den ethischen Theorien werden medizinethische Prinzipien abgeleitet, die grundsätzliche Normen für den Gesundheitsbereich bestimmen. Trotz der Unterschiede auf der Theorieebene finden sich in der medizinethischen Diskussion auf der sog. mittleren Ebene der Prinzipien viele Übereinstimmungen. Zum Beispiel sind die Rechte eines Patienten auf

Prinzipien

Lebenserhaltung, Selbstbestimmung, Hilfeleistung, körperliche Unversehrtheit, Respekt vor seiner Person, Wahrhaftigkeit und Verschwiegenheit nicht umstritten. Diesen Rechten des Patienten stehen Pflichten des Arztes gegenüber, wie z. B. das Gebot des Wohlergehens des Kranken („salus aegroti suprema lex") oder der ärztliche Grundsatz, nicht zu schaden („nil nocere"). Hinzu kommen die Hilfeleistungspflicht, der Respekt vor der Würde und Selbstbestimmung des Patienten, das Verbot zu töten, die Schweigepflicht, das Gebot zu Fairneß, Toleranz und Offenheit (Sass 1988).

Praxisrelevante medizinethische Prinzipien

Verschiedene Medizinethiker haben praxisrelevante medizinethische Prinzipien vorgeschlagen, die sich in Auswahl, Anzahl und Gewichtung unterscheiden (Veatch 1981; Engelhardt 1986; Beauchamp u. Childress 1994). International hat der letztgenannte Vorschlag am meisten Beachtung gefunden, der als grundlegende medizinethische Prinzipien Respekt vor der Patientenselbstbestimmung (Autonomie), Nichtschadensgebot („nonmaleficence"), Handeln zum Wohl des Kranken („beneficence") und Gerechtigkeit (Fairneß) nennt.

Regeln

Aus diesen allgemein formulierten Prinzipien werden konkrete Regeln[1] abgeleitet, an denen sich der Arzt orientieren soll. In der klinischen Praxis wird der Psychiater mit ethischen Fragen in der Regel durch Einzelfälle konfrontiert (z. B.: Soll ich Herrn Meier zum gegenwärtigen Zeitpunkt über seine Diagnose aufklären?). Um sich auf der Ebene des Einzelfalls normativ richtig zu verhalten, orientiert sich der Arzt an Regeln (z. B.: Selbstbestimmungsfähige Patienten sollen aufgeklärt werden!). Diese Regeln leiten sich wiederum von einem übergeordneten medizinethischen Prinzip (z. B.: Jedermanns Selbstbestimmung soll respektiert werden.) ab, welches seine Letztbegründung in einer ethischen Theorie (z. B. Kantische Philosophie) findet.

2.4 Güterabwägung

Die allgemeine Akzeptanz der aufgeführten medizinethischen Prinzipien, bei gleichzeitigen Differenzen auf der Theorieebene, stellt einen Fortschritt hin zu einer pragmatischen Verständigung über wesentliche Normen in der Medizinethik dar. Leider sind mit dieser pragmatischen Übereinkunft die ethischen Probleme in der Medizin jedoch nicht gelöst. Denn die entscheidenden ethischen Fragen tauchen immer dann auf, wenn zwei oder mehr ethische Prinzipien miteinander in Konflikt geraten. In der Psychiatrie können z. B. das Prinzip des Respekts vor der Selbstbestimmung des Patienten (Autonomie) und die Pflicht des Arztes, zum Wohl des Kranken zu handeln („beneficence") und Schaden von ihm abzuwenden („nonmaleficence"), bei einer fürsorglichen Zurückhaltung und Zwangsbehandlung gegen den geäußerten Willen des Patienten miteinander in Konflikt geraten. Weitere Beispiele sind die Suizidverhü-

Konflikt zwischen Prinzipien

---

[1] Der Bereich der medizinethischen Regeln kann noch weiter differenziert werden. Die Bundesärztekammer unterscheidet dabei 4 Kategorien: 1. Memorandum, 2. Empfehlung bzw. Stellungnahme, 3. Leitlinien (Standard) und 4. Richtlinien („guidelines") (Bachmann u. Heerklotz 1997).

tung, die wohltätige Lüge und die gerechte Ressourcenverteilung in der Psychiatrie und Psychotherapie, bei der das Gerechtigkeitsprinzip mit dem Wohl des einzelnen Patienten (Beneficence-Prinzip) in Konkurrenz treten kann.

Daher ist die Übereinstimmung der unterschiedlichen ethischen Theorien auf der mittleren Ebene (Prinzipien) nur vordergründig befriedigend. Für die klinische Praxis folgt daraus, daß der Arzt neben der Kenntnis medizinethischer Prinzipien ein Verfahren benötigt, mit dem er divergierende Prinzipien im Einzelfall beurteilen kann. Hierfür gibt es keine allgemein anerkannte medizinethische Antwort, sondern es muß im Einzelfall mittels einer individuellen Abwägung der konkurrierenden Werte (Güterabwägung) entschieden werden. Für die Güterabwägung müssen Entscheidungskriterien und -verfahren entwickelt werden, wobei eine ethische Reflexion nicht nur bis zur Entscheidung des Einzelfalls, sondern auch für das nachfolgende Handeln erforderlich ist (Schmidt 1989; Sass u. Viefhues 1991; Gillon u. Lloyd 1994).

Notwendigkeit der Entwicklung von Entscheidungs- kriterien

In diesem Zusammenhang ist die Überbetonung des Autonomieprinzips bei gleichzeitiger Unterbewertung des Beneficence- und Gerechtigkeitsprinzips in der amerikanischen Ethik wiederholt kritisiert worden. Dieses Vorgehen stelle einseitig und kurzsichtig die Selbstbestimmung im Einzelfall in den Vordergrund, vernachlässige aber das Wohl des Patienten sowie die komplexen Auswirkungen auf andere Patienten und Mitmenschen in einer sozialstaatlichen Gemeinschaft (Holm 1994, 1995). Der Psychiater ist angesichts konkreter Entscheidungs- und Handlungsnotwendigkeit im Einzelfall auf eine ärztliche Entscheidungsfindung („clinical decision making") angewiesen, bei der neben den medizinethischen Prinzipien auch moralische Intuitionen und Werthaltungen eine Rolle spielen. In diesem Zusammenhang hat in der Medizinethik die tugendethische Begründung ärztlichen Handelns zum Wohl des Kranken (Pellegrino u. Thomasma 1993) ebenso eine Wiederbelebung erfahren wie die medizinethische Kasuistik als ethische Einzelfallbeurteilung (Jonsen u. Toulmin 1988).

Problem der Überbetonung des Autonomieprinzips

Angesichts einer nicht zu erwartenden allgemeinverbindlichen moralischen Letztbegründung hat Rawls (1975) ein Wechselspiel zwischen rationaler Begründung und intuitiver Erfahrung im Sinne eines „reflektierten Gleichgewichts" vorgeschlagen, wobei es letztlich immer auf die verantwortliche Entscheidung im Einzelfall ankommt. Rational begründete medizinethische Prinzipien können bei der Identifizierung, Strukturierung und reflektierten Argumentation ethischer Probleme einen wichtigen Beitrag leisten, die moralische Entscheidung im Einzelfall kann dem behandelnden Arzt jedoch nicht durch ein noch so lückenloses ethisches System abgenommen werden.

Reflektiertes Gleichgewicht

3 Rahmenbedingungen: Kodizes, Richtlinien, Rechtsnormen

Deklaration von Hawaii 1977

Die erste Stellungnahme des Weltverbandes für Psychiatrie (WPA) zu ethischen Fragen der Profession ist die Declaration of Hawaii 1977. Sie sollte dem Psychiater bei Loyalitätskonflikten in der zeitgenössischen Gesellschaft den Rücken stärken und ihm Entscheidungshilfen an die Hand geben. Hintergrund war der in den 70er Jahren aus einigen Ländern wie der Sowjetunion, Rumänien, Chile und Südafrika bekannt gewordene und auch gleich im ersten Absatz der Deklaration deutlich gemachte politische Mißbrauch psychiatrischer Konzepte, Kenntnisse und Techniken (Helmchen 1986). Die Deklaration konkretisiert die grundlegenden ethischen Prinzpien Respekt vor der Würde des Patienten sowie Selbstbestimmung und Handeln nur im besten Interesse des Patienten [wobei letztere zur gleichen Zeit in dem danach sehr einflußreich gewordenen Buch *Principles of Biomedical Ethics* von Beauchamp u. Childress (1994) begründet und propagiert wurden], indem sie die Elemente der Einwilligung nach Aufklärung („informed consent") formuliert, an die Schweigepflicht erinnert, besonders zu forensischer Begutachtung und Zwangsmaßnahmen Stellung nimmt, die Möglichkeit einer unabhängigen Überprüfung jeglicher Zwangsmaßnahme fordert und den Psychiater verpflichtet, seine beruflichen Möglichkeiten nicht zu mißbrauchen und insbesondere sich jeglicher Beteiligung an Zwangsmaßnahmen bei Fehlen einer psychischen Krankheit zu enthalten.

Mißbrauch der Psychiatrie

Gerade in der Betonung der letztgenannten Regeln wird die zeitgenössisch notwendige Abwehr des politischen Mißbrauchs der Psychiatrie deutlich. Aus dieser Zielrichtung wird auch verständlich, daß andere wichtige Probleme mit ethischen Implikationen, wie das der Gerechtigkeit der Ressourcenallokation für die psychiatrische Versorgung und das der psychiatrischen Forschung, praktisch nicht behandelt wurden. Der Diskussion des Mißbrauchs der Psychiatrie gingen die sowjetischen Psychiater durch Rückzug aus dem Weltverband für Psychiatrie vor dem Weltkongreß in Wien 1983 aus dem Wege (Helmchen 1986). Auf dem gleichen Kongreß wurden einige bindende Formulierungen („must" zu „should") und die besondere Betonung der Autonomie des Individuums in der Deklaration von Hawaii durch Umformulierungen etwas abgeschwächt (Hawaii/II). Eine Reihe weiterer Stellungnahmen des Weltverbandes für Psychiatrie, nicht zuletzt ausgelöst durch eine antipsychiatrische Tendenz des sog. Daes-Berichtes (von einer Arbeitsgruppe der UN Kommission für Menschenrechte), wurde auf dem Weltkongreß 1989 in Athen als Charta über die Rechte psychisch Kranker angenommen.

UN-Resolution 46/119

Die in vielen Ländern in den letzten drei Dekaden in Gang gekommenen Bemühungen von Psychiatern und Gesundheitspolitikern um eine grundlegende Verbesserung der Versorgung psychisch Kranker und eine gewachsene Sensibilität für ihre Grundrechte führten 1991 dann zur UN-Resolution 46/119 on the Protection of Persons with Mental Illness and the Improvement of Mental Health Care *(Principles for Policy on Mental Health)*. Darin sind erstmals in einem Dokument der UNO Menschenrechte für psychisch Kranke und ihr Recht auf Behandlung festgehalten. Sie sollen durch teilweise recht detaillierte Vorschriften prozedural gesichert werden. Psychiater sollen sich gegenüber ihren Administrationen und auch Regierungen darauf berufen können. Die Regierungen selbst sollen die Prinzipien dieser Resolution durch geeignete legislative, juristische, administrative, edukative und andere Maßnahmen zur Geltung bringen. Gleich als erstes Prinzip wird das Recht jedes Menschen auf die beste verfügbare psychiatrische Versorgung („mental health care") konstatiert. Sie soll Bestandteil des gesundheitlichen und sozialen Fürsorgesystems sein. Damit und insbesondere mit den in den Prinzipien 8 und 9 formulierten Standards der Versorgung und Behandlung, die sich an den Gesundheitsbedürfnissen der Patienten sowie deren Gleichstellung mit körperlich Kranken orientieren, gewinnt die Frage der Qualitätskontrolle und der gerechten Ressourcenallokation an Bedeutung.

Recht auf die beste verfügbare psychiatrische Versorgung

Diese zentralen Themen der 90er Jahre finden dann auch spezifischen Ausdruck in der WPA Declaration of Madrid 1996. Sie betont bereits in ihrem ersten Punkt, daß sich Psychiater auch mit der gerechten Allokation von Gesundheitsressourcen beschäftigen sollen, wenn sie ihrer Verpflichtung nachkommen wollen, ihre Patienten mit der bestmöglichen Behandlung in Übereinstimmung mit wissenschaftlich geprüftem Wissen und ethischen Prinzipien zu versorgen. Ausdrücklich wird in der zweiten Richtinie angesprochen, daß Psychiater sich über die wissenschaflichen Entwicklungen auf dem laufenden halten müssen und daß in der Forschung ausgebildete Psychiater die wissenschaftlichen Grenzen der Psychiatrie erweitern sollen. Die dabei zu beachtenden ethischen Standards werden in der 7. Richtlinie detailliert aufgeführt. Betont wird, daß psychisch Kranke als Forschungssubjekte besonders vulnerabel sind und deshalb außerordentliche Vorsicht zu beachten ist, um ihre Autonomie und ihre seelische und körperliche Integrität zu schützen.

Deklaration von Madrid 1996

Für Forschung in der Psychiatrie sind v.a. drei internationale Deklarationen von Bedeutung, die ethische Standards für die Forschung mit Menschen formulieren und somit auch für Forschung mit psychisch Kranken gelten. Es sind der anläßlich des Prozesses gegen nationalsozialistische Ärzte entwickelte Nürnberger Kodex 1947, der als eine Grundlage des wegweisenden Urteils dieses internationalen Gerichts diente, die Deklaration von Helsinki 1964, mit der die World Medical Association (WMA) noch heute gültige ärztliche Richtlinien für biomedizinische Forschung aufstellte, und die völkerrechtlich bedeutsame sog. Bioethik-Konvention 1996 des Europarates. Das darin auch behandelte spezielle Problem der Einbeziehung von nicht-einwilligungsfähigen Patienten in Forschung ist sehr aktuell und von grundsätzlicher Natur, so daß es in einem nächsten Abschnitt gesondert behandelt wird.

Forschung mit psychisch Kranken

Nürnberger Kodex 1947

Deklaration von Helsinki 1964
Bioethik-Konvention 1996

Die in diesen Deklarationen formulierten ethischen Standards entsprechen zwar internationaler Übereinkunft, haben aber durchaus unterschiedliche Verbindlichkeit je nach nationalem Recht und kulturellem Kontext – wie dies ein Vergleich zum Informed consent zwischen den verschiedenen europäischen Ländern zeigt (Koch et al. 1996). Die psychiatrisch relevanten Gesetze wurden in den vorhergehenden Kapiteln (Kap. 15 und 16 in diesem Band) behandelt. In Deutschland sind dies v.a. das seit 1992 gültige Betreuungsgesetz (BtG) und die ländereigenen Gesetze für psychisch Kranke (PsychKG).

4 Besondere Probleme

Ärztliche Haltungen sind durch die ärztliche Sozialisation geprägt, in Erfahrungen begründet und durch Gefühle stabilisiert. Sie führen zu komplexen und durch implizite Bilder vom Menschen, vom Arzt und vom Selbst konstituierten Intuitionen (Vor-Urteilen), ohne die in der Alltagswirklichkeit entschiedenes Handeln kaum möglich ist. Rational-aufklärerische Argumentationen können dazu in kontraintuitiven Widerspruch geraten. Gleichwohl zwingen die Herausforderungen der modernen Medizin zum Diskurs über diese Widersprüche, auch wenn er durch emotionale Blockaden ebenso wie durch intellektuelle Verführungen immer wieder gefährdet ist. Er soll der Explikation und Begründung der unterschiedlichen Positionen und dem Versuch dienen, zulässige, akzeptable und praktikable Lösungen zu finden.

Kontraintuitiver Widerspruch

4.1 Psychiatrische Forschung

Psychiatrische Forschung ist primär Forschung mit Menschen. Der Hauptgrund dafür liegt in der Tatsache, daß es keine adäquaten Tiermodelle für die meisten psychischen Störungen gibt. Stärker als bei anderen Erkrankungen ist jedoch bei psychischen Störungen die Einwilligungsfähigkeit und damit die Gültigkeit der Einwilligung in Frage gestellt. Deshalb muß vor Einbeziehung eines Patienten in ein Forschungsprojekt dessen Einwilligungsfähigkeit geprüft und im Falle fehlender Einwilligungsfähigkeit die Frage beantwortet werden, ob Forschung mit diesem Patienten überhaupt und ggf. unter welchen Voraussetzungen ethisch vertretbar und rechtlich zulässig ist.

Einwilligungsfähigkeit

Bereits 1900 erließ die Preußische Erziehungsverwaltung eine kurze, aber klare Anweisung an die Direktoren der Kliniken zu den Prinzipien, die bei der Forschung mit Patienten zu befolgen sind. Schon davor (1894) und erneut 1906 hat sich das Reichsgericht zur Freiwilligkeit der Teilnahme von Patienten an Forschungsprojekten geäußert. 1931 erließ das Reichsinnenministerium Regeln für die klinische Forschung (Vollmann u. Winau 1996). Trotz dieser eindeutigen Anweisungen zur Freiwilligkeit und zu Nutzen-Risiko-Abwägungen führten deutsche Ärzte während des Nationalsozialismus verbrecherische Experimente durch, die 1947 in Nürnberg verurteilt wurden. Aus diesem Anlaß wurden explizite Regeln für die Durchführung von Experimenten mit Menschen formuliert, die als Nürnberger Kodex Grundlage für die von der Weltärztevereinigung (WMA) erst 1964 verabschiedete Deklaration von Helsinki wurden. Selbstbestimmte Teilnahme des Patienten oder Probanden wird danach als grundlegende Voraussetzung für jede Forschung mit Menschen angesehen.

Freiwilligkeit

Das Recht auf Selbstbestimmung ist in Deutschland allgemein durch die Verfassung (Grundgesetz GG § 2) garantiert. Speziell hingegen behandelt nur das Arzneimittelgesetz diese und andere Voraussetzungen für die Durchführung von Forschung. Es ist das einzige deutsche Gesetz, das spezifisch forschungsrelevant ist; es reguliert jedoch lediglich Arzneimit-

Recht auf Selbstbestimmung

telversuche. Durch weitere Erlasse und Richtlinien des Bundesgesund-
heitsministers, des Bundesgesundheitsamtes bzw. des Bundesinstitutes
für Arzneimittel und Medizinprodukte (BfArM), der Bundesärztekammer
und durch die Rechtsprechung wurde die klinische Forschung in den
letzten Jahren zunehmend rechtlich reguliert. Seit der Revision der Deklaration von Helsinki in Tokyo 1975 wurden in Deutschland an fast jeder medizinischen Fakultät und an den Landesärztekammern Ethikkommissionen gebildet. Nach deutschem Arztrecht muß jeder Arzt eine solche Ethikkommission konsultieren, bevor er ein Forschungsprojekt mit
Patienten beginnt (Helmchen 1995b).

Ethikkommissionen

4.1.1 Einwilligung nach Aufklärung (Informed consent)

Die allgemeine Gültigkeit des Prinzips der Selbstbestimmung hat mehr
als einen Grund. Eine Quelle ist die europäische Tradition, die wesentlich durch die Philosophie Kants beeinflußt wird, wonach der Mensch
nie nur als Mittel, sondern immer auch als Zweck angesehen und behandelt werden soll. Eine andere Wurzel dieses Prinzips stammt aus der
ethischen und politischen Tradition besonders der Vereinigten Staaten
von Amerika, die sich durch die Selbstbestimmung jedes ihrer Mitglieder konstituiert und die Freiheitsrechte des einzelnen gegenüber allen
Formen von Obrigkeit (Staat, Kirche, sonstige Institutionen) betont. Gerade die Verfügung bezüglich der eigenen Krankheit oder Gesundheit
exemplifiziert die Wahrnehmung von Selbstverantwortung und Selbstbestimmung.

Prinzip der
Selbstbestimmung

Deshalb kann die Rechtslehre von der Einwilligung nach Aufklärung
(Informed consent) – wie sie während der letzten drei Jahrzehnte hauptsächlich in den USA entwickelt wurde – allgemeine Gültigkeit als Mittel
zur Legitimierung jeder medizinischen Intervention beanspruchen. Traditionell wird die Beziehung zwischen Patient und Arzt aus ärztlicher
Sicht vorzugsweise als ein Vertrauensverhältnis mit oft nur impliziter
oder konkludenter Einwilligung verstanden. Jedoch hat die explizite Einwilligung des Patienten nicht zuletzt infolge ärztlicher Versäumnisse in
der gegenwärtigen Gesetzgebung und Rechtsprechung eine zentrale Position erlangt (Vollmann, im Druck). Deshalb orientieren sich auch die
rechtlichen Ersatzregelungen für Patienten, die aus tatsächlichen oder
rechtlichen Gründen nicht selbst einwilligen können, an der Lehre von
der Einwilligung (vermutliche Einwilligung, Einwilligung durch Betreuer
oder gesetzlichen Vertreter; s. Kap. 15 und 16 in diesem Band).

Rechtliche Aspekte

Diese Entwicklung hat vielfältige Wurzeln. In der modernen Medizin hat
sich der Schwerpunkt von den Akutbehandlungen immer stärker auf die
Langzeitbehandlungen chronischer Erkrankungen ausgeweitet oder gar
dahin verlagert. Erfolgreiche Langzeitbehandlungen mit all ihren Belastungen – und zumal in der ambulanten Psychiatrie – sind jedoch ebenso wie klinische Forschung ohne verantwortliche Beteiligung des Patienten nicht möglich. Weiterhin werden Menschenrechte bzw. bürgerliche
Grundrechte wie Selbstbestimmung und Würde des Patienten heute um
so stärker wahrgenommen, je mehr der Kranke von nicht selbstbestimmten Handlungen abhängig wird, wie dies die moderne Medizin

Verantwortliche
Beteiligung des Patienten
an medizinischen
Maßnahmen

mit ihren weitgehend standardisierten Handlungsabläufen mit sich bringen kann.

Besonders wissenschaftlich erforderliche methodische Maßnahmen können die Individualität des Forschungspatienten beschränken. Die Natur des wissenschaftlichen Erkenntnisgewinns, besonders durch das Testen von Hypothesen, ist supraindividuell (und damit immer zumindest auch „fremdnützig"): Wissen wird von mehr als einem Patienten gewonnen und übersteigt die Erfahrung jedes einzelnen Psychiaters. Um die wissenschaftliche Vergleichbarkeit der Befunde zu sichern, müssen Beobachtungen ebenso wie diagnostische und therapeutische Verfahren standardisiert werden. Entsprechend den heute vorherrschenden Überzeugungen ist dies am besten im klinischen Versuch unter kontrollierten Bedingungen möglich. Kontrolle bedeutet die Verminderung und Standardisierung von Kontextvariablen, die systematische Variation intervenierender Variablen und Wiederholung. Wichtige Techniken zur Kontrolle von objektiven Einflüssen sind Zufallszuteilung (Randomisierung), zur Kontrolle von subjektiven Einflüssen Blindverfahren einschließlich des Gebrauchs von Placebos.

Klinischer Versuch
unter kontrollierten
Bedingungen

Solche Objektivierung verträgt sich mit der Würde des Kranken nur, wenn sie von ihm akzeptiert wird, d.h. wenn der individuelle Patient nach angemessener Aufklärung in diese methodisch bedingte Abhängigkeit freiwillig und persönlich einwilligt. Der Patient soll eben auch über solche methodischen Abhängigkeiten informiert werden, weil dies das Vertrauen begründet, ohne welches es keine akzeptierte Abhängigkeit geben kann. Die vorübergehende externe Kontrolle muß also durch eine gültige Einwilligung legitimiert sein. Dementsprechend muß die Gültigkeit der Einwilligung um so sicherer sein, je stärker der individuelle Patient objektiviert, d.h. als Objekt behandelt wird.

Gültigkeit der Einwilligung

Im Kontrast zur eindeutigen Gültigkeit der ethischen und rechtlichen Standards zur Einwilligung als Voraussetzung jeder medizinischen Intervention sind klare, allgemein akzeptierte und praktikable Kriterien und Verfahren zur Feststellung der Einwilligungsfähigkeit bis heute nicht bekannt. Gründe dafür mögen in der allgemein üblichen Unterstellung der Einwilligungsfähigkeit liegen, weil der Arzt die Akzeptanz oder Nichtzurückweisung der dem Patienten in dessen bestem Interesse vorgeschlagenen Intervention in der Regel nicht in Frage stellt. Außerdem könnte ein psychisch Kranker ohne eindeutige Störungen der kognitiven Leistungsfähigkeit oder des Verhaltens Zweifel an seiner Einwilligungsfähigkeit als Diskriminierung und Beeinträchtigung des Vertrauensverhältnisses zum Arzt erleben. Gewöhnlich wird in der Praxis die Einwilligungsfähigkeit nur dann in Frage gestellt, wenn ein Patient eine dringliche oder lebensrettende Intervention ohne erkennbaren oder verständlichen Grund ablehnt. In der Forschung jedoch ist diese Frage bedeutsamer, und zwar um sicher zu sein, daß eine Einwilligung wirklich gültig ist.

Feststellung
der Einwilligungsfähigkeit

Die Beurteilung der Einwilligungsfähigkeit ist nicht leicht, verlangt Erfahrung und ist mit Unsicherheit belastet. Der Schlüssel dazu ist die Aufklärung des Patienten. Denn die Einwilligungsfähigkeit ist keine allgemeine Eigenschaft, sondern nur relational, d.h. nur in bezug auf ei-

Aufklärung des Patienten

nen konkreten Sachverhalt hier und jetzt zu beurteilen. Zu diesem Zweck muß der Patient eine ausreichend spezifische Information in einer Weise erhalten, die seinem Verständnisvermögen angepaßt ist. „Not everyone is equally capable of understanding the same explanation of a treatment plan. A person is more likely to give valid consent if the explanation is appropriate to the level of his assessed ability" (UK Mental Health Code of Practice, rev. 1993). Die Analyse der Verarbeitung dieser Information ist die Grundlage der Beurteilung. Kriterien für diese Beurteilung der Einwilligungsfähigkeit wurden v.a. in den USA von Appelbaum u. Grisso (1995) und in Deutschland von einem Arbeitskreis „Forschungsbedarf und Einwilligungsproblematik bei psychisch Kranken" (Helmchen u. Lauter 1995) entwickelt.

Danach wurden 2 Beurteilungsebenen vorgeschlagen (Amelung 1995). Zunächst hat der Psychiater zu entscheiden, ob der betreffende Patient überhaupt eine psychische Störung hat. Ist dieser Fall gegeben, dann soll er 4 Funktionen prüfen:

Prüfung von 4 Funktionen

1. die Fähigkeit, einen bestimmten Sachverhalt zu verstehen („was?"); diese ist anzunehmen, wenn der Patient in eigenen Worten wiedergeben kann, worum es geht, z.B. Versuchs- statt Standardbehandlung, Zufallszuteilung, Placebokontrolle, Freiwilligkeit der Teilnahme;
2. die Fähigkeit, bestimmte Informationen angemessen zu verarbeiten („warum?"); sie scheint gegeben, wenn der Patient seine Entscheidung begründen kann, z.B. mit der Hoffnung auf größere Heilungschancen trotz bestimmter Risiken;
3. die Fähigkeit, die Informationen ohne krankheitsbedingte Verzerrung für sich selbst zu bewerten („warum bei mir?"); das dürfte der Fall sein, wenn diese Bewertung einen Bezug zu nachvollziehbaren Wertüberzeugungen oder Krankheitskonzepten des Patienten hat;
4. die Fähigkeit, den eigenen Willen auf der Grundlage von Verständnis, Verarbeitung und Bewertung der Situation zu bestimmen („ob und wie?"), ob also der Patient seine Entscheidung eindeutig zum Ausdruck bringen kann (Helmchen 1995a).

4.1.2 Informed consent und die Klassifikation von Forschungstypen

In der nicht ausschließlich dem Patienten selbst dienenden methodisch erforderlichen „Objektivierung" des Patienten, in der „Fremdnützigkeit", und schließlich in der gegenüber der reinen Krankenversorgung größeren Unsicherheit von Chancen und Risiken eines Forschungsvorhabens ist die besondere Bedeutung der Einwilligung nach Aufklärung in der Forschung begründet. Es geht in diesem Fall also nicht um die Frage einer sich selbst erklärenden etablierten Standardbehandlung, sondern um einen innovativen diagnostischen oder therapeutischen Versuch oder auch um ein nicht-therapeutisches Experiment. Dementsprechend steigert das Recht den Standard der Aufklärung des Patienten als Grundlage einer gültigen Einwilligung und vermindert die Möglichkeiten einer Ersatzeinwilligung durch einen gesetzlichen Vertreter. In gleicher Weise sollten die Schwelle der Indikation zur Untersuchung der Einwilligungsfähigkeit gesenkt und die Standards der Beurteilung erhöht werden. Die Schwellenwerte dieses dimensionalen Vorgehens hängen nicht nur von der Art der Forschungs-

Schwelle der Indikation zur Untersuchung der Einwilligungsfähigkeit

intervention und ihrer Bedeutung für das individuelle Wohl des Patienten, sondern auch von der Art und Intensität potentieller Risiken ab.

Therapeutischer Versuch

Wenn der Patient durch die Forschungsintervention auch behandelt wird, dann wird das Forschungsprojekt als therapeutischer Versuch klassifiziert: Der individuelle Patient hat die Chance einer wirksamen Therapie (von der erwartet wird, daß sie effektiver und/oder sicherer als die vorhandenen Therapien ist), und der Forscher hat die Chance, Wissen zu verbessern oder zu vermehren. Wenn der Forscher hingegen Forschung mit einem Patienten ausschließlich zum Erkenntnisgewinn betreibt, dann hat dieser Patient selbst keinen Vorteil davon. Dies wird

Nichtklinische Forschung

dann als Humanexperiment ohne potentiellen individuellen Nutzen oder in der Deklaration von Helsinki als nichtklinische Forschung klassifiziert. Diese Unterscheidung bestimmt Art und Ausmaß der Einwilligung nach Aufklärung entsprechend den internationalen Richtlinien zur ethischen Durchführung klinischer Forschung.

Der erwähnte therapeutische Versuch umfaßt nun sowohl den „letzten" und ebenso den innovativen „Pilot-Heilversuch" im Einzelfall als auch die nach Forschungsplan experimentell durchgeführte Forschungsbehandlung mit Patientengruppen, also den kontrollierten klinischen Versuch sensu strictu. Somit können die Grenzen zur reinen Therapie ebenso wie zum reinen Experiment verschwimmen (Abb. 1). Es gehört deshalb zur Verantwortung des forschenden Psychiaters, diese Grenzen zu erkennen, weil die Zuordnung eines Forschungsprojektes zu einem der verschiedenen Forschungstypen unterschiedliche Konsequenzen im Hinblick auf die Aufklärung und die Nutzen-Risiko-Abschätzung hat.

Nutzen und Risiken können in Art und Intensität recht unterschiedlich sein. Deshalb mag eine Taxonomie von Nutzen und Risiken hilfreich sein (Tabelle 1).

Tabelle 1.
Taxonomie von
Forschungsrisiken
und -nutzen

Forschungsrisiken	Forschungsnutzen
1. Kein Risiko	1. Kein Nutzen
2. Minimales Risiko	2. Ausschließlich gesellschaftlicher Nutzen (Versuch *ohne* möglichen individuellen Nutzen)
	a) durch Erweiterung und Absicherung vorhandenen Wissens
	b) durch Gewinnung qualitativ neuen Wissens
3.	3. Individueller und gesellschaftlicher Nutzen (Versuch *mit* möglichen individuellem Nutzen)
a) leichte Erhöhung des minimalen Risikos	a) durch quantitative Verbesserung bestehender Standards
b) eindeutig mehr als minimales Risiko	b) durch Gewinnung qualitativ neuer therapeutischer (und diagnostischer) Maße

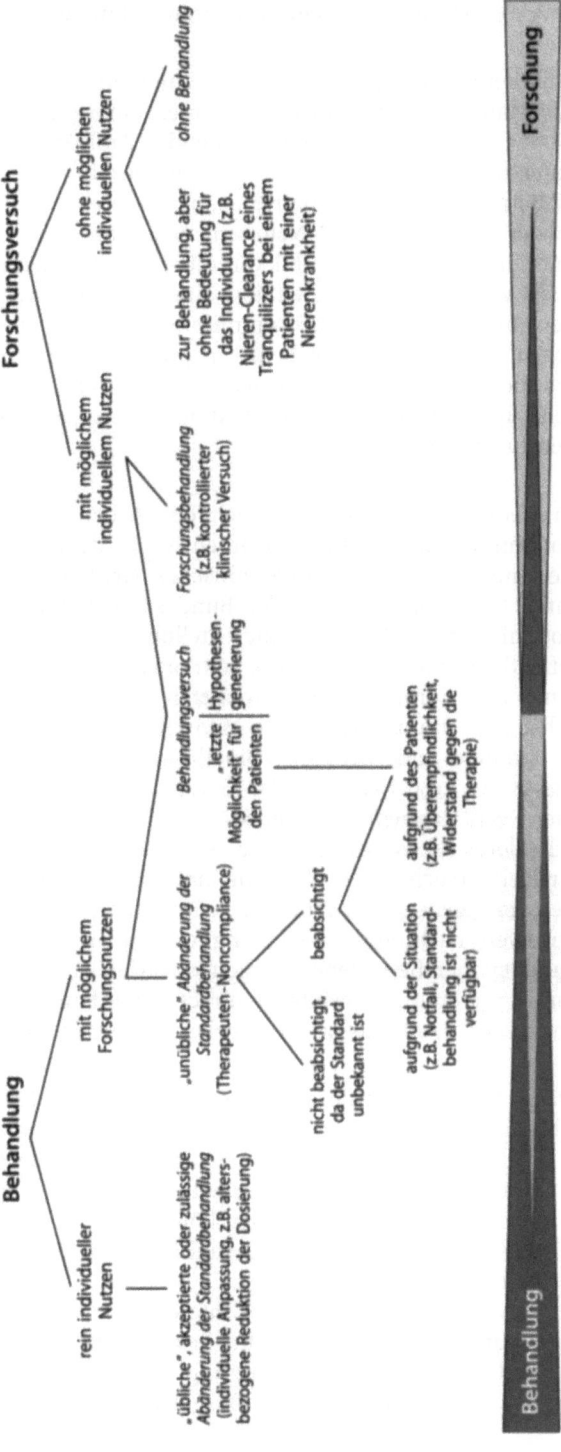

Abb. 1.
Typen klinischer Forschung.
(Der Begriff „Behandlung"
umfaßt hier diagnostische,
präventive und therapeutische
Maßnahmen. Gemäß dem
deutschen Arzneimittelgesetz
(AMG § 40,4) sind zumindest
bei Kindern nicht nur therapeutische, sondern auch diagnostische und präventive
Arzneimittelversuche zulässig.
Entsprechend können diese
3 unterschiedlichen For-
schungsfelder als von potentiellem Nutzen für das Individuum betrachtet werden.)

4.1.3 Forschung mit nicht-einwilligungsfähigen Patienten

Ethikkommissionen haben sich zunehmend mit Forschungsprojekten auseinanderzusetzen, in die Patienten einbezogen werden sollen, welche nicht fähig sind, nach entsprechender Aufklärung eine gültige Einwilligung zu geben. Das trifft keineswegs nur für Forschungsprojekte in der Pädiatrie und der Psychiatrie zu, sondern ebenso für Forschungsprojekte in der Neurologie und Neurochirurgie und v.a. in der Anästhesiologie und Intensivmedizin. Ethikkommissionen erscheinen gelegentlich unsicher, wenn sie rechtlichen Rat einholen oder wenn ihre Beurteilungen denjenigen anderer Ethikkommissionen zum gleichen, z.B. multizentrischen Projekt widersprechen. Das gilt besonders für Forschungsprojekte, die sich nicht mit therapeutischer Forschung im engen Wortsinn beschäftigen. Offensichtlich besteht also Bedarf an klaren und verpflichtenden Beurteilungsregeln.

Bedarf an Beurteilungsregeln

In Deutschland beschäftigt sich der Arbeitskreis medizinischer Ethikkommissionen seit längerem intensiv mit dem Thema und die „Zentrale Kommission zur Wahrung ethischer Grundsätze in der Medizin und ihren Grenzgebieten" bei der Bundesärztekammer, kurz Zentrale Ethikkommission, hat 1997 eine Stellungnahme zum Thema vorgelegt. Öffentlich wurde das Thema seit 1994 besonders durch die Diskussion einer vom Europarat ausgearbeiteten „Konvention zum Schutz von Menschenrechten und Würde des Menschen im Hinblick auf die Anwendung in Biologie und Medizin": Bioethik-Konvention. Vor allem Artikel 17.2 dieser am 26.9.1996 von der Europäischen Versammlung als gemeinsamer Rechtsrahmen für biomedizinische Forschung mit Menschen verabschiedeten Konvention wurde bis zuletzt kontrovers diskutiert. Dieser Artikel versucht nach Maßgabe einer Reihe von Voraussetzungen, die in den vorangehenden Artikeln 17.1, 16 und 5 formuliert sind, Kriterien aufzustellen, nach denen Forschung, die keinen direkten Nutzen für die Gesundheit der betroffenen Person erwarten läßt („does not have the potential to produce results of direct benefit to the health of the person concerned"), als Ausnahme zugelassen werden kann.

Bioethik-Konvention Artikel 17.2

Diese Position wurde von der holländischen Rechtsgelehrten Roscam Abbing (1994) in erster Linie mit folgenden Argumenten unterstützt:
- daß ohne diese nichttherapeutische Forschung gerade die Bedingungen, die den Patienten einwilligungsunfähig machen, kaum untersucht und behandelt werden könnten,
- daß die Forschung zur Gesundheit von Gruppen anderer Patienten beiträgt (Gruppenbindung),
- daß ein großes potentielles Interesse an der Forschung für die Gesellschaft im Hinblick auf die Belastungen der nächsten Angehörigen und der Gesundheitsversorgungsausgaben besteht,
- daß Solidarität von jedem Bürger erwartet werden kann.

Kriterien für Forschungszulässigkeit

Während medizinische Forschung ohne direkten potentiellen Nutzen für die nicht-einwilligungsfähige Person in der Formulierung des Artikels 17.2 als Ausnahme in anderen Europäischen Ländern als zulässig angesehen wird – z.B. im französischen Forschungsgesetz von 1988 (Fagot-Lar-

Forschung ohne direkten Nutzen

geaut 1996) oder im Vorschlag der Britischen Rechtskommission von 1993/1995 (The Law Commission 1993) – ist sie nach deutschem Recht fraglich (Taupitz et al. 1997) oder nicht zulässig. Sie wird auch in der deutschen Öffentlichkeit kritischer beurteilt oder gar heftig abgelehnt, wie dies u. a. bei einer gemeinsamen Anhörung der Bundestagsausschüsse für Recht, für Gesundheit und für Bildung, Wissenschaft und Forschung am 17. 5. 1995 und auf dem Ärztekongreß „Medizin und Gewissen – 50 Jahre nach dem Nürnberger Ärzteprozeß" vom 25.–27. Oktober 1996 in Nürnberg (Stein 1996) deutlich wurde.

Die Hauptargumente der Kritiker von Forschung ohne direkten Nutzen für den nicht-einwilligungsfähigen Patienten besagen,

- daß kein wirklicher Bedarf für diese Forschung besteht,
- daß diese Forschung dem durch die Verfassung garantierten Respekt vor der Würde des Menschen widerspricht,
- daß diese Art von Forschung – nicht zuletzt aufgrund der deutschen Erfahrungen mit kriminellen Menschenversuchen während des Nationalsozialismus und besonders im Hinblick auf die an den psychisch Kranken begangenen Verbrechen (Klee 1983; Mitscherlich u. Mielke 1960) – nicht zu kontrollieren sei und Signal eines Dammbruches sein könnte.

Hauptargumernte der Kritiker

Als Konsequenz aus dieser öffentlichen Debatte hat sich Deutschland als eines von drei europäischen Ländern bei der Abstimmung über die oben genannte Konvention 1996 im Europarat der Stimme enthalten (de Wachter 1997).

In dieser Situation hat die Zentrale Ethikkommission (1997) zu dem Problem in folgender Weise Stellung genommen:

„Ein besonderes ethisches Dilemma tritt bei Forschungen auf, durch die voraussichtlich nicht der Betroffene selbst, immerhin aber andere Personen, die sich in der gleichen Altersgruppe befinden oder von der gleichen Krankheit oder Störung betroffen sind, von den gewonnenen Erkenntnissen Nutzen haben. Hier steht auf der einen Seite das Verbot, eine Person ohne ihre Einwilligung einer Maßnahme zugunsten anderer zu unterziehen, die nicht auch ihrem eigenen Interesse dient („Instrumentalisierungsverbot"). Auf der anderen Seite steht die ethische Überzeugung, einer Person geringfügige Risiken zumuten zu dürfen, wenn anderen damit eine große Hilfe erwiesen werden kann.

Stellungnahme der Zentralen Ethikkommission

Zwar kann niemand – sei er einwilligungsfähig oder nicht – zur Hilfestellung für eine Gruppe zukünftiger Patienten durch Teilnahme an einer wissenschaftlichen Untersuchung verpflichtet werden, selbst wenn der Nutzen für diese Patienten erheblich und die Risiken für ihn selbst minimal sind. Jedoch erscheint eine Einbeziehung nicht-einwilligungsfähiger Personen in eine solche Untersuchung dann vertretbar, wenn – abgesehen von der Einhaltung weiterer Schutzkriterien – der gesetzliche Vertreter aus der Kenntnis der vertretenen Person (insbesondere ihrer früheren Lebenshaltung und -auffassung oder expliziter früherer Aussagen) ausreichende Anhaltspunkte hat, um auf ihre Bereitschaft zur Teilnahme an der Untersuchung schließen zu können und umgekehrt keine widerstrebenden Willensäußerungen des Betroffenen selbst vorliegen."

Ein zentraler Punkt dieses Arguments ist, daß diese Forschung Bezug zu der Krankheit haben muß, die zur Einwilligungsunfähigkeit des Patienten geführt hat. Bei Erwachsenen ist dieses Kriterium von entscheidender Bedeutung, um nicht-einwilligungsfähige Patienten von ethisch nicht zu rechtfertigender ausschließlich fremdnütziger Forschung auszuschließen, wie sie im Abschnitt III der Deklaration von Helsinki als nichtklinische biomedizinische Forschung definiert wird. Danach sind also z.B. Demenzkranke von Forschungsprojekten ausgeschlossen, die nichts mit der Demenz zu tun haben.

Dieses Kriterium gilt jedoch nicht für Minderjährige, die – unabhängig von einer bestimmten Krankheit – entsprechend ihrem Entwicklungsstand noch nicht-einwilligungsfähig sind. Dementsprechend stellt die französische Fassung dieses Kriteriums fest, daß das Forschungsprojekt für Personen des gleichen Alters, die an der gleichen Krankheit oder den gleichen Behinderungscharakteristika leiden, von Wert sein muß (Fagot-Largeaut 1996). Eine irische Fassung enthält eine offensichtlich breitere Definition, wonach ein Nutzen zumindest für andere Patienten erwartet werden muß (Casey 1996).

Die Zentrale Ethikkommission hat folgende Schutzkriterien formuliert:
- „Das Forschungsprojekt kann nicht auch an einwilligungsfähigen Personen durchgeführt werden." Das bedeutet, daß es keine alternative Forschungsstrategie gibt, um die Forschungsfrage zu beantworten (Fagot-Largeaut 1996). Wenn die Forschungsfrage jedoch auch mit einwilligungsfähigen Patienten geklärt werden kann, dann ist diese Forschung mit nicht-einwilligungsfähigen Patienten nicht zulässig. Psychiatrische Beispiele für solche Forschungsfragen sind:
  a) Projekte mit nicht-einwilligungsfähigen Demenzkranken, die mit Demenzkranken, die infolge nur geringer Ausprägung der Demenz noch einwilligungsfähig sind, nicht durchgeführt werden können, weil die genaue Diagnose während des Frühverlaufes der Erkrankung nicht mit der notwendigen Sicherheit gestellt werden kann oder weil verlaufsbestimmende Faktoren in späten Stadien der Erkrankung ganz andere als in den frühen Stadien sind.
  b) Kann durch epidemiologische Beobachtung und Befragung die Annahme von Unterschieden im Pflegebedarf für Patienten im Spätstadium der Demenz zwischen einerseits noch zu Hause lebenden und andererseits institutionalisierten Patienten verifiziert werden, was ggf. eine Spezifizierung und Verbesserung der Pflege zur Folge hätte?
  c) Eine Antwort auf die Frage, ob sich das Muster psychopathologischer Störungen und die Progressionsgeschwindigkeit später Demenzstadien zwischen jungen alten (also den bis 85jährigen) und alten alten (also den über 85jährigen) Patienten unterscheiden, wäre wichtig für die Lösung des Problems, inwieweit es sich bei der Demenz im hohen Alter nur um akzentuiertes Altern oder um den Ausdruck von Hirnkrankheiten handelt (Reischies u. Schaub 1997; s. auch Kap. 10, Bd. 4).

d) Hat das Gehirn auch noch in späten Demenzstadien ein regene-
ratives Potential, das dann als Grundlage einer spezifischen Therapie dienen könnte, eine Frage, die sich möglicherweise durch
Erfassung des Profils von bestimmten Neurotrophinen, z.B. Ner-
venwachstumsfaktoren, im Venenblut oder mittels magnetreso-
nanzspektroskopisch erfaßter Indikatoren des Stoffwechsels bestimmter zerebraler Proteine beantworten ließe.

e) Bestimmte Erkenntnisse über spezielle Hirnfunktionen, z.B. als
Grundlage sprachlicher Fertigkeiten, sind nur durch neuropsychologische Untersuchung von aphasischen Patienten zu gewinnen, also von Patienten mit Sprachstörungen infolge von Hirnverletzungen oder Schlaganfällen, die das Sprachverständnis und
damit auch die Voraussetzungen für eine gültige Einwilligung
nach Aufklärung beeinträchtigen können.

f) Eine Untersuchung zur Validierung einer angenommenen Einwilligungsfähigkeit kann nur bei Menschen vorgenommen werden,
die tatsächlich nicht alle einwilligungsfähig sind, also z.B. bei Patienten einer Gedächtnissprechstunde, die zur genaueren testpsychologischen Untersuchung ihrer Einwilligungsfähigkeit bereit
sind, als deren Ergebnis sich jedoch herausstellen würde, daß die
Einwilligungsfähigkeit für diese Untersuchung tatsächlich nicht
bei allen gegeben ist.

g) Im Bericht der von der holländischen Regierung eingesetzten
Meijers-Kommission sind eine Reihe weiterer Beispiele für die
Notwendigkeit nichttherapeutischer Forschung mit nicht-einwilli-
gungsfähigen Patienten aufgeführt (Meijers et al. 1995).

- „Das Forschungsprojekt läßt wesentliche Aufschlüsse zur Erkennung,
Aufklärung, Vermeidung oder Behandlung einer Krankheit erwarten." Rein replikative („me too") Forschung und Forschung ausschließlich zum Zwecke der Hypothesengenerierung ist demnach
nicht vertretbar. Die Ethikkommission sollte bei ihrer Beurteilung
auch den Bedarf an Forschung berücksichtigen, der z.B. bei
dementiellen Erkrankungen als zwingend anzusehen ist, weil eine
über viele Jahre fortschreitende Demenz kontinuierliches Leiden des
Patienten und seiner nächsten Angehörigen bedeutet, weil weiterhin
ihre Ursachen bisher nicht behandelt werden können und weil
schließlich Demenz infolge ihrer ständig zunehmenden Häufigkeit eine zunehmende Belastung des öffentlichen Gesundheitswesens darstellt, wie nicht zuletzt die anhaltende Diskussion über
das Pflegeversicherungsgesetz und seine Umsetzung in der Praxis belegt.

- wesentliche neue Erkenntnisse

- „Das Forschungsprojekt läßt im Verhältnis zum erwarteten Nutzen ver-
tretbare Risiken erwarten." In dieser Form sollte das Kriterium nur auf
Forschungsprojekte angewandt werden, bei denen die beteiligten Patienten selbst, wenn auch möglicherweise nicht aktuell, so doch wenigstens im weiteren Verlauf ihrer Krankheit oder bei einem späteren Wie-
derauftreten der Krankheit, Nutzen daraus ziehen können. Bei Forschungsprojekten der unten (S. 543) beschriebenen Fallgruppe 3, bei
denen der betroffene Patient voraussichtlich keinen Nutzen, sondern
nur andere Personen der gleichen Altersgruppe oder der gleichen
Krankheit Nutzen haben können, muß hingegen dieses Kriterium da-

- positives Nutzen-Risiko-Verhältnis

hingehend schärfer gefaßt werden, „daß das Forschungsprojekt allenfalls minimale Risiken oder Belästigungen erwarten läßt."[2]

- Einwilligung des gesetzlichen Vertreters

● „Der gesetzliche Vertreter hat eine wirksame Einwilligung in die Maßnahme erteilt, wobei vorausgesetzt ist, daß er aus der Kenntnis der vertretenen Person ausreichende Anhaltspunkte hat, um auf ihre Bereitschaft zur Teilnahme an der Untersuchung schließen zu können." Hilfreich als beachtliches Indiz für den Wunsch des Patienten könnte deshalb eine zu Zeiten vorhandener Einwilligungsfähigkeit abgegebene sog. Patientenverfügung (Vorsorgeverfügung) oder auch eine Bevollmächtigung in gesundheitlichen Angelegenheiten (Vorsorgevollmacht) sein. Hierbei sollte der Betreuer auch Gedanken des Patienten zur Solidarität mit anderen Kranken nicht einfach außer acht lassen, nur weil der Patient seine Einwilligungsfähigkeit verloren hat. Eine andere Möglichkeit wird in dem holländischen Gesetzesentwurf insofern erwähnt, als danach der in ein Forschungsprojekt einzubeziehende Teilnehmer nach Maßgabe seiner noch vorhandenen Verständnisfähigkeit aufgeklärt werden soll (Berghmans 1995).

- ablehnendes Patientenverhalten muß respektiert werden

● „Ein ablehnendes Verhalten des Betroffenen selbst liegt nicht vor." Das bedeutet, daß die Untersuchung in jedem Fall beendet werden muß, wenn der Patient, und besonders der nicht-einwilligungsfähige Patient, zu erkennen gibt, daß ihm die Untersuchung so unangenehm ist, daß er sie beenden will. Dieses Kriterium wurde in den holländischen Vorschlägen dahingehend spezifiziert, daß die Forschungsuntersuchung nicht fortgeführt werden soll, wenn die nicht-einwilligungsfähige Person protestiert und dieser Protest als abweichend vom üblichen Verhalten beurteilt werden kann, dem man in der betreffenden Gruppe von nicht-einwilligungsfähigen Menschen begegnet (Berghmans 1995).

- Zustimmung der Ethikkommission

● „Die zuständige Ethikkommission hat das Forschungsvorhaben zustimmend beurteilt." Zumindest in kontrovers diskutierten Fällen sollte die Ethikkommission ihr zustimmendes Votum im Hinblick auf die genannten Kriterien begründen und empfehlen, mit diesem Votum eine richterliche Entscheidung – sei es direkt, sei es für die (Eil-)Bestellung eines Betreuers – herbeizuführen.

Nicht-Zulässigkeit nichttherapeutischer Forschung

Zusammengefaßt ist nichttherapeutische Forschung bei nicht-einwilligungsfähigen erwachsenen Patienten derzeit in Deutschland als rechtlich

---

[2] Zum Begriff des „minimalen Risikos" führt die Zentrale Ethikkommission aus, daß er nur schwierig zu bestimmen ist, „aber durch die Unterscheidung von Risikostufen und durch eine Liste von Beispielen konkretisiert werden kann. Dazu können auch die medizinischen Fachverbände und die Ethikkommissionen beitragen. In jedem Fall ist zwischen objektivierbarem Risiko und subjektiver Belastung bzw. Beschwerden zu unterscheiden (z.B. birgt eine Magnetresonanztomographie keine objektivierbaren Risiken, kann aber sehr wohl zu einer subjektiven Belastung werden, die zum Abbruch der Untersuchung führt). Insbesondere hinsichtlich subjektiver Beschwerden gibt es eine große individuelle Variation und große Unterschiede zwischen den Gruppen. Von einem „minimalen" Risiko kann nach Auffassung der Kommission gesprochen werden, wenn z.B. Körperflüssigkeit oder Gewebe in geringen Mengen im Rahmen von ohnehin notwendigen diagnostischen Maßnahmen oder Operationen gewonnen wird und deshalb kein zusätzliches Risiko für den Patienten beinhaltet. Auch bestimmte körperliche Untersuchungen (z.B. Sonographie, transkutane Gewebemessungen usw.) sowie bestimmte psychologische Untersuchungen (z.B. Fragebogeninterviews, Tests, Verhaltensbeobachtungen) fallen in diese Gruppe" (Zentrale Ethikkommission 1997).

Gruppe	Definition	Beispiele
1	Heilversuch *mit aktuellem* potentiellem individuellem Nutzen	Anwendung eines neuen antidementiven Arzneimittels, von dem erwartet wird, daß es im Vergleich zu etablierten antidementiven Arzneimitteln wirksamer ist oder weniger unerwünschte Wirkungen hat
2	Forschung *mit zukünftigem* potentiellem individuellem Nutzen	Diagnostische Erfassung pathogenetischer Faktoren als Grundlage einer therapeutischen Entwicklung, die bei langem oder rezidivierendem Verlauf der Erkrankung auch noch dem „Forschungs-Patienten" selbst helfen kann
3	Forschung *ohne direkten* potentiellen individuellen Nutzen, aber mit solchem für die Gruppe der Patienten mit der gleichen Krankheit oder gleichen Alters	Ist der Spätverlauf der Demenz durch andere Faktoren als der Frühverlauf bestimmt? Eine positive Antwort könnte Perspektiven eröffnen für die Suche nach Vorbeugung oder ursächlicher Behandlung auch von Spätstadien der Demenzen
4	Nicht-klinische biomedizinische Forschung (entspr. Abschn. III der Deklaration von Helsinki)	Pharmakokinetische Untersuchung eines Arzneimittels bei Demenzkranken, das für die Behandlung der Demenz irrelevant ist

Tabelle 2.
Klassifikation von
Forschungsprojekten
nach ihrem potentiellen
individuellen Nutzen

nicht zulässig anzusehen, wenn man die entsprechenden Vorschriften des Arzneimittelgesetzes auf die gesamte medizinische Forschung generalisiert. Nichttherapeutische Forschung mit potentiell unmittelbarem Nutzen, wie er bei diagnostischer Forschung im engeren Sinn für den in ein solches Forschungsprojekt einbezogenen Patienten erwartet werden kann, ist als ethisch vertretbar anzusehen und sollte für erwachsene nicht-einwilligungsfähige Patienten ebenso rechtlich zulässig werden, wie dies für Minderjährige der Fall ist. Nichttherapeutische Forschung mit nur mittelbarem Nutzen für den Patienten (Fallgruppe 2 in der Stellungnahme der Zentralen Ethikkommission) oder nur mit Nutzen für die Gruppe der Patienten mit der Krankheit des Patienten (Fallgruppe 3 der Stellungnahme der Zentralen Ethikkommission) erscheint als gesetzlich definierte Ausnahme unter der Voraussetzung ethisch vertretbar, daß streng definierte Schutzkriterien erfüllt sind und der Patient dabei keinen Risiken ausgesetzt wird. Ausschließlich fremdnützige Forschung im Sinne des Abschnittes III der Deklaration von Helsinki ist bei nicht-einwilligungsfähigen Patienten ethisch nicht vertretbar (Tabelle 2).

Medizinische Forschung mit nicht-einwilligungsfähigen Patienten, die nur einen fraglichen oder keinen individuellen Nutzen erwarten läßt (und oft unzutreffenderweise mit nichttherapeutischer Forschung gleich-

Kritik

gesetzt wird), ist und bleibt ein schwieriges und kontrovers beurteiltes Problem. Dies spiegelt sich in der Tatsache wider, daß solche Forschung unter bestimmten Bedingungen in einigen Ländern wie Frankreich und wohl auch in England rechtlich zulässig ist, in anderen Ländern wie Deutschland jedoch nicht.

Aus ärztlicher Sicht kann solche Forschung ethisch nur vertreten werden, wenn ihre Notwendigkeit nach definierten Kriterien festgestellt ist und definierte Schutzkriterien erfüllt sind, so besonders, daß die Forschung mit nicht mehr als minimalen Risiken und vernachlässigbaren Unannehmlichkeiten für die teilnehmende Person verbunden ist und deren Ablehnung durch den Patienten akzeptiert wird. Hinsichtlich dieser Kriterien besteht eine große internationale Übereinstimmung (Dresser 1996; Helmchen 1998 a, b, d; Keyserlingk et al. 1995; The Law Commission 1995). Zudem müssen Konzepte und Definitionen von Nutzen und – insbesondere minimalen – Risiken sowie von Kriterien, Regeln und Verfahren für die Abwägung von Nutzen und Risiken gegeneinander und nicht zuletzt auch für die Gewichtung individuellen gegenüber gesellschaftlichen Nutzens ausgearbeitet werden. Auch die Frage, wer diese Gewichtungen vornimmt, bedarf einer befriedigenden Antwort.

Notwendigkeit öffentlicher Diskussion

Die Diskussion um sog. nicht-therapeutische Forschung mit nicht-einwilligungsfähigen Personen verstärkt Befürchtungen gegenüber einer medizinischen Wissenschaft mit inhumanen Zügen. Weil diese Forschung mehr als andere medizinische Interventionen das Risiko einer Instrumentalisierung des Menschen enthält, berührt sie zutiefst das menschliche Grundrecht auf Anerkennung der persönlichen Würde. Deshalb ist eine öffentliche Diskussion darüber erforderlich, nicht nur, weil Respekt für die menschliche Würde an Offenheit und Bemühung um Verständnis des anderen gebunden ist, sondern auch, weil in einer offenen Gesellschaft das Verständnis der in der Gesellschaft vertretenen Meinungen eine Voraussetzung für die gesellschaftlich berufenen Entscheidungsträger ist, die Rahmenbedingungen für solche Forschung festzulegen. In dieser Diskussion sollen z. B. die Philosophen das Verhältnis utilitaristischer zu deontologischer Ethik und dessen praktische Bedeutung erläutern, während medizinische Forscher die Aufgabe haben, den individuellen wie gesellschaftlichen Bedarf solcher Forschung und ihrer Konsequenzen mit spezifischen Beispielen und die differenzierte Wirklichkeit von Nutzen, Risiken, Belastungen sowie der ethischen Rechtfertigung dieser Forschung darzustellen.

Verhältnis utilitaristischer zu deontologischer Ethik

Gegenargumente

Aus den konzeptuellen Abwegen und dem verbrecherischen Mißbrauch der Psychiatrie (etwa zur „Lösung der sozialen Frage" (Dörner 1988) durch „Vernichtung lebensunwerten Lebens" (Binding u. Hoche 1920) den Schluß zu ziehen, jedes Abweichen vom Nürnberger Kodex sei zwangsläufig ein Schritt in den Abgrund – wie dies z. B. die Grafenecker Erklärung von 1996 nahelegt –, wird folgenden Problemen nicht gerecht (Helmchen 1998a, b):

– ärztliche Motivation zu dieser Forschung

- Die ärztliche Motivation zu dieser Forschung stammt aus der unmittelbaren Erfahrung des Leidens von Patienten, z. B. von Demenzkranken und ihren Verwandten und Pflegepersonen. Ärzte wollen solche Krankheitszustände wirksamer behandeln, als dies derzeit möglich ist und deshalb in bestimmten Fällen auch nicht-einwilligungsfähige Patienten in Forschungsuntersuchungen einbeziehen, in denen es keinen anderen Weg gibt, dieses Ziel zu erreichen. Dabei ist richtig, daß nicht-einwilligungsfähige Patienten in der Tat besonders schwach und verletzlich sind, weil ihre Krankheit (nicht der Arzt!) sie der Möglichkeit beraubt, ihre Rechte selbst wahrzunehmen. Gerade deshalb bemühen sich Ärzte um Verbesserungen, die die Krankheit heilen oder zumindest so weit lindern, daß der Patient die Fähigkeit zur Ausübung seiner Rechte wiedergewinnt.

Ärzte wollen hingegen nicht – wie von manchen Kritikern unterstellt wird – diese Patienten für Forschung „verfügbar" machen, weil sie schwach und wehrlos sind, sondern sie vielmehr unter definierten Schutzmaßnahmen in Forschung einbeziehen, weil ihre Krankheit so schwer und wenig behandelbar ist, daß Ärzte aufgefordert sind, dagegen etwas zu tun. Diese Argumentation wird auch durch die ärztliche Berufsordnung, nach der der Arzt auch der Bevölkerung zu dienen hat (Ärztekammer Berlin 1990), und durch das Grundgesetz, das die Freiheit der Forschung in Artikel 5 garantiert, unterstützt. Gleichwohl ist hervorzuheben, daß diese Verpflichtungen und Rechte sekundär und begrenzt sind durch die primäre Verpflichtung des Arztes, „der Gesundheit des einzelnen Menschen zu dienen" (Ärztekammer Berlin 1990).

● Dieser individuelle wie gesellschaftliche Wunsch nach Fortschritten der Behandlung gerade schwerer Erkrankungen hat seinen Niederschlag darin gefunden, daß nach der heute allgemein anerkannten, die ethische Beurteilung medizinischer Forschung leitenden Deklaration von Helsinki (und ihren Fortschreibungen) die Einbeziehung auch nicht-einwilligungsfähiger Kranker in Forschung als ethisch vertretbar angesehen wird. Das erscheint als Widerspruch zum Nürnberger Kodex, der sich aber aus dem historischen Kontext erklären läßt, indem dieser Kodex 1947 auf die Verdammung der „Forschung" mit nicht aufgeklärten, unfreiwilligen und getäuschten Menschen im nationalsozialistischen Deutschland zielte und seine Autoren Forschung mit nicht-einwilligungsfähigen Kranken deshalb nicht erwähnten, weil sie diese gar nicht im Sinn hatten und etwa die Notwendigkeit therapeutischer Forschung auch bei solchen Kranken beim Stande der damaligen wissenschaftlichen Entwicklung nicht absehen konnten (s. auch Meijers et al. 1995).

– Scheinwiderspruch zum Nürnberger Kodex

● Eine Tabuisierung von Forschung mit nicht-einwilligungsfähigen Kranken verhindert die Entwicklung von Kriterien und Verfahren, die unter Anerkennung der besonderen Verletzlichkeit dieser Kranken deren Schutz und die Einhaltung ethischer Standards sicherstellen. Gerade dies aber erscheint erforderlich. Denn einerseits wächst der Forschungsbedarf bezüglich schwerer Krankheitszustände und damit auch bezüglich jener, die zur Einwilligungsunfähigkeit führen können (z. B. Hirntraumen, Schlaganfälle, Demenzen, Intoxikationen) oder die bei entwicklungsabhängig einwilligungsunfähigen Kindern auftreten. Das Beispiel breiter öffentlicher Überzeugung vom Nutzen der AZT-Versuche gegen Aids in den 80er Jahren in den USA, die Kranke und auch Ärzte sogar zur Fälschung von Einschlußkriterien getrieben hat, läßt erkennen, daß Vorkehrungen zum Schutz vulnerabler Personen unterlaufen werden, wenn sie nicht problemadäquat sind (Levine 1996).

– Gefahren der Tabuisierung

Ein anderes Beispiel dafür könnte sein, daß ohne Kriterien für das Vorliegen von Einwilligungsfähigkeit diese nach klinischem Eindruck sehr weit gefaßt und als gegeben angenommen werden oder daß die Schwelle für die Indikation zu ihrer expliziten Untersuchung so hoch gelegt wird, daß eine nicht vorhandene Enwilligungfähigkeit gar nicht festgestellt werden kann (s. dafür das oben genannte Beispiel f). Andererseits enthält die Globalisierung der Forschung und der weltweiten Nutzung ihrer Ergebnisse die Gefahr, daß ein regional absoluter Ausschluß jeglicher Instrumentalisierung des Menschen zur unkontrollierten und weitergehenden Instrumentalisierung von Menschen anderswo führen könnte (Rössler 1996). Ethisch fragwürdig, aber bei offenen Grenzen nicht vermeidbar, wäre dann sicher auch beispielsweise die Nutzung von solchen ausländischen Forschungsergebnissen hierzulande.

- kontinuierliche Diskussion

- Die Geschichte hat gezeigt, daß die Proklamation ethischer Standards allein nicht genügt. Zu den nationalsozialistischen Verbrechen ist es trotz der bereits erwähnten Anweisungen von 1900 und 1931 gekommen. Und auch nach dem Nürnberger Kodex von 1947 sind schwerwiegend unethische Forschungsprojekte durchgeführt und publiziert worden (z.B. Beecher 1966; Faden 1996). Deshalb ist die kontinuierliche Auseinandersetzung mit der zunehmenden Vielfalt schwieriger ethischer Probleme der medizinischen Forschung wie natürlich auch der ärztlichen Praxis zwingend. Schritte in dieser Richtung sind die Einrichtung von Ethikkommissionen und die öffentliche Diskussion. Wenn es auch zur Institution des Expertengremiums einstweilen keine Alternative zu geben scheint (Rössler 1996), so ist es doch ein wichtiger Schritt, daß diese Experten ihre Argumente in verständlicher und auf die wesentlichen Fragen konzentrierter Form in die öffentliche Diskussion bringen (s. Stellungnahmen des wissenschaftlichen Beirates der Bundesärztekammer und der Zentralen Kommission zur Wahrung ethischer Grundsätze in der Medizin und ihren Grenzgebieten sowie der Fachgesellschaften).

4.2 Suizid und Euthanasie

Bedeutung für den Psychiater

Der Psychiater ist in mehrfacher Hinsicht mit dem Thema konfrontiert:
1. Selbsttötung erfolgt in der überwiegenden Zahl der Fälle vor dem Hintergrund einer psychischen Störung (s. Kap. 9, Bd. 6).
2. Auch bei dem Verlangen eines Menschen auf Beihilfe zur Selbsttötung oder auf Tötung kann eine psychische Erkrankung bedeutsam sein.
3. Zunehmend werden Psychiater konsiliarisch zur Beurteilung der Einwilligungsfähigkeit bei einem Todesverlangen durch Beendigung einer lebenserhaltenden Behandlung gebeten.

Pflicht zur Lebenserhaltung

Achtung des Selbstbestimmungsrechtes

Das zentrale ethische Problem besteht darin, daß der Pflicht des Arztes zum Handeln im besten Interesse des Patienten, hier also der Garantenpflicht zur Lebenserhaltung (bei einem möglicherweise nicht-einwilligungsfähigen psychisch Kranken), die Achtung des Selbstbestimmungsrechtes des Patienten entgegensteht.

Vor allem aber haben die Psychiater als Berufsgruppe besondere Erfahrungen mit dem tausendfachen Mißbrauch der Euthanasie in der nationalsozialistischen Vergangenheit gemacht und sind deshalb in besonderer Weise verpflichtet, sich mit diesem Thema in der Gegenwart auseinanderzusetzen (Lauter u. Meyer 1992), nachdem auch psychisch Kranke durch ärztliche Beihilfe zur Selbsttötung (s. unten „Fall Chabot") betroffen sind.

Aktuelle Entwicklungen in der internationalen Euthanasiedebatte weisen in Richtung auf eine gestiegene Akzeptanz von Formen direkter Sterbehilfe. In den Niederlanden besteht seit 1991 de facto und seit 1993 eine gesetzliche Regelung, die Ärzten, unter Beibehaltung des strafrechtlichen Verbots der Tötung auf Verlangen und der Beihilfe zum Suizid, Straffreiheit zusichert, wenn sie nach einem formal festgelegten Verfahren auf ausdrücklichen Wunsch eines Patienten dessen unerträgliches Leiden mittels aktiver Tötung beenden (van der Wal et al. 1996). 1994 wurde im US-Bundesstaat Oregon ein Gesetz durch Volksentscheid angenommen, das Ärzten die Beihilfe zum Suizid bei schwerkranken Patienten ohne Heilungschancen erlaubt. Ähnliche Gesetzesreformen sind in den US-Bundesstaaten Kalifornien und Washington nur knapp gescheitert. Allerdings sind gesetzliche Verbote der ärztlichen Beihilfe zur Selbsttötung in einzelnen Bundesstaaten vom obersten Gericht der USA im Juni 1997 als verfassungskonform bestätigt worden (Vacco, Attorney General of New York et al. vs. Quill et al. 1997; Washington et al. vs. Glucksberg et al. 1997). 1996 wurde im australischen Northern Territory unter bestimmten Voraussetzungen die aktive Tötung durch den Arzt erlaubt. Diese Regelung wurde jedoch aus verfassungsrechtlichen Gründen vom australischen Repräsentantenhaus wieder aufgehoben.

Aktuelle Entwicklungen in der Euthanasiedebatte

4.2.1 Begriffsbestimmungen

In der kontroversen medizinethischen Debatte über Euthanasie und Sterbehilfe werden zentrale Begriffe unterschiedlich verwendet. Daher soll vor der inhaltlichen Diskussion eine Begriffsklärung erfolgen. Der Ausdruck „Euthanasie" stammt aus der griechischen Antike (griech.: eu = gut, thanatos = Tod), womit ein guter, leichter, sanfter und ehrenhafter Tod gemeint war. Euthanasie war lange Zeit ein Begriff der Philosophie, der erst im 18. Jh. Eingang in die Medizin fand und der ärztlichen Hilfe beim Sterben und der Sterbebegleitung galt. Euthanasie wurde positiv als ärztliche Aufgabe verstanden, dem Sterbenden seinen Tod so leicht wie möglich zu machen. Euthanasie bedeutete in den medizinischen Schriften des 18. und 19. Jh. Hilfe beim Sterben, Sterbebegleitung, Todeserleichterung und Todeslinderung. Dabei wurde stets betont, daß ärztliche Maßnahmen niemals zur Verkürzung des Lebens führen dürften; eine Verkürzung des Lebens durch den Arzt auch auf Wunsch des Sterbenden wurde abgelehnt.

Euthanasie

Erst mit dem Aufkommen darwinistischer Ideen am Ende des 19. Jh. wurde unter Euthanasie auch die Verfügbarkeit menschlichen Lebens unter den Aspekten medizinischen Fortschritts, „echter Humanität" und sozialer Aspekte diskutiert (Winau 1984; Vollmann u. Dörries 1996). Im nationalsozialistischen Deutschland wurde der Begriff Euthanasie als Deckname für die systematische und staatlich durchgeführte Ermordung von behinderten und psychisch kranken Kindern und Erwachsenen (sog. „lebensunwerten Lebens") mißbraucht (Winau 1984). Durch diesen Mißbrauch ist der Begriff „Euthanasie" in Deutschland derart belastet, daß er, im Gegensatz zum internationalen Sprachgebrauch, nicht verwendet werden sollte (von Lutterotti 1992; Winau 1993). Dagegen argumentieren andere Autoren, daß der nationalsozialistische Mißbrauch des Euthanasiebegriffs kein Grund sein kann, auf ihn zu verzichten (Wassermann 1993), zumal er in der international geführten Diskussion gebräuchlich ist.

Sterbehilfe

Der internationale Gebrauch des Begriffes Euthanasie entspricht im wesentlichen dem des deutschen Begriffes „Sterbehilfe". Bei der Sterbehilfe wird besonders in der medizinischen Literatur zwischen einer „aktiven" und einer „passiven" Form unterschieden. Bei dieser Unterscheidung

– passive

wird unter passiver Sterbehilfe verstanden, daß sich der Arzt gegenüber dem biologischen Sterbeprozeß bzw. der Grundkrankheit passiv verhält und dadurch der Krankheit ihren natürlichen Lauf läßt. Hierzu gehören das Unterlassen, Nichtfortsetzen und Abbrechen von medizinisch möglichen Behandlungsmaßnahmen. Ob die künstliche Ernährung zu diesen medizinischen Behandlungsmaßnahmen gehört oder einen essentiellen Bestandteil der Pflege eines sterbenden Patienten darstellt, wird kontro-

– aktive

vers diskutiert.[3] Dagegen wird aktive Sterbehilfe als aktives und absichtliches ärztliches Eingreifen zur Beschleunigung des Todeseintrittes definiert. Hierzu zählen z.B. tödliche Injektionen und Medikamentengaben, die absichtlich und unmittelbar den Patienten töten.

Allerdings ist diese weitverbreitete Unterscheidung umstritten. Da es sich bei der sog. passiven Sterbehilfe nicht nur um ein (passives) Unterlassen, ein Nichtbehandeln handelt, sondern auch um ein (aktives) Abbrechen von Therapiemaßnahmen, wurde von juristischer Seite die Dif-

Indirekte vs. direkte Sterbehilfe

ferenzierung von indirekter und direkter Sterbehilfe vorgeschlagen (Wassermann 1993).

Offensichtlich reicht weder die Art des ärztlichen Handelns (aktiv/passiv) noch deren Intention und Folgen (direkt/indirekt) zu einer fundierten und normativ relevanten Differenzierung der Euthanasie aus. Ausgehend von einem umfangreichen juristischen Typisierungsversuch nach Handlungscharakter und Erfolg, Motivation, Zustand des Kranken, Einsichts- und Einwilligungsfähigkeit, Willentlichkeit und potentiellem Täterkreis (Eser 1976) wurde von ärztlicher Seite folgende Gliederung vorgeschlagen: Der Bereich der Sterbehilfe teilt sich in 2 Hauptgruppen
1. die Hilfe *beim* Sterben und
2. die Hilfe *zum* Sterben.

---

[3] Praktische Bedeutung erhält diese medizinethische Differenzierung bei der Behandlung und Pflege von Langzeitkomapatienten („persistent vegetative state"). In Deutschland wurde durch die Rechtsprechung des Bundesgerichtshofs (1 StR 357/94) bei unheilbar im Koma liegenden Patienten der Entscheidungsspielraum für Angehörige und Ärzte erweitert und die Bedeutung des mutmaßlichen Willens des Patienten hervorgehoben.

Die Hilfe *beim* Sterben meint die Hilfe und Erleichterung, die einem Sterbendem, also einem Kranken, der sich bereits im Stadium des Sterbens befindet, gegeben wird. Diese läßt sich untergliedern in Sterbehilfe ohne Lebensverkürzung, Sterbehilfe durch Sterbenlassen, Sterbehilfe mit Lebensverkürzung als Nebenwirkung und Sterbehilfe mit beabsichtigter Lebensverkürzung.

Dagegen meint die Hilfe *zum* Sterben jene Unterstützung, die einem Menschen gegeben wird, der sich nicht im Stadium des Sterbens befindet, jedoch aus anderen Gründen nicht mehr zu leben wünscht. Hierbei wird zwischen der Beendigung subjektiv als wertlos empfundenen Lebens durch Beihilfe zur Selbsttötung (Suizid) oder durch Tötung auf Verlangen und einer Beendigung objektiv, d.h. aus der Sicht Dritter, wertlos gewordenen Lebens unterschieden (Winau 1993). Dazu muß angemerkt werden, daß es nach z.B. christlich-religiöser Überzeugung ein objektiv wertloses Leben nicht gibt („Heiligkeit des von Gott gegebenen Lebens") und mit dieser Begrifflichkeit die „Gnadentod" genannte Ermordung von psychisch Kranken im Nationalsozialismus vorbereitet wurde, weshalb solche Tötung aus Mitleid in Deutschland gegenwärtig aus ärztlicher Sicht als undenkbar angesehen wird (Lauter u. Meyer 1992; Winau 1993).

Dagegen wird in der angelsächsischen medizinethischen Diskussion die Euthanasie oft nicht nach der Handlung bzw. Intention des Arztes, sondern anhand des Patientenwunsches differenziert. Bei der *freiwilligen* Euthanasie geschieht die Sterbehilfe auf ausdrücklichen Wunsch eines selbstbestimmungsfähigen Patienten durch einen Dritten. Die freiwillige Euthanasie kann sowohl durch eine Beihilfe zum Suizid als auch durch eine Tötung auf ausdrückliches Verlangen des Betroffenen geschehen, z.B. in solchen Fällen, in denen dieser aufgrund seines Leidens zur Selbsttötung körperlich nicht mehr in der Lage ist (Singer 1984). Ob der Tötungsakt an sich aktiv oder passiv bzw. direkt oder indirekt geschieht, hat bei dieser Differenzierung untergeordnete Bedeutung. Vielmehr beruht die ethische Legitimierung auf der Betonung des Selbstbestimmungsrechtes des Betroffenen, wohingegen die in der ärztlichen und juristischen Sichtweise fundamentale Differenzierung zwischen Handeln (aktiv) und Unterlassen (passiv) ethisch als unerheblich angesehen und deshalb kontrovers diskutiert wird. [4]

Mit *nichtfreiwilliger* Euthanasie ist das Töten eines Menschen gemeint, der nicht fähig ist, die Entscheidung zwischen Leben und Tod zu verstehen, wie z.B. Langzeitkomapatienten oder schwer mißgebildete Säuglinge. Euthanasie ist immer dann nicht freiwillig, wenn der Betroffene entweder nie die Fähigkeit hatte, zwischen Leben und Tod zu wählen, oder als selbstbestimmter Mensch keine Wünsche für eine solche Situation geäußert hat. Unter bestimmten Umständen wird nichtfreiwillige Eutha-

---

[4] Zur Kontroverse um die moralische Äquivalenz von Handeln und Unterlassen vgl. Beauchamp 1989, Pellegrino 1989, Rachels 1989, Birnbacher 1990a, Thomas 1993, Bartlett 1995, Cartwright 1996 sowie Fuchs u. Lauter 1997b.

nasie aus präferenzutilitaristischer Sicht ethisch gerechtfertigt (Singer 1984).[5]

Eine interdisziplinäre, internationale medizinethische Euthanasiediskussion kann demnach nicht auf eine einheitliche Terminologie zurückgreifen. Vielmehr werden die unterschiedlichen Begriffsdefinitionen parallel benutzt, wobei die jeweiligen konzeptionellen Definitionskriterien benannt werden müssen. In der klinischen Praxis spielen für die körpermedizinischen Fächer medizinethische Fragen des Behandlungsverzichts bzw. -abbruchs am Lebensende (sog. passive Sterbehilfe) die dominierende Rolle. Da die Mehrzahl der psychischen Erkrankungen, mit Ausnahme von organischen Psychosen, nicht zu einem natürlichen Tod führen, ergeben sich in der psychiatrischen Praxis weniger Fragen der sog. passiven Sterbehilfe; vielmehr werden Psychiater zunehmend mit Fragen der aktiven Lebensbeendigung konfrontiert. Nach den neuen Euthanasiegesetzen im US-Bundesstaat Oregon und im Territorium Nordaustralien muß ein Psychiater generell bzw. in allen Zweifelsfällen vor einer aktiven Lebensbeendigung durch einen Arzt hinzugezogen werden. In den Niederlanden forderte der Oberste Gerichtshof die Konsultation von mindestens 2 Psychiatern vor einer ärztlichen Beihilfe zum Suizid bei psychiatrischen Patienten. Daher wird im Folgenden auf die Problemfelder Tötung auf Verlangen und ärztliche Beihilfe zum Suizid ausführlicher eingegangen.

Behandlungsverzicht (margin)

4.2.2 Tötung auf Verlangen

Rechtliche Aspekte

In Deutschland ist jede aktive Tötung eines Schwerstkranken mit dem Ziel der Beseitigung unerträglicher Schmerzen strafbar, und zwar auch dann, wenn diese Tötung auf den ausgesprochenen und ernsthaften Wunsch eines (autonomen) selbstbestimmungsfähigen Kranken hin geschieht (allerdings strafmildernder Tatbestand der Tötung auf Verlangen nach § 216 StGB). Nur für extreme Ausnahmesituationen kann ein teils rechtfertigender, teils entschuldigender Notstand oder wenigstens ein Absehen von Strafe in Betracht gezogen werden (Eser 1992; Herzberg 1996). In der Praxis kommt diese Strafvorschrift in Deutschland jedoch höchst selten zur Anwendung, wobei von einer erheblichen Dunkelziffer ausgegangen werden muß (Schreiber 1995).

Rechtfertigender Notstand (margin)

Unter Juristen wird ganz überwiegend die Ansicht vertreten, daß dem menschlichen Leben überragende rechtliche Bedeutung zukommt. Forderungen nach gesetzlichen Ausnahmen von der Strafbarkeit der Fremdtötung, z.B. um dadurch einen menschenwürdigen Tod zu ermöglichen,

---

[5] Unter *unfreiwilliger* Euthanasie hingegen wird das Töten einer Person verstanden, die fähig ist, ihrem eigenen Tod zuzustimmen, dieses aber nicht tut, weil sie weiterleben möchte oder weil sie vor dem Töten nicht gefragt wurde. In beiden Fällen wird die unfreiwillige Euthanasie einhellig abgelehnt (Singer 1984). Unfreiwillige Euthanasie ist eine Contradictio in adjecto und tatsächlich Totschlag oder Mord. Wohl auch in dieser Singerschen Begrifflichkeit ist der Protest gegen Singer begründet, da in Deutschland darunter genau das verstanden wird, was im nationalsozialistischen Deutschland auch Ärzte gemacht haben.

wird unter Berufung auf die Gefahr des Dammbruchs beim Lebensschutz entgegengetreten. Dadurch würde der staatliche Lebensschutz durchbrochen und das menschliche Leben fremdverfügbar. Niemand habe mit dem Recht auf Leben zugleich auch einen Anspruch, dieses Leben nach seinem Wunsch zu beenden. Würden Ausnahmen vom Tötungsverbot zugelassen, so sei der Schutz des kranken, schwer geschädigten und zu Ende gehenden Lebens gefährdet. Auf alte und leidende Menschen könne direkt und indirekt eingewirkt werden, damit diese ihre Tötung verlangen, wobei in Wirklichkeit Interessen Dritter (z. B. von Angehörigen) gedient würde. Mittelbar würde auf diesem Weg die Selbstbestimmung Kranker durch die uneingeschränkte Gewährung der Selbstbestimmung zur Lebensbeendigung durch fremde Hand eingeschränkt. Weiterhin wird auf die praktischen Beweisprobleme hingewiesen, die bei einer Liberalisierung einer Tötung auf Verlangen auftreten würden (Schreiber 1995).

Gefahr des Dammbruchs beim Lebensschutz

Im Jahr 1986 wurde der Alternativentwurf eines Gesetzes über Sterbehilfe (Baumann et al. 1986) veröffentlicht, der von führenden Rechtsgelehrten in Zusammenarbeit mit Medizinern erarbeitet wurde, jedoch zu keiner Gesetzesänderung führte. Im Entwurf wird neben einer gesetzlichen Klarstellung des einverständlichen Behandlungsabbruchs sowie der leidensmindernden Maßnahmen mit Lebensverkürzungsrisiko (indirekte Sterbehilfe) ein fakultatives Absehen von Strafe bei Tötung auf Verlangen in extremen Leidenssituationen vorgeschlagen. Auch in Zukunft kann eine Änderung des Strafrechts kaum erwartet werden, weil in Deutschland der Euthanasiemißbrauch im nationalsozialistischen Deutschland die öffentliche Diskussion über Euthanasie erschwert (Wassermann 1993; Schreiber 1995). Auch die oberste Rechtsprechung in der Bundesrepublik (Bundesgerichtshof) hat bisher sehr zurückhaltend auf eine Erweiterung des ärztlichen Ermessensspielraums bei der Sterbehilfe reagiert.

Indirekte Sterbehilfe

Medizinethische Aspekte

Die Bundesärztekammer veröffentlichte erstmals 1979 „Richtlinien für die Sterbehilfe", die 1993 überarbeitet wurden. Die Richtlinien beziehen sich ausschließlich auf „im Sterben liegende Menschen", bei denen „die Krankheit irreversibel oder die traumatische Schädigung infaust verläuft und der Tod in kurzer Zeit eintreten wird". Nur in solchen Fällen darf der Arzt auf weitere Behandlungsmaßnahmen verzichten. Hiermit ist ausschließlich das Unterlassen oder Nichtfortsetzen von therapeutischen Maßnahmen gemeint, wohingegen eine „gezielte Lebensverkürzung durch künstliche Eingriffe in die restlichen Lebensvorgänge, um das Eintreten des Todes zu beschleunigen", auch auf Verlangen des Patienten, bis heute abgelehnt wird (Bundesärztekammer 1979). Deutsche Ärztetage haben wiederholt die in der Öffentlichkeit verschiedentlich geforderte gesetzliche Zulassung eines sog. Gnadentodes, zuletzt 1996 angesichts der Entwicklung in Australien und den Niederlanden, mit aller Entschiedenheit abgelehnt. Kein Arzt kann nach Auffassung des Deutschen Ärztetages dazu verpflichtet werden, einem Menschen den Wunsch auf den „Gnadentod" zu erfüllen. Eine solche Forderung würde das Vertrauensverhältnis zwischen Arzt und Patient zerstören (Bundesärztekammer 1988, 1993). Auch die neuen „Grundsätze der Bundesärztekammer zur

Richtlinien für die Sterbehilfe

ärztlichen Sterbebegleitung" ändert nichts an der bisherigen unzweideutigen Ablehnung der aktiven Sterbehilfe durch die Deutsche Ärzteschaft (Bundesärztekammer 1998). [6]

Hilfs- und Nichtschadensgebot

Im traditionellen Selbstverständnis des ärztlichen Berufes wird jede aktive Tötung eines Kranken, auch auf seinen Wunsch hin, abgelehnt, da sie im diametralen Gegensatz zum ärztlichen Hilfs- und Nichtschadensgebot stehe. Eine ärztliche Beteiligung an aktiver Tötung würde die innere Haltung und berufliche Identität des Arztes wie auch sein Bild in der Öffentlichkeit schwerwiegend verändern. [7] Der Tod auf Verlangen durch eine tödliche Spritze zerstöre die vertrauensvolle Arzt-Patient-Beziehung und sei mit der Achtung des Arztes vor der Würde des Menschen nicht zu vereinbaren. Der von einem Kranken verlangte Tod soll vielmehr als dringender Hilfsappell verstanden werden, um dem Menschen zu helfen, mit dem Sterben fertig zu werden (Lasch 1985; vgl. auch Matouschek 1989; Dichgans 1992; von Lutterotti 1993). Unterschriftensammlungen und öffentliche Protestkundgebungen von Ärzteinitiativen verdeutlichen die überwiegende Ablehnung der aktiven Sterbehilfe in Deutschland. [8]

Mißbrauchsgefahr

Von psychiatrischer Seite wird in Deutschland angesichts der Entkriminalisierung der Tötung auf Verlangen in den Niederlanden mit Nachdruck auf die damit verbundenen Mißbrauchsgefahren hingewiesen. Ein Verlangen auf Tötung kann von starken selbstexternen Faktoren, wie z. B. Interessen von Mitmenschen, oder von psychischen Störungen beeinflußt werden, die die Selbstbestimmung des Betroffenen beeinträchti-

---

[6] Bei der kontroversen Neuformulierung der Sterbehilferichtlinien geht es vielmehr um die stärkere Berücksichtigung von Patientenverfügungen und damit um den Stellenwert des individuellen, selbstbestimmten Patientenwunsches beim Sterben und bei der Frage der indirekten Sterbehilfe, z. B. durch Einstellen von künstlicher Ernährung, bei Patienten im „persistent vegetative state" („Wachkoma") (Bundesärztekammer 1998).

[7] Die weit verbreiteten, tief gründenden Wurzeln des Bildes, das sich Menschen vom Arzt machen, seien durch einige Zitate verdeutlicht. Die deutschen Psychiater Fuchs und Lauter: „Der Preis für die Sicherheit eines schnellen Todes ist damit die Zumutung an einen anderen, die Tötung zu vollziehen. Bezahlen soll diesen Preis ausschließlich ein Berufsstand, der gerade der Erhaltung des Lebens, der Heilung von Krankheiten und der Linderung von Leiden verpflichtet ist." (Fuchs u. Lauter 1997a). Der Weltverband für Psychiatrie in seiner Deklaration von Madrid: „Die erste und vornehmste Pflicht des Arztes ist die Förderung von Gesundheit, die Verminderung des Leidens, und der Schutz des Lebens ... Dem Psychiater sollte bewußt sein, daß die Ansichten eines Patienten durch psychische Krankheit wie eine Depression verzerrt sein könnten. In solchen Situationen ist es Aufgabe des Arztes, die Krankheit zu behandeln und nicht zum Tode des Patienten beizutragen." (WPA 1996, Declaration of Madrid). Die amerikanische Anthropologin Margaret Mead: „Der Auftrag des Arztes, Leben zu retten, ist von unschätzbarem Wert für die Humanität und muß geschützt werden gegen die ständigen Versuche, den Arzt in Todesaktivitäten einzuspannen. Die Öffentlichkeit muß darauf achten, diese Verpflichtung des Arztes zum Leben zu erhalten. Maßnahmen und Techniken, wie sie unter dem Stichwort Euthanasie diskutiert werden, müssen in der Initiative und unter der Kontrolle der Laien bleiben, – der Ärztestand darf nicht durch Teilnahme daran kompromittiert werden." (Mead 1963)

[8] Vgl. z. B. die Anzeige der „Ärzte-Initiative gegen aktive Euthanasie" in *Die Zeit* vom 5.5.1995, die gemeinsame Aktion „Europa gegen die Euthanasie" des deutschen Hartmann-Bundes und des niederländischen Ärzteverbandes (NAV) 1996 oder die Aktionen der Deutschen Gesellschaft für soziale Psychiatrie und die „zum Teil sehr emotional geführte Diskussion verschiedener Bevölkerungsgruppen" (Bundesärztekammer 1997). Zur „Singer-Debatte" s. a. Vollmann 1989, Hegselmann u. Merkel 1991, Schöne-Seifert u. Rippe 1991, Singer 1990, Singer und Kuhse 1994, Vollmann 1996b.

gen können. Für das erstgenannte Beispiel werden gesellschaftliche Stimmungen angeführt, wie sie z. B. in der gegenwärtigen Euthanasiediskussion zum Ausdruck kommen. Hierdurch könne auf die Betroffenen ein direkter oder indirekter moralischer Erwartungsdruck erzeugt werden, bei dem angesichts der gegenwärtigen ökonomischen Engpässe, z. B. bei der medizinischen Behandlung und Pflege alter Menschen, in Wirklichkeit Interessen Dritter über nur vermeintlich individuelle Wünsche gestellt werden. Zum zweiten können krankheitsbedingte Einflüsse, insbesondere psychische Störungen, wie z. B. Depressionen, die Willenskundgebungen des Patienten derart verändern, daß von einem wirklich selbstbestimmten Willen der betroffenen Person nicht gesprochen werden kann (Barocka 1992; Helmchen 1992; Lauter u. Meyer 1992).

Mit diesen Argumenten sowie unter Hinweis auf die Euthanasiedebatte in der Weimarer Republik unter Beteiligung maßgeblicher Psychiater (z. B. Hoche) und unter dem Eindruck der katastrophalen Folgen für psychisch Kranke während des Nationalsozialismus argumentieren Psychiater in Deutschland gegen jeden ersten Schritt in Richtung einer Liberalisierung der aktiven Sterbehilfe. Die Forderung nach Euthanasie im 20. Jh. sei der liberalen Forderung nach mehr Selbstbestimmung, Emanzipation, Freiheit und Fortschritt, vermischt mit einem geradezu religiösen Glauben an die Wissenschaft und an die Machbarkeit des Abschaffens menschlichen Leidens sowie aus einer Tabuisierung des Todes entsprungen. Der daraus abgeleitete Ansatz, menschliches Leid zu quantifizieren und ab einer gewissen Grenze nicht mehr von einem menschenwürdigen bzw. lebenswerten Leben zu sprechen, stehe in einer gefährlichen Kontinuität zu früheren Euthanasieforderungen, die zwangsläufig auf eine schiefe Ebene beim Schutz menschlichen Lebens und zu einer menschenverachtenden und menschenvernichtenden Medizin führten. Gerade aufgrund der historischen Erfahrung der Ermordung psychisch Kranker unter Mitwirkung von Psychiatern im NS-Staat müsse in Deutschland der neuen Euthanasiebewegung mit aller Schärfe und Eindeutigkeit besonders von ärztlicher Seite entgegengetreten werden (Dörner 1988; Bastian 1990; Lauter u. Meyer 1992; Daub u. Wunder 1994).

Historische Erfahrungen in Deutschland

Dagegen stellen angelsächsische Psychiater zunehmend das Selbstbestimmungsrecht des Patienten am Ende des Lebens in den Vordergrund und fordern eine gesetzliche Regelung der aktiven Euthanasie. Bei der Entwicklung der hierbei erforderlichen Regelungsstrukturen sollen sich Psychiater aktiv beteiligen und eine wichtige Rolle spielen (Helme 1993).

4.2.3 Ärztliche Beihilfe zur Selbsttötung („physician assisted suicide")

Rechtliche Aspekte

Unter einem Suizid wird juristisch eine bewußte und willentlich angestrebte Selbsttötung eines Menschen durch eine bestimmte zielgerichtete Handlung verstanden. Kein „Suizident" ist demnach ein Kranker, der eine voraussichtlich lebensrettende Behandlung ablehnt und damit seiner Krankheit ihren tödlichen Lauf läßt (Kaiser 1992). Begrifflich wird im Deutschen neben Suizid häufig Selbstmord gebraucht, was jedoch

Selbsttötung

aufgrund des juristischen Mordtatbestandes unkorrekt und normativ präjudizierend ist. Daher soll statt von Selbstmord richtiger von Selbsttötung gesprochen werden (Wassermann 1993). Im Gegensatz zu anderen Ländern[9] sind in Deutschland weder der Suizid noch die Anstiftung und Beihilfe zum Suizid strafbar (Wassermann 1993; Schreiber 1995).

Definitions- und Abgrenzungsprobleme

In der medizinischen Praxis ergeben sich aber häufig Definitions- und Abgrenzungsprobleme. Einerseits stellt sich beim Suizid die Frage der Ernsthaftigkeit des Todeswunsches. Hat der Betroffene wirklich frei und autonom den Tod gewollt, oder handelt es sich vielmehr um einen Suizidversuch, der als Hilferuf an die Umwelt gemeint ist. Bei dieser oft schwierigen Abgrenzung stellt sich einerseits die Frage der selbstbestimmten Willensfähigkeit, die durch Beeinflussung von außen oder durch psychische Krankheiten eingeschränkt sein kann. Auf der anderen Seite sieht sich der Suizident einer Gesellschaft (bzw. Ärzteschaft) gegenüber, die sein Verhalten überwiegend ablehnt und als sozial abweichendes Verhalten ansieht. Hieraus resultieren in der klinischen Praxis rechtliche Fragen, welche Maßnahmen zur Suizidvermeidung, notfalls auch gegen den geäußerten Willen des Suizidenten, erlaubt oder gar ärztlich geboten sind.

Dilemma zwischen Sterbehilfe, Beihilfe zur Selbsttötung und unterlassener Hilfeleistung

Ärzte können dabei in das ethische und juristische Dilemma zwischen der vom Todkranken gewünschten Sterbehilfe bzw. der vom schwer Leidenden gewünschten Beihilfe zur Selbsttötung (Respekt vor der Patientenselbstbestimmung) und unterlassener Hilfeleistung (Garantenpflicht des Arztes) geraten. In der klinischen Praxis bestehen häufig juristische Abgrenzungsprobleme von erlaubter Beihilfe zum Suizid zum Straftatbestand der Tötung auf Verlangen (§ 216 StGB). Nach höchstrichterlicher Rechtsprechung des Bundesgerichtshofes gilt dabei die Frage, wer das zum Tode führende Geschehen tatsächlich beherrscht hat, als das zentrale Abgrenzungskriterium.[10] In spektakulären Fällen aktiver Sterbehilfe zugunsten schwerst körperbehinderter Sterbewilliger wurde der Öffentlichkeit drastisch vor Augen geführt, auf welch schmalem Grat die Grenze zwischen strafloser Suizidbeihilfe und strafbarer Tötung auf Verlangen verläuft (Kaiser 1992).[11]

---

9 Nach österreichischem Strafrecht ist jede Suizidbeteiligung, nach schweizerischem Recht eine Beteiligung aus selbstsüchtigen Beweggründen mit Strafe bedroht. In England und Wales war bis 1961 der Suizid strafbar (Kaiser 1992). Seit dem „Suicide Act" von 1961 ist die Selbsttötung straflos, strafbar macht sich dagegen ein Dritter, der aktiv an einem Suizid teilnimmt. Dagegen ist in Schottland auch die Teilnahme an der Selbsttötung nicht strafbar (Neeleman 1996; Eser u. Koch 1991). Auch nach dem niederländischen Strafgesetzbuch ist neben der Tötung auf Verlangen die Beihilfe zum Selbstmord strafbar (Art. 293 und 294 nlStGB). Der seit 1886 geltende Gesetzeswortlaut spricht für ein uneingeschränktes Tötungsverbot, wobei für Maßnahmen der Sterbehilfe wenig Raum bleibt. Die gegenwärtige liberale Euthanasiepraxis wird durch weite Interpretation der allgemeinen Strafausschließungsgründe und durch die Entscheidung der Strafverfolgungsorgane, nicht mehr alle Fälle strafrechtlich zu verfolgen, ermöglicht (Scholten 1991).

10 Siehe BGHSt 19, 135.

11 Zum Beispiel der Fall des Chirurgen Hackethal, der Mitte der 80er Jahre in der Bundesrepublik Aufsehen erregte, weil er schwerkranken Patienten Beihilfe zum Suizid durch das Zurverfügungstellen von Gift leistete. Hackethal wurde 1987 vom Oberlandesgericht München freigesprochen, da er über die straflose Beihilfe zur Selbsttötung nicht hinaus ging (OLG München NJW 1987, 2940). Dieser Entscheidung kommt grundlegende Bedeutung zu, da sie, im Gegensatz zur BGH-Rechtsprechung, das Selbstbestimmungsrecht des Patienten, auch bei der Selbsttötung, in den Vordergrund stellt (Schreiber 1995).

Noch komplexer stellt sich die strafrechtliche Beurteilung der Nichtbehinderung eines Suizids dar. Wer aufgrund eines Behandlungsvertrages als sog. Garant dem Suizidenten besonders verpflichtet ist, kann sich wegen eines durch Unterlassen begangenen Tötungsdelikts strafbar machen, falls er nicht spätestens dann die erforderliche mögliche und zumutbare Hilfe leistet, wenn der Lebensmüde infolge Bewußtlosigkeit die Herrschaft über den von ihm veranlaßten Geschehensablauf verloren hat (Kaiser 1992). Nach der Rechtsprechung gilt der Suizid generell als Unglücksfall, den es abzuwehren gilt, und zwar auch dann, wenn der Betroffene freiverantwortlich gehandelt hat.

Nichtbehinderung des Suizids

Aus dieser BGH-Rechtsprechung ergeben sich für den Arzt 3 Fallkonstellationen für die klinische Praxis:

Fallkonstellationen nach BGH-Rechtsprechung

1. Befindet sich ein Patient wegen Suizidalität in ärztlicher oder sogar psychiatrischer Behandlung, so ist im Falle des Suizides von fehlender Freiverantwortlichkeit auszugehen, woraus für den Arzt eine Pflicht zur Verhinderung einer Selbsttötung folgt. Entsprechendes gilt für minderjährige oder in ihrer freien Willensbestimmung beeinträchtigte Patienten.
2. Trifft der Arzt notfallmäßig auf einen ihm unbekannten bewußtlosen Patienten nach erfolgtem Suizidversuch ohne weitere diesbezügliche Informationen, muß der Arzt von einem „pathologischen" Suizid ausgehen und entsprechende medizinische Rettungsmaßnahmen einleiten.
3. Ist dem Arzt hingegen ein ersichtlich freier Suizidwille bekannt, z. B. infolge persönlicher Vorinformationen durch den Patienten oder durch eine Patientenverfügung, so darf sich der Arzt nach BGH-Rechtsprechung dennoch nicht allein nach dem Patientenwillen richten. Vielmehr hat er „in eigener Verantwortung eine Entscheidung über Vornahme oder Nichtvornahme auch des nur möglicherweise erfolgreichen Eingriffs zu treffen."[12]

Diese Rechtsprechung ist in der deutschen Strafrechtslehre jedoch umstritten und ist z. T. auf scharfe Kritik gestoßen. Bei der Abgrenzung der straflosen Beihilfe zum Suizid von der strafbaren Tötung auf Verlangen soll es nach dem BGH darauf ankommen, daß der Suizident sich nicht in die Hand eines Arztes begibt, um von ihm den Tod duldend entgegenzunehmen, sondern daß er bis zuletzt Herr des Geschehens bleiben muß. Dagegen hält die herrschende Rechtslehre für ausschlaggebend, ob sich das Geschehen letztlich als eigenverantwortliche Selbstverfügung des Betroffenen oder als Fremdverfügung des anderen darstellt (Kaiser 1992; Wassermann 1993).

Kritik an der Rechtsprechung

– Abgrenzungsprobleme

Einen weiteren Kritikpunkt an der BGH-Rechtsprechung stellt die Einordnung jedes Selbsttötungsversuchs als Unglücksfall dar, selbst dann, wenn der Suizidwunsch autonom und freiverantwortlich getroffen wurde und der Arzt dem Patienten vorher straffreie Beihilfe geleistet hat (Schreiber

– Selbsttötung als Unglücksfall

---

[12] BGHSt 32, 367, 387. Urteil des Bundesgerichtshofes im Fall Dr. Wittig vom 4.7.1984 (Az. BGH 3 StR 96/84). Der Arzt leitete bei einer nach Tabletteneinnahme in suizidaler Absicht bewußtlosen Patientin keine Rettungsmaßnahmen ein, da er durch Gespräche und einen Brief seiner Patientin von ihrem Todeswunsch wußte, diesen respektierte und aufgrund der schweren Intoxikation eine medizinische Rettung für sehr unwahrscheinlich hielt.

1995). Durch diese Rechtsprechung würde der Wille des Patienten für unbeachtlich erklärt, andererseits dem Arzt ein eigenverantwortliches Abwägungsermessen eingeräumt, innerhalb dessen das Selbstbestimmungsrecht des Patienten nur einen unter anderen Faktoren darstellt (Eser 1985; Gropp 1985). Dieses ist um so erstaunlicher, als die BGH-Rechtsprechung für den sog. Normalpatienten eine Garantenpflicht des Arztes für eine Verlängerung des Lebens nach Eintritt der Bewußtlosigkeit nach zulässigem Behandlungsabbruch in aller Regel verneint (Schreiber 1995).

Diese höchstrichterliche Ungleichbehandlung der Patientenautonomie von selbstbestimmten Suizidpatienten versus sog. Normalpatienten erscheint nicht gerechtfertigt. Denn das Grundgesetz eines weltanschaulich neutralen Staates geht nicht von wie auch immer begründeten Vorannahmen, sondern vom Selbstbestimmungsrecht des einzelnen Bürgers aus (Wassermann 1984, 1993), während bei der BGH-Rechtsprechung „das Selbstbestimmungsrecht des Sterbewilligen ... freilich auf der Strecke" bleibt (Gropp 1985).

Medizinethische Aspekte

Ablehnung der Beihilfe zur Selbsttötung

Die Bundesärztekammer geht über diese strafrechtlichen Bestimmungen noch hinaus, indem sie jede Mitwirkung des Arztes bei der Selbsttötung als „unärztlich" verurteilt (Bundesärztekammer 1993). Wiederholt haben Deutsche Ärztetage Eingriffe zur Lebensbeendigung und Beihilfe zur Selbsttötung auf Wunsch des Kranken als berufsethisch inakzeptabel bezeichnet, ohne dabei die ethischen Unterschiede zwischen beiden Tatbeständen zu differenzieren (Bundesärztekammer 1988). Die Ablehnung jeglicher Form ärztlicher Beihilfe zum Suizid steht in Übereinstimmung mit den überarbeiteten Schweizer Richtlinien zur Sterbehilfe sowie mit der Haltung des Weltärztebundes.

Überbewertung der autonomen Entscheidungsfreiheit

Noch verständlicher wird diese Ablehnung in der Psychiatrie, weil Suizidalität und psychische Störung in der Praxis häufig zusammen auftreten (s. Kap. 9 und 10, Bd. 6) und v. a. in Deutschland die Psychiatrie mit der Erfahrung der Mitwirkung von Psychiatern an der Registrierung, planmäßigen Zwangssterilisierung und Ermordung psychisch Kranker im Nationalsozialismus belastet ist. Aufgrund dieser historischen Erfahrung ist es verständlich, daß die überwiegende Mehrheit der deutschen Psychiater jede Form aktiver Euthanasie, einschließlich der ärztlichen Beihilfe zum Suizid, ablehnt (Helmchen 1986; Dörner 1988). Das ärztliche Ethos verpflichte jeden Psychiater, in der Arzt-Patient-Beziehung der Selbsttötung des Patienten entgegenzuwirken. Die einseitige Überbewertung der autonomen Entscheidungsfreiheit des Patienten könnte allzu leicht zur Gleichgültigkeit und Teilnahmslosigkeit des Arztes führen. Die Suizidprophylaxe stelle vielmehr eine humane Verpflichtung der Medizin, insbesondere der Psychiatrie, dar, die durch ein Propagieren des Rechts auf Selbsttötung nicht in Frage gestellt werden dürfe (Bron 1986). Gerade in wirtschaftlich schlechten Zeiten könne eine vermeintliche Selbstbestimmung des einzelnen durch sozialökonomische Faktoren und einen gesellschaftlichen Erwartungsdruck in die Selbsttötung kranker, behinderter und alter Menschen umschlagen (Heinrich 1992; Lauter u. Meyer 1992).

In einem solchen zweckrationalen Fortschrittsdenken bestehe die Gefahr inhumaner Elimination sog. unbrauchbarer und nicht leistungsfähiger Menschen, wie sie im nationalsozialistischen Deutschland als „Endlösung der sozialen Frage" betrieben wurde. Heute bestehe in Deutschland wieder die Gefahr, daß durch moralische und materielle Entsolidarisierung psychisch Kranke und Schwache ausgegrenzt werden. Daher ziele die gegenwärtige Euthanasiedebatte sozialethisch wie sozialpolitisch in eine gefährliche, verfehlte Richtung (Dörner 1988).

Dieser aus der historischen Mißbrauchserfahrung erwachsenen Ablehnung jeder ärztlichen Beihilfe zum Suizid wird entgegengehalten, daß die bloße Möglichkeit des Mißbrauchs als Argument nicht ausreicht. Das in diesem Zusammenhang häufig angeführte Argument der schiefen Ebene[13] (Fuchs u. Lauter 1997b) besagt, daß bei Etablierung einer Zulässigkeit der ärztlichen Beihilfe zum Suizid die aktive Tötung von psychisch Kranken überhaupt nicht mehr kontrolliert werden könne. Wenn das bisherige ärztliche Tötungstabu wegfalle, seien alle psychisch Kranken von der Tötung durch ihre behandelnden Psychiater bedroht. Als Beleg wird die holländische Entwicklung angeführt, wonach die Zahl der Tötungen auf Verlangen in den letzten Jahren erheblich angestiegen ist und der Begriff des „unerträglichen Leidenszustandes" ausgedehnt wurde, so daß innerhalb eines Jahres 0,8% aller Todesfälle auf nichtfreiwillige Euthanasie zurückzuführen waren.

Argument der schiefen Ebene

Dagegen argumentieren v. a. philosophische Autoren, aber auch Ärzte in den Niederlanden und den USA, daß diese Gefahr der „schiefen Ebene" aus folgenden Gründen nicht gegeben sei: Durch gesetzliche Rahmenbedingungen, die eine ärztliche Beihilfe zum Suizid in einer demokratischen Gesellschaft zulassen, sei es möglich, die auch schon heute stattfindende Praxis der ärztlichen Beihilfe zur Selbsttötung von schwer leidenden Patienten öffentlich zu kontrollieren. Verschiedene gesellschaftliche Gruppen, darunter auch die Ärzteschaft, hätten die Möglichkeit, genaue Richtlinien zu erarbeiten, mit denen ein Mißbrauch wirkungsvoller verhindert werden könne als bei der bisherigen Praxis (hohe Dunkelziffer). Dementsprechend haben amerikanische Ärzte für die ärztliche Beihilfe zum Suizid konkrete Kriterien und Regulierungen vorgeschlagen (Quill et al. 1992; Miller et al. 1994). Besonders im Vergleich zur aktiven Euthanasie wäre die ärztliche Beihilfe zum Suizid weniger mißbrauchsgefährdet und könnte, wie das niederländische Beispiel zeige, von einer breiten Mehrheit der Gesellschaft akzeptiert werden. Gerade durch den Umstand, daß es sich „nur" um eine Beihilfe des Arztes zur Selbsttötung handle, behielte der Kranke die entscheidende Kontrolle über das Geschehen (Tatherrschaft), welches vom Arzt lediglich kompetent unterstützt würde. Daher stelle die ärztliche Beihilfe zum Suizid eine Form freiwilliger Euthanasie (s. oben) dar, in der die Würde und die Autonomie des Menschen auch im letzten Teil seines Lebens respektiert werde (Birnbacher 1990b; Ach u. Gaidt 1994; Übersicht bei Schöne-Seifert 1996, S. 604–613). Auch dem vielfach vorgebrachten Argument, eine ärzt-

Gegenargumentation

---

[13] Die Bezeichnungen „Dammbruch-", „Schiefe-Bahn-" und „Schiefe-Ebene-Argument" werden im Deutschen synonym für die englische Bezeichnung „slippery slope argument" verwendet (vgl. Guckes 1997).

liche Beihilfe zum Suizid würde die Integrität der Medizin verletzen, ist entgegengehalten worden, daß diese Form der Sterbehilfe bei schwer leidenden, todkranken Patienten eine von Humanität geprägte ärztliche Hilfe darstelle (Momeyer 1995; van der Maas et al. 1996; van der Wal et al. 1996; Übersicht bei Fins u. Bacchetta 1994, Groenewoud et al. 1997).

Berufsbild und Selbstverständnis des Psychiaters

Für den besonderen Fall der Psychiatrie muß allerdings bedacht werden, daß die Beihilfe zum Suizid durch einen Psychiater dessen gegenwärtiges Berufsbild und Selbstverständnis grundlegend ändern würde. Die Autoren bezweifeln aus ihrer klinischen Erfahrung als Psychiater, daß die ärztliche Aufgabe der Suizidvermeidung bei psychisch Kranken mit einer aktiven Unterstützung der Patienten zur Selbsttötung in der Praxis vereinbar ist.

Fall Chabot

In diesem Kontext ist der Fall des Psychiaters Dr. Chabot, der in den Niederlanden ärztliche Beihilfe zum Suizid bei einer depressiven Patientin geleistet hatte, in der Psychiatrie kritisch diskutiert worden (Fuchs u. Lauter 1997 b).

- Fallbeschreibung

Der Psychiater Boudewijn E. Chabot leistete im Herbst 1991 seiner 50jährigen Patientin Netty Boomsma Beihilfe zum Suizid, indem er ihr eine tödliche Medikamentendosis zur Verfügung stellte, die Frau Boomsma in seiner Anwesenheit einnahm. Die Patientin, von Beruf Sozialarbeiterin, wollte nach ihrer Ehescheidung und dem Tod ihrer beiden Söhne (der ältere Sohn beging 1986 im Alter von 20 Jahren Suizid, der jüngere Sohn verstarb 1991 an Krebs) nicht mehr leben. Da ihre beiden Kinder ihr Lebensmittelpunkt gewesen seien, sah sie keinerlei Hoffnung und Sinn für die Zukunft, betrachtete ihr Leben als aussichts- und perspektivlos und äußerte gegenüber ihrem Psychiater wiederholt den Wunsch zu sterben.

Dr. Chabot führte mit Frau Boomsma über einen Zeitraum von etwa 5 Wochen mehrere psychiatrische Gespräche von insgesamt etwa 24 h Dauer. Er diagnostizierte eine seit 5 Jahren bestehende, krankhafte Trauerreaktion mit vorwiegend depressiver Stimmungslage, ohne daß eine psychiatrische Erkrankung im engeren Sinne, wie z. B. eine schwere Depression oder Persönlichkeitsstörung, vorlag. Die Stimmung der Patientin war überwiegend depressiv, jedoch so schwingungs- und modulationsfähig, daß die Patientin zu Selbstdistanzierung und Humor fähig war. Die Selbstbestimmungsfähigkeit von Frau Boomsma war nach Dr. Chabots Urteil durch ihre psychische Verfassung nicht aufgehoben. Sie lehnte sowohl eine psychopharmakologische als auch eine psychotherapeutische Behandlung mit dem Ziel, eine Trauerarbeit zu ermöglichen, ab, weil sie durch den Tod ihres ersten Sohnes wisse, was dieses bedeute, und sie dazu nicht noch einmal bereit war.

Die vier von Dr. Chabot konsultierten Fachkollegen stimmten mit ihm anhand der Krankenunterlagen und seines Berichtes, jedoch ohne persönlichen Kontakt mit der Patientin, überein, daß keine eigentliche psychiatrische Erkrankung vorlag, Frau Boomsma jedoch an dauerhaften und unerträglichen seelischen Qualen leiden würde. Die Patientin litt nicht, wie bei der Euthanasiepraxis in den Niederlanden bis dahin gefordert, an einem „aussichtslosen Leiden" im Sinne einer schweren, zum Tode führenden körperlichen Erkrankung, noch befand sie sich in der Sterbephase.

Im Juni 1994 befand der Oberste Gerichtshof der Niederlande Dr. Chabot für schuldig, sah jedoch von einer Strafverfolgung ab. In den Urteilsbegründung wurde der Psychiater nicht wegen seiner ärztlichen Beihilfe zum Suizid an einer psychisch kranken Frau verurteilt, sondern weil er die geltende Regel der persönlichen Konsultation der Patientin durch einen Fachkollegen nicht eingehalten hatte. In der Sache stellte das oberste niederländische Gericht fest, daß sich ein Arzt auch bei einem körperlich nicht leidenden und sich nicht in der Sterbephase befindlichen Patienten u. U. auf eine Notsituation berufen könne, die eine ärztliche Beihilfe zum Suizid rechtfertigen würde, da hierbei Ausmaß und Prognose des Leidens und nicht dessen Ursache (körperlich/psychisch) entscheidend seien. Im vorliegenden Fall erkannte das Gericht erstmals die Ausweglosigkeit der Situation bei einer psychisch kranken Patientin an und billigte ausdrücklich die ärztliche Beihilfe zur Selbsttötung. 1995 erteilte ein Disziplinargericht für Ärzte in Amsterdam Dr. Chabot einen Verweis, weil er nicht versuchte hatte, die Patientin ausreichend psychiatrisch zu behandeln. Der Psychiater darf weiter praktizieren, er sollte durch diese Entscheidung des Disziplinargerichts, das sich aus einem Richter und vier Ärzten zusammensetzte, zum „Nachdenken" gebracht werden.[14]

– Gerichtsurteil

Die fallbezogene psychiatrische Kritik wird durch den Umstand erschwert, daß der Sachverhalt ausschließlich aus der Sicht von Dr. Chabot sowie durch das publizierte Gerichtsurteil bekannt ist. Trotz der beschränkten Beurteilungsgrundlage fällt aus psychiatrischer Sicht sowohl die Ambivalenz bezüglich der Beurteilung der Trauerreaktion als krankheitswertig (keine eigentliche psychische Erkrankung, aber Behandlungsbedürftigkeit) als auch der kurze Beobachtungszeitraum von nur 5 Wochen bei einer depressiven Patientin sowie der kurze Zeitraum von 4–5 Monaten nach dem Tod des zweiten Sohnes als das für die abnorme Trauerreaktion entscheidende Verlustereignis auf, wobei diese kurzen Zeiträume in der Regel für eine hinreichend sichere psychiatrische Verlaufsprognose nicht ausreichen. Weiterhin muß gefragt werden, ob nicht ein (erneuter) psychotherapeutischer und psychopharmakologischer Behandlungsversuch unmittelbar vor der psychiatrischen Beihilfe zum Suizid hätte erfolgen sollen. Diese Forderung scheint um so bedenkenswerter als eine pathologische Trauerreaktion mit depressiver Stimmungslage psychiatrisch erfolgreich behandelt werden kann (Fuchs u. Lauter 1997 b). Andererseits erscheint diese Forderung angesichts des geforderten Respekts vor dem Selbtbestimmungsrecht nicht angemessen, da die Patientin doch eindeutig jede Behandlung abgelehnt hat. Allerdings bleibt dabei die entscheidende Frage der Einwilligungsfähigkeit offen und wird noch betont durch die Unsicherheit gegenüber Krankheitswertigkeit und Behandlungsbedürftigkeit (sowie Behandlungsfähigkeit) des abnormen Zustandes.

*– fallbezogene
psychiatrische Kritik*

Darüber hinaus wirft der Fall grundsätzliche Fragen der Arzt-Patient-Beziehung bei psychischen Störungen und bezüglich des psychiatrischen Berufsverständnisses auf. In der klinischen Praxis stellt sich Suizidalität

*Grundsätzliche Fragen
der Arzt-Patient-
Beziehung bei psychischen
Störungen*

---

[14] Zum Urteil im Fall Dr. Chabot vgl. Oglive u. Potts 1994, Griffiths 1995, Klotzko 1995, Fuchs u. Lauter 1997 b.

*Generelle Behandlungs-
und Schutzfunktion*

in der Regel als vorübergehendes Symptom einer psychischen Krankheit dar. Bei Besserung des psychischen Gesundheitszustandes verschwindet in der Mehrzahl der Fälle auch die Suizidalität. Hieraus wird in der Psychiatrie eine generelle Behandlungs- und Schutzfunktion gegenüber jedem psychisch Kranken mit dem Wunsch nach Selbsttötung abgeleitet. Dabei müsse – so Fuchs u. Lauter – der Psychiater in jedem Fall eine eindeutige Position gegen den Suizid und für das Leben des Kranken einnehmen. Anderenfalls sei eine therapeutische Beziehung nicht möglich, weil die Kommunikation mit dem suizidalen Patienten von vornherein auf einem Widerspruch aufbauen würde. Deshalb müsse der Psychiater als „letzter Repräsentant des Lebens und der Gemeinschaft" sowie „der Lebensbejahung" die Aufgabe erfüllen, „durch seine Person dem Patienten den Wert seiner selbst wieder erfahrbar werden zu lassen" und „mit ihm einen Weg zurück in die Gemeinschaft zu finden" (Fuchs u. Lauter 1997b). Es ist jedoch zu prüfen, inwieweit dieser Bewertung des Suizids als eines krankheitsbedingt gegen den eigenen Wert, gegen die Natur und gegen die Gemeinschaft gerichteten Tuns eine teleologische Setzung zugrunde liegt, die zwar begründet vertretbar ist, aber in einer säkularen und wertepluralistischen medizinethischen Diskussion keine Allgemeingültigkeit beanspruchen kann. Weiterhin wird ein Wert des Patienten und seines Platzes in der Gemeinschaft postuliert, ohne dabei auf das für die Rechtfertigung der Selbsttötung entscheidende Argument der Selbstbestimmung des Individuums differenziert einzugehen.

*Recht auf
Selbstbestimmung vs.
Beneficence-Prinzip*

Das wesentliche medizinethische Problem der ärztlichen Beihilfe zur Selbsttötung liegt aber zwischen dem Recht auf Selbstbestimmung (Autonomieprinzip) des Patienten auf der einen Seite und der Verpflichtung des Psychiaters, zum Wohl (Beneficence-Prinzip) und nicht zum Schaden (Nonmaleficence-Prinzip) des Patienten zu handeln, auf der anderen Seite. Daher müssen beide Argumente differenziert analysiert und abgewogen werden, was bei einer A-priori-Abwertung der Selbsttötung nicht möglich ist (Momeyer 1995; Diekstra 1996).

*Feststellung
des Patientenwillens*

Aus psychiatrischer Sicht liegt ein wesentliches praktisches Problem bei der medizinethischen Beurteilung der ärztlichen Beihilfe zum Suizid in einer möglichst sicheren und objektiven Feststellung des autonomen Patientenwillens. Die medizinethische und juristische Fragestellung an den Psychiater ist hier weniger die psychiatrische Krankheitsdiagnose (nosologische Zuordnung), sondern die Beurteilung der Selbstbestimmungsfähigkeit. Der Oberste Gerichtshof der Niederlande stellte im Fall Chabot fest, daß die Selbstbestimmungsfähigkeit sowohl bei psychischen als auch somatischen Störungen aufgehoben oder beeinträchtigt sein kann, so daß die Unterscheidung zwischen körperlichen versus nichtkörperlichen Störungen für das Erlaubtsein der Beihilfe zum Suizid nicht relevant ist (Griffiths 1995). Vor allem aber ist es gesicherte psychiatrische Erfahrung und Erkenntnis, daß auch bei psychischen Erkrankungen die Einwilligungsfähigkeit keineswegs beeinträchtigt sein muß. Diese Feststellung wird durch neue empirische Ergebnisse der psychiatrischen „Informed-consent-Forschung" bestätigt (Übersicht bei Vollmann u. Helmchen 1997). Somit schließt das Vorliegen einer psychischen Störung einen selbstbestimmten und freiwilligen Todeswunsch nicht automatisch aus.

Die Beurteilung der Selbstbestimmungsfähigkeit bei der Beihilfe zum Suizid stellt sich bei depressiven Patienten als außerordentlich schwierig dar, denn die eindeutige Feststellung dessen, was der Kranke „wirklich" will, ist in der Praxis oft kaum möglich. Es mangelt an inhaltlich klar definierten, abgrenzbaren und allgemein anerkannten Kriterien zur Feststellung der Selbstbestimmtheit. Zu der Vielzahl und Unschärfe der zugrunde gelegten Kriterien (Kriteriumsvarianz) tritt in der klinischen Praxis das Problem der Feststellbarkeit dieser Kriterien beim konkreten Patienten, wobei verschiedene Psychiater zu unterschiedlichen Einschätzungen kommen können (Beobachtungsvarianz; Helmchen 1992). Bei einer psychischen Störung kann die Selbstbestimmtheit des Verlangens auf Beihilfe zum Suizid durch äußere und innere Faktoren derart beeinträchtigt sein, daß eine autonome Patientenentscheidung nicht möglich ist.

Beurteilung der Selbstbestimmungs-fähigkeit

Während menschliche Entscheidungen i. allg. von einer Vielzahl von Außenfaktoren (Meinungen und Werthaltungen seiner Angehörigen, der behandelnden Ärzte und Pfleger, sozioökonomische Faktoren, Medien, „Zeitgeist" etc.) beeinflußt werden, kann bei depressiven Patienten die existentielle Abhängigkeit von der Umgebung ein derartiges Ausmaß erreichen, daß sich hinter einem geäußerten Suizidwunsch ein fremdbestimmtes Verlangen verbergen kann. Das gleiche gilt auch für den umgekehrten Fall einer Tabuisierung eines Suizidwunsches durch Angehörige oder Psychiater. In diesem Kontext wird auf die ethisch paradoxe und gefährliche Situation hingewiesen, daß durch die Forderung nach Zulässigkeit, freier Zugänglichkeit und Machbarkeit der Selbsttötung in individueller Selbstbestimmung die grundsätzliche Unantastbarkeit des menschlichen Lebens aufgegeben würde und dadurch menschliches Leben nicht nur dem eigenen, sondern auch fremden Interessen zugänglich wird (Helmchen 1992). Als Beispiel besonderer Beeinträchtigung der Selbstbestimmtheit durch äußere Faktoren seien sog. Suizidepidemien erwähnt, z.B. in religiösen Sekten oder im Gefolge von Publikationen wie Goethes Werther oder von Suiziddarstellungen in Fernsehsendungen (Schmidke u. Häfner 1986; Simkin et al. 1995).

Beeinträchtigung der Selbstbestimmtheit

Neben diesen äußeren können auch innere Faktoren, wie z.B. psychische Störungen, die Selbstbestimmungsfähigkeit beeinträchtigen. In einer großen empirischen Untersuchung waren 23,9% der depressiven Patienten bezüglich therapeutischer Entscheidungen nicht-einwilligungsfähig (Grisso u. Appelbaum 1995). Da die Schwelle zur Selbstbestimmungsfähigkeit bei einer Beihilfe zum Suizid höher angelegt werden muß als bei therapeutischen Maßnahmen, kann davon ausgegangen werden, daß die Zahl der nicht-einwilligungsfähigen depressiven Patienten bei ersterer noch höher liegt. Weiterhin wurde in empirischen Untersuchungen ein Zusammenhang von depressiver Symptomatik und dem Wunsch nach ärztlicher Beihilfe zum Suizid bei Patienten mit körperlichen Erkrankungen im Endstadium nachgewiesen. In dieser Patientengruppe litten 58,8% der Patienten mit Todeswunsch an einer Depression im Gegensatz zu nur 7,7% der Kranken ohne diesen Wunsch, wobei der Todeswunsch zeitlich stark fluktuierte (Chochinov et al. 1995).

Depression und Suizidwunsch

Die innere Beeinträchtigung der Selbstbestimmtheit des Tötungsverlangens korreliert demnach mit der Schwere der Depression und ist weitgehend unabhängig von deren medizinischer Genese (z. B. reaktiv auf schwere körperliche Erkrankung oder im Rahmen einer Trauerreaktion wie im Fall Dr. Chabot versus „endogen" oder hirnorganisch verursacht). Es ist jedoch unklar, wie der Grad depressiver Verstimmung wirklich unabhängig von Symptomen körperlicher Krankheit und von Suizidalität festzustellen ist und ab welchem Ausprägungsgrad einer Depression die Selbstbestimmtheit eines Tötungsverlangens fraglich wird (Brown et al. 1986; Cassel u. Meier 1990; Conwell u. Caine 1991; Ganzini et al. 1993; Pohlmeier 1995). Diese schwierigen und komplexen Fragen bedürfen einer umfassenden und interdisziplinären, psychiatrischen, ethischen und juristischen Untersuchung. Solange die ungeklärten Fragen zur Selbstbestimmungsfähigkeit von Patienten mit Suizidwunsch nicht genauer empirisch erforscht sind, ist aus psychiatrischer Sicht eine Beihilfe zum Suizid ethisch nicht vertretbar.

5 Alltägliche ethische Probleme der psychiatrischen Praxis

Die eingangs dargestellten ethischen Prinzipien sind nun nicht nur für die Beurteilung der die Öffentlichkeit vorwiegend beschäftigenden besonders gewichtigen Probleme, für die zwei Beispiele diskutiert wurden, unerläßlich. Vielmehr hat ihre Beachtung ebenso grundlegende Bedeutung für das ärztliche Wirken in der alltäglichen Praxis. Dies geschieht wohl in der Regel auch, aber eher implizit als reflektiert. Allerdings dürfte dies nicht immer ausreichen, um den Arzt gegen den Druck der aktuellen Situation, gegen unreflektierte eigene Motivationen, v. a. gegen gefährliche Ansinnen zu schützen, die aus einem einerseits ideologisch dominierten und einem andererseits pluralistisch unverbindlichen Zeitgeist erwachsen. In solchem Kontext können ethische Prinzipien undeutlich werden oder ihre Verbindlichkeit verlieren, zumal wenn der Arzt *Breite Grauzone* seine Entscheidungen in einer notwendigerweise breiten Grauzone des *individuellen Ermessens* individuellen Ermessens zwischen den Normen des eindeutig Richtigen und des sicher Falschen treffen muß. Vor zuviel Selbstgewißheit mögen hier die traumatisierenden Erkenntnisse aus den Analysen zur Praxis des nationalsozialistischen Euthanasieprogramms warnen, die ein breites Spektrum von aktiver Abwehr dieser Ermordung psychisch Kranker bis hin zu ihrer Unterstützung deutlich gemacht haben (Schmuhl 1987; Kersting 1996; Helmchen 1998 b).

Dem Autonomieprinzip als allgemeinem Menschenrecht mag man seine auch spezifisch arztethische Bedeutung nicht von vornherein ansehen, zumal es durchaus in Konflikt mit dem wohl ursprünglichsten arztethischen Prinzip des „salus aegroti" geraten kann. Diese Bedeutung geht auch nicht ohne weiteres aus einer inzwischen vielfältigen Judikatur hervor, die den Arzt zur Aufklärung seines Patienten verpflichtet, da nur ein zureichend aufgeklärter Patient rechtsgültig in eine ärztliche Maßnahme einwilligen *Aufklärung des Patienten* kann. Sie wird vielmehr erst dann deutlich, wenn Aufklärung zu einem wesentlichen Moment ärztlichen Handelns entwickelt wird, um dem Patienten eine selbstbestimmte Entscheidung zu ermöglichen und somit die Arzt-Patient-Beziehung mit Vertrauen zu erfüllen sowie den Patienten auch auf seine Verantwortung für sich selbst zu verweisen.

Während die sich daraus ergebende Gefahr, dem Kranken letztlich die alleinige Verantwortung zuzuschieben, eher heute zu beobachten ist, war der Paternalismus v.a. ein Risiko der älteren Psychiatrie. Darin zeigt sich das wichtigste psychiatriespezifische Problem, das die Beachtung des Selbstbestimmungsprinzips mit sich bringt. Es liegt auf der Hand, daß psychische Krankheiten mehr als körperliche Krankheiten oder auch mehr als seelische Erschütterungen durch die Wechselfälle des Lebens die Selbstbestimmbarkeit des Menschen, seine Fähigkeit, zu verstehen und etwas zu wollen, beeinträchtigen oder gar aufheben können. Seit ihren Anfängen hat sich die Psychiatrie mit dieser krankheitsbedingten Einschränkung oder gar dem Verlust der Selbstbestimmbarkeit, mit ihrer Erkennung und noch mehr mit ihren Folgen wie Selbst- oder Fremdgefährdung, Zwangsunterbringung und Zwangsbehandlung, mit Testier-, Geschäfts-, Schuld- und Einwilligungsfähigkeit beschäftigen müssen (s. Kap. 15, 16 und 17 in diesem Band). Abgesehen von den damit zusammenhängenden Rechtsfragen ist der Arzt im konkreten Einzelfall immer aufgefordert, die Grenze zwischen schon eingeschränkter und noch erhaltener Selbstbestimmbarkeit richtig zu erkennen, um die schädlichen Folgen einer Fehleinschätzung zu vermeiden. Dies gilt um so mehr, als auch bei eindeutig psychisch Kranken zunächst von einer in vielerlei Hinsicht erhaltenen Einwilligungsfähigkeit auszugehen ist – übrigens auch, um eben nicht paternalistisch zu diskriminieren.

Einschränkung der Selbstbestimmbarkeit

5.1 Zwang bei Ablehnung notwendiger Behandlung

Führt eine psychische Krankheit zum Verlust der Selbstbestimmbarkeit, also zu einem inneren Freiheitsverlust mit der Folge unmittelbarer Selbst- oder Fremdgefährdung, dann muß der psychisch Kranke – wenn weniger eingreifende Maßnahmen die Gefahr nicht beseitigen können – durch äußeren Freiheitsentzug daran gehindert werden. Solcher Freiheitsentzug gegen den Willen des Kranken ist rechtsstaatlich gesichert und zielt neben der Gefahrenabwendung durch Sicherung aus ärztlicher Sicht v.a. auf die Beseitigung der Gefährdungsursachen durch Behandlung der zugrundeliegenden psychischen Krankheit.

Freiheitsentzug gegen den Willen des Kranken

Probleme treten v.a. dann auf, wenn die krankheitsbedingten Gefährdungen nicht so eindeutig sind, daß sie die Anwendung von Zwang unumgänglich erscheinen lassen, wenn der Patient eine indizierte Behandlung ablehnt (Helle 1993). Hier gerät der Arzt vor die ethische Frage, wie er seiner Verpflichtung, alles zum Wohle seines Patienten zu unternehmen, am besten gerecht werden kann, ohne die – wenn auch krankheitsbedingt eingeschränkte – Autonomie des Patienten außer acht zu lassen. Heute werden viele Psychiater geduldig versuchen, den Patienten von der Notwendigkeit der Therapie zu überzeugen. Aber schon bei dem inzwischen öfter geübten Verfahren, einen solchen Patienten unbehandelt zu (ent-)lassen (allerdings nicht ohne das Angebot, eine Behandlung bei Wunsch des Patienten wieder-/aufzunehmen), bewegen manchen Psychiater Zweifel, ob er das Risiko der Verlängerung von krankheitsbedingtem Leiden und Gefährdung des Patienten gegen das Risiko, durch Zwang jede Möglichkeit zur Entwicklung von Vertrauen als Grundlage einer freiwilligen Behandlung zu zerstören, richtig abgewogen habe.

*Einengung
des Ermessensspielraums*

Dabei gewinnt die Frage an Bedeutung, welchen Einfluß das gesellschaftliche oder auch konkrete situative Klima, das seinen Ermessensspielraum umgibt, auf die Güterabwägung des Psychiaters hat, wenn z.B. die Motivierung des Kranken zur Therapie als paternalistische Manipulation bezeichnet oder die Erläuterung von Alternativen, etwa einer Zwangsunterbringung, vom Patienten als Drohung erlebt werden kann. Dasselbe gilt für den Fall, daß ihm in sog. psychiatrischen Testamenten Strafe, etwa eine Klage wegen Bruchs der Schweigepflicht, für den Fall angedroht wird, daß er einwandfreie Rechtsgrundlagen für die notwendige Behandlung, z.B. über einen Antrag beim Gericht auf Einrichtung einer Behandlungsbetreuung, schaffen will. Dies trifft auch auf eine Situation zu, in der im Zuge der sich verschärfenden gesundheitsökonomischen Situation und der Forderung nach mehr Gerechtigkeit der Ressourcenverteilung die Dauer eines Krankenhausaufenthaltes strikt begrenzt und therapeutisch nicht nutzbare Krankenhausaufenthalte nicht mehr bezahlt werden sollten.

*Argumente nachvollziehbar
dokumentieren*

In jedem Fall sollte sich der Psychiater über die Argumente, die seine ethischen Erwägungen bestimmen, klarwerden, um durch Kompetenz und Verantwortlichkeit das Vertrauen seiner Patienten zu erwerben oder vorhandenem Vertrauen gerecht zu werden. Übrigens dürfte er auch gut beraten sein, seine Argumente nachvollziehbar zu dokumentieren, da ethische Entscheidungen ex post oder gar in foro Zweifeln unterworfen werden können.

5.2 Aufklärung über Späthyperkinesen

Diese motorischen Störungen treten erst spät im Verlauf einer neuroleptischen Langzeitmedikation auf. Sie sind ihr schwerwiegendstes Risiko, weil sie relativ häufig, nur partiell reversibel und bisher kaum behandelbar sind. Sichere Prädiktoren dieses Risikos sind nicht bekannt. Ihm steht eine eindeutige rezidivprophylaktische und auch symptomsuppressive Wirksamkeit der neuroleptischen Langzeitmedikation gegenüber. Brauchbare individuelle Responseprädiktoren sind jedoch ebenfalls nicht bekannt, so daß letzlich bei jedem Patienten die Therapieresponse der neuroleptischen Langzeitmedikation zwischen voller Wirksamkeit ohne unerwünschte Arzneimittelwirkungen und unzureichender Wirksamkeit mit Späthyperkinesen schwanken kann.

*Risiko bei neuroleptischer
Langzeitmedikation*

*Unsicherheit individueller
Risikovorhersagen*

Angesichts der Unsicherheit der individuellen Risikovoraussage einer wegen ihrer Wirksamkeit etablierten Standardtherapie bedarf es einer besonders sorgfältigen Nutzen-Risiko-Abwägung sowie der Einwilligung nach Aufklärung bei Beginn einer Langzeitmedikation. Es ist eine Frage der Qualitätssicherung, eine neuroleptische Akutbehandlung nicht kommentarlos in eine neuroleptische Langzeitmedikation übergehen zu lassen, sondern vielmehr dafür deutlich eine eigene Indikation zu stellen, den Patienten über diese neue Behandlung mit anderen Zielen und Risiken aufzuklären und den Verlauf im Hinblick auf therapeutische Wirksamkeit, auf unerwünschte Arzneimittelwirkungen, eben besonders Späthyperkinesen, und auf eine angemessene Dosierung sorgfältig zu kontrollieren.

Treten dann doch Späthyperkinesen auf, bedarf es wiederholter Nutzen-Risiko-Abwägungen im weiteren Verlauf und erneuter Erwägungen von Therapiealternativen – auch wenn wohl jeder Psychiater Patienten kennt, bei denen er trotz der Späthyperkinesen die Neuroleptika nicht absetzen kann, weil die Patienten durch die unbehandelte – oder auch durch atypische Neuroleptika nicht ausreichend behandelbare – Psychose unvergleichlich stärker gequält werden als durch die Späthyperkinesen (Helmchen 1991).

Nutzen-Risiko-Abwägungen

Wesentliche Indikationskriterien für eine neuroleptische Langzeitmedikation sind die Symptompersistenz oder ein beträchtliches Rezidivrisiko. Verständlicherweise motiviert im erstgenannten Fall der subjektive Leidensdruck den Kranken oft recht überzeugend zur symptomsuppressiven Langzeitmedikation, deren Wirksamkeit er überdies meist unmittelbar erleben kann. Zur rezidivprophylaktischen Langzeitmedikation hingegen wird sich der Patient nicht selten erst nach traumatisierenden Rezidiverlebnissen voll entschließen können. Spätestens dann, wenn häufige Rezidive infolge Non-Compliance die Gefahr einer Dauerunterbringung für den Patienten heraufbeschwören, wird eine neuroleptische Depotbehandlung als indiziert angesehen werden, um die schwankende Fähigkeit des Patienten, der Einsicht in die Behandlungsnotwendigkeit auch folgen zu können, gleichsam ein Stück weit zu substituieren. Gerade bei solchen Kranken sind der Aufklärung und der Selbstbestimmbarkeit infolge fluktuierend eingeschränkter Einwilligungsfähigkeit gelegentlich Grenzen gesetzt.

Rezidive neuroleptischer Langzeitmedikation aufgrund von Non-Compliance

Auch wenn die Mehrzahl akut psychotisch Kranker, die gegen ihren Willen behandelt wurden, dies nach Abklingen der Symptomatik rückwirkend für richtig hält (Schwartz et al. 1988), wird der Arzt bei der Indikation einer depotneuroleptischen Behandlung wegen Non-Compliance doch sehr die jeweils besonderen Bedingungen des einzelnen Patienten prüfen müssen. Steckt z. B. hinter der Non-Compliance eine Ablehnung der Behandlung, die der Patient mit Furcht vor einer Späthyperkinese begründet, wird der Arzt sie eher akzeptieren müssen, als wenn sie einem Vergiftungswahn entspringt.

In praxi sieht sich der Psychiater oft vor folgendem Dilemma: Einerseits soll er bei seiner aufklärenden Motivation für die auch nach sorgfältiger Abwägung trotz des Späthyperkineserisikos als zum Besten des Patienten angesehene Depotmedikation die Grenze zur paternalistischen Einschränkung der Selbstbestimmung des Patienten nicht überschreiten. Andererseits aber müßte er bei festgestellter Einschränkung der Einwilligungsfähigkeit eine Behandlungsbetreuung einrichten, deren Wirksamkeit bei ambulanter Behandlung jedoch zweifelhaft bleibt. Gerade die Erfahrung mit solchen Patienten begründet die Befürchtung vieler Psychiater, daß hier eine zu grundsätzliche Vertretung des Selbstbestimmungsrechts des Patienten oder eines juristisch einwandfreien Ersatzes einer durch die Krankheit eingeschränkten oder aufgehobenen Selbstbestimmbarkeit gegen das Wohl des Patienten gerichtet ist (Gutheil et al. 1980).

Dilemma des Psychiaters

5.3 Aufklärung und Gerechtigkeit bei suboptimaler Therapie

Einsatz atypischer Neuroleptika

Die Entwicklung sog. atypischer Neuroleptika ohne das Risiko von Spät-hyperkinesen stellt den Arzt vor ein weiteres ethisches Dilemma: Eine breite Verordnung dieser Neuroleptika zur Langzeitbehandlung stößt gegen das dem Arzt von den Krankenkassen auferlegte Gebot zu wirtschaftlicher Verordnungsweise (mit der Folge von Regreßdrohungen), weil sie wesentlich teurer als die Standardneuroleptika sind und bei der jetzt eingeführten Budgetierung sein Budget belasten, d.h. seine Möglichkeit einschränken, andere Patienten optimal zu behandeln.

Utilitaristische vs. egalitäre Ethik

Allgemeiner formuliert gewinnt damit eine utilitaristische Ethik im Verhältnis zu einer egalitären Ethik an Gewicht. Gegenüber der bisher ärztliches Handeln bestimmenden egalitären Ethik, jeden Patienten in gleicher Weise ausschließlich nach Maßgabe der individuellen Notwendigkeit zu behandeln, bedeutet eine utilitaristische Ethik, z.B. das vorhandene Budget zum besten Nutzen aller Patienten (für die dieses Budget gilt) einzusetzen, selbst wenn dadurch ein einzelner Patient nicht die für ihn beste Behandlung erhält (Smith u. Morissy 1994). Dabei kann nicht verschwiegen werden, daß sich angesichts der großen Not und fehlender Ressourcen in manchen Weltgegenden solche utilitaristischen Erwägungen aufdrängen oder gar Triageentscheidungen nicht vermieden werden können, also die zu geringen Hilfsmittel nur einer nach bestimmten Kriterien, wie etwa der besten Prognose, ausgewählten Gruppe zukommen zu lassen, wie z.B. auch bei der Organallokation in der Transplantationsmedizin.

Der Arzt steht dabei vor der Frage, ob er den einzelnen Patienten über die suboptimale Behandlung aufklärt, damit dieser sich selbst um Alternativen bemühen kann, oder ob er den Patienten darüber nicht aufklärt, weil er diese Alternativen für einen bestimmten Patienten als nicht realisierbar einschätzt und somit nur die gerade bei psychisch Kranken nicht selten begrenzte Behandlungsmotivation noch weiter schwächen könnte.

Einschätzung der Alternativen

Bei der Einschätzung der Alternativen für den Patienten muß sich der Arzt allerdings auch der zunehmenden Gefahr bewußt sein, daß er nicht mehr ausschließlich Anwalt der Interessen des einzelnen Patienten sein, sondern auch Anwalt anderer (d.h. auch der eigenen) Interessen werden könnte (Smith u. Morissy 1994), so wenn er etwa in der jetzt überall durchgeführten Kostenbegrenzung mittels Budgetierung oder „managed care" (Schlesinger 1995) selbst – zumindest teilweise – Kontrolle über den Mitteleinsatz und damit über die Rationierung erhält, wie dies am Beispiel der 1991 erfolgten Einführung der Budgetierung für einen Teil der ärztlichen Allgemeinpraxen (FHP) im Nationalen Gesundheitsdienst Englands (NHS) gezeigt wurde (Smith u. Morissy 1994). Die weitere Frage, ob die Kontrolle über die Mittelverteilung durch den Arzt, der dem Problem des einzelnen Patienten inhaltlich nahe ist, oder durch den die Verteilungsregeln bestimmenden Politiker bzw. den die Verteilung nach den Regeln eher formal durchführenden Krankenkassenangestellten gerechter ist, muß hier offen bleiben (Vollmann u. Dörries 1996).

Diese nur Pars pro toto angedeuteten Fragen sind angesichts der im Gang befindlichen Umstrukturierung unseres Gesundheitswesens in eine

Gesundheitswirtschaft (Tischler et al. 1996) von wachsender Bedeutung. Eine umfassende Analyse der daraus resultierenden Einflüsse auf die ethischen Prinzipien und Begründungen ärztlichen Handelns steht noch aus (z. B. Sabin 1997).

5.4 Arzneimittel mit Abhängigkeitspotential

Methadon wird seit langem und zunehmend auch in Deutschland zur Substitutionsbehandlung von Heroinabhängigen benutzt und kürzlich wurde für diese Indikation auch Heroin selbst (das in England seit langem als Analgetikum zugelassen ist) vorgeschlagen (Strang u. Gossop 1996). Dem Vorteil individueller Leidensminderung steht dabei der Nachteil einer Fortführung der, wenn auch ärztlich kontrollierten, Abhängigkeit gegenüber. Die erforderliche Nutzen-Risiko-Abwägung entspricht dabei im Grundsatz derjenigen, die der Arzt auch bei vielen anderen Behandlungen zu treffen hat (Scherbaum 1997).

Methadon

Allerdings wird diese Abwägung durch zwei Probleme, durch Zweifel an der Einwilligungsfähigkeit des Abhängigen und durch ihren gesellschaftlichen Kontext kompliziert: Zum einen kann der Arzt dem Wunsch des Patienten nach aktueller Leidensminderung durch Befreiung von Entzugssymptomen nicht ohne weiteres entsprechen, weil bisher keine gesicherten Erkenntnisse dazu vorliegen, ob der Patient die als Voraussetzung einer gültigen Einwilligung erforderliche eigene Nutzen-Risiko-Abwägung überhaupt angemessen durchführen kann; denn das die Abhängigkeit konstituierende Symptom des zwingenden Verlangens („craving") nach dem Suchtstoff dürfte die Selbstbestimmbarkeit des Abhängigen gerade in bezug auf die Einnahme des Suchtmittels zumindest einschränken, wenn nicht aufheben. Allerdings dürfte die in einem solchen Fall theoretisch erforderliche Einrichtung einer Behandlungsbetreuung auf beträchtliche praktische Probleme stoßen und insbesondere die Schwelle zur Bemühung des Abhängigkeitskranken um eine solche Behandlung erheblich erhöhen.

Selbstbestimmbarkeit
des Abhängigen

Zum anderen hat der Arzt zu prüfen, inwieweit die mit der Substitutionsbehandlung auch verbundenen gesellschaftlichen Intentionen nicht in Widerspruch zum individuellen Wohl des Patienten geraten; denn mit den angestrebten Zielen der Entkriminalisierung und Resozialisierung wird das Wohl des Kranken über die Freiheit von Leiden weit hinaus im Sinne sozialer Ziele verstanden und auch gesundheitspolitisch im Hinblick auf das Gemeinwohl definiert, so daß die unbefristete Durchführung einer Substitutionsbehandlung zwar der öffentlichen Ordnung dienen, aber das den Kranken von seiner Abhängigkeit befreiende Ziel der Abstinenz gar nicht mehr anstreben könnte.

Gesellschaftliche
Intentionen der
Substitutionsbehandlung

Das gesellschaftliche Umfeld kann den Abhängigen aber auch zum Mißbrauch der Substitutionstherapie verführen, v. a. aber eine flächendeckende Methadon- oder gar Heroinsubstitution als „hedonistisches Signal" mißverstehen. Denn in dieser Gesellschaft ist ja auch der nichttherapeutische Gebrauch psychotroper Substanzen, die von Tabak und Alkohol über Haschisch und Amphetamin bis zu LSD, Heroin, Kokain und

Designerdrogen wie Ecstasy (Gouzoulis-Mayfrank et al. 1996) der Entspannung und Erholung, dem Vergnügen, der Verstärkung seelischer Erfahrungen oder Leistungen, kurz der Lebensqualität dienen sollen, weit verbreitet. Solchem „psychotropen Hedonismus" als Ausdruck persönlicher Freiheit steht ein „pharmakologischer Calvinismus" gegenüber (Klerman 1972), der gegen psychopharmakologische Scheinlösungen komplexer persönlicher und sozialer Probleme argumentiert und wegen der überwiegend und langfristig negativen Folgen bis zur Abhängigkeit auf soziale Kontrolle dieser Substanzen drängt.

„Psychotroper Hedonismus"
vs. „pharmakologischer
Calvinismus"

Deshalb muß sich der Arzt mit der Frage auseinandersetzen, wie er mit der Forderung von Menschen nach Verschreibung von Arzneimitteln umgeht, die ihn wegen Müdigkeit, Lustlosigkeit, Mißmut, Ängstlichkeit, Konzentrationsschwäche, Schlaflosigkeit, körperlicher Mißbefindlichkeit etc. in der Praxis aufsuchen, diese Beschwerden aber gar keiner diagnostizierbaren Krankheit entsprechen, wohl aber mit einer erkennbaren Lebensbelastung im Zusammenhang stehen. Natürlich kann hier die Frage gestellt werden, ob der Arzt für die Beseitigung subjektiver Beschwerden mit nur fraglichem Krankheitswert überhaupt zuständig ist, nur weil sich das Hilfesuchverhalten solcher Menschen an ihn richtet (Häfner 1997). Die Situation ist für den Arzt unklar geworden, seitdem die WHO 1947 subjektives Wohlbefinden als Gesundheitsziel proklamiert und damit auch alltägliche Mißbefindlichkeiten („distress") in den Bereich medizinischer Diagnosen gerückt bzw. einer Psychiatrisierung alltäglicher Lebensschwierigkeiten Vorschub geleistet hat; deshalb wurde prognostiziert, daß neben das „Bioprofil" eines Arzneimittels auch zunehmend sein „Sozialprofil" treten werde (Winckelmann 1989).

Wohlbefinden
als Gesundheitsziel

Bejaht der Psychiater aber die Frage nach seiner Zuständigkeit, dann muß er auch die Frage beantworten, ob seine Maßnahmen angemessen sind. Natürlich kann der Arzt wider besseres Wissen nicht zu einer Medikation gezwungen werden – ebensowenig wie der Patient wider seine Überzeugung. Aber wo liegen die Grenzen für die Abstriche, die der Arzt – am nach seinem Wissen und seiner Erfahrung optimalen Behandlungskonzept, z.B. einer Beratung oder einer Psychotherapie – zu machen bereit ist, um dem Willen des Patienten zu entsprechen oder dessen Wünschen entgegenzukommen? Anhand welcher Kriterien bestimmt er diese Grenze? Etwa daran, daß der behandlungssuchende und vielleicht auch hilfsbedürftige Patient anderenfalls ohne Behandlung bliebe? Oder daß der Arzt den Patienten verlieren könnte? Das Aufklärungsgebot dürfte hier für den Arzt besonders hilfreich sein. Denn die Aufklärung des Patienten soll sich ja nicht nur auf mögliche unerwünschte Wirkungen (einschließlich Mißbrauch und Abhängigkeit), sondern auch auf Behandlungsalternativen, wie ggf. psycho- oder soziotherapeutische Maßnahmen, erstrecken. Solch ein Aufklärungsgespräch wird dann auch Elemente der Beratung enthalten und kann schon allein dadurch wesentliche Entlastung für den Arzt bringen.

Aufklärungsgebot

5.5 Psychotherapie

Dieses Beispiel beleuchtet subtilere, aber möglicherweise folgenreichere Beeinträchtigungen der Selbstbestimmung des Patienten. Psychiatrische Therapien insgesamt, v. a. wenn sie wirksam sind, können erhebliche Auswirkungen auf das Lebensgefüge des Patienten haben. Das gilt schon für manche Pharmakotherapie, wie dies beispielsweise an der Veränderung von Familienbeziehungen im Verlauf erfolgreicher Lithiumrezidivprophylaxe bei affektiven Psychosen gezeigt werden konnte (Rüger 1977). Aber wieviel eingehender ist dies bei Psychotherapien zu bedenken, v. a. bei jenen, die wie dynamisch orientierte Psychotherapien nicht nur auf Symptombeseitigung, sondern auf das symptomproduzierende Persönlichkeitsgefüge selbst zielen? Lange Zeit schienen die ethischen Implikationen dieser Konzepte in Psychotherapien keine Rolle zu spielen, und besonders die sog. humanistischen Therapien wurden implizit als ethisch einwandfrei angesehen. Erst spät wurden diese Implikationen kritisch diskutiert (Bloch 1996).

Auswirkungen psychiatrischer Therapien

Eine grundlegende Frage dabei ist, wieweit die Festlegung von Therapiezielen – nicht nur in psychodynamischen, sondern auch in anderen Psychotherapien wie z. B. in dekonditionierenden (gelegentlich auch manipulativen) Techniken der Verhaltenstherapie – vom Menschenbild des Therapeuten beeinflußt wird: „Geht es um Anpassung, um optimale Adaptation an das soziale Umfeld, wie wenn der Sinn menschlichen Lebens in der Einordnung und Zuordnung zu anderen bestünde? Oder ist das Ziel maximale Entfaltung des Potentials des Patienten, so als lägen die Kriterien für ein gesundes Dasein einzig im einzelnen Menschen?" (Ritschl 1989). Jedenfalls sollten Therapeuten im Hinblick auf ihre involvierten eigenen Werte ihre „ethische Gegenübertragung" unter ständiger Beobachtung halten (Holmes 1996). Das gilt besonders für psychoanalytische Psychotherapien mit einer konzeptuell notwendigen passageren Abhängigkeit des Patienten im Rahmen seiner „Übertragungsneurose".

Menschenbild des Therapeuten

Diese Frage beleuchtet – neben dem Hintergrund der Zielsetzungen – die Asymmetrie der Macht in der therapeutischen Beziehung zwischen dem Psychotherapeuten und dem Patienten und begründet die Notwendigkeit, den ethischen Gebrauch dieser Macht zu reflektieren, z. B. in der Gratwanderung zwischen dem Wunsch, dem Patienten Hoffnung zu vermitteln, und dem Risiko, als allmächtig überschätzt zu werden (Karasu 1991; Helmchen 1998 c). Ja, „in ihrer nicht-expliziten Natur liegt der Hase im Pfeffer der Psychotherapie" (Goldberg 1977, zit. nach Karasu 1991).

Asymmetrie der Macht

Damit werden hohe Anforderungen an die Integrität des Therapeuten gestellt, nicht nur wegen „der Nähe dieses Bereiches der Heilkunst zum sanktionsfreien Raum" (Ritschl 1989), sondern v. a., um den Therapeuten gegen Mißbrauch der Abhängigkeit des Patienten von ihm zu feien. Gemeint ist hier nicht primär der sexuelle Mißbrauch, der nach eigenen Angaben von Psychotherapeuten bei 5–10% von ihnen auftritt (Gartrell et al. 1986; Moggi et al. 1992) und damit – wenn auch von ihnen anders bewertet, so doch – erschreckend ist. Schon eher gemeint sind die psychologischen Prozesse, die den Therapeuten auf diese schiefe Bahn bringen (Gabbard 1996). Vor allem aber sind hier vielfältige andere Formen

Narzißtischer Mißbrauch

„emotionaler Ausbeutung" (Birnbacher u. Kottje-Birnbacher 1996) angesprochen und dabei besonders der narzißtische Mißbrauch, unter dem alle Interaktionen und Beziehungskonstellationen zwischen Therapeut und Patient verstanden werden, „die primär dem Wunsch des Therapeuten nach narzißtischer Gratifikation dienen und die eine Entfaltung des „wahren Selbst" des Patienten verhindern oder zumindest erschweren" (Reimer 1991). Ähnliche Probleme wurden bei der sog. Wiedererinnerungstherapie („recovered memory therapy"), also der Suche nach unterdrückten spezifischen Erinnerungen, aufgedeckt (Merskey 1996).

Aufklärung des Patienten vor Beginn einer Psychotherapie

Besonders diese Therapie ist ein Beispiel für die Notwendigkeit, den Patienten vor Beginn einer Psychotherapie über die Vielfalt von möglicherweise beträchtlichen unerwünschten Wirkungen und negativen Folgen, wie eine psychopathologische Verschlechterung, Zerstörung von familiären Bindungen, finanzielle Belastungen oder Streß durch juristische Auseinandersetzungen, aufzuklären (Merskey 1996). Im allgemeinen ist eine angemessene Aufklärung des Patienten vor Beginn einer Psychotherapie mit Schwierigkeiten verbunden, weil sie bereits Teil des psychotherapeutischen Prozesses selbst sein könnte, z. B. den Patienten darüber zu informieren, daß nur eine anhaltende Änderung der Persönlichkeit zur Symptombeseitigung führen dürfte sowie überdies mit dem Risiko eines Mißerfolges mit lang währenden negativen Effekten infolge einer ungelösten Übertragung oder eines unaufgelösten Widerstandes verbunden sein könnte; auch könnte der Patient schlechter als zu Beginn dastehen. Dieses Risiko erscheint besonders hoch bei Patienten mit Ambivalenz, die zum Kern der Erkrankung gehört und überdies möglicherweise auch mit einer Einschränkung der Einwilligungsfähigkeit verbunden ist.

Schweigepflicht

Einige weitere Erwägungen sollen kurz skizziert werden. Die psychotherapeutisch absolut notwendige Einhaltung der Schweigepflicht kann in der psychotherapeutischen Konsiliartätigkeit, bei der Gruppentherapie, während der Supervision einer psychotherapeutischen Ausbildung oder durch die Publikation von Fallgeschichten in Frage gestellt werden (Vollmann 1996 a). Die ethischen Implikationen des Bruchs der Schweigepflicht im Falle der Gefahr für den (suizidalen) Patienten selbst oder für andere wurden v. a. durch die Tarasoff-Entscheidung beleuchtet (Gurevitz 1977; Roth u. Meisel 1977). Ein neues ethisches Problem erwächst aus den Veränderungen unseres medizinischen Systems, da es die Einhaltung der Schweigepflicht dadurch erschwert, daß es die direkte Bezahlung von Psychotherapie allmählich durch eine Bezahlung durch Dritte (Kassen) ersetzt.

„Managed care"

Abgesehen von einer unethischen finanziellen Ausbeutung des Patienten entwickelt sich derzeit ein Dilemma zunehmender ethischer Relevanz durch „Managed-care-Strukturen", da der Psychotherapeut hier zwischen die Interessen des Patienten und die der Organisation gerät, von der er bezahlt wird. Psychotherapeuten müssen auch zunehmend Fragen beantworten, u. a. nach „den Qualifikationen einer professionell kompetenten Durchführung von Psychotherapie, dem Beleg ihrer Wirksamkeit, der genauen Indikation und dem Umfang, in dem diese Konditionen in den Rahmen des medizinischen Modells fallen und damit das Kriterium medizinischer Notwendigkeit erfüllen" (Chodoff 1996).

Ausgelöst durch die zumindest fragwürdigen Wirkungen der „Wiedererinnerungsbewegung" hat der US-Staat New Hampshire 1995 den Entwurf eines „Truth and Responsibility in Mental Health Practice Act" vorgelegt, wonach der Psychotherapeut eine Einwilligung nach Aufklärung über die Aussichten der angebotenen Psychotherapie einholen muß, anderenfalls kann er keine Vergütung von einer Krankenkasse („third-party-payer") erhalten. Die der Einwilligung vorausgehende Aufklärung soll umfassen: den zu behandelnden Zustand, den bei diesem Zustand erwarteten Nutzen sowie Nebenwirkungen und Risiken der angebotenen Psychotherapie, die Nennung von mindestens 2 Forschungspublikationen, aus denen eine ausreichende Sicherheit und Wirksamkeit der vorgeschlagenen Psychotherapie hervorgeht, und akzeptierte Alternativen zur Therapie.

Aufklärung über die Aussichten der angebotenen Psychotherapie

Ansätze zu einer solchen Qualitätskontrolle von Psychotherapie haben sich in Deutschland mit der Prüfung der Indikation durch das Gutachterverfahren entwickelt. Die Amerikanische Psychologische Gesellschaft anerkennt in diesem Sinne kognitive und Verhaltenstherapien, interpersonelle Therapie, psychodynamische Kurztherapien, und psychoedukative Verfahren, nicht jedoch supportive Psychotherapie, psychoanalytische Langzeittherapie und Gruppentherapie (Merskey 1996). Um externe Regulierungen wie den erwähnten Gesetzesentwurf zu vermeiden, müssen die Psychiater und Psychotherapeuten selbst hohe ethische Standards entwickeln, explizieren und gewissenhaft einhalten (Anonymus 1996). Ein solcher Standard könnte etwa wie folgt formuliert sein:

Qualitätskontrolle

Angesichts der speziellen (persönlichen, auch nichtrationalen) Qualität der therapeutischen Beziehung zwischen dem Psychotherapeuten und seinem Patienten und in Erwägung der speziellen Schwierigkeiten, den Patienten vor Beginn der Therapie angemessen aufzuklären, um seine Einwilligung zu erhalten, ferner die Vertraulichkeit unter allen Umständen zu wahren und nicht zuletzt die Psychotherapie in einem sich ändernden Gesundheitssystem zu finanzieren, ist der Psychotherapeut aufgefordert, Sensibilität zu entwickeln und diese aufrechtzuerhalten gegenüber den ethischen Implikationen des seiner Therapie zugrundeliegenden Menschenbildes sowie gegenüber dem Gebrauch seiner Macht in der therapeutischen Beziehung mit ihrer Abhängigkeit des Patienten von ihm, besonders im Hinblick auf das Risiko emotionaler oder narzißtischer (und finanzieller) Ausbeutung des Patienten.

Verantwortung des Psychotherapeuten

5.6 Schlußbemerkung

Diese Beispiele könnten noch vermehrt werden, z. B. um die ethischen Probleme der rasch zunehmende Bedeutung gewinnenden genetischen Beratung, etwa von Patienten mit Huntington-Erkrankung und ihren möglicherweise präsymptomatischen Angehörigen oder bei pränataler Diagnostik, aber auch bei der genetischen Erforschung komplex-genetischer psychiatrischer Erkrankungen wie Schizophrenie und Depressionen (s. Kap. 3 und 4, Bd. 1; Kap. 3 und 18, Bd. 5) oder auch um die Vielfalt ethischer Fragen, die sich beim Umgang mit altersdementen Menschen stellen (Berghmans 1997). Es ist aber zu hoffen, daß bereits die wenigen hier ausgeführten Beispiele die Bedeutung ethischer Reflexion für das alltägliche ärztliche Handeln deutlich gemacht haben und zu weiteren Fragen auffordern, denn schon richtig gestellte Fragen können hilfreich sein.

Nicht zuletzt deshalb wurden hier ärztliche Entscheidungsprobleme nicht nur durch – aus Prinzipien der medizinischen Ethik abgeleitete – dogmatische Feststellungen beantwortet, sondern auch durch Fragen evident gemacht, um den Psychiater dafür zu sensibilisieren, für und mit jedem einzelnen seiner Patienten jeweils den Weg zu finden, der den Prinzipien und Regeln medizinischer Ethik am ehesten gerecht wird.

6 Literatur

Ach JS, Gaidt A (Hrsg) (1993) Herausforderung der Bioethik. Frommann-Holzboog, Stuttgart

Ach JS, Gaidt A (1994) Am Rande des Abgrunds? Anmerkungen zu einem Argument gegen die moderne Euthanasie-Debatte: Ethik Med 6:172–188

*Amelung K (1995) Probleme der Einwilligungsfähigkeit. Recht Psychiatr 13:20–28

Anonymus (1996) Ethische Richtlinien des Europäischen Verbandes für Psychotherapie. In: Hutterer-Krisch R (Hrsg) Fragen der Ethik in der Psychotherapie. Springer, Wien New York, S 643–648

Ärztekammer Berlin (1990) Berufsordnung. Amtsblatt für Berlin. 14. September 1990, S 1884

*Appelbaum PS, T Grisso (1995) The MacArthur treatment competence study. I. Mental illness and competence to consent to treatment. Law Human Beh 19:105–126

Bachmann KD, Heerklotz B (1997) Der Wissenschaftliche Beirat der Bundesärztekammer. Dtsch Ärztebl 94:A582–588

Bartlett ET (1995) Differences between death and dying. J Med Ethics 21:270–276

Barocka A (1992) Psychiatrie vom Zeitgeist bedrängt? Altes und Neues zur Euthanasiefrage. Forum Interdisz Forsch 10:73–83

Bastian T (Hrsg) (1990) Denken – Schreiben – Töten. Zur neuen „Euthanasie"-Diskussion. Hirzel, Stuttgart 1990

Baumann J, Bochnik HJ, Branneck AE et al. (1986) Alternativentwurf eines Gesetzes über Sterbehilfe (AE-Sterbehilfe). Entwurf eines Arbeitskreises von Professoren des Strafrechts und der Medizin sowie ihrer Mitarbeiter. Thieme, Stuttgart

**Beauchamp TL (1989) Antwort auf Rachels zum Thema Euthanasie In: Saß HM (Hrsg) Medizin und Ethik. Reclam, Stuttgart, S 265–286

Beauchamp TL, Childress JF (1994) Principles of biomedical ethics, 4th edn. Oxford Univ Press, New York

Beckmann J (Hrsg) (1996) Fragen und Probleme einer medizinischen Ethik. de Gruyter, Berlin

*Beecher KK (1966) Ethics and clinical research. New Engl J Med 274:1354–1360

Berghmans RLP (1995) Research with decisionally incapacitated subjects: the status quo and debate

in the Netherlands. Institute for Bioethics, Maastricht

Berghmans RLP (1997) Dementia, care and ethics. A brochure for informal carers of dementing persons. European Alzheimer Clearing House, Brüssel

Binding K, Hoche A (1920) Die Freigabe der Vernichtung lebensunwerten Lebens. Ihr Maß und ihre Form. Meiner, Leipzig

Bernal y Del Rio V (1980) Psychiatric ethics. In Kaplan HI, Freedman AM, Sadock BJ (eds) Comprehensive Textbook of Psychiatry, 3rd edn. Williams & Wilkins, Baltimore, pp 3216–3231

Birnbacher D (1990a) Ist die Unterscheidung zwischen aktiver und passiver Sterbehilfe ethisch bedeutsam? In: Atrott HH, Pohlmeier H (Hrsg) Sterbehilfe in der Gegenwart. Roderer, Regensburg, S 25–40

Birnbacher D (1990b) Selbstmord und Selbstmordverhütung aus ethischer Sicht. In: Leist A (Hrsg) Um Leben und Tod. Suhrkamp, Frankfurt am Main, S 395–422

Birnbacher D (1993) Welche Ethik ist als Bioethik tauglich? In: Ach JS, Gaidt A (Hrsg) Herausforderung der Bioethik. Frommann-Holzboog, Stuttgart, S 45–67

Birnbacher D, Kottje-Birnbacher L (1996) Ethik in der Psychotherapie und der Psychotherapieausbildung. In: Senf W, Broda M (Hrsg) Praxis der Psychotherapie. Ein integratives Lehrbuch für Psychoanalyse und Verhaltenstherapie. Thieme, Stuttgart New York, S 499–506

Bloch S (1996) Ethics and Psychotherapy. Am J Psychother 50:257–258

*Bloch S, Chodoff P (eds) (1991) Psychiatric ethics, 2nd edn. Oxford University Press, New York

Bok S (1996) At the juncture of theory and practice. Remarks on receiving the Henry Knowles Beecher Award. Hastings Cent Rep 26/3:5–8

Bron B (1986) Ethische und juristische Probleme des Suizidproblems. Fortschr Neurol Psychiatr 54:232–239

Brown JH, Henteleff P, Barakat S, Rowe CJ (1986) Is it normal for terminally ill patients to desire death? Am J Psychiat 143:208–211

Bundesärztekammer (1979) Richtlinien für die Sterbehilfe. Dtsch Ärztebl 76:957–960

Bundesärztekammer (1988) Weissbuch. Anfang und Ende menschlichen Lebens. Medizinischer Fortschritt und ärztliche Ethik. Deutscher Ärzte-Verlag, Köln

Bundesärztekammer (1993) Richtlinien der Bundesärztekammer für die ärztliche Sterbebegleitung. Dtsch Ärztebl 90:1791–1792

Bundesärztekammer (1998) Grundsätze der Bundesärztekammer zur ärztlichen Sterbebegleitung. Dtsch Ärztebl 95:1690–1691

Cartwright W (1996) Killing and letting die: A defensible distinction. In: Dunstan GR, Lachman PJ (eds) (1996) Euthanasia: death, dying and the medical duty. Br Med Bull 2:354–361

Casey PR (1996) National report Ireland. In: Koch HG, Reiter-Theil S, Helmchen H (eds) Informed consent in psychiatry. Nomos, Baden-Baden, pp 151–170

Cassel CK, Meier DE (1990) Morals and moralism in the debate over euthanasia and assisted suicide. N Engl J Med 323:750–752

Chochinow HM, Wilson KG, Enns M, Mowchum N, Lander S, Levitt M, Clinch JJ (1995) Desire for death in the terminally ill. Am J Psychiatry 152:1185–1191

Chodoff P (1996) Ethical demensions of psychotherapy: a personal perspective. Am J Psychother 50:298–310

Conwell Y, Caine ED (1991) Rational suicide and the right to die. N Engl J Med 325:1100–1102

Daub U, Wunder M (1994) Des Lebens Wert. Zur Diskussion über Euthansie und Menschenwürde. Lambertus, Freiburg i. Br.

Dichgans J (1992) Der Arzt und die Wahrheit am Krankenbett. Arzt Christ 38:13–23

Diekstra RFW (1996) Sterben in Würde: über das Für und Wider der Beihilfe zum Suizid. In: Anschütz F, Wedler HL (Hrsg) Suizidprävention und Sterbehilfe. Ullstein-Mosby, Berlin, S 179–203

Dörner K (1988) Tödliches Mitleid. Zur Frage der Unträglichkeit des Lebens oder: die Soziale Frage: Entstehung, Medizinisierung, NS-Lösung, heute, morgen. Van Hoddis, Gütersloh

*Dresser R (1996) Mentally disabled research subjects. The enduring policy issues. JAMA 276:67–72

Dunstan GR, Lachman PJ (eds) (1996) Euthanasia, dying and the medical duty. Royal Society of Medicine Press, London

Dyer AR (1988) Ethics and psychiatry: Towards professional definitions. American Psychiatric Press, Washington DC

Engelhardt HT Jr (1986) The foundations of bioethics. Oxford Univ Press, New York

Eser A (1976) Lebenserhaltungspflicht und Behandlungsabbruch aus rechtlicher Sicht. In: Auer A, Menzel H, Eser A (Hrsg) Zwischen Heilauftrag und Sterbehilfe. Zum Behandlungsabbruch aus ethischer, medizinischer und rechtlicher Sicht. Heymanns, Köln, S 75–147

Eser A (1985) Sterbewille und ärztliche Verantwortung – zugleich Stellungnahme zum Urteil des BGH im Fall Dr. Wittig. MedR 3:6–17

Eser A (1992) Sterbehilfe – Recht. In: Eser A, Lutterotti M von, Sporken P (Hrsg) Lexikon Medizin, Ethik, Recht. Herder, Freiburg i. Br., S 1095–1101

*Eser A, Koch HG (Hrsg) (1991) Materialien zur Sterbehilfe. Eine internationale Dokumentation. Eigenverlag Max-Planck-Institut für ausländisches und internationales Privatrecht, Freiburg i. Br.

Faden R (ed) (1996) The human radiation experiments. Oxford Univ Press, New York

Fagot-Largeaut A (1996) National report France. In: Koch HG, Reiter-Theil S, Helmchen H (eds) Informed consent in psychiatry. Nomos, Baden-Baden, pp 67–96

Fins JJ, Bacchetta MD (1994) The physician-assisted suicide and euthanasia debate: An annotated bibliography of representative articles. J Clin Ethics 5:329–340

Fuchs T, Lauter H (1997a) Euthanasie: Kein Recht auf Tötung. Dtsch Ärztebl 94:180–182

Fuchs T, Lauter H (1997b) Der Fall Chabot: Assistierter Suizid aus psychiatrischer Sicht. Nervenarzt 68:878–883

Gabbard GO (1996) Lessons to be learned from the study of sexual boundary violations. Am J Psychother 50:311–322

Ganzini L, Lee MA, Heintz RT, Bloom JD (1993) Depression, suicide, and the right to refuse life-sustaining treatment. J Clin Ethics 4:337–340

Gartrell N, Herman J, Olarte S, Feldstein M, Localio R (1986) Psychiatrist – Patient sexual contact: Results of a national survey, I: Prevalence. Am J Psychiatry 143:1126–1131

Gillon R, Lloyd A (1994) Principles of health care ethics. Wiley, New York

Goldberg C (1977) Therapeutic partnership: ethical concerns in psychotherapy. Springer, Berlin Heidelberg New York

Gouzoulis-Mayfrank E, Hermle L, Kovar KA, Saß H (1996) Die Entaktogene ‚Ecstasy' (MDMA), ‚Eve' (MDE) und andere ringsubstituierte Methamphetaminderivate. Eine neue Stoffklasse unter den illegalen Designerdrogen? Nervenarzt 67:369–380

Griffiths J (1995) Assisted suicide in the Netherlands: The Chabot Case. Mod Law Rev 58/2:232–248

*Grisso T, Appelbaum PS (1995) Comparison of standards for assessing patients' capacities to make treatment decisions. Am J Psychiatry 152:1033–1037

Groenewoud JH, PJ van der Maas, G van der Wal, MW Hengeveld, AJ Tholen, WJ Schudel, A van der Heide (1997) Physician-assisted death in psychiatric practice in the Netherlands. N Engl J Med 336:1795–801

Gropp W (1985) Suizidbeteiligung und Sterbehilfe in der Rechtsprechung. Zugleich eine Besprechung des BGH-Urteils im Fall Wittig vom 4. 7. 1994. NStZ 5:97–103

Guckes B (1997) Das Argument von der schiefen Ebene. Schwangerschaftsabbruch, die Tötung Neugeborener und Sterbehilfe in der medizinethischen Diskussion. Fischer, Stuttgart

Gurevitz H (1977) Tarasoff: protective privilege versus public peril. Am J Psychiatry 134:289–92

Gutheil T, Shapiro R, Clair LST (1980) Legal guardianship in drug refusal: an illusionary solution. Am J Psychiatry 137:347–351

Häfner H (1997) Was tun mit Krankheiten, die keine sind? Subdiagnostische Störungen und unversorgte Morbidität. Münch Med Wochenschr 139:158–160

Hegselmann R, Merkel R (Hrsg) (1991) Zur Debatte über Euthanasie. Beiträge und Stellungnahmen. Suhrkamp, Frankfurt am Main

Heinrich K (1992) Gefährdung und Gefährlichkeit der Psychiatrie. Fortschr Neurol Psychiatr 60:349–355

Helle J (1993) Patienteneinwilligung und Zwang bei der Heilbehandlung untergebrachter psychisch Kranker. Medizinrecht 11/4:134–139

Helmchen H (1986) Ethische Fragen in der Psychiatrie. In: Kisker KP, Lauter H, Meyer JE, Müller C, Strömgren E (Hrsg) Psychiatrie

der Gegenwart, Bd 2, 3. Aufl. Springer, Berlin Heidelberg New York Tokio, S 310–368

Helmchen H (1991) Aufklärung über Späthyperkinesen. Nervenarzt 62:265–268

Helmchen H (1992) Tötung auf Verlangen aus psychiatrischer Sicht. Fundamenta Psychiatrica 6:58–62

Helmchen H (1994) Ethics in psychiatric research. Arch Psychiatr Diagn Clin Eval (Jap) 5:391–402

Helmchen H (1995a) Kriterien und Konsequenzen von Einwilligungsunfähigkeit. In: Toellner R, U Wiesing (Hrsg) Wissen – Handeln – Ethik. Strukturen ärztlichen Handelns und ihre ethische Relevanz. Fischer, Stuttgart Jena New York, S 117–127

Helmchen H (1995b) Ziele, Beratungsgegenstände und Verfahrensweisen medizinischer Ethikkommissionen. Ethik Med 7:58–70

Helmchen H (1998a) Forschung mit nicht-einwilligungsfähigen Kranken. Berichte und Verhandlungen der Berlin-Brandenburgischen Akademie der Wissenschaften

Helmchen H (1998b) Research with incompetent patients. A current problem in light of German history. Eur Psychiatry 13(Suppl 3):93–100

Helmchen H (1998d) Research with patients incompetent to give informed consent. Curr Opin Psychiatry 11:295–297

Helmchen H (1998c): The mutual patient – psychiatrist communication and the therapeutic contract. Compr Psychiatry 39:5–10

Helmchen H, Lauter H (Hrsg) (1995) Dürfen Ärzte mit Demenzkranken forschen? Thieme, Stuttgart

Helmchen H, Müller-Oerlinghausen B (Hrsg) (1978) Psychiatrische Therapieforschung. Springer, Berlin Heidelberg New York

Helme T (1993) „A special defence": A psychiatric approach to formalising euthanasia. Br J Psychiatry 163:456–466

Herzberg RD (1996) Sterbehilfe als gerechtfertigte Tötung im Notstand? NJW 46:3043–3049

Höffe O (1987) Medizinische Ethik. In: Görres-Gesellschaft (Hrsg) Staatslexikon. Herder, Freiburg i. Br., S 1070–1074

Höffe O (Hrsg) (1992) Lexikon der Ethik, 4. Aufl. Beck, München

Holm S (1994) American bioethics at the crossroads. A critical appraisal. Eur Phil Med Health Care 2/2:6–23

Holm S (1995) Not just autonomy – the principles of American biomedical ethics. J Med Ethics 21:332–338

*Holmes J (1996) Values in psychotherapy. Am J Psychother 50:259–273

Jonsen A, Toulmin S (1988) The abuse of casuistry. Oxford Univ Press, New York

Kaiser G (1992) Suizid – Recht. In: Eser A, Lutterotti M von, Sporken M (Hrsg) Lexikon Medizin, Ethik, Recht. Herder, Freiburg i. Br., S 1139–1148

Karasu T (1991) Ethical aspects of psychotherapy. In: Bloch S, Chodoff P (eds) Psychiatric ethics. Oxford Univ Press, Oxford, pp 135–165

Kersting FW (1996) Anstaltsärzte zwischen Kaiserreich und Bundesrepublik. Das Beispiel Westfalen. Schöningh, Paderborn

*Keyserlingk EW, K Glass, S Kogan, S Gauthier (1995) Proposed guidelines for the participation of persons with dementia as research subjects. Perspect Biol Med 38/2:319–361

Klee E (1983) ‚Euthanasie' im NS-Staat: Die ‚Vernichtung lebensunwerten Lebens'. Fischer, Frankfurt am Main

Klerman GL (1972) Psychotropic hedonism versus pharmacological calvinism. Hastings Cent Rep 2:1–3

Klotzko AJ (1995) CQ Interview: Arlene Judith Klotzko and Dr. Boudewijn Chabot discuss assisted suicide in the absence of somatic illness. Camb Q Health Ethics 4:239–249

**Koch HJ, S Reiter-Theil, H Helmchen (eds) (1996) Informed consent in psychiatry. Nomos, Baden-Baden

Lasch HG (1985) Der Arzt und das Sterben. Gießener Universitätsblätter 1/85:5–16

Lauter H, Meyer JE (1992) Die neue Euthanasie-Diskussion aus psychiatrischer Sicht. Fortschr Neurol Psychiatr 60:441–448

Leist A (1996) Das Dilemma der aktiven Euthanasie. Gefahren und Ambivalenzen des Versuchs, aus Töten eine soziale Praxis zu machen. Humanitas, Dortmund

Leist A (Hrsg) (1990) Um Leben und Tod. Moralische Probleme bei Abtreibung, künstlicher Befruchtung, Euthanasie und Selbstmord. Suhrkamp, Frankfurt am Main

Levi BH (1996) Four approaches to doing ethics. J Med Philos 21:7–39

*Levine RJ (1996) Proposed regulation for research involving those institutionalized as mentally in-

firm: a consideration of their relevance in 1996. IRB 18/5:1–5

Lutterotti M von (1992) Sterbehilfe – Medizin. In: Eser A, v. Lutterotti M, Sporken P (Hrsg) Lexikon Medizin, Ethik, Recht. Herder, Freiburg i. Br., 1086–1095

Lutterotti M von (1993) Grenzen ärztlicher Behandlungspflicht und passive Sterbehilfe. Z Med Ethik 39:3–14

Matouschek E (Hrsg) (1989) Arzt und Tod. Verantwortung, Freiheiten und Zwänge. Schattauer, Stuttgart

Mead M (1963) From black and white magic to modern medicine (abstract). Proc Rudolf Virchow Med Soc (New York) 22:130–131

Meijers LCM et al. (1995) Committee „Medical Experiments With Incapacitated Persons" to the Ministry for Health, Welfare, and Sport and the Ministry of Justice. Den Haag

Merskey H (1996) Ethical issues in the search for repressed memories. Am J Psychother 50:323–335

Miller FG, Quill TE, Brody H, Fletcher JC, Gostin LO, Meier DE (1994) Regulating physician-assisted death. N Engl J Med 331:119–123

*Mitscherlich A, Mielke F (1960) Medizin ohne Menshlichkeit: Dokumente des Nürnberger Ärzteprozesses. Fischer, Frankfurt am Main

Moggi F, Bossi J, Bachmann KM (1992) Sexueller Mißbrauch in therapeutischen Beziehungen. Nervenarzt 63:705–709

Momeyer R (1995) Does physician assisted suicide violate the integrity of medicine? J Med Philos 20:13–24

Neeleman J (1996) Suicide as a crime in the UK: legal history, international comparisons and present implications. Acta Psychiatr Scand 94:252–257

Oglive AD, Potts SG (1994) Assisted suizid for depression: the slippery slope in action? BMJ 309:492–493

*Patzig G, Schöne-Seifert B (1995) Theoretische Grundlagen und Systematik der Ethik in der Medizin. In: Kahlke W, Reiter-Theil S (Hrsg) Ethik in der Medizin. Enke, Stuttgart, S 1–9

Payk TR (Hrsg) (1996) Perspektiven psychiatrischer Ethik. Thieme, Stuttgart

Pellegrino ED (1989) Withholding and withdrawing treatments: ethics at the bedside. Clin Neurosurg 35:164–184

Pellegrino ED, Thomasma DC (1993) The virtues in medical practice. Oxford Univ Press, New York

Pohlmeier H (1995) Depression und Selbstmord. Parerga, Düsseldorf

Pöldinger W, Wagner W (Hrsg) (1991) Ethik in der Psychiatrie. Wertbegründung – Wertdurchsetzung. Springer, Berlin

Quill TE, Cassel CK, Meier DE (1992) Care of the hopelessly ill. Proposed clinical criteria for physician-assisted suicide. N Engl J Med 327:1380–1384

Rachels J (1989) Aktive und passive Sterbehilfe. In: Saß HM (Hrsg) Medizin und Ethik. Reclam, Stuttgart, S 234–264

Rawls J (1975) Eine Theorie der Gerechtigkeit. Suhrkamp, Frankfurt am Main

Reich WT (1994) The word „bioethics": its birth and the legacies of those who shaped it. Kennedy Inst Ethics J 4/4:319–335

Reich WT (ed) (1995) Encyclopedia of bioethics, 2nd edn. Simon & Schuster Macmillan, New York

Reimer C (1991). Ethik der Psychotherapie. In: Pöldinger W, Wagner W (Hrsg) Ethik in der Psychiatrie – Wertebegründung, Wertedurchsetzung. Springer, Berlin Heidelberg New York, Tokio, S 127–147

Reischies FM, Schaub RT (1997) Epidemiologische Verlaufsuntersuchungen der Demenz. In: Rösler M, Retz W, Thome J (Hrsg) Alzheimer-Krankheit. Deutscher Studienverlag, Weinheim, S 58–66

Reiter J (1996) Bioethik und Menschenwürde. Ethische Aspekte der Bioethikkonvention des Europarats. Stimmen der Zeit 214/9:579–589

Ritschl D (1989) Psychiatrie. In: Eser A, Lutterotti M von, Sporken P (Hrsg) Lexikon Medizin, Ethik, Recht. Herder, Freiburg i. Br., S 842–846

Roscam Abbing HDC (1994) Medical research involving incapacitated persons; what is legally permissible? Institute for Private Law, Department of Health Law, Faculty of Law, University of Utrecht

Rössler D (1996) Zur Diskussion über die Bioethik-Konvention. Ethik Med 8:167–172

Roth LH, Meisel A (1977) Dangerousness, confidentiality, and the duty to warn. Am J Psychiatry 134:508–11

Rüger U (1977) Intrapsychische und familiendynamische Prozesse vor der manifesten Erkrankung und während der Lithium-Therapie einer endogenen Depression. Z Psychosomat Med Psychoanal 23:329–353

Sabin JE (1997) Is managed care ethical care? In: Lazarus A (ed) Controversies in managed mental health care. American Psychiatric Press, Washington London, pp 115–126

Sass HM (1988) Bioethik in den USA. Methoden, Themen, Positionen. Springer, Berlin Heidelberg New York Tokio

Sass HM (Hrsg) (1989) Medizin und Ethik. Reclam, Stuttgart

Sass HM (1995) Bioethics in German-speaking western European countries (Austria, Germany, and Switzerland) 1991–1993. In: Lustig BA (Hrsg) Bioethics Yearbook, vol 4. Kluwer, Dordrecht, S 247–268

Sass HM, Viefhues H (1991) Güterabwägung in der Medizin. Ethische und ärztliche Probleme. Springer, Berlin Heidelberg New York Tokio

Schlesinger M (1995) Perspectives: ethical issues in policy advocacy. Health Aff (Millwood) 14:23–29

Schmidt H (1989) Entscheidungsfindung, ärztliche - Ethik. In: Eser A, Lutterotti M von, Sporken P (Hrsg) Lexikon Medizin, Ethik, Recht. Herder, Freiburg i. Br., S 303–314

Schmidtke A, Häfner H (1986) Die Vermittlung von Selbstmordmotivation und Selbstmordhandlung durch fiktive Modelle. Die Folgen der Fernsehserie „Tod eines Schülers". Nervenarzt 57:502–510

Schmuhl HW (1987) Rassenhygiene, Nationalsozialismus, Euthanasie. Von der Verhütung zur Vernichtung „lebensunwerten Lebens" 1890–1945. Vandenhoeck & Ruprecht, Göttingen

Scholten HJ (1991) Niederlande. In: Eser A, Koch HG (Hrsg) Materialien zur Sterbehilfe. Eine internationale Dokumentation. Eigenverlag Max-Planck-Institut für ausländisches und internationales Privatrecht, Freiburg i. Br., S 451–500

Schöne-Seifert B (1996) Medizinethik. In: Nida-Rümelin J (Hrsg) Angewandte Ethik. Die Bereichsethiken und ihre theoretische Fundierung. Ein Handbuch. Kröner, Stuttgart, S 553–648

Schöne-Seifert B, Rippe KP (1991) Silencing the singer. Antibioethics in Germany. Hastings Cent Rep 21/6:20–27

Schöne-Seifert B, Saß HM, Bishop LJ, Bondolfi A (1995) History of medical ethics: german-speaking countries and Switzerland. In: Reich WT (Hrsg) Encyclopedia of Bioethics, 2nd edn. Simon &

Schuster Macmillan, New York, pp 1579–1589

Schreiber HL (1995) Behandlungsabbruch und Sterbehilfe. In: Deutsche Sektion der Internationalen Juristen-Kommission (Hrsg) Lebensverlängerung aus medizinischer, ethischer und rechtlicher Sicht. Müller, Heidelberg, S 129–145

Schwartz HI, Vigniano W, Perez CB (1988) Autonomy and the right to refuse treatment - patients' attitudes after involuntary medication. Hosp Community Psychiatry 39:1049–1054

Seidler E (1986) Bioethik oder Ethik der Heilberufe? MMG 11:258–263

Siegler M, Pellegrino ED, Singer PA (1990) Clinical medical ethics. J Clin Ethics 1/1:5–9

Simkin S, Hawton K, Whitehead L, Fagg J, Eagle M (1995) Media influence on parasuicide. A study of the effects of a television drama portrayal of Paracetamol self-poisoning. Br J Psychiatr 167:754–759

Singer P (1984) Praktische Ethik. Reclam, Stuttgart

Singer P (1990) Bioethics and academic freedom. Bioethics 4:33–44

Singer P, Kuhse H (1994) Bioethics and the limits of tolerance. J Med Phil 19:129–145

Smith LFP, Morrisy JR (1994) Ethical dilemmas for general practitioners under the UK new contract. J Med Ethics 20:175–180

Steigleder K, Mieth D (Hrsg) (1990) Ethik in den Wissenschaften. Attempo, Tübingen

Stein R (1996) Mißbrauch der Medizin. Bericht über den Kongreß „Medizin und Gewissen" in Nürnberg vom 25.–27. 10. 1996. Berliner Ärzte 12/96:29–31

Strang J, Gossop M (1996) Heroin prescribing in the British system: historical review. Eur Addict Res 2:185–193

*Taupitz J, Fröhlich U (1997) Medizinische Forschung mit nicht-einwilligungsfähigen Personen. VersR 22:91–918

The Law Commission (1993) Mentally incapacitated adults and decision-making: medical treatment and research. Consultation paper no 129. HMSO, London

*The Law Commission (1995) Mental incapacity: HC paper no 189. HSMO, London. Bull Med Eth, March:13–18

Thomas H (1993) Sind Handeln und Unterlassen unterschiedlich legitimiert? Ethik Med 5:70–82

Tischler GL, BM Astrachan (1996) A funny Thing happened on the

way to reform. Arch Gen Psychiatry 53:595–963

Tugendhat E (1994) Vorlesungen über Ethik. Suhrkamp, Frankfurt am Main

Vacco, Attorney General of New York, et al. vs. Quill et al. (1997) Decision of the Supreme Court of the United States. June 26, 1997

Van der Maas PJ, van der Wal G, Haverkate J et al. (1996) Euthanasia, physician assisted suicide and other medical practices involving the end of life in the Netherlands 1990–1995. N Engl J Med 335:1669–1705

Van der Wal G, PJ van der Maas, JM Bosma, BD Onwuteaka-Philipsen, DL Willems, I Haverkate, PJ Kostense (1996) Evaluation of the notification procedere for physician-assisted death in the netherlands. N Engl J Med 335:1706–11

Veatch RM (1981) A theory of medical ethics. Basic Books, New York

Vollmann J (1989) Ärztliche und moralische Pobleme der Sterbehilfe. Überlegungen zu Peter Singers Praktischer Ethik. Fundamenta Psychiatrica 3:203–209

Vollmann J (1996a) Informed Consent des Patienten zur Publikation von Kasuistiken. Neue Richtlinien des „International Committee of Medical Journal Editors" (Vancouver Group). Nervenarzt 67:422–426

Vollmann J (1996b) Why does bioethics develop differently in Germany? Analysis and commentary. Eur Phil Med Health Care 4/1:13–20

Vollmann J (im Druck) Das Informed Consent-Konzept als Politikum in der Medizin. Patientenaufklärung und Einwilligung aus historischer und medizinethischer Perspektive. In: Kettner M (Hrsg) Angewandte Ethik als Politikum. Suhrkamp, Frankfurt am Main

Vollmann J, Dörries A (1996) Dem Einzelnen oder dem Ganzen verpflichtet? Ethische Überlegungen zur ärztlichen Verantwortung. Z Ärztl Fortbild 90:527–532

Vollmann J, Helmchen H (1997) Aufklärung und Einwilligung (Informed Consent) in der klinischen Praxis. Dtsch Med Wochenschr 122:870–873

Vollmann J, Winau R (1996) Informed consent in human experimentation before the Nuremberg code. Br Med J 313:1445–1447

*Wachter AM de (1997) The European Convention on Bioethics. Hastings Cent Rep 27/1:13–23

Washington et al. vs. Glucksberg et al. (1997) Decision of the Supreme Court of the United States. June 26, 1997

Wassermann R (1984) Das Recht auf den eigenen Tod. In: Winau R, Rosemeier HP (Hrsg) Tod und Sterben. de Gruyter, Berlin, S 381–412

Wassermann R (1993) Begriffsbestimmung: Sterbehilfe, Sterbebeihilfe, Euthanasie, unterlassene Hilfeleistung, fahrlässige Tötung aus juristischer Sicht. Z Ärztl Fortbild 87:13–18

Wiesemann C (1996) Ist der Hippokratische Eid noch zeitgemäß? Arzt, Patient und Gesellschaft in der Medizin der Neuzeit. In: Frewer A (Hrsg) Zur ethischen Kultur in der Humanmedizin. Palm und Enke, Erlangen, S 13–24

*Winau R (1984) Die Freigabe der Vernichtung lebensunwerten Lebens. In: Winau R, Rosemeier HP (Hrsg) Tod und Sterben. de Gruyter, Berlin, S 25–50

Winau R (1993) Begriffsbestimmung: Sterbehilfe, Sterbebeihilfe, Euthanasie, unterlassene Hilfeleistung, fahrlässige Tötung aus ärztlicher Sicht. Z Ärztl Fortbild 87:19–21

Winau R (1994) The Hippocratic oath and ethics in medicine. Foren Sci Int 69:285–289

Winckelmann HJ (1989) Selbstmedikation und der therapiebestimmende Patient. In: Heinrich K, Linden M, Müller-Oerlinghausen B (Hrsg) Werden zu viele Psychopharmaka verbraucht? Thieme, Stuttgart New York, S 141–152

*Winslade WJ (1989) Ethics in Psychiatry. In: Kaplan HI, Sadock BJ (eds) Comprehensive Textbook of Psychiatry, 5th edn. Williams & Wilkins, Baltimore Hongkong London Sydney, pp 2124–2131

KAPITEL 19

Psychiatrische Ausbildung, Weiterbildung und Fortbildung

H. J. WALTON

Übersetzung: C. Henning-Schorpp

1 Einführung

Im vorliegenden Beitrag geht es um die Ausbildung eines Psychiaters vom Eintritt ins Medizinstudium über die Weiterbildung zum Facharzt für Psychiatrie bis hin zur lebenslangen Fortbildung. Es wird ein Paradigma des gegenwärtigen Standards bezüglich des Kontinuums der Aus-, Weiter- und Fortbildung im Fach Psychiatrie vorgestellt. Das beschriebene Ausbildungsprogramm ist wegen der großen Variationsbreite in verschiedenen Ländern und Kulturen notwendigerweise schematisch und allgemein gehalten. Doch die zugrundeliegenden Prinzipien behalten vor jedem Hintergrund ihre Gültigkeit.

Psychiatrie als
medizinische Disziplin

Die Psychiatrie ist ein Bereich der Medizin, der oft als die archetypische Profession betrachtet wird. Die Ausbildung in Psychiatrie ist daher eine Komponente des Professionalisierungsprozesses, die jeden Arzt betrifft. Auch für dieses Fach sind alle üblichen Aspekte der Medizinerausbildung relevant, wie der Zugang (Bewerbung an einer medizinischen Fakultät, Auswahlprozeduren, Abbrüche und Abgänge), die Curricula und Lehrpläne, Lehrmethoden, Ausbildungsziele, Bewertungen (und Examina), Evaluation und Akkreditierung. Dann folgt, der Reihe nach, die Ausbildung als Arzt im Praktikum, die Weiterbildung zum Facharzt für Psychiatrie und schließlich die kontinuierliche Fortbildung, um die fachliche Kompetenz ein Leben lang zu erhalten.

Die oben angeführte Abfolge ersetzt die früher übliche Ausbildung an medizinischen Schulen, die der in einem Lehrberuf entsprach. Statt dessen endet die medizinische Universitätsausbildung mit der allgemeinen ärztlichen Approbation, an die eine Weiterbildung zum Facharzt angeschlossen werden kann und der schließlich die kontinuierliche medizinische Fortbildung folgt. Kein Arzt, der heutzutage in einem entwickelten Land ausgebildet wird, darf sich noch auf sein Medizinstudium als alleinige Basis seiner beruflichen Kompetenz verlassen.

Medizinische Ausbildung
in Entwicklungsländern

In den Entwicklungsländern muß ein anderes Paradigma zugrunde liegen. Dort wird von den Absolventen eines Medizinstudiums sofort nach der Approbation verlangt, daß sie mit ihrer ärztlichen Tätigkeit beginnen, wobei Supervision und Anleitung in ganz unterschiedlichem Ausmaß stattfinden. Zudem wird, wenn die Zahl der Ärzte begrenzt ist, ein großer Teil der ärztlichen Arbeit durch Mitarbeiter wie Krankenschwestern oder anderes medizinisches Hilfspersonal, aber auch durch traditionelle Heiler verrichtet, die alle vom Arzt angelernt und überwacht werden müssen. Medizinstudenten sollten während des Studiums eine zusätzliche Ausbildung im Fach Psychiatrie erhalten, da psychiatrische Krankheitsbilder einen nicht geringen Anteil der Arbeit des Arztes in der Grundversorgung ausmachen. Diese zusätzliche psychiatrische Schulung in den Entwicklungsländern sollte während der gesamten Ausbildung durchgeführt werden. Sie sollte auch nach der Approbation als Teil der praktischen Weiterbildung und der medizinischen Fortbildung („continuing medical education"; CME) fortgesetzt werden (World Psychiatric Association 1997).

Reil bemerkte im vorigen Jahrhundert, daß die innere Medizin, die Chirurgie und die Psychiatrie die 3 wichtigsten Zweige der Medizin bilden. Doch wird überall nur ein kleiner Anteil aller psychischen Erkrankungen auch wirklich von Psychiatern behandelt. Die Mehrzahl der psychiatrischen Störungen wird, ob adäquat oder nicht, von Ärzten behandelt, deren psychiatrische Erfahrung sich oft nur auf das beschränkt, was sie während des Studiums gelernt haben.

2 Das Medizinstudium

2.1 Psychiatrische Grundausbildung

Unabhängig von der Fachrichtung, die der einzelne in Zukunft einschlagen wird, sollte er während des gesamten Studiums im Fach Psychiatrie unterwiesen werden (Walton 1986). Als umfassende, für alle zukünftigen Ärzte gültige Ziele der Lehre im Fach Psychiatrie sind (in der Reihenfolge ihrer Bedeutung) folgende zu nennen:

Ziele der psychiatrischen Grundausbildung

1. Eine psychologische Grundeinstellung: Kommunikative Fertigkeiten und Empathie helfen den Medizinstudenten, den emotionalen Reaktionen von Patienten mehr Aufmerksamkeit entgegenzubringen. Sie ermöglichen ihnen, die besondere Form einer interpersonellen Beziehung aufzubauen, die beim Gespräch zwischen Arzt und Patient vorhanden sein sollte. Subjektive Reaktionen, sowohl des Patienten wie auch des Studenten, sind immer beteiligt.

- psychologische Grundeinstellung

2. Eine objektive Herangehensweise an das Verhalten des Patienten: In diesem Teilbereich der Ausbildung sollen den Studenten wissenschaftliche Erkenntnisse über Verhaltensweisen vermittelt werden, so daß sie in der Lage sind, sich von den persönlichen Problemen des Patienten abzugrenzen (indem sie unvoreingenommenes Interesse zeigen), wobei ihr allgemeines Verständnis dieses Problemkreises (der „gesunde Menschenverstand") durch empirische Erkenntnisse unterstützt wird. Der Unterricht in den Verhaltenswissenschaften, besonders in Psychologie und Soziologie, hat das Ziel, diese objektive Herangehensweise des Arztes an den Patienten zu untermauern.

- objektive Herangehensweise

3. Die Fähigkeit, Kontakt mit psychisch Kranken herzustellen: Medizinstudenten hegen häufig ähnliche Befürchtungen über psychisch Kranke, wie sie auch sonst in der jeweiligen Gesellschaft üblich sind. Der Unterricht in Psychiatrie soll sie befähigen, Vorurteile und überkommene Einstellungen zu überwinden und einem breiten Spektrum von Patienten mit psychischen Störungen und Erkrankungen professionell zu begegnen. Um dies leisten zu können, muß der Student Fertigkeiten in der Anamneseerhebung besitzen, in der Lage sein, den psychischen Zustand von Patienten zu untersuchen, und wiederholt psychiatrische Gespräche mit dem gleichen Patienten über einen längeren Zeitraum durchführen können.

- vorurteilsfreier Umgang mir psychisch Kranken

4. Beschwerden, Symptome und Syndrome: Deskriptive Psychiatrie, wie sie in Lehrbüchern vermittelt wird, kann nicht zufriedenstellend erlernt werden, wenn der Student nicht gleichzeitig mit dem theoretischen Unterricht Zugang zu Patienten hat. Die klinische Ausbildung, in der sowohl praktische Fertigkeiten als auch theoretisches Wissen

- klinische Erfahrungen

vermittelt werden, kann durch Videoaufnahmen von psychiatrischen Patienten, Stationsvisiten, Einzelfallbesprechungen, Rollenspiele und viele weitere klinische Lehrmittel ergänzt werden.

- Grundkenntnisse in Therapiemethoden

5. Behandlungsmethoden: Ein großer Teil von Gesundheitsbeeinträchtigungen ist psychiatrischer Natur. Der Psychiatrieunterricht, der im Studium erteilt wird, muß Grundkenntnisse in den wichtigsten psychiatrischen Therapiemethoden und -fertigkeiten vermitteln, denn ein Großteil der Bedürfnisse von psychisch Kranken in der Gesellschaft wird nicht von Psychiatern, sondern von Allgemeinärzten und Fachärzten mit anderer Spezialisierung abgedeckt.

Psychiater als Lehrer an medizinischen Hochschulen

Psychiater müssen sich selbstverständlich mit dem gesamten Lehrplan der Medizinerausbildung beschäftigen; sie sollten auch in den Komitees zur Planung und Durchführung der Curricula mitwirken, und beim Unterricht in ihrem Fach müssen sie natürlich die institutionellen Ziele der Ausbildungsstätte mitverfolgen.

Benachteiligung der Psychiatrie

Ideologische Differenzen

Bei der Bemühung, diesen institutionellen Ansprüchen gerecht zu werden und Anerkennung für die Lehre der Psychiatrie selbst zu bekommen, leiden Psychiater traditionell unter Benachteiligungen. Die Dozenten an medizinischen Hochschulen tendieren i. allg. dazu, die Psychiatrie als einen rückständigen Zweig der Medizin zu betrachten. Sie sind außerdem entsetzt über die ideologischen Differenzen unter Psychiatern (der eine ist eher biologisch orientiert und bevorzugt das medizinische Modell, der andere ist eher humanistisch ausgerichtet und befaßt sich mit psychodynamischen Vorgängen und praktiziert auch die eine oder andere Form von Psychotherapie). Den anderen Hochschullehrern ist noch unbehaglicher zumute, wenn diese kontrastierenden Ideologien bei Patienten angewendet werden, die sie selbst an Psychiater überwiesen haben. Es kann ziemlich willkürlich wirken und scheinbar zu sehr von der subjektiven Betrachtungsweise des hinzugezogenen Psychiaters abhängig sein, wie und in welcher Form ein Patient diagnostiziert und therapiert wird. Kollegen aus anderen Fachbereichen empfinden die Unterschiede in den Lehrmeinungen zwischen Psychiatern als verwirrend.

Status der Psychiatrie

In vielen soziologischen Untersuchungen medizinischer Ausbildungsstätten, wobei als klassische Studien jene von Merton et al. (1957) an der Cornell-Universität und von Chuval (1980) in Israel zu nennen sind, konnte gezeigt werden, daß der Status der Psychiatrie, der Psychiatriedozenten und der psychiatrischen Patienten an medizinischen Lehrinstituten nicht derselbe ist wie beispielsweise der Status der inneren Medizin oder Chirurgie. Dies hat ernstzunehmende, nachteilige Konsequenzen für die Ausbildungssituation in der Psychiatrie.

Medizinstudenten entwickeln ihre berufsbezogenen Werte und Ansichten zum großen Teil nach dem Vorbild tonangebender und respektierter Hochschullehrer. Die Studenten reagieren auf Hochschullehrer auf 3 unterschiedliche Arten: mit aktiver Identifikation, aktiver Ablehnung oder inaktiver Orientierung. Die dritte Reaktionsform, die höfliche Mißachtung, ist in der Einstellung heutiger Medizinstudenten gegenüber der Psychiatrie weitaus seltener festzustellen als noch vor einer Generation, als psychiatrische Lehrveranstaltungen seltener und schlechter waren.

Studentische Einstellungen zur Psychiatrie

Es hat sich herausgestellt, daß „psychologisch orientierte" Medizinstudenten ein größeres Interesse und eine positivere Einstellung zur Psychiatrie haben als ihre „organisch" orientierten Kommilitonen. Die Entscheidung von Medizinstudenten für eine zukünftige Laufbahn als Psychiater wird durch den Psychiatrieunterricht während des Studiums kaum beeinflußt. Seit langem ist jedoch bekannt, daß manche Lernerfahrungen in der Psychiatrie, besonders in klinischen Praktika in bestimmten Typen von Institutionen (Eagle et al. 1979), die Einstellung zur Psychiatrie in günstiger Weise verändern können. Trotz dieser positiven Reaktionen entscheiden sich nur sehr wenige Studenten für eine Laufbahn als Psychiater.

Psychiatrie im Lehrplan

Es herrscht generell Übereinstimmung dahingehend, daß die Psychiatrie einen wichtigen Platz im medizinischen Basiscurriculum einnehmen sollte. Diesbezüglich sind 3 Gründe zu nennen: Erstens betont der allgemeine Ansatz der gegenwärtigen Medizin, daß die Einheit von Körper und Seele in der gesamten Medizin von Bedeutung ist. Zweitens sind die Fertigkeiten, die in der Psychiatrie erlernt werden, wichtig für alle Ärzte: z.B. die Fähigkeit, mit einem Patienten eine gute Beziehung aufzubauen, seinen psychischen Zustand zu beurteilen oder auch schlechte Nachrichten zu übermitteln. Drittens sind psychische Erkrankungen unter den Patienten von Ärzten anderer Fachrichtungen nicht gerade selten: Beispielsweise haben etwa 15% der ambulanten Patienten mit einer medizinischen Diagnose zusätzlich auch psychische Störungen, und bis zu 40% derjenigen, denen keine spezifische Diagnose zugeordnet werden konnte, sind in Wirklichkeit psychisch krank (Clare u. Lader 1982). Noch häufiger sind psychische Erkrankungen bei Patienten von Allgemeinärzten. Alle zukünftigen Ärzte sollten sich mit psychiatrischen Krankheitsbildern auskennen, nicht nur, weil sie alltäglich sind, sondern auch, weil ihre Behandlung viel Zeit und medizinische Ressourcen beansprucht und sie für viele schwere Zwischenfälle verantwortlich sind.

Bedeutung der Psychiatrie in der Grundausbildung

Die World Psychiatric Association hat zusammen mit der World Federation for Medical Education (1977) einen Studienplan für Medizinstudenten (Core Curriculum in Psychiatry for Medical Students) zusammengestellt. Darin werden die Inhalte des Faches Psychiatrie festgelegt, die ein Medizinstudent mindestens beherrschen muß, wenn er nach Beendigung seines Studiums mit einer Weiterbildung zum Facharzt oder Allgemeinarzt beginnen möchte. (In vielen Ländern gilt jetzt auch die Allgemeinmedizin als Fachrichtung. Für diese ist nach der Approbation eine weitere Ausbildungszeit vorgeschrieben, in der die zukünftigen Allgemeinärzte ihre psychiatrischen Fertigkeiten erweitern können. In Ländern, in

Minimalanforderungen im Fach Psychiatrie

denen keine formelle Ausbildung zum Allgemeinmediziner verlangt wird, muß die psychiatrische Hochschulausbildung durch ein Zusatzangebot ergänzt werden, das die notwendigen Kenntnisse zur Behandlung der in der Allgemeinbevölkerung üblicherweise vorkommenden psychischen Erkrankungen vermittelt.)

Integration unterschiedlicher Wissensgebiete

Das psychiatrische Lehrprogramm des Basiscurriculums sollte sich auf die gesamte Ausbildungszeit bis zum Abschluß des Studiums erstrecken und nicht in isolierten Einzelkursen konzentriert werden. Zu den Wissenschaften, die mit der Psychiatrie in Zusammenhang stehen, gehören selbstverständlich die biologischen Fächer, die einen integralen Bestandteil der Medizinerausbildung darstellen. Es wurde jedoch heftige Kritik an der Tatsache geäußert, daß der Unterricht in den wissenschaftlichen Fächern in einer sog. vorklinischen Phase zusammengefaßt wird, anstatt während des gesamten Studiums weitergeführt zu werden. Zusätzlich haben Fachbereichsinteressen dazu geführt, daß die biologischen Fächer noch weiter aufgespalten wurden, und dies zu einer Zeit, in der – anstelle einer Trennung nach Disziplinen – die Integration von Wissen ein Kennzeichen für Fortschritt in den für die Medizin relevanten Fächern darstellt. So ist die *neue Biologie* eine integrierte Sichtweise gesamter Strukturen, ob auf molekularer oder makroskopischer Ebene. Die medizinischen Hochschulen haben jedoch bisher nicht auf den Paradigmenwechsel in den Wissenschaften reagiert. Sie müßten unbedingt ihre gesamten Ausbildungsprogramme überarbeiten, um den naturwissenschaftlichen Unterricht mit den klinischen Fächern in Einklang zu bringen. Der traditionelle vorklinische Unterricht in den naturwissenschaftlichen Fächern gilt vielen als überholt, beschränkt und simplifizierend und verantwortlich für einen großen Teil des überflüssigen Informationsballasts, mit dem die medizinischen Curricula überfrachtet sind (Marston u. Jones 1992).

Umstrukturierung des wissenschaftlichen Unterrichts

Reformen auf diesem Gebiet betreffen die medizinische Hochschule insgesamt. Im Hinblick auf die Lehre der Psychiatrie sind 2 Bereiche näher auszuführen: 1. die Verhaltenswissenschaften und 2. die Psychiatrie.

2.2 Die Lehre der Verhaltenswissenschaften

Seit den 60er Jahren sind die Verhaltenswissenschaften (also die medizinische Psychologie und die medizinische Soziologie) in den Lehrplan der Medizinerausbildung aufgenommen worden, oft unter Leitung der psychiatrischen Fachbereiche. Sie sind jedoch ein problematisches Gebiet geblieben. Es gab weitverbreitete Fehlschläge im Unterricht dieser Fächer, die beträchtliche Kritik von Studenten und vorklinisch wie klinisch Lehrenden nach sich zogen. Folgende Punkte sind hier von Bedeutung:

Strukturelle Anforderungen

1. Der verhaltenswissenschaftliche Unterricht sollte früh beginnen, vorzugsweise im 1. oder 2. Semester.
2. Dozenten mit klinischer Erfahrung aus dem medizinischen (Psychiater) und nichtmedizinischen Bereich (Psychologen, Soziologen) sollten aktiv an der Gestaltung der Lehrpläne und des Unterrichts beteiligt sein.

3. Der Unterricht sollte sich streng an der medizinischen Praxis orientieren und keinesfalls nur aus Kurzfassungen von Kursen in allgemeiner Psychologie und Soziologie bestehen.
4. Die Verhaltenswissenschaften sollten Pflichtveranstaltungen sein, nicht Wahlfächer.
5. Sie sollten zusammen mit den anderen vorklinischen Fächern geprüft werden und für die Examina zählen.
6. Getrennte Fachbereiche für Verhaltenswissenschaften sind nicht günstig. Der Unterricht sollte bereichsübergreifend sein, wobei der Fachbereich Psychiatrie eine aktive Rolle bei der Organisation und Koordination der Veranstaltungen spielen sollte.
7. Die Lehrenden sollten von Anfang an klinische Fälle in den Unterricht mit einbeziehen.
8. Der Unterricht sollte sich an klar formulierte Ausbildungsziele halten.

Der verhaltenswissenschaftliche Unterricht führte oft nicht zum gewünschten Erfolg, da die Studenten ihn teilweise als irrelevant empfanden oder keinen Zusammenhang mit ihren zukünftigen ärztlichen Aufgaben sahen. Die Veranstaltungen wurden teilweise als wenig überzeugend und nicht als wichtige Ergänzung des Lehrplanes eingestuft.

Ziele der verhaltenswissenschaftlichen Ausbildung

Für die einzelnen Teildisziplinen in den Verhaltenswissenschaften lassen sich jeweils spezifische Anforderungen formulieren.

Psychologie

So sollte im Fach Psychologie jeder Student am Ende des Kurses
1. ein allgemeines Basiswissen über die für die medizinische Praxis wichtigen Erkenntnisse, Methoden und Theorien der Psychologie erworben haben;
2. wissen, auf welche Weise Emotionen, Einstellungen, Wertmaßstäbe und Erfahrungen eines Patienten dessen Reaktionen auf seine Krankheit und deren Therapie beeinflussen;
3. Kenntnisse über Lernprozesse und ihre Bedeutung für die Medizin haben;
4. die wichtigsten Normwerte der psychologischen Entwicklung von der Geburt bis ins hohe Alter kennen;
5. Fertigkeiten erworben haben, die für den Aufbau einer effektiven Arzt-Patient-Beziehung und insbesondere für die Gesprächsführung relevant sind;
6. Verfahren zur Bewertung der Reliabilität und Validität von Untersuchungsverfahren und therapeutischen Versuchen kennen;
7. Einstellungen zur Entwicklung besitzen, die ihn als Arzt dazu befähigen, jeden einzelnen Patienten als Menschen in seiner Ganzheit in seinem eigenen sozialen Umfeld wahrzunehmen.

Soziologie

Im Fach Soziologie sollte am Ende des Kurses jeder Student in der Lage sein,
1. die verschiedenen Ansätze zur Definition und Messung von Gesundheit zu skizzieren und ihre Vorzüge und Beschränkungen zu diskutieren;

2. die Bedeutung sozialer Institutionen wie Familie, Gemeinschaft, Wirtschaft sowie die gesetzlichen Regelungen zur Gesundheitsfürsorge und zur medizinischen Praxis zu beschreiben und zu diskutieren;

3. die Probleme der Gleichbehandlung und Ungleichheit im Angebot und in der Nutzung von Gesundheitsdiensten zu beschreiben und zu diskutieren, v.a. wenn diese von Alter, Geschlecht, sozialer Klasse und Region bestimmt sind;

4. einige der bedeutenderen Veränderungen in der Gesellschaft und in der medizinischen Praxis zu beschreiben, die ihrerseits Auswirkungen auf Gesundheit und Krankheit und die Entwicklung der Sozialpolitik hatten;

5. die wichtigsten Gründe für die Entstehung der Wohlfahrtssysteme zu beschreiben, Vorteile und Nachteile der Gesundheitsversorgung eines Landes zu diskutieren und die Schwierigkeiten bei geplanten Veränderungen bestehender Gesundheitssysteme richtig einzuschätzen;

6. die sozialen (und soziologischen) Faktoren, die den Prozeß des Krankwerdens und die Arzt-Patient-Beziehung beeinflussen, und außerdem die Auswirkungen, die Krankheit und Hospitalisierung auf das Leben von Patienten und deren Familien haben, zu beschreiben;

7. die Rolle von Präventivmedizin, Gesundheitserziehung und Selbshilfegruppen kritisch zu diskutieren;

8. den Prozeß der medizinischen Professionalisierung kritisch zu diskutieren;

9. einige Forschungsmethoden zu beschreiben, die zur Evaluation der Gesundheitsfürsorge und der medizinischen Praxis angewendet werden.

Biostatistik

In der Biostatistik sind die Ziele der Veranstaltungen in Wahrscheinlichkeitsrechnung und Informationswissenschaften folgende:

1. Möglichkeiten zu finden, um valide Schlüsse aus medizinischen Daten ziehen zu können;

2. Studenten mit der in der medizinischen Literatur verwendeten statistischen Grundlagenterminologie vertraut zu machen (für den englischen Sprachraum z.B. in *The Lancet* oder im *British Medical Journal*; für den deutschen Sprachraum vgl. Heinecke et al. 1992);

3. in die zur Entwicklung und Analyse von vergleichenden und experimentellen medizinischen Studien notwendigen Konzepte einzuführen;

4. Methoden zur Bewertung und zur Organisation medizinischen Wissen sowie Kenntnisse in der elektronischen Datenverarbeitung zu vermitteln.

2.3 Psychiatrie als klinisches Fach

Der Unterricht in klinischer Psychiatrie erfolgt zusammen mit den anderen klinischen Hauptfächern. Die einzelnen Komponenten sind dabei: 1. die klinische Ausbildung, 2. Vorlesungen und 3. Tutorien in kleinen Gruppen.

Vorlesungen

Gut präsentierte Vorlesungen sind ein sinnvoller Weg zur Vermittlung von Faktenwissen und eine Möglichkeit, große Studentengruppen auf einmal zu erreichen. Sie sollten jedoch nicht den Hauptanteil des psychiatrischen Unterrichts ausmachen. Kurt Lewin (1948) konnte zeigen, wie das Lernen durch Erfahrung in kleinen Gruppen angeregt wird und Einstellungen verändert werden können. Der Unterricht in kleinen Gruppen ist allerdings kostenintensiv und zeitaufwendig – natürlich werden mehr Lehrer gebraucht als für Vorlesungen vor ganzen Semestern. Doch nur durch die Arbeit in Kleingruppen wird erreicht, daß die Studenten die für die Arbeit in der Psychiatrie notwendigen professionellen Haltungen erlernen. Deshalb sollten Hochschullehrer dieser Form der Lehrveranstaltung den Vorzug geben (Walton 1968). Eine Kombination aus Vorlesungen und Unterricht in kleinen Gruppen ist erstrebenswert und zeigt die größte Wirkung.

Unterricht in Kleingruppen

Tutorien in kleinen Gruppen, die für das gesamte medizinische Lernen und Lehren wichtig sind, erlangen eine besondere Bedeutung, wenn es darum geht, Haltungen zu vermitteln, wie etwa den Respekt gegenüber psychisch Kranken oder die Bereitschaft, psychische Krankheit als berechtigtes klinisches Anliegen zu betrachten. Dozenten, die sich mit Kleingruppenarbeit und Gruppenprozessen nicht auskennen, sind erwartungsgemäß für diese Form des Unterrichts nicht qualifiziert, doch das verhindert ihre Mitwirkung am Tutorenunterricht (leider) nicht. Tutorien in kleinen Gruppen sind eine grundlegende Komponente des problemorientierten Lernens und eine wichtige Innovation der gegenwärtigen medizinischen Ausbildung (Tosteson 1994). Medizinische Hochschulen auf der ganzen Welt sind derzeit bestrebt, diese Form des Lernens in ihre Ausbildungsangebote zu integrieren.

Tutorien

Klinische Famulatur und praktisches Jahr

Es gibt Hinweise dafür, daß die Art der Einrichtung, in der Medizinstudenten ihre klinische Famulatur oder ihr praktisches Jahr im Fach Psychiatrie absolvieren, ihre Haltung gegenüber psychisch Kranken beeinflußt. Die klinische Ausbildungsphase kann Erfahrungen in Allgemeinarztpraxen, allgemeinen Krankenhäusern und in der Gemeindearbeit beinhalten. Zumindest ein Teil der klinischen Ausbildung sollte jedoch in der psychiatrischen Abteilung eines allgemeinen Krankenhauses oder an einer psychiatrischen Klinik abgeleistet werden.

Dazu wird folgendes empfohlen:

Empfehlungen

1. Eine Vollzeitfamulatur über mindestens 8 Wochen.
2. Wann immer möglich, sollte das gesamte Praktikum bzw. die gesamte Famulatur auf einer einzigen allgemeinpsychiatrischen Station absolviert werden. Die Studenten sollten nicht die ganze Dauer des Praktikums bzw. der Famulatur auf einer hochspezialisierten Station zubringen.
3. Es sollte Kontakt zu stationären und ambulanten Patienten möglich sein.
4. Die Studenten sollten regelmäßig die Gelegenheit haben, Psychiater im Gespräch mit Patienten und bei der Therapie zu erleben.
5. Sie sollten auch selbst die Möglichkeit haben, Patientengespräche zu führen, und in Entscheidungen zu klinischen Fragen mit einbezogen werden.

6. Der Student sollte angeregt werden, den Patienten im Kontext seiner Familie und seiner Umgebung kennenzulernen. Er sollte die Gelegenheit bekommen, Patienten zu Hause zu besuchen, und so lernen, deren Umfeld zu beurteilen.

Entwicklung positiver Einstellungen gegenüber (psychisch) Kranken

Ein wichtiges Ziel der psychiatrischen Lehrtätigkeit sollte es sein, Unterrichtsansätze zu entwickeln, die positive Einstellungen gegenüber allen Patienten, einschließlich psychisch Kranken, begünstigen. Es besteht Konsens dahingehend, daß solche Haltungen im Rahmen eines Praktikums bzw. einer Famulatur vermittelt werden können. Dazu bedarf es aber einer Praktikums- bzw. Famulaturdauer von mindestens 8 Wochen (World Psychiatric Association 1997). Aufgrund empirischer Studien kann angenommen werden, daß auf diese Weise Einstellungsänderungen hervorgerufen werden und darüber hinaus die geänderten Einstellungen auch beibehalten werden.

Zielsetzungen der klinischen Psychiatrie

Allgemeine Ziele

Für die klinische Psychiatrie lassen sich in den unterschiedlichen Bereichen differenzierte Lehr- bzw. Lernziele formulieren. Als allgemeine Ziele sind dabei zunächst folgende Punkte festzuhalten:

Der Student sollte imstande sein,
1. ein diagnostisches Gespräch einschließlich einer Untersuchung des psychischen Zustandes durchzuführen;
2. die Symptome eines Patienten zu dessen Erfahrungen in der Vergangenheit, seiner Persönlichkeit und seinen sozialen Verhältnissen in Beziehung zu setzen;
3. seine eigenen emotionalen Reaktionen auf verschiedene Patiententypen und die Art, in der diese sein Urteil und damit den Umgang mit dem Patienten beeinflussen können, zu beschreiben;
4. die emotionalen Reaktionen von Patienten auf Ärzte und die Art, in der diese Reaktionen die Darstellung der Krankheit beeinflussen können, zu beschreiben;
5. einen Überblick über die wichtigsten Prinzipien der Beratung und der psychotherapeutischen Intervention und ihrer Indikationen zu geben.

Organische Psychiatrie

Im Bereich der organischen Psychiatrie sollte der Student in der Lage sein,
1. zwischen organischen und nichtorganischen (funktionellen) psychiatrischen Erkrankungen zu unterscheiden;
2. häufige (akute und chronische) organische Psychosen zu erkennen und zu beschreiben, z. B. Delirium tremens oder senile Demenz;
3. die häufigsten Ursachen für Verwirrtheitszustände und Demenz in verschiedenen Altersgruppen anzuführen;
4. die Behandlung von akuten Verwirrtheitszuständen zu schildern;
5. die Behandlung der Demenz innerhalb und außerhalb des Krankenhauses zu beschreiben.

Bezüglich der funktionellen Syndrome ist von dem Studenten die Fähigkeit zu erwarten,

1. zwischen depressiver Stimmung und Depression zu unterscheiden und die Behandlung bei letzterer detailliert zu schildern;
2. schizophrene und verwandte Psychosen zu diagnostizieren und die Behandlung von akuten Episoden sowie von chronischen Erkrankungen in der Allgemeinbevölkerung zu schildern;
3. häufige Symptome von Neurosen zu erkennen und zu beschreiben;
4. Anzeichen und Symptome psychiatrischer Erkrankungen, die für die Differentialdiagnose der wichtigsten Syndrome nötig sind, zu erkennen und zu beschreiben, z.B. Gedankenflucht und Erlebnisse des Gemachten;
5. die Zeichen der normalen und pathologischen Trauer zu erkennen und zu beschreiben und Grundzüge der Behandlung darzulegen;
6. die verschiedenen klinischen Manifestationen der Alkoholabhängigkeit zu erkennen und das Syndrom zu beschreiben;
7. die Behandlung bei Alkohol- und Drogenabhängigkeit zu beschreiben,
8. häufige Formen psychosexueller Störungen zu erkennen und zu beschreiben und die Grundzüge der Behandlung derartiger Fälle darzulegen;
9. häufige Ursachen für akute emotionale Störungen in verschiedenen Altersstufen und sozialen Gruppen zu diskutieren und die Prinzipien der Krisenintervention, insbesondere in Relation zum Parasuizid, zu skizzieren;
10. das Suizidrisiko von depressiven Patienten einzuschätzen;
11. häufige psychologische Probleme in Kindheit und Adoleszenz zu erkennen und zu beschreiben;
12. häufige psychologische Probleme im Alter zu erkennen und zu beschreiben und die für ihre Behandlung verfügbaren sozialen Dienste aufzuführen.

Funktionelle Syndrome

Hinsichtlich der Behandlungsmethoden und der zuständigen Anlaufstellen sollte der Student entsprechende Kenntnisse besitzen, um
1. die psychotropen Wirkungen häufig verwendeter Medikamente einschließlich der Kortikosteroide, Antihypertensiva, Opiate, oralen Kontrazeptiva, Barbiturate, Sulfonamide und Antikonvulsiva darzustellen;
2. die wichtigsten Indikationen, Kontraindikationen und unerwünschten Nebenwirkungen von Phenothiazinen, trizyklischen Antidepressiva, MAO-Hemmern, Benzodiazepinen und Lithium anzuführen;
3. die Prinzipien der Verhaltensmodifikation und ihre wichtigsten klinischen Anwendungsgebiete zu schildern;
4. einige klinisch bedeutsame Konzepte psychodynamischer Modelle zu diskutieren, z.B. unbewußte Konflikte und Abwehrmechanismen wie Projektion und Verleugnung;
5. die wichtigsten Anlaufstellen, die für die Versorgung und Rehabilitation von psychisch Kranken und geistig Behinderten in der Gesellschaft zuständig sind, anzugeben und zu beschreiben.

Behandlungsmethoden und Anlaufstellen

Darüber hinaus sollte der Student dazu fähig sein,
1. die wichtigsten psychischen Erkrankungen bei Kindern und die Methoden zur Diagnostik und Therapie dieser Zustände zu beschreiben;
2. die sozialen und psychischen Probleme von geistig Behinderten darzustellen;

Weitere Ziele

3. häufige psychische Reaktionen auf somatische Krankheiten zu erkennen und zu beschreiben;
4. die psychologischen Mechanismen, die zur Ausbildung somatischer Symptome führen und den Verlauf körperlicher Erkrankungen beeinflussen können, zu skizzieren;
5. häufige Verbindungen zwischen Kriminalität und psychischer Krankheit zu beschreiben;
6. die Bedingungen zu schildern, unter denen es legitim ist, einen Patienten gegen seinen Willen im Krankenhaus zu behalten und zu therapieren.

Kommunikative Fähigkeiten

Während der psychiatrischen Ausbildung und im günstigsten Fall sogar noch früher im Verlauf seiner vorklinischen Karriere kann der Student durch das Erlernen von Gesprächstechniken profitieren. Die Effektivität derartiger Lehrveranstaltungen ist mehrfach bestätigt worden.

Es ist auch betont worden, wie wertvoll es sein kann, wenn der Student seine eigenen Gespräche anschließend nochmals sehen oder hören kann. Videoaufnahmen sind hierfür das geeignete Mittel, doch auch das Abhören einfacher Tonbandaufnahmen schult die Fertigkeit, eine Vielzahl von versteckten Hinweisen, die selbst bei kurzen Gesprächen zu finden sind, wahrzunehmen und ihnen in angemessener Weise Aufmerksamkeit entgegenzubringen.

Bedeutung von Feedback

Das Feedback durch einen Tutor kann dem Studenten beim Verständnis interpersoneller Prozesse helfen. Feedback in der Gruppe ist ebenso wirksam wie individuelles Feedback und führt zu wesentlich besseren Ergebnissen, als wenn der Student selbständig und ohne Rückmeldung arbeiten muß. Elementare Fertigkeiten wie, sich dem Patienten überhaupt erst vorzustellen und ihn über die bevorstehenden Aufgaben zu informieren, werden ebenfalls verbessert, wenn der Student in Gesprächsführung und Anamneseerhebung geschult ist.

Einsatz von Videoaufzeichnungen

Medizinstudenten können ebenso wie Postgraduierte durch das Einüben von Fertigkeiten in der Gesprächsführung unter Zuhilfenahme von Videoaufzeichnungen profitieren, und zwar nicht nur bei der Anamneseerhebung, sondern auch bei Untersuchungen des psychischen Zustandes. Die Aufmerksamkeit kann auf die Technik des Erfragens der einzelnen Phänomene wie auch auf die Analyse der Bedeutung der so gefundenen Anzeichen und Symptome gerichtet werden.

Videoaufzeichnungen von Gesprächen bei der klinischen Routinearbeit können eine gute Unterrichtsgrundlage bieten (Westberg u. Jason 1994). Alltägliche Angelegenheiten in der psychiatrischen Arbeit, wie die Verordnung von Elektrokrampftherapie, Entscheidungen über Wochenendentlassungen oder die Besprechung eines zu Hause verbrachten Wochenendes, bieten allesamt wertvolle Anregungen für Lernen und Diskussion.

Auch bei der Ausbildung in Familientherapie und individueller Psychotherapie kann der Einsatz von Videoaufnahmen großen Nutzen bringen. Auch ein erfahrener Therapeut kann erheblich davon profitieren, wenn er sich immer wieder Teile aus seinen Untersuchungen ansieht, und entsprechend groß ist der Gewinn für Medizinstudenten. Die Fertigkeit, verbale und nonverbale latente Hinweise aufzuspüren und auf sie zu reagieren, kann durch eine systematische Besprechung von Videoaufzeichnungen, besonders solchen, die den Studenten selbst und seine Interaktionen mit den ihm zugewiesenen Patienten zeigen, verbessert werden.

Prüfungen

Die zur Leistungsbewertung verwendeten Methoden sollten immer mit den Unterrichtszielen in Einklang stehen. Allzu häufig ist dies jedoch nicht der Fall. So werden in manchen Ländern bevorzugt Multiple-choice-Prüfungen zum Abfragen theoretischer Sachverhalte eingesetzt, obwohl viele Hochschullehrer, die theoretische Fächer unterrichten, bestätigen, daß in ihrem Unterricht niemals nur reines Faktenwissen vermittelt wurde. Zur Beurteilung klinischer Fertigkeiten und Einstellungen muß die Prüfung aus den verschiedensten Teilen bestehen: aus Fragen, die in Essayform bearbeitet werden, kurz zu beantwortenden Fragen, einer mündlichen Prüfung, einer kontinuierlichen Beurteilung während der klinischen Ausbildung etc. Außerdem kommen zunehmend die objektive, strukturierte klinische Untersuchung, Probleme des Patientenbehandlung und Rollenspiele (Simulationen von Patientenverhalten oder Situationen: z.B. übernimmt der Prüfer die Rolle eines Elternteils, der nach der Prognose der Schizophrenie fragt) bei Prüfungen zum Einsatz.

Strukturell unterschiedliche Teilprüfungen

Das Fach Psychiatrie ist an vielen medizinischen Hochschulen Bestandteil des Abschlußexamens, bisweilen als Element einer aus mehreren Abschnitten bestehenden psychiatrischen Prüfung, doch nur wenige Studenten müssen bei ihrer Prüfung auch klinische psychiatrische Untersuchungen durchführen.

Ständige Prüfungen während der klinischen Ausbildung sind wichtig für die Leistungseinschätzung. Die Kollegen in den Bezirkskrankenhäusern sind aufgefordert, eine wichtige Rolle im psychiatrischen Unterricht einzunehmen, und sie sollten selbstverständlich auch in die Leistungsbewertung mit einbezogen werden. Es kann sich als sinnvoll erweisen, klinische Untersuchungen durch schriftliche Darstellungen von Fallgeschichten zu ergänzen. Die meisten medizinischen Ausbildungsstätten verwenden für die Prüfungen in großem Umfang die Fragebögen des *Medical Clinical Questionnaire (MCQ)*; gemeinsame *MCQ*-Fragebögen für mehrere, zusammenarbeitende Universitäten liefern eine gute Grundlage für anspruchsvollere Fragestellungen und ermöglichen interessante und informative Vergleiche zwischen verschiedenen Methoden des psychiatrischen Unterrichts.

Kontinuierliche Prüfungen während der klinischen Ausbildung

MCQ

Die Notwendigkeit von Prüfungen muß hervorgehoben werden, da diese das Curriculum bestimmen. Die Studenten lernen hauptsächlich deswegen, weil sie ihre Prüfungen bestehen wollen, auch wenn die Dozenten andere Schwerpunkte beim Festlegen von Lernzielen setzen mögen.

2.4 Schlußfolgerungen zur psychiatrischen Grundausbildung

Einberufung eines Lehrplanausschusses

Die Ziele des Fachs Psychiatrie müssen selbstverständlich mit den sonstigen Zielen im Lehrplan der medizinischen Fakultät übereinstimmen. Versuche, die Curricula zu reformieren, schlagen meist fehl, da es nicht gelingt, die Ausschußstruktur der Hochschule so zu verändern, daß sie mit den neuen Ausbildungszielen Schritt hält. Der Lehrplan darf nicht den Fachbereichsleitern überlassen werden. Entsprechende Kontrolle ist notwendig, v. a. sollte ein Lehrplanausschuß existieren, der dem Dekan, nicht aber den Fachbereichen unterstellt ist, der selbstverantwortlich arbeitet und über eigene finanzielle Mittel verfügt (Bloom 1988). Die Fachbereiche hätten so genügend Spielraum, um ihre spezifischen ausbildungsunabhängigen Ziele wie Forschung und klinische Arbeit zu verfolgen, welche ohnehin Vorrang genießen (Abrahamson 1996).

Jedes Universitätskrankenhaus sollte eine psychiatrische Abteilung haben, die vom Lehrplanausschuß aufgefordert wird, am Ausbildungsprogramm mitzuarbeiten und bezüglich der psychiatrischen Komponente zu beraten bzw. diese zu bestimmen.

Notwendigkeit einer Lehrplanrevision

Für die Psychiatrie besteht, wie für alle Zweige der Medizin, die dringende Notwendigkeit einer Lehrplanrevision, so daß nicht nur kurative Medizin gelehrt wird, sondern auch Prävention und Gesundheitsförderung. Die Hindernisse für eine Lehrplanumgestaltung sind jedoch offenkundig. Herausragend unter ihnen ist die Apathie der Mehrzahl der Hochschullehrer, was die Ausbildung angeht: Es scheint fast unmöglich zu sein, ausreichend viele von ihnen dazu zu bewegen, sich über Bildungsbelange zu informieren, daran Interesse zu zeigen und sich bei der Ausbildung von Medizinstudenten aktiv einzubringen. Dozenten medizinischer Fächer sind häufig der Ansicht, daß sie dank ihres Wissens als Spezialisten in ihrem Forschungsgebiet oder ihrem klinischen Fach schon ausreichend für das Unterrichten qualifiziert sind. Die Forschungsergebnisse zur medizinischen Ausbildung kennen oder beachten sie ebensowenig wie die Literatur zur Medizindidaktik (Miller 1980). Sehr oft haben sie selbst nicht gelernt, wie man lehrt.

Wenn Studenten befragt werden, kommt häufig zum Vorschein, daß sie am besten lernen können, wenn ihre aktive Teilnahme gefordert wird und wenn der Schwerpunkt auf der Lösung von anwendungsbezogenen Problemen und nicht auf dem Auswendiglernen von Fakten liegt, wenn der Unterricht studentenzentriert ist und die Dozenten humanistisch orientiert sind.

Einsatz neuer Lehr- und Lernmethoden

Lehr- und Lernmethoden sind durch den Einsatz elektronischer Informationstechnologien, durch problemorientiertes Lernen und Patientensimulationen revolutioniert worden. Im Curriculum wurde für die Studenten Freiraum zur Verfolgung ihrer besonderen Interessensgebiete geschaffen. Vor allem muß der universitäre Abschnitt der medizinischen

Ausbildung vom Informationsüberfluß befreit werden, da die Anforderungen für das Erlernen großer Faktenmengen zur Passivität verleiten. Es muß Spielraum für kritisches Denken gegeben werden, und die Entwicklung von klinischer Kompetenz muß vorrangig sein. Erzieherische Leitbilder sind wichtig, und längst nicht alle Dekane können sie bieten. Studenten sollten auf jeder Ebene ernstzunehmende Partner sein, denen die Fähigkeit zur Beurteilung der Qualität ihrer Ausbildung zugesprochen werden muß.

Informationsreduktion und Förderung kritischen Denkens

3 Der Arzt im Praktikum

Junge Ärzte sind nach Abschluß ihres Studiums noch nicht genügend auf die selbständige Praxis vorbereitet. Das Ziel des Medizinstudiums ist die Hervorbringung allgemein ausgebildeter Ärzte, die anschließend noch eine Facharztweiterbildung durchlaufen müssen, um sich die Fähigkeiten anzueignen, die für eine Tätigkeit als Facharzt (oder Allgemeinmediziner) notwendig sind. Vor Beginn der Facharztweiterbildung befindet sich der graduierte Arzt in einer Übergangsphase zwischen Medizinstudent und Arzt.

In Großbritannien z.B. werden Ärzte vor Ablauf eines Jahres nach Beendigung des Studiums noch nicht als praktizierende Ärzte registriert. Sie werden vom General Medical Council zunächst provisorisch registriert und müssen als „preregistration house officers" (was etwa dem deutschen Arzt im Praktikum entspricht) unter der Supervision der medizinischen Hochschule, an der sie studiert haben, an allgemeinen Krankenhäusern arbeiten (in Deutschland: akademische Lehrkrankenhäuser der Universitätskliniken). Diese obligatorische Periode der klinischen Graduiertenausbildung, in welcher der Graduierte zum Kliniker wird, gilt allgemein als die problematischste aller Ausbildungsphasen (Richards 1992).

Es gibt in den verschiedenen Ländern unterschiedliche Bezeichnungen für diese Phase: „pre-registration year", „senior house officer training", „junior hospital doctor phase", in Deutschland z.Z. „Arzt im Praktikum" etc. Der junge Arzt wird Mitglied eines Fachärzteteams im Krankenhaus. Die bekannten Unzulänglichkeiten bestehen dabei in einer mangelhaften klinischen Supervision, ungenügender Rückmeldung durch die Fachärzte, exzessiven Überstunden und niedrigen Ausbildungsstandards mit dürftigen Lehrangeboten. In vielen Ländern wurden bereits gesetzliche Regelungen getroffen, um die Arbeitsstunden der jungen Ärzte zu reduzieren. Es herrscht Übereinstimmung darüber, daß es nicht länger hingenommen werden kann, wenn junge Ärzte durch Überstunden und niedrige Gehälter eher wie „ein Paar zusätzlicher Hände" eingesetzt werden, anstatt als Ärzte in der vorfachärztlichen Ausbildungsphase behandelt zu werden.

Probleme während des Praktikums

Bei Umfragen gaben die jungen Ärzte an, daß der Unterrichtsstil bei Stationsvisiten und in Ambulanzen ihre Lernfähigkeit, ihr Selbstvertrauen und die Aneignung klinischer Kompetenzen deutlich beeinflußte. Sie beweisen besonderes Einfühlungsvermögen bei Patienten, deren organische Einweisungsbefunde durch psychische Erkrankungen kompliziert werden. Die jungen Ärzte arbeiten jedoch nicht in der Psychiatrie; wenn das Allgemeinkrankenhaus, an dem sie beschäftigt sind, keinen psychiatrischen Liaisondienst unterhält oder eine psychiatrische Abteilung besitzt, erhalten sie keinerlei Unterweisungen im Fach Psychiatrie und ebensowenig Anregung, eine Facharztausbildung als Psychiater in Betracht zu ziehen.

Bedeutung der Psychiatrie

Erfahrungen in der Psychiatrie während des praktischen Jahres würden das Ausbildungsspektrum des jungen Arztes beträchtlich erweitern. Sie könnten Vorurteilen bezüglich der Aufnahme einer psychiatrischen Weiterbildung und negativen Einstellungen zu Patienten mit psychischen Krankheiten entgegenwirken. Dies könnte am leichtesten durch psychiatrische Konsiliar- und Liaisondienste in Allgemeinkrankenhäusern erreicht werden (s. Kap. 14 in diesem Band).

4 Die Weiterbildung zum Facharzt

Gegenwärtig befindet sich die Postgraduiertenausbildung nicht nur in England, sondern weltweit in einer Übergangsphase. Die gesamte Arztausbildung verändert sich überall grundlegend (World Federation for Medical Education 1994). Teilweise ergibt sich dieser Neubewertungs- und Reformprozeß aus den Veränderungen der Rollen, Verantwortlichkeiten und Beziehungen von Ärzten: Dabei handelt es sich um einen Umbruch, der so weitreichend und mannigfaltig ist, daß der „Weltgipfel zur medizinischen Ausbildung" (World Summit on Medical Education) in Edinburgh 1993 mit dem Titel „Der Medizinerberuf im Wandel" überschrieben wurde.

Weltweite Reform der Facharztweiterbildung

Die Empfehlungen, die auf diesem Gipfel herausgegeben wurden (WFME 1994), hoben insbesondere die Notwendigkeit einer ständigen Aufmerksamkeit dahingehend hervor, die Ausbildung von Ärzten heute als Kontinuum zu betrachten. Die medizinische Grundausbildung dient als Vorbereitung auf die Weiterbildung zum Facharzt; diese beiden Phasen wiederum sind ihrerseits die Grundlage für die kontinuierliche medizinische Fortbildung während der gesamten beruflichen Laufbahn eines Arztes.

Empfehlungen des Weltgipfels zur medizinischen Ausbildung

Die Kontinuität der medizinischen Ausbildung wird in der Empfehlung Nr. 15 des Weltgipfels zur medizinischen Ausbildung, worin für die Postgraduiertenausbildung eine ganzheitliche Sichtweise gefordert wird, nochmals explizit betont: „Zielerklärungen der medizinischen Hochschulen sollen den Absolventyp, der von ihnen hervorgebracht werden soll, genau spezifizieren, so daß die Zuständigkeiten der Postgraduiertenausbildung und Facharztweiterbildungsprogramme klar deutlich werden."

Die Empfehlung fährt fort: „Bei der Planung für die vielfältigen Bereiche der Postgraduiertenausbildung darf man das Ganze nicht aus dem Auge verlieren. Politische Entscheidungsmechanismen können dabei behilflich sein, ausgewogene Zahlen von Allgemeinmedizinern und Spezialisten hervorzubringen. Die Weiterbildungsprogramme müssen sorgfältig in den lokalen Kontext eingepaßt werden und mit den Ausbildungsinhalten des Studiums und der Fortbildungsprogramme abgestimmt werden."

Der Hinweis auf den lokalen Kontext ist ganz wesentlich. So wird die Bedeutung von kulturellen und historischen Zusammenhängen bei der Festlegung von Plänen für die Gesundheitsarbeit berücksichtigt. Entsprechend muß sich jedes europäische Land eigenständig mit einem Prozeß der Reorientierung in der Medizinerausbildung nach Ende des Studiums beschäftigen. Die Psychiatrie ist eines der Fächer, das tiefgreifende Veränderungen erlebt (Caldicott 1996). Des weiteren gibt es wesentliche Unterschiede im organisatorischen Rahmen der einzelnen Länder bei der Finanzierung, dem Angebot und der Bewertung der Postgraduiertenausbildung. Da dies die Phase der fachärztlichen Weiterbildung oder zumindest des Einstiegs in eine solche ist, wird die Postgraduiertenausbildung zu einem Abschnitt in der medizinischen Ausbildung, der von besonderer Bedeutung für die Fachorganisationen der einzelnen Länder ist, wobei nicht außer acht gelassen werden darf, daß auch die Allgemeinmedizin heute den Status eines Fachgebiets hat. Die psychiatrische Komponente ist wegen der epidemiologischen Tatsache, daß die Mehrzahl der Menschen mit psychischen Krankheiten nicht Fachärzte für Psychiatrie, sondern Allgemeinmediziner aufsucht, von größter Bedeutung in der allgemeinmedizinischen Praxis.

Anpassung an lokale Gegebenheiten

4.1 Struktur und Durchführung der Weiterbildung

In nahezu allen Ländern ist die Weiterbildung zum Facharzt, die gewöhnlich an staatlichen Krankenhäusern stattfindet, Sache des Gesundheitsministeriums. In den Weiterbildungsprogrammen sind die Universitäten mit den Gesundheitsdiensten assoziiert. So haben z.B. in den Niederlanden 20 psychiatrische Krankenhäuser die Weiterbildungserlaubnis für Psychiatrie, davon sind 8 Universitätskliniken.

Fachorganisationen legen für gewöhnlich die Weiterbildungsrichtlinien fest und halten auch die Prüfungen während der Weiterbildung ab. Ihre jeweiligen Rollen in den einzelnen Ländern unterscheiden sich sehr stark. In Großbritannien tragen beispielsweise die Royal Colleges und die Higher Training Committees die Hauptverantwortung. Jedes College, einschließlich des Royal College of Psychiatrists, gibt über sein Higher Training Committee seine eigenen Beurteilungsrichtlinien heraus. Von den Colleges werden formale, kompetitive Prüfungen durchgeführt, um den Zugang zur fachärztlichen Weiterbildung zu regulieren. Während der Facharztweiterbildung prüft das Higher Training Committee die Qualität der Ausbildungsstellen und die Fortschritte jedes einzelnen Arztes in Weiterbildung. Dazu werden Inspektionsbesuche und regelmäßige entwicklungsfördernde Bewertungen des Anwärters durchgeführt.

Zuständigkeiten

Die Weiterbildung zum Facharzt für Psychiatrie beinhaltet eine Folge verschiedener Positionen, die gewöhnlich nacheinander innerhalb eines

Abfolge verschiedener Positionen

geographischen Gebietes und oft an einem anerkannten Krankenhauskomplex absolviert werden. So wird ein breites Spektrum an klinischer Erfahrung erworben. Zu diesem Rotationssystem gehört die Tätigkeit an einer Universitätsabteilung oder -klinik. Hierdurch werden Erfahrungen in den verschiedenen Zweigen der Psychiatrie ermöglicht: Zur allgemeinen Erwachsenenpsychiatrie kommen Kinder- und Jugendpsychiatrie, geistige Behinderung, Gerontopsychiatrie, Psychotherapie, Konsiliar- und Liaisondienste an allgemeinen Krankenhäusern und andere Spezialgebiete hinzu.

Inhalte des Lehrplans

Im akademischen Lehrplan sollte folgendes enthalten sein: Einführungen in die allgemeine Psychopathologie, Pharmakologie, Genetik, Gesprächsführung, Diagnostik und Klassifikation, organische Störungen, Drogen- und Alkoholabhängigkeit, Schizophrenie, affektive Störungen, Persönlichkeitsstörungen, Lernschwierigkeiten, psychiatrische Erkrankungen in der Kindheit und Jugend, Psychiatrie des Alters, forensische Psychiatrie, Pharmakotherapie, Beratung (Counselling) und interpretative Psychotherapien, Verhaltens- und kognitive Therapien, Rehabilitation und Gemeindepflege.

Facharztexamen

Das Facharztexamen wird in verschiedenen Ländern zu unterschiedlichen Zeitpunkten während der Weiterbildung abgelegt. Unterschiede gibt es auch bezüglich der Weiterbildungszeiten in verschiedenen Spezialfächern. Um die Prüfung vor dem englischen Royal College of Physicians abzulegen, muß ein Anwärter eine 3jährige Ausbildung in der Psychiatrie absolviert haben und eine Weiterbildungsstelle innehaben. Nach dieser allgemeinen Weiterbildungsphase können sich die Anwärter dann für eine weitere Spezialisierung in einem Teilgebiet der Psychiatrie entscheiden. In den Niederlanden werden z.B. 2 weitere Jahre in der Kinderpsychiatrie verlangt, um das Facharztzeugnis zu erhalten (Central College 1994).

Ständige Leistungskontrollen

Zusätzlich zur Facharztprüfung, die, wie oben angedeutet, manchmal bereits während der Weiterbildung abgelegt werden kann, haben mehrere Colleges in Großbritannien zusammenfassende Prüfungen am Ende der fachärztlichen Ausbildung eingeführt. Fortlaufende Leistungskontrollen, entweder in Form von Prüfungen oder Rückmeldung über den Stand der klinischen Leistungen oder beides, sind von grundlegender Bedeutung. Zu diesen entwicklungsfördernden Bewertungsmethoden gehören auch die positive Rückmeldung bei guten und spezifische Hilfe bei schwachen Leistungen sowie die Planung des weiteren Bildungsweges. Bei Gesamtbeurteilungen bewerten vom College beauftragte Prüfer die Kenntnisse, Fertigkeiten und Einstellungen. So wird sichergestellt, daß die vom College erhobenen Anforderungen auch erfüllt werden, damit als Anerkennung dafür der Facharzttitel verliehen werden kann. Im Gegensatz zu anderen Fachrichtungen in Großbritannien ist das Higher Training Committee for General Practice unabhängig vom Royal College of General Practioners mit rechtsverbindlichen Befugnissen ausgestattet. Die Regierung nimmt also bei der allgemeinmedizinischen Weiterbildung größeren Einfluß auf die Festsetzung der Dauer und des Kontextes als bei allen anderen Fachrichtungen.

Feste Ausbildungsziele sind in der psychiatrischen Weiterbildung genauso wichtig wie bei der medizinischen Grundausbildung. Sie müssen in den umfassenden Kategorien Kenntnisse, klinische Fertigkeiten und Einstellungen festgelegt werden. Üblicherweise ist in den Ausbildungskatalogen wenig mehr als eine Beschreibungen der Veranstaltungen angegeben. Es müssen aber wesentlich spezifischere Ausbildungsinhalte formuliert werden, wobei die von den Facharztanwärtern zu erbringenden Kenntnisse, klinischen Fertigkeiten und Einstellungen für alle akademischen Veranstaltungen und Aspekte des psychiatrischen Weiterbildungsprogramms genau dargelegt werden müssen (Walton 1986, S. 77–85).

Weiterbildungsziele

4.2 Nationale Unterschiede

In den einzelnen Ländern gibt es unterschiedliche anerkannte Fachrichtungen. Nicht immer wird die Psychiatrie als selbständiges Fach anerkannt, noch nicht einmal in allen Ländern der Europäische Union. [Die in Europa anerkannten Fachrichtungen sind auf den Seiten 11 und 12 der European Specialist Medical Qualification Order (Her Majesty's Government 1995) festgelegt.] Auch wenn in einem Land die Psychiatrie zu den anerkannten Fachrichtungen gehört, gibt es doch große Unterschiede in den Anforderungen und der Dauer der Weiterbildung. In Großbritannien dauert die Weiterbildung zum Facharzt für Psychiatrie 6–7 Jahre (Caldicott 1996), in Portugal, Griechenland oder Belgien dagegen nur 4, wobei es in Belgien noch nicht einmal eine formale Facharztprüfung gibt.

Medizinische Fachrichtungen

Nationale Unterschiede in der Festlegung der Weiterbildungsrichtlinien

Grob gesprochen, kann man innerhalb von Europa 5 verschiedene Zuständigkeiten beim Festlegen der Richtlinien unterscheiden:
1. Nationale Ärztekammern übernehmen die Verantwortung, wie in Norwegen oder Portugal. Mit anderen Worten, hier bietet und verteilt der medizinische Berufsstand selbst die Weiterbildungsstellen im Land. Dies wird auch in Deutschland und einigen weiteren mitteleuropäischen Ländern so gehandhabt.
2. Berufene professionelle Körperschaften, die aber nicht mit den nationalen Ärztekammern gleichzusetzen sind, verfügen über die wesentlichen Vollmachten, wie in Großbritannien, wo die Royal Colleges die Weiterbildungsstellen begutachten und die Kompetenz der ausgebildeten Ärzte beurteilen.
3. Die Regierung (das Gesundheitsministerium) übernimmt die Führungsrolle zusammen mit den regionalen medizinischen Verwaltungen. Schweden ist ein Beispiel für diese Regelung.
4. Die Universitäten sind zuständig, wie in Finnland und Südeuropa.
5. Fachärztliche Institute bzw. Akademien waren oder sind in manchen Ländern die übergeordnete Anlaufstelle, z. B. in Mittel- und Osteuropa.

Zuständigkeiten

In Europa gab es in den vergangenen 20 Jahren in jedem Land bei der Facharztweiterbildung eine stetige Weiterentwicklung hinsichtlich der formalen Definitionen, der Anerkennung und der Unterstützung der

Stetige Weiterentwicklung der Ausbildungsprogramme

Ausbildungsprogramme (Karle et al. 1993). Durch die Ausbildung von Fachärzten wurde das Vertrauen der Bevölkerung in eine medizinische Versorgung, die von anerkannten Spezialisten geleistet wird, gefestigt.

Beispiel Großbritannien

In England betrachtete man die gesetzlich festgelegte Infrastruktur der Medizinerausbildung als wesentlichen Vorteil des nationalen Systems. Das General Medical Council (GMC) – die für die Registrierung der qualifizierten Ärzte zuständige Körperschaft – erweiterte seinen Zuständigkeitsbereich dahingehend, auch jene Ärzte festzustellen, die gemäß GMC als Fachärzte zu betrachten sind. Der Einfluß der internationalen Gesetzgebung in der europäischen Rechtsprechung führte jedoch zu einer Ablehnung des englischen Systems der Facharztausbildung, da hierdurch die Facharztanerkennung in anderen europäischen Ländern scheinbar diskriminiert und dadurch die Niederlassungsfreiheit von Ärzten eingeschränkt wurde. Als Antwort auf diese Ablehnung setzte die britische Regierung eine Arbeitsgruppe ein, die sog. Working Group, und diese erstellte den Calman Report (Department of Health 1993). Die Working Group nahm bei der Erfüllung der gesetzlichen Anforderungen auch die Gelegenheit wahr, nicht nur die gesetzlichen Bestimmungen zur Facharztanerkennung, sondern auch das gesamte Weiterbildungssystem in Großbritannien zu überprüfen.

Umstrukturierungen aufgrund von EU-Einflußnahme

Die Dauer der Facharztweiterbildung wurde verkürzt. Es wurden strukturierte und ausgereifte Rotationsprogramme entwickelt, um jedem einzelnen Anwärter möglichst vielfältige praktische Erfahrungen vermitteln zu können. Ärzte werden in Zukunft zu einem früheren Zeitpunkt im nationalen Gesundheitswesen als Fachärzte eingesetzt werden als gegenwärtig. In Großbritannien gibt es pro Einwohner etwa 30% weniger Ärzte als in anderen EG-Staaten. Für die neuen Weiterbildungsvorschriften werden viel mehr Facharztstellen benötigt. Dies sind in der Tat drastische Veränderungen im medizinischen Ausbildungssystem des Landes und insofern auch in der Struktur seines Gesundheitswesens – und dies alles, weil die Europäische Union das Spezialisierungssystem des Landes und damit seine medizinische Personalstruktur in Frage gestellt hat.

Großbritannien dient also als Beispiel für ein europäisches Land, in dem rasante und bedeutende Umstrukturierungen des fachärztlichen Ausbildungssystems stattfinden. Das Land ist massiv von außen beeinflußt worden, in diesem Fall durch die internationale Gesetzgebung, der die Medizinerausbildung im EU-Staat England untergeordnet ist.

Der internationale Kontext

Die Europäische Union ist die einzige Region auf der ganzen Welt, in der die Medizinerausbildung durch internationale Gesetzgebung geregelt ist. Die gebietsspezifischen Bestimmungen der Europäische Kommission, wie beispielsweise jene von 1975 zur medizinischen Ausbildung, erschienen zunächst als Qualitätsgarantie und Beschleuniger des professionellen Fortschritts. In den Bestimmungen wird die Niederlassungsfreiheit für *Niederlassungsfreiheit* Ärzte in einzelnen EU-Ländern verlangt. Der „Beratende Ausschuß für die ärztliche Ausbildung" (Advisory Committee on Medical Training;

ACMT) ist die für die Formulierung allgemeiner Standards und die Überprüfung der medizinischen Ausbildung zuständige gesetzliche Körperschaft in Europa. 1978 und 1982 definierte und publizierte das ACMT Kriterien zur koordinierten Ausbildung, die an vergüteten Stellen sowohl in Universitätszentren als auch allgemeinen Lehrkrankenhäusern stattfinden soll. Zu den weiteren Kriterien gehören die Vorrangstellung der Weiterbildung vor dem Erbringen von Arbeitsleistung, die Existenz eines zuverlässigen Supervisionssystems und die Lehre in den vorgeschriebenen Fächern des Curriculums unter Einsatz vielfältiger Unterrichtstechniken. Die Bestimmung 93/16/EC legt die Mindestdauer der anerkannten Weiterbildung fest, die für den Erwerb der Facharztbezeichnung in den einzelnen Fachbereichen erforderlich ist.

Damit insbesondere Frauen nicht benachteiligt werden, müssen Weiterbildungsbedingungen für Ärzte mit häuslichen oder anderweitigen besonderen Verpflichtungen festgelegt werden. Andernfalls wären Eltern, die aus familiären Gründen ihre Weiterbildung unterbrochen haben, von einer Wiederaufnahme ihrer medizinischen Tätigkeit ausgeschlossen. EU-Richtlinien zur medizinischen Weiterbildung legen jetzt außerdem die Mindeststundenzahl für Teilzeitweiterbildung fest. (In der Allgemeinmedizin sind es mindestens 60% eines vollen Arbeitsplatzes.) Von den Ärzten in Teilzeitweiterbildung wird gefordert, daß sie ihre ohnehin schon Jahre in Anspruch nehmende Ausbildungszeit entsprechend verlängern, um ihre Anerkennung als Facharzt zu erhalten.

Teilzeitweiterbildung

Eine Ausbildung ist natürlich nicht schon deswegen gut, weil sie lange dauert. In jedem Land muß zusätzlich die berufliche Kompetenz anhand praktischer Leistungseinschätzungen und formaler Prüfungen bewertet werden.

Ärzte in der Facharztweiterbildung haben andere, berufsbezogene Bedürfnisse, die von den Weiterbildungsprogrammen befriedigt werden müssen. So sollten die Ärzte z. B. auch die Grenzen ihrer eigenen Fähigkeiten und Fertigkeiten kennenlernen und Defizite erkennen und beheben können. Außerdem sollten sie erfahren, wann und wie sie die Unterstützung anderer in Anspruch nehmen können, und sie kommen nicht umhin zu lernen, wie man effektive Arbeitsbeziehungen zu Kollegen und anderen aufbaut. Strukturierte Weiterbildungsprogramme unter Anwendung moderner Lehrmethoden sind deshalb obligatorisch (Borman u. O'Grady 1997).

5 Die medizinische Fortbildung

Die Erhaltung der beruflichen Kompetenz während des gesamten Arbeitslebens ist heutzutage selbstverständlich und wird von den Arbeitgebern, den Ärzten selbst und auch von der Bevölkerung, die eine qualifizierte medizinische Versorgung und einen verantwortungsvollen Umgang der Ärzte mit den von ihnen erbrachten klinischen Dienstleistungen erwartet, auch als solche anerkannt. Unter medizinischer Fortbildung („continuing medical education"; CME) werden jene Fortbildungs-

Definition

anstrengungen verstanden, die von praktizierenden Ärzten zur Wahrung und Erweiterung ihrer klinischen Kompetenz unternommen werden.

Jeder Arzt ist selbst für die Erhaltung seiner beruflichen Kompetenz verantwortlich. Zur Erfüllung dieser grundlegende Pflicht eines jeden Arztes bedarf es entsprechender Mittel zur regelmäßigen Bewertung der Qualität seiner Arbeit und der Effektivität seines beruflichen Handelns, beispielsweise ein System zur Leistungsüberprüfung. Standards müssen vereinbart werden, wobei elektronisch gespeicherte medizinische Unterlagen die Überprüfung und den Vergleich der eigenen klinischen Arbeit mit der von Kollegen erheblich erleichtern.

Schwerpunkte der Fortbildung

Da die medizinische Fortbildung das ärztliche Handeln betrifft, geht sie weit über eine bloße Informations- und Wissensvermittlung hinaus; ihr Schwerpunkt liegt auf der Ausübung klinischer Tätigkeiten und Aufgaben. Die in der Fortbildung vermittelten Lehrinhalte, sei es in Form von Vorlesungen und Referaten, Fallvorstellungen, Konferenzen, wissenschaftlichen Treffen oder Diskussionen zwischen Klinikangehörigen und ihren Arbeitgebern oder Mitarbeiterteams, müssen auf Kenntnissen zur Lernweise von Erwachsenen basieren: Erwachsene orientieren sich beim Lernen an ihren eigenen Aufgaben und persönlichen Interessen. Die vermittelten Inhalte müssen demgemäß für die tägliche Arbeit des Arztes von Bedeutung sein. Veranstaltungen im herkömmlichen Stil, in denen Ärzte gemeinsam eine Reihe von Vorträgen „absitzen", die eher wahllos von auswärtigen Fachleuten gehalten werden, sind nicht mehr zeitgemäß. Man kann nicht erwarten, daß die bloße Anwesenheit bei Fortbildungsveranstaltungen genügt, um die berufliche Kompetenz zu erweitern.

Integration der Fortbildung in das Gesundheitssystem

Es herrscht weitgehend Übereinstimmung darüber, daß das medizinische Fortbildungssystem eines Landes in sein Gesundheitssystem integriert werden und an die gesundheitsbezogenen Bedürfnisse der Bevölkerung angepaßt werden muß. In manchen Länder werden Ärzten, die nicht an den entsprechenden Fortbildungsaktivitäten teilnehmen, bereits Sanktionen auferlegt. Natürlich sind Unterschiede in den Fortbildungssystemen der einzelnen Länder zu erwarten, und tatsächlich gibt es hier eine große Variationsbreite aufgrund der nationalen Gegebenheiten im Gesundheitswesen, der unterschiedlichen Zuständigkeiten bei der medizinischen Ausbildung und der gesetzlichen Vorschriften zur Ausübung des Arztberufes.

Historische Entwicklung der Fortbildung

Medizinische Fachzeitschriften und andere wissenschaftliche medizinische Publikationen spielten schon immer – und das wird auch in Zukunft so bleiben – eine ganz wesentliche Rolle bei der Verbreitung neuer Erkenntnisse und der Förderung der besten klinischen Methoden (Vysohlid u. Walton 1990). In einigen mitteleuropäischen Ländern gab es bereits 1878 besondere Fortbildungsveranstaltungen für Ärzte im staatlichen Gesundheitsdienst. Als dann in immer mehr Ländern die Sozialversicherungspflicht eingeführt wurde, erwartete man von den Angestellten ebenfalls die stetige Erweiterung ihrer fachlichen Kompetenzen. Diese direkte Intervention und die mehr oder weniger ausgeprägte Beteiligung des Staates bei der Vermittlung neuer Wissensinhalte und Erfahrungen an Ärzte im öffentlichen Gesundheitsdienst ist das ursprüngliche Modell für die medizinische Fortbildung.

Vor dem Zweiten Weltkrieg boten nahezu alle europäischen Länder die Möglichkeit zur medizinischen Fortbildung, wobei sich die Anbieter, die Organisationen und die Methoden der Fortbildungsaktivitäten, die selbstverständlich keiner nationalen Überwachung oder Evaluierung unterlagen, stark unterschieden. Koordination und Kooperation zwischen Medizinstudium, Facharztweiterbildung und ärztlicher Fortbildung gab es nicht.

5.1 Internationale Zusammenarbeit

Die Weltgesundheitsorganisation (WHO) wurde 1948 als Einrichtung der Vereinten Nationen (UN) zur Gesundheitsfürsorge gegründet. Die regionalisierte Struktur der WHO ermöglichte es, mit umfassenden Gesundheitsproblemen entsprechend der spezifischen regionalen Bedürfnisse, Bedingungen und Umstände umzugehen.

World Health Organization

In Europa waren aufgrund der vielen verschiedenen Systeme im Gesundheitswesen, der unterschiedlichen Bedürfnisse, Bedingungen und Möglichkeiten die Bemühungen um gemeinsame Aktionen schwierig und ihre Realisierung fast unmöglich. Zwar wurden einige kleinere Probleme teilweise gelöst und auch innovative Methoden eingeführt, doch am Ende dieser Periode wurde offensichtlich, daß das Personal im Gesundheitswesen nicht dafür ausgebildet war, Aufgaben zu erfüllen, die grundlegend waren, um die notwendigen Fürsorge- und Dienstleistungen für die gesamte Bevölkerung bereitzustellen. Da es keine langfristigen Planungen bezüglich Ausbildungsmaßnahmen für die im Gesundheitswesen beschäftigten Personen, insbesondere für Ärzte, gab, wurden umfassende Projekte, Ausbildungs- und Verwaltungskonzepte nur teilweise umgesetzt.

Ein neuer Impetus zur Realisierung eines deutlich verbesserten Gesundheitszustandes für alle Menschen bis zum Jahr 2000, der allen erlauben sollte, ein sozial und ökonomisch produktives Leben zu führen, wurde 1977 von allen Mitgliedsstaaten der World Health Assembly, dem Weltgesundheitsparlament, akzeptiert. Bei der „Konferenz über primäre Gesundheitsfürsorge" 1978 in Alma Ata wurde ein Konzept über „Primäre Gesundheitsfürsorge" als Schlüssel zur Verwirklichung der gesundheitsbezogenen Ziele formuliert (WHO 1978).

World Health Assembly

Das europäische Regionalbüro der WHO hat 1980 innerhalb dieses Rahmens zum ersten Mal einer umfassende Gesundheitspolitik für Europa zugestimmt. 1984 ging dieses Büro noch einen Schritt weiter und beschloß, diese gesamteuropäische Verfahrensweise durch die Festlegung von 38 europäischen Regionalzielen, die zur Behebung festgestellter Mängel erreicht werden sollten, zu stärken.

5.2 Ausbildungsreformen

Die World Federation for Medical Education (WFME), jene internationale Organisation, die als federführende Vertreterin aller Abschnitte der

*Ausbildungsbewertung
durch die WFME*

medizinischen Ausbildung anerkannt ist, unternahm 1984 einen entscheidenden Vorstoß. Erstmalig wurde von der WFME eine weltweite Beurteilung aller Abschnitte der medizinischen Aus- und Weiterbildung geplant und durchgeführt. Die Beurteilung gründete sich auf 6 vorher vereinbarte Hauptthemen (WFME 1986), welche zunächst auf Länderebene von den für die medizinische Ausbildung zuständigen nationalen Vereinigungen diskutiert wurden. Die Ergebnisse wurden sodann an die 6 von der WFME und den regionalen Vereinigungen organisierten Regionalkonferenzen weitergegeben. Die Ergebnisse dieser weltweiten Aktionen wurden als Grundlage für die „Weltkonferenz zur medizinischen Ausbildung" (World Conference on Medical Education) in Edinburgh 1988 verwendet, die in enger Zusammenarbeit mit der WHO, der UNICEF und der UNESCO sowie dem „Entwicklungsprogramm der Vereinten Nationen" (United Nations Development Programme) stattfand. Die britischen Behörden wirkten zusammen mit der WFME als Gastgeber.

Erklärung von Edinburgh

Die Empfehlungen dieser Konferenz sind in der Erklärung von Edinburgh (WFME 1988) zusammengefaßt. Sie wurden in alle wichtigen Sprachen übersetzt, auf breiter Ebene bekannt gemacht und vielerorts umgesetzt (World Health Assembly 1989). Details der Empfehlungen sind im International Collaborative Programme for Reorientation of Medical Education festgehalten; diese werden nun auf globaler, regionaler, nationaler und institutioneller Ebene in Kraft gesetzt.

Die Neuorientierung, die in diesem gemeinsamen Programm gefordert wird, hat verschiedene gesetzliche und politische Konsequenzen, die eine aktive Verständigungspolitik und die Mitarbeit der Regierungsbehörden aller Länder auf höchster Ebene verlangen. Das Prinzip Nr. 8 der Erklärung von Edinburgh fordert, daß in allen 6 EU-Regionen Konferenzen der Gesundheits- und Bildungsminister abgehalten werden. Die Europäische Ministerkonferenz fand 1988 statt. Die Gastgeberfunktion hatten die Gesundheits- und Bildungsminister Portugals gemeinsam mit den europäischen Dienststellen der WHO und der WFME übernommen. Die UNESCO war aktiv angegliedert. Diese europäische Ministerialkonferenz brachte, auch hier zum ersten Mal, die Minister für Gesundheit und Bildung zusammen, damit entschieden werden konnte, in welcher Form die Empfehlungen der World Conference on Medical Education am besten und in enger Zusammenarbeit eingeführt werden könnten; ihr Bericht erhielt die Bezeichnung „Initiative von Lissabon" (1989).

*Europäische
Ministerkonferenz*

*Weltgipfel zur
medizinischen Ausbildung*

Im Jahr 1993 berief die WFME den Weltgipfel zur medizinischen Ausbildung ein, wiederum in Edinburgh. Die Grundsätze der Erklärung von Edinburgh wurden erneut bestätigt, und die Empfehlungen des Gipfels (WFME 1994) stellten explizit die Forderung nach Systemen für eine kontrollierte medizinische Fortbildung in allen Ländern, um eine Garantie dafür zu haben, daß die professionelle Kompetenz alle Ärzte während des gesamten Berufslebens stets auf dem neuesten Stand gehalten wird. Es wurde als zwingende Notwendigkeit erachtet, die 3 Abschnitte der medizinischen Ausbildung als Kontinuum zu behandeln. Zusätzlich mußten diese Abschnitte (Medizinstudium, Facharztweiterbildung und kontinuierliche Fortbildung) bezüglich ihrer Zielsetzungen, Inhalte sowie der Lehr- und Bewertungsmethoden aufeinander abgestimmt werden.

Von größter Tragweite sind die Anweisungen der Europäischen Union, die eine Niederlassungsfreiheit von Ärzten innerhalb der EU-Mitgliedsstaaten unterstützen. Zugleich fegten massive unvorhergesehene und außerordentlich rasche Veränderungen über die Länder Osteuropas hinweg, unermeßlich erschwert durch Kriegshandlungen und selbst Völkermorde von beispielloser Grausamkeit.

5.3 Medizinische Fortbildung in Europa

Die politischen Veränderungen in den mittel- und osteuropäischen Länder seit dem Niedergang des Kommunismus fanden auch in den dringenden Bitten um Rat und Hilfe an andere Länder ihren Ausdruck. Indem diese Länder sich einer marktwirtschaftlichen Orientierung zuwenden, entsteht ein riesiger Bedarf an Unterstützung in Fragen der Aus- und Weiterbildung, zusätzlich zu Informationen über Versicherungssysteme und andere Methoden zur Finanzierung klinischer Leistungen, mit denen wiederum die Ausbildung von Ärzten finanziert wird.

Veränderungen in Osteuropa

In allen europäischen Ländern existieren in irgendeiner Form Fortbildungssysteme, mit Ausnahme sehr kleiner Staaten wie Monaco, die ihre Ärzte zur Fortbildung in benachbarte Länder schicken. Die vielen nationalen Varianten unterscheiden sich in ihren Ansätzen erheblich. Einige der wichtigsten Probleme sind hier angeführt:

Probleme der verschiedenen nationalen Fortbildungssysteme

1. Oft gibt es keine enge, funktionierende Kooperation zwischen dem medizinischen Ausbildungssystem und dem Gesundheitswesen, und es besteht auch keine Verbindung mit dem Fortbildungsbereich, besonders hinsichtlich der Anforderungen in der Gesundheitsfürsorge.
2. Eine Vielzahl von Anbietern von Fortbildungsmaßnahmen ist die Regel. So haben z.B. der Staat (auf zentraler, regionaler und Bezirksebene), Berufsverbände, Gewerkschaften und private Anbieter diese Funktion übernommen. Es gibt jedoch keine organisierte Kooperation zur Planung, Durchführung und Bewertung von Fortbildungsprogrammen und -aktivitäten.
3. Es fehlen Mittel, sowohl in Form von finanziellen Zuwendungen wie auch in Form von Materialien. Konzeptionen werden nur stückweise in die Tat umgesetzt (s. Abschn. 1 und 2).
4. Der bis heute ungelöste Konflikt zwischen einer Fortbildung auf freiwilliger Basis oder als Pflicht war über lange Zeit Mittelpunkt vieler Diskussionen.
5. Fortbildung wird i. allg. nur als Mittel zur Weitergabe von Fachwissen betrachtet. Ihre Wirkung als unentbehrliche Antriebskraft für Veränderungen (wie die von der WHO formulierten Ziele und die Erklärung von Edinburgh bestätigen), wird noch nicht oft genug wahrgenommen.
6. Die Fortbildung wird heutzutage auf die vorgefundenen aktuellen Gesundheitsprobleme der Bevölkerung und auf die jeweiligen Gesundheitsdienste, v. a. bei der Primärversorgung und im ambulanten Bereich, zugeschnitten. Bei Lehr- und Lerntätigkeiten auf dem Gebiet des aktiven, multiprofessionellen Lernens und des Fernunterrichts gibt es jedoch nur langsame Fortschritte. Die Teilnehmer partizipieren nur in geringem Maß aktiv an der Entwicklung von Fortbildungsprogrammen und ähnlichen Lehraktivitäten.

7. Die Bewertungen von Fortbildungsmaßnahmen, die vorgenommen werden, befassen sich zumeist mit Lehr- und Lernprozessen und nicht mit dem eigentlich angestrebten Ergebnis der Fortbildung, nämlich einer Verbesserung der Gesundheitsfürsorge.

Länderspezifische Unterschiede der Fortbildungssysteme in Europa

Studie zu Besonderheiten nationaler Fortbildungsmaßnahmen

Die Vielfalt der im europäischen Gesundheitswesen am Ende der 80er Jahre bestehenden Fortbildungssysteme kann in aller Kürze geschildert werden. Die WFME leitet zusammen mit der europäischen Abteilung der WHO und der UNESCO ein Projekt, das innerhalb Europas den Stand der medizinischen Fortbildung gemeinsam mit der Association for Medical Education in Europe untersuchen und fördern soll (Walton 1993).

Es wurde eine Studie durchgeführt, die auf dem Material der nationalen Vereinigung für ärztliche Fortbildung eines jeden Teilnehmerlandes basierte. Die Besonderheiten der nationalen Fortbildungsmaßnahmen wurden detailliert aufgeführt (Walton 1994) und liefern einen vorläufigen Wegweiser über gegenwärtige Fortbildungsordnungen in Europa.

Unter den Hochschulprofessoren, praktizierenden Ärzten und Verwaltungskräften herrscht nahezu einhellig die Meinung, daß kontinuierliche Fortbildung für eine gute medizinischen Versorgung unabdingbar ist. Die Bandbreite gegenwärtiger Bedürfnisse, Maßnahmen, Bestrebungen, Planungen und Gesetzgebungen zum Thema Fortbildung innerhalb Europas ist jedoch immens.

Abgrenzung von Weiterbildung und Fortbildung

Zunächst einmal gibt es Grauzonen bei der Festsetzung der Grenze zwischen Facharztweiterbildung und Fortbildung. Am deutlichsten wird dies in der Allgemeinmedizin, wo in vielen Ländern die Verpflichtung zu einer formalen fachärztlichen Weiterbildung zu einer verbesserten Bereitstellung von Fortbildungsmöglichkeiten geführt hat. Andererseits hat die Verleihung der Facharztbezeichnung auch dazu geführt, daß manchmal der Eindruck entsteht, dieser Qualifikationsnachweis sei gleichzeitig auch der höchste zu erreichende Abschluß und somit für den Betreffenden das Ende des kontinuierlichen Lernens. Diese Sichtweise ist allerdings nicht sehr häufig anzutreffen. Zahlreiche Fachrichtungen in vielen Ländern legen besonderen Wert auf Fortbildungsprogramme.

Fortbildung als Pflicht oder auf freiwilliger Basis

Die meisten nationalen Regierungen und die EU sind, mit Unterstützung der medizinischen Vereinigungen und Fachverbände, an der Förderung und Finanzierung der Fortbildungsmaßnahmen beteiligt, indem sie Behörden einsetzen und Mittel zur Verfügung stellen. In ungefähr der Hälfte der europäischen Länder wurden diesbezügliche Gesetze erlassen. Eine Kontroverse besteht jedoch bezüglich des Wesens und des Zwecks solcher Gesetze zum Thema Fortbildung. Einerseits können diese fakultativer Natur sein, d. h. jeder Arzt hat das Recht und die Möglichkeit, an Fortbildungen teilzunehmen, ohne dazu gezwungen zu sein. Andererseits können Fortbildungsmaßnahmen aber auch zur Pflicht erhoben werden. Ob verpflichtend oder freiwillig, es kann davon ausgegangen werden, daß jeder, der an Fortbildungsaktivitäten teilnimmt, Lernerfahrungen macht und das Gelernte auch praktisch umsetzen wird (vorausgesetzt, daß die Anwesenheit bestätigt wird). Die Alternative dazu ist, darauf zu bestehen, daß alle Ärzte, die an Fortbildungsmaßnahmen teilnehmen, zusätzlich etwa alle 5 oder 6 Jahre nachweisen müssen, daß ihre Kenntnisse und Fertigkeiten mit den Fortschritten in der modernen Medizin Schritt gehalten haben, da sie andernfalls ihre Zulassung verlieren.

Natürlich ruft die Androhung einer Überprüfung und eines möglichen Entzugs der Zulassung Befürchtungen und damit auch Opposition hervor, selbst unter vielen fähigen Ärzten, die befürchten, ihre Lebensgrundlage durch ein System zu verlieren, das bisher noch nicht einmal adäquat validiert wurde. Darum sind wohl auch manche der Meinung, die WFME könne wertvolle Impulse für die Evaluierung von Fortbildungsprogrammen geben, bevor diese zum Einsatz kommen, und ihr Urteil darüber dann an die Ärzte weitergeben. Es ist übrigens bemerkenswert, daß in Ländern, in denen es Gesetze zur wiederholten Überprüfung der Zulassung gibt, solche Bedenken nicht existieren.

Auf der praktischen Seite bestehen die Hauptbarrieren gegen eine kontinuierliche medizinische Fortbildung im Geldmangel, der Knappheit auch anderer Mittel und der begrenzten Zeit.

Praktische Probleme bei der Fortbildung

Die Vermittlung klinischen Wissens mit Hilfe moderner Informationstechnologien ist eine notwendige Grundlage für die Fortbildung; in einigen Ländern arbeitet man bereits mit diesen Mitteln. Es wurde aber auch darauf hingewiesen, daß Ärzte in ländlichen und abgelegenen Regionen, die weit von den Unterrichtszentren entfernt sind, an Fortbildungsveranstaltungen nicht ohne weiteres teilnehmen können. Das Wissen über effektive Fortbildungstechniken muß dringend erweitert werden, und es sollte auch erklärt werden, warum einige der gegenwärtig noch verwendeten Fortbildungsmethoden nicht valide sind und aufgegeben werden müssen.

Alle Ärzte müssen persönlich die Verantwortung für die Erhaltung ihrer beruflichen Kompetenz durch eine kontinuierliche medizinische Fortbildung während ihres gesamten Berufslebens übernehmen. Dieser dritte und längste Abschnitt in der Ausbildung eines Mediziners ist zugleich der wichtigste. Sowohl die medizinische Grundausbildung wie auch die Weiterbildung zum Facharzt müssen im Sinne einer Vorbereitung auf die lebenslange medizinische Fortbildung geplant und durchgeführt werden.

6 Literatur

Abrahamson S (1966) Essays on medical education. Univ Press of America, Lanham/MD

Bloom SW (1988) Structure and ideology in medical education: an analysis of resistance to change. J Health Soc Behav 29:294–306

Borman E, O'Grady P (1997) Policy paper on postgraduate training: Permanent Working Group of European Junior Hospital Doctors. Med Educ 31:3–8

Caldicott F (1996) Training in psychiatry in Europe. Adv Psychiatr Treat 2:141–142

Centraal College (1994) Opleidingeisen psychiatrie. Med Contact 8:269–279

Chuval J (1980) Entering medicine: the dynamics of transition. Pergamon, Oxford

Clare AW, Lader M (eds) (1982) Psychiatry in general practice. Academic Press, London

Department of Health (1993) Hospital doctors: report of the Working Group on Specialist Medical Training. Her Majesty's Stationary Office, London

Eagle PF, Marcos JR, Cancro R (1979) Medical students' attitudinal changes associated with psychiatric clerkship. J Psychiatr Educ 3:180

El Gaili DE, Hamad TA, Magzoub MEMA (1996) The teaching of mental health in a community-based medical school. Educ Health 9:353–358

Heinecke A, Hultsch E, Repges R (1992) Medizinische Biometrie. Springer, Berlin Heidelberg New York Tokio

Her Majesty's Government (1995) European Specialist Medical Qualification Order. Her Majesty's Government, London

*Karle H, Nystrup J, Walton HJ (1993) Medical specialisation in Europe: the way forward. Med Educ 27:199–303

Lewin K (1948) Resolving social conflict. Harper, New York

Marston RQ, Jones RM (eds) (1992) Medical education in transition. Robert Wood Foundation, Princeton (Commission on Medical Education: the sciences of medical practice)

Merton RK, Reader G, Kendall P (1957) The student physician. Columbia Univ Press, New York

*Miller G (1980) Educating medical teachers. Harvard Univ Press, Cambridge/MA

Richards P (1992) On behalf of the Council of Deans of the United Kingdom Medical Schools and Faculties: Educational improvement of the preregistration period of general clinical training. Br Med J 304:625–327

The Lisbon Initiative (1989) The Government of Portugal, European Office of the World Health Organisation and the World Federation for Medical Education. Med Educ 23:206–208

Sanson-Fisher R, Maguire P (1980) Should skills in communication with patients be taught in medical schools? Lancet 8193:523–526

Tosteson D (1994) Problem-based learning. In: Walton HJ (ed) World Federation for Medical Education: Proceedings of the World Summit on Medical Education. Med Educ 28(Suppl 1):108–111

Vysohlid J, Walton HJ (1990) Development of continuing medical education in Europe: a review. Med Educ 24:406–412

Walton HJ (1968) Different methods for teaching medical students. Proc R Soc Med 61:109–115

*Walton HJ (ed) (1986) Education and training in psychiatry: a case study in the continuity of medical education. Oxford Univ Press, London

Walton HJ (1993) Project on continuing medical education in Europe. Postgrad Med J 69(Suppl 2):68–69

*Walton HJ (1994) Continuing medical education in Europe: a survey. Med Educ 28:333–342

Westberg J, Jason H (1994) Teaching creatively with video. Springer, Berlin Heidelberg New York Tokio

Walton HJ (1997) Small group methods in medical teaching. Med Educ 31:457–464

WFME (World Federation for Medical Education) (1986) Six major themes. Med Educ 20:378–389

*WFME (World Federation for Medical Education) (1988) The Edinburgh Declaration. Lancet 8608:464

*WFME (World Federation for Medical Education) (1994) Proceedings of the World Summit on Medical Education. Med Educ 28(Suppl 1)

World Health Assembly (1989) World Health Assembly Resolution WHA42.38, 19. Mai 1989

WHO (1978) Primary health care, Alma Ata. Report of the International Conference. WHO, Geneva

WHO (1985) Targets of health for all. WHO, European Office, Copenhagen (European Health for All Series, no 2)

**World Psychiatric Association, World Federation For Medical Education (1997) Core curriculum in psychiatry for medical students. International Center for Mental Health, Mount Sinai School of Medicine, New York

Sachverzeichnis

Springer
und
Umwelt

Als internationaler wissenschaftlicher Verlag sind wir uns unserer besonderen Verpflichtung der Umwelt gegenüber bewußt und beziehen umweltorientierte Grundsätze in Unternehmensentscheidungen mit ein. Von unseren Geschäftspartnern (Druckereien, Papierfabriken, Verpackungsherstellern usw.) verlangen wir, daß sie sowohl beim Herstellungsprozess selbst als auch beim Einsatz der zur Verwendung kommenden Materialien ökologische Gesichtspunkte berücksichtigen.
Das für dieses Buch verwendete Papier ist aus chlorfrei bzw. chlorarm hergestelltem Zellstoff gefertigt und im pH-Wert neutral.

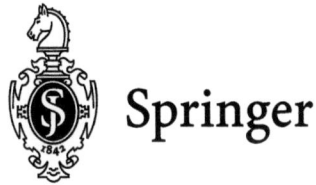